基础眼科学前沿

（上册）

主　编　王宁利（首都医科大学附属北京同仁医院）　刘旭阳（深圳市眼科医院）

副主编　王　云（深圳市眼科医院）　　　　　　　　段宣初（中南大学爱尔眼科学院）
　　　　樊　宁（深圳市眼科医院）　　　　　　　　张敬学（首都医科大学附属北京同仁医院）

编　者　（以姓氏拼音为序）

蔡素萍（深圳市眼科医院）　　　　　　　　　　　彭晓燕（首都医科大学附属北京同仁医院）
陈建苏（暨南大学医学院）　　　　　　　　　　　彭玉豪（美国北德州大学）
陈君毅（复旦大学附属眼耳鼻喉科医院）　　　　　申煌煊（中山大学中山眼科中心）
陈伟伟（首都医科大学附属北京同仁医院）　　　　石晶明（中南大学湘雅二医院）
陈有信（北京协和医院眼科）　　　　　　　　　　睢瑞芳（北京协和医院眼科）
池在龙（温州医科大学眼视光医院）　　　　　　　唐　莉（四川大学华西医院）
段宣初（中南大学爱尔眼科学院）　　　　　　　　唐罗生（中南大学湘雅二医院）
樊　宁（深圳市眼科医院）　　　　　　　　　　　王　云（深圳市眼科医院）
何　芬（深圳市眼科医院）　　　　　　　　　　　王景文（首都医科大学附属北京同仁医院）
焦建伟（美国哈佛大学）　　　　　　　　　　　　王宁利（首都医科大学附属北京同仁医院）
雷　博（重庆医科大学附属第一医院）　　　　　　王振刚（首都医科大学附属北京同仁医院）
李　彬（首都医科大学附属北京同仁医院）　　　　文　峰（中山大学中山眼科中心）
李　莹（北京协和医院）　　　　　　　　　　　　吴开力（中山大学中山眼科中心）
李仕明（首都医科大学附属北京同仁医院）　　　　肖天林（温州医科大学眼视光医院）
李伟力（爱视视觉科学研究所）　　　　　　　　　闫乃红（四川大学华西医院）
李晓红（四川大学华西药学院）　　　　　　　　　杨于力（重庆西南医院）
梁庆丰（首都医科大学附属北京同仁医院）　　　　于　磊（首都医科大学附属北京同仁医院）
刘海霞（武汉同济医院）　　　　　　　　　　　　曾庆延（武汉爱尔眼科医院）
刘旭阳（深圳市眼科医院）　　　　　　　　　　　张敬学（首都医科大学附属北京同仁医院）
柳夏林（中山大学中山眼科中心）　　　　　　　　张美霞（四川大学华西医院）
吕红彬（泸州医学院附属医院）　　　　　　　　　张秀兰（中山大学中山眼科中心）
罗清礼（四川大学附属华西医院）　　　　　　　　钟兴武（中山大学中山眼科中心）
马　嘉（昆明医学院附属第一医院）　　　　　　　钟　勇（北京协和医院）
马建民（首都医科大学附属北京同仁医院）　　　　钟一声（上海第二医科大学附属瑞金医院）

人民卫生出版社

图书在版编目（CIP）数据

基础眼科学前沿：全 2 册 / 王宁利，刘旭阳主编. —北京：人民卫生出版社，2017

ISBN 978-7-117-25701-5

Ⅰ. ①基… Ⅱ. ①王… ②刘… Ⅲ. ①眼科学 Ⅳ. ①R77

中国版本图书馆 CIP 数据核字（2018）第 000373 号

| 人卫智网 | www.ipmph.com | 医学教育、学术、考试、健康，购书智慧智能综合服务平台 |
| 人卫官网 | www.pmph.com | 人卫官方资讯发布平台 |

基础眼科学前沿

（上、下册）

主　　编：王宁利　刘旭阳

出版发行：人民卫生出版社（中继线 010-59780011）

地　　址：北京市朝阳区潘家园南里 19 号

邮　　编：100021

E - mail：pmph @ pmph.com

购书热线：010-59787592　010-59787584　010-65264830

印　　刷：三河市宏达印刷有限公司（胜利）

经　　销：新华书店

开　　本：787×1092　1/16　总印张：50　总插页：4

总 字 数：1216 千字

版　　次：2018 年 9 月第 1 版　2018 年 9 月第 1 版第 1 次印刷

标准书号：ISBN 978-7-117-25701-5

定价（上、下册）：165.00 元

打击盗版举报电话：010-59787491　E-mail：WQ @ pmph.com

（凡属印装质量问题请与本社市场营销中心联系退换）

前　言

若干年前，由刘旭阳教授等主编的《眼病的细胞和分子生物学基础》，着眼于"基础与临床相结合"，系统总结了2010年前，眼科领域在细胞生物学、分子遗传学和分子生物学方面的进展。在此后的一段时间里，此书对于眼科临床医生熟悉相关基础方面的研究工作、基础与临床相结合以及研究生的学习和科研等都起了一定的作用。

然而，我们注意到，最近几年在眼科基础方面的研究进展迅速，尤其是在交叉学科、整合医学方面的进展更是日新月异。很明显，现在我们如单纯停留在基础与临床相结合的阶段，已经无法概括目前眼科学的发展，也难以达到用一本书的形式来把这个学科面临的挑战、发展态势和前景介绍给读者。

这就是编写本书的初衷。然而，在我们计划编写本书之时，却感到不胜惶恐，因要在短短时间里、在字数有限的篇幅内反映当代进展极快、涉及面极广的眼病基础领域，我们深感责任重大。但令人欣慰的是，有幸邀请到我们十分敬重的同行来共同完成这一使命，而且他们在临床科研教学均十分繁忙的情况下，都给予了无条件的支持。本书的编委对近年来国内外眼科研究领域的进展有相当的了解，尤其是对那些专攻领域更为得心应手。

本书从眼科临床问题入手，以眼的细胞生物学、分子遗传学、分子免疫学及分子药理学这四个方面近年来的研究为主线，特别注重相关交叉学科，整合医学方面的进展，对眼科学的进展进行了较全面和系统的知识介绍。本书在编写过程中特别注意了在反映国内外近些年来眼科和视觉系统细胞和分子生物学方面新进展的同时，适度结合自己较为成熟的研究工作和成果。遗憾的是还有某些方面未能包括，只待有机会再版时，予以补充。相信此书的问世能让广大科研工作者尤其是眼科工作者从中受益，及时了解、熟悉眼科学的最新进展，更好地探讨眼部疾病的发病机制及其治疗方法，推动眼科研究领域朝更深更广的角度发展。

本书的编写、编辑和出版得到了人民卫生出版社的鼓励和指导，也得到了许多同事和研究生的帮助；同时还得到了深圳市医疗卫生"三名工程"的大力支持，在此一并致谢。

本书各章作者系国内多年来从事临床及基础研究相关领域的眼科专家，但限于知识水平和时间，疏忽、错漏之处在所难免，敬请专家、同行和广大读者批评指正。

王宁利　刘旭阳

目　录

上　册

第一章　概论 ·· 1

第一节　眼病的细胞治疗 ··· 1

一、细胞治疗概述 ·· 1

二、干细胞研究的历史、分类和应用 ·············· 3

三、眼病的细胞治疗 ··· 4

四、细胞治疗存在的问题和前景 ······················ 8

第二节　眼病的基因治疗 ··· 11

一、基因治疗概述 ··· 11

二、基因治疗在视网膜病变中的应用 ·············· 36

第三节　精准眼科医疗 ··· 67

一、概述 ·· 67

二、眼病遗传学基础 ··· 68

三、眼科药物遗传学 ··· 75

四、眼科医疗的个性化定制 ································· 78

五、结语与展望 ·· 85

第四节　表观遗传学与眼病 ······································ 86

一、表观遗传学的概念 ··· 86

二、表观遗传学的主要内容 ································· 88

三、表观遗传学与干眼 ··· 89

四、表观遗传学与角膜炎 ····································· 91

五、表观遗传学与葡萄膜炎 ································· 93

六、表观遗传学与青光眼 ····································· 95

七、表观遗传学与白内障 ····································· 98

八、表观遗传学与近视 ··· 100

九、结语与展望 ·· 100

第二章　眼病研究的整合思考 ·· 103

第一节　整合眼科学导论 ·· 103
一、眼科学发展面临的挑战 ··· 103
二、眼科学发展的机遇——整合医学概念的提出 ································ 103
三、整合眼科学建立的必要性和迫切性 ··· 105
四、整合眼科学平台的建设 ··· 106
五、小结 ··· 107

第二节　关于近视眼的整体思考 ·· 109
一、概述 ··· 109
二、近距离工作与近视 ··· 109
三、户外活动与近视 ·· 111
四、近视与配戴眼镜 ·· 112
五、眼保健操与近视 ·· 113
六、近视是医学问题还是社会问题 ··· 114
七、人类的颅骨和功能进化：对近视的进化思考 ·································· 116
八、结语与展望 ·· 116

第三节　眼皮肤白化病的分子遗传学机制 ·· 119
一、概述 ··· 119
二、眼皮肤白化病的类型 ··· 119
三、白化病的细胞生物学基础 ·· 120
四、白化病的分子遗传学发病机制 ··· 122
五、治疗与预后 ·· 125

第四节　成骨不全的眼部表现 ··· 128
一、概述 ··· 128
二、成骨不全的临床分型与眼部表现 ·· 128
三、成骨不全的分子遗传学研究 ·· 130

第五节　伪装综合征 ·· 132
一、概述 ··· 132
二、原发性眼内淋巴瘤 ··· 132
三、视网膜母细胞瘤 ·· 133
四、葡萄膜恶性黑色素瘤 ··· 134
五、白血病 ·· 134
六、恶性肿瘤的眼内转移 ··· 135

第六节　风湿免疫与眼病 ·· 136
一、眼睛的免疫学特点 ··· 136
二、从整体医学角度看风湿病与炎性眼病 ··· 137
三、炎性眼病与风湿免疫病 ··· 140
四、自身免疫病与炎性眼病 ··· 143
五、风湿眼病诊治中的多学科协作 ··· 147

第七节　副瘤综合征 ··· 152
　　一、概述 ·· 152
　　二、发病机制 ·· 153
　　三、临床表现 ·· 154
　　四、诊断 ·· 154
　　五、治疗方案 ·· 156
第八节　感染性眼病 ·· 158
　　一、概述 ·· 158
　　二、眼内感染性疾病的病原学检测技术 ·································· 160
　　三、各类眼内感染性疾病的病原体检测手段 ··························· 163
　　四、总结与展望 ··· 166
第九节　血液病与眼病 ·· 168
　　一、血液系统疾病简介 ·· 168
　　二、血液系统疾病常见的眼部表现 ·· 168
　　三、常见血液病的眼部表现及治疗 ·· 169
　　四、其他问题 ·· 172
　　五、小结 ·· 172

第三章　眼表疾病 ··· 174
第一节　角膜新生血管化和淋巴管化 ·· 174
　　一、概述 ·· 174
　　二、角膜新生血管 ··· 174
　　三、角膜新生淋巴管 ·· 190
　　四、结语与展望 ··· 192
第二节　角膜相关移植与组织工程 ··· 195
　　一、概述 ·· 195
　　二、角膜结构及生物学特性 ·· 195
　　三、自然角膜供体 ··· 196
　　四、人工角膜假体 ··· 196
　　五、组织工程角膜 ··· 198
　　六、综合型移植角膜 ·· 203
　　七、结语与展望 ··· 204
第三节　真菌性角膜炎：微生物学和发病机制 ································ 207
　　一、概述 ·· 207
　　二、真菌的病原学 ··· 207
　　三、真菌的分子生物学 ·· 209
　　四、真菌毒力与角膜真菌感染 ··· 211
　　五、真菌感染对机体的影响 ·· 217
　　六、结语与展望 ··· 218

第四节　角膜营养不良的分子遗传学特征 ···222
　　一、概述 ··222
　　二、上皮和上皮下角膜营养不良 ···224
　　三、前弹力层角膜营养不良 ··226
　　四、基质角膜营养不良 ··227
　　五、后弹力层及角膜内皮营养不良 ·······································232
　　六、小结与展望 ··234
第五节　角膜内皮移植的分子机制 ···237
　　一、概述 ··237
　　二、角膜内皮细胞生理学 ··237
　　三、组织工程角膜内皮移植研究现状 ···································238
　　四、体外诱导角膜内皮细胞分化发育的分子机制 ············239
　　五、结语与展望 ··242
第六节　角膜缘干细胞移植的分子机制 ·······································245
　　一、角膜缘干细胞概述 ··245
　　二、角膜缘干细胞移植 ··247
　　三、角膜缘干细胞移植术后增殖分化调节机制 ·················249
　　四、结语与展望 ··252
第七节　眼表疾病的分子生物学 ···257
　　一、概述 ··257
　　二、分子生物学在感染性眼表病病因分析中的应用 ·········257
　　三、角膜损伤修复的分子生物学机制 ···································259
　　四、角膜移植相关的分子生物学研究 ···································260
　　五、角膜营养不良的分子生物学研究 ···································262

第四章　晶状体疾病 ··265
第一节　年龄相关性白内障的分子细胞生物学 ·························265
　　一、引言 ··265
　　二、晶状体的解剖及结构特点 ···265
　　三、年龄相关性白内障的分子生物学特点 ·························267
　　四、年龄相关性白内障的细胞生物学特点 ·························273
　　五、展望 ··278
第二节　白内障的分子遗传学 ···281
　　一、概述 ··281
　　二、白内障的分子遗传学基础 ···282
　　三、白内障的遗传 ··299
　　四、分子遗传学研究方法 ··301
　　五、常见白内障的分子遗传学基础 ·······································304
　　六、展望 ··305

第三节　白内障模型 ……………………………………………………………………312
　　一、概述 ……………………………………………………………………………312
　　二、常见白内障模型 ………………………………………………………………313
　　三、先天性白内障动物模型 ………………………………………………………321
　　四、转基因白内障模型 ……………………………………………………………323
　　五、结语与展望 ……………………………………………………………………326
第四节　晶状体功能基因组学 …………………………………………………………330
　　一、概述 ……………………………………………………………………………330
　　二、晶状体上皮细胞转录组 ………………………………………………………331
　　三、晶状体蛋白质组学 ……………………………………………………………334
　　四、结语与展望 ……………………………………………………………………337

第五章　视网膜和葡萄膜疾病 ……………………………………………………………339
第一节　视网膜色素变性的分子遗传学 ………………………………………………339
　　一、概述 ……………………………………………………………………………339
　　二、非综合征型视网膜色素变性 …………………………………………………341
　　三、综合征型视网膜色素变性 ……………………………………………………351
　　四、结语与展望 ……………………………………………………………………360
第二节　视网膜干细胞与视网膜移植 …………………………………………………363
　　一、概述 ……………………………………………………………………………363
　　二、视网膜的发育 …………………………………………………………………365
　　三、视网膜干细胞 …………………………………………………………………365
　　四、其他来源的干细胞在视网膜研究中的应用 …………………………………367
　　五、视网膜移植的免疫学 …………………………………………………………368
　　六、组织工程 ………………………………………………………………………368
　　七、视网膜移植的实验研究 ………………………………………………………369
　　八、视网膜移植的临床研究 ………………………………………………………370
　　九、结语与展望 ……………………………………………………………………371
第三节　视网膜母细胞瘤的分子遗传学研究进展 ……………………………………373
　　一、概述 ……………………………………………………………………………373
　　二、*RB1* 基因 ………………………………………………………………………375
　　三、*MDM4*－小鼠双微体 4，人类同源基因（1q32.1）…………………………379
　　四、*KIF14*－驱动蛋白家族成员 14（1q32.1）……………………………………379
　　五、*MYCN*－*v*-*myc* 骨髓细胞瘤病毒相关基因，神经母细胞瘤来源（2p24.3）……379
　　六、*DEK* 和 E2F 转录因子 3（*E2F3*）……………………………………………380
　　七、*CDH11*－Cadherin 11（16q21）………………………………………………380
第四节　糖尿病视网膜病变 ……………………………………………………………385
　　一、概述 ……………………………………………………………………………385
　　二、糖尿病视网膜病变发病机制分子生物学研究进展 …………………………385

三、糖尿病性视网膜病变治疗研究进展 400

四、结语与展望 407

第五节　Norrie病 411

一、概述 411

二、Norrie病的分子遗传学发病机制 412

三、Norrin的性质与作用 415

四、结语与展望 418

第六节　葡萄膜炎的分子生物学 421

一、概述 421

二、Th1/Th17细胞与Behcet病和Vogt-小柳原田综合征 422

三、Treg细胞与Behcet病和Vogt-小柳原田综合征 425

四、Behcet病和Vogt-小柳原田综合征的遗传易感性 426

五、固有免疫与Behcet病和Vogt-小柳原田综合征 430

六、结语与展望 430

第七节　肿瘤相关性视网膜病变 436

一、概述 436

二、癌症相关性视网膜病变 436

三、结语与展望 440

第八节　眼部色素细胞 442

一、葡萄膜色素细胞 442

二、视网膜色素上皮细胞 443

下　　册

第六章　青光眼 451

第一节　青光眼分子遗传学 451

一、概述 451

二、原发性开角型青光眼 452

三、原发性先天性青光眼 475

四、原发性闭角型青光眼 482

五、结语与展望 487

第二节　从分子水平理解跨筛板压力差在青光眼视神经损伤中的作用 492

一、概述 492

二、跨筛板压力差增大与视神经损害之间因果关系的验证 493

三、跨筛板压力差增加造成青光眼性视神经损害的机制探讨 494

四、结语与展望 498

第三节　几种特殊类型的青光眼 502

一、原发性先天性青光眼 502

二、剥脱性青光眼 504

三、合并其他先天异常的发育性青光眼 ……………………………………………505
四、色素性青光眼 ……………………………………………………………………506
五、总结 ………………………………………………………………………………506
第四节　青光眼视神经损伤的发病机制 ……………………………………………507
一、概述 ………………………………………………………………………………507
二、青光眼视神经损伤 ………………………………………………………………508
三、青光眼视神经损伤的发病机制 …………………………………………………509
四、结语与展望 ………………………………………………………………………518
第五节　青光眼药物治疗的新方向 …………………………………………………523
一、概述 ………………………………………………………………………………523
二、降眼压的临床用药 ………………………………………………………………525
三、降眼压药物的新进展 ……………………………………………………………527
四、结语与展望 ………………………………………………………………………535
第六节　原发性急性闭角型青光眼是如何发生的 …………………………………542
一、概述 ………………………………………………………………………………542
二、急性闭角型青光眼发生的诱因 …………………………………………………542
三、急性闭角型青光眼发生的解剖学基础（病理生理基础）………………………547
四、急性闭角型青光眼发生的分子生物学基础 ……………………………………549
五、急性闭角型青光眼发生后的病理生理改变 ……………………………………552
六、结语与展望 ………………………………………………………………………554
第七节　青光眼遗传相关动物模型 …………………………………………………558
一、概述 ………………………………………………………………………………558
二、转基因小鼠模型 …………………………………………………………………559
三、转基因大鼠模型 …………………………………………………………………562
四、转基因斑马鱼模型 ………………………………………………………………563
五、其他转基因动物模型 ……………………………………………………………563
六、自发遗传模型 ……………………………………………………………………564
七、转基因模型的优势与劣势 ………………………………………………………565
八、结语与展望 ………………………………………………………………………565
第八节　滤过道抗瘢痕形成新策略的细胞和分子生物学机制及作用 ……………570
一、滤过泡瘢痕化形成的病理机制 …………………………………………………570
二、细胞因子抑制剂抗滤过道瘢痕形成 ……………………………………………571
三、基因水平的信号干扰 ……………………………………………………………573
四、miRNA抗滤过道瘢痕形成的作用与机制 ………………………………………573
五、结语与展望 ………………………………………………………………………575
第九节　青光眼的血流变化 …………………………………………………………579
一、概述 ………………………………………………………………………………579
二、眼部血管的自主调节 ……………………………………………………………579
三、血管自主调节的作用机制 ………………………………………………………581

四、青光眼血管调节异常 …… 582
五、眼部血流检测方法 …… 583
第十节　腺苷、腺苷受体与青光眼 …… 590
一、腺苷和腺苷受体 …… 590
二、腺苷、腺苷受体和房水生成 …… 591
三、腺苷、腺苷受体和房水流畅系数 …… 593
四、腺苷、腺苷受体和眼压调节 …… 593
五、腺苷、腺苷受体和神经保护 …… 596
六、总结 …… 597
第十一节　非形觉传道路 …… 599
一、形觉产生的解剖结构基础 …… 599
二、寻找非形觉的光感受器 …… 600
三、黑视素的发现 …… 601
四、包含黑视素的视网膜神经节细胞具有内源性光感受性 …… 601
五、黑视素为具有内源性光感受性的神经节细胞的感光色素 …… 603
六、包含黑视素的视网膜神经节细胞的其他特性 …… 603
七、结语 …… 604
第十二节　自噬及其在各种青光眼模型中的作用 …… 606
一、概述 …… 606
二、自噬在青光眼模型中的表现 …… 608
三、自噬与凋亡 …… 610
四、线粒体自噬 …… 610
第十三节　青光眼的生物标志物 …… 614
一、遗传标志物 …… 615
二、蛋白类标志物 …… 615
第十四节　眼压感受器作用机制的探索 …… 620
一、概述 …… 620
二、机械敏感性离子通道和机械性感受器 …… 620
三、机械敏感性离子通道和眼压感受器 …… 620
四、机械敏感性离子通道和眼压调控新靶点 …… 621
五、结语与展望 …… 622

第七章　神经眼科学 …… 626
第一节　Leber遗传性视神经病 …… 626
一、概述 …… 626
二、病理改变 …… 627
三、分子遗传学机制 …… 628
四、影响因素 …… 637
五、研究进展 …… 641

六、结语与展望 ··· 643
第二节　特发性视神经炎 ·· 648
一、视神经炎分类 ··· 648
二、特发性视神经炎流行病学特征 ································· 648
三、特发性视神经炎的临床表现与辅助检查 ·················· 651
四、特发性视神经炎治疗进展 ·· 653
第三节　缺血性视神经病变 ·· 655
一、概述 ·· 655
二、前部缺血性视神经病变 ··· 656
第四节　中毒性视神经病变 ·· 665
一、概述 ·· 665
二、病理生理学及致病机制 ··· 666
三、病史、症状及体征 ·· 666
四、药物相关中毒性视神经病变 ····································· 667
五、其他视神经中毒性病变 ··· 668

第八章　屈光不正 ··· 670
第一节　近视与青光眼 ··· 670
一、概述 ·· 670
二、高度近视合并POAG的流行病学 ······························· 671
三、高度近视和POAG的临床表现相关性 ························· 672
四、近视合并POAG的病理结构基础 ································ 673
五、分子生物学水平的发病机制探讨 ······························ 676
第二节　近视发病机制的蛋白质组学研究 ······················· 686
一、概述 ·· 686
二、近视研究动物模型的建立 ·· 686
三、近视发病机制的传统研究方法 ·································· 689
四、近视发病机制的蛋白质组学研究方法 ························ 693
五、问题和未来展望 ·· 699
第三节　准分子激光角膜屈光手术后的（角膜的）病理生理改变 ··· 703
一、概述 ·· 703
二、角膜的生理特性 ·· 703
三、准分子激光角膜屈光手术后临床病理表现 ················· 713
四、准分子激光手术后的角膜修复 ································· 715
五、结语和展望 ··· 727
第四节　病理性近视 ·· 730
一、病因 ·· 730
二、发病机制 ··· 732
三、病理性近视相关并发症 ··· 734

四、治疗 ···736

第九章　眼外肌和眼眶 ·····································739

第一节　眼外肌纤维化 ·····································739

一、概述 ···739

二、临床表现与分型 ···739

三、影像学特点 ···741

四、分子遗传学 ···741

第二节　甲状腺相关眼病 ·································745

一、病因及病理机制 ···746

二、临床表现 ···749

三、TAO病情评估标准 ·······································749

四、治疗 ···751

第三节　特发性眼眶炎性假瘤 ·························756

一、特发性眼眶炎性假瘤的病因及发病机制 ·······756

二、临床表现 ···759

三、治疗 ···760

第四节　免疫球蛋白G4与眼肿瘤眼眶病 ·········763

一、IgG4的生物学特性 ·····································763

二、IgG4相关性疾病概述 ···································763

三、IgG4与眼肿瘤眼眶病的研究 ·······················765

第一章 概 论

第一节 眼病的细胞治疗

一、细胞治疗概述

人的机体是由 40 万亿～60 万亿个不同功能的细胞所组成，而大部分疾病是由于某种或某类细胞功能缺失或异常所致。利用自体、同种异体或异种来源的健康功能性细胞替代病变的细胞是治疗疾病最直接和有效的方法。细胞治疗可发挥增强免疫、杀死病原体和肿瘤细胞等功效，并具有促进组织再生、器官功能再建和机体康复的作用。

细胞治疗已有数百年的历史，早在 16 世纪，瑞士医生 Paracelsus 首次颠覆当时的医疗认知，提出了类似细胞治疗的概念。1667 年，法国医生 Jean-Baptiste Denys 将小牛血液注射给一名精神病患者，首次实施了细胞治疗。1912 年，德国医生 Kuettner 提出将器官切碎溶于生理盐水，即分散细胞并注入人体进行治疗。19 世纪 30 年代，细胞学说的创立为细胞治疗提供了确切的理论基础。1931 年，著名的细胞治疗先驱——瑞士医生 Paul Niehans 受 Kuettner 的启发，将公牛的甲状旁腺溶于生理盐水，注射给一个甲状旁腺被错误摘除的女性患者，患者得以康复并继续存活了 24 年[1]。1950 年，医生将骨髓细胞移植到遭受致死剂量辐射的小鼠体内，骨髓造血免疫系统得以重建[2]。1967 年，美国医生 Edward Donnall Thomas 首次完成了同种异体骨髓细胞移植治疗白血病患者的尝试，并获得成功。由于这个细胞治疗上的突破性研究，Thomas 获得了 1990 年的诺贝尔生理学或医学奖。

随着研究的不断深入，发现细胞治疗在慢性疾病、神经退行性疾病、免疫性疾病、恶性肿瘤和抗衰老等方面都具有利用潜能。比如，对于患有糖尿病的患者，可以用功能健全的胰腺细胞代替丧失了胰岛素分泌功能的胰腺细胞，使病人恢复糖类代谢的能力；对于视神经损伤的病人，如能移植健康功能性的视网膜神经节细胞就有可能使病人恢复视力。细胞移植所需的细胞一般有三个来源，即异种来源、同种异体来源和自体来源（图 1-1-1）。异种或者同种异体来源取材相对容易，但会出现伦理上和不同程度的免疫排斥问题。而自体来源又通常面临细胞数量有限，甚至功能缺失的情况。如何解决所需要的安全且具有功能的细胞来源，成为细胞治疗所面临的最大瓶颈。随着干细胞技术的不断发展，干细胞与细胞治疗相结合，有望成为这一难题的最佳解决方案。

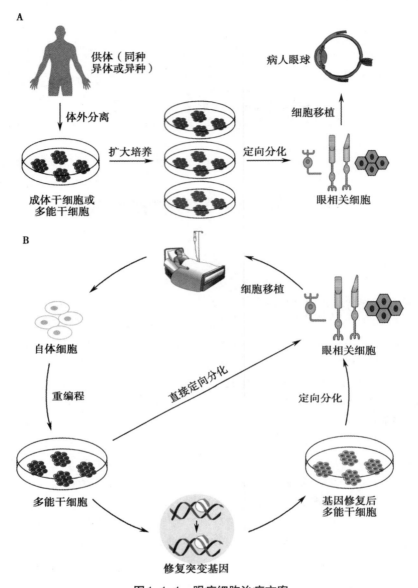

图1-1-1　眼病细胞治疗方案

A. 同种异体或异种来源细胞治疗；B. 自体来源细胞治疗

　　人体包含210种以上的不同类型细胞，每一种细胞都有其独特的细胞功能，然而它们都是由一个受精卵不断分裂和分化而来的。这意味着所有的组织和器官都有自己形成过程中的"种子细胞"，早期胚胎的少数细胞是所有种子细胞的"种子"。1868年，德国生物学家Ernst Haeckel提出，多细胞生物体内有一类细胞能产生多种类型的新细胞，这便是后来的干细胞。干细胞是一类具有自我复制（self-renewal）能力的多向分化（differentiation）潜能细胞，区别于其他细胞的最主要特征为：无限自我更新能力和具有高度增殖、分化成特定细胞类型的能力。这个特性使得干细胞可以在体外大量的扩增培养，又可以在需要的时候随时诱导分化为某种特定类型的细胞，通过适当的方法输送到病人体内，使其发挥特定的作用，实现细胞移植治疗。

二、干细胞研究的历史、分类和应用

干细胞（stem cells）的"干"是从"stem"翻译而来，意为"起源"，是所有动物组织器官的起源细胞。1908年在柏林的血液病大会上，俄国组织学家Alexander A. Maximow首次提出干细胞的概念。1963年加拿大科学家Ernest A. McCulloch和James E. Till首次在血液中发现并鉴定了干细胞的存在，为骨髓移植和干细胞研究奠定了基础。1998年美国的两个研究小组分别从人类胚胎中分离培养出胚胎干细胞（embryonic stem cells，ESCs），成为1999年《科学》和2000年《时代》杂志的世界十大科技成就榜首。2006年，日本科学家Shinya Yamanaka和他的研究团队将4种细胞转录因子组合（*Oct3/4*、*Sox2*、*c-Myc*和*Klf4*）导入小鼠成纤维细胞内，成功重编程多能干细胞，命名为诱导多能干细胞（induced pluripotent stem cells，iPSCs）[3,4]，随后，美国科学家James A. Thomson实现人的成纤维细胞直接重编程[4]。由于这一研究绕过了胚胎使用环节，解决了人类干细胞研究中涉及的伦理问题，为干细胞的研究和应用提供了更广阔的空间，因此Yamanaka获得了2012年的诺贝尔生理学或医学奖。

干细胞根据其分化能力的不同可以分为全能干细胞（totipotent stem cells）、三胚层多能干细胞（pluripotent stem cells）、单胚层多能干细胞（multipotent stem cells）、寡多能干细胞（oligopotent stem cells）和专能干细胞（unipotent stem cells）（表1-1-1）。

表1-1-1 根据分化能力的干细胞分类

分类	分化能力	主要干细胞类型
全能干细胞（totipotent stem cells）	具有形成完整个体的分化潜能，可分化为体内所有类型的细胞以及胎盘等	受精卵
三胚层多能干细胞（pluripotent stem cells）	又称亚全能干细胞，具有向三胚层所有细胞分化的潜能，但不能形成个体	胚胎干细胞、胚胎癌细胞、胚胎生殖细胞、外胚层干细胞、诱导多能干细胞等
单胚层多能干细胞（multipotent stem cells）	又称多能干细胞，具有向多种细胞分化的能力，但一般不会分化为所属胚层以外的细胞类型	间充质干细胞、造血干细胞、皮肤干细胞等
寡多能干细胞（oligopotent stem cells）	如前驱细胞，可分化为同一类型的细胞	神经干细胞、淋巴干细胞、骨髓干细胞等
专能干细胞（unipotent stem cells）	只能分化为单一的细胞类型	精原细胞、生殖干细胞等

干细胞根据其发育阶段不同又可分为胚胎干细胞（ESCs）和成体干细胞（adult stem cells，ASCs）。成体干细胞种类繁多，包括造血干细胞（hematopoietic stem cells，HSCs）、神经干细胞（neural stem cells，NSCs）和间充质干细胞（mesenchymal stem cells，MSCs）等，存在于不同的组织器官中。眼球所含的成体干细胞主要有角膜缘干细胞（limbal stem cells，LSCs）、睫状缘（ciliary marginal zone，CMZ）干细胞或视网膜祖细胞（retinal progenitor cells，RPCs）等。

如今已有包括 ESCs、iPSCs、MSCs、NSCs、上皮干细胞、胎盘或脐血干细胞和 LSCs 在内的多种干细胞类型被尝试用于细胞治疗。每种干细胞都有自身的优势和劣势，适合用于不同类型疾病的治疗，选择合适的干细胞种类是细胞治疗成败的关键因素之一。多能干细胞分化潜能较大，应用面较广，主要用于成体干细胞缺乏或者不易获取的组织器官病变，如糖尿病、肝脏损伤疾病、神经退行性疾病等，但同时也具有致畸胎瘤等安全隐患。MSCs 来源非常广泛，存在于多种组织，比如骨髓、脐带、胎盘、脂肪及各种脏器，是一种具有多个方向分化潜能的成体干细胞。相比于多能干细胞和单一性成体干细胞，MSCs 生物学性能处于"多能性"和"分化潜能"中间的一个较为平衡的状态。这两个特点使 MSCs 在当前多能干细胞技术尚未完全成熟的情况下，成为应用最为广泛的细胞治疗工具。ASCs 只能分化成特定类型的细胞，一般用于相应组织器官的细胞治疗。它们的优势是致瘤性低、应用针对性强和所需细胞类型分化方法简单、成本低。

三、眼病的细胞治疗

细胞治疗在眼科疾病中的研究和应用，相比其他疾病有着许多天然的优势。第一，眼球相对较小，眼科疾病细胞治疗所需的细胞量一般较少；第二，眼球病变所涉及的主要细胞类型是上皮细胞和神经细胞，是多能干细胞相对容易分化获得和纯化的细胞类型；第三，眼部的生理位置暴露于体表，使得细胞移植手术相对容易操作，方便移植后的形态和功能观察以及效果评估；第四，眼球具有血眼屏障的保护和独特的免疫赦免机制，对细胞移植治疗的宽容度相对更大；第五，因为眼部疾病大多是双侧性发病，在细胞治疗效果的评估等探索研究中，单侧眼可以作为良好的对照。由于以上优势，使得细胞治疗的临床应用越来越多地在眼科疾病中开展。目前，利用细胞移植治疗的眼科疾病涉及角膜及眼表疾病、视网膜血管性疾病、视网膜变性疾病和视神经疾病等。

（一）角膜疾病的细胞治疗

角膜位于眼球的前表面，是一个透明的屈光间质，折射光线并引导进入眼球。同时，角膜分隔眼球内外环境，维持内环境的稳定，保护眼内各种光学元件免受物理化学或病原微生物的损伤。角膜的细胞层从前到后可分为上皮层、基质层和内皮层。细胞会不断老化、损伤或死亡，特别是角膜上皮细胞由角膜缘干细胞逐渐分化来提供和补充，以维持其生物学功能，而角膜细胞更新缺陷是眼表疾病发生的主要原因之一。

角膜缘干细胞（LSCs）占所有角膜上皮细胞的 0.5%～10%，位于角膜缘上皮的基底层[5]，是角膜细胞更新的关键祖细胞。在体内处于一种慢周期性状态，具有较高的增殖和分化潜能，表达特异性标记物 CK19、α烯醇化酶[6]、P63[7]、EGF 受体、整合素[8]，不表达角质蛋白 K3[9]。LSCs 在角膜缘富集的区域叫作角膜缘干细胞龛位（limbal niche），龛位对支持角膜缘干细胞保持未分化状态，并周期性活化、短暂增殖、补充角膜上皮细胞有着重要的意义，是维持干细胞静止和活化平衡的关键[10, 11]。龛位用以保护 LSCs 免受环境影响，并且在需要时提供维持干细胞静止特性或启动活化和分化角膜上皮所必需的生物信号[12]。LSCs 可以分化为角膜上皮细胞，当角膜上皮因泪水侵蚀和其他伤害发生损伤时，帮助角膜维持细胞的更新。同时 LSCs 的存在可以阻止结膜上皮细胞向角膜的迁移[10, 13]。烧伤、辐射、遗传病、手术、吸毒和隐形眼镜造成的 LSCs 损伤和缺损会引起角膜缘干细胞缺乏症（LSCD）的发生，导致角膜上皮的再生功能缺失，进而引起各种角膜疾病[13]。

在干细胞应用于细胞治疗之前，异体角膜移植是角膜疾病细胞治疗的唯一手段。异体角膜一般来源于供体，数量极其有限，而且需要接受免疫抑制治疗，有导致局部或全身并发症的危险。若病人本身角膜缘干细胞缺失，结膜上皮细胞将会侵入角膜上皮层，再次破坏角膜功能。较大角膜植片将角膜缘包含其中可有效减少结膜入侵[14]，开创了干细胞治疗角膜病的先河。随后研究发现角膜缘的细胞具有干细胞特性、可以体外扩增[15]，解决了角膜缘干细胞植片来源问题。目前LSCs体外培养和移植治疗技术成为一种成熟方案，大量报道证明单眼LSCs缺失或双眼LSCs部分缺失都可以实现自体LSCs体外培养后移植，重建眼表、恢复视力。意大利团队用病人自身LSCs对107名角膜损伤病人进行治疗，一次移植成功率为68.2%，二次移植总成功率达到76.6%，另有13.1%的患者视力部分改善，仅10.3%患者无效[16]。LSCs植片体外培养通常使用纤维蛋白[16]或人羊膜[17]作为载体支架代替初期的鼠源或其他生物来源的支架以增加安全性。我国科学家谢立信团队以羊膜为载体进行了同种异体LSCs移植的尝试，一年的随访发现患者的视力和角膜厚度无明显变化[18]。研究证明，LSCs的同种异体移植和角膜组织异体移植不同，无法长期在体内存活[19]。那么，对于双眼LSCs全部缺失的LSCD患者，必须开发其他类型的细胞以代替LSCs。自体口腔黏膜上皮细胞植片已成功用于移植治疗[20, 21]。我国中山大学团队成功找到LSCs分化的关键因子，将皮肤干细胞诱导分化为LSCs[22]，可以用于LSCD自体细胞移植治疗。多能干细胞有3个胚层分化的潜能，特定的调控基因表达可以诱导多能干细胞向LSCs的分化[23]，为角膜疾病的细胞治疗提供了更加广阔的细胞来源选择。

（二）眼底疾病的细胞治疗

视网膜相比眼表，结构更为复杂、细胞类型更多、致病因素繁多。因此，细胞治疗在眼底疾病中的应用也更加困难。神经细胞的老化和损伤会造成视神经退行性疾病，如青光眼和视神经疾病；视网膜微血管的病变会导致血管功能障碍，造成视网膜血管性疾病，如糖尿病视网膜病变（DR）、视网膜静脉阻塞（RVO）等；视网膜色素上皮（RPE）细胞功能损伤会导致视网膜变性疾病的发生，如年龄相关性黄斑变性（AMD）、视网膜色素变性（RP）、Stargardt病等。

1. 成体干细胞（ASCs） 起初认为只有鱼类和鸟类眼球中存在视网膜干细胞（retinal stem cells，RSCs），而哺乳动物视网膜不存在成体干细胞，视网膜损伤无法自行修复。后来研究发现哺乳动物睫状缘区（ciliary marginal zone，CMZ）存在少量处于静止状态的干细胞，在出现视网膜病变的情况下被活化，称作睫状缘祖细胞或视网膜祖细胞（RPCs）[24, 25]。虽然对RPE细胞有一定修复作用，但向视网膜神经细胞的分化能力有限。体外培养中，成纤维细胞成长因子（basic fibroblast growth factor，bFGF）、音猬因子（sonic hedgehog，Shh）和胰岛素等可一定程度诱导CMZ祖细胞的视神经分化[26]，但还是缺乏具体增殖和分化的鉴定方法[27]。因此，在细胞治疗中应用前景受到限制（表1-1-2）。我国阴正勤团队视网膜祖细胞悬液注射治疗视网膜色素变性的尝试是较早开展的临床试验。胚胎RPE（fRPE）近年成为了供体的另一选择，南京医科大学第一附属医院于2015年2月开始招募患者参与临床试验，已完成6例患者的细胞移植，随访最长已达到12个月，无严重并发症出现，初步证实了fRPE移植治疗的安全性和有效性（*NCT02868424,https://clinicaltrials.gov/*）。

由于眼来源的ASCs或祖细胞（progenitor cell）应用受限，研究人员尝试采用其他来源的成体干细胞或多能干细胞用于眼底疾病的细胞治疗，并取得了大量成功的案例。神经祖细胞（neural progenitor cells，NPCs）来源于中枢神经系统，可以分化为几乎所有类型的神经和胶质细胞，是青光眼等视网膜神经损伤疾病治疗的首选细胞来源。NPCs 可以在体外成功的分化为包括视网膜神经节细胞（RGCs）、星形胶质细胞（astrocytes）、少突胶质细胞（oligodendrocytes）等视神经细胞[28, 29]。但由于移植后的神经细胞整合率低，且 RGCs 需要有较长的轴突深入视神经乳头并与大脑视皮层相连才可发挥作用，导致视神经损伤的临床细胞治疗受到瓶颈限制。另外，美国 STEMCELL 公司使用人胎儿神经干细胞（HuCNS-SCs）悬液直接玻璃体腔注射治疗干性 AMD 的 I / II 期临床试验正在开展[30]。

　　MSCs 来源非常广泛，分离培养相对简单，鉴定方法成熟，可以很好地替代眼源干细胞治疗眼底疾病。其中，骨髓间充质干细胞（bone marrow-derived mesenchymal stem cells，BMSCs）虽然来源于中胚层，但它具有向其他胚层以及中枢神经元细胞分化的能力，已用于多种疾病，应用最广。有研究者将 BMSCs 移植给患有糖尿病性视网膜病变的病人，没有发生并发症，但也未见视力好转[31]。美国的研究机构使用脐带血来源的干细胞悬液移植治疗干性 AMD[32]；印度、巴西和美国的研究团队使用 BMSCs 玻璃体腔注射治疗干性 AMD 和 Stargardt 病，部分受试者得到不同程度好转。我国西南眼科医院团队于 2014 年分别对 20 位视网膜色素变性病人静脉注射 BMSCs 和脐带血干细胞（UCB-MSCs），细胞治疗处于临床试验阶段。目前，成体干细胞眼底疾病的细胞治疗基本处于 I 期试验阶段，而且多为同种异体移植，其安全性和疗效需要进一步观察。

表 1-1-2　成体干细胞用于眼底疾病细胞治疗的临床试验

细胞类型	疾病	人数	移植方式	试验阶段	开始时间	国家
人胚胎视网膜组织	RP	10	视网膜下腔移植	II	2006	美国
	干性 AMD	10	视网膜下腔移植	II	2006	美国
人视网膜祖细胞	RP	10	视网膜下腔注射	I	2008	中国
脐血来源干细胞	干性 AMD	24	视网膜下腔注射	I	2010	美国
	RP	20	静脉注射	I	2014	中国
骨髓间充质干细胞	干性 AMD、RP	50	玻璃体腔注射	I	2010	印度
	Stargardt 病、AMD	10	玻璃体腔注射	I	2011	巴西
	AMD、DR、RVO、RP	15	玻璃体腔注射	I	2012	美国
	AMD、RVO、RP 等	300	视网膜下腔注射玻璃体腔注射球后注射滕氏囊下注射静脉注射	N/A	2013	美国
	RP	20	静脉注射	I	2014	中国
神经干细胞	干性 AMD	15	视网膜下腔注射	I / II	2012	美国

　　注：数据来自 WHO 国际临床试验注册平台 http://www.who.int/ictrp/search/en/ 和美国国立卫生研究院（NIH）临床试验注册平台 https://clinicaltrials.gov/。RP：视网膜色素上皮变性；AMD：年龄相关性黄斑变性；DR：糖尿病视网膜变性；RVO：视网膜静脉阻塞

2. 多能干细胞（PSCs） 多能干细胞，包括胚胎干细胞（ESCs）和诱导多能干细胞
（iPSCs），可用于疾病的细胞治疗，是当前研究最为热门的方向。与成体干细胞不同，多
能干细胞分化潜能更强，同时其致瘤性也更强。在多能干细胞应用于细胞移植之前，必须
经过一定程度的诱导分化，使其转化为某种祖细胞或终端分化细胞方能使用。正如前文所
述的眼球独特性，多能干细胞的临床试验很多都选择了眼科疾病。多能干细胞可以在体外
成功分化为RPCs，其分化效率最初只有30%[33]，当条件优化后可达80%[34]，方便下一
步的终端分化和移植。黄斑变性是RPE变性相关的疾病，其病变细胞类型单一，上皮细
胞分化条件简单、成熟，成为细胞治疗临床试验实施最多的疾病（表1-1-3）。早在2011
年，美国Ocata公司就在NIH注册并实施了hESCs来源的RPE细胞悬液注射治疗干性AMD
和Stargardt病的临床试验，其分化所得RPE的纯度达到99%。结果，18名受试患者中10
人得到改善，7人没有变化，1人病情加重[35, 36]。韩国研究机构使用同样的细胞来源，实
施了亚洲人的干性AMD和Stargardt病细胞治疗的临床试验，发现一半以上的患者得到了
视力改善，并且没有发现增生和致瘤现象[37]。由于细胞悬液注射的细胞整合率过低，美
国和英国的研究机构利用高分子膜载体制作了RPE植片进行AMD的治疗尝试，目前处于
Ⅰ期临床试验阶段[38, 39]。2015年5月，我国西南眼科医院阴正勤团队同样使用hESCs来源
的RPE对10名Stargardt病和AMD病人进行细胞治疗，这是我国的首例眼科细胞治疗临床
试验。新近中科院周琪团队已在郑州大学第一附属医院注册开展ESC-RPE移植治疗AMD
和RP的临床研究。近年来，iPSCs的不断发展以及可实现自体细胞移植和不存在伦理问题
等优势，使之越来越有希望代替ECSs成为未来细胞治疗的首选细胞来源。日本理化研究
所（RIKEN）在2013年实施的全球第一例iPSCs来源RPE的细胞治疗临床试验，研究者将
70岁干性AMD患者的体细胞重编程为iPSCs并分化为RPE，在体外做成细胞植片移植于
患者视网膜下腔[40]。后期由于安全问题终止，重新启动后于2017年首次报道了该类细胞
移植的结果，患者术后一年视力没有恶化，移植细胞层存活良好，提示了其临床应用前
景[41]。多能干细胞用于眼底疾病的细胞治疗临床试验大多都处于Ⅰ/Ⅱ期，其分化细胞的
均一性和长期安全性是最重要的安全隐患，在真正用于临床治疗之前需要长时间的观察和
评估[42]。

表1-1-3　多能干细胞用于眼底病治疗的临床试验

细胞类型	疾病	人数	移植方式	试验阶段	开始时间	单位	地点
hESC-RPE	干性AMD	9	细胞悬液	Ⅰ/Ⅱ	2011	Ocata	美国
hESC-RPE	Stargardt病	9	细胞悬液	Ⅰ/Ⅱ	2011	Ocata	美国
hESC-RPE	近视性黄斑变性	N/A	细胞悬液	Ⅰ/Ⅱ	2014	Ocata	美国
hESC-RPE	Stargardt病	16	细胞悬液	Ⅰ/Ⅱ	2014	Ocata	英国
hESC-RPE	渗出性AMD	10	细胞植片	Ⅰ	2015	Pfizer	英国
hESC-RPE	Stargardt病	3	细胞悬液	Ⅰ	2014	CHA Biotech	韩国
hESC-RPE	干性AMD	12	细胞悬液	Ⅰ/Ⅱ	2012	CHA Biotech	韩国

续表

细胞类型	疾病	人数	移植方式	试验阶段	开始时间	单位	地点
hESC-RPE	干性AMD	15	细胞悬液	I／II	2014	Cell Cure Neurosciences	以色列
hESC-RPE	Stargardt病、AMD	10	细胞悬液	I	2015	西南眼科医院	中国
hiPSC-RPE	渗出性AMD	6	细胞植片	I	2013	RIKEN	日本

注：数据来自WHO国际临床试验注册平台http://www.who.int/ictrp/search/en/和美国国立卫生研究院（NIH）临床试验注册平台https://clinicaltrials.gov/。hESC-RPE：人胚胎干细胞来源视网膜色素上皮细胞；hiPSC-RPE：人诱导多能干细胞来源视网膜色素上皮细胞

四、细胞治疗存在的问题和前景

眼球天然的免疫优势及独特的隔离环境使其成为细胞治疗的最合适器官。近年来应用基础研究取得了突飞猛进的进展，为眼科疾病的细胞治疗带来了巨大的应用前景。特别是干细胞治疗在眼科疾病中发挥其重要的价值。然而，长期存活力、迁移能力和与宿主细胞的整合能力低等都是比较突出的问题。细胞治疗相比传统医疗有着很多的优势，但不可避免也存在一些应用安全上的隐患。2017年《新英格兰医学杂志》第10期发表黄斑变性的干细胞移植系列文章，如上文所述iPS移植病例取得比较满意的结果。而另一个案例报告了3名妇女接受玻璃体腔注射自体脂肪组织衍生的干细胞后，出现严重的双侧视力丧失[41, 43]。细胞治疗的个体化特点，使治疗效果因不同患者和不同供体细胞而产生变化，难以制订统一的标准，增加了实施难度。干细胞已经在体外和实验动物体内进行了长达30年的广泛研究，但至今仍然没有人类疾病治疗方面长期安全性和潜在危险的评估标准。干细胞产品的均一性、稳定性、致瘤性、毒性和免疫原性都是影响应用安全的重要指标，其标准化检测方法也尚不成熟。这就要求临床应用之前必须对原始材料和细胞产品进行严格检测和评估，证明细胞再生和细胞处理方案的可重复性，并进行安全性分析。还需要低成本的获取细胞来源，解决细胞体外分化、纯化的方法，建立高效可重复的细胞移植方法，提高移植后细胞整合效率和生物学功能，避免排斥反应和并发症的发生。

在美国和欧洲已经开始建立起了一套科学的法律法规来辅助和约束干细胞治疗的临床应用。2015年8月，国家卫生计生委和食品药品监管总局联合发布《干细胞临床研究管理办法（试行）》，作为干细胞三大政策［《干细胞临床研究管理办法（试行）》《干细胞临床试验研究基地管理办法（试行）》《干细胞制剂质量控制和临床前研究指导原则（试行）》］中的第一项，此政策的颁布是中国干细胞治疗从科研走向临床的重要指导方针，将为干细胞治疗的规范化和临床应用保驾护航。虽然有多方面的问题困扰着细胞治疗的发展，但目前已取得的各种突破性进展足以显示出细胞治疗广泛的应用前景，使其成为未来眼科疾病治疗的趋势。

（池在龙　李　童　张敬学）

参考文献

1. Niehans P. 20 Years of cellular therapy. Med Klin, 1952, 47: 1–16.

2. Lorenz E, Uphoff D, Reid TR, et al. Modification of irradiation injury in mice and guinea pigs by bone marrow injections. J Natl Cancer Inst, 1951, 12(1): 197–201.

3. Takahashi K, Yamanaka S. Induction of pluripotent stem cells from mouse embryonic and adult fibroblast cultures by defined factors. Cell, 2006, 126(4): 663–676.

4. Yu J, Vodyanik MA, Smuga-Otto K, et al. Induced pluripotent stem cell lines derived from human somatic cells. Science, 2007, 318(5858): 1917–1920.

5. Li DQ, Wang Z, Yoon KC, et al. Characterization, isolation, expansion and clinical therapy of human corneal epithelial stem/progenitor cells. J Stem Cells, 2014, 9(2): 79–91.

6. Zieske JD, Bukusoglu G, Yankauckas MA, et al. Alpha-enolase is restricted to basal cells of stratified squamous epithelium. Dev Biol, 1992, 151(1): 18–26.

7. Pellegrini G, Dellambra E, Golisano O, et al. p63 identifies keratinocyte stem cells. Proc Natl Acad Sci U S A, 2001, 98(6): 3156–3161.

8. Watt FM. Stem cell fate and patterning in mammalian epidermis. Curr Opin Genet Dev, 2001, 11(4): 410–417.

9. Lavker RM, Tseng SC, Sun TT. Corneal epithelial stem cells at the limbus: looking at some old problems from a new angle. Exp Eye Res, 2004, 78(3): 433–446.

10. Dua HS, Azuara-Blanco A. Limbal stem cells of the corneal epithelium. Surv Ophthalmol, 2000, 44(5): 415–425.

11. Shanmuganathan VA, Foster T, Kulkarni BB, et al. Morphological characteristics of the limbal epithelial crypt. Br J Ophthalmol, 2007, 91(4): 514–519.

12. Kinoshita S, Adachi W, Sotozono C, et al. Characteristics of the human ocular surface epithelium. Prog Retin Eye Res, 2001, 20(5): 639–673.

13. Yoon JJ, Ismail S, Sherwin T. Limbal stem cells: Central concepts of corneal epithelial homeostasis. World J Stem Cells, 2014, 6(4): 391–403.

14. Kenyon KR, Tseng SC. Limbal autograft transplantation for ocular surface disorders. Ophthalmology, 1989, 96(5): 709–722.

15. Rama P, Bonini S, Lambiase A, et al. Autologous fibrin-cultured limbal stem cells permanently restore the corneal surface of patients with total limbal stem cell deficiency. Transplantation, 2001, 72(9): 1478–1485.

16. Rama P, Matuska S, Paganoni G, et al. Limbal stem-cell therapy and long-term corneal regeneration. N Engl J Med, 2010, 363(2): 147–155.

17. Kolli S, Ahmad S, Lako M, et al. Successful clinical implementation of corneal epithelial stem cell therapy for treatment of unilateral limbal stem cell deficiency. Stem Cells, 2010, 28(3): 597–610.

18. Qi X, Wang J, Sun D, et al. Postoperative changes in amniotic membrane as a carrier for allogeneic cultured limbal epithelial transplantation. Am J Ophthalmol, 2014, 158(6): 1192–1198.

19. Pellegrini G, De Luca M. Eyes on the prize: limbal stem cells and corneal restoration. Cell Stem Cell, 2014, 15(2): 121–122.

20. Burillon C, Huot L, Justin V, et al. Cultured autologous oral mucosal epithelial cell sheet (CAOMECS) transplantation for the treatment of corneal limbal epithelial stem cell deficiency. Invest Ophthalmol Vis Sci, 2012, 53(3): 1325–1331.

21. Chen HC, Chen HL, Lai JY, et al. Persistence of transplanted oral mucosal epithelial cells in human cornea. Invest Ophthalmol Vis Sci, 2009, 50(10): 4660–4668.

22. Ouyang H, Xue Y, Lin Y, et al. WNT7A and PAX6 define corneal epithelium homeostasis and pathogenesis. Nature, 2014, 511(7509): 358–361.

23. Pellegrini G, Rama P, Di Rocco A, et al. Concise review: hurdles in a successful example of limbal stem cell–

based regenerative medicine. Stem Cells. 2014. 32(1): 26–34.

24. Tropepe V, Coles BL, Chiasson BJ, et al. Retinal stem cells in the adult mammalian eye. Science, 2000, 287(5460): 2032–2036.

25. Abdouh M, Bernier G. In vivo reactivation of a quiescent cell population located in the ocular ciliary body of adult mammals. Exp Eye Res, 2006, 83(1): 153–164.

26. Ahmad I, Tang L, Pham H. Identification of neural progenitors in the adult mammalian eye. Biochem Biophys Res Commun, 2000, 270(2): 517–521.

27. Bi YY, Feng DF, Pan DC. Stem/progenitor cells: a potential source of retina-specific cells for retinal repair. Neurosci Res, 2009, 65(3): 215–221.

28. Guo Y, Saloupis P, Shaw SJ, et al. Engraftment of adult neural progenitor cells transplanted to rat retina injured by transient ischemia. Invest Ophthalmol Vis Sci, 2003, 44(7): 3194–3201.

29. Takahashi M, Palmer TD, Takahashi J, et al. Widespread integration and survival of adult-derived neural progenitor cells in the developing optic retina. Mol Cell Neurosci, 1998, 12(6): 340–348.

30. McGill TJ, Cottam B, Lu B, et al. Transplantation of human central nervous system stem cells-neuroprotection in retinal degeneration. Eur J Neurosci, 2012, 35(3): 468–477.

31. Jonas JB, Witzens-Harig M, Arseniev L, et al. Intravireal autologous bone marrow-derived mononuclear cell transplantation: a feasibility report. Acta Ophthalmol, 2008, 86(2): 225–226.

32. Ramsden CM, Powner MB, Carr AJ, et al. Stem cells in retinal regeneration: past, present and future. Development, 2013, 140(12): 2576–2585.

33. Ikeda H, Osakada F, Watanabe K, et al. Generation of Rx+/Pax6+ neural retinal precursors from embryonic stem cells. Proc Natl Acad Sci U S A, 2005, 102(32): 11331–11336.

34. Lamba DA, Karl MO, Ware CB, et al. Efficient generation of retinal progenitor cells from human embryonic stem cells. Proc Natl Acad Sci U S A, 2006, 103(34): 12769–12774.

35. Schwartz SD, Hubschman JP, Heilwell G, et al. Embryonic stem cell trials for macular degeneration: a preliminary report. Lancet, 2012, 379(9817): 713–720.

36. Schwartz SD, Regillo CD, Lam BL, et al. Human embryonic stem cell-derived retinal pigment epithelium in patients with age-related macular degeneration and Stargardt's macular dystrophy: follow-up of two open-label phase 1/2 studies. Lancet, 2015, 385(9967): 509–516.

37. Song WK, Park KM, Kim HJ, et al. Treatment of macular degeneration using embryonic stem cell-derived retinal pigment epithelium: preliminary results in Asian patients. Stem Cell Reports, 2015, 4(5): 860–872.

38. Lu B, Zhu D, Hinton D, et al. Mesh-supported submicron parylene-C membranes for culturing retinal pigment epithelial cells. Biomed Microdevices, 2012, 14(4): 659–667.

39. Carr AJ, Smart MJ, Ramsden CM, et al. Development of human embryonic stem cell therapies for age-related macular degeneration. Trends Neurosci, 2013, 36(7): 385–395.

40. Cyranoski D. Japanese woman is first recipient of next-generation stem cells. Nature News (Nature Publishing Group). 2014 https://www.natwre.com/news/japanese-woman-is-first-recipient-of-next-generation-stom-cells-1.15915.

41. Mandai M, Watanabe A, Kurimoto Y, et al. Autologous Induced Stem-Cell-Derived Retinal Cells for Macular Degeneration. New England Journal of Medicine, 2017, 376(11): 1038.

42. Turner M, Leslie S, Martin NG, et al. Toward the development of a global induced pluripotent stem cell library. Cell Stem Cell, 2013, 13(4): 382–384.

43. Kuriyan A E, Albini T A, Townsend J H, et al. Vision Loss after Intravitreal Injection of Autologous "Stem Cells" for AMD. New England Journal of Medicine, 2017, 376(11): 1047.

第二节　眼病的基因治疗

一、基因治疗概述

基因治疗（gene therapy）是近20年来随着基因工程技术和分子生物学发展而逐渐形成的新的生物医学治疗技术，它是一种"分子治疗"手段。利用该技术可将有治疗作用的DNA、mRNA、siRNA、microRNA等通过一定方式导入人体靶细胞，以纠正基因缺陷或者发挥治疗作用，从而达到治疗疾病的目的。最先针对的是遗传病和肿瘤，现在已扩展到感染性、心血管系统和神经系统等多种疾病。

（一）基因治疗的历史

1972年，基因治疗这个概念被首次提出。1974年美国国立卫生研究院（National Institutes of Health，NIH）针对重组DNA调控的研究，成立了重组DNA顾问委员会（Recombinant DNA Advisory Committee，RAC），审批所有重组DNA的实验室研究项目。同时，美国食品与药物管理局（Food and Drug Administration，FDA）开始审查人类基因治疗方案，制定了一系列规章制度。RAC和FDA共同指出，基因治疗只能用于体细胞，不能用于生殖细胞，从而将基因治疗提到了议事日程。1984年，研究人员创建了反转录病毒系统，利用这个系统能有效地将治疗基因插入到哺乳动物的染色体中[1]。基因治疗在近几十年蓬勃发展，在此发展过程中，有两件以人的姓名来命名的标志性事件，它们分别是W.French Anderson和Ashanti DeSilva事件以及Wilson和Gelsinger事件。

1. W.French Anderson和Ashanti DeSilva事件[2]　1989年FDA才同意将载体导入作为"基因标记"的临床试验，跟踪标记细胞在正常志愿者体内的命运。1990年2月，NIH的W.French Anderson博士向RAC呈递了一份临床基因治疗方案，并获得了通过。第一例经批准的人基因治疗临床试验于1990年9月14日在NIH的临床中心进行，W.French Anderson等通过反转录病毒载体将正常的腺苷脱氨酶（adenosine deaminase，*ADA*）基因导入因先天性*ADA*缺陷而患重度联合免疫缺陷综合征（severe combined immune deficiency，SCID）的年仅4岁的女孩（Ashanti DeSilva）体内[2]。

SCID为*ADA*缺乏所致。患儿必须生活在免疫隔离状态下。具体的治疗流程如下：先提取患儿适量的白细胞（T细胞）进行实验室培养；利用反转录病毒将正常的*ADA*基因转入培养的T细胞，筛选阳性细胞；将阳性细胞扩增后，再输入患儿体内。结果证明了由病毒介导的外源基因，确实能在患者体内表达正常的、具有生物活性的蛋白。

当时，除了对Ashanti DeSilva进行基因治疗外，还对另一个罹患重SCID的11岁女孩进行了同样的基因治疗试验。两年后，停止对这两个患者注射T细胞。五年后，对这两个患者进行分析，发现其体内仍有整合的载体DNA，其整合的正常*ADA*仍然表达[3]。这一开创性试验虽未能在临床意义上取得完全的成功，但却受到了极大的关注，在全世界掀起了基因治疗的研究热潮。这是"正面标志性事件"。

同样令人兴奋的事情发生在1992年底，美国密歇根大学医学中心的James Wilson医生宣布，他的团队成功治疗了一名患有家族性高胆固醇血症的29岁女性。在治疗过程中，医生们取出患者的肝脏细胞，利用腺相关病毒（adeno-associated virus，AAV）8载体将患者所缺乏的低密度脂蛋白受体基因重新转入细胞，再将细胞植入患者体内。在数月之内，患者体内的胆固醇水平得到了明显控制。从此，基因治疗研究得到了迅速的发展，已成为各种癌症、心血管病、遗传病、传染病等治疗研究的热点，带给了医学生物学领域一片狂热。

以美国为例，在短短数年内，就有100多个临床方案经FDA批准进入临床试验。从专业刊物到一般媒体，给人的印象是基因治疗即将成为临床治疗中一种成熟的方法。这里既有科学家的盲目乐观，又有企业界和媒体的"推波助澜"。截至1999年8月5日，经批准的临床基因治疗方案在美国有332项，其他国家有36项[4]。在历史的背影里，第一例基因治疗的患者阿莎提·德席尔瓦Ashanti DeSilva仍旧健康快乐地生活着。在2013年，她和世界上第二位基因疗法的获益者Cindy Kisik参加了美国免疫缺陷基金会年度会议，并且和当年参与自己治疗的Michael Blaese医生合影留念。

2. Wilson和Gelsinger事件　随着人们纷纷为基因治疗这项前沿医疗技术欢呼雀跃时，两起震动世界的失败临床案例，让基因治疗所使用的病毒载体的安全性问题，以一种悲剧性的方式呈现在世人面前。1999年9月17日美国宾夕法尼亚大学人类基因治疗中心，1名18岁的鸟氨酸氨甲酰基转移酶缺陷（ornithine trabscarbanylase deficiency，OTCD）男性患者（名为Jesse Gelsinger），在接受基因治疗时不幸死于严重的免疫反应综合征，并被确认为世界上首例死于基因治疗的患者，这是"负面标志性事件"[5]。

OTCD是X连锁的、尿素循环中最常见的遗传病，它是一种会致全身炎症反应的综合征，男性新生儿最常见，50%患者在出生后2周内死亡。1999年9月17日，美国宾夕法尼亚大学的研究人员（该研究的负责人Wilson）用带有正常基因的重组腺病毒（adenovirus，Ad）载体，对18例患者进行基因治疗。为了使患者肝脏获得足够多的、能发挥功能的基因，研究人员通过肝动脉给患者注射了大剂量的病毒载体。1例受试者Gelsinger在注射后几小时，体温高达40.7℃，24小时内出现凝血障碍、肝脏损害及高血氨症，第二天就出现昏迷，第四天出现暴发性的成人呼吸窘迫综合征和多器官衰竭并最终死亡。数周之后，他的骨灰被装进生前用过的堆积如山的药瓶，由父亲和亲友们带上海拔2882米的山峰（Mount Wrightson），撒向Jesse生前最喜欢的山谷，这就是著名的"Gelsinger事件"。

18岁的Gelsinger成为基因治疗诞生近10年以来第一例基因治疗死亡病例，理所当然地受到了生物医学界、产业界和公众的关注。就在当年，《纽约时报》记者Sheryl Stolberg甚至用"死于生物技术（biotech death）"来描述这场悲剧。Jesse是在高中毕业后独自前往费城的宾夕法尼亚大学的，尽管被告知，他将要参加的仅仅是临床I期的试验。在此期间，将要注射到自己体内的是不携带*OTC*基因的"空"病毒，试验的目的是为了检验整个流程的安全性而非治疗效果。但Jesse最终还是欣然同意加入。据他的好友回忆，Jesse在签字之后曾经说道，"最坏的结果无非是我会死，而这至少能够帮助（患有同样疾病的）孩子们"。Gelsinger事件是基因治疗临床研究开展以来最沉重的、最无情的打击，研究人员也为此付出了沉重的代价。2000年11月30日，FDA给该研究负责人Wilson的信里，告知其被取消从事任何临床试验的资格，这是对研究人员最严厉的惩罚。此外，FDA还停止了宾夕法尼亚大学的所有基因治疗临床试验，包括对肺间质瘤、黑色素瘤、乳腺癌、囊性纤维化、肌营养不良、神经胶质瘤的治疗。

随后，人们研究了这一次突发事件的可能机制。选择与 Gelsinger 事件蛋白质外壳相同的 Ad，加入人类血样中。在抗 Ad 抗体的样本中，发现外加的 Ad 触发了强烈的补体系统反应。这表明该患者出现意外，可能与补体介导的免疫反应有关[6]。德国的研究人员确定患者出现意外的对象是免疫系统。经实验研究后认为，患者所接受的基因治疗载体，其病毒外壳蛋白质，可以在血液循环中与抗体结合，形成复合物，激活补体，引起肝脏、肺和肾脏的血管壁发生炎性反应，最终导致多器官功能衰竭[6]。血清学分析显示，其他受试者在外源病毒载体输入后 2 ~ 4 小时，炎性介质白介素 –6（interleukin–6，IL–6）水平升高，其峰值与载体的剂量成正比例，然后均迅速回到正常水平。但 Gelsinger 的 IL–6 始终保持在高水平[5]。Gelsinger 的尸体解剖结果显示，其体内存在明显的肝、肺损害及广泛的脾梗死，骨髓、脾和淋巴结内均有大量外源病毒载体分布。骨髓活检显示，该患者红细胞造血系统极度衰竭，这不可能在短期内发生，因此 Gelsinger 可能合并其他遗传病，或同时伴有微小病毒感染，两者均可触发强烈的免疫反应。通过对 Gelsinger 的研究表明，除了存在抗原特异性免疫外，还存在其他的因素导致病毒载体的全身毒性反应[5]。

悲剧还没有结束。当基因治疗领域慢慢开始从 Jesse Gelsinger 的死亡中汲取教训，继续前进的时候，4 年后的另外一场悲剧又一次沉重打击了基因治疗拥护者的信心。

那是在 2003 年，一份来自伦敦和巴黎的报告声称，有 5 名接受基因治疗的儿童被发现患上了白血病。这项临床试验开始于 1997 年。受到 NIH 的 William French Anderson 医生 1990 年基因治疗历史突破的鼓舞，伦敦和巴黎的医生们也计划用莫罗尼小鼠白血病病毒（Moloney murine leukemia virus，MoMLV）治疗儿童的重 SCID，此种疾病是由位于 X 染色体上的 IL2RG 基因突变缺陷所致，因此也被称为 X 连锁 SCID（SCID–X1）。医生们在 2002 年 4 月的《新英格兰医学杂志》上发表了临床数据，并特别指出，针对造血干细胞的基因操作，将大大推动对罕见遗传病的治疗。

而仅仅在文章发表数月之后，2002 年秋天，接受上述治疗的一位男孩被确诊患有白血病。到 2003 年秋天，所有接受基因治疗的病人中，有 5 位被确诊为白血病患者，其中一位患儿死亡[7]。

3. 基因治疗的监管　"我们每个人都对所发生的一切负有罪责"，美国罕见病协会主席 Abbey Meyers 事后说道。她也是当初批准宾夕法尼亚大学这一项临床试验的专家成员之一。

Gelsinger 事件之后，人们对基因治疗的认识又回归理性水平。各国分别明确规定：临床试验实施之前，必须先制订尽可能详细的试验方案。这些试验方案包括受试者标准、疗效评价标准、安全性和风险性评价等内容，并明确规定所有的基因治疗都必须获得相关的管理部门批准。目前美国所进行的基因治疗临床试验，都是在公共卫生部的统一领导下，实行三管齐下的管理制度，即 NIH、FDA 和人类研究保护办公室（Office for Human Research Protections，OHRP），其中 OHRP 是 Gelsinger 事件之后专门成立的机构。新的基因治疗临床试验方案必须经过一系列严格审批，包括试验设计、治疗中所使用的载体和所治疗的疾病，必须由 NIH 的 RAC 进行全程监控和评价，并必得到学会会长的签字认可。OHRP 和 FDA 均有联邦法律授予的权利和义务，进行监督管理各研究机构的基因治疗临床试验。OHRP 和 FDA 的职能各有不同，OHRP 负责审核批准各研究机构建立的评价委员会

（institutional review board，IRB），由IRB负责评价研究的风险性和审核临床试验方案、监督和管理临床试验等；FDA则主要负责新药注册申请的评价和批准等，所有方案需得到FDA的批准。OHRP和FDA均有管理、监督和取消IRB的权利。NIH主要是从研究经费上进行控制，对违反有关规定或出现严重不良反应的研究将不给予经费支助。对那些仅在原有新技术的基础上作轻微变动的试验方案，则需NIH的生物技术评价办公室（Office of Biotechnology Activities，OBA）进行数据监测及出具潜在不良反应的报告。少数非NIH资助的试验，则由FDA进行评价。对于违反有关规定或出现严重不良反应的基因治疗临床试验，FDA和NIH均有权力进行暂停或终止。所有这些措施都是为了最大限度降低基因治疗引起危害的可能性。

2007年8月，36岁的Jolee Mohr参与了一项针对关节炎的基因疗法，术后3周死亡。这是美国本土第二例基因治疗的死亡病例报道。随后的死因分析表明她的死与基因治疗无关，但谁该为Jolee Mohr的死负责？Jolee Mohr丈夫的律师最后说，他们不知道谁该为Jolee Mohr的死亡负责。临床相关研究机构的表明，Mohr并没有真正同意接受基因治疗。引发了许多后续具体临床操作、细节、准则的讨论，相关准则的制定[8,9]。

4. 基因治疗的蓬勃发展　21世纪以来，随着分子生物学技术与基因工程技术的发展，基因治疗在各个医学领域都取得了突破性的进步。

2002年，在镰状细胞贫血的小鼠模型中，成功运用病毒载体转染并表达了胎儿血红蛋白（fetal hemoglobin，HbF）[10]；

2003年，第一次通过利用聚乙二醇（polyethylene glycol，PEG）包裹的脂质体将基因插入到大脑中[11]，第一个被商品化的基因药物"今又生"在中国批准上市[12]；

2006年，研究人员成功通过基因治疗方法治疗了两名患有X染色体相关的慢性肉芽肿疾病的成年人，这是基因治疗在髓系统疾病的第一次运用[13]；

2007年，基因治疗首次用于遗传性视网膜疾病的治疗[14]；

2008年，在儿童小型临床试验中，研究人员利用携带*RPE65*基因的重组AAV载体成功治疗了Leber先天性黑矇（Leber's congenital amaurosis，LCA）[15]；

2010年，利用慢病毒（lentivirus，LV）载体将人β球蛋白基因导入到一名18岁β-地中海贫血的男性患者的血细胞和骨髓细胞中，成功地使患者的血红蛋白水平稳定在90～100g/L[16-18]；

2012年，FDA批准了10位受试者参与关于地中海贫血基因治疗的一期临床研究，Glybera成为第一个获欧盟批准的治疗罕见遗传疾病的基因药物，该药物主要在欧洲和美国用于临床治疗[19,20]；

2013年，在250名病人中展开的利用基因治疗方法治疗心脏疾病的Ⅱ期临床试验获得批准，FDA授予它"突破性疗法"称号[21,22]；

2014年，研究人员利用AAV载体将*rep*1基因导入到6名无脉络膜患者中，经过6个月至2年的观察，所有的患者视力都得到了提高[23,24]。

（二）基因治疗中所用的载体系统

经过近20年的不断发展与完善，基因治疗的方法、技术和方式日趋多样化，目前按基因导入的形式，大体上可归纳为两种方法：体外基因导入法（*ex vivo*）和体内基因导入法（*in vivo*）[25]。

体外基因导入法就是体外培养患者自身或异体细胞，用适当的方法，将人的正常基因或有治疗作用的基因，导入细胞内。这些细胞经筛选、扩增后，再回输患者体内，让正常基因或有治疗作用基因得以表达，以改善患者症状。其制品形式是外源基因转化的细胞，体外基因导入法易于操纵且较为有效。从 W.French Anderson 和 Ashanti DeSilva 事件以来，目前大部分基因治疗临床试验都属于这种方法。但是这种方法操作复杂，且受细胞培养条件、细胞注入体内等条件的限制，其制品不宜大规模生产。因此，体外基因导入法主要应用于血液、皮肤、肝脏、免疫系统和肿瘤细胞等疾病的治疗。

而体内基因导入法就是将人的正常基因或有治疗作用的基因，克隆在某种载体上，这种载体能侵染人体细胞并得以表达。将筛选鉴定后的载体直接导入患者体内有关的器官组织和细胞内，使其在体内表达从而在全身发挥治疗作用。其制品形式是经基因工程技术改造的病毒、重组 DNA、DNA 混合物、DNA 复合物等。这种方法比体外基因导入法更加简单、直接和经济，疗效也比较确切，其制品都可进行大规模的生产。但是，体内基因导入法的效果较差，其最大的不足之处是不可能将工程化的载体准确导入体内靶细胞，可能存在的外源基因转移。体内基因导入法主要应用于肝脏、脑和呼吸系统等疾病的基因治疗。另外还有一种方法，将外源基因直接导入患者的疾病部位，在病变位置局部发挥作用，故称之为体内原位导入法（in situ）。

无论选用哪一种方法，几乎所有的基因治疗都必须通过适当的载体，将人的正常基因或有治疗作用的基因转导到患者特定的细胞内，并能在体内有效地表达。理想载体将具有以下特点：可直接注射患者体内；专一地针对靶细胞或组织；正常基因或有治疗作用基因能在体内长期表达；其治疗制品无免疫原性、对人体无毒害；这些工程化的载体易于大规模生产和纯化等。目前使用的各种病毒型或非病毒型基因载体，均各有其独特的机制和优缺点。据 J Gene Med 网站统计，截至 2009 年 3 月，全世界所有国家共 1537 例基因治疗临床试验方案中，所应用载体的方案数（n）及其百分率如下：Ad 377 例（24.0%）、反转录病毒（retrovirus，RV）329 例（20.9%）、裸/质粒 DNA 281 例（17.9%）、其他 650 例（37.2%）[4]。由此可见，以病毒为载体的基因治疗方案居多。利用病毒对细胞的天然感染能力，将外源基因导入细胞中，其效率明显高于非病毒载体系统。

1．基因治疗中所用载体的分类及其基本特性　基因治疗依赖于外源基因在患者体内高效、稳定的表达，很大程度上取决于基因治疗所采用的载体系统。根据基因治疗中所使用载体的特性，可简单地分为病毒性载体与非病毒性载体两大类。

目前常用的病毒性载体主要包括：RV 载体、Ad 载体、AAV 载体、单纯疱疹病毒（herpes simplex virus，HSV）载体和 LV 载体。

病毒性载体中以反转录病毒载体应用最早，研究也相当深入，目前仍被广泛应用。反转录病毒是一类 RNA 病毒。该载体系统的最大优点是：转染谱广，可高效感染许多类型的宿主细胞；对细胞转染率高，且转入的外源基因可完全整合在患者细胞的染色体上，能建立可长期、持续表达外源基因的细胞系。其缺点是反转录病毒只能感染正在分裂的细胞、整合患者细胞染色体的反转录病毒有致癌的可能、所能包装的外源 DNA 较小（<8kb）等。Ad 载体是目前基因治疗最为常用的病毒载体之一。该载体系统的最大优点是：宿主的范围比较广，可以感染分裂和非分裂期细胞；感染细胞时 DNA 不整合到宿主染色体上，不存在激活致癌基因或插入突变等危险；高滴度制备、易纯化；外源基因装载

容量大。其缺点是，临床和临床前期研究发现Ad载体的基因治疗效果还很欠缺，主要原因是进入宿主（细胞）后病毒蛋白所引起的细胞毒性和免疫反应。

AAV是单链DNA病毒，能将外源基因定点整合至宿主细胞上，因而具有一般病毒载体所不具有的优良特性：无神经毒性和低免疫原性。在基因治疗的基础研究和临床应用领域备受重视。用AAV为载体已经成功转导了脑和脊髓的多个部位。HSV载体是由1型HSV构建而成。HSV-1作为基因治疗的载体具有病毒滴度高、外源基因容量大、可感染分裂期和非分裂期细胞的特点。但其最大的缺点是载体的细胞毒性问题。

而LV载体是以人类免疫缺陷病毒1型（human immunodeficiency virus type 1，HIV-1）为基础发展起来的一种反转录病毒载体，它对分裂细胞和非分裂细胞均具有感染能力，在神经元细胞、肝细胞、心肌细胞的基因治疗中有很好的应用前景，而且其导致肿瘤形成的风险低于一般的反转录病毒。随着研究的进一步完善与深化，AAV载体的优势已为学术界所公认。目前，已应用于数项中枢神经系统疾病临床前期的基因治疗。因此，AAV载体有可能成为转基因治疗中枢神经系统疾病的最佳载体。利用AAV载体表达人的长波长敏感视蛋白（L-opsin蛋白），将它导入红绿色盲的猴来治疗其色盲。结果表明即使是成年猴也足以产生三色觉行为。这一发现还改变了以前公认色觉形成的基础原理，其结果发表在 Nature 上[26]。此外，痘苗病毒、疱疹病毒和噬菌体等也可用作基因治疗的病毒载体[10, 27, 29]。

病毒性载体均有可能诱导患者机体产生某种程度的免疫反应，而且存在插入突变致瘤或致毒的风险。而理想载体应含有低抗原成分，具有高效感染效率，足够容纳遗传物质的容量，能靶向调控转基因表达水平，对于病人和环境来说是安全的且具有合理的价格。因此，人们越来越重视非病毒性载体。目前常用的非病毒性载体包括脂质体、裸露DNA、DNA包装颗粒及多聚阳离子型载体（DNA混/复合物）等。该载体系统的最大优点是：能进行自我复制、无免疫原性、安全性高、不限制载体的容量和容易大量制备等。对新型的非病毒载体、杂交载体等设计正在不断探索与完善中，这些研究会更加充实与完善基因治疗[27, 29~31]。目前使用的各种病毒型或非病毒型基因转移载体，均各有其独特的机制和优缺点。不同的载体各有长处，也具有各自的缺点。如非病毒性载体对转移组织特异性和靶向性较差、转染效率较低；病毒性载体有可能诱导免疫反应、插入突变有可能致瘤或致毒。所以，如何选择与改进基因治疗载体是未来基因治疗研究和临床试验的热点问题。下面主要介绍应用较多的Ad类载体的一些基本特性。

2. 腺病毒载体的特性及其相关的改进

（1）腺病毒概述：腺病毒（Ad）属于无包膜的线性双链DNA病毒，外壳是一个二十面体结构，由240个六面体（hexon）和12个五邻体（penton）构成，外壳的五邻体分别位于二十面体结构的顶角内部（图1-2-1，图1-2-2）。

Ad基因组大小约为36kb，双链DNA。外壳五邻体的顶端都有一个纤维蛋白（fiber）突起，纤维蛋白由头（knob）、茎（shaft）及尾（tail）组成，这一纤维蛋白突起决定了Ad的组织亲合性。五邻体基部含有5个精氨酸-谷氨酸-天门冬氨酸（arginine-glycine-aspartic acid，RGD）序列，介导Ad内吞。头部由AB，CD，DE，FG，HI及IJ等6个环组成。

Ad能感染许多种类的细胞，甚至包括高度分化的组织细胞，例如骨骼肌细胞、肺细胞、脑细胞和心脏细胞等。人们将Ad感染宿主细胞的过程分为4个阶段：感染、早期事

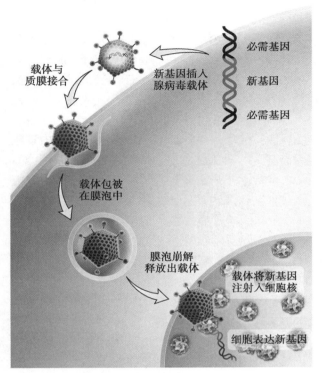

图 1-2-1[32]　新基因插入 Ad 载体转染进入细胞的过程
（http://ghr.nlm.nih.gov/handbook/illustrations/therapyvector）

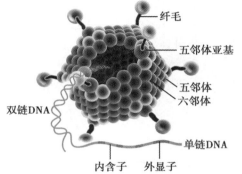

图 1-2-2　Ad 载体结构示意图

件、晚期事件和包装。首先，Ad 通过纤维蛋白突起的头部，与宿主细胞表面的柯萨奇–Ad 受体（coxsakie and adenovirus receptor，CAR）结合；Ad 黏附在宿主细胞后，RGD 与宿主细胞表面的整合素（intergrin）$\alpha_V\beta_3$ 和 $\alpha_V\beta_5$ 结合，由胞吞作用使 Ad 进入细胞溶酶体，在溶酶体内部的酸性环境下，Ad 衣壳的构象发生变化，躲过溶酶体的消化作用，从溶酶体中释放出来，进入胞质完成其感染阶段。Ad 进入宿主细胞的胞质后，由其外壳蛋白上的核定位信号，会通过核孔引导 Ad 基因组进入宿主的细胞核，进行相关蛋白的表达。

　　Ad 基因组能编码数十个 Ad 的结构和功能蛋白，这些蛋白分为早期表达（E）蛋白、晚期表达（L）蛋白和 RNA 聚合酶 III 转录子。晚期蛋白的表达受早期表达的功能蛋白调控。早期所表达的蛋白分别是 E1A、E1B、E2A、E2B、E3、E4 蛋白。早期表达的 E1、E2 和 E4 蛋白是 Ad 基因组复制、病毒包装和其他晚期蛋白表达所必需的蛋白，同时它对细胞本身的毒性很强；E1B 区蛋白使所感染的宿主细胞不发生凋亡；E2 区蛋白涉及 Ad 本身 DNA 的复制；E3 区蛋白对抗宿主细胞的抗病毒防御系统；E4 区蛋白调控 Ad 本身基因组晚期蛋白的表达。晚期所表达的蛋白（包括 L1-5 区蛋白和 E1A 区蛋白），与宿主细胞的转录因子协同作用，激活 Ad 其他早期基因和晚期蛋白。晚期表达蛋白主要是病毒颗粒成分和病毒包装蛋白。病毒 DNA 复制后，与一些晚期表达蛋白在核内装配成新的 Ad 颗粒，完成其包装过程。待宿主细胞破膜后，释放出新的病毒颗粒[33]。Ad 可将自身的基因组通过特殊机制传递进入到细胞核中，然后进行高效的复制；Ad 载体高效表达外源的基因（尤其

17

是在体外）。所以 Ad 载体成为基因治疗的主要工具之一。

与其他病毒载体相比，Ad 载体在基因治疗中具有许多独特的优点。Ad 颗粒相对比较稳定，较少发生病毒基因组重排，所插入的正常基因或有治疗作用的基因，在 Ad 基因组的连续传代中一般保持不变，这样就极为方便外源基因的克隆；Ad 易于繁殖，能较为容易地制备大量的 Ad；Ad 的安全性较好，Ad 的基因组 DNA 无需整合在宿主细胞基因组中，所插入的正常基因或有治疗作用的基因能游离在宿主细胞基因组外，整合突变致癌可能性极小，Ad 本身毒性低；Ad 的宿主范围很广，对于受体细胞是否处于分裂期要求不严格，能可感染分裂期细胞和非分裂期细胞，重组型的 Ad 可转导肺细胞、肝细胞、血管内皮细胞、骨细胞、血管、肌肉、脑、中枢神经系统等等多种人体细胞；所插入的正常基因或有治疗作用的基因，其表达水平较高；Ad 载体容易将外源基因直接转移到靶细胞中，并能有效表达；Ad 基因组较大（36kb），绝大多数基因组（约35kb）均能被外源基因取代，插入大片段外源性基因的潜力大。然而，Ad 作为基因治疗载体最大的不足之处在于，机体针对 Ad 载体的免疫反应。这就限制了 Ad 载体的实际应用和发展[34]。

（2）Ad 载体的发展过程：将 Ad 改造成基因治疗的载体，首先要去除 Ad 本身基因组 DNA 所表达的蛋白对宿主细胞的影响，同时还能要求其能承载更多的外源基因，可以高效地感染特异性的宿主细胞。避免 Ad 本身自由繁殖是基因治疗安全、去除 Ad 本身对宿主细胞干扰的基本方法。最常用的方法就是去除其 E1 区的基因（不同的 Ad 其 E1 区基因的碱基长度从 455 个到 3328 个不等），使之成为复制缺陷型的 Ad。理想的 Ad 载体应当是低免疫原性、高稳定性、靶向特异性、大外源基因容量及对宿主细胞高感染率。

迄今为止，Ad 载体已发展到了第三代。在第一代 Ad 载体中，E1/E3 基因表达盒已经去除了，这样就可以插入长达 6.5kb 的外源 DNA。前文所述，早期表达的 E1 区蛋白是 Ad 基因组复制、病毒包装和其他晚期蛋白表达所必需的蛋白。E1/E3 区基因的去除，使依赖 E1 区和 E2 区功能蛋白的转录和随后病毒 DNA 的复制及病毒外壳蛋白的产生，这一串病毒基因组表达的过程不能进行。第一代 Ad 载体（E1 区缺失）能在 293 等细胞中增殖，293 细胞为第一代 Ad 载体反式提供 E1 区基因所表达的蛋白。但是，第一代 Ad 载体因 E1 区表达的缺失，其病毒载体本身的转录表达受损[35, 36]。因此，第一代 Ad 载体在体内只能在宿主细胞中短暂表达。还有，机体产生了针对病毒包壳和转基因表达产物的免疫反应，使外源基因表达受到抑制，这样就极大地限制了第一代 Ad 的临床应用。产生免疫反应的原因之一是，许多类型的细胞都含有 E1 样蛋白。E1 样蛋白存在允许 E2 基因的表达，E2 区蛋白涉及 Ad 本身 DNA 的复制。虽然 E1 样蛋白表达量很低，但它增强了病毒本身基因组 DNA 的复制、晚期结构蛋白的合成、病毒包装蛋白的产生和能复制 Ad 载体的产生。

为了抑制所发生的免疫反应、提高基因转导效率，人们在之后所构建的 Ad 载体中，去除了部分或全部的 E2 区基因，这就是所谓的第二代 Ad 载体。也有的第二代 Ad 载体，在 E1、E3 区基因缺失的基础上，进一步去除了 E2 区和/或 E4 区基因。E4 区蛋白能调控 Ad 本身基因组晚期蛋白的表达。第二代 Ad 载体进一步减弱了病毒蛋白的表达，并且加入可以调控外源基因表达的温敏因子，消除了 Ad 本身基因组 DNA 复制、能复制 Ad 载体产生的可能性。但是，机体所产生针对病毒包壳和外源基因产物的免疫反应，仍然是外源基因长期表达和多次注入 Ad 载体的主要障碍。大量研究已证实，具有感染性的 Ad 载体本身就足以引起免疫反应。机体所产生的免疫反应，使外源基因的表达受到抑制，表现为 Ad 所感染组织细胞出现炎症反应、外源基因的表达消失；在第二次注入 Ad 载体后，强烈的免疫反应会使外源基因的表达迅速消失。这很大地限制第二代 Ad 的应用[35,36]。

第三代的 Ad 载体去除了很大部分病毒本身基因，甚至是去除了全部的病毒基因，只保留一个所谓的"空壳"，载体只保留了两端的末端重复序列和包装信号[37,38]。第三代 Ad 载体，常称为辅助病毒依赖型 Ad（helper-dependent adenovirus vector，HD-Ad），这最先的设想源于对一些无感染能力的 Ad 颗粒的观察。人们发现虽然这些无感染能力 Ad 颗粒的基因组 DNA 千差万别，但都含有 Ad 基因组左端的一段包装信号序列。因此设想，如果仅保留 Ad 两端的末端重复序列和包装信号序列（长度约 500bp 的顺式作用元件），去除 Ad 本身基因组 DNA 中全部的编码序列（反式作用元件），Ad 其他所有功能（复制与病毒包装等）由辅助病毒提供。这样，所构建一种载体，无疑是防止或减少 Ad 蛋白表达最直接而最有效的方法。第三代 Ad 的包装能力可达到 36kb，可以同时表达多个基因以及一些大分子量的蛋白。目前，第三代 Ad 载体有数个系统，不同系统其基因原理和成分相同或相似，不同系统间主要差别是各个成分之间的不同。第三代 Ad 的系统包括三个成分：带有外源基因的空壳载体、辅助病毒和包装 Ad 的细胞株。第三代 Ad 载体复制与包装，必须要由辅助病毒提供 Ad 的所需元件。为了有效地消除辅助病毒的污染，大量学者苦苦探索各种方案，直到 Cre/loxP 重组酶系的应用，在含有 cre 重组酶的 293 细胞内重组包装病毒，才初步解决了这个问题。辅助病毒具有 Ad 复制所必需的基因，它的包装信号两端设计了重组酶识别位点。其最大的优点是：在含有重组酶的细胞里（如 293 细胞），重组酶识别这两个位点并去切除两个位点内部的包装信号，所以辅助病毒本身不会被包装。而辅助病毒给空壳载体提供病毒复制所需的蛋白，使空壳载体能被复制并包装。同时，第三代 Ad 包装时辅助病毒的基因组 DNA 被排除在 Ad 衣壳之外，混杂的辅助 Ad 将降到 0.1%~0.01%[37,38]。由于第三代病毒独特的性质，目前在基因治疗方面，已取得令人振奋的研究结果，特别是在基因的长期表达方面。在小鼠高脂血症模型中，第三代 Ad 载体能使高脂血症得到终身改善，单针剂量注射第三代 Ad 载体，约三年后还能检测到外源基因的表达[39]。在小鼠血友病模型中，应用第三代 Ad 表达凝血因子Ⅷ，纠正血友病症状的时间可超过 9 个月，而且外源基因的蛋白表达水平比第二代 Ad 载体高 10 倍[40]，这充分显示了第三代 Ad 载体的优势和良好的应用前景。比较理性的说，第三代 Ad 仍存在三个因素制约了其在临床上的广泛应用：①难于大量生产病毒载体，增殖能力较低，缺少了其本身的基因组 DNA 对 Ad 本身的增殖影响较大；②无论使用哪一种系统，仍多多少少存在少量辅助病毒的污染；③第三代 Ad 仍可引起宿主的免疫应答，仍影响外源基因表达的持续性。

（3）Ad 载体的不断完善：评价一个基因治疗载体是否有效，主要取决于载体的转染效率、外源基因表达所持续的时间及其表达水平等三个方面。目前人们通过不少的措施来进一步完善 Ad 载体。

1）降低 Ad 载体所产生的免疫原性：即使是只有末端重复序列和包装信号序列、长度约 500bp 的第三代 Ad，仍会使机体产生免疫反应。也许"危险"理论是对的。这是 Matzinger 提出的一种新型的免疫学理念[41]。危险理论认为机体不区分本身和非本身的物质，只区分有害和无害的物质。机体是根据外源物质的危险性来选择免疫途径。在生物体长期的进化过程中，已将病毒（包括 Ad）定义为有害物质。一旦病毒载体进入机体内，就可引起机体的免疫应答[41]。危险理论有助于解释为什么第三代 Ad 载体在剪切全部病毒编码序列后，还会引起宿主免疫反应；同时也可说明为何病毒启动子会影响Ad载体效率。①Ad基因组中E3区所编码的蛋白，大小为17kD，它能降低MHC1类分子提呈病毒抗原的能力，减弱T细胞反应，减少炎症反应，所以，E3区是一个很有研发价值的区段；②另一方面，在Ad载体中加入可以调控基因表达的温敏因子，也是一种有益的完善。加入可以调控基因表达的温敏因子，使Ad在非允许温度下不表达晚期基因产物，从而降低机体的细胞免疫、延长外源基因表达时间[42]；③在第三代Ad的研发时，考虑到第三代Ad载体中有LoxP序列时会影响病毒重组，人们又开发了另一系统（FLP/FRT系统）。用酵母的FLP重组酶和FRT序列，分别替换Cre重组酶和LoxP序列，为第三代Ad载体提供了另一个选择。FLP重组酶对DNA的剪切效率可接近100%，而Cre重组酶只能达到80%[43]。在第三代Ad的应用中，FLP/FRT系统可能优于Cre/LoxP系统。FLP/FRT系统的效率相对是最好的，但仍不能彻底地去除污染病毒；④第三代Ad载体的特点之一：病毒载体的血清型是由辅助病毒来决定的。因此，采用不同血清型的辅助病毒，可以实现血清型转换（serotype switching）。理论上可以在同一患者机体中反复应用第三代Ad，而无需担心机体所产生的免疫反应。

2）提高外源基因的靶向性表达：①利用特异性的启动子，只在某些特定的细胞中表达；或受某些因子诱导的启动子，诱导后特异性表达，可人为地直接调控外源基因在体内的表达。将这些特定的启动子导入Ad载体，使外源基因只能在相应的细胞中表达，从而达到对特异细胞的靶向作用。以小鼠α-甲胎蛋白（alpha fetal protein，AFP）基因启动子与人IL-2基因构建在一起，转染肝癌细胞。发现如果肝癌细胞本身表达AFP，其外源IL-2表达量与不表达AFP细胞相比，要高数倍[44]。应用辐射敏感启动子，可通过射线选择地激活外源基因的表达。构建了由四环素调控的反式激活系统，来控制Ad载体介导的干扰素（interferon，IFN）-α表达。没有应用四环素，Ad载体介导的IFN-α表达相当有限。应用四环素后，老鼠体内获得IFN-α可高效表达，3个月后再次应用四环素，仍然获得高水平的IFN-α表达，且表达量仍可由四环素的剂量调节。更有意义的是，这种治疗可使致死量冠状病毒感染的老鼠长期存活[45]；②正如前文所述，Ad外壳的纤维蛋白介导Ad内吞。其头部由AB、CD、DE、FG、HI及IJ等6个环组成，由于在不同血清型Ad中，HI环长度变化及差异最为明显，因此如对HI环进行基因修饰，如插入一些对某种受体有高亲和力的小肽等，可改变Ad的亲嗜性。但是一些细胞表面，尤其是成熟肌肉细胞，其表面缺少Ad受体，从而影响了效率和靶向性[46]。可以通过修饰纤维蛋白序列，来提高Ad载体的转染效率、靶向性和安全性等。用多聚赖氨酸取代Ad纤维蛋白的HI环，在成年肌肉细胞中可显著增强其转导率[46]。用纤维蛋白的单克隆抗体或Fab片段，与细胞特异性配体偶联，可开辟一条进入特定细胞的新通道，从而提高其靶向性。在纤维蛋白的HI环上，插入一段含有6个组氨酸的抗原决定簇或RGD，在卵巢癌细胞系中，外源基因表达量可增加19倍；在人类内皮细胞中，外源基因表达量可增加14倍[47]。

3）提高Ad的转染效率：借助一些非生物的介质或一些特异的手段，来提高外源Ad转入宿主细胞的效率。如用多聚赖氨酸、带正电荷的脂类、明胶和藻酸盐组成的微球体、多聚阳离子如DEAE-葡聚糖等，与重组Ad载体混合，形成非共价复合物，可将Ad导入某些细胞系，而单独只用Ad不能有效感染这些细胞系。或在细胞感染病毒前以低剂量离子射线照射、采用电穿孔的方法，可增加Ad载体基因的转移效率及转入基因的表达水平。

4）改进载体系统：通过病毒杂交，建立一个同时具有两种病毒载体优点的 Ad 载体系统。如 Ad-Epstein-Barr 病毒（Epstein-Barr virus，EBV）杂交系统，EBV 所携带的游离基因能稳定增殖，故这一载体系统能使外源基因长期表达，同时不引起机体细胞产生插入突变、细胞毒性反应[48]；Ad-逆转录病毒杂交系统，这一载体系统可整合入宿主基因组稳定高效表达，其不足之处在于机体细胞在感染逆转录病毒后，可能会发生突变，这样极大地影响该载体系统再次感染细胞的效率[49~52]；Ad-LV 杂交系统，LV 可整合到宿主染色体中，从而可以长时间表达外源基因，LV 可以感染分裂期和静止期细胞，大大提高了有效性[53]，这一种载体系统可有效地转染人类 T 细胞，并能在细胞内长时间增殖和表达外源基因。

3. AAV 载体的特性及其相关的改进 AAV（彩图1-2-3）[54] 是目前动物病毒中最小的单链 DNA 病毒，属细小病毒亚科。无被膜，直径 20~25nm，具有二十面体结构。其化学性质稳定，可耐受反复冻融、65℃的高温，能在 pH 3~9 的范围内、多种无机和有机溶剂中保持稳定。根据病毒壳体蛋白的不同，目前已经确定了 9 种不同血清型的 AAV，各血清型的基因组是相似的，主要区别在衣壳蛋白，并因此导致了各种不同血清型 AAV 对不同的组织和细胞感染效率不同。因为 AAV 感染细胞时首先需要壳体蛋白与细胞表面的相应受体结合，所以不同血清型的重组 AAV（recombinant AAV，rAAV）载体对不同组织的转导效率也各不相同。AAV2 主要是通过硫酸类肝素蛋白多糖[55] 和不同的协同受体如成纤维细胞生长受体因子1[56]，整合素 $\alpha_V\beta_5$[57]，肝细胞生长因子受体[58] 以及层粘连蛋白受体[59] 和相应细胞结合。而 AAV4 和 AAV5 主要是和细胞表面的唾液酸糖蛋白结合[60]。AAV3，AAV8 和 AAV9 与细胞表面的层粘连蛋白受体结合[59]，AAV9 结合在 N-连接的半乳糖上[61]，血小板衍生生长因子（platelet derived growth factor，*PDGF*）是 AAV5 衣壳的一种作用元件[62]。

其中人们对 AAV2 研究最为清楚。其基因组是长 4680bp 的单链线状 DNA，两侧为两个长 145bp 的回文序列，称反向末端重复序列（inverted terminal repeat，ITR），呈"T"形发夹样结构。ITR 为病毒 DNA 复制和包装所必需的唯一顺式作用元件。AAV 基因组包括两个基因，一是 *Rep* 基因，由启动子 *p5*、*p19* 所控制，可编码 Rep68、Rep78、Rep40、Rep52 四种非结构蛋白，为病毒基因组 DNA 复制所必需。另一是 *Cap* 基因，由启动子 *p40* 所控制，编码 Vp1、Vp2、Vp3 三种蛋白。病毒基因组 DNA 本身的复制是以滚环模式进行的。AAV 的小基因组很容易被编辑从而使其成为一种多功能工具运用到不同的研究中。例如，AAV 的 *rep* 基因和 *cap* 基因能够从 AAV 基因组上被剪切下来，在通过辅助质粒形成 AAV 重组产物时发挥反式调控作用。人类感染野生型 AAV，病毒可整合到基因组 19 号染色体长臂的特定位置（19q13.3-qter）。AAV 定点整合宿主细胞染色体，所整合的位点必须具有 AAV 复制起始点。Rep 蛋白、病毒 DNA、整合部位的序列三者同时结合，介导 AAV 的整合。Rep 蛋白在紧邻整合序列的位置进行切割，激活细胞 DNA 聚合酶/Rep 的复制复合物，合成外源基因组 DNA，进行模板转换。

在视网膜细胞中 AAV 已经被证明是最适合的载体，因为其能有效并长期表达产物[63~65]。AAV 的宿主范围广，能转导分裂细胞和非分裂细胞；AAV 具有广泛的趋向性；AAV 能整合至宿主染色体具有建立长期表达的能力；AAV 是一种人源性的非致病性病毒，对人体无致病性，免疫原性也很弱；AAV 不会产生细胞介导的免疫反应。野生型 AAV 可定点整合至人的19号染色体，并能较稳定的存在。基因治疗所采用rAAV特异性基因组整合虽不明显，但可以环状或串联状核外附加体的形式长期存在，介导外源治疗基因长期、稳定表达；从而避免了其他病毒可能因随机整合进基因组，而引起的抑癌基因失活和原癌基因激活的危险。AAV载体具有较好的热稳定性和抗酸碱性以及抗有机溶剂处理的特点，便于纯化和储存。科学家们做了大量工作，人们已经成功地将AAV载体转导至多种组织如中枢神经系统、视网膜、呼吸道、骨骼肌、肝脏等组织器官中长期表达。以rAAV为载体的基因治疗已初步应用于帕金森病、血友病、囊性纤维化、海绵状脑病（Canavan脑病）等的临床治疗。

AAV载体正在越来越多地应用于人类疾病的临床试验，已对某些视网膜疾病成功开展了为期两年的临床一期治疗[66,67]，还能使红绿色盲成年猴产生三色觉行为[26]，为眼科最常见单基因遗传病的基因治疗提供了可能。无论是科研工作者还是参与试验的病人都有必要对AAV载体的安全性有充分的认识。野生型AAV感染人类后可整合到第19号染色体，其发生率约占感染细胞的60%。但改建后的rAAV载体感染后却仅有约1%的被感染细胞能完成基因组的定向整合。这是因为必须有AAV Rep蛋白的参与，AAV才能完成位点专一的整合。而rAAV载体在构建过程中因去除Rep基因，致使其不能表达Rep蛋白而缺失定点整合的能力。尽管如此，rAAV在细胞内发生向基因组随机整合的几率极低，而主要以游离体的形式存在，因此发生插入突变和激活癌基因的风险很低。另外，rAAV对生殖细胞亦不具感染能力，所以不必担心外源性遗传物质会插入生殖细胞基因组而导致后代显性遗传。另一方面，宿主产生的免疫反应一直是完善病毒载体的巨大挑战之一。因为许多病毒载体进入体内后可激活免疫防御系统，发动细胞或体液免疫反应对抗载体本身，或将其转基因表达产物识别为异物而加以清除。由于血脑屏障的限制，脑实质存在免疫赦免（immune privilege）现象。因此，脑组织针对rAAV的免疫反应是极轻微的，但多次的脑内注射同样可导致脑组织的炎症，甚至激活系统免疫反应，从而严重影响rAAV介导的基因产物的表达。而在某些特定的情形下，rAAV在CNS介导的基因表达产物也可诱导免疫反应的发生。在细胞免疫水平可产生细胞毒性T淋巴细胞，在体液免疫水平可产生针对病毒载体或其编码蛋白质的抗体。流行病学资料显示人群中的80%存在对野生型AAV2的抗体，其中30%为中和抗体，普遍存在的中和抗体可降低AAV的转导效率，这也是rAAV载体用于人类基因治疗的潜在障碍之一。因此，通过对启动子或cDNA序列的改建，有可能避免重复注射时免疫反应的发生。

为了获得比较理想的治疗结果，人们改进了许多AAV在基因治疗中应用的方法：

（1）交叉包装AAV：与Ad一样，AAV也有许多的血清型。AAV的趋向性依赖于靶细胞上的细胞表面受体的存在。AAV血清型中1、2、3型表现出80%的同源性，而4型和5型之间的同源性尽管是所有血清中最低的，也表现出与其他AAV血清型大约60%同源性。这种同源性在整个衣壳的分布是弥散的，因此不同AAV血清型之间可以发生很多区域性的同源重组，从而产生具有混合衣壳的rAAV，改变AAV原有的趋向性。设计出新的AAV载体，新的血清型载体表现出新的趋向性和新的转导模式，从而提高AAV在不同组织或系统的应用。因此在进行一些特定组织器官基因治疗的时候，如神经系统疾病、呼吸系统疾病等，可以选择趋向性各异的AAV不同血清型，将AAV的各功能区经由不同的克隆方法进行交换，使AAV不同的血清型具有新的趋向性和新的性状，从而生成新的

rAAV血清型载体，来达到高的转导效率。新的rAAV血清型载体表达特性有别于以前的载体。rAAV2/2是由AAV2的基因组DNA与AAV2的衣壳交叉包装而成，其介导的表达通常是延迟的，但表达效果逐渐增加，2~4个月后表达水平才稳定。与此相反，rAAV2/1、rAAV2/5和rAAV5/5等病毒所介导的表达通常较快，导入机体3~4天内就表达[68]。利用rAAV2/5载体表达人的 *L-opsin* 蛋白，将它导入红绿色盲的猴来治疗其色盲。结果发现，即使是成年猴也足以产生三色觉行为。这一发现还改变了以前公认色觉形成的基础原理，其结果发表在Nature上[26]。新的rAAV血清型载体能在不同的细胞中表达。AAV-2/2和AAV2/5能在光感受器细胞和视网膜色素上皮（retinal pigment epithelium，RPE）细胞中表达，而AAV2/4和AAV4/4只能在RPE中表达[69]。AAV2/2和AAV2/8病毒载体系统表达AIPL1蛋白，可治疗该基因突变所引发的视网膜色素变性和LCA[70]。新的rAAV血清型载体可克服以往载体容量的限制。rAAV2/5可携带8.9kb的外源基因，已成功应用于诸如Stargardt病、Usher综合征等眼科疾病的治疗[71]。

（2）应用不同的启动子：与Ad一样，可利用特异的启动子/增强子系统，调节AAV介导的外源基因表达。针对中枢神经系统的细胞类型，基因治疗时主要采用两大类特异性启动子：神经元特异性启动子和胶质细胞特异性启动子。神经元特异性启动子有神经元特异烯醇化酶（neuron-specific enolase，*NSE*）启动子，*PDGF*启动子。胶质细胞特异性启动子有胶质纤维酸性蛋白（glial fibrillary acidic protein，*GFAP*）启动子；突胶质细胞特异性启动子，如髓磷脂碱蛋白（myelinbasic protein，*MBP*）启动子；小胶质细胞特异性启动子。血管内皮生长因子受体1（fms-like tyrosine kinase receptor 1，*flt-1*）启动子除了肝以外，在所有血管都直接表达，*AFP*启动子在肝细胞癌的细胞中表达。囊性纤维化（cystic fibrosis，CF）是AAV2用于临床试验治疗的疾病之一，比较治疗CF所用的巨细胞病毒（cytomegalovirus，CMV）启动子、呼吸道合胞病毒（respiratory syncytial virus，RSV）启动子、CMV增强子/β-肌动蛋白（CB）嵌合启动子、CMV增强子/RSV启动子嵌合启动子，证明CB启动子的效率是最高的。

（3）构建自我互补的AAV载体：AAV是单链DNA病毒，只有感染以后才能转导至宿主细胞。不能发生第二链合成过程的病毒转基因表达效率低，因此这一漫长的过程导致了AAV转导的延缓和偶然发生的无效转导。AAV载体不需要合成互补DNA，这种自我互补AAV（self-complementary AAV，scAAV）包含有转染至细胞后、再退火形成的一个二聚化的DNA分子。scAAV包含插入的重复基因组，基因组含有正义链和反义链，正反义链通过突变的ITR连接起来[72]。这种插入的重复基因组能在宿主细胞的细胞核中展开，形成独立于宿主细胞复制系统的双链DNA。和单链AAV相比，这种scVVA介导的感染速度更快，基因表达的水平更高[73~76]。scAAV载体在HeLa细胞中显示了高的转导效率（提高了5~140倍），在小鼠肝细胞的转基因表达中也显示了很高的表达水平[77, 78]。但与此同时，scAAV的克隆能力下降一半[72]。因此scAAV在用低剂量载体使小基因组快速高表达方面有显著优势。最近的一项研究表明，与野生型scAAV2/8相比，和Y733F酪氨酸突变体衣壳结合的scAAV2/8能显著提高光感受器细胞中基因表达的启动和水平[79]。

（4）构建二聚体的AAV载体：AAV载体应用于基因治疗的限制之一是这种载体的包装容量，许多研究小组已经尝试通过将基因剪接成两部分，再将这两部分包装至两个单独的AAV载体。在转导细胞中，AAV载体能形成多种形式包括环状多联体和线状多联体，这些形式首先出现在头尾方向。用 AAV 作为血友病 A 基因治疗的载体，所需携带的因子Ⅷ，其 cDNA 为 7kb，已经用这种策略成功地将因子Ⅷ传递至小鼠，表明适当的头尾载体可以发生二聚体化，并且维持因子Ⅷ的表达长 4 个月之久[80]。

4. 非病毒载体及其相关改进　　病毒载体可能有致癌和诱导免疫反应的风险，而非病毒载体在安全性方面要优于病毒载体。此外，非病毒载体能比病毒载体承载更大的基因负荷，且非病毒性载体比病毒性载体的合成更为简单[81, 82]。但是在转染效率方面，非病毒载体不及病毒载体。然而，随着材料科学和纳米技术的发展，非病毒载体的这个弱点正在得以改善。常用的非病毒载体包括脂质体、裸露 DNA、DNA 包装颗粒及多聚阳离子型载体（DNA 混/复合物）等。

（1）脂质体：脂质能自然形成纳米结构，纳米薄膜，微胶团，反微胶团和脂质体。脂质体含有两层结构，被用作药物传输的载体。固体脂质纳米微粒和阳离子–脂质体–DNA复合体（liposome-polycation-DNA complex），也被称为脂质纳米微粒，目前正作为一种载体，携带药物和基因转染至眼组织细胞。固体脂质纳米微粒（solid lipid nanoparticles，SLN）是典型的球体，平均直径在 10~1000nm 之间，包含一个可以溶解亲脂性分子的固体脂质中心。脂质中心能通过表面激活剂稳定，中心的脂质成分可以是甘油三酯、甘油二酯、甘油一酯、脂肪酸、类固醇或蜡质。

脂质纳米微粒的主要成分是脂质体。在脂质双层中，磷脂是最主要的成分，磷脂分子既具有亲脂性又具有亲水性。因此，脂质体拥有生物相容性的特点[83, 84]。这种生物相容性使脂质体具有重要优势：①脂质体具有低毒性和低抗原性；②在活体中，脂质体能经新陈代谢被生物降解；③脂质体的特性，如膜穿透性，能在一定程度上受到调控[85~87]。在将药物分子或核酸分子传递到靶部位的过程中，脂质体能有效地保护药物分子和核酸[88]。与没有脂质外壳包裹的核酸分子或药物相比，被脂质外壳包裹的更不容易被降解。脂质外壳还能增加细胞摄取核酸分子或药物的可能性[89~91]。

脂质纳米微粒的形成过程（图 1-2-4）：首先 DNA 分子通过和鱼精蛋白的静电作用被包装进压缩中心，不同的多肽 NLS（nuclear localization signal，核定位信号）和穿膜肽（transcriptional activator protein，TAT）和质粒 DNA 以不同的重量比率混合。然后，再加入一个阳离子脂质 1,2- 二油酰基 -3- 三甲基 - 丙烷（1,2-dioleoyl-3-trimethylammoniumpropane，DOTAP）组成的脂质体，这个脂质体作为一个中性"辅助"脂质 1,2- 二油基锡甘油 -3- 磷酸乙醇胺（1,2-Dioleoyl-sn-glycero-3-phosphoethanolamine，DOPE）和中性胆固醇，使带正电的 DOTAP/DOPE/ 胆固醇脂质体能与带负电的鱼精蛋白/DNA粒子结合，最终形成脂质纳米微粒。将鱼精蛋白与 DNA 分子结合的好处有：①鱼精蛋白能压缩 DNA 分子，使鱼精蛋白/DNA 复合体成为带正电的脂质体，从而形成一个小的纳米微粒；②被鱼精蛋白包裹的 DNA 分子能避免被核酸酶降解[92, 93]。已有研究证明，含有鱼精蛋白的 SLN 的转染效率比不含鱼精蛋白的 SLN 高 6 倍[94]。

脂质纳米微粒（lipid nanoparticles，LPD）通过静电作用从阳离子脂质体组装到阴离子鱼精蛋白 -DNA 复合体中。LPD 包含一个被脂质双层包围的高度压缩的 DNA 中心。阳离子脂质体 -DNA 复合物的形成能促进阳离子脂质体与细胞膜的结合，使复合体通过胞吞途径进入细胞[91, 95, 96]。这个复合体随后被内化为核内体，破坏核内膜的稳定，触发主要聚集在胞质侧膜上的阳离子脂质体，使 DNA 从复合体中脱离下来进入细胞质[91, 96, 97]，在 RPE

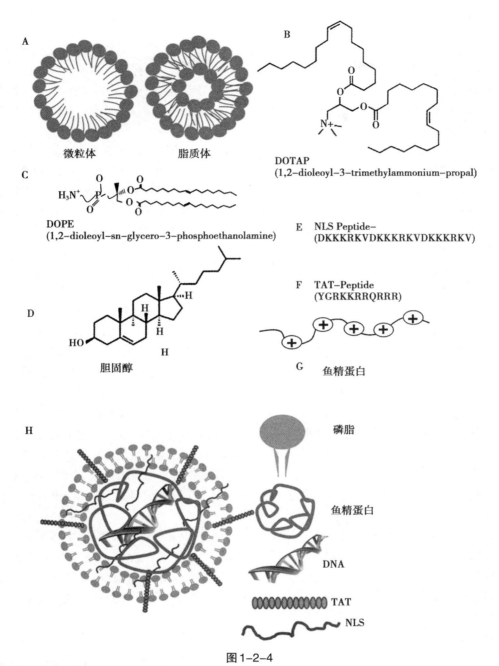

图 1-2-4

（A）单层结构的是微胶粒，双层结构的是脂质体（B-G）分别为DOTAP（1，2-二油酰基-3-三甲基-丙烷）、DOPE（1，2-二油基锡甘油-3-磷酸乙醇胺）、NLS、胆固醇、TAT、鱼精蛋白的分子式（H）为以多肽为基础的脂质纳米微粒形成

细胞中，LPD能提高siRNA的感染效率。在激光诱导的小鼠模型中，LPD能提高脉络膜新生血管性疾病的治疗效果[98]。脂质体转染效率的提高有赖于不断发展的纳米外壳和合理的DNA设计[97,99]。有研究团队成功地利用LPD将miRNA-184转染至视网膜，来抑制wnt通路介导的缺血导致的新生血管形成[100]。LPD纳米微粒为眼部疾病基因治疗的临床运用

提供了一个有效的、前进广阔的非病毒载体方法。

基因治疗常用的纳米微粒可分为三类：金属纳米微粒、脂质纳米微粒和聚合物纳米微粒。这些微粒拥有不同的大小，形态，功能和结构[91, 101~103]。有研究表明，在患眼部疾病的小鼠模型中，用多聚赖氨酸代替 PEG 包装压缩的 DNA 纳米微粒可以被用作基因治疗的载体[104~107]。SLNs 和纳米结构的脂质载体（nanostructured lipid carriers，NLCs）可以增强离体角膜组织中阿昔洛韦的传递[108]。

（2）多聚 DNA 载体：阳离子多聚体是另一种非病毒的 DNA 载体。它们化学性质的多样性导致了功能的多样性，因此受到了广泛关注。目前许多新型的可经生物降解的多聚 DNA 载体包括多聚 L- 赖氨酸（poly L- lysine，PLL）、脱乙酰壳聚糖、白蛋白、树枝状聚合物我、聚乙醇胺（poly ethyleneimine，PEI）等。PLL 是一种赖氨酸的同聚多肽，能压缩 DNA 分子[109, 110]。20 世纪 80 年代的研究表明，与脱唾液酸血清类糖蛋白结合的 PLL 能作为非病毒载体传递目的基因[109, 111]。一般来说，如果没有溶酶体破坏介质如氯喹的存在，那么 PLL 的转染效率很低，这可能是因为在生理 pH 下，PLL 的氨基酸群倾向于带正电，故内缓冲和内溶解作用低下[81]。而且，未被修饰的 PLL 有显著的活体细胞毒性[112]。多次研究报道表明，大量修饰后的 PLL 能提高基因传递效率[113]。如被亲水性 PEG 多聚体包裹的 PLL，这种修饰后的 PLL 能减小与血清成分非专一性的相互作用，从而提高循环时间[114, 115]。一期临床试验证明经 PEG 修饰后的 PLL 作为治疗囊肿性纤维化的载体，是安全有效的[116]。

PEI 是一种能自发地与核酸结合的阳离子多聚体，具有较高的转染效率，但缺点是具有细胞毒性[117]。在 PEI 多聚体分子上每三个位点就有一个氮原子，在低 PH 条件下有很高的电荷密度。PEI 的这种特性能帮助压缩 DNA。PEI 能促进体内和体外基因转染的能力在 1995 年第一次被报道[118]。之后的研究显示，PEI 的转染效率和细胞毒性主要取决于它的结构特性，尤其是分子质量[119]以及线型与分支型形态的比率[120]。例如，25kD 的小 PEI 分子的细胞毒性有明显地减少[121]。通过局部应用携带成纤维细胞生长因子的 PEI 载体能导致角膜新生血管的形成，且具有剂量依赖性[122]。PEI 还具有能够传递反义寡聚核苷酸（oligodeoxynucleotide，ODN）的能力[121]。

脱乙酰壳聚糖是由氨基葡萄糖和 N- 乙酰基葡萄糖共聚物组成的阳离子多聚糖。它能够高效的和 DNA 结合并保护 DNA 不被核酸酶降解[123]。脱乙酰壳聚糖还具有黏膜黏附性，这种特性是它作为载体能增加在角膜停留的时间，并且通过与黏液负电荷的相互作用提高自身的生物相容性[124, 125]。脱乙酰壳聚糖还能与透明质酸及阳离子脂质体共同形成纳米微粒，作为一种有效的非病毒载体在眼科疾病的治疗中发挥作用[126]。

研究人员目前在前临床试验中大量研究其他的多聚体，包括［（2-甲氨基）乙基甲基丙烯酸］多聚体（pDMAEMA）、β 氨基酯多聚体、多种碳水化合物多聚体以及树枝状聚合体[81, 82]。一种由非离子泊洛沙姆 CRL1005 组成的多聚复合体正在被用于 II 期 / III 期临床试验，在接受了同种异体造血干细胞移植的病人中用作预防巨细胞病毒感染的基因疫苗。

（3）非病毒载体的相关改进：为了提高非病毒载体的转染效率，可以通过物理、化学或其他方法对非病毒载体进行修饰。

常用的物理方法有电穿孔法和离子导入法[127]。电穿孔法是用电脉冲攻击细胞膜使其通透性增加，促进裸露 DNA 分子的穿透力。这种方法是将一系列微电极放置在眼球后，在需靶向感染的细胞旁产生一个局部电场。电穿孔法已经被用于 RCS 小鼠模型的遗传性视网膜病治疗的前临床研究中[128, 129]。研究结果表明，在通过电穿孔法接受视网膜下注射脑源性神经营养因子（brain-derived neurotrophic factor，BDNF）后，小鼠视网膜光感受器细胞的存活率升高。离子导入法是运用一个低电压的电流使带电分子穿过在电场内的组织。有研究表明，在一个磷酸二酯酶 β 亚单位（phosphodiesterase β subunit，*PDE6B*）（rd1）基因点突变的小鼠模型中，运用玻璃体腔内注射ODN联合经眼睑离子穿透法治疗rd1幼鼠[130]，20天后视网膜外核层的细胞数和视紫红质（rhodopsin，RHO）增多，且能检测到对*PDE6B*的免疫反应性[131]。*PDE6B*基因编码视杆细胞中环鸟苷酸腺苷磷酸二酯酶6的β 亚单位，其发生突变后的小鼠（rd1）会有快速严重的视网膜色素变性[132]。有趣的是，Souied 等观察到，在成年 C57/BL6 鼠中，三次连续运用经巩膜电离子穿透疗法，不需要进行侵入性眼内注射，就能使携带 PDE6B-绿色荧光蛋白（green fluorescent protein，GFP）表达盒的质粒成功转染到光感受器细胞的外层部分（OS）。但是该作者强调，这种方法会导致rd1小鼠的ONL的增厚[133]。除此之外，在优化离子导入法的条件之后，反复多次运用并不会带来明显的副作用。然而，到目前为止，通过电转移方法将基因转移到视网膜外层的效率仍然比较低下，而且有时会导致细胞死亡，这可能是因为长期细胞膜穿透性的增加导致的细胞质丢失或热损伤的结果[134, 135]。

脂质体，多聚体如多肽和多糖以及压缩纳米微粒是目前常用的非病毒载体的化学修饰方法。用HSV结构蛋白*VP22*的C末端部分与被荧光标记的ODN结合，形成一个直径为0.3～1μm的球体，这个球体能被细胞内化然后在接受光照后释放[136]。运用这种技术，在玻璃体腔内注射24小时后，ODN能在Lewis小鼠的RPE细胞、内核层和视网膜神经节细胞（retinalganglioncells，RGC）中表达[137]。光诱导的ODN的释放机制可能是因为荧光染料共价结合到ODN或蛋白中后，光被荧光染料吸收后的热效应会导致纳米微粒的裂解以及ODN的释放，但确切机制目前还不清楚[136]。目前，研究的最多的纳米微粒是POD和CK20PEG-NP。POD是一种能进入活体视网膜细胞的细胞穿透肽[138]，在经视网膜下注射后POD能定位至RPE细胞和PR细胞[139]。与PEG结合的POD纳米微粒（PEG-POD）包含一个胶质细胞源性神经营养因子（glial cell-derived neurotrophic factor，*GDNF*）的表达盒，感染视网膜后，蓝光诱发的ONL凋亡有所减少[140]。在所有纳米微粒中，CK30PEG-NP是研究的最成功的。CK30PEG-NP由一个DNA分子组成，这个DNA分子被PEG替代物——30单体单元的赖氨酸多肽包裹[141]。它们的最小直径（通常小于25nm）比其他纳米微粒的直径要小得多，从而使它们能不经过主动运输穿过核孔。而且，CK30PEG-NP能直接和细胞表面受体核仁蛋白结合，核仁蛋白能借助核质运输将它们传递到核内[142]。即使是多次注射，CK30PEG-NP也能耐受[143, 144]，在转染视网膜时不会产生免疫反应[145, 146]。对于人来说，CK30PEG-NP是既没有细胞毒性也没有免疫原性的[147]。更重要的是，CK30PEG-NP能携带长达14kb的基因[148]。

虽然CK30PEG-NP介导的基因转染能在小鼠视网膜中持续表达，但非病毒载体经常会导致基因沉默。这可能是因为，在原核质粒骨架中存在不同的甲基化和潜在的具有免疫原性的CpGs[149]。为了应对这个问题，研究人员创建了缺失细菌DNA的微环DNA载体，这个载体能使转基因在活体中高水平表达[150~152]。即使RPE细胞处于有丝分裂间期，非病毒载体也会被储存下来，噬菌体φ31的整合酶能传递质粒DNA整合基因组，使其在哺乳动物细胞中长期表达，包括RPE细胞[153]。

（三）基因治疗所进行的临床试验

目前所进行的基因治疗，其策略概括起来大致有以下几种：

1. 基因置换 以正常的基因原位替换病变细胞内的致病基因，使患者细胞内的DNA完全恢复正常状态。例如，利用AAV载体携带 *RPE65* 基因治疗 LCA[154~157]，rAAV2 将 *Mertk* 基因转染至 RPE 细胞治疗 RP[158, 159]，用 EIAV 载体携带 *MYO7A* 基因和 *ABCA4* 基因分别治疗 Usher 综合征和 Stargardt 病，该法在动物模型中已经取得了成功[160, 161]，目前 Oxford Biomedica UK 正在进行关于此疗法的一期临床试验。

2. 基因修复 也称原位修复，以野生型基因结构为模板，对缺陷的基因进行修复，使该基因恢复正常，从而在质和量上均能得到正常的表达，这也是一种理想而直接的基因疗法，但在实践中同样也有一定的难度。

3. 基因修饰 将目的基因导入病变细胞或其他细胞，目的基因的表达产物能够弥补缺陷细胞的功能，或使原有的某些功能得以加强，或建立新的信号通路，避开突变基因所在的途径，代偿性补偿机体必需的功能。目前基因治疗多采用这种方式，如1990年美国对 *ADA* 缺乏症的基因治疗。眼内表达人 *L-opsin* 蛋白，可使红绿色盲的成年猴产生三色觉行为[26]。

4. 基因失活 利用反义RNA、核酸或肽核酸等反义技术及RNA干涉技术等特异性地封闭基因表达的特性，抑制一些有害基因的表达，以达到治疗疾病的目的。如利用反义癌基因对恶性肿瘤的治疗。

5. 免疫调节 将抗体、抗原或细胞因子的基因导入病人体内，改变病人免疫状态，从而达到预防和治疗疾病的目的。此法可用于恶性肿瘤和感染性疾病等的防治。许多导致视力缺失的眼部疾病的终末病理过程是视网膜和（或）脉络膜的新生血管形成[162]。细胞研究和动物实验揭露了血管内皮生长因子（vascular endothelial growth factor，VEGF）是血管形成过程的主要调控因子，而阻止VEGF和其受体（VEGF1和VEGF2）在内皮细胞表面的结合能抑制内源VEGF，抑制内皮细胞的有丝分裂，降低血管通透性，有效抑制新生血管的形成[163]。可溶性flt-1（SFLT-1）是VEGFR1的一个组成部分，能竞争性的和VEGF结合，从而抑制新生血管的形成[164]。利用AAV2将全长 *sFLT1* 转染至小鼠和非灵长类动物的视网膜细胞中被证明是安全并有效的[165]。最近，一项一期临床试验正研究用此方法治疗新生血管性老年性黄斑变性（age-related macular degeneration，AMD）（NCT01301443; clinicaltrails.gov）。另一种能与 *VEGF* 结合的可溶性受体分子 Aflibercept，近来也被研究用于治疗湿性 AMD[166]。2014年，四期临床试验表明 Aflibercept 疗法能持续改善湿性 AMD 患者的视敏度（NCT01543568; clinicaltrails.gov）[167]。视网膜神经胶质细胞产生的内源睫状神经营养因子（endogenous ciliary neurotrophic factor，CNTF）能通过不同旁路保护视网膜神经元[168]。研究人员进行了关于CNTF安全和保护性的动物实验，结果表明处理组动物的外神经层的厚度增加，减少了光感受器细胞的损伤，这为 *CNTF* 运用于临床奠定了基础[169]。但是，研究人员发现传统的给药途径具有侵入性和反复性，这会使得病人的耐受力下降，导致治疗效果的不稳定和一系列可能的并发症。因此，通过细胞工程技术和组织整合工程技术，Neurotech公司研发了一种ECT（encapsulated cell technology）技术和持续释放系统NT-501使CNTF的释放能持续并受控制。这为CNTF运用于临床提供了进一步的可能[170]。

6. 光遗传学疗法 光遗传学疗法是一种迅速兴起，跨学科的生物工程技术。它主要将光学、遗传学和电生理学技术结合起来。它的主要原理是用基因技术在特定种类的神经细胞中插入光敏感基因以表达特定的离子通道。光遗传学疗法能将光敏感性传递给专一的视网膜神经元细胞，这些细胞能将光信号传递给与视觉功能相关的大脑区域。最近的研究发现了一种贯穿整个视网膜的内在光感受器神经节细胞，它最初的功能是调控非图像形成的视觉功能，如昼夜节律和瞳孔对光反射。这个发现被 *Science* 杂志评为 2002 年科学十大突破之一[171,172]。这种类型的细胞含有一种新的黑视蛋白，这种蛋白能激活内源光敏性。基于基因治疗的原理，研究人员将 *melanopsin* 基因插入到缺失视锥和视杆细胞的小鼠的第三级视网膜神经节细胞中，这些小鼠失明的首要原因是初级神经元（视锥和视杆细胞）的死亡，此种方法能够恢复小鼠的感光能力[173]。这个实验为 *melanopsin* 运用于临床奠定了基础。同样的方法促进了 *channelopsin* 基因的运用。*Channelopsin* 基因是在绿藻中发现的。研究人员将视觉形成基因 *channelopsin* 插入到 RCS 小鼠的神经节细胞中，成功促进了小鼠视功能的修复[174]。现在，在灵长类动物模型中的研究也取得了令人鼓舞的进展[175]。传统治疗模式认为基因治疗只能靶向作用于特定的致病基因，而光遗传学治疗打破了这种模式。基因治疗策略可能被广泛运用，具有巨大的临床和商业价值。

目前有大量关于基因治疗的临床试验方案。据统计，截至 2015 年 7 月，全世界范围内基因治疗的临床试验方案已有 2210 例。根据其目的可分为 3 大类：治疗性、非治疗性和基因示踪（marking），其中以治疗性方案为主，包括治疗肿瘤、单基因病、感染等，而一半以上的方案是用于治疗肿瘤。非治疗性方案是指在正常的志愿者身上研究载体对免疫系统的影响，占所有基因治疗临床方案的 2.4%（共进行了 53 例）。基因示踪是指用不产生表现型的基因来研究细胞谱系，占所有基因治疗临床方案的 2.3%（共进行了 50 例，在过去的五年多里这一研究没有增加 1 例）。多数基因治疗临床试验来自于美国和欧洲，分别为 1413 例（63.9%）和 533 例（24.1%），共占 88%。但随着其他国家基因治疗方法的兴起，这种比例在逐年下降。在亚洲基因治疗临床试验有 132 例，占 6%。这些基因治疗临床方案绝大多数处于 Ⅰ/Ⅱ期临床试验阶段，其中 Ⅰ 期临床方案有 1283 例（53.1%）、Ⅰ/Ⅱ 期 446 例（20.2%）、Ⅱ 期 374 例（16.9%）、Ⅱ/Ⅲ 期 23 例（1%）、Ⅲ 期 79 例（3.6%）在所有的治疗性临床试验方案中，基因治疗恶性肿瘤占全部临床试验方案的首位，共 1415 例（64%）；治疗单基因遗传疾病 209 例（95%）；治疗心血管疾病 175 例（7.9%）；治疗感染性疾病 174 例（7.9%），治疗眼科疾病有 31 例，占 1.4%。

肿瘤特别是恶性肿瘤发病率高，是目前危害人类健康的重大疾病之一，且传统疗法治愈率低，复发率和病死率高。随着对肿瘤发生发展分子机制研究的深入，人们逐渐认识到肿瘤的发生发展是一个多因素、多步骤和多基因参与的复杂过程。肿瘤的发生与某些原癌基因的激活、抑癌基因的失活及凋亡相关基因的改变有关。10 多年来，研究者已经进行了近千种基因药物的试验，几千例患者接受了基因药物治疗，功能基因组学和基因治疗学等领域的发展，为肿瘤的治疗带来了新的突破。肿瘤的基因治疗是根据肿瘤发生的遗传学背景，将外源基因引入肿瘤细胞或其他细胞以纠正过度活化基因或补偿缺陷的基因，从而达到治疗目的，目前主要有以下几种方法。

（1）抑癌基因治疗：抑癌基因正常的细胞癌变过程可以归纳为一系列正常基因的突变或异常表达或异常失活。两个基因中只要有一个有功能就可以抑制正常细胞的癌变过程，而在癌症患者中常常两个抑癌基因都缺失或突变。因而将正常肿瘤抑制基因导入细胞中来代替由于缺失或突变而失去功能的基因，以抑制肿瘤细胞的发生、生长，逆转其恶性表型是当前癌症基因治疗的热点。目前用于基因治疗的抑癌基因主要有：*p53*、*p21*、*p16*、*Rb*、*p27*等。这种方法的缺点是只能替代一个基因，对于那些多基因源性的肿瘤效果较差。将野生型*p53*基因导入人类肿瘤细胞，能诱导细胞凋亡和缓解因*p53*突变导致的耐药。肺癌和乳腺癌等往往存在*p53*基因缺陷，将野生型*p53*基因导入后能显著抑制患者和实验动物的肿瘤生长。

（2）癌基因治疗：癌基因是指细胞基因组中具有能够使正常细胞发生恶性转化的一类基因，当这些基因改变时，就会导致基因异常活化而启动细胞生长，从而发生恶性转化，如*Ras*、*Myc*、*Src*等基因，因此，封闭癌基因并抑制其过表达是抑制肿瘤的另一种策略。

（3）免疫基因治疗：通过增强免疫反应而获得有效的抗肿瘤效应，可通过导入细胞因子、肿瘤相关抗原和其刺激分子来实现。肿瘤疫苗通过把细胞因子或肿瘤相关抗原的基因转入各种靶细胞，以增强机体的抗肿瘤免疫能力。一个方法是把患者体内的肿瘤细胞在体外转染细胞因子基因，如白介素2、CD80或CD54，再移植入患者体内以显著加强免疫系统对肿瘤的识别能力。另一个方法是改变肿瘤相关抗原与宿主免疫系统的作用途径。

（4）自杀基因治疗：自杀基因又称前药敏感基因（prodrug sensitive genes），是指一些酶的基因，通过它们在肿瘤细胞内的表达，可以产生细胞毒性物质，以达到杀死肿瘤细胞的目的，同时增强肿瘤免疫反应。常用的自杀基因有 HSV 胸苷激酶（herpes simplex virus thymidine kinase，*HSV-tk*）、胞嘧啶脱氨酶（cytosine deaminase，*CD*）、水痘-带状疱疹病毒胸苷激酶（varicella-zoster virus thymidine kinase，*VZV-tk*）、细胞色素 P450 等，其中广为研究并应用于肿瘤治疗的有胸苷激酶（thymidine kinase，*TK*）TK 和 CD 这两种基因。

（5）反义及核酶的应用：核酶是指由 RNA 组成的酶，能够序列特异性地抑制靶 mRNA。利用一个高度特异的寡核苷酸（主要为 DNA），通过其互补序列结合靶 mRNA，从而导致 mRNA 失活。核酶是有催化活性的 RNA 分子，能够以催化方式使特异序列的 mRNA 断裂，它包含有与靶 mRNA 特异结合的序列和其他能使靶 mRNA 断裂的序列。目前，锤头和发夹两种类型的核酶由于其体积小和切割活力高被广泛研究。目前反义核苷酸是基因治疗的主要手段之一，在体外和临床研究中广泛应用，近年来，核酶在抑制癌基因的表达、增强肿瘤对药物的敏感性及抑制肿瘤血管的生成等方面的应用得到了广泛的研究。硫代磷酸寡核苷酸（phosphorothioate oligonucleotid，SODN）已经成为反义核苷酸治疗的标准类型，已经有几个 SODN 靶向治疗的方案进入临床试验。目前，大多数基因治疗试验尚处于Ⅰ期，只有少部分进入了Ⅱ期阶段。反义核苷酸治疗在临床中的应用比其他基因治疗方法要早。大量的Ⅰ期和Ⅱ期反义核苷酸临床治疗试验正在进行中。由于反义核苷酸容易大量合成、应用范围广，且机体较易耐受，因此其他许多针对肿瘤相关靶基因的反义方法正越来越多地进入临床试验。

目前基因治疗的范围已从肿瘤扩大到传染病、心血管、遗传性疾病等疾病。心血管疾病一直是以药物治疗为中心的，外科手术治疗也是心血管病的一种重要治疗方法。20世纪80年代后出现的心脏介入治疗方法，对心律失常、心肌缺血的治疗起到了良好的作用，同时也存在一些问题。随着分子生物学技术的进步，应用基因疗法治疗一些心血管疾病在实验研究与临床应用中取得了令人欣喜的效果。目前，治疗冠状动脉阻塞有赖于冠状动脉扩张术和搭桥手术。*VEGF*基因是相对特异的血管内皮细胞促有丝分裂原，有强大的促进新生血管生成的作用。迄今为止，*VEGF*基因是在冠心病治疗研究中应用最多、疗效最理想的基因，它使患者长出了新的心血管。应用心电标测定位注射（NOGA）技术，对患者分别进行了心肌内注射*VEGF*质粒或行假手术，经过90天的随访，试验组心绞痛均有明显缓解，硝酸甘油用量减少，心肌灌注改善，NOGA标测的心肌缺血面积减小，且各项指标均优于对照组。作为第一个成功的研究，这一结果对于*VEGF*基因治疗在冠心病的临床应用无疑具有非常重要的意义。在高血压的基因治疗主要集中于两个方面：增强舒血管基因，即将正常舒血管基因DNA序列导入细胞，使血管舒张基因过表达；抑制缩血管基因，即将反义DNA序列转入细胞，抑制血管收缩基因表达。

（四）基因治疗面临的问题

基因治疗是一门专业性很强的新技术，任何不可预测的事情都可能发生。外源基因导入体内后，会改变本来的基因表达模式，甚至会使其他基因发生变异而产生新的疾病，如在治好X连锁重症联合免疫缺陷病（X linked severe combined immunodeficiency，SCID-X1）同时可能会有患白血病的风险[176]。

然而，由于大多数基因治疗方案目前仍处于初期的临床试验阶段，其有效性和安全性尚存在很大问题。在基因治疗中发生了三个负面标志性事件，值得临床工作者深思。即前文所述的Wilson和Gelsinger事件[5]，2003年法国Nicker儿童医院因基因治疗导致两例患儿死亡且另一例受试者出现肿瘤的事件，2007年Jolee Mohr的死。

研究发现，基因治疗引发新的疾病的分子生物学基础在于转基因引起宿主DNA的插入突变。上述事件表明必须加强对基因治疗临床试验安全性的控制。SCID-X1试验，可导致T细胞急性淋巴细胞性白血病。2002年4月，法国巴黎Nicker医院的Alain Fischer教授，采用美国同行完全相同的模式，在用转基因技术治疗SCID-X1的研究中，将反转录病毒载体转导的自体骨髓来源的CD34细胞进行移植。该载体编码多种白介素细胞因子受体所共有的 γ 链跨膜蛋白亚单位。但是一年后，年龄最小的2例出现了T细胞急性淋巴细胞性白血病（T-acute lymphoblastic leukemia，T-ALL）。第1例接受基因治疗时为出生后1个月，治疗30个月后出现T细胞计数上升，至34个月时T细胞骤升至300 000/μl，并于外周血中出现原始细胞；第2例出生后3个月接受治疗，34个月后出现T细胞增生，伴有贫血及脾大。对2名患儿T细胞克隆分析，显示反转录病毒载体插入的位点都在造血系统原癌基因*LMO2*启动子附近，从而导致*LMO2*转录、表达升高，最终导致T细胞增殖失控，其机制可能为反转录病毒对*LMO2*基因启动子的促进作用[176]。RAC对这10例患者的临床和分子学资料进行回顾并得出如下结论：①T-ALL是由反转录基因转移所造成；②尚不能通过该试验确定T-ALL在基因治疗中的发生率；③SCID-X1基因治疗的临床试验中，这种白血病并非随机发生，而是存在一些遗传危险因素；④多数转基因患儿至今仍有明显的症状改善；⑤部分非SCID-X1受试者在基因转移后亦有轻到中度的好转。尽管RAC的这份研究资料显示，目前尚无足够证据表明，需要停止用反转录病毒载体进行其他转基因研究，但NIH-RAC建议，在用反转录病毒对SCID-X1行基因治疗时，必须仅限于干细胞移植失败或缺乏合适干细胞供体的患者[176]。这是对前两例患者的分析，但第三例患者出现的肿瘤明显不同于前两例患者，在治疗的初期没有出现任何与前两者类似的症状。Fischer认为，因为没有别的方法可以治疗，基因治疗仍是SCID-X1治疗的方法之一，从开始基因治疗至今，15个经治疗的小孩仍然活着，14个生长良好。问题是改善其安全性，进一步了解其分子机制。但这一事件最终结果是，促使FDA在2003年的1月对全美类似研究实行了"临床暂停"。直至今日，此暂行"禁令"仍然没有解除。

Jolee Mohr 在她21岁时就患关节炎。2007年8月，36岁的她参与了一项针对关节炎的基因疗法，来减轻关节炎的痛苦。在接受了第二次病毒载体的注射后，出现严重发热，并于三周后死亡。这是美国本土第二例基因治疗的病例报道。这是由生物技术公司Targeted Genetics 所资助的临床Ⅰ/Ⅱ期的基因治疗研究。AAV2载体表达肿瘤坏死因子 α（tumor necrosis factor alpha，*TNFα*）的拮抗因子。基因治疗时将 AAV 载体注射到局部性关节炎的患者关节处。早在 2005 年 10 月就开始了这项治疗，到 Jolee Mohr 止先后有 127 名患者接受了相同的治疗，无一类似 Jolee Mohr 事例的发生。Targeted Genetics 公司的首席执行官 Stewart Parker 说，Jolee Mohr 所出现的情况，是以前接触 AVV 载体或是自然感染 AAV 后从来没有出现的情况。而随后的尸检表明，Jolee Mohr 死于严重的真菌感染（播散性组织胞浆菌病，disseminated histoplasmosis）并伴内脏出血。Jolee Mohr 的关节外其他组织只检测到非常微量的 Ad，且载体表达产物的浓度也在预计的安全范围内。经过半年多的调查，专家认为 Jolee Mohr 的死与基因治疗无关，真正原因是她同时服用多种抗风湿性关节炎药，导致免疫力低下，并最终导致了真菌感染。FDA 的最终认定，Jolee Mohr 的死与 Targeted Genetics 公司类风湿的基因治疗无关，并通知该公司可以开展已被终止的基因治疗临床研究。同时也声明，其他28项的基因治疗都应用相同病毒载体，并未见到任何相似的问题。但作为预防措施，所有已在进行的基于 AAV 的基因治疗都在调查评审之中。

谁该为 Jolee Mohr 的死负责？Alan Milstein 律师代表 Jolee Mohr 的丈夫提出了诉讼，但最后他说："我们不知道谁该为 Jolee Mohr 的死亡负责，但坚信与试验本身有关。"Mohr 的死不是因治疗用的 Ad 载体引起的，但是这一事件已经毫无疑问地对基因治疗的研究亮起了黄灯。临床相关研究机构的表明，Mohr 并没有真正同意接受基因治疗。

负责治疗 Mohr 关节炎的医生 Robert Trapp 是这项临床试验的研究者之一，在当年的早些时候他邀请 Mohr 参加这项试验。Mohr 接受了医生的提议，之后 Robert Trapp 医生立刻开始为临床试验采集血样。Robert Trapp 医生表示 Mohr 在治疗前曾签署了一份长达15页的同意书，他同时还强调自己已经回答了 Mohr 就治疗有关的所有问题。这项研究以及这份同意书已经过该研究的赞助商一批经验丰富的专家反复审核和授权。Jolee Mohr 签署了类似由机构审查委员会（Institutional Review Boards，IRBs）批准的长而细致的同意书，但在事后这些同意书上的信息被认为是不完整的。然而，Jolee Mohr 对于即将成为试验品还没来得及认真考虑。她的丈夫表示她根本不了解她所接受的基因治疗的危险性，并强调如果太太事先知道基因治疗的危险性则绝对不会答应接受治疗。

是 Mohr 没有仔细阅读同意书？是这份同意书太过复杂且缺少某些细节？或是 Mohr 阅读后但却不能理解同意书的内容？还是她没有让医生知道自己还存在疑问？今后还需采取何种手段来确保志愿者在接受治疗研究之前能够得到确切的信息以了解自己所受治疗的风险性，从而可以选择是否接受治疗。大多数情况下，让患者在同意书上签字的那个人是他的临床医师。但如果这个人能通过招募志愿者并从中收取利益，那么不仅会产生医疗纠纷，而且患者可能还无法得知让他们签署同意书的那个人是否同时也是他们的主治医生。许多基因治疗的研究人员还是对那种长而细琐的患者同意书深信不疑。这在一定程度上满足了IRBs和那些赞助商的律师们的要求，显然，他们和患者之间还缺乏某种合适的交流模式。大量来自于病患对同意书的主观理解的证据表明，这些病患并没有真正理解同意书上的细则，他们对同意书的主观理解使得他们低估了治疗的风险，从而同意作为志愿者并接受治疗。对于基因治疗的研究机构来说，它们仍有很长的路要走。医疗机构需要有专门的与治疗没有利益挂钩的人员来负责为病患解答各种问题，保证病人不会对治疗产生误解。同时，医疗机构不应把一份同意书作为自己逃避责任的借口，或是只把责任推给患者。在具体治疗中加以改进，如利用一些视觉和图像技术或是现代先进的通信技术来弥补传统的纸质同意书的不足，目前一些基于电脑的测试完全可以为患者提供更多问题的解答，且确保实验研究的设计、目的、资金以及风险性都处在一个适当的状况。

如今，患者能从报纸、广播媒体、互联网获得越来越多的关于基因治疗的信息，然而这些信息的准确度和可信赖度却值得怀疑，关于基因治疗的结果以及取得疗效所需要的时间的报道过于乐观[177]，一些媒体文章偷换研究及治疗的专业术语[178]，来模糊研究目标及临床进展的阶段[179]，使患者对于早期临床研究的意义存在误解[180]。面对如此错综复杂的信息网，以下几点建议或许可以帮助临床工作者与患者及其家属更好地沟通交流。

1. **告知患者临床试验仅仅是一项研究，并不意味着一项成熟的治疗方法**

新的生物治疗的报道会将研究与疗法混为一谈[178]。"疗法"这个词表示的是已经被证明确有疗效的治疗方法[181]，而大量证据表明，只有低于1%的受试者能在Ⅰ期临床试验中直接受益[182]。媒体文章将"研究"与"疗法"互换，使人们对于研究目标和临床进展阶段困惑不已，这让患者误以为能通过参与早期的临床试验而痊愈。这种误解会干扰目前临床试验招募受试者的进程，因为招募的受试者必须要正确理解研究的目的[180]。事实上，临床研究是随着基于细胞和动物模型的前临床研究的发展而发展的，这些实验室研究的目标是为了证明疗法的可能性和安全性以便申请后期的临床试验。但只有15%的Ⅰ期临床研究能被批准进行后续的试验。临床工作者还可以告知患者及其家属可信的信息来源，如the Foundation Fighting Blindness website，并明确声明受试者接受的药物或者手术疗法是一项未被证明确有疗效的治疗方法，临床试验并不是一种治疗方法而仅仅是一项实验[183]。

2. **告知患者参与临床研究仍然存在风险**　眼部基因治疗方法的报道，和其他基因治疗的报道一样，太过正面[184]。它们强调好处而很少提供关于风险的信息[178]。尽管大多数已经发表的基因治疗方法是安全的，但仍然存在着不可忽视的风险。基因治疗的一般风险包括由于插入突变的致癌风险以及严重的免疫反应[185]。特殊的风险包括术后并发症，由于眼内炎导致的眼球缺失，残余视力的缺失[15, 155, 186]，以及理论上由于病毒载体整合到视神经中导致的大脑毒性风险。负面事件的报道包括黄斑裂孔[15]，中央凹变薄[187]和视网膜脱离[24]。受试者的其他风险包括相关的经济负担和心理压力。尽管告知受试者这些风险是取得知情同意过程的必要内容，但受试者想要参与临床试验的急切心情往往会让他们忽视这些风险[179]。因此，在与可能成为受试者的患者交流时，临床工作者应当强调已经存在的风险，在取得知情同意过程中告知患者风险的大小和可能性[188]。

3. **告知患者接受临床试验可能成为一种治疗手段，但不是治愈方法**　例如，对于视力缺失的患者来说，基因治疗可能恢复其静态或动态光感受器的功能并提高患者视力，但基因治疗无法使光感受器细胞再生[187]。LCA的临床研究表明为了获得疗效，基因治疗有一个治疗时间窗，且越早期干预效果越好，尤其是在视网膜开始变性之前[189]。然而，媒体通常把基因治疗描绘成遗传性眼病的一种治愈方法[178]。一本关于LCA基因治疗风靡一时的书甚至取名叫"The Forever Fix"[190]。患者高估了基因治疗研究所能带来的潜在益处，导致了"对于治疗效果的错误估计"。对于临床工作者来说，清楚地阐明基因治疗可能带来的视觉益处是非常重要的。基因治疗不是使细胞再生，也无法复活那些已经变性的细胞。大量的证据表明基因治疗的疗效需要被反复验证[67]。

4. 告知患者由前临床试验到临床试验的转化所需的时间是漫长的　新的生物疗法运用到临床的道路是漫长且充满挑战的。即使是小分子药物，都要花费数十亿美元和10到14年的时间从前临床研究走进市场[191]。媒体总是报道基因治疗临床试验研究可能带来的益处，却并不告诉人们要多久这些益处才会成为现实[192]。例如，无脉络膜症的患者并不知道在他们所接受的治疗时间窗内基因治疗能否使他们重新获得视力[34]。然而，这些病人在决定接受哪种治疗方法时，却选择希望接受这种疗效未知的方法。LCA基因治疗的历史能很好地说明这个问题。*RPE65*基因的突变在1997年就被首次报道[193]，而Ⅰ期和Ⅱ期临床试验却开始于2007年[155]，到目前为止，也只是在进行Ⅲ期临床试验。在与患者交流时，临床工作者应告知患者目前临床试验所处的阶段和目标[188]。

5. 劝解患者始终保持乐观的心态　近20年，基因治疗在视网膜病的研究方面取得了巨大的进展，包括280个与遗传视网膜病相关的基因位点的确定[194]，以及从基础科学研究向运用转基因、干细胞、药物和光遗传学方法进行靶向前临床和临床研究的转变[195]。阳性的临床试验结果可能会改变目前视力缺失的临床诊断，但是同样会带来焦虑和质疑。因为在有限的治疗时间窗内，基因治疗未必有效。Ruth McGovern是一位2个月的孩子的母亲，她因患有肾上腺脑白质营养不良而接受了基因治疗，肾上腺脑白质营养不良是一种X染色体相关的代谢疾病。她说"当周围的一切都是不确定时，拥有希望能令人振奋，而没有希望，我就只剩下绝望"[196]。临床工作者应向患者倡导一种身心健康的生活方式，除了对于生理状态的改善，还要强调心理、情绪高涨以及生活质量精神层面的重要性[197]。

目前，基因治疗还存在许多理论和技术方面的问题有待于进一步的研究与解决，主要表现在下面三个方面：

（1）病源基因还不较清楚，需要更多的切实有效的目的基因：虽然分子生物学得到了空前的发展，人类基因组测序已完成，但是功能基因组学的发展才起步不久，很多疾病的病源基因和发病机制尚未清楚。只有通过应用转基因获得功能（gain-of-function），或基因敲除失去功能（loss-of-function）等方法进行深入的研究，找出真正的病源基因作为治疗基因，基因治疗才会有更广阔的前景。对于多基因疾病，如肿瘤、高血压、心血管疾病、神经退行性疾病，只有确定发病过程中的关键基因，才有基因治疗的可能。

（2）基因导入系统尚缺乏高效性和组织细胞的特异性：理想的载体能专一地针对靶细胞或组织、正常基因或有治疗作用基因能在体内长期表达，可目前所用的各种载体都有副作用。病毒性载体诱导免疫反应，其插入突变有致瘤的可能；非病毒性载体对转移组织特异性和靶向性较差、转染效率较低。所以，如何选择与改进基因治疗载体是未来基因治疗研究和临床试验的重要问题。目前，基因编辑技术的兴起（图1-2-5）如

ZFNs（Zinc-finger nucleases，锌指核酸酶）、TALENs（transcription activator-like effector nucleases，转录激活因子样效应物核酸酶）和最新的CRISPR/Cas9（Clustered regularly interspaced short palindromic repeats，CRISPR，成簇的规律间隔的短回文重复）系统的相继出现给基因治疗领域面临的上述问题开辟了新的途径。ZFNs、TALENs和CRISPR/Cas9系统皆是通过在特定的靶向序列处引入双链断裂的（double strand break，DSB）缺口，继而通过细胞内两种DNA修复机制完成修复，分别是非同源末端连接（non-homologous DNA end joining，NHEJ）和同源重组（homologous recombination，HR）两条途径。NHEJ途径会使基因组DNA缺口处有碱基的插入或者缺失，造成移码突变，导致基因的敲除；HR途径在提供外源DNA模板的条件下会使基因组DNA得到精确的基因修复或靶向基因的添加[198~201]。

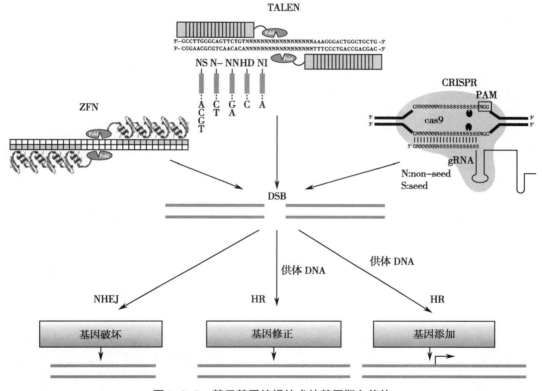

图1-2-5 基于基因编辑技术的基因靶向修饰

与传统的同源重组技术相比，基因编辑技术提高了基因靶向修饰的效率，为疾病的基因治疗提供了有力的手段。倘若要应用到临床试验中，仍需要解决譬如脱靶切割、基因导入等问题。

（3）基因治疗制品的生产规模问题：目前所进行的基因治疗，绝大多数更像"个性化用药"。与化学或抗生素药品相比，目前基因治疗制品的生产规模是很小的。其生产工艺尚有待改进与提高，否则将难以适应大规模的临床用药需要。另一方面，人类基因治疗是一项多环节、涉及面较广的综合性新技术，每个环节都可申请专利。只有各方把利益关系均衡好，协同作战，才能将基因治疗事业不断向前推进。

二、基因治疗在视网膜病变中的应用

视力是我们探索周围世界的一种感觉能力，因此失明是人最可怕的噩梦之一。遗传性眼病，如年龄相关性黄斑病变和视网膜色素变性是发达国家人群致盲的首要原因，75 岁以上的老年人有将近三分之一受此痛苦。近几十年，研究人员对于眼病的基因治疗越来越重视，希望借此阻止视力的丧失并恢复病人的视力[202]。眼睛是一个相当理想的可进行原位（local）基因治疗的组织。近年来，有关视网膜基因治疗临床试验的报道越来越多。有许多特性决定了视网膜是基因治疗首选组织之一[34, 203]，不仅仅可以治疗遗传性眼病，而且也可以治疗后天获得性眼病。最近，视网膜基因治疗的临床进展表明病毒载体能安全的向视网膜细胞传递基因。而且一系列的临床试验（表 1-2-1）表明，基因治疗或许能治疗某些过去认为无法治疗的疾病[204]。目前，基于 AAV 的重组载体是眼部基因治疗最常用的工具，能有效并且安全的将基因传递给光感受器细胞和视网膜上皮细胞[205][4]。

表 1-2-1　截至 2015 年 3 月 ClinicalTrials.gov 收录的已经完成或正在进行的眼部基因治疗临床试验以及发表在 PubMed 上的相关研究结果[188]

疾病	干预方式	临床分期	起止年月	临床试验编码
脉络膜缺失症	AAV-hCHM	I / II	2015—2021	NCT02341807
	rAAV2-*REP*1	II	2015—2018	NCT02407678
	rAAV2 *REP*1	I / II	2011—2015	NCT01461213[206, 24]
	rAAV2 *REP*1	I	2015—2018	NCT02077361
	AAV2-h*RPE65*v2	III	2012—2029	NCT00999609
LCA	AAV2-h*RPE65*v2	I / II	2010—2026	NCT01208389
	AAV2-h*RPE65*v2	I	2007—2024	NCT00516477[15, 66, 207]
	rAAV2-CB-h*RPE65*	I / II	2008—2027	NCT00749957
	rAAV2-CBSB-h*RPE65*	I	2007—2026	NCT00481546[208~210]
	rAAV2/4.h*RPE65*	I / II	2011—2014	NCT01496040
	rAAV2-h*RPE65*	I	2010—2017	NCT00821340
Leber 遗传性视神经病	scAAV2-P1ND4v2	I	2014—2019	NCT02161380
新生血管型年龄相关性黄斑病变	rAAV.s*Flt-1*	I / II	2011—2015	NCT01494805
	AAV2-sFLT01	I	2010—2018	NCT01024998
	RetinoStat	I	2011—2015	NCT01301443
	RetinoStat	I	2012—2027	NCT01678872
色素性视网膜炎	rAAV2-VMD2-hMERTK	I	2011—2023	NCT01482195
视网膜劈裂症	AAV-RS1	I / II	2014—2017	NCT02317887
Stargardt 黄斑变性	StarGen	I / II	2011—2017	NCT01367444
	StarGen	I / II	2012—2022	NCT01736592
Usher 综合征	UshStat	I / II	2012—2017	NCT01505062[211]
	UshStat	I / II	2013—2022	NCT02065011

（一）视网膜作为基因治疗靶器官的优势

随着人类基因组计划的完成以及对眼科疾病研究的深入，人们对不可治、致盲性眼病的了解越来越全面，有关致病基因的报道越来越多，这为视网膜基因治疗打下了理论基础。同时，目前这些疾病现行临床治疗的副作用越来越明确。这样，就为这些疾病的治疗提供了多种选择。

由于眼的可操作性、免疫特性、本身的生理特性、对治疗的快速应答等特性，使得基因治疗成为可能。眼的玻璃体腔和视网膜下腔，对于外来移植组织或其他抗原刺激，较少引起免疫应答，存在所谓的免疫赦免（immune privilege）。所需治疗的组织体积小，整个一个眼球也没有多大的体积，而且其细胞数目少且恒定；相对其他组织而言，治疗所需载体的浓度可以低一些，载体从眼睛向周边组织分散得比较少，得益于视网膜下腔的相对封闭[31]。另一方面，由于机体所产生的免疫反应大大降低治疗基因的效应，眼睛的免疫赦免也可减少载体的浓度。较低浓度的载体可降低其可能的毒害作用。眼睛的屈光间质透明，可直接通过玻璃体腔或视网膜下腔，将基因治疗载体注射到视网膜。或者，体外培养RPE细胞，导入目的基因后，再将细胞注入视网膜。由于视网膜存在独特的结构，不同类型的神经细胞分层分布在不同部位，因而可选择不同的给药方式和途径直接针对不同的靶细胞，从而减少引发其他层细胞的副作用。此外，视觉功能和眼睛的生理特性相对容易观察和分析，眼睛的大部分结构和组织都能通过一些设备检测，如裂隙灯显微镜、超声、眼底照相等。视功能改变的实时记录和客观评价也可以通过视觉电生理图、眼底荧光血管造影、OCT和其他检测手段实现[212]。

目前在许多不同种的动物中，发现存在一些眼科疾病，或可以模拟某种眼科疾病，为人类的基因治疗提供了丰富的实验动物。标志性的动物有Briard狗，其RPE65基因发生突变而导致LCA，这是患LCA的高等生物模型，为LCA临床Ⅰ期的治疗提供了十分理想的模型[213]。相同的基因突变可导致人类失明，也可导致猫失明。在Joubert综合征和LCA的患者中，能检测到CEP290基因的突变。带有CEP290基因突变的Abyssinian猫，其病征与发病机制和人类一样：它们出生时与正常猫一样视力正常，出生后约2岁期间，它们眼睛内部开始发生早期变化。这种先天性失明猫从病征出现到其眼睛发生严重病变，只要几个月的时间。相对于人体来说，猫的眼睛比较大；这种猫其视网膜病变的发生发展及最终结局，与人类相类似；对于外科医生来说，在猫身上所使用的治疗方案和手段，完全可以移植到人类。因此，带有CEP290基因突变的Abyssinian猫，可用来评估视网膜病变基因治疗的效率，是一种十分难得的模式动物[40]。

眼睛的视觉功能及其生理特征容易观察及分析。可借助裂隙灯显微镜、眼底照相机等直接观察活体视网膜的结构，也可应用ERG、眼底荧光造影、超声波、OCT、VEP等技术，实时记录并客观评价视网膜基因治疗的效果[34,203]。

（二）基因治疗在视网膜病变的基本应用

基因治疗首先要考虑建立安全、高效的基因转移途径。基因转移途径有两种：一种是间接体内疗法（ex vivo），即在体外将外源基因导入靶细胞内，再将这种基因修饰过的细胞回输患者体内，使带有外源基因的细胞在体内表达相应产物，以达到治疗的目的；另一种是直接体内疗法（in vivo），即将外源基因直接导入体内相关的组织器官，使其进入相应的细胞并进行表达。直接体内疗法操作简便，实用性强，易在临床推广。

很多文献均采用直接体内疗法，又分为经玻璃体注射、视网膜下注射、球周注射、皮下注射和静脉注射。其中视网膜下注射要求较高，先前的做法是用显微手术刀作巩膜和脉络膜切口，再把注射针插入视网膜下空隙，该法易致脉络膜出血且注入量少[214]。Tadshi 等不作切口，显微镜直视下从后巩膜直接插入 30 号针，以观察到有视网膜微泡样脱离来确定插入成功，并注入载体。而球周注射通过眼周围细胞转染并表达目的基因，基因产物经巩膜弥散进入眼内发挥抑制新生血管生长的作用[215]。多个研究证实了该方法的有效性，同时它也是相对安全和实用的方法。与经视网膜下注射相比，玻璃体腔内注射 AAVs 在技术上更容易掌握并具有较小的侵入性。玻璃体腔内注射可以通过注射器直接将病毒注入到玻璃体内，不会有引起视网膜脱离的风险。AAV2/2、AAV2/6 和 AAV2/8 在经玻璃体腔内注射之后，感染视网膜细胞的效率最高[216~218]。除此之外，玻璃体腔内注射会使得 AAVs 广泛扩散。但是，在光感受器细胞和 RPE 细胞中，由于内界膜（internal limiting membrane，ILM）的生理屏障或在 ILM 中缺乏合适的受体，扩散不明显。有趣的是，视网膜变性过程和随之而来的视网膜结构的改变，尤其是 ILM 中的改变会促进经玻璃体腔内注射的 AAV 的感染[216~221]。随着对眼部疾病越来越深入的了解，人们发现了越来越多的致病基因，目前为止已经发现了与遗传性视网膜病相关的 242 个致病基因和数千个突变位点[222]。中国的科学家们在家族性遗传性白内障、LCA、RP、AMD、青光眼、XFS 等疾病的研究方面都取得了一定的进展[223~226]。

应用于视网膜病变的基因治疗载体需要具备以下特征：一是能够高效地将外源治疗基因转导入视网膜神经细胞或 RPE 细胞；二是能够介导治疗基因在视网膜神经细胞或 RPE 细胞内持久、稳定表达。

除了极个别的眼科疾病（如视网膜母细胞瘤）外，几乎所有的眼科疾病都不是致命性的，使用可能有毒害作用的病毒载体，这不是基因治疗的第一选择。眼科基因治疗载体的首选载体是非病毒载体，这些方法包括：磷酸钙共沉淀法、电穿孔法、电转移法[227]、显微注射法、脂质体法等。除了阳离子脂质体之外，其他非病毒载体目前尚未应用于人类基因治疗的临床试验。由于非病毒载体对视网膜神经细胞的转导能力较差，以及不能介导外源治疗基因长期、稳定表达，限制了其在视网膜病变基因治疗中的应用[31]。

视网膜疾病基因治疗常用的病毒载体有 Ad、反转录病毒、HSV 和 AAV 等。

反转录病毒载体能有效地将目的基因整合进被感染细胞的基因组，但反转录病毒载体感染的重要特征是靶细胞必须处于增殖状态。由于视网膜的神经细胞一旦发育成熟，便处于静止状态，无法被反转录病毒感染。

但近年来新出现的 LV 能稳定整合入宿主染色体：既可感染分裂期细胞，又可感染静止状态的细胞，并能介导外源基因长期、稳定表达，受到人们的关注。同时，其携带外源基因的容载比较大。通过四质粒系统（four-plasmid system）、整合酶缺陷（integrase-deficient）的载体系统，可降低使用 LV 系统可能产生的重组。基于人源 HIV-1 和 FIV（feline immunodeficiency virus）的 LV，能有效地将外源基因导入角膜上皮细胞、小梁细胞、色素上皮细胞，目前在鼠的色素上皮细胞中表达已超过四年[203]，可以改善 Stargardt 病小鼠的病征[161]。一系列的研究[161,228~232]表明，LV 载体介导的外源基因能在 RPE 细胞稳定持续表达，而在光感受器细胞中的表达变化较大，具体的表达水平难以预测。这主要与视网膜发育成熟的程度、外源基因所使用启动子的强弱、光感受器细胞具体的物理位置有关。

Ad载体能有效地携带目的基因到成年鼠的视网膜。利用Ad载体将 *bcl-2* 基因注射到新生 *rd/rd* 小鼠视网膜下腔，可以保护小鼠视网膜光感受器细胞，未见视网膜毒性作用，亦未见明显炎症反应。Ad载体具有以下优点：宿主范围广，人类为Ad的自然宿主；Ad载体不仅可以感染分裂期细胞，也可以感染非分裂期细胞；可获得高病毒效价；适宜于临床基因治疗，重组体非常稳定，未发现载体导入后重排。但是存在以下问题：Ad基因组较大，构建载体较复杂；Ad载体不能发生整合，导致外源基因只能瞬时表达，需重复应用，可诱发机体的免疫反应。此外，在体内存在复制的可能，因此安全问题值得注意。早期眼部基因治疗实验曾使用Ad作为载体，但它可能诱发的严重炎症反应及相对短的转基因表达时间，使其应用受到限制。

AAV载体能有效地转导外源基因到造血干细胞、肺、肝脏、眼等组织中，并能长期表达。在基因治疗视网膜疾病方面，rAAV具有广泛应用前景。重组型的AAV可以靶向感染视网膜光感细胞、RPE细胞、RGC细胞等，以一种稳定、有效和长期的方式，介导外源治疗基因表达。在部分动物中，AAV所介导的表达可长达几年[203, 233]。将rAAV-*LacZ*注射到小鼠眼视网膜下腔，发现*LacZ*基因在视网膜各层细胞均有表达，并证实在光感受器细胞的转染率明显高于Ad介导的*LacZ*基因的转移。因此在基因治疗视网膜疾病方面，rAAV具有广阔的应用前景。AAV载体对视网膜不同类型细胞的转导效率首先取决于病毒载体血清型，当视网膜下腔注射以*GFP*基因作为报告基因的AAV2和AAV5载体后，二者都可以感染RPE和视网膜光感受细胞，但AAV5的转导效率比AAV2明显要高；AAV1载体主要感染RPE，其效率比AAV2高15倍；AAV6也主要感染RPE，其效率和AAV1相近；当视网膜下腔注射AAV4后，AAV4表现出对于RPE特异和稳定的转导；然而AAV3对视网膜细胞的感染能力很弱[69]。AAV2/2和AAV2/5能在光感受器细胞和RPE细胞中表达，而AAV2/4和AAV4/4只能RPE细胞中表达[69]，AAV8和AAV9在小鼠、狗、猪和非人类灵长类等物种中的感染效率最高[75, 234~237]。

另外，启动子序列也决定AAV载体对不同视网膜细胞类型的转导能力，例如，特定的视锥细胞转基因表达需要视锥细胞抑制蛋白，蓝视蛋白，或红/绿视蛋白启动子；视杆细胞特定光感受器表达，需要*RHO*启动子[237, 238]。除此之外，其他的启动子如*GRK1*[239]、*IRBP*或*RBP3*[240]也都能在两种光感受器中表达。其他种类视网膜细胞中也有特定的启动子，如RPE细胞中的*RPE65*[241]和*VMD2*[242]启动子，双极细胞中的*GRM6/SV40*[243, 244]融合启动子。当在成年鼠的视网膜下腔注射以鼠*RHO*基因（-386/+85）作为启动子启动*GFP*表达的AAV2载体，报告基因产物*GFP*只在鼠视网膜光感受细胞中被发现，而在其他视网膜细胞中没有*GFP*基因表达。

近来发现许多因素可提高AAV介导的RGC基因转染效率，其中的关键是要有高滴度的存活病毒被转移到眼部。有效的RGC转染需经玻璃体腔内注射AAV，如通过视网膜下注射则转染的RGC数会很少。同时，对驱动转基因表达的启动子序列的选择也很重要。在RGC中，采用巨细胞病毒/鸡β-actin杂合启动子作为启动子最有效。而借助插入旱獭肝炎后转录调控元件序列（WPRE）可使宿主RGC内转染的cDNA的翻译增强。随后，他们发现只需经玻璃体腔内注射一次重组基因，就能使鼠视网膜的RGC层获得非常高的转染效率。虽然AAV也存在一些有待解决的问题，如感染效率低；外源基因容量小，最大可容纳5 kb外源基因；制备纯化需要的技术较高。但到目前为止，AAV载体对于视网膜病变的基因治疗是一种具有显著优越性和极具潜力的载体。但是，AAV载体的制备纯化需要的技术较高，感染效率低，并且包装容量有限，最大可容纳相对分子质量为5×10^3外源基因。但AAV载体也有其局限性，值得关注的是，该重组病毒可介导外源基因随机整合至宿主染色体，引起插入性突变而导致肿瘤形成。且相对少量的外源DNA也可被整合亦限制了AAV的使用。此外，AAV可插入的目的基因大小也有限制，通常为5.1～5.3kb。

如果需要高表达某种基因，可以选择普通启动子。例如广泛使用的CMV启动子[245~247]或混合CMV早期增强子/鸡β-actin启动子（CAG）[248, 249]。但是，并不是所有的普通启动子都能使基因在不同视网膜细胞中同等程度的高表达，在和特殊类型的AAV载体结合后，这些"普通"启动子可能仅仅在视网膜细胞的亚集中表达。而且，转基因的其他影响因素如蛋白稳定性也可能限制特定细胞内的基因表达。AAV作为治疗眼科疾病的一种重要载体仍然存在一些限制。首先，血清型AAV的亲嗜性受到不同细胞表面受体对其亲和力的限制。有两种方法能使AAV衣壳具有专一属性。第一种方法是合理的设计，随着对AAVs的生物学以及衣壳的结构和功能之间的关系越来越深入的了解，研究人员可以基于此从分子水平上修饰衣壳结构[250, 251]。例如，AAV衣壳特定酪氨酸残基的磷酸化会导致蛋白酶体介导的降解以及感染效率的降低[252]。为了避免这种降解，AAVs衣壳的关键酪氨酸需要被替换为苯丙氨酸。不同的AAV酪氨酸突变体（AAV2-Y444F，AAV2-Y730F，AAV8-Y733F和AAV9-Y446F）在HeLa细胞中有更高的感染效率，在经视网膜下注射或经玻璃体腔内注射后，能使基因在视网膜细胞中的表达水平更高、更广泛[253, 254]。除了合理设计，定向演化也是改善AAV衣壳属性的另一种方法。可以利用基于野生型AAV衣壳随机突变建立的AAV文库筛选出专一属性例如亲嗜性[237, 251, 255]。定向演化对于有价值的衣壳变异体的确立有重要作用，但太耗人力。通过此种方法建立的一种AAV变异体是7m8 AAV2[256]。在经玻璃体腔内注射后，7m8能有效感染光感受器细胞和RPE细胞。在X染色体相关的视网膜劈裂和LCA的小鼠模型中利用这种载体能有效恢复视网膜形态[256]。这些方法能够克服AAV和靶细胞结合的问题[257, 258]。

其次，AAVs的生物复制周期是AAVs运用的另一限制[157, 158]。在与靶细胞表面结合后，AAVs经胞引途径进入细胞，随后衣壳降解，基因组释放至被感染细胞的细胞核中。在此步骤中，AAVs需要将单链基因组转移到能被转录所需的聚合酶识别的双链DNA中。尽管AAV的正义和反义链以同样的效率被包装进衣壳中，但是同时含有正反义链表达以及形成杂合双链DNA的可能性仍然很低。因此，由宿主细胞复制系统合成互补链的过程是感染过程的限速步骤[259, 260]。

（三）视网膜色素变性的基因治疗

来自天然存在视网膜色素变性的动物模型、人工的*RHO*转基因鼠以及视网膜色素变性患者的研究，表明各种类型视网膜色素变性其最终分子结局是光感受器细胞的凋亡。因此，对视网膜色素变性基因治疗的基本目的是减少对光感受器细胞的损害，修复或维持光感受器细胞的结构和功能。目前对视网膜色素变性基因治疗的方法研究较多，根据治疗所用的方法，可分为下列四种，其中前面两种是针对突变基因所进行的治疗，后面二种是针对病变过程所进行的治疗。

对失去功能的有用基因进行补偿。这一类研究所针对的病例是，患者由于基因突变本来发挥功能的基因失去了原有的功能而致病，如部分*RHO*基因突变的患者等。Bennett

与同事对天然存在的rd小鼠进行β–PDE基因补偿性的基因治疗，可使本来生后没几天就快速变性死亡的光感受器细胞延迟6周死亡，视网膜光敏度增加2倍，18周后仍能检测到β–PDE基因的表达产物[261]。将Prph2基因转移到完全不能形成光感受器外节的rd小鼠，光感受器细胞的外节形态能维持42周。将正常的peripherin/RDS导入rds小鼠（第二种天然存在的视网膜色素变性小鼠）眼内，也得到同样的效果。RCS大鼠是另一种天然存在的视网膜色素变性的经典动物，其病因是这种大鼠先天性缺失Mertk基因的部分DNA序列，导致Mertk转录产物缩短，从而导致RPE细胞的吞噬功能下降。通过反转录病毒、rAAV2或LV将Mertk基因导入RCS大鼠的RPE细胞，其吞噬功能明显增强，网膜盘膜碎片区（DZ）明显变窄，LV所介导的表达可使视网膜的功能维持达6周[8]。将野生型RHO基因导入人工的基因敲除鼠，其光感受器细胞的数目、光感受器外节的长度、RHO蛋白均与野生型相似[262]。RHO基因敲除鼠没有视杆细胞ERG反应，在12周时视锥细胞的b波也消失。基因治疗的小鼠，其ERG振幅可恢复到野生型最大值的75%，锥细胞的振幅可保持正常。ChR2（channel rhodopsin-2）是绿藻中RHO基因的类似物，也能延缓光感受器细胞的死亡[263]。应用AAV2/2和AAV2/8病毒载体系统表达AIPL1蛋白，可治疗AIPL1基因所引发的视网膜色素变性和LCA[70]。

对引发常染色体显性视网膜色素变性的基因突变，采取核酶或RNAi的方法使突变基因失活。1998年Lewin与同事应用核酶，对P23H转基因大鼠进行基因治疗，可延缓其病变至少3个月[264]。核酶是一种小型催化性RNA，可以识别mRNA突变序列，催化裂解其顺式或反式RNA，从而清除或封闭其表达。特异性裂解突变的、编码疾病相关蛋白的mRNA是核酶基因治疗的理论基础。目前核酶已应用于获得性免疫缺陷综合征、帕金森病、血友病及RP等基因治疗。RHO基因突变，可引发常染色体显性的视网膜色素变性。目前已建立了几种转基因的动物模型，如P23H大鼠模型、S334ter大鼠模型。对视网膜变性中期的P23H鼠（生后30天或45天，40%~45%光感受器细胞变性）应用核酶进行转基因治疗，治疗4个月后，光感受器细胞的数目与生后15天就开始治疗的光感细胞数目相同。核酶525（Rz525）是一种特异性针对RHO基因的小鼠核酶，应用AAV2，将Rz525导入P23H大鼠的视网膜下腔。12周后检测Rz525的活性，发现其仍可以降低细胞内RHO基因mRNA的水平，效率达50%。对于同一只大鼠而言，导入AAV–Rz525眼与对照眼相比，其暗视野ERG a波和b波明显得到保持[265]。将核酶导入P347L猪眼后也证实锤头状核酶能靶向破坏P347L序列，保护光感受器细胞[266]。

神经营养因子基因的导入。这一类研究可针对所有的视网膜色素变性所引发的病变。凋亡是视网膜色素变性光感受器细胞死亡的主要方式，减少或阻断神经营养因子的供应将诱发神经细胞发生凋亡，神经营养因子具有抑制细胞凋亡的作用。目前已有的研究表明，许多神经营养因子对光感受器细胞的存活、生长和分化起重要作用。它们包括睫状细胞生长因子（ciliary neurotrophic factor，CNTF）、脑源性神经生长因子（brain derived neurotrophic factor，BDGF）、成纤维细胞生长因子（fibroblast growth factor，FGF）、神经生长因子（nerve growth factor，NGF）、神经营养素（neurotrophin，NT）、胰岛素样生长因子（insulin–like growth factor，IGF）。应用重组Ad，将bFGF注入RCS大鼠玻璃体内和视网膜下，可保护RCS大鼠的光感受器细胞。将CNTF基因导入rd和rds小鼠眼内，可挽救光感受器细胞。将FGF基因导入视网膜色素变性小鼠（RHOSer334Ter转基因鼠）的光感受器细胞，可明显延缓其变性，且无明显炎症反应、血管新生，治疗眼的ERG比未治疗眼好[267]。BDNF则可延长损伤状态下视网膜胶质细胞的存活。应用AAV载体，将GDNF转移到视网膜色素变性小鼠（RHOSer334Ter转基因鼠）的视网膜，也可延迟该鼠光感受器细胞的凋亡。将转染GDNF和BDNF基因的Schwann细胞，经外路法移植至视网膜下腔，Schwann细胞高表达GDNF和BDNF促进了光感细胞的生存。总之，来自天然存在视网膜色素变性的动物模型（rds小鼠、rd小鼠、RCS大鼠）、人工的RHO转基因鼠（RHOSer334Ter转基因鼠）等动物的研究，分别表明bFGF、BDGF、PEDF、CNTF、GDNF等神经营养因子能延缓光感受器细胞的变性。不同的视网膜变性模型，其细胞凋亡机制不同，对促红细胞生成素（erythropoietin，EPO）的敏感性也不同。用全身EPO基因治疗来保护光感受器细胞，在光损伤模型Lewis大鼠和rds小鼠中具有保护作用，而在rd小鼠中未出现保护作用。不同的神经营养因子，其分子机制及对光感受器细胞的保护未必相同。AAV和LV介导的基因表达，能改善不同视网膜色素变性光感受器细胞的结构与功能，但不能降低光感受器细胞的减少。一些神经营养因子，如CNTF和GDNF，能延长视网膜色素变性小鼠光感细胞的存活，但AAV介导的CNTF表达，却抑制视网膜的电生理反应。研究表明，CNTF的表达，对视网膜有一定的毒害作用，且呈剂量相加效应。而GDNF却没有这种毒害作用[268]。

抑制或延缓凋亡的发生发展。这一类研究可针对所有的视网膜色素变性所引发的病变。视网膜色素变性最终的通路是光感受器细胞的凋亡。XIAP（X-linked inhibitor of apoptosis）能抑制caspases-3、caspases-7和caspases-9的活性，从而抑制凋亡的发生。将AAV-XIAP注入两种视网膜色素变性大鼠（P23H和S334ter的RHO转基因鼠）的视网膜下腔，能长时间保护其光感受器细胞的结构与功能[269]。Bcl-2家族是研究较彻底、应用较广泛的一种抑制凋亡的基因。Bcl-2在光感细胞凋亡过程中起重要的调节作用，其正常表达能保护光感受器细胞，其过度表达可导致正常光感受器细胞死亡，原因可能是破坏了Bcl-2/Bax的平衡。将Bcl-2基因导入rd小鼠，能抑制光感受器细胞的凋亡，本来生后没几天就快速变性死亡的光感受器细胞延迟6周死亡，这一研究类似于前面所述的β-PDE基因补偿性基因治疗，此研究结果同样来自Bennett与同事的研究。将Bcl-2基因导入第二种天然存在的视网膜色素变性小鼠（rds小鼠）的视网膜，也得出类似的结果。将Bcl-2和BAG-1同时注入紫红质转基因鼠（S334ter）视网膜下腔，联合表达Bcl-2和BAG-1基因，与单独表达其中一个基因相比，能更长时间地阻止光感受器细胞的凋亡。

（四）晚期视网膜退行性病变的基因治疗

视网膜退行性病变进展到晚期，光感受器细胞已经基本全部消失。通过AAVs将光遗传学工具如二型离子通道视紫质（channel rhodopsin-2，ChR2）或嗜盐菌紫质（halorhodopsin，NpHR）转移到剩余的光感受器细胞、双极细胞或RGCs中，将光敏感信号传递给这些细胞。这两种蛋白能被特殊波长的光激活，然后调控神经元的活动[270~272]。ChR2是一种非选择性的离子通道，光激活后能产生兴奋性离子电流。而NpHR在激活时能选择性的将氯离子泵进细胞从而产生抑制性离子电流。在正常的视网膜电路中，RGCs和ON双极细胞在光信号存在时会发生去极化，在视网膜退行性变的小鼠[273]和猕猴[274]模型中，ChR2通过AAVs传递给ON双细胞来储存RGCs突触后的反应从而提高视觉指导行为。其他的研究也表明，经玻璃体腔内注射AAVs后，小鼠视网膜神经元能稳定长期表达ChR2。这种方法也被用在视网膜色素变性的动物模型中来恢复视网膜的视觉诱发电位（VEPs）[275, 276]。另一个研究团队表明在RGCs中*ChR2*和*NpHR*的共同表达能激活光依赖的ON，OFF和ON-OFF反应[277]。但病人能否从这种治疗方法中获益还有待观察。

另一种方法是将*NpHR*转移到剩余的视锥细胞中。在正常情况下，接受光刺激后，光感受器细胞发生超极化。在细胞膜中的这个负反馈能被*NpHR*介导的氯离子流入模仿。有研究人员尝试用AAVs将*NpHR*转移到失去光敏感性的小鼠视锥细胞中，成功地恢复了小鼠的视觉反应[278]。重要的是，这种治疗方法能在人视网膜外植体中恢复光感受器细胞的光敏感性，这为此种治疗方法运用到临床提供了希望。然而，为了使光遗传学基因治疗能在人体中运用，需要提高*ChR2*或*NpHR*的光敏感性或者改善光遗传学治疗工具，因为通常使用的*ChR2*在波长超过540nm时会受到限制[272]。一个研究团队曾建立了一种团藻一型离子通道视紫质和衣藻一型离子通道视紫质的嵌合体（mVChR1）[276]。在经AAV感染之后，失明小鼠的RGCs表达mVChR1，导致在468nm到640nm波长之间的VEPs的激活。氯离子介导的ChR突变体（ChloCs）也被建立[277]，这个突变体在未来能被用来改善视锥细胞的抑制。综上所述，光遗传学基因治疗可能是一种有效的治疗全盲视网膜基因疾病的方法[279]。

（五）糖尿病视网膜病（diabetic retinopathy，DR）的基因治疗

DR是糖尿病最常见和最严重的微血管并发症之一，其病理基础主要是视网膜的缺血缺氧诱导新生血管的形成，同时存在血管壁和血液流变学特性的改变[280, 281]。DR作为一种多因素相互作用的慢性并发症，与长期高血糖所致的多元醇代谢异常、蛋白质非酶糖基化氧化应激增强和炎症反应等有关。DR的主要治疗措施包括严格控制血糖，激光光凝，局部注射糖皮质激素和抗血管内皮生长因子，玻璃体切割术等。但上述治疗有局限性和副作用，亟须探寻一种更有效的DR治疗方法，近年来基因治疗取得了很大进步。

*VEGF*是一种具有高度特异性的血管内皮细胞有丝分裂素，通过与其受体（*VEGFR*）结合发挥生物学功能。生理条件下，视网膜的周细胞、内皮细胞、色素上皮细胞表达*VEGF*的量很低，但在缺血、缺氧等因素影响下，*VEGF*的表达升高，且表达量和视网膜新生血管形成的严重程度成正比。有研究表明，*VEGF*的基因多态性与DR相关[282]，SNP-2578C/A中AA基因型与DR显著相关[283]。*VEGF*启动区−634C/G位点的基因多态性与DR的发生有密切关系，而且此位点可能是促使血浆中*VEGF*升高的主要原因[284]。*sFLT-1*是特异性*VEGF*抑制剂。Colella等[285]以*VEGF*转基因鼠作为模型利用AAV载体介导可溶性受体*sFLT-1*编码基因转移，通过将该载体注射到视网膜下腔，使治疗基因在被注射的眼内表达，有效抑制了视网膜内异常微血管的形成。Ambati等[286]以ROP小鼠为模型，分别采用Ad和AAV载体介导*sFLT-1*基因转移结果显示，正常的小鼠眼部低表达*VEGF*而高表达*sFLT-1*，同时*sFLT-1*能抑制*VEGF*的表达，从而对眼部起到保护作用，然而在ROP小鼠眼内*VEGF*表达量显著升高而*sFLT-1*则受到抑制，实验通过病毒介导细胞内*sFLT-1*基因的高表达对ROP小鼠起到治疗作用[286~288]。

丝氨酸蛋白酶抑制剂超家族成员*PEDF*不仅能抑制视网膜血管内皮细胞的增殖与迁徙，减少眼内的血管性出血，还能抑制缺氧诱导的视网膜新生血管化，同时能避免机械、激光和缺氧诱导的视网膜损伤，抑制*VEGF*体外诱导的内皮细胞的增殖和迁徙，促进视网膜的修复[289, 290]。*PEDF*主要存在于神经系统和视网膜，在房水和玻璃体内也有较高浓度的*PEDF*[291]。有研究显示*PEDF*可以显著降低*VEGF*在视网膜毛细血管内皮和Müller细胞

中的表达。另一方面 *VEGF* 通过其受体介导的过程可以显著下调细胞内 *PEDF* 的表达[291]。

除了 *PEDF*，*AS* 和 *ES* 也可以特异地抑制血管内皮细胞增殖并诱导其凋亡，但不影响调节内皮细胞迁移和增殖/存活的细胞内信号转导通路[292]。Legat[293]等在高压氧诱导的DR 小鼠模型中，经玻璃体腔内注射携带 *ES* 基因的 Ad 载体，成功抑制了视网膜新生血管的形成。此外，还有研究发现由 AAV 介导的 *PEDF*、*ES*、*TIMP-3* 基因治疗在早产儿视网膜病变模型[294]中，能抑制新生血管的形成，但 AAV 介导的 *TIMP-3* 抑制作用 *PEDF* 或 *ES* 基因转移所产生的作用略低。

其他基因如 *RAGE*、*AR*、*ACE* 等，都有研究表明与 DR 的发生发展有关。目前，大多数研究仍局限于动物实验，大鼠、小鼠、家兔仍然是实验的主要研究对象，并且取得了一定的进展。但进行临床应用还需要克服许多实际的困难，如病毒载体的毒性作用及诱发肿瘤的风险、不同注射部位用药剂量和时间间隔的不同，均有待于进一步研究。

（六）其他眼病基因治疗

1. **LCA**　眼科领域中能在临床上应用的基因治疗计划在 2007 年进行，在 LCA 患者中替换 *RPE65* 基因[213]。LCA 可由多个基因突变所致，*RPE65* 基因突变是其中之一。在过去的 17 年里，科研人员和临床医务人员都付出了自己的努力，推进了 *RPE65* 基因从发现到即将开展的 I 期临床试验。1993 年克隆了 *RPE65* 基因[295]。不久，通过 *RPE65* 基因敲除鼠的病理表现，人们明白了 RPE 基因在眼中维生素 A 代谢中的基本功能[296]。一些 LCA 患者的视网膜中缺少 11- 顺式视黄醛，不能形成正常的视觉。通过突变筛查，在他们之中发现了 *RPE65* 的突变，明确了 *RPE65* 的突变能导致 LCA[297]。1998 年，在 Briard 狗中，也发现其 LCA 由 *PRE65* 的突变所致，这样就获得了患 LCA 的高等生物模型。2000 年，人们将 *RPE65* 基因克隆在 AAV 载体（AAV2.h*RPE65*v2）上，对 3 只患有 LCA 的 Briard 狗，进行单针剂量的基因治疗。几周后，这些狗的视觉明显恢复，能正常行走，并能随着驯狗师进行一些视觉表演。五年后，这些基因治疗狗仍有视力，且没有并发其他综合征的迹象。这首次表明，视网膜病变高等生物的视力可以成功地恢复[233]。

经 FDA 和 RCA 两个管理部门批准，*RPE65* 转基因已准备推广至人眼基因治疗的临床前试验。在 LCA 患者的视网膜下，计划单针剂量地注射 AAV-*RPE65* 来分析其安全性。第一个针对 *RPE65* 的基因治疗临床试验是 2007 年 2 月在伦敦大学学院眼科研究所和伦敦 Moorfields 眼科医院进行的，其临床试验的批号为 NCT00643747，之后费城儿童医院（NCT00516477）和宾夕法尼亚大学（NCT00481546）先后申请了同一项目。每一组都治疗了 3 个病人，其治疗效果显著。部分患者病情获得改善，虽然分辨视力表能力没有明显的提高，但是光感却提高了 100 倍。患者接受了一项视功能的检测，通过一条模拟夜晚环境下的街道。术前耗时 77 秒跌跌撞撞才通过，途中还好几次撞墙。术后仅需 14 秒就能轻松通过[15, 155, 298~300]。

一个由两位霍化德·休斯（Howard Hughes）医学研究所国际青年科学家奖得主（来自宾夕法尼亚大学 Scheie 眼科研究所和费城儿童医院细胞和分子治疗中心的 Jean Bennett 与来自宾夕法尼亚大学医学院的 Katherine A. High）牵头、意大利那不勒斯第二大学和 Telethon 遗传医学研究所与其他一些美国科研机构学者参与的国际研究小组，于 2008 年 4 月 28 日在《新英格兰医学杂志》上发表了他们的研究成果[15]。这是第一例针对非致命儿科疾病的基因治疗，它主要是由 Jean Bennett 教授的先生 Albert M. Maguire 博士所实施完成的，他是宾夕法尼亚大学医学院眼科副教授，费城儿童医院的医生。他们在患者右眼视网膜下，注射携带 *RPE65* cDNA 的 AAV 重组体，安全有效地恢复3位年轻人（他们的年龄分别是19，26和26）的视力。无论从手部动作的检测，还是从视力表的读数，病人的视力都明显改善。两位患者术前只能看到在他们面前晃动手的病人，术后可分辨视力表上的前几排。还有一位患者术后能首次通过有障碍物的道路，虽然患者没有达到正常视力。初步结果显示，这是一种针对 LCA 和其他视网膜疾病的创新性的治疗方法。12个月的后续检查表明，虽然病人的视力和视力表的读数，与一年前的检查结果一样。但该疗法没有引发严重的副作用，没有引起眼睛或身体的免疫反应。但是，由于外源表达的 RPE65 蛋白，增加了视网膜光敏感性，所有这三个病人可以检测到非常暗的灯光，而他们在基因治疗前是无法看到的。其中一位病人在她一生中第一次在乘坐汽车时可以读出仪表板照明时钟[301, 302]。

为了进一步评估基因治疗对视网膜和视觉功能的治疗效果，他们进行了针对12例 LCA 患者（年龄分布从8岁到44岁）的为期两年的 I 期临床试验，所有患者没有发生免疫反应，无论主观检测的视力还是客观测量的视力，都有明显的持续性改善。8岁的患者 Corey Haas 术后走路和玩耍就像同年龄的正常小孩一样，没多久就参加了他有生以来的第一场垒球比赛。年龄越小，治疗效果最好，这与以前在老鼠和狗所进行的实验结果一样。年龄最大的患者，是一位44岁的母亲，术前不能上街去看在学校的孩子，术后不仅可去，而且还看到她女儿的本垒打。所有患者都获得了动态视野[67, 303]。

之后该研究小组在犬类和猕猴中探究连续先后双眼采用上述的基因治疗方法是否安全有效。结果表明，连续先后双眼视网膜下注射携带 *RPE65* cDNA 的 AAV 重组体比单眼注射在提高视力、减少眼球震颤和改善瞳孔对光发射方面有更好的疗效[154]。他们还在参与上述 I 期临床试验的12名患者中挑选出了3名成年患者，进行对侧眼（之前未进行治疗的眼睛）的基因治疗，6个月之后结果发现这些"第二只"被治疗的眼睛对于暗光的敏感性有极大的提高，并且通过这只新治疗的眼睛，2名患者的导航能力都有了极大的改善[304]。Ⅲ期临床试验正在进行中[188]。

有研究团队利用 LPD 将 *RPE65* 基因转染到敲除 *RPE65* 基因的小鼠体内，这种转染效率与 AAV 和 LV 介导的 *RPE65* 基因转染效率不相上下[93]。

基因治疗的安全性、治疗年龄层次分布广、所有患者视力明显持续的改善，表明 AAV 介导的基因治疗能有效地治疗遗传性视网膜疾病，早期的治疗能取得最佳的效果，同时也为黄斑变性和视网膜色素性变性等视网膜疾病的可能治疗提供了希望。

2. AMD　AMD 是发达国家不可治眼盲的主要原因之一，目前，超过900万美国人患有 AMD，这个数字预计在2050年达到1700万[305]。AMD 分为干性和湿性。湿性 AMD，又称为新生血管型 AMD，会严重影响病人视力。以前的研究表明，VEGF 刺激眼内新生血管的生长，是湿性 AMD 的主要血管刺激因子。随后，研究人员研发出了抗 VEGF 的药物，并且在临床应用中取得了明显的疗效[306]。但是，这些药物需要反复的眼内注射才能达到理想的效果，这会带来一系列与眼内注射有关的副作用。因此，需要能长期抑制异常血管形成的药物。通过 AAV 介导的基因转染能或许能达到这个目标。已经有许多研究表明，在 AMD 的动物模型中，基于 AAVs 或单克隆抗体或 shRNA 方法抑制 *VEGF* 能有效地抑制眼内新生血管的形成[307~310]。位于宾夕法尼亚州的一家公司（2002年才成立）应用 RNAi 技术，设计了一种药物（bevasiranib，以前称为 Cand5），选择性降低患者眼内的 *VEGF*，但不影响全身其他组织。Narure News报道，临床Ⅱ期的结果（双盲法）显示129例患者眼内的新生血管减少，视力不同程度地轻微改善。使用最低剂量的患者药效可持续几个月；使用最高剂量的患者，药效至临床Ⅱ期结果公布时仍有效；所使用的所有剂量都有效。研究没有发现副作用，也没有出现预期的肿胀或炎症。这一Ⅱ期临床试验表明，bevasiranib是安全有效的[311]。

色素上皮衍生因子（pigment epithelium derived factor，*PEGF*）是1989年克隆的，其功能是一种神经营养与神经保持因子，并能促进已成形、异常新生血管的退化，是一种血管抑制因子，能拮抗一些血管形成因子，如VEGF、FGF、PDGF和白介质－8等。在湿性AMD中，在患者的视网膜与脉络膜中存在一些异常新生血管，因此，*PEGF*成为AMD基因治疗的候选目标之一[312]。来自Johns Hopkins医学院Wilmer眼科研究所的Peter A. Campochiaro、Quan Dong Nguyen和Syed Mahmood Shah，与俄勒冈健康与科学大学Cullen眼科研究所的Eric Holz，Wayne州立大学Kresge眼科研究所的Robert N. Frank，华盛顿大学的David A. Saperstein，加州大学洛杉矶分校Jules Stein眼科研究所的Anurag Gupta，俄勒冈健康与科学大学Cullen Casey眼科研究所的J. Timothy Stout联合报道了*PEGF*对湿性AMD临床Ⅰ期的治疗效果[313]。他们共同采用美国马里兰州GenVec公司提供的生物试剂（AdPEDF.11），将人的*PEGF*基因克隆至E1区基因全部缺失、E3和E4区基因部分缺失的Ad载体），对28个病人进行单针剂量的基因治疗，没有发现严重的副作用和剂量相关的载体毒性。25%的病人出现短时的中度炎症反应，没有人出现严重的炎症反应。单针剂量的基因治疗后3个月与6个月的跟踪检查表明，50%和55%的患者没有明显的改善[313]。他们共同的结论是Ad载体是安全的，但AdPEDF.11的治疗效果有待于进一步的完善。另一种在AMD小鼠模型中成功运用的治疗方法，是用携带PRELP的AAV转染视网膜细胞来抑制补体因子H[314]。

3. 角膜疾病 角膜是基因治疗的理想靶器官。角膜是一个透明的组织，位于眼球的最表面，很容易进行操作。能运用基因治疗方法治疗的角膜疾病包括由单基因溶酶体储存障碍和Ⅲ型黏多糖病（mucopolyasccharidosis，MPS）引起的角膜感染、角膜瘢痕、角膜新生血管形成、一些与基因突变相关的前囊和基质营养不良，角膜移植排斥以及眼库中的角膜内皮细胞的维护等[324]。

Serratrice[325]等发明了一种新的基于辅助依赖的二型犬Ad（HD-CAV2）为载体的角膜基因转染系统。通过一次角膜基质注射，这个载体就能有效转染角膜基质细胞。携带人β－葡萄糖醛酸酶表达盒的HD-CV-2载体能修复Ⅶ型MPS犬角膜移植的病理过程。然而，这种修复必须依赖于在厚胶原角膜基质中β－葡萄糖醛酸酶的扩散。

基因治疗还可能成为角膜HSV-1感染的一种治疗手段。在发达国家，HSV-1感染是角膜致盲病和角膜移植排斥反应的主要原因[326]。在全世界范围内，HSV-1的感染率从50%到90%不等[327]。对角膜进行局部基因治疗更能避免全身系统副作用，提高移植角膜的存活率，尤其是在那些曾经有疱疹病毒角膜炎历史的病人中。眼库中用编码大核酸酶的载体预处理角膜，能使其对HSV-1的抵抗力增加，降低角膜移植排斥反应。利用重组AAV2/1载体，Elbadawy[328]等发现在角膜内皮细胞中有大量核酸酶的表达，使已受HSV-1感染的角膜内皮细胞中总体病毒负荷减少。

角膜移植是最成功的器官移植之一，因为角膜缺乏血管床，移植后两年的角膜存活率超过90%，但之后存活率会随着时间的延长而下降[329]。免疫排斥是角膜移植失败的首要原因，主要是因为移植角膜的血管化。在血管化高风险的患者中，即使是使用了最大化的局部和全身免疫抑制，排斥率仍然高达70%[329]。基因治疗有希望成为一种促进移植物存活和阻止移植排斥的治疗方法[330]，如利用RNA干扰沉默与血管形成有关的基因。Tang[331]等证明，在BALB/c小鼠模型中，利用RNA干扰降低神经纤维因子2的表达，能选择性地抑制血管床中淋巴管的生成，从而提高移植角膜的存活率，BALB/c小鼠是由缝线导致的角膜新生血管形成的小鼠模型。基因治疗还可以通过调控介导移植排斥反应的炎症因子的表达水平或抑制细胞凋亡等方法来提高移植角膜的存活率[329]。

4. 无脉络膜症　无脉络膜症是一种X染色体相关的脉络膜营养不良，主要发生在男性人群中，人群中的患病率为1/50 000。它以进行性脉络膜、RPE细胞和光感受器细胞萎缩为特征[332]。CHM是与这个疾病相关的基因，它能编码一种REP-1蛋白，这种蛋白能使Rab蛋白进行转录后的异戊烯化修饰，Rab蛋白能调控囊泡的形成、运动、转移和融合。CHM基因的突变会引起神经细胞膜运输通路的缺陷，包括黑素小体运动以及吞噬过程[333]。在眼科疾病的患者中，一旦中央凹出现感染，患者的视敏度会急剧的下降，而且会导致中央凹旁视网膜敏感度的下降[334]。因此，在视力下降的早期，视网膜敏感度可以作为基因治疗结果的一个有效检测指标。先前的研究表明[335]，在无脉络膜症疾病发展的后期阶段，视力的下降或许是一个可逆的过程。检测基因治疗是否成功，不应仅仅只看这个治疗是否改善了患者的视力，还应该关注这种疗法是否阻止或减慢视网膜变性。在一个多中心的临床试验中[24]，6名成年男性患者接受了中央凹下注射载体（AAV. REP1）的治疗。在所有的个体中，视网膜敏感性提高的多少与使用的载体剂量有关，且伴随着视锥细胞和视杆细胞功能的恢复。这些结果为之后无脉络膜症基因治疗的运用的研究提供了支持。

5. Stargardt病　Stargardt病是最常见的遗传性青少年黄斑变性疾病。患者通常在20岁之前就被确诊。这个病的特征表现为进行性、不可逆性的中心视力缺失和暗适应能力的下降。Stargardt病是常染色体隐性遗传病[336]，与其相关的基因为ABCA4。ABCA4编码一种ABC转运蛋白家族中的蛋白[337]。ABCA4蛋白特异性表达于视网膜和视锥细胞中，主要是在光感受器细胞外层的边缘，与RHO的摩尔质量比大约为1：120[336]。ABCA4基因的突变除了会导致Stargardt病人视力的损伤和缺失，还与其他影响视力的疾病有关，如视锥细胞视杆细胞营养不良和常染色体隐性遗传性视网膜色素变性[338,339]，ABCA4基因的杂合子突变可能会导致年龄相关性黄斑变性的发展[340]。目前，没有方法能治疗ABCA4基因相关的疾病。基因治疗可能是一种潜在的方法。因为ABCA4 cDNA的长度不能与传统AAV载体（AAV载体的最大容量是4.7kb）结合[341]，所以LV载体或许是一个可能的替代载体。之前的研究表明，利用马感染性贫血病毒（equine infectious anemia virus，EIAV）的LV载体治疗患有ABCA4基因相关疾病的小鼠，能大量调控疾病的表型[161]，且没有明显的副作用。经视网膜下注射后，EIAV载体还能使基因在视锥和视杆细胞以及RPE细胞中高效地表达[336]。有研究表明，在猕猴和兔的视网膜下注射EIAV载体，6个月内观察该载体的生物分布，脱落以及毒性，结果发现该载体是安全的，且能被耐受。这些前临床研究数据为在Stargardt病人中开展一期临床研究（StarGen，Clinical-Trials.gov number，NCT01367444）提供了支持。

　　与病毒载体相比，非病毒载体在携带大片段的基因方面有明显优势。有研究表明[342]，将*ABCA4*基因通过视网膜下途径注射到*ABCA4*缺失的小鼠后，优化的DNA纳米微粒技术能使转基因的表达在长达8个月的时间内被检测到，伴随病变区结构和功能恢复，包括暗适应能力的改善和脂褐素的减少（在Stargardt疾病中，视网膜常有脂褐素的堆积）。

6. X连锁视网膜劈裂（X-linked juvenile retinoschisis，XLRS） XLRS是一种视网膜退行性病，这种疾病的发生是因为编码视网膜劈裂蛋白的基因发生突变导致的。在世界范围内，每5000至25 000个人中就有一个人患病[343]。XLRS的特征性表现包括视网膜内外层囊泡的形成和视网膜紊乱引起的视力下降[344]。XLRS会导致中心视力中至重度缺损，中央凹破裂的放射线样改变，周围视网膜内层的分裂，以及视网膜电图b波振幅的显著下降[345]。在同一家族中，XLRS的进程和严重程度不一，并且常伴有并发症的出现，如视网膜脱离和玻璃体内积血。女性携带者没有临床症状，但是在详细的临床检查后，可以检测到有微小的视网膜改变。目前，对于视网膜劈裂的形成没有有效的治疗方法来保留残存的低视力。

XLRS作为一种隐性遗传的单基因病，是基因治疗方法理想的治疗疾病。视网膜劈裂蛋白是一种分泌蛋白，能扩展到其他区域。所以在基因替代治疗后，不仅仅是受感染的细胞获益。之前的研究表明，利用AAV载体携带*RS1*基因，使其在靶细胞中表达，能减缓视网膜变性[221, 256, 346]。但是，尚缺乏在人体中的相关研究，而这些动物模型的研究为基因治疗作为XLRS的治疗方法提供了可能性。

7. 青光眼 青光眼是世界范围内导致不可逆的视力损伤以及致盲的首要原因。在40岁以上的人群中，每40个成年人就有一个因为青光眼而失明。据估计，40岁以上的人患病率为2.65%[347]，而近十年，因人口膨胀和人口老化青光眼的患病率还会，从2010的6000万涨至2020年的8000万[347]。青少年开角型青光眼大部分是通过单基因传递的，而在成年人中则是因为更加复杂的方式传递。据报道，72%的原发性开角型青光眼具有遗传倾向[347]。眼压管理是现在治疗青光眼的主要手段，但由于神经元损伤导致的失明尚无法治疗[348]。所以，急需探索新的可使失明的青光眼患者恢复视力的治疗手段。

目前的标准治疗方法是降低眼压，与此相比，基因治疗或许更有优势。SYL040012是一种双链的低聚核苷酸，能通过RNA干扰特异地抑制β_2肾上腺素受体的合成，而不影响其他肾上腺素受体的表达[349]。在动物模型中[350]，局部点滴这种核苷酸，能有效控制眼压。在最近的一项研究中，研究人员对健康受试者局部滴注SYL040012，发现SYL040012能被耐受，不伴有全身或局部的副作用。给24名受试者使用SYL040012，7天后发现有15名受试者眼压下降，且无论给予什么剂量，眼压都有所下降。受试者的眼压越高，其对SYL040012的反应性似乎越强。这个临床试验是第一次将siRNA通过局部给药的方式运用到人身上。

8. 一些视网膜疾病潜在的治疗靶点 在视网膜发育过程中，至少经历两次独立的细胞凋亡阶段。第一阶段伴随神经形成、细胞迁移及细胞分化，而第二阶段主要发生于神经元连接及神经突触形成的时候。这两个阶段的细胞凋亡选择性地排除了不正确的神经元连接。此外，作为发展中国家最主要的致盲因素，无论遗传的或是诱导型的视网膜变性状态，都与光感受器细胞的死亡及遗传性视网膜病变相关（包括视网膜色素变性）。细胞凋亡作为光感受器细胞死亡的最后通径，为视网膜变性的治疗提供了潜在的靶点。事实上，凋亡体系中的元件如半胱天冬酶（caspases）、钙激活中性蛋白酶（calpains）以及组织蛋白酶（cathepsins），都是细胞凋亡级联体系中的潜在治疗靶点[351]。

（1）钙激活中性蛋白酶和半胱天冬酶：在视网膜成熟过程中，肌肉钙激活中性蛋白酶p94在视网膜中特异性表达的剪接变异体Rt88的表达量增加。Rt88是calpains AX1亚家族的成员，它的第一外显子具有不同于其他calpains的剪接方式。该蛋白被认为在发育、新陈代谢以及视网膜蛋白病理性降解过程中参与了特异蛋白的分解。实验表明，无论是天然的还是合成的caspases抑制因子，均能抑制视锥细胞衍生细胞系661W的凋亡。在血清饥饿条件下，661W细胞发生了细胞死亡，caspase-9、caspase-3和caspase-12参与了此凋亡反应[352]。然而，对caspase的抑制并未完全抑制细胞凋亡，仅仅使细胞死亡暂时延迟了。并且，m-calpain在caspase激活的同时也被激活，表明在视锥细胞中存在不只一个的凋亡途径，caspases和calpains可能都参与调控了661W光感受器细胞的凋亡。然而，尽管加入pan-caspase的抑制因子zVAD-fmk（benzyloxycar-bonyl-Val-Ala-Asp fluoromethyl ketone）可抑制661W细胞中caspase的活性，但却未阻止细胞凋亡。并且活性氧（reactive oxygen species，ROS）被证实也对凋亡产生作用，calpain的活性可被ROS清除剂CR-6所抑制[351]。

在rd小鼠的非caspase依赖性光感受器细胞凋亡过程中，calpain的特异性底物的切割导致calpain的早期激活。然而，calpain的一种特异性抑制因子成功地抑制了calpain诱导的α-fodrin的切割，却未能阻止光感受器细胞的变性。并且，天冬氨酸特异性的组织蛋白酶cathepsin D的前体及加工后的成熟蛋白在细胞死亡过程中表达量均增加。从这些结果断定，多种蛋白酶及非蛋白酶都有可能参与光感受器细胞的凋亡，这使得任何可能的蛋白酶特异性疗法都变得复杂化了。通过对rd-1/caspase-3双敲除小鼠的研究，视网膜发育和病变过程中非caspase依赖性的凋亡机制得到进一步的数据支持，caspase-3被证实并非视杆细胞发育所必需的，并且在病理性视杆细胞死亡中未发挥作用。在WBN/Kob大鼠中来研究calpain在视网膜变性过程中的作用，calpain 1和2的激活对于导致这些大鼠视网膜变性的变化非常重要。视网膜变性是由于calpain的激活，并蛋白酶解α-spectrin以及视网膜特异性的calpains-Rt88，Rt88，Rt90以及calpain 10的变化所导致的结果[351]。

光诱导的视网膜变性也已被证实为非caspase依赖性的。有趣的是，成熟视网膜通过凋亡来感应过高强度光的能力似乎是发育的结果。在视网膜变性过程中，Apaf-1表达水平下降，这导致光感受器细胞失去激活线粒体caspases级联反应的能力。并且，在视网膜发育期间，caspases-3和caspase-9的表达量衰退，且经曝光后也未增加。研究结果表明，calpain在光诱导的光感受器细胞凋亡中被激活，而钙离子通道阻滞剂D-cis-diltiazem完全地抑制了光感受器细胞的凋亡。这样，这些研究把视网膜胚胎期发育及视网膜变性过程中的各种反应相互联系了起来。有实验表明，通过抑制caspase-2、MMP-2和MMP-3，能阻止全视网膜及视网膜下层的收缩，抑制DR的发展[353]。

（2）基质金属蛋白酶（matrix metalloproteinase，MMP）：MMP是一种依赖锌作为辅助因子的蛋白酶，参与细胞的凋亡、增殖、分化以及血管形成。在MMP家族中，MMP-9是最大最多的复合体[354]。蛋白酶在视网膜血管生成中起着重要作用，具体来说就是在眼组织中为血管"入侵"创造有效的空间，正如在DR以及老年黄斑变性中所发生的那样。糖尿病患者的晶状体、视网膜以及视网膜毛细血管细胞中MMP-2和MMP-9水平都明显高于正常人[355~358]。糖尿病患者视网膜内的MMP-9通过Ras/Raf/MEK/ERK通路被激活[355,359]，在DR的病理过程中，MMP-9能损伤视网膜细胞的线粒体，导致视网膜细胞的凋亡[356]。研究证实，MMP-2和MMP-9通过降解紧密连接蛋白occludin，进而破坏内皮细胞间的紧密连接，从而导致血管视网膜屏障的改变。而对于渗出性AMD，在葡萄膜新生血管生成期间，MMP-2和MMP-9起增效剂作用。有研究应用原位杂交检测了小鼠视网膜发育过程中血管生成相关基因（包括MMPs和TIMPs）的表达，研究显示mt1-MMP和TIMP-2的表达与发育过程中内视网膜血管生成相关，而不是MMP-2、MMP-9、TIMP-1或TIMP-3。

另外的一项研究直接说明了MMP-2在MMP-2敲除小鼠中视网膜血管发育和病理性视网膜血管生成中的作用。由于未观察到形态学的变化，因而断定MMP-2并非小鼠视网膜血管发育或病理性视网膜血管再生所必需的。然而，应该有必要研究多样MMP的敲除模型，在把所有MMPs对视网膜血管发育及病理性视网膜血管生成的某个作用明确排除之前，计算各MMPs之间的冗余度。事实上，这个研究所提供的证据表明MMPs与视网膜疾病中视网膜血管发育及新生血管形成是相关联的。

MMPs和ADAMs对于视网膜神经节轴突导向是必需的，它们在特定决定点影响细胞行为。有一种MMP已被证实对于视交叉和靶位的导向是必需的，而另一种MMP或一种ADAM则为轴突弯向中脑所必需。

MMPs可能在因暴露于红藻氨酸（kainic acid，KA）而兴奋性中毒引起的视网膜变性中也起了作用。由KA调节的MMP-9活性的提高显示其促进了视网膜变性，推断抑制MMP的活性可能会为由兴奋性毒素诱导的视网膜损伤提供保护[351]。有实验表明，通过抑制MMP-9和VEGF，能有效减少眼内新生血管的形成[360]。MMPs的具体机制目前还不明了，ASP-440的功能或许是其机制之一。小分子蛋白酶抑制剂ASP-440，是一种新的血浆激肽释放酶抑制剂，它通过抑制血浆激肽释放酶，减少视网膜血管渗漏。目前表明它是一种新的治疗DR的方法[361]。

（3）组织纤溶酶原激活因子（tissue plasminogen activator，tPA）：tPA用于治疗几种玻璃体视网膜疾病。tPA近来被发现表达于发育期视网膜，尤其表达于发育期RPE和神经视网膜之间的顶点界面。一旦光感受器细胞分化，其表达量便下调。通常认为，在眼发育期间，tPA在其所表达的各组织中参与细胞外基质的重塑[351]。

（4）分泌酶：在体外实验中检测了β-分泌酶的抑抑因子对谷氨酸诱导的视网膜神经节细胞凋亡的影响[362]。发现β-分泌酶的抑制因子具有神经保护作用，从而推测β-分泌酶可以作为神经变性视网膜疾病的一个治疗靶点。γ-分泌酶则参与调节在视网膜发育中起重要作用的Notch-Delta信号过程，它与Notch蛋白的加工相关[363]。近来对斑马鱼视网膜的研究显示，Notch-Delta信号是空间结构形成（spatial patterning）及Müller胶质细胞的分化所必需的。在这个研究中，γ-分泌酶的抑制因子被用于抑制Notch的加工，从而抑制Notch-Delta信号。这虽然未阻止视网膜神经的分化，但视网膜神经的层状排列被破坏，光感受器细胞的分化延迟，视锥细胞的平面组织被破坏。与神经元相反的是，Müller胶质细胞的分化被抑制。此外，Notch-Delta信号通路还与新生血管的形成有关[364,365]。

（申煌煊　曾美珍　范玉婷）

参考文献

1. Cepko CL, Roberts BE, Mulligan RC. Construction and applications of a highly transmissible murine retrovirus shuttle vector. Cell, 1984, 37(3): 1053–1062.

2. Anderson WF, Blaese RM, Culver K. The ADA human gene therapy clinical protocol: Points to Consider response with clinical protocol, July 6, 1990. Human Gene Therapy, 1990, 1(3): 331–362.

3. Blaese R M, Culver K W, Miller A D, et al. T Lymphocyte–Directed Gene Therapy for ADA–SCID: Initial Trial Results After 4 Years. Science, 1995, 270(5235): 475–480.

4. http://www.wiley.co.uk/genmed/clinical/.

5. Raper SE, Chirmule N, Lee FS, et al. Fatal systemic inflammatory response syndrome in a ornithine transcarbamylase deficient patient following adenoviral gene transfer. Molecular Genetics & Metabolism, 2003, 80(2): 148–158.

6. Cichon G, Boeckh–Herwig S, Schmidt H, et al. Complement activation by recombinant adenoviruses. Gene Therapy, 2001, 8(23): 1794–1800.

7. Frank KM, Hogarth DK, Miller JL, et al. Investigation of the Cause of Death in a Gene–Therapy Trial. N Engl J Med, 2009, 361(2): 161–169.

8. Caplan AL. If It's Broken, Shouldn't It Be Fixed? Informed Consent and Initial Clinical Trials of Gene Therapy. Human Gene Therapy, 2008,19: 5–6 .

9. http://www.nature.com/news/2007/071127/full/news. 2007. 291.html.

10. Hospital SJC. Gene Therapy Corrects Sickle Cell Disease In Laboratory Study. ScienceDaily. 2008.

11. Ananthaswamy A. Undercover genes slip into the brain. New Scientist. 2003.

12. Pearson S, Jia H, Kandachi K. China approves first gene therapy. Nature Biotechnology, 2004, 22(1): 3–4.

13. Ott MG, Schmidt M, Schwarzwaelder K, et al. Correction of X–linked chronic granulomatous disease by gene therapy, augmented by insertional activation of MDS1–EVI1, PRDM16 or SETBP1. Nature Medicine, 2006, 2006(4): 401–409.

14. Gene therapy first for poor sight. BBC News. 2007.

15. Maguire AM, Simonelli F, Pierce E A, et al. Safety and efficacy of gene transfer for Leber's congenital amaurosis. New England Journal of Medicine, 2008, 358(21): 2240–2248.

16. Beals & Jacquelyn K. Gene Therapy Frees Beta–Thalassemia Patient From Transfusions for 2+ Years. Medscape.com. 2010.

17. Cavazzanacalvo M, Payen E, Negre O, et al. Transfusion independence and HMGA2 activation after gene therapy of human β–thalassaemia. Nature, 2010, 467(7313): 318–322.

18. Leboulch P. Five year outcome of lentiviral gene therapy for human beta–thalassemia, lessons and prospects. Thalassemia Reportss, 2013, 3(1s): 43.

19. Richards & Sabrina. Gene Therapy Arrives in Europe. The Scientist. 2012.

20. Gallagher, J. BBC News–Gene therapy: Glybera approved by European Commission. BBC.2012.

21. First gene therapy trial for heart failure begins in UK. The Physicians Clinic. 2013.

22. Celladon Receives Breakthrough Therapy Designation From FDA for MYDICAR(R), Novel, First–in–Class Therapy in Development to Treat Heart Failure. New York Times. 2014.

23. Beali & Abigail. Gene therapy restores sight in people with eye disease. The New Scientist. 2014.

24. Maclaren RE, Groppe M, Barnard AR, et al. Retinal gene therapy in patients with choroideremia: initial findings from a phase 1/2 clinical trial. Lancet, 2014, 383(9923): 1129–1137.

25. Heyde M, Partridge KR, Howdle S, et al. Gene therapy used for tissue engineering applications. Journal of Pharmacy & Pharmacology, 2007, 59(3): 329–350.

26. Katherine M, Hauswirth W W, Li Q, et al. Gene therapy for red–green colour blindness in adult primates. Nature, 2009, 461(7265): 784–787.

27. Heyde M, Partridge KR, Howdle S, et al. Gene therapy used for tissue engineering applications. Journal of Pharmacy & Pharmacology, 2007, 59(3): 329–350.

28. Higuchi K, Medin JA. Lentiviral vectors for gene therapy of heart disease. Journal of Cardiology, 2007, 49(1): 1.

29. Campochiaro PA. Gene therapy for ocular neovascularization. Current gene therapy, 2007, 7: 25–33.

30. Vorhies J S, Nemunaitis J. Nonviral delivery vehicles for use in short hairpin RNA–based cancer therapies. Expert Review of Anticancer Therapy, 2007, 7(3): 373.

31. Andrieusoler C, Bejjani R A, De B T, et al. Ocular gene therapy: a review of nonviral strategies. Molecular Vision, 2006, 12(4): 1334.

32. (http: //ghr.nlm.nih.gov/handbook/illustrations/therapyvector）.

33. Gon MA. Adeno–associated virus: from defective virus to effective vector. Virology Journal, 2005, 2(1): 1–17.

34. Andrieusoler C, Bejjani RA, De BT, et al. Ocular gene therapy: a review of nonviral strategies. Molecular Vision, 2006, 12(4): 1334–1447.

35. Wang D, Zhong L, Nahid M A, et al. The potential of adeno–associated viral vectors for gene delivery to muscle tissue. Expert Opinion on Drug Delivery, 2014, 11(3): 345–364.

36. Zamir G, Zeira E, Gelman AE, et al. Replication–deficient Adenovirus Induces Host Topoisomerase I Activity: Implications for Adenovirus–mediated Gene Expression. Molecular Therapy the Journal of the American Society of Gene Therapy, 2007, 15(4): 772–781.

37. Bangari D S, Mittal S K. Current strategies and future directions for eluding adenoviral vector immunity. Current Gene Therapy, 2006, 6(2): 215–226.

38. Morsy MA, Caskey CT. Expanded–capacity adenoviral vectors——the helper–dependent vectors. Molecular Medicine Today, 1999, 5(1): 18–24.

39. Kim I H, Józkowicz A, Piedra P A, et al. Lifetime correction of genetic deficiency in mice with a single injection of helper–dependent adenoviral vector. Proc Natl Acad Sci U S A, 2001, 98(23): 13282–13287.

40. Palmer D, Ng P. Improved system for helper–dependent adenoviral vector production. Molecular Therapy the Journal of the American Society of Gene Therapy, 2003, 8(5): 846–852.

41. Matzinger P. Tolerance, danger, and the extended family. Annual review of immunology, 1994, 12: 991–1045.

42. Engelhardt JF, Ye X, Doranz B, et al. Ablation of E2A in recombinant adenoviruses improves transgene persistence and decreases inflammatory response in mouse liver. Proc Natl Acad Sci U S A, 1994, 91(13): 6196–6200.

43. Ringrose L, Lounnas V, Ehrlich L, et al. Comparative kinetic analysis of FLP and cre recombinases: mathematical models for DNA binding and recombination. Journal of Molecular Biology, 1998, 284(2): 363–384.

44. Bui L A, Butterfield LH, Kim JY, et al. In vivo therapy of hepatocellular carcinoma with a tumor–specific adenoviral vector expressing interleukin–2. Human Gene Therapy, 1997, 8(18): 2173–2182.

45. Bujard H. Regulated and prolonged expression of mIFN‖[alpha]‖ in immunocompetent mice mediated by a helper–dependent adenovirus vector. Gene Therapy, 2002, 8(24): 1817–1825.

46. Bramson JL, Grinshtein N, Meulenbroek RA, et al. Helper–dependent adenoviral vectors containing modified fiber for improved transduction of developing and mature muscle cells. Human Gene Therapy, 2004, 15(2): 179–188.

47. Biermann V, Volpers C, Hussmann S, et al. Targeting of high–capacity adenoviral vectors. Human Gene Therapy, 2001, 12(14): 1757–1769.

48. Dorigo O, Gil JS, Gallaher SD, et al. Development of a novel helper–dependent adenovirus–Epstein–Barr virus hybrid system for the stable transformation of mammalian cells. Journal of Virology, 2004, 78(12): 6556–6566.

49. Lundstrom, K. Gene therapy applications of viral vectors. Technology in cancer research & treatment, 2004, 3: 467–477.

50. Russell RA, Vassaux G, Martinduque P, et al. Transient foamy virus vector production by adenovirus vectors. Gene Therapy, 2004, 11(3): 310–316.

51. Wu N, Ataai MM. Production of viral vectors for gene therapy applications. Current Opinion in Biotechnology, 2000, 11(2): 205–208.

52. Kamen A, Nadeau I. Production of adenovirus vectors. Biofutur, 2004(242): 37–41.

53. Dupré L, Trifari S, Follenzi A, et al. Lentiviral vector–mediated gene transfer in T cells from Wiskott–Aldrich syndrome

patients leads to functional correction. Molecular Therapy the Journal of the American Society of Gene Therapy, 2005, 10(5): 903–915.

54. http: //www.sciencedaily.com/releases/2006/02/060207231413.htm.

55. Summerford C, Samulski RJ. Membrane–Associated Heparan Sulfate Proteoglycan Is a Receptor for Adeno–Associated Virus Type 2 Virions. Journal of Virology, 1998, 72(2): 1438–1445.

56. Qing K, Mah C, Hansen J, et al. Human fibroblast growth factor receptor 1 is a co–receptor for infectionby adeno–associated virus 2. Nature Medicine, 1999, 5(1): 71–77.

57. Summerford C, Bartlett JS, Samulski RJ. AlphaVbeta5 integrin: a co–receptor for adeno–associated virus type 2 infection. Nature Medicine, 1999, 5(1): 78–82.

58. Kashiwakura Y, Tamayose K, Iwabuchi K, et al. Hepatocyte Growth Factor Receptor Is a Coreceptor for Adeno–Associated Virus Type 2 Infection. Journal of Virology, 2005, 79(1): 609–614.

59. Akache B, Grimm D, Pandey K, et al. The 37/67–kilodalton laminin receptor is a receptor for adeno–associated virus serotypes 8, 2, 3, and 9. Journal of Virology, 2006, 80(19): 9831–9836.

60. Kaludov N, Brown K E, Walters R W, et al. Adeno–Associated Virus Serotype 4 (AAV4) and AAV5 Both, Require Sialic Acid Binding for Hemagglutination and Efficient, Transduction but Differ in Sialic Acid Linkage Specificity. Journal of Virology, 2001, 75(15): 6884–6893.

61. Shen S, Bryant KD, Brown SM, et al. Terminal N–Linked Galactose Is the Primary Receptor for Adeno–associated Virus 9. Journal of Biological Chemistry, 2011, 286(15): 13532–13540.

62. Di PG, Davidson B L, Stein CS, et al. Identification of PDGFR as a receptor for AAV–5 transduction. Nature Medicine, 2003, 9(10): 1306–1312.

63. Trapani I, Puppo A, Auricchio A. Vector platforms for gene therapy of inherited retinopathies. Progress in Retinal & Eye Research, 2014, 43: 108–128.

64. Carvalho LS, Vandenberghe L H. Promising and delivering gene therapies for vision loss. Vision Research, 2015, 111(Pt B): 124–133.

65. Boye SE, Boye SL, Lewin AS, et al. A comprehensive review of retinal gene therapy. Molecular Therapy, 2013, 21(3): 509–519.

66. Maguire AM, High KA, Auricchio A, et al. Age–dependent effects of RPE65 gene therapy for Leber's congenital amaurosis: a phase 1 dose–escalation trial. Lancet, 2009, 374(9701): 1597–1605.

67. JK. Gene Therapy Helps Blind Children See. ScienceNOW Daily News. 2009.

68. Bainbridge J. Prospects for gene therapy of inherited retinal disease. Eye, 2009, 23: 1898–1903.

69. Weber M, Rabinowitz J, Provost N, et al. Recombinant Adeno–associated Virus Serotype 4 Mediates Unique and Exclusive Long–Term Transduction of Retinal Pigmented Epithelium in Rat, Dog, and Nonhuman Primate After Subretinal Delivery. Molecular Therapy, 2003, 7(6): 774–781.

70. Tan M H, Smith A J, Pawlyk B, et al. Gene therapy for retinitis pigmentosa and Leber congenital amaurosis caused by defects in AIPL1: effective rescue of mouse models of partial and complete Aipl1 deficiency using AAV2/2 and AAV2/8 vectors. Human Molecular Genetics, 2009, 18(12): 2099–2114.

71. Allocca M, Doria M, Petrillo M, et al. Serotype–dependent packaging of large genes in adeno–associated viral vectors results in effective gene delivery in mice. Journal of Clinical Investigation, 2008, 118(5): 1955–1964.

72. D.M. McCarty. Self–complementary AAV vectors; advances and applications. J. Am. Soc. Gene Ther, 2008, 16: 1648–1656.

73. Kong F, Li W, Li X, et al. Self–complementary AAV5 vector facilitates quicker transgene expression in photoreceptor and retinal pigment epithelial cells of normal mouse. Experimental Eye Research, 2010, 90(5): 546.

74. Yokoi K, Kachi S, Zhang H S, et al. Ocular gene transfer with self–complementary AAV vectors. Investigative Ophthalmology & Visual Science, 2007, 48(7): 3324–3328.

75. Natkunarajah M, Trittibach P, Mcintosh J, et al. Assessment of ocular transduction using single–stranded and self–

complementary recombinant adeno−associated virus serotype 2/8. Gene Therapy, 2008, 15(6): 463−467.

76. Petersenjones S M, Bartoe J T, Fischer A J, et al. AAV retinal transduction in a large animal model species: Comparison of a self−complementary AAV2/5 with a single−stranded AAV2/5 vector. Molecular Vision, 2009, 15(194−95): 1835−1842.

77. Mccarty D M, Monahan P E, Samulski R J. Self−complementary recombinant adeno−associated virus (scAAV) vectors promote efficient transduction independently of DNA synthesis. Gene Therapy, 2001, 8(16): 1248−1254.

78. Wu J, Zhao W, Zhong L, et al. Self−complementary recombinant adeno−associated viral vectors: packaging capacity and the role of rep proteins in vector purity. Human Gene Therapy, 2007, 18(2): 171−182.

79. Ku C A, Chiodo V A, Boye S L, et al. Gene therapy using self−complementary Y733F capsid mutant AAV2/8 restores vision in a model of early onset Leber congenital amaurosis. Human Molecular Genetics, 2011, 20(23): 4569−4581.

80. Xiao X. Expression of Human Factor Ⅷ by Splicing between Dimerized AAV Vectors. Molecular Therapy the Journal of the American Society of Gene Therapy, 2002, 5(6): 716−722.

81. Mintzer M A, Simanek E E. Nonviral Vectors for Gene Delivery[M]. Academic Press, 1999, 65 (2): 259−302.

82. Pack D W, Hoffman A S, Pun S, et al. Design and development of polymers for gene delivery. Nature Reviews Drug Discovery, 2005, 4(7): 581−593.

83. Immordino M L, Dosio F, Cattel L. Stealth liposomes: review of the basic science, rationale, and clinical applications, existing and potential. International Journal of Nanomedicine, 2006, 1(3): 297−315.

84. Jain P K, Huang X, Elsayed I H, et al. Noble Metals on the Nanoscale: Optical and Photothermal Properties and Some Applications in Imaging, Sensing, Biology, and Medicine. Accounts of Chemical Research, 2008, 41(12): 1578−1586.

85. Honda M, Asai T, Oku N, et al. Liposomes and nanotechnology in drug development: focus on ocular targets. International Journal of Nanomedicine, 2013, 8(default): 495−504.

86. Lopezberestein G, Mehta R, Hopfer R, et al. Effects of sterols on the therapeutic efficacy of liposomal amphotericin B in murine candidiasis. Cancer Drug Delivery, 1983, 1(1): 37−42.

87. Van R N, Van N R. Liposomes in immunology: multilamellar phosphatidylcholine liposomes as a simple, biodegradable and harmless adjuvant without any immunogenic activity of its own. Immunological Communications, 1980, 9(3): 243−256.

88. Schnyder A, Huwyler J. Drug Transport to Brain with Targeted Liposomes. Neurorx, 2005, 2(1): 99−107.

89. Samaneh M, Tayebeh J, Gijsje K, et al. Lipid Nanotechnology. International Journal of Molecular Sciences, 2013, 14(2): 4242−4282.

90. Oberle V, Bakowsky U, Zuhorn I S, et al. Lipoplex Formation under Equilibrium Conditions Reveals a Three−Step Mechanism. Biophysical Journal, 2000, 79(3): 1447−1454.

91. Xu Y, Jr S F. Mechanism of DNA release from cationic liposome/DNA complexes used in cell transfection. Biochemistry, 1996, 35(18): 5616−5623.

92. Li S, Huang L. In vivo gene transfer via intravenous administration of cationic lipid−protamine−DNA (LPD) complexes. Gene Therapy, 1997, 4(9): 891−900.

93. Rajala A, Wang Y, Zhu Y, et al. Nanoparticle−Assisted Targeted Delivery of Eye−Specific Genes to Eyes Significantly Improves the Vision of Blind Mice In Vivo. Nano Letters, 2014, 14(9): 5257−5263.

94. Delgado D, Pozo−Rodríguez A D, Solinís MÁ, et al. Understanding the mechanism of protamine in solid lipid nanoparticle−based lipofection: The importance of the entry pathway. European Journal of Pharmaceutics & Biopharmaceutics, 2011, 79(3): 495−502.

95. El−Aneed, A. An overview of current delivery systems in cancer gene therapy. J. Control. Release, 2004, 94: 1−14.

96. Pozzi D, Marchini C, Cardarelli F, et al. Mechanistic evaluation of the transfection barriers involved in lipid−mediated gene delivery: Interplay between nanostructure and composition. BBA−Biomembranes, 2014, 1838(3): 957−967.

97. Conley S M, Naash M I. Nanoparticles for retinal gene therapy. Progress in Retinal & Eye Research, 2010, 29(5): 376−397.

98. Liu HA, Liu YL, Ma ZZ, et al. A lipid nanoparticle system improves siRNA efficacy in RPE cells and a laser–induced murine CNV model. Invest Ophthalmol Vis Sci, 2011, 52(7): 4789–4794.

99. Torchilin VP, Rammohan R, Weissig V, et al. TAT peptide on the surface of liposomes affords their efficient intracellular delivery even at low temperature and in the presence of metabolic inhibitors. Proc Natl Acad Sci U S A, 2001, 98(15): 8786–8791.

100. Takahashi Y, Chen Q, Rajala R V S, et al. MicroRNA–184 modulates canonical Wnt signaling through the regulation of frizzled–7 expression in the retina with ischemia–induced neovascularization. Febs Letters, 2016, 589(10): 1143–1149.

101. Adijanto, J. & Naash, M. I. Nanoparticle–based technologies for retinal gene therapy. Eur. J. Pharm. Biopharm. 2015 .

102. Kuznetsova N R, Vodovozova E L. Differential binding of plasma proteins by liposomes loaded with lipophilic prodrugs of methotrexate and melphalan in the bilayer. Biochemistry, 2014, 79(8): 797–804.

103. Wang F, Liu J. Liposome supported metal oxide nanoparticles: interaction mechanism, light controlled content release, and intracellular delivery. Small, 2014, 10(19): 3927–3931.

104. Han Z, Conley SM, Makkia R S. DNA nanoparticle–mediated ABCA4 delivery rescues Stargardt dystrophy in mice. Journal of Clinical Investigation, 2012, 122(9): 3221–3226.

105. Koirala A, Conley SM, Makkia R, et al. Persistence of non–viral vector mediated RPE65 expression: case for viability as a gene transfer therapy for RPE–based diseases. Journal of Controlled Release, 2013, 172(3): 745–752.

106. Koirala A, Makkia RS, Conley SM, et al. S/MAR–containing DNA nanoparticles promote persistent RPE gene expression and improvement in RPE65–associated LCA. Human Molecular Genetics, 2013, 22(8): 1632–1642.

107. Rowe–Rendleman CL, Durazo SA, Kompella UB, et al. Drug and gene delivery to the back of the eye: from bench to bedside. Investigative Ophthalmology & Visual Science, 2014, 55(4): 2714–2730.

108. Alkassas R. Development of solid lipid nanoparticles and nanostructured lipid carriers for improving ocular delivery of acyclovir. Drug Development & Industrial Pharmacy, 2013, 39(4): 508–519.

109. Laemmli UK. Characterization of DNA condensates induced by poly(ethylene oxide) and polylysine. Proceedings of the National Academy of Sciences of the United States of America, 1975, 72(11): 4288–4292.

110. Olins DE, Olins AL, Von Hippel P H. Model nucleoprotein complexes: studies on the interaction of cationic homopolypeptides with DNA. Journal of Molecular Biology, 1967, 24(2): 157–176.

111. Wu GY, Wu CH. Receptor–mediated in vitro gene transformation by a soluble DNA carrier system. Journal of Biological Chemistry, 1987, 262(10): 4429–4432.

112. Choi YH, Liu F, Kim JS, et al. Polyethylene glycol–grafted poly–L–lysine as polymeric gene carrier. Journal of Controlled Release, 1998, 54(1): 39–48.

113. Kim SW. Polylysine copolymers for gene delivery. Cold Spring Harbor Protocols, 2015, 2012(2012): 433–438.

114. Alexis F, Pridgen E, Molnar LK, et al. Factors affecting the clearance and biodistribution of polymeric nanoparticles. Mol Pharm, 2008, 5(4): 505–515.

115. Bazile D, Prud'Homme C, Bassoullet M T, et al. Stealth Me.PEG–PLA nanoparticles avoid uptake by the mononuclear phagocytes system. Journal of Pharmaceutical Sciences, 1995, 84(4): 493–498.

116. Konstan MW, Davis PB, Wagener JS, et al. Compacted DNA nanoparticles administered to the nasal mucosa of cystic fibrosis subjects are safe and demonstrate partial to complete cystic fibrosis transmembrane regulator reconstitution. Hum. Gene Ther, 2004, 15: 1255–1269.

117. Tiyaboonchai W, Woiszwillo J, Middaugh CR. Formulation and characterization of DNA–polyethylenimine–dextran sulfate nanoparticles. European Journal of Pharmaceutical Sciences, 2003, 19(4): 191–202.

118. Boussif O, Lezoualc'h F, Zanta MA, et al. A versatile vector for gene and oligonucleotide transfer into cells in culture and in vivo: polyethylenimine. Proc. Natl Acad. Sci. USA, 1995, 92(16): 7297–7301.

119. Godbey WT, Wu KK, Mikos AG. Size matters: molecular weight affects the efficiency of poly(ethylenimine) as a gene delivery vehicle. Journal of Biomedical Materials Research, 1999, 45(3): 268–275.

120. Wightman L, Kircheis R, Rössler V, et al. Different behavior of branched and linear polyethylenimine for gene delivery in vitro and in vivo. Journal of Gene Medicine, 2001, 3(4): 362–372.

121. Al GDS, Bochot A, Tsapis N, et al. Oligonucleotide–polyethylenimine complexes targeting retinal cells: structural analysis and application to anti–TGFbeta–2 therapy. Pharmaceutical Research, 2006, 23(4): 770–781.

122. Kuo CN, Yang LC, Wu PC, et al. Dehydrated Form of Plasmid Expressing Basic Fibroblast Growth Factor–Polyethylenimine Complex Is a Novel and Accurate Method for Gene Transfer to the Cornea. Current Eye Research, 2005, 30(11): 1015–1024.

123. Delgado D, Pozo–Rodríguez AD, Solinís M A, et al. New gene delivery system based on oligochitosan and solid lipid nanoparticles: 'In vitro' and 'in vivo' evaluation. European Journal of Pharmaceutical Sciences, 2013, 50(3–4): 484–491.

124. Felt O, Furrer P, Mayer JM, et al. Topical use of chitosan in ophthalmology: tolerance assessment and evaluation of precorneal retention. International Journal of Pharmaceutics, 1999, 180(2): 185–193.

125. Klausner EA, Zhang Z, Wong SP, et al. Corneal gene delivery: chitosan oligomer as a carrier of CpG rich, CpG free or S/MAR plasmid DNA. Journal of Gene Medicine, 2012, 14(2): 100–108.

126. Gan L, Wang J, Zhao Y, et al. Hyaluronan–modified core–shell liponanoparticles targeting CD44–positive retinal pigment epithelium cells via intravitreal injection. Biomaterials, 2013, 34(24): 5978–5987.

127 Febo PCI, Frcophth MLD. Non–viral retinal gene therapy: a review. Clinical & Experimental Ophthalmology, 2012, 40(1): 39–47.

128. Dezawa M, Takano M, Negishi H, et al. Gene transfer into retinal ganglion cells by in vivo electroporation: a new approach. Micron, 2002, 33(1): 1–6.

129. Ellouze S, Augustin S, Bouaita A, et al. Optimized allotopic expression of the human mitochondrial ND4 prevents blindness in a rat model of mitochondrial dysfunction. American Journal of Human Genetics, 2008, 83(3): 373–387.

130. Zhang M, Mo X, Fang Y, et al. Rescue of Photoreceptors by BDNF Gene Transfer Using In Vivo Electroporation in the RCS Rat of Retinitis Pigmentosa. Current Eye Research, 2009, 34(9): 791–799.

131. Andrieu–Soler C, Halhal M, Boatright J H, et al. Single–stranded oligonucleotide–mediated in vivo gene repair in the rd1 retina. Molecular Vision, 2007, 13(75): 692–706.

132. Pittler SJ, Baehr W. Identification of a nonsense mutation in the rod photoreceptor cGMP phosphodiesterase beta–subunit gene of the rd mouse. Proc Natl Acad Sci U S A, 1991, 88(19): 8322–8326.

133. Souied EH, Reid SN, Piri NI, et al. Non–invasive gene transfer by iontophoresis for therapy of an inherited retinal degeneration. Experimental Eye Research, 2008, 87(3): 168–175.

134. Kachi S, Oshima Y, Esumi N, et al. Nonviral ocular gene transfer. Gene Therapy, 2005, 12(10): 843–851.

135. Pliquett UF, Martin GT, Weaver JC. Kinetics of the temperature rise within human stratum corneum during electroporation and pulsed high–voltage iontophoresis. Bioelectrochemistry, 2002, 57(1): 65–72.

136. Normand N, Van LH, O'Hare P. Particle formation by a conserved domain of the herpes simplex virus protein VP22 facilitating protein and nucleic acid delivery. Journal of Biological Chemistry, 2001, 276(18): 15042–15050.

137. Normand N, Valamanesh F, Savoldelli M, et al. VP22 light controlled delivery of oligonucleotides to ocular cells in vitro and in vivo. Molecular Vision, 2005, 11(11): 184–191.

138. Read SP, Cashman SM, Kumarsingh R. A poly(ethylene) glycolylated peptide for ocular delivery compacts DNA into nanoparticles for gene delivery to post–mitotic tissues in vivo. Journal of Gene Medicine, 2010, 12(1): 86–96.

139. Johnson LN, Cashman SM, Kumar–Singh R. Cell–penetrating Peptide for Enhanced Delivery of Nucleic Acids and Drugs to Ocular Tissues Including Retina and Cornea. Molecular Therapy the Journal of the American Society of Gene Therapy, 2008, 16(1): 107–144.

140. Read SP, Cashman SM, Kumarsingh R. POD Nanoparticles Expressing GDNF Provide Structural and Functional Rescue of Light–induced Retinal Degeneration in an Adult Mouse. Molecular Therapy the Journal of the American Society of Gene Therapy, 2010, 18(11): 1917–1926.

141. Liu G, Li D, Pasumarthy M K, et al. Nanoparticles of compacted DNA transfect postmitotic cells. Journal of Biological Chemistry, 2003, 278(35): 32578–32586.

142. Chen X, Kube D M, Cooper M J, et al. Cell Surface Nucleolin Serves as Receptor for DNA Nanoparticles Composed of Pegylated Polylysine and DNA. Molecular Therapy the Journal of the American Society of Gene Therapy, 2008, 16(2): 333–342.

143. Cai X, Conley SM, Nash Z, et al. Gene delivery to mitotic and postmitotic photoreceptors via compacted DNA nanoparticles results in improved phenotype in a mouse model of retinitis pigmentosa. Faseb Journal Official Publication of the Federation of American Societies for Experimental Biology, 2010, 24(4): 1178–1191.

144. Cai X, Nash Z, Conley SM, et al. A partial structural and functional rescue of a retinitis pigmentosa model with compacted DNA nanoparticles. Plos One, 2009, 4(4): e5290.

145. Ding XQ, Quiambao AB, Fitzgerald JB, et al. Ocular delivery of compacted DNA–nanoparticles does not elicit toxicity in the mouse retina. Plos One, 2009, 4(10): e7410.

146. Farjo R, Skaggs J, Quiambao AB, et al. Efficient non–viral ocular gene transfer with compacted DNA nanoparticles. Plos One, 2006, 1(1): e38.

147. Konstan MW, Davis PB, Wagener JS, et al. Compacted DNA nanoparticles administered to the nasal mucosa of cysticfibrosis subjects are safe and demonstrate partial to complete cysticfibrosis transmembrane regulator reconstitution. Hum. Gene Ther, 2004, 15(12): 1255–1269.

148. Han Z, Conley SM, Makkia R, et al. Comparative analysis of DNA nanoparticles and AAVs for ocular gene delivery. Plos One, 2012, 7(12): e52189.

149. Chen ZY, He CY, Meuse L, et al. Silencing of episomal transgene expression by plasmid bacterial DNA elements in vivo. Gene Therapy, 2004, 11(10): 856–864.

150. Chen ZY, He CY, Ehrhardt A, et al. Minicircle DNA vectors devoid of bacterial DNA result in persistent and high–level transgene expression in vivo. Molecular Therapy, 2003, 8(3): 495–500.

151. Gill DR, Pringle IA, Hyde SC. Progress and prospects: the design and production of plasmid vectors. Gene Therapy, 2009, 16(2): 165–171.

152. Maniar LEG, Maniar JM, Chen ZY, et al. Minicircle DNA Vectors Achieve Sustained Expression Reflected by Active Chromatin and Transcriptional Level. Molecular Therapy, 2013, 21(1): 131–138.

153. Chalberg TW, Genise HL, Vollrath D, et al. phiC31 integrase confers genomic integration and long–term transgene expression in rat retina. Invest Ophthalmol Vis Sci, 2005, 46(6): 2140–2146.

154. Amado D, Mingozzi F, Hui D, et al. Safety and efficacy of subretinal readministration of a viral vector in large animals to treat congenital blindness. Science Translational Medicine, 2010, 2(21): 21ra16.

155. Bainbridge JW, Smith AJ, Barker SS, et al. Effect of gene therapy on visual function in Leber's congenital amaurosis. N Engl J Med, 2008, 358(21): 2231–2239.

156. Narfström K, Katz ML, Bragadottir R, et al. Functional and structural recovery of the retina after gene therapy in the RPE65 null mutation dog. Invest Ophthalmol Vis Sci, 2003, 44(4): 1663–1672.

157. Pang J, Chang B, Kumar A, et al. Gene Therapy Restores Vision–Dependent Behavior as Well as Retinal Structure and Function in a Mouse Model of RPE65 Leber Congenital Amaurosis. Molecular Therapy, 2006, 13(3): 565–572.

158. Boye SE, Boye SL, Lewin AS, et al. A comprehensive review of retinal gene therapy. Molecular Therapy, 2013, 21(3): 509–519.

159. D'Cruz PM, Yasumura D, Weir J, et al. Mutation of the receptor tyrosine kinase gene Mertk in the retinal dystrophic RCS rat. Human Molecular Genetics, 2000, 9(4): 645–651.

160. Hashimoto T, Gibbs D, Lillo C, et al. Lentiviral gene replacement therapy of retinas in a mouse model for Usher syndrome type 1B. Gene Therapy, 2007, 14(7): 584–594.

161. Kong J, Kim SR, Binley K, et al. Correction of the disease phenotype in the mouse model of Stargardt disease by lentiviral gene therapy. Gene Therapy, 2008, 15(19): 1311–1320.

162. Ferrara N, Henzel WJ. Pituitary follicular cells secrete a novel heparin–binding growth factor specific for vascular endothelial cells. Biochemical & Biophysical Research Communications, 1989, 161(2): 851–858.

163. Iriyama A, Chen Y, Tamaki Y, et al. Effect of anti–VEGF antibody on retinal ganglion cells in rats. British Journal of Ophthalmology, 2007, 91(9): 1230–1233.

164. Lai CM, Shen WY, Brankov M, et al. Long–term Evaluation of AAV–Mediated sFlt–1 Gene Therapy for Ocular Neovascularization in Mice and Monkeys. Molecular Therapy, 2005, 12(4): 659–668.

165. Lai CM, Estcourt MJ, Himbeck R P, et al. Preclinical safety evaluation of subretinal AAV2.sFlt–1 in non–human primates. Gene Therapy, 2012, 19(10): 999–1009.

166. Stewart MW. Aflibercept (VEGF Trap–Eye) for the treatment of exudative age–related macular degeneration. Expert Review of Clinical Pharmacology, 2014, 6(2): 103–113.

167. Wykoff CC, Brown DM, Maldonado ME, et al. Aflibercept treatment for patients with exudative age–related macular degeneration who were incomplete responders to multiple ranibizumab injections (TURF trial). British Journal of Ophthalmology, 2014, 98(7): 951–955.

168. Beltran WA. On the Role of CNTF as a Potential Therapy for Retinal Degeneration: Dr. Jekyll or Mr. Hyde?. Advances in Experimental Medicine & Biology, 2008, 613: 45–51.

169. Bok D, Yasumura D, Matthes M T, et al. Effects of adeno–associated virus–vectored ciliary neurotrophic factor on retinal structure and function in mice with a P216L rds/peripherin mutation. Experimental Eye Research, 2002, 74(6): 719–735.

170. Sieving PA, Caruso RC, Tao W, et al. Ciliary neurotrophic factor (CNTF) for human retinal degeneration: phase I trial of CNTF delivered by encapsulated cell intraocular implants. Proc Natl Acad Sci U S A., 2006, 103(10): 1033896–1033901.

171. Berson DM, Dunn FA, Takao M. Phototransduction by retinal ganglion cells that set the circadian clock. Science, 2002, 295(5557): 1070–1073.

172. Hattar S, Liao HW, Takao M, et al. Melanopsin–Containing Retinal Ganglion Cells: Architecture, Projections, and Intrinsic Photosensitivity. Science, 2002, 295(5557): 1065–1070.

173. Lin B, Koizumi A, Tanaka N, et al. Restoration of Visual Function in Retinal Degeneration Mice by Ectopic Expression of Melanopsin. Proc Natl Acad Sci U S A, 2008, 105(41): 16009–16014.

174. Tomita H, Sugano E, Yawo H, et al. Restoration of visual response in aged dystrophic RCS rats using AAV–mediated channelopsin–2 gene transfer. Invest Ophthalmol Vis Sci, 2007, 48(8): 3821–3826.

175. Ivanova E, Hwang GS, Pan ZH, et al. Evaluation of AAV–Mediated Expression of Chop2–GFP in the Marmoset Retina. Investigative Ophthalmology & Visual Science, 2010, 51(10): 5288–5296.

176. Haceinbeyabina S, Kalle CV, Schmidt M, et al. LMO2–Associated Clonal T Cell Proliferation in Two Patients after Gene Therapy for SCID–X1. Science, 2015: 415–419.

177. Kravitz RL, Bell RA. Media, messages, and medication: strategies to reconcile what patients hear, what they want, and what they need from medications. Bmc Medical Informatics & Decision Making, 2013, 13(S3): 1–8.

178. Benjaminy S, Bubela T. Ocular gene transfer in the spotlight: implications of newspaper content for clinical communications. Bmc Medical Ethics, 2014, 15(1): 1–11.

179. Benjaminy S, Macdonald I, Bubela T. "Is a cure in my sight?" Multi–stakeholder perspectives on phase I choroideremia gene transfer clinical trials. Genetics in Medicine Official Journal of the American College of Medical Genetics, 2014, 16(5): 379–385.

180. Horng S, Grady C. Misunderstanding in clinical research: distinguishing therapeutic misconception, therapeutic misestimation, and therapeutic optimism. IRB, 2003, 25(1): 11–16.

181. Kimmelman J. Gene Transfer and the Ethics of First–in Human Research: Lost in Translation. New York: Cambridge University Press, 2009: 1–205.

182. Kimmelman J. Ethics of Cancer Gene Transfer Clinical Research[M]// Gene Therapy of Cancer. Humana Press, 2009: 263–285.

183. Foundation Fighting Blindness. Clinical Trials. Available at http://www.ffb.ca/patient_resources/clinical_trials.html? PHPSESSID¼bccf9afa062d43e53523a1c7cfee6a42. Accessed March 17.

184. Bubela TM, Caulfield TA. Do the print media "hype" genetic research? A comparison of newspaper stories and peer-reviewed research papers. CMAJ : Canadian Medical Association journal = journal de l'Association medicale canadienne, 2004, 170(9): 1399-1407.

185. Wilson JM. Lessons learned from the gene therapy trial for ornithine transcarbamylase deficiency. Mol Genet Metab, 2009, 96(4): 151-157.

186. Hauswirth WW, Aleman TS, Kaushal S, et al. Treatment of leber congenital amaurosis due to RPE65 mutations by ocular subretinal injection of adeno-associated virus gene vector: short-term results of a phase I trial. Human Gene Therapy, 2008, 19(10): 979-990.

187. Jacobson SG, Cideciyan AV, Ratnakaram R, et al. Gene therapy for leber congenital amaurosis caused by RPE65 mutations: safety and efficacy in 15 children and adults followed up to 3 years. Archives of Ophthalmology, 2012, 130(1): 9-24.

188. Benjaminy S, Kowal SP, Macdonald IM, et al. Communicating the Promise for Ocular Gene Therapies: Challenges and Recommendations. American Journal of Ophthalmology, 2015, 160(3): 408-415.e2.

189. Wojno AP, Pierce EA, Bennett J. Seeing the light. Science Translational Medicine, 2013, 5(175): 175fs178.

190. Lewis R. The Forever Fix: Gene Therapy and the Boy Who Saved It, 2012, S1(1): 1-323.

191. Glassman RH, Sun AY. Biotechnology: identifying advances from the hype. Nature Reviews Drug Discovery, 2004, 3(2): 177-183.

192. Tania B, Li MD, Mohamed H, et al. Is belief larger than fact: expectations, optimism and reality for translational stem cell research. Bmc Medicine, 2012, 10(1): 133.

193. Marlhens F, Bareil C, Griffoin J M, et al. Mutations in RPE65 cause Leber's congenital amaurosis. Nature Genetics, 1997, 17(2): 139-141.

194. RetNet. Genes and mapped loci causing retinal diseases. Available at https: //sph.uth.edu/RetNet/disease.htm. Accessed May 17, 2015.

195. Sahel J A, Roska B. Gene Therapy for Blindness. Annual Review of Neuroscience, 2013, 36(1): 467-488.

196. Mcgowan R. Beyond the disorder: one parent's reflection on genetic counselling. Journal of Medical Ethics, 1999, 25(2): 195-199.

197. Groopman JE. A strategy for hope: a commentary on necessary collusion. Journal of Clinical Oncology Official Journal of the American Society of Clinical Oncology, 2005, 23(13): 3151-3152.

198. Beerli RR, Segal DJ, Dreier B, et al. Toward controlling gene expression at will: Specific regulation of the erbB-2/HER-2 promoter by using polydactyl zinc finger proteins constructed from modular building blocks. Proceedings of the National Academy of Sciences of the United States of America, 1998, 95(25): 14628-14633.

199. Liu Q, David J. Segal, et al. Design of polydactyl zinc-finger proteins for unique addressing within complex genomes. Proceedings of the National Academy of Sciences of the United States of America, 1997, 94(11): 5525-5530.

200. Rémy S, Tesson L, Ménoret S, et al. Zinc-finger nucleases: a powerful tool for genetic engineering of animals. Transgenic Research, 2010, 19(3): 363-371.

201. Sonoda E, Hochegger H, Saberi A, et al. Differential usage of non-homologous end-joining and homologous recombination in double strand break repair. Dna Repair, 2006, 5(9-10): 1021-1029.

202. Wiley LA, Burnight ER, Songstad AE, et al. Patient-specific induced pluripotent stem cells (iPSCs) for the study and treatment of retinal degenerative diseases. Progress in Retinal & Eye Research, 2015, 44: 15-35.

203. Bainbridge JW, Tan MH, Ali RR. Gene therapy progress and prospects: the eye. Gene Therapy, 2006, 13(16): 1191-1197.

204. Lipinski DM, Thake M, Maclaren RE. Clinical applications of retinal gene therapy. Progress in Retinal & Eye Research, 2013, 32(1): 22-47.

205. Trapani I, Puppo A, Auricchio A. Vector platforms for gene therapy of inherited retinopathies. Progress in retinal and eye research, 2014, 43: 108-128.

206. Seitz IP, Zhour A, Kohl S, et al. Multimodal assessment of choroideremia patients defines pre-treatment characteristics. Graefes Archive for Clinical & Experimental Ophthalmology, 2015, 253(12): 2143-2150.

207. Melillo P, Pecchia L, Testa F, et al. Pupillometric analysis for assessment of gene therapy in Leber Congenital Amaurosis patients. BioMedical Engineering OnLine, 2012, 11(1): 1−13.

208. Cideciyan AV, Aguirre GK, Jacobson SG, et al. Pseudo−fovea formation after gene therapy for RPE65−LCA. Investigative Ophthalmology & Visual Science, 2015, 56(1): 526−537.

209. Jacobson SG, Cideciyan AV, Ratnakaram R, et al. Gene therapy for leber congenital amaurosis caused by RPE65 mutations: safety and efficacy in 15 children and adults followed up to 3 years. Archives of Ophthalmology, 2012, 130(1): 9−24.

210. Jacobson SG, Cideciyan AV, Roman AJ, et al. Improvement and decline in vision with gene therapy in childhood blindness. N Engl J Med, 2015, 372(20): 1920−1926.

211. Zallocchi M, Binley K, Lad Y, et al. EIAV−Based Retinal Gene Therapy in the shaker1 Mouse Model for Usher Syndrome Type 1B: Development of UshStat. Plos One, 2014, 9(4): e94272.

212. Zhang JX, Wang NL, Lu QJ, et al. Development of gene and stem cell therapy for ocular neurodegeneration. International Journal of Ophthalmology, 2015, 8(3): 622−630.

213. Sieving PA, Collins FS. Genetic ophthalmology and the era of clinical care. Jama the Journal of the American Medical Association, 2007, 297(7): 733−736.

214. Yasukawa T, Hoffmann S, Eichler W, et al. Inhibition of experimental choroidal neovascularization in rats by an alpha(v)−integrin antagonist. Current Eye Research, 2004, 28(5): 359−366.

215. Gehlbach P, Demetriades AM, Yamamoto S, et al. Periocular injection of an adenoviral vector encoding pigment epithelium−derived factor inhibits choroidal neovascularization. Gene Therapy, 2003, 10(8): 637−646.

216. Lebherz C, Maguire A, Tang W, et al. Novel AAV serotypes for improved ocular gene transfer. Journal of Gene Medicine, 2008, 10(4): 375−382.

217. Hellströ¶MM, Ruitenberg MJ, Pollett MA, et al. Cellular tropism and transduction properties of seven adeno−associated viral vector serotypes in adult retina after intravitreal injection. Gene Therapy, 2009, 16(4): 521−532.

218. Igarashi T, Miyake K, Asakawa N, et al. Direct Comparison of Administration Routes for AAV8−mediated Ocular Gene Therapy. Current Eye Research, 2013, 38(5): 569−577.

219. Kolstad KD, Dalkara D, Guerin K, et al. Changes in Adeno−Associated Virus−Mediated Gene Delivery in Retinal Degeneration. Human Gene Therapy, 2010, 21(5): 571−578.

220. Vacca O, Darche M, Schaffer D V, et al. AAV−mediated gene delivery in Dp71-null mouse model with compromised barriers. Glia, 2014, 62(3): 468−476.

221. Park TK, Wu Z, Kjellstrom S, et al. Intravitreal delivery of AAV8 retinoschisin results in cell type−specific gene expression and retinal rescue in the Rs1−KO mouse. Gene Therapy, 2009, 16(7): 916−926.

222. Li WS, Zheng QX, Kong FS, et al. [Progress in gene studies of hereditary retinal diseases]. Zhonghua Yan Ke Za Zhi, 2010, 46(2): 186−192.

223. Bu L, Jin Y, Shi Y, et al. Mutant DNA−binding domain of HSF4 is associated with autosomal dominant lamellar and Marner cataract. Nature Genetics, 2002, 31(3): 276−278.

224. Ling C, Jia L, Wang N, et al. Evaluation of LOXL1 polymorphisms in exfoliation syndrome in a Chinese population. Molecular Vision, 2009, 15(250−52): 2349−2357.

225. Ji Y, Zhang AM, Jia X, et al. Mitochondrial DNA haplogroups M7b1'2 and M8a affect clinical expression of leber hereditary optic neuropathy in Chinese families with the m.11778G−−>a mutation. American Journal of Human Genetics, 2008, 83(6): 760−768.

226. Zhao C, Bellur DL, Lu S, et al. Autosomal−dominant retinitis pigmentosa caused by a mutation in SNRNP200, a gene required for unwinding of U4/U6 snRNAs. American Journal of Human Genetics, 2009, 85(5): 617−627.

227. Bejjani RA, Andrieu C, Bloquel C, et al. Electrically Assisted Ocular Gene Therapy. Survey of Ophthalmology, 2007, 52(2): 196−208.

228. Bainbridge JW, Stephens C, Parsley K, et al. In vivo gene transfer to the mouse eye using an HIV−based lentiviral

vector; efficient long–term transduction of corneal endothelium and retinal pigment epithelium. Gene Therapy, 2001, 8(21): 1665–1668.

229. Balaggan KS, Binley K, Esapa M, et al. Stable and efficient intraocular gene transfer using pseudotyped EIAV lentiviral vectors. Journal of Gene Medicine, 2006, 8(3): 275–285.

230. Kong J, Kim SR, Binley K, et al. Correction of the disease phenotype in the mouse model of Stargardt disease by lentiviral gene therapy. Gene Therapy, 2008, 15(19): 1311–1320.

231. Kostic C, Chiodini F, Salmon P, et al. Activity analysis of housekeeping promoters using self–inactivating lentiviral vector delivery into the mouse retina. Gene Therapy, 2003, 10(9): 818–821.

232. Lotery AJ, Derksen TA, Russell SR, et al. Gene transfer to the nonhuman primate retina with recombinant feline immunodeficiency virus vectors. Human Gene Therapy, 2002, 13(6): 689–696.

233. Acland GM, Aguirre GJ, Aleman TS, et al. Long–term restoration of rod and cone vision by single dose rAAV–mediated gene transfer to the retina in a canine model of childhood blindness. Molecular Therapy the Journal of the American Society of Gene Therapy, 2005, 12(6): 1072–1082.

234. Manfredi A, Marrocco E, Puppo A, et al. Combined rod and cone transduction by adeno–associated virus 2/8. Human Gene Therapy, 2013, 24(12): 982–992.

235. Mussolino C, Corte MD, Rossi S, et al. AAV–mediated photoreceptor transduction of the pig cone–enriched retina. Gene Therapy, 2011, 18(7): 637–645.

236. Vandenberghe LH, Bell P, Maguire AM, et al. Dosage thresholds for AAV2 and AAV8 photoreceptor gene therapy in monkey. Science Translational Medicine, 2011, 3(88): 88ra54.

237. Allocca M, Mussolino C, Garciahoyos M, et al. Novel Adeno–Associated Virus Serotypes Efficiently Transduce Murine Photoreceptors. Journal of Virology, 2007, 81(20): 11372–11380.

238. Flannery JG, Zolotukhin S, Vaquero MI, et al. Efficient photoreceptor–targeted gene expression in vivo by recombinant adeno–associated virus. Proceedings of the National Academy of Sciences of the United States of America, 1997, 94(13): 6916–6921.

239. Young JE, Vogt T, Gross KW, et al. A short, highly active photoreceptor–specific enhancer/promoter region upstream of the human rhodopsin kinase gene. Investigative Ophthalmology & Visual Science, 2003, 44(9): 4076–4085.

240. Beltran WA, Swaroop, Aguirre GD. Gene therapy rescues photoreceptor blindness in dogs and paves the way for treating human X–linked retinitis pigmentosa. Proc Natl Acad Sci USA, 2012, 109(6): 2132–2137.

241. Nicoletti A, Kawase K, Thompson DA. Promoter analysis of RPE65, the gene encoding a 61–kDa retinal pigment epithelium–specific protein. Investigative Ophthalmology & Visual Science, 1998, 39(3): 637–644.

242. Esumi N, Oshima Y, Li Y, et al. Analysis of the VMD2 promoter and implication of E–box binding factors in its regulation. Journal of Biological Chemistry, 2004, 279(18): 19064–19073.

243. Macé E, Caplette R, Marre O, et al. Targeting Channelrhodopsin–2 to ON–bipolar Cells With Vitreally Administered AAV Restores ON and OFF Visual Responses in Blind Mice. Molecular Therapy, 2015, 23(1): 7–16.

244. Doroudchi MM, Greenberg KP, Liu J, et al. Virally delivered channelrhodopsin–2 safely and effectively restores visual function in multiple mouse models of blindness. Molecular Therapy the Journal of the American Society of Gene Therapy, 2011, 19(7): 1220–1229.

245. Manfredi A, Marrocco E, Puppo A, et al. Combined rod and cone transduction by adeno–associated virus 2/8. Human Gene Therapy, 2013, 24(12): 982–992.

246. Liang FQ, Dejneka NS, Cohen DR, et al. AAV–Mediated Delivery of Ciliary Neurotrophic Factor Prolongs Photoreceptor Survival in the Rhodopsin Knockout Mouse. Molecular Therapy, 2001, 3(2): 241–248.

247. Ali RR, Reichel MB, Thrasher AJ, et al. Gene Transfer into the Mouse Retina Mediated by an Adeno–Associated Viral Vector. Human Molecular Genetics, 1996, 5(5): 591–594.

248. Stieger K, Le MG, Lasne F, et al. Long–term doxycycline–regulated transgene expression in the retina of nonhuman primates following subretinal injection of recombinant AAV vectors. Molecular Therapy the Journal of the American

Society of Gene Therapy, 2006, 13(5): 967–975.

249. Yin L, Greenberg K, Hunter JJ, et al. Intravitreal injection of AAV2 transduces macaque inner retina. Investigative Ophthalmology & Visual Science, 2011, 52(5): 2775–2783.

250. Vandenberghe LH, Wilson JM, Gao G. Tailoring the AAV vector capsid for gene therapy. Gene Therapy, 2009, 16(3): 311–319.

251. Bartel M, Schaffer D, Büning H. Enhancing the Clinical Potential of AAV Vectors by Capsid Engineering to Evade Pre-Existing Immunity. Frontiers in Microbiology, 2011, 2(1): 204.

252. Zhong L, Li B, Jayandharan G, et al. Tyrosine-phosphorylation of AAV2 vectors and its consequences on viral intracellular trafficking and transgene expression. Virology, 2008, 381(2): 194–202.

253. Petrs-Silva H, Dinculescu AQ, Min S, et al. High-efficiency transduction of the mouse retina by tyrosine-mutant AAV serotype vectors. Molecular Therapy, 2009, 17(3): 463–471.

254. Zhong L, Li B, Mah CS, et al. Next generation of adeno-associated virus 2 vectors: point mutations in tyrosines lead to high-efficiency transduction at lower doses. Proceedings of the National Academy of Sciences of the United States of America, 2008, 105(22): 7827–7832.

255. Märsch S, Huber A, Hallek M, et al. A novel directed evolution method to enhance cell-type specificity of adeno-associated virus vectors. Combinatorial Chemistry & High Throughput Screening, 2010, 13(9): 807–812.

256. Dalkara D, Byrne LC, Klimczak RR, et al. In vivo-directed evolution of a new adeno-associated virus for therapeutic outer retinal gene delivery from the vitreous. Science Translational Medicine, 2013, 5(189): 189ra76.

257. Büning H, Perabo L, Coutelle O, et al. Recent developments in adeno-associated virus vector technology. Journal of Gene Medicine, 2008, 10(7): 717–733.

258. Daya S, Berns KI. Gene Therapy Using Adeno-Associated Virus Vectors. Clinical Microbiology Reviews, 2008, 21(4): 583–593.

259. Ferrari FK, Samulski T, Shenk T, et al. Second-strand synthesis is a rate-limiting step for efficient transduction by recombinantadeno-associated virus vectors. Journal of Virology, 1996, 70(5): 3227–3234.

260. Fisher KJ, Gao GP, Weitzman MD, et al. Transduction with recombinant adeno-associated virus for gene therapy is limited by leading-strand synthesis. Journal of Virology, 1996, 70(1): 520–532.

261. Bennett J, Tanabe T, Sun D, et al. Photoreceptor cell rescue in retinal degeneration (rd) mice by in vivo gene therapy. American Journal of Ophthalmology, 1996, 122(6): 649–654.

262. Mcnally N, Kenna P, Humphries MM, et al. Structural and functional rescue of murine rod photoreceptors by human rhodopsin transgene. Human Molecular Genetics, 1999, 8(7): 1309–1312.

263. Bi A, Cui J, Ma YP, et al. Ectopic expression of a microbial-type rhodopsin restores visual responses in mice with photoreceptor degeneration. Neuron, 2006, 50(1): 23–33.

264. Lewin AS, Drenser KA, Hauswirth WW, et al. Ribozyme rescue of photoreceptor cells in a transgenic rat model of autosomal dominant retinitis pigmentosa. Nature Medicine, 1998, 4(8): 967–971.

265. Gorbatyuk M, Justilien V, Liu J, et al. Preservation of photoreceptor morphology and function in P23H rats using an allele independent ribozyme. Experimental Eye Research, 2007, 84(1): 44.

266. Shaw L C, Skold A, Wong F, et al. An allele-specific hammerhead ribozyme gene therapy for a porcine model of autosomal dominant retinitis pigmentosa. Molecular Vision, 2001, 7(7): 6–13.

267. Liang FQ, Aleman TS, Dejneka NS, et al. Long-Term Protection of Retinal Structure but Not Function Using RAAV. CNTF in Animal Models of Retinitis Pigmentosa. Molecular Therapy, 2001, 4(5): 461–472.

268. Buch PK, Maclaren RE, Durán Y, et al. In contrast to AAV-mediated Cntf expression, AAV-mediated Gdnf expression enhances gene replacement therapy in rodent models of retinal degeneration. Molecular Therapy the Journal of the American Society of Gene Therapy, 2006, 14(5): 700–709.

269. Leonard KC, Petrin D, Coupland SG, et al. XIAP Protection of Photoreceptors in Animal Models of Retinitis Pigmentosa. Plos One, 2007, 2(3): e314.

270. Boyden ES, Zhang F, Bamberg E, et al. Millisecond–timescale, genetically targeted optical control of neural activity. Nature Neuroscience, 2005, 8(9): 1263–1268.

271. Zhang F, Wang LP, Brauner M, et al. Multimodal fast optical interrogation of neural circuitry. Nature, 2007, 446(7136): 633–639.

272. Nagel G, Szellas T, Huhn W, et al. Channelrhodopsin–2, a directly light–gated cation–selective membrane channel. Proceedings of the National Academy of Sciences of the United States of America, 2003, 100(24): 13940–13945.

273. Ivanova E, Pan ZH. Evaluation of the adeno–associated virus mediated long–term expression of channelrhodopsin–2 in the mouse retina. Molecular Vision, 2009, 15(179–80): 1680–1689.

274. Ivanova E, Hwang GS, Pan ZH, et al. Evaluation of AAV–Mediated Expression of Chop2–GFP in the Marmoset Retina. Investigative Ophthalmology & Visual Science, 2010, 51(10): 5288–5296.

275. Bi A, Cui J, Ma YP, et al. Ectopic expression of a microbial–type rhodopsin restores visual responses in mice with photoreceptor degeneration. Neuron, 2006, 50(1): 23–33.

276. Tomita H, Sugano E, Murayama N, et al. Restoration of the majority of the visual spectrum by using modified volvox channelrhodopsin–1. Molecular Therapy the Journal of the American Society of Gene Therapy, 2014, 22(8): 1434–1440.

277. Zhang Y, Ivanova E, Bi A, et al. Ectopic expression of multiple microbial rhodopsins restores ON and OFF light responses in retinas with photoreceptor degeneration. Journal of Neuroscience the Official Journal of the Society for Neuroscience, 2009, 29(29): 9186–9196.

278. Busskamp V, Duebel J, Balya D, et al. Genetic reactivation of cone photoreceptors restores visual responses in retinitis pigmentosa. Science, 2010, 329(5990): 413–417.

279. Busskamp V, Picaud S, Sahel JA, et al. Optogenetic therapy for retinitis pigmentosa. Gene Therapy, 2012, 19(2): 169–175.

280. Durham JT, Herman IM. Microvascular modifications in diabetic retinopathy. Current Diabetes Reports, 2011, 11(4): 253–264.

281. Kollias AN, Ulbig MW. Diabetic retinopathy: Early diagnosis and effective treatment. Deutsches Ärzteblatt International, 2010, 107(5): 75–84.

282. Hammes HP, Feng Y, Pfister F, et al. Diabetic Retinopathy: Targeting Vasoregression. Diabetes, 2011, 60(1): 9–16.

283. Nakamura S, Iwasaki N, Funatsu H, et al. Impact of variants in the VEGF gene on progression of proliferative diabetic retinopathy. Graefes Arch Clin Exp Ophthalmol, 2009, 247(1): 21–26.

284. Yang Y, Andresen BT, Yang K, et al. Association of vascular endothelial growth factor –634C/G polymorphism and diabetic retinopathy in type 2 diabetic Han Chinese. Exp Biol Med (Maywood), 2010, 235: 1204–1211.

285. Colella P, Auricchio A. AAV–mediated gene supply for treatment of degenerative and neovascular retinal diseases. Current Gene Therapy, 2010, 10(5): 371–380.

286. Ambati BK, Patterson E, Jani P, et al. Soluble vascular endothelial growth factor receptor–1 contributes to the corneal antiangiogenic barrier. British Journal of Ophthalmology, 2007, 91(4): 505–508.

287. Asato R, Kita T, Kawahara S, et al. Vitreous levels of soluble vascular endothelial growth factor receptor (VEGFR)–1 in eyes with vitreoretinal diseases. British Journal of Ophthalmology, 2011, 95(12): 1745–1748.

288. Liu X, Brandt CR, Rasmussen CA, et al. Ocular drug delivery: molecules, cells, and genes. Canadian Journal of Ophthalmology–journal Canadien D Ophtalmologie, 2007, 42(3): 447–454.

289. Haurigot V, Villacampa P, Ribera A, et al. Long–Term Retinal PEDF Overexpression Prevents Neovascularization in a Murine Adult Model of Retinopathy. Plos One, 2012, 7(7): e41511.

290. Li S, Fu XA, Zhou XF, et al. Angiogenesis–related cytokines in serum of proliferative diabetic retinopathy patients before and after vitrectomy. International Journal of Ophthalmology, 2012, 5(6): 726–730.

291. Filleur S, Nelius T, De R W, et al. Characterization of PEDF: A multi-functional serpin family protein. Journal of Cellular Biochemistry, 2009, 106(5): 769–775.

292. Eriksson K, Magnusson P, Dixelius J, et al. Angiostatin and endostatin inhibit endothelial cell migration in response to FGF and VEGF without interfering with specific intracellular signal transduction pathways. Febs Letters, 2003,

536(1-3): 19-24.

293. Gat L L, Gogat K, Bouquet C, et al. In vivo adenovirus-mediated delivery of a uPA/uPAR antagonist reduces retinal neovascularization in a mouse model of retinopathy, 2003, 10(25): 2098-2103.

294. Auricchio A, Behling KC, Maguire AM, et al. Inhibition of retinal neovascularization by intraocular viral-mediated delivery of anti-angiogenic agents. Molecular Therapy, 2002, 6(4): 490-494.

295. Hamel CP, Tsilou E, Pfeffer B A, et al. Molecular cloning and expression of RPE65, a novel retinal pigment epithelium-specific microsomal protein that is post-transcriptionally regulated in vitro. Journal of Biological Chemistry, 1993, 268(21): 15751-15757.

296. Redmond TM, Yu S, Lee E, et al. Rpe65 is necessary for production of 11-cis-vitamin A in, the retinal visual cycle. Nature Genetics, 1998, 20(4): 344-351.

297. Gu S, Thompson DA, Srikumari CRS, et al. Mutations in RPE65 cause autosomal recessive childhood-onset severe retinal dystrophy . Nature Genetics, 1997, 17(2): 194-197.

298. Cideciyan AV, Aleman TS, Boye SL, et al. Human gene therapy for RPE65 isomerase deficiency activates the retinoid cycle of vision but with slow rod kinetics. Proc Natl Acad Sci U S A, 2008, 105(39): 15112-15117.

299. Hauswirth WW, Aleman TS, Kaushal S, et al. Treatment of leber congenital amaurosis due to RPE65 mutations by ocular subretinal injection of adeno-associated virus gene vector: short-term results of a phase I trial. Human Gene Therapy, 2008, 19(10): 979-990.

300. Kaiser J. Gene therapy. Two teams report progress in reversing loss of sight. Science, 2008, 320(5876): 606-607.

301. Cideciyan AV, Hauswirth WW, Aleman TS, et al. Vision 1 year after gene therapy for Leber's congenital amaurosis. N Engl J Med, 2009, 361(7): 725-727.

302. Cideciyan AV, Hauswirth WWAleman TS. Human RPE65 gene therapy for Leber congenital amaurosis: persistence of early visual improvements and safety at 1 year. Human Gene Therapy, 2009, 20(9): 999-1004.

303. Maguire AM, High KA, Auricchio A, et al. Age-dependent effects of RPE65 gene therapy for Leber's congenital amaurosis: a phase 1 dose-escalation trial. Lancet, 2009, 374(9701): 1597-1605.

304. Bennett J, Ashtari M, Wellman J, et al. AAV2 Gene Therapy Readministration in Three Adults with Congenital Blindness. Science Translational Medicine, 2012, 4(120): 120-115.

305. Cheung LK, Eaton A. Age-related macular degeneration. Pharmacotherapy, 2013, 33: 838-855.

306. Brown DM, Kaiser PK, Michels M, et al. Ranibizumab versus verteporfin for neovascular age-related macular degeneration. N Engl J Med, 2004, 351(4): 1432-1465.

307. Askou AL, Pournaras JA, Pihlmann M, et al. Reduction of choroidal neovascularization in mice by adeno-associated virus-delivered anti-vascular endothelial growth factor short hairpin RNA. Journal of Gene Medicine, 2012, 14(11): 632-641.

308. Lai CM, Estcourt MJ, Wikstrom M, et al. rAAV.sFlt-1 gene therapy achieves lasting reversal of retinal neovascularization in the absence of a strong immune response to the viral vector. Investigative Ophthalmology & Visual Science, 2009, 50(9): 4279-4287.

309. Maclachlan TK. Preclinical safety evaluation of AAV2-sFLT01- a gene therapy for age-related macular degeneration. Molecular Therapy the Journal of the American Society of Gene Therapy, 2011, 19(2): 326-334.

310. Mao Y, Kiss S, Boyer JL, et al. Persistent Suppression of Ocular Neovascularization with Intravitreal Administration of AAVrh.10 Coding for Bevacizumab. Human Gene Therapy, 2011, 22(12): 1525-1535.

311. JR. http: //www.nature.com/news/2006/060605/pf/060605-4_pf.html.

312. Campochiaro PA. Molecular targets for retinal vascular diseases. Journal of Cellular Physiology, 2007, 210(3): 575-81.

313. Campochiaro PA, Nguyen QD, Shah SM, et al. Adenoviral vector-delivered pigment epithelium-derived factor for neovascular age-related macular degeneration: results of a phase I clinical trial. Human Gene Therapy, 2006, 17(2): 167-176.

314. Birke MT, Lipo E, Adhi M, et al. AAV-mediated expression of human PRELP inhibits complement activation, choroidal neovascularization and deposition of membrane attack complex in mice. Gene Therapy, 2014, 21(5): 507-513.

315. Flierl A, Jackson CB, Murdock D, et al. Targeted delivery of DNA to the mitochondrial compartment via import sequence−conjugated peptide nucleic acid. Molecular Therapy, 2003, 7(4): 550−557.

316. Guy J, Qi X, Pallotti F, et al. Rescue of a mitochondrial deficiency causing Leber Hereditary Optic Neuropathy. Annals of Neurology, 2002, 52(5): 534−542.

317. Seibel P, Trappe J, Villani G, et al. Transfection of mitochondria: strategy towards a gene therapy of mitochondrial DNA diseases. Nucleic Acids Research, 1995, 23(1): 10−17.

318. Martin KR; Quigley HA; Zack DJ; Levkovitch−Verbin H; Kielczewski J; Valenta D; Baumrind L; Pease ME; Klein RL; Hauswirth WW. Gene therapy with brain−derived neurotrophic factor as a protection: retinal ganglion cells in a rat glaucoma model. Invest Ophthalmol Vis Sci, 2003, 44(10): 4357−4365.

319. 袁敏而，刘瑛，叶秀兰，等．视神经疾病的基因治疗新进展．中华眼底病杂志, 2006, 22: 424−428.

320. Ko ML, Hu DN, Ritch R, et al. Patterns of retinal ganglion cell survival after brain−derived neurotrophic factor administration in hypertensive eyes of rats. Neuroscience Letters, 2001, 305(2): 139−142.

321. Klöcker N, Kermer P, Gleichmann M, et al. Both the neuronal and inducible isoforms contribute to upregulation of retinal nitric oxide synthase activity by brain−derived neurotrophic factor. Journal of Neuroscience, 1999, 19(19): 8517−8527.

322. Pease ME, Mckinnon SJ, Quigley HA, et al. Obstructed Axonal Transport of BDNF and Its Receptor TrkB in Experimental Glaucoma. Investigative Ophthalmology & Visual Science, 2000, 41(3): 764−774.

323. Renwick J, Narang MA, Coupland SG, et al. XIAP−mediated neuroprotection in retinal ischemia. Gene Therapy, 2006, 13(4): 339−347.

324. Williams KA, Coster DJ. Gene therapy for diseases of the cornea−a review. Australian & New Zealand Journal of Ophthalmology, 2010, 38(2): 93−103.

325. Serratrice N, Cubizolle A, Ibanes S, et al. Corrective GUSB transfer to the canine mucopolysaccharidosis VII cornea using a helper−dependent canine adenovirus vector. Journal of Controlled Release Official Journal of the Controlled Release Society, 2014, 181(1442): 22−31.

326. Elbadawy HM. Targeting herpetic keratitis by gene therapy. Journal of Ophthalmology, 2012, 2012(6): 594−869.

327. Smith JS, Robinson NJ. Age-Specific Prevalence of Infection with Herpes Simplex Virus Types 2 and 1: A Global Review. Journal of Infectious Diseases, 2002, 186 Suppl 1(s1): S3−S28.

328. Elbadawy HM, Gailledrat M, Desseaux C, et al. Gene transfer of integration defective anti−HSV−1 meganuclease to human corneas ex vivo. Gene Therapy, 2014, 21(3): 272−281.

329. Qazi Y, Hamrah P. Gene Therapy in Corneal Transplantation. Seminars in Ophthalmology, 2013, 28(5−6): 287−300.

330. van Essen TH, Roelen DL, Williams KA, et al. Matching for Human Leukocyte Antigens (HLA) in Corneal Transplantation−to do or not to do. Progress in Retinal & Eye Research, 2015, 46: 84−110.

331. Tang XL, Sun JF, Wang XY, et al. Blocking neuropilin−2 enhances corneal allograft survival by selectively inhibiting lymphangiogenesis on vascularized beds. Molecular Vision, 2010, 16(249−52): 2354−2361.

332. Kalatzis V, Hamel CP, Macdonald I M. Choroideremia: Towards a Therapy. American Journal of Ophthalmology, 2013, 156(3): 433−437.

333. Gordiyenko NV, Fariss RN, Zhi C, et al. Silencing of the CHM gene alters phagocytic and secretory pathways in the retinal pigment epithelium. Investigative Ophthalmology & Visual Science, 2010, 51(2): 1143−1150.

334. Jacobson SG, Cideciyan AV, Sumaroka A, et al. Remodeling of the human retina in choroideremia: rab escort protein 1 (REP−1) mutations. Investigative Ophthalmology & Visual Science, 2006, 47(9): 4113−4120.

335. Sieving PA, Caruso RC, Tao W, et al. Ciliary Neurotrophic Factor (CNTF) for Human Retinal Degeneration: Phase I Trial of CNTF Delivered by Encapsulated Cell Intraocular Implants. Proceedings of the National Academy of Sciences of the United States of America, 2006, 103(10): 3896−3901.

336. Binley K, Widdowson P, Loader J, et al. Transduction of Photoreceptors With Equine Infectious Anemia Virus Lentiviral Vectors: Safety and Biodistribution of StarGen for Stargardt Disease. Investigative Ophthalmology & Visual

Science, 2013, 54(6): 4061–4071.

337. Allikmets R. A photoreceptor cell–specific ATP–binding transporter gene (ABCR) is mutated in recessive Stargardt macular dystrophy. Nature Genetics, 1997, 17(1): 129.

338. Martínezmir A, Paloma E, Allikmets R, et al. Retinitis pigmentosa caused by a homozygous mutation in the Stargardt disease gene ABCR. Nature Genetics, 1998, 18(1): 11–12.

339. Cremers FP, Dj VDP, Van DM, et al. Autosomal recessive retinitis pigmentosa and cone–rod dystrophy caused by splice site mutations in the Stargardt's disease gene ABCR. Human Molecular Genetics, 1998, 7(3): 355–362.

340. Tsybovsky Y, Molday RS, Palczewski K. The ATP–binding cassette transporter ABCA4: structural and functional properties and role in retinal disease. Oxygen Transport to Tissue XXXⅢ, 2010, 703: 105–125.

341. Han Z, Conley SM, Naash MI. Gene Therapy for Stargardt Disease Associated with ABCA4, Gene. Oxygen Transport to Tissue XXXⅢ, 2014, 801: 719–724.

342. Han Z, Conley SM, Makkia RS. DNA nanoparticle–mediated ABCA4 delivery rescues Stargardt dystrophy in mice. Journal of Clinical Investigation, 2012, 122(9): 3221–3226.

343. Sikkink SK, Biswas S, Parry NRA, et al. X–linked retinoschisis: an update. Journal of Medical Genetics, 2007, 44(4): 225–232.

344. Byrne LC, Öztürk BE, Lee T, et al. Retinoschisin gene therapy in photoreceptors, Müller glia, or all retinal cells in the Rs1h−/− mouse. Gene Therapy, 2014, 21(6): 585–592.

345. Tantri A, Vrabec T R, Cuunjieng A, et al. X–linked retinoschisis: a clinical and molecular genetic review. Survey of Ophthalmology, 2004, 49(2): 214–230.

346. Janssen A, Min SH, Molday LL, et al. Effect of Late–stage Therapy on Disease Progression in AAV–mediated Rescue of Photoreceptor Cells in the Retinoschisin–deficient Mouse. Molecular Therapy, 2008, 16(6): 1010–1017.

347. Bettin P, Di MF. Glaucoma: present challenges and future trends. Ophthalmic Research, 2013, 50(4): 197–208.

348. Alqawlaq S, Sivak JM, Huzil JT, et al. Preclinical development and ocular biodistribution of gemini–DNA nanoparticles after intravitreal and topical administration: towards non–invasive glaucoma gene therapy. Nanomedicine Nanotechnology Biology & Medicine, 2014, 10(8): 1637–1647.

349. Bucolo C, Salomone S, Drago F, et al. Pharmacological management of ocular hypertension: current approaches and future prospective. Current Opinion in Pharmacology, 2013, 13(1): 50–55.

350. Morenomontañés J, Sádaba B, Ruz V, et al. Phase I Clinical Trial of SYL040012, a Small Interfering RNA Targeting ‖[beta]–Adrenergic Receptor 2, for Lowering Intraocular Pressure. Molecular Therapy, 2014, 22(1): 226–232.

351. Wride MA, Geatrell J, Guggenheim JA. Proteases in eye development and disease. Birth Defects Research Part C Embryo Today Reviews, 2006, 78(1): 90–105.

352. Gómezvicente V, Donovan M, Cotter TG. Multiple death pathways in retina–derived 661W cells following growth factor deprivation: crosstalk between caspases and calpains. Cell Death & Differentiation, 2005, 12(7): 796–804.

353. Liu M, Pan Q, Chen Y, et al. Administration of Danhong Injection to diabetic db/db mice inhibits the development of diabetic retinopathy and nephropathy. Sci Rep, 2015, 5: 11219.

354. Tang CH, Tsai CC. CCL2 increases MMP–9 expression and cell motility in human chondrosarcoma cells via the Ras/Raf/MEK/ERK/NF–κB signaling pathway. Biochemical Pharmacology, 2012, 83(3): 335–344.

355. Kowluru RA. Role of Matrix Metalloproteinase–9 in the Development of Diabetic Retinopathy and Its Regulation by H–Ras. Investigative Ophthalmology & Visual Science, 2010, 51(8): 4320–4326.

356. Kowluru RA, Ghulam M, Dos SJM, et al. Abrogation ofMMP–9Gene Protects Against the Development of Retinopathy in Diabetic Mice by Preventing Mitochondrial Damage. Diabetes, 2011, 60(11): 3023–3033.

357. Kowluru RA, Zhong Q, Santos J M. Matrix metalloproteinases in diabetic retinopathy: potential role of MMP–9. Expert Opinion on Investigational Drugs, 2012, 21(6): 797–805.

358. Zhong Q, Kowluru RA. Regulation of Matrix Metalloproteinase–9 by Epigenetic Modifications and the Development of Diabetic Retinopathy. Diabetes, 2013, 62(7): 2559–2568.

359. Mohammad G, Kowluru RA. Diabetic Retinopathy and Signaling Mechanism for Activation of Matrix

Metalloproteinase-9. Journal of Cellular Physiology, 2012, 227(3): 1052-1061.

360. Lee HS, Jun JH, Jung EH, et al. Epigalloccatechin-3-gallate inhibits ocular neovascularization and vascular permeability in human retinal pigment epithelial and human retinal microvascular endothelial cells via suppression of MMP-9 and VEGF activation. Molecules, 2014, 19(8): 12150-12172.

361. Phipps JA, Clermont AC, Sinha S, et al. Plasma Kallikrein Mediates Angiotensin II Type 1 Receptor-Stimulated Retinal Vascular Permeability. Hypertension, 2009, 53(2): 175-181.

362. Yamamoto R, Yoneda S, Hara H. Neuroprotective effects of beta-secretase inhibitors against rat retinal ganglion cell death. Neuroscience Letters, 2004, 370(1): 61-64.

363. Silver S J, Rebay I. Signaling circuitries in development: insights from the retinal determination gene network. Development, 2005, 132(1): 3-13.

364. Zarkada G, Heinolainen K, Makinen T, et al. VEGFR3 does not sustain retinal angiogenesis without VEGFR2. Proceedings of the National Academy of Sciences of the United States of America, 2015, 112(3): 761-766.

365. Benedito R, Rocha SF, Woeste M, et al. Notch-dependent VEGFR3 upregulation allows angiogenesis without VEGF-VEGFR2 signalling. Nature, 2012, 484(7392): 110-114.

第三节 精准眼科医疗

一、概述

一直以来，在药物的临床实践中，"同药不同效"的现状凸显了个性化医疗的必要性，即针对不同患者定制个性化治疗方案。精准医疗由个性化医疗的概念进化而来，是对现行以药物治疗为主体的医疗进行的改革，是基于患者的基因或生理来定制治疗方案。未来的药物将针对单一个体或单一基因型进行定制，一种或一类药物大批量生产以及同病同药的局面都将逐渐被淘汰。以人体基因组信息为基础，结合蛋白组和代谢组等相关信息，精准医疗将为患者量身制定出最佳治疗方案，达到治疗效果最大化和副作用最小化。

眼科是早期应用个性化治疗的领域之一。以二代测序（next generation sequencing，NGS）技术为代表的基因组学研究手段的进展催化了眼病的分子诊断和崭新的治疗手段。在过去的三十年，科学家们在利用基因技术解析眼病的分子基础方面已经取得了巨大进步，利用全外显子组测序等NGS技术已成功鉴定出大量眼病相关性基因位点。NGS技术为单基因遗传性眼病（inherited eye disease，IED）的分子诊断带来了变革，尤其是具有遗传异质性的IED，如遗传性视网膜疾病（inherited retinal diseases，IRD）、先天性白内障（congenital cataract）和遗传性视神经疾病（inherited optic nerve disorders），同时催化了IED的基因替代疗法。除了利用基因替代疗法治疗IED外，精准眼科治疗思维将改变年龄相关性黄斑变性（age-related macular degeneration，AMD）等复杂眼病的预测、诊断和治疗模式。

精准眼科治疗的基础是对眼部疾病分子基础的理解和认识，包括疾病分层和个性化[1]（图1-3-1）。疾病分层依赖于分子诊断的表型和遗传评估，而个性化策略同样以遗传学和生物学标志物为基础，涉及病人管理的所有方面，从个性化的遗传咨询到以基因为基础的治疗手段的临床试验。随着成像技术的发展，依赖"深层表型"临床评估和分子诊断，疾病分层已成功应用于眼科，尤其是IED的分层。对IED分子基础深入分析的结果往往会将原来的单一疾病类型分层为不同的疾病亚型，而如果对具有遗传异质性的单基因疾病进行表型分层的话，如视网膜色素变性（retinitis pigmentosa，RP），可发现基因特异性的表型。对于AMD等复杂眼病的疾病分层则会出现内表型（endophenotypes）。随着疾病分层和个性化策略的实施，基于生物医学的疾病预测和症状前的风险评估，眼病的预防保健无论是IED，还是AMD等复杂眼病，都将重新受到关注。

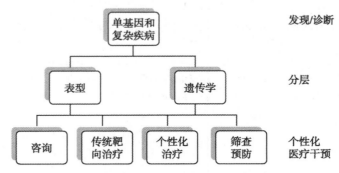

图1-3-1　精准眼科治疗：从疾病分层到个性化治疗，包括从基因检测和分子诊断到医疗干预的转化[1]

二、眼病遗传学基础

对眼部疾病分子基础的理解和认识是精准眼科治疗的支撑和基础，结合遗传学技术和生物医学标志物的研究，在分子水平进行疾病分层。随着大量眼病相关性基因位点的鉴定，IED的分子诊断发生了变革，尤其是具有遗传异质性的IED，大量曾经被鉴定为单一疾病类型的相继被分层为不同的疾病亚型。目前，随着NGS技术的发展，眼病遗传学基础的研究取得了很大进步，许多疾病相关基因及基因组区域被发现和证实。

（一）IRD

IRD是一组临床表现多样且危害严重的致盲性眼病，主要包括各种类型的RP、Leber先天性黑矇、先天性静止性夜盲、卵黄样黄斑营养不良、Stargardt病等。该病以视杆细胞和视锥细胞变性为特征，具有高度的临床和遗传学异质性。单纯临床诊断对患者的病因缺少针对性信息，因此，通过基因诊断来明确突变基因对于IRD的遗传咨询和基因治疗尤为重要。人类基因组计划的完成及相关遗传学技术的广泛应用为IRD的基因研究提供了有效手段。目前，IRD的基因研究已经取得了一系列突破性进展，特别是等位基因特异性引物延伸芯片技术的应用，极大地提高了IRD基因突变筛查的进度。目前，已经发现约250个基因与IRD有关（https://sph.uth.edu/Retnet/，表1-3-1和图1-3-2）。致病基因的确定不仅有助于解释这类疾病的发病机制，同时也为利用基因治疗的方法彻底根治IRD提供了契机。

表1-3-1　视网膜疾病相关基因(https://sph.uth.edu/Retnet/，更新于2016年5月11日）

A. 各视网膜疾病基因/位点的数量（按一个基因/位点一个疾病计）

疾病类型	基因位点总数	被鉴定的基因数
Bardet-Biedl综合征，AR	17	17

续表

疾病类型	基因位点总数	被鉴定的基因数
脉络膜萎缩或变性，AD	1	1
视锥-视杆细胞营养不良，AD	9	5
视锥-视杆细胞营养不良，AR	15	14
视锥-视杆细胞营养不良，XL	1	0
先天性静止性夜盲，AD	1	1
先天性静止性夜盲，AR	10	10
先天性静止性夜盲，XL	2	2
Leber 先天性黑矇，AD	1	1
Leber 先天性黑矇，AR	12	12
黄斑变性，AD	14	10
黄斑变性，AR	4	4
眼视网膜发育性疾病，AD	1	1
视神经萎缩，AD	6	3
视神经萎缩，AR	4	3
视神经萎缩，XL	1	0
视网膜色素变性，AD	23	22
视网膜色素变性，AR	39	36
视网膜色素变性，XL	5	2
有视网膜病变的综合征/全身性疾病，AD	9	8
有视网膜病变的综合征/全身性疾病，AR	52	48
有视网膜病变的综合征/全身性疾病，XL	3	2
Usher综合征，AR	16	13
其他视网膜病变，AD	14	10
其他视网膜病变，AR	16	14
其他视网膜病变，线粒体相关	7	7
其他视网膜病变，XL	8	7
总数	291	253

B. 各视网膜疾病基因/位点的数量（按一个基因/位点一个或多个疾病计）

疾病类型	定位位点（未鉴定）	定位和鉴定的基因
Bardet-Biedl综合征，AR	—	*ADIPOR1, ARL6, BBIP1, BBS1, BBS2, BBS4, BBS5, BBS7, BBS9, BBS10, BBS12, C8orf37, CEP290, IFT172, IFT27, INPP5E, KCNJ13, LZTFL1, MKKS, MKS1, NPHP1, SDCCAG8, TRIM32, TTC8*
脉络膜萎缩或变性，AD	—	*PRDM13, RGR, TEAD1*

续表

疾病类型	定位位点（未鉴定）	定位和鉴定的基因
视锥 – 视杆细胞营养不良，AD	(—), CORD4, CORD17, CD1	AIPL1, CRX, GUCA1A, GUCY2D, PITPNM3, PROM1, PRPH2, RIMS1, SEMA4A, UNC119
锥杆营养不良，AR	CORD8	ABCA4, ADAM9, ATF6, C21orf2, C8orf37, CACNA2D4, CDHR1, CERKL, CNGA3, CNGB3, CNNM4, GNAT2, KCNV2, PDE6C, PDE6H, POC1B, RAB28, RAX2, RDH5, RPGRIP1, TTLL5
锥杆营养不良，XL	COD2	CACNA1F, RPGR
先天性静止性夜盲，AD	—	GNAT1, PDE6B, RHO
先天性静止性夜盲，AR	—	CABP4, GNAT1, GNB3, GPR179, GRK1, GRM6, LRIT3, RDH5, SAG, SLC24A1, TRPM1
先天性静止性夜盲，XL	—	CACNA1F, NYX
单纯性耳聋或综合征，AD	—	WFS1
单纯性耳聋或综合征，AR	—	CDH23, CIB2, DFNB31, MYO7A, PCDH15, PDZD7, USH1C
Leber 先天性黑矇，AD	—	CRX, IMPDH1, OTX2
Leber 先天性黑矇，AR	—	AIPL1, CABP4, CEP290, CLUAP1, CRB1, CRX, DTHD1, GDF6, GUCY2D, IFT140, IQCB1, KCNJ13, LCA5, LRAT, nmNAT1, PRPH2, RD3, RDH12, RPE65, RPGRIP1, SPATA7, TULP1
黄斑变性，AD	BCAMD, MCDR3, MCDR4, MCDR5, MDDC	BEST1, C1QTNF5, CTNNA1, EFEMP1, ELOVL4, FSCN2, GUCA1B, HMCN1, IMPG1, OTX2, PRDM13, PROM1, PRPH2, RP1L1, TIMP3
黄斑变性，AR	—	ABCA4, CFH, DRAM2, IMPG1, MFSD8
黄斑变性，XL	—	RPGR
眼视网膜发育性疾病，AD	—	VCAN
视神经萎缩，AD	OPA4, OPA5, OPA8	MFN2, NR2F1, OPA1
视神经萎缩，AR	OPA6	RTN4IP1, SLC25A46, TMEM126A
视神经萎缩，XL	OPA2	TIMM8A
视网膜色素变性，AD	RP63	ARL3, BEST1, CA4, CRX, FSCN2, GUCA1B, HK1, IMPDH1, KLHL7, NR2E3, NRL, PRPF3, PRPF4, PRPF6, PRPF8, PRPF31, PRPH2, RDH12, RHO, ROM1, RP1, RP9, RPE65, SEMA4A, SNRNP200, SPP2, TOPORS

续表

疾病类型	定位位点（未鉴定）	定位和鉴定的基因
视网膜色素变性，AR	RP22, RP29, RP32	ABCA4, AGBL5, ARL6, ARL2BP, BBS1, BBS2, BEST1, C2orf71, C8orf37, CERKL, CLRN1, CNGA1, CNGB1, CRB1, CYP4V2, DHDDS, DHX38, EMC1, EYS, FAM161A, GPR125, HGSNAT, IDH3B, IFT140, IFT172, IMPG2, KIAA1549, KIZ, LRAT, MAK, MERTK, MVK, NEK2, NEUROD1, NR2E3, NRL, PDE6A, PDE6B, PDE6G, POMGNT1, PRCD, PROM1, RBP3, RGR, RHO, RLBP1, RP1, RP1L1, RPE65, SAG, SLC7A14, SPATA7, TTC8, TULP1, USH2A, ZNF408, ZNF513
视网膜色素变性，XL	RP6, RP24, RP34	OFD1, RP2, RPGR
有视网膜病变的综合征/全身性疾病，AD	CORD1	ABCC6, ATXN7, COL11A1, COL2A1, JAG1, KCNJ13, KIF11, MFN2, OPA3, PAX2, TREX1, VCAN
有视网膜病变的综合征/全身性疾病，AR	CORS2, HASD, MRST, WFS2	ABCC6, ABHD12, ACBD5, ADAMTS18, ADIPOR1, AHI1, ALMS1, CC2D2A, CEP164, CEP290, CLN3, COL9A1, CSPP1, ELOVL4, EXOSC2, FLVCR1, GNPTG, HARS, HGSNAT, HMX1, IFT140, INPP5E, INVS, IQCB1, LAMA1, LRP5, MKS1, MTTP, NPHP1, NPHP3, NPHP4, OPA3, PANK2, PCYT1A, PEX1, PEX2, PEX7, PHYH, PLK4, PNPLA6, POC1B, PRPS1, RDH11, RPGRIP1L, SDCCAG8, SLC25A46, TMEM237, TRNT1, TTPA, TUB, TUBGCP4, TUBGCP6, WDPCP, WDR19, WFS1, ZNF423
有视网膜病变的综合征/全身性疾病，XL	—	OFD1, TIMM8A
Usher综合征，AR	USH1E, USH1H, USH1K	ABHD12, CDH23, CEP250, CIB2, CLRN1, DFNB31, GPR98, HARS, MYO7A, PCDH15, USH1C, USH1G, USH2A
其他视网膜病变，AD	CACD, CODA1, EVR3, MCDR4	BEST1, CAPN5, CRB1, FZD4, ITM2B, LRP5, MAPKAPK3, MIR204, OPN1SW, RB1, TSPAN12, ZNF408
其他视网膜病变，AR	RNANC, VRD1	BEST1, C12orf65, CDH3, CNGA3, CNGB3, CNNM4, CYP4V2, LRP5, MFRP, MVK, NBAS, NR2E3, OAT, PLA2G5, PROM1, RBP4, RGS9, RGS9BP, RLBP1
其他视网膜病变，线粒体相关	—	KSS, LHON, MT-ATP6, MT-TH, MT-TL1, MT-TP, MT-TS2
其他视网膜病变，XL	PRD	CACNA1F, CHM, DMD, NDP, OPN1LW, OPN1MW, PGK1, RS1

续表

C. 与复杂视网膜疾病相关的基因

疾病类型	定位命名的位点	相关基因
AMD	—	*ABCA4, ARMS2, C2, C3, CFB, CFH, ERCC6, FBLN5, HMCN1, HTRA1, RAX2, TLR3, TLR4*
早产儿视网膜病变	—	*NDP*

缩写：AD，常染色体显性（autosomal dominant）；AR，常染色体隐性（autosomal recessive）；XL，X连锁（X-linked）

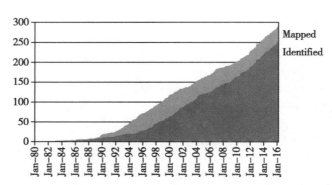

图1-3-2 1980—2016年定位（mapped）和鉴定（identified）的视网膜疾病相关基因
（ https://sph.uth.edu/Retnet/ ，更新于2016年5月11日）

（二）AMD

AMD是一种致盲性眼部衰老性疾病，主要以眼底黄斑区地图样萎缩或新生血管形成为特征。该病多发于55岁以上人群，是西方发达国家老年人最常见的致盲眼病，我国目前也有AMD患者约2000万，预计到2050年会增加一倍。AMD有干性和湿性两种主要类型。干性AMD又称萎缩型AMD，典型表现为黄斑区视网膜地图样变性萎缩，导致相应区域光感受器受损、中心视力显著下降。湿性AMD又称新生血管型AMD，主要表现为黄斑区出现脉络膜新生血管，并进一步出血形成瘢痕，导致中心视力急剧下降。

AMD是环境因素、生活方式和基因共同作用引发的多因素复杂眼病。尽管年龄增长是AMD最大的危险因素，但遗传因素的重要作用也已得到公认，携带某些特定基因型的人群AMD发病率是非携带人群的5倍。迄今为止发现至少15个与AMD关联的基因[2]（图1-3-3），包括补体因子H（complement factor H，*CFH*）基因和年龄相关性黄斑病变敏感性2（age-related maculopathy susceptibility 2，*LOC387715/ARMS2*）基因，高温需求因子A1（high temperature requirement factor A-1，*HTRA1*）基因以及C2和C3等，涉及免疫炎症、脂类代谢、DNA修复和血管生成等多种因素，为AMD发病机制和干预策略的研究提供了重要线索。

首先，*CFH*基因被证实与AMD发病密切相关，*CFH Y402H*基因型会显著增加AMD的患病风险，提示免疫因素是AMD发病的重要机制之一。除*CFH Y402H*外，*CFH*上其他单核苷酸多态性（single nucleotide polymorphism，SNP），包括rs3753394，rs800292， rs1061147，rs1061170，rs380390和rs1329428，均被报道与AMD相关。其次，*LOC387715/ARMS2* SNP rs10490924（A69S）也被证实与AMD密切相关，尤其是晚期AMD。而*HTRA1*与*LOC387715/ARMS2*相邻，位于染色体10q26，二者连锁不平衡。在*HTRA1*基因启动子和1号外显子上发现了四个SNP，包括rs11200638（G625A），rs2672598（T487C），rs1049331（C102T，A34A）和rs2293870（G108T，G36G）。其中，rs11200638位于*HTRA1*的启动子区，与新生血管型AMD显著相关，AG杂合型个体患AMD的概率是GG型的1.60～2.61倍，AA纯合型个体的发病率会提高6.56～10.0倍[3]。

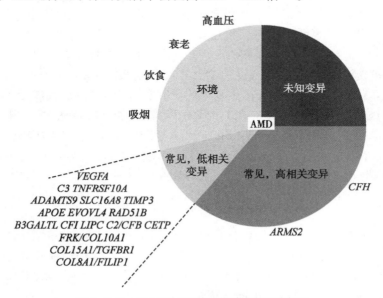

图1-3-3　与AMD相关的基因和基因组区域

图中显示了与AMD相关的遗传和环境危险因素，*CFH*和*ARMS2*与AMD高度相关[2]

问题关注：

相较于单基因眼部疾病，AMD等复杂眼部疾病不太适合开展基于DNA的分子诊断和临床预测实验。尽管目前已经报道了一些AMD相关的高危基因型，但这种基因分型用于临床疾病预测的可行性是有限的，目前使用的标准的常规临床诊断方法（如生物显微镜、间接检眼镜检查、彩色眼底照相和视野检查等）更能准确地评估患者视力丧失的风险程度。目前还没有证据表明，针对特定基因型采取的治疗措施是有益的。因此，对于AMD等复杂眼部疾病来讲，基于遗传学的分子诊断模式尚不可能进入现阶段的常规临床实践。

（三）青光眼

青光眼是一组损害视神经及其通路进而损害视觉功能的眼部疾病，表现为视神经凹陷性萎缩和视野缺损，是眼科常见的不可逆性致盲眼病。根据病因，青光眼可分为原发性和继发性两类。一般而言，原发性青光眼可分为以下三种主要类型：①原发性开角型青光眼（primary open-angle glaucoma，POAG）；②原发性先天性青光眼（primary congenital glaucoma，PCG），又称原发性婴幼儿型青光眼；③原发性闭角型青光眼（primary angle-closure glaucoma，PACG）。其中最常见的青光眼类型是POAG，全世界范围内有超过3500万人受到影响。我国2010年有1500多万青光眼患者，其中开角型青光眼800多万，占全球的1/5。

根据发病时间不同，POAG分为青少年发病的POAG，即原发性青少年型青光眼（juvenile-onset primary open angle glaucoma，JOAG）和成年发病的POAG。JOAG（发病年龄3~35岁）伴有高眼压（intraocular pressure，IOP）、视野缺损及视盘损害，需要早期手术治疗。而成年发病的POAG（发病年龄多在40岁以上）可表现为高IOP症（high tension glaucoma，HTG）或正常IOP型青光眼（normal tension glaucoma，NTG），有视野缺损及视盘损害。

POAG是一类具有高度遗传异质性的复杂性眼部疾病，不同类型具有不同的遗传学特点。小部分POAG遵循孟德尔遗传定律，如JOAG的典型表现为常染色体显性遗传（autosomal dominant，AD）；绝大部分POAG起因于多个基因的突变，其中每个基因都起了一部分作用，如成年发病的POAG在遗传学上常表现为复杂特性。

在NGS技术出现之前，POAG相关基因的研究多基于家系的探索，已经发现20多个基因位点与POAG相关联[4]，其中有3个致病基因已确定与POAG密切相关，包括肌纤蛋白基因（myocilin，*MYOC*）、optineurin基因（*OPTN*）和WD重复结构域36（WD repeat domain 36，*WDR36*）。此外，TANK结合激酶1（TANK-binding kinase-1，*TBK1*）基因的拷贝数变异会导致NTG。除了致病基因，至少还有18种POAG相关基因，包括细胞色素P4501B1基因*CYP1B1*（cytochrome P450 family 1，subfamily B，polypeptide 1）、载脂蛋白E基因*APOE*等。

1. POAG致病基因 目前报道与POAG密切相关的3个致病基因中，*MYOC*是JOAG致病基因，*WDR36*为成人型POAG相关位点，而*OPTN*主要与NTG有密切关系。

（1）*MYOC*基因：定位于lq23-q25，由3个外显子组成，编码504个氨基酸的蛋白*myocilin*。推测*myocilin*可通过在小梁网聚集，影响房水流出以及影响视神经等途径参与POAG的发病过程。至今已报道了192个*MYOC*序列改变（参见www.myocilin.com），其中约40%为致病性突变，90%位于第三外显子的嗅素同源区域，多数情况下为AD遗传。

（2）*OPTN*基因：定位于10p14-p15，由16个外显子组成，编码577个氨基酸的optineurin蛋白。Optineurin蛋白具有拮抗凋亡的作用，突变引起的optineurin蛋白减少或功能改变可能通过凋亡途径导致青光眼性视野缺损和视神经病变。现在认为*OPTN*基因突变与NTG发病关系密切。

（3）*WDR36*基因：定位于5q21.3-5q22.1，含有23个外显子，编码951个氨基酸的蛋白，是近年发现的与POAG相关的新基因。研究证明*WDR36*与POAG的形成与发展有关，但关于*WDR36*基因突变与POAG发病关系的研究较少，不同的研究有不同的结果。

2. POAG相关基因—*CYP1B1*基因 定位于2p21-22，由3个外显子组成，编码543个氨基酸的蛋白。*CYP1B1*在PCG和其他眼前节发育不良中起着重要的致病作用，修饰POAG的病理发生过程，或者在一些条件下直接就是导致JOAG的主要原因。有研究揭示在同一个家系中PCG和POAG的突变共存（即*CYP1B1*和*MYOC*双基因突变），提示*CYP1B1*可能是*MYOC*基因的修饰因子。

近年来，随着NGS技术的出现，全基因组关联分析（genome-wide association study，GWAS）技术的发展极大地推进了POAG相关基因的发展。针对于散发病例甚至是健康个体进行研究，分析与眼部重要参数如中央角膜厚度（central corneal thickness，CCT）、IOP

和视神经参数等相关的基因，进而寻找青光眼相关基因（图1-3-4）[2]，极大地弥补了家系研究的不足，拓宽了疾病相关基因的寻找范围。

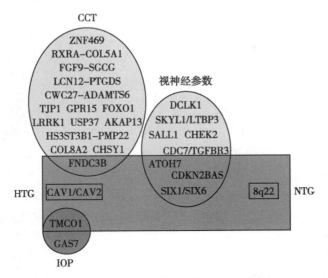

图1-3-4 与青光眼相关的基因和基因组区域及相关的眼部参数

图中展示的是可引起与青光眼（椭圆）和POAG（矩形）相关的眼部参数改变的变异。POAG可分为HTG和NTG两种情况。与IOP升高有关的基因*TMCO1*也与HTG相关，与薄CCT相关的基因*FNDC3B*同样也与HTG相关。与视神经相关的三个基因组区域（*CDKN2BAS*，*ATOH7*和*SIX1/SIX6*）与HTG相关，其中*CDKN2BAS*则与HTG和NTG均相关。基因组区域*CAV1/CAV2*与HTG相关，但尚未发现与眼部参数的相关性。基因组区域8q22仅与NTG相关[2]

问题关注：

目前，在POAG相关基因的研究方面仍存在很多问题：①目前虽然已经报道有20多个基因位点与POAG相关联，但已确定的致病基因（*MYOC*、*OPTN*和*WDR36*）仅可解释不到10%POAG患者的发病原因；②POAG遗传存在地区差异性，各基因突变的致病机制尚不清楚；③*OPTN*是否为POAG的致病基因还存在争论，*MYOC*和*OPTN*基因之间可能产生相互作用，但具体原因尚未明确；④基因打靶技术的应用需要有确定的致病基因，但POAG相关基因多且十分复杂，每个患者突变基因不同，很难应用于临床。因此，寻找新的致病基因和致病位点仍然十分重要，这有助于加深对青光眼发病机制的认识，进而在诊断和治疗上有所突破。

三、眼科药物遗传学

临床医生在使用药物时，必须遵循因人而异的个性化施药原则，因为在群体中，不同个体对同一药物可能产生不同的反应，甚至可能出现严重的副作用，即存在个体对药物的特应性（idiosyncracy）。个体对药物的特应性归根结底是由个体的遗传背景即基因引起的。知晓不同基因型与药物效应的相关性，结合患者的遗传基础，临床医生才可能做到真正的个性化施药。药物遗传学（pharmacogenetics）就是研究遗传因素对药物代谢动力学的影响，尤其是遗传因素引起的异常药物反应，其研究结果对临床医学实践具有重要的指导意义。眼科药物遗传学的研究结果则直接为眼科疾病的个性化治疗提供依据。

1. AMD药物遗传学　AMD，尤其是湿性AMD，是导致老年患者视力丧失的最主要原因。目前，抗血管内皮生长因子（vascular endothelial growth factor，VEGF）的药物治疗是湿性AMD患者的临床首选，可达到提高患者视力、减少AMD致盲率的目的。临床上使用的抗VEGF药物主要有两种：雷珠单抗（Ranibizumab，商品名Lucentis）和贝伐珠单抗（Bevacizumab，商品名Avastin）。贝伐珠单抗是一种人源化抗VEGF-A全长单克隆抗体，2004年被美国FDA批准用于治疗转移性结直肠癌，现已被广泛用于治疗以VEGF升高为特征的视网膜病变，包括AMD、糖尿病视网膜病变、玻璃体积血、新生血管性青光眼和病理性近视视网膜血管阻塞。雷珠单抗是一种人源化VEGF-A抗体的Fab片段，能结合所有活性形式的VEGF-A，阻断VEGF-A与VEGF受体1和2的结合，从而减少血管内皮细胞增殖和降低血管通透性，抑制新生血管生成。雷珠单抗由于缺少抗体Fc片段，可以减少眼部炎症反应的发生。

证据表明，由于患者基因型不同，上述两种抗*VEGF*药物在治疗AMD时，药物效应呈现出了差异（表1-3-2）[5]。玻璃体腔注射贝伐珠单抗治疗AMD，患者症状的改善情况受到*CFH Y402H*基因型的影响。与CC基因型患者相比较，TC和TT基因型患者症状改善程度超过五倍。TC和TT基因型患者的视觉灵敏度都得到了改善，分别从20/206和20/248提升到20/170和20/166，而CC基因型患者的视觉灵敏度从20/206减少到20/341（$P=0.016$）。雷珠单抗的临床应用也出现了类似的研究结果。玻璃体腔注射雷珠单抗治疗AMD，患者*CFH Y402H*的基因型会影响雷珠单抗的用药剂量。与CC基因型患者相比较，TC和TT基因型患者获得症状改善需要相对更少的注射次数。此外，患者*LOC387715/ARMS2*基因型也会影响到雷珠单抗的治疗效果。用雷珠单抗进行治疗，与*LOC387715/ARMS2* rs10490924和rs1061170基因型患者获得的视觉灵敏度改善相比较，69S纯合子患者的中央分支视网膜厚度下降，视力预后没有改善。

表1-3-2　AMD和青光眼的药物遗传学分子标志[5]

疾病	药物	基因	变异	临床结果
AMD	Bevacizumab	*ARMS2*	LOC387715	视力无差异
		CFH	Y402H(TT和TC)	视力提高5位以上
		CFH	Y402H(CC)	远距离和阅读视力下降
	Ranibizumab	*ARMS2*	69S纯合	中央区域视网膜厚度降低；视力无改善
		ARMS2	rs10490924, rs1061170	视力提高
		CFH	Y402H(TC和TT)	注射减少
	PDT	*CFH*	Y402H	PDT治疗无差别
		CRP	rs2808635, rs877538	对PDT的响应增加
		MTHFR	C677T	对PDT的响应增加
		PT	G20210A	对PDT的响应增加
		VEGF	rs699947, rs2146323	对PDT的响应降低

续表

疾病	药物	基因	变异	临床结果
	Prednisolone acetate	*GR*	N363S	类固醇性高眼压
	Triamcinolone acetonide	*GR*	BcII、N766N 和内含子 4 内	与眼压升高幅度无关
青光眼	Beta-adrenergic blockers（局部）	*ADRB2*	rs1042714	反应增加（眼压下降 20% 或更多）
	Timolol（局部）	*CYP2D6* *CYP2D6*	R296C（TT 和 CT） R296C（CC）	更容易发生心动过缓 不太可能发生心动过缓
	Latanoprost（0.005% 局部）	*PR*	rs3753380, rs3766355	反应增加（眼压下降 15% 或更多）

缩写：ADRB2，β2肾上腺素受体（adrenergic receptor beta2）；ARMS2，年龄相关性黄斑病变的易感基因 2（age-related maculopathy susceptibility protein 2）；CRP，C 反应蛋白（C-reactive protein）；MTHFR，亚甲基四氢叶酸还原酶（methylenetetrahydrofolate reductase）；PR，前列腺素受体 F2α（prostaglandin F receptor 2 alpha）；PT，凝血酶原（prothrombin）；GR，糖皮质激素受体（glucocorticoid receptor）

光动力疗法（photodynamic therapy，PDT）治疗 AMD 的效果同样与患者的基因型相关（表 1-3-2）。C 反应蛋白（C-reactive protein，*CRP*）的两个 SNP 位点，rs2808635 和 rs877538，会直接影响 PDT 的治疗效果。*VEGF* 基因也与 PDT 有效性关联，患者 SNP rs699947 和 rs2146323 的基因型会影响到患者对 PDT 的反应。此外，患者亚甲基四氢叶酸还原酶（methylenetetrahydrofolate reductase，*MTHFR*）C677T 和凝血酶原（prothrombin，*PT*）G20210A 的多态性也证实与 PDT 疗效相关联。

问题关注：

研究结果提示，了解病人的基因型有助于在临床实践中探索个性化的治疗措施和最优化的药物剂量和治疗周期。但 AMD 发病机制中，环境、吸烟、体重指数（body mass index，BMI）、年龄以及性别等因素也发挥着重要作用。由于受到各种非遗传因素的影响，药物遗传学在 AMD 治疗中的有效性、可靠性以及用途都受到很大程度的限制[22]。

2. 青光眼药物遗传学　青光眼是一种进展性视神经病变，其主要危险因素为 IOP 升高，因此降低 IOP 是目前治疗青光眼最有效的首选方法。目前临床上常用的降 IOP 药物有两类：抑制房水生成的药物和促进房水外流的药物。抑制房水生成的药物有 β 肾上腺素受体阻滞剂（如噻吗洛尔 timolol）、局部碳酸酐酶抑制剂（如乙酰唑胺 acetazolamide）和 α2 肾上腺素受体激动剂（如溴莫尼定 brimonidine）。促进房水外流的药物有前列腺素（prostaglandin，PG）F2α 类药物（如拉坦前列素 latanoprost，曲伏前列素 travoprost 和贝美前列素 bimatoprost），肾上腺素类药物和缩瞳剂（包括胆碱受体激动药毛果芸香碱 pilocarpine、胆碱酯酶抑制剂毒扁豆碱 physostigmine 等）。

有报道表明，由于患者个体基因型不同导致同种青光眼治疗药物或治疗手段效应不同（见表 1-3-2）。青光眼患者 β2 肾上腺素受体（androgenic receptor beta-2，*ADRB2*）的基因型会影响 β 受体阻滞剂降 IOP 的效果[6]。PGF2α 类药物降 IOP 效果则会受到患者前列腺素受体 SNP 的影响[7]。

在副作用方面,同样也出现了受患者基因型影响的情况。如噻吗洛尔引发心动过缓的情况与患者细胞色素P450 2D6(cytochrome P450 2D6,*CYP2D6*)基因多态性相关[8]。此外,糖皮质激素在治疗眼部炎症时会引起某些患者IOP升高,诱发激素性青光眼。但糖皮质激素的升IOP副作用是与患者基因型有关的。糖皮质激素受体(glucocorticoid receptor,*GR*)基因型不同的患者对糖皮质激素泼尼松龙升IOP的反应不同[9]。

问题关注:

药物遗传学的应用可以帮助临床医生根据病人的基因型选择适合病人的降IOP最佳药物和最适剂量。但目前在青光眼的临床治疗上,药物遗传学的用途尚小。选择候选基因,进一步研究目前尚未被充分阐明机制的疾病相关途径,将有助于进一步缩小临床医生需关注的对象。但在运用各种药物遗传学数据进行临床分析预测的过程中,必须充分注意到各种途径和各种机制之间的交互作用,全面考虑以确定最佳治疗方案。

四、眼科医疗的个性化定制

随着人类基因组测序技术的革新、生物医学分析技术的进步以及大数据分析工具的出现,精准医疗的时代已经到来。精准医疗以人体基因组信息为基础,结合患者生活环境和临床数据,实现精准的疾病分类及诊断,制订具有个性化的疾病预防和治疗方案。同样,眼部疾病的分子遗传学基础研究和分子诊断的推进将给眼病的临床医疗带来多方面的影响。通过个体遗传咨询,进行疾病的早期预测和临床监测,为患者定制个性化眼病医疗模式。眼病药物遗传学的研究结果为个性化治疗方案的定制提供了直接依据,医生结合患者的分子诊断和遗传信息,为患者量身定制最佳治疗药物和治疗剂量。在个性化医疗模式的定制实践过程中,遗传咨询是定制个性化治疗措施和个性化药物及剂量的前提基础,以期达到治疗效果最大化和副作用最小化。

(一)遗传咨询

遗传咨询是指以患有遗传性疾病的患者及其家属以及有可能患病的人为对象,为使其能够按自己的意愿选择生活方式,而进行临床遗传学诊断以及医学判断,从而提供正确信息并给予支持的医疗行为。除了外伤,各种自发性疾病都可以列入遗传咨询范围,尤其是智力不全、精神分裂症和肿瘤等严重危害生命健康的疾病。遗传咨询是预防遗传病的主要方法之一,通过疾病的早期预测和临床检测,延缓或阻断疾病发展的进程。同样,遗传咨询也是提高优生优育水平的有力措施,避免遗传性疾患胎儿的诞生。在精准医疗时代,遗传咨询将发挥更加全面的作用。通过个体遗传咨询,结合基因检测、患者生活环境和临床数据,实现精准的疾病诊断,有助于最终制订个性化预防和治疗方案。

在人类基因组学的研究中,遗传病研究发挥着重要作用,其遗传性缺陷发生几率仅次于大脑。眼遗传性疾病既有单基因疾病又有多因素多基因疾病。人类第一个癌症相关基因是通过视网膜母细胞瘤被克隆出来的。Leber遗传性视神经病变是第一个被报道的线粒体疾病。X染色体连锁遗传的红绿色盲也是第一个被报道的X染色体连锁遗传性疾病。相比其他人体器官,眼部疾病的遗传学现象具有直观的可视性,这为眼病遗传学咨询提供了便利。在临床眼科实践中,临床医生应用遗传学基本知识进行遗传学咨询具有重要意义,有助于对患者做出准确的临床诊断和治疗,同时为患者及其家人提供适当的临床指引。

要进行临床遗传咨询实践,眼科医生必须具备基本的遗传学知识,了解不同眼病的遗传模式，对患者甚至家人进行必要的临床检查和询问，方可做出正确的临床诊断和临床指引。遗传模式的确定对于明确疾病的遗传学病因非常关键，同样医生可以借此告知患者其家人罹患相同疾病的风险。同时，在遗传咨询过程中，分子遗传学的检测有助于验证诊断结果的准确性，同时为遗传学模式的确定提供辅助。

1. RP　RP的遗传模式是通过家族病史来确定的，某些情况下需要同时进行分子遗传学检测。RP可以通过AD、常染色体隐性（autosomal recessive，AR）或X连锁（X-linked，XL）的方式进行遗传。携带XL相关基因变异的女性可能会表现出临床症状，也可能不会受到影响。通常情况下，女性患者的临床症状要比同龄男性轻。此外，RP还可以通过双基因和线粒体方式遗传。

不同遗传模式的RP可能涉及的基因突变见表1-3-3～表1-3-6[10]。

表1-3-3　RP遗传模式[10]

遗传模式	在RP先症者中所占比例
常染色体显性RP(ADRP)	15%～25%
常染色体隐性RP(ARRP)	5%～20%
X-连锁RP(XLRP)	5%～15%
未知：单基因	40%～50%
双基因型RP	很罕见

表1-3-4　与ADRP相关的基因[10]

基因	占ADRP比例	蛋白	OMIM
RHO	20%～30%	视紫红质	180380,613731
PRPF31	5%～10%	U4/U6核内小核糖核蛋白Prp31	600138,606419
PRPH2	5%～10%	外周蛋白-2	179605,608133
RP1	3%～4%	氧调节蛋白1	180100,603937
IMPDH1	2%～3%	肌苷酸脱氢酶1	146690,180105,
PRPF8	2%～3%	mRNA前体剪接因子8	600059,607300
KLHL7	1%～2%	Kelch样蛋白7	611119,612943
NR2E3	1%～2%	光感受器细胞特异性核受体	604485,611131
CRX	1%[2]	视锥杆同源盒蛋白	120970,602225,
PRPF3	1%	U4/U6核内小核糖核蛋白Prp3	601414,607301
TOPORS	1%	E3泛素蛋白连接酶Topors蛋白	609507,609923
CA4	罕见	碳酸酐酶4	600852,114760
NRL	罕见	神经视网膜特异性亮氨酸拉链蛋白	162080,613750
ROM1	罕见	视网膜光感受器外节膜蛋白1	180721

续表

基因	占ADRP比例	蛋白	OMIM
RP9	罕见	视网膜色素变性9蛋白	180104,607331
RDH12	未知	视黄醇脱氢酶;12	608830,612712
SNRNP200	未知	U5核内小核糖核蛋白200 kDa解旋酶	601664,610359
AIPL1	罕见	芳烃相互作用蛋白样1	604392
BEST1	罕见	Bestrophin-1蛋白	607854,613194
PRPF6	罕见	mRNA前体剪接因子6	613979,613983
RPE65	罕见	维甲酸异构水解酶	180069,613794
连锁至6q23;基因未鉴定	一个家系连锁	未鉴定	614494
GUCA1B	4%~5%(日本);罕见(UK)	鸟苷酸环化酶激活蛋白2	602275,613827
FSCN2	3%(日本adRP)	聚束蛋白-2	607643,607921
SEMA4A	3%~4%(巴基斯坦)	Semaphorin-4A蛋白	607292,610282

表1-3-5　与ARRP相关的基因[10]

基因	占ARRP比例	蛋白	OMIM
USH2A	10%~15%	Usherin蛋白	608400,613809
ABCA4	2%~5%	视网膜特异性ATP结合盒转运体	601691,601718
PDE6A	2%~5%	视杆cGMP特异性3',5'-环磷酸二酯酶亚基α	180071,613801
PDE6B	2%~5%	视杆cGMP特异性3',5'-环磷酸二酯酶亚基β	180072,613801
RPE65	2%~5%	维甲酸异构水解酶	180069,613794
CNGA1	1%~2%	cGMP门控阳离子通道α1	123825,613756
BEST1	≤1%	Bestrophin-1蛋白	607854,613194
C2ORF71	≤1%	未鉴定蛋白C2或f71	613425,613428
C8ORF37	≤1%	未鉴定蛋白C8或f37	614477,614500
CLRN1	≤1%	Clarin-1蛋白	606397,614180
CNGB1	≤1%	环核苷酸门控阳离子通道β1	600724,613767
DHDDS	≤1%	脱氢多萜醇焦磷酸合成酶	608172,613861
FAM161A	≤1%	FAM161A蛋白	606068,613596
IDH3B	≤1%	线粒体NAD依赖型异柠檬酸脱氢酶β亚基	604526,612572
IMPG2	≤1%	光感受器基质蛋白多糖2	607056,613581
LRAT	≤1%	磷脂视黄醇酰基转移酶	604863,613341
MAK	≤1%	丝氨酸/苏氨酸蛋白激酶MAK	154235,614181

基因	占ARRP比例	蛋白	OMIM
MERTK	≤1%	酪氨酸蛋白激酶Mer	604705,613862
NRL	≤1%	神经视网膜特异性亮氨酸拉链蛋白	162080,613750
PDE6G	≤1%	视杆视紫红质敏感性cGMP 3',5'-环磷酸二酯酶亚基γ	180073,613582
PRCD	≤1%	进展性视杆锥变性蛋白	610598,610599
PROM1	≤1%	Prominin-1蛋白	604365,612095
RBP3	≤1%	视黄醇结合蛋白3	180290
RGR	≤1%	RPE-G蛋白偶联受体	600342,613769
RHO	≤1%	视紫红质	180380,613731
RLBP1	≤1%	视黄醛结合蛋白1	180090,607475
RP1	≤1%	氧调节蛋白1	180100,603937
SPATA7	≤1%	精子发生相关蛋白7	604232,609868
TTC8	≤1%	三十四肽重复结构域8	608132,613464
TULP1	≤1%	Tubby相关蛋白1	600132,602280
ZNF513	≤1%	锌指蛋白513	613598,613617
ARL6	≤1%	ADP核糖基化因子样蛋白6	608845,613575
NR2E3	罕见；发现于葡萄牙的西班牙系犹太人	核受体亚家族2 E3组蛋白	604485,611131
EYS	10%~30%（西班牙）；常见（中国）	EYS蛋白	602772,612424
CRB1	6%~7%（西班牙）	CRB 1蛋白	600105,604210
CERKL	3%~4%（西班牙）	神经酰胺激酶样蛋白	608380,608381
SAG	2%~3%（西班牙）	S-arrestin蛋白	181031,613758

表1-3-6 与XLRP相关的基因[10]

基因	占XLRP比例	蛋白	OMIM
RPGR	70%~90%	X-连锁视网膜色素变性GTP酶调节蛋白	300029,312610
RP2	10%~20%	XRP2蛋白	300757,312600

问题关注：

为了弄清楚 RP 的分子基础，在遗传模式确定后，需要参考不同遗传模式可能涉及的不同基因，进行单基因或多基因遗传学检测。对于遗传模式已经确定的 RP 来讲，单基因筛查是最有效的，待筛查基因可优先选择相应 RP 高比例突变基因。需注意的是，对于携带 PRPH2 或 ROM1 致病突变但表现出非孟德尔遗传模式的家系来讲，应该考虑双基因遗传模式并对其他基因进行检测。

2. **青光眼**　青光眼的遗传易感性早在 1842 年就被提出，当时 Benedict 在两姐妹身上同时观察到了青光眼。随后的流行病学研究表明，遗传因素在青光眼的病因和（或）发病机制上发挥主要作用。从遗传模式上讲，青光眼有多因素青光眼和符合孟德尔遗传规律青光眼之分。多因素青光眼的遗传模式尚不清晰，其临床表型源自基因和环境（包括老化、饮食、压力和生活方式等因素）之间的相互作用。而符合孟德尔遗传规律的青光眼主要通过 AD 和 AR 方式遗传，如慢性开角型青光眼（chronic open-angle glaucoma，COAG）和 PCG。

针对与青光眼相关的基因位点，人类基因组组织（Human Genome Organization，HUGO）确立了一个基于遗传位点的青光眼命名法则。"GLC"为青光眼相关基因的总称，在此基础上"1"，"2"，"3"代表原发性青光眼的 POAG，PACG 和 PCG 三种不同类别；而"A"，"B"，"C"和"D"代表每种青光眼类型对应的定位基因。不同基因对应的青光眼类型及遗传模式见表 1-3-7[11]。以 PCG 对应的 GLC3 位点为例，目前至少有四个基因位点被报道，即 GLC3A，GLC3B，GLC3C，GLC3D。

表 1-3-7　"GLC"相关家系的遗传学和临床特征[11]

基因位点	定位	青光眼亚型	遗传方式	通常发病年龄（岁）	IOP	严重程度
GLC1A	1q23-q25	JOAG/早发性 COAG	AD	5~45	高	严重
GLC1B	2cen-q13	COAG（正常/中度高压）	AD	>40	正常/中度升高	轻微到中等
GLC1C（?）	3q21-q24	COAG（高压）	AD	>40	中度升高/高	轻微到中等
GLC3A	2p21	先天性（牛眼）	AR	<3	高	严重
GLC3B	1p36	先天性（牛眼）	AR	<3	高	严重

问题关注：

PCG 是一种具有特定遗传基础的严重致盲性眼病，故遗传咨询对该病的临床治疗是一个有用工具，有助于判断疾病的临床特征、预测疾病的进展及并发症。无疑，家系的建立有助于阐明 PCG 的遗传模式。目前的研究结果提示，虽然大部分 PCG 病例呈散发或 AR 遗传模式，但也有 AD 遗传模式（虽然少见）。明确 PCG 的遗传模式后，专家要对个体及其家人的发病风险进行评估，提出建议并提供关于进行 PCG 致病突变检测的可能细节，可涉及 CYP1B1，MYOC，FOXC1，BMP4，LTBP2 和 MYOC 等基因[12]。但在遗传咨询过程中，必须注意外显不完全或不均一的问题，将情况提出并告知患者及其家人，并告知疾病未来的发展趋势及风险，要求患者及其家人随时进行临床随仿，密切关注疾病的发展状况，尤其是携带有 CYP1B1 突变的儿童患者的兄弟姐妹。某些情况下会出现遗传学检测无法找到已知突变的情况，这时很可能会有未知突变甚至未知基因尚未被报道（如定位在 GLC3B

和 *GLC3C* 位点上的未知基因)。

突变的临床检测有助于确定疾病的遗传方式，如 *CYP1B1* 和 *LTBP2* 基因突变引发的青光眼以 AR 方式遗传，而其他已知基因引发的则可能以 AD 方式遗传。对于基因突变已知的青光眼患者来讲，临床护理和遗传咨询具有重要意义，适当的临床监测和及时的临床干预治疗可以防止或减少视力损失。但在临床实践过程中，不完全外显率和可变的表现模式往往会使遗传模式的识别变得复杂。

（二）个性化定制

1. 以药物遗传学为基础的个性化治疗　在遗传学分子检测和遗传咨询的基础上，基于遗传易感性的眼病个性化治疗就可实现，包括复杂眼病的个性化治疗。

（1）AMD：对 AMD 遗传学基础的深入了解，包括药物遗传学的研究结果，为开发补体抑制剂的 AMD 治疗思路提供了理论依据，而且可用于预测某一特定治疗手段的预期效果。目前，眼内注射药物抑制 VEGF 是治疗湿性 AMD 的主要方法。自 2000 年代中期，AMD 致盲率已大幅下降。然而，广泛的治疗效果评估分析发现，抗 VEGF 治疗的效果受到遗传因素的影响。Chen 等 2012 年进行的 Meta 分析指出，*CFH* rs1061170 与新生血管型 AMD 的抗 VEGF 药物治疗反应相关[13]。Abedi 等人的一项研究也指出，*HTRA1* 基因启动子区 SNP（rs11200638）和 *LOC387715/ARMS2A69S* 多态性与抗 *VEGF* 治疗效果相关[14]。兰尼单抗的治疗效果则与 *VEGF* 及其受体（*VEGFR*）基因的 SNPs 相关，特别是 *VEGFA* 和 *VEGFR2/KDR*[1]。综合分析 AMD 高危基因型（*CFH* 和 *ARMS2* 的 SNPs）和在肿瘤血管生成途径上确定的基因型（*VEGFA*、*VEGF* 受体 *KDR*、*LRP5* 和 *FZD4* 的 SNPs）显示，携带有 *CFH* 和 *ARMS2* 基因上四个危险等位基因的个体会在较早年龄患上新生血管型 AMD，而兰尼单抗治疗无法改善视力[1]。

（2）青光眼：IOP 是由房水生成和房水外流之间的动态平衡所决定。任何改变房水生成或外流的因素均可影响 IOP。临床上用于局部降低 IOP 的药物按作用机制分成两大类：抑制房水生成和促进房水外流的药物。PGF2α 类药物是目前最有效的促进房水外流的局部降 IOP 药物，主要有拉坦前列素、曲伏前列素和贝美前列素。曲伏前列素和拉坦前列素是 PGF2α 的酯前体，而贝美前列素是乙酰胺替代的 PGF2α 衍生物。研究表明，上述三种 PGF2α 类药物对绝大多数患者都有明显治疗效果，副作用（尤其是全身副作用）少。但随着药物临床应用不断深入，发现不同病人对于不同 PGF2α 类药物的反应在多方面可能表现出差异，包括降 IOP 效果以及副反应。对比研究表明，贝美前列素能治疗对拉坦前列素不敏感的病人[15]。副作用方面，除了眼部副作用以外，PGF2α 类药物的全身副作用较少。然而近年来，越来越多的全身副作用被人们所关注。胃肠道副反应作为 PGF2α 类药物的全身副反应较为常见：如 Lee 报道了 1 例 34 岁女性患者在滴用曲伏前列素后出现腹部痉挛性疼痛[16]；Papachristou 等报道了 3 例使用前列腺素类药物后的患者均出现了胃肠道不良反应[17]；余曼等报道的 1 例女性患者在使用拉坦前列素和曲伏前列素之后均出现恶心、腹痛和腹泻，但使用贝美前列素之后却未出现类似的胃肠道不良反应[18]。李晓红等报道的一例患者对拉坦前列素和曲伏前列素不敏感，而使用贝美前列素却出现超敏反应引起睫毛脱落[19]。对于这些不常见的临床反应病例，其特殊临床反应的基础很可能是患者前列素类受体基因序列的变异[20]。随着这方面报道的深入以及相应分子基础的研究，在未来根据患者基因型进行青光眼患者的个性化前列素类药物治疗是可行的，这可以减少副作用的发生和治疗费用。

2. 基因治疗与精准眼科医学

（1）细胞治疗、基因治疗与精准医学：精准医学涉及从基础研究、临床检测和诊断、治疗、康复等各个环节。在治疗上，细胞治疗和基因治疗已经成为精准医学的重要方向和内容。

用细胞来治疗疾病的细胞治疗技术最早成功运用于骨髓移植。基于细胞培养技术和生物相容性材料的进步而发展起来的组织工程技术极大地拓宽了细胞治疗的潜在应用范围。目前，免疫排斥反应仍是细胞移植的克星，个体差异和伦理方面的障碍很大程度地限制了异体细胞移植的开展，异种移植则更难。在免疫限制和供体来源受限的双重压力之下，对自体细胞进行基因纠正和基因修饰成为最佳选择。

基因治疗最初是针对基因缺陷引起的遗传性疾病（尤其是单基因遗传病），通过基因导入，进行基因替代、补偿和纠正以达到纠正或补偿异常功能的目的。从原理设计上讲，所有的基因治疗策略都是针对某一特定变异基因进行基因替代或补偿、阻断或下调其表达甚至进行原位纠正，这是一种真正意义上的精准治疗，它颠覆了传统的药物治疗理念。目前，基因治疗的研究已拓展到多种具有遗传倾向的疾病，包括肿瘤、心血管病、神经系统疾病、感染性疾病和自身免疫性疾病等。

从基因治疗的角度看，基因和基因元件必须在细胞中发挥作用；离开细胞，基因药物是无法工作的。因此基因治疗同时也是针对细胞的治疗。基因治疗的精准性源自于精准的原理设计和载体系统的精准性。在基因载体和表达元件无法达到令人满意的精准性时，解决基因治疗精准性的方式就是抽取分离体内细胞，体外导入基因后再回输到体内发挥作用。这是一种离体基因治疗（ex vivo gene therapy），也可以称为转基因（transgenic）或基因修饰的细胞治疗（gene modified cell therapy）。目前离体基因治疗在血液遗传病和肿瘤免疫治疗方面已经崭露头角。

近年来，锌指酶、TALEN、CRISPR 等基因编辑（gene editing）技术的出现，使人们可以直接"删改"基因，实现 DNA 水平的精准阻断。尤其是 CRISPR 基因编辑技术可以定点切除突变基因，同时导入正确基因片段进行修复，精准实现基因的原位纠错。在蛋白水平的阻断则可通过导入可溶性受体、配体或抗体等阻断性蛋白基因来实现。可调控表达的基因治疗也为基因治疗朝向精准发展带来了希望。

（2）眼病基因治疗：由于视网膜的结构和可触及性，眼睛被认为比其他器官更适合接受基因治疗。2008 年，美国报道了由 *RPE65* 基因突变引发的 Leber 先天性黑矇（Leber congenital amaurosis，LCA）可通过基因替代疗法进行治疗。3 年随访 LCA –*RPE65* 基因治疗病例的试验数据表明，患者视力和视网膜功能获得了稳定的改善。

无脉络膜症是由编码 Rab 护卫蛋白 1（Rab escort protein 1，*REP1*）的基因突变引起的 XL 遗传病，伴有夜盲、从周围至中央视网膜脉络膜进行性变性，最终完全失明。无脉络膜症通常是由于 *REP1* 基因发生了无义突变或错义突变导致 *REP1* 蛋白翻译后的脂质修饰产生缺陷。*REP1* 蛋白介导的 RAB 脂质修饰（异戊烯基）对 RPE 和光感受器的功能至关重要，该修饰过程的缺陷会影响视蛋白到光感受器外节的运输，RPE 黑素的根尖偏移以及 RPE 对光感受器外节的吞噬，最终干扰视功能。最近，针对无脉络膜症的基因替代疗法 Ⅰ / Ⅱ 期临床试验的最新结果是令人鼓舞的，视杆细胞和视锥细胞功能改进，视力改善，视网膜敏感性增加[1]。

五、结语与展望

精准医疗是由个性化医疗的概念衍生而来。个性化医疗所关注的疾病治疗和预防的核心是个体，根据病人的个体遗传特征制订个性化治疗方案。未来的治疗药物趋向于精确面向患有特定疾病的大量患者中的少量特定人群，这部分人群有相同的分子特征。在临床实践中，精准医疗以个人基因组信息为基础，结合蛋白质组、代谢组等相关内环境信息，为患者量身设计出最佳治疗方案，以期达到治疗效果最大化和副作用最小化。

精准医疗将开启眼病诊疗及研究的新篇章。总的来讲，个性化眼科医疗的前景被人们看好，尤其是IED的个性化治疗。依赖NGS新技术在分子诊断上的应用，从基础到转化研究新的治疗方法以及遗传数据的共享，精准眼科医疗具有极大的发展潜力。实现AMD和青光眼等复杂眼病的精准治疗无疑是巨大的挑战，但AMD作为分子机制解析良好的复杂疾病，在精准医疗崛起之初就受到了科学家们的关注。当前，眼科医生在临床实践中要有意识地进行遗传咨询，了解不同眼病的遗传模式，对患者甚至家人进行必要的临床检查和询问，同时结合分子诊断，给患者做出正确的临床诊断和临床指引。眼科医生脚踏实地的个性化临床实践不仅会使患者直接受益，同时也是最终实现全面精准医疗的有力助推剂。

眼科精准医疗的全面实施需要创建一个庞大的患者医学数据信息库，通过比对分析患者信息与数据库信息，了解疾病发生的根本原因，从而开发治疗针对特定患者特定基因突变的靶向药物。随着人类基因组测序技术的革新、生物医学分析技术的进步以及大数据分析工具的出现，眼科精准医疗的时代已经到来。然而目前，我国尚未出现信息科学与医学/生命科学交叉研究的突出优势，生物样本数据的共享局限性和相关领域专业人才的缺失将成为制约眼科精准医疗发展的瓶颈。要创建一个共享、可搜索的患者医学数据库还有很长一段距离，要真正从基因数据层面变成精准疗法，还需要付出艰辛的努力和昂贵的成本以及眼科专家和分子遗传学/生命科学专业人才的通力合作。

（李晓红　何　芬　王宁利　刘旭阳）

参考文献

1. Porter LF, Black GC. Personalized ophthalmology. Clin Genet, 2014, 86(1): 1–11.
2. Cooke Bailey JN, SobrinL, Pericak–Vance MA, et al. Advances in the genomics of common eye diseases. Hum Mol Genet, 2013, 22(1): R59–R65.
3. Deangelis MM, Ji F, Adams S, et al. Alleles in the HtrA serine peptidase 1 gene alter the risk of neovascular age–related macular degeneration. Ophthalmology, 2008, 115(7): 1209–1215.e7.
4. Fingert JH. Primary open–angle glaucomagenes. Eye (Lond), 2011, 25(5): 587–595.
5. Ong FS, Kuo JZ, Wu WC, et al. Personalized medicine in ophthalmology: from pharmacogenetic biomarkers to therapeutic and dosage optimization. J Pers Med, 2013, 3(1): 40–69.
6. Mccarty CA, Burmester JK, Mukesh BN, et al. Intraocular pressure response to topical beta–blockers associated with an ADRB2 single–nucleotide polymorphism. Arch Ophthalmol, 2008, 126(7): 959–963.
7. Sakurai M, Higashide T, Takahashi M, et al. Association between genetic polymorphisms of the prostaglandin F2alpha receptor gene and response to latanoprost. Ophthalmology, 2007, 114(6): 1039–1045.

8. Yang Y, Wu K, Yuan H, et al. Cytochrome oxidase 2D6 gene polymorphism in primary open-angle glaucoma with various effects to ophthalmic timolol. J Ocul Pharmacol Ther, 2009, 25(2): 163-171.

9. Szabo V, Borgulya G, Filkorn T, et al. The variant N363S of glucocorticoid receptor in steroid-induced ocular hypertension in Hungarian patients treated with photorefractive keratectomy. Mol Vis, 2007, 13(68-72): 659-666.

10. Fahim AT, Daiger SP, Weleber RG. Nonsyndromic retinitis pigmentosa overview［/OL］. Gene Reviews® ［Internet］. Seattle (WA): University of Washington, Seattle; 1993-2016. 2000 Aug 4［updated 2013 Mar 21］

11. Raymond V. Molecular genetics of the glaucomas: mapping of the first five "GLC" loci. Am J Hum Genet, 1997, 60(2): 272-277.

12. Cascella R, Strafella C, GermaniC, et al. The genetics and the genomics of primary congenital glaucoma. Biomed Res Int, 2015, 2015: 321291.

13. Chen H, Yu KD, Xu GZ. Association between variant Y402H in age-related macular degeneration (AMD) susceptibility gene CFH and treatment response of AMD: a meta-analysis. PLoS One, 2012, 7(8): e42464.

14. Abedi F, Wickremasinghe S, Richardson AJ, et al. Genetic influences on the outcome of anti-vascular endothelial growth factor treatment in neovascular age-related macular degeneration. Ophthalmology, 2013, 120(8): 1641-1648.

15. Williams RD. Efficacy of bimatoprost in glaucoma and ocular hypertension unresponsive to latanoprost. Adv Ther, 2002, 19(6): 275-281.

16. Lee YC. Abdominal cramp as an adverse effect of travoprost. Am J Ophthalomol, 2005, 139(1): 202-203.

17. Papachristou GC, Ritch R, Liebmann JM. Gastrointestinal adverse effects of prostaglandin analogues. Arch Ophthalmol, 2008, 126(5): 732-733.

18. Yu M, Chen XM, Ma J, Liu X. Travoprost and latanoprost, but not bimatoprost, induced nausea, vomiting and diarrhea. BMJ Case Reports. 2009; doi: 10. 1136/bcr. 08. 2008. 0618.

19. Li X, Liu G, Wang Y, et al. A case hypersensitive to bimatoprost and dexamethasone. J Ocul Pharmacol Ther, 2011, 27(5): 519-523.

20. Cai S, Zhou X, Yan N, et al. Possible mechanism for the gastro-intestinal adverse effects upon topical application of prostaglandin F2α analogs. Med Hypotheses, 2013, 80(1): 32-35.

第四节 表观遗传学与眼病

一、表观遗传学的概念

表观遗传学（Epigenetics）是指不涉及DNA序列改变的基因或者蛋白表达的变化，并可以在发育和细胞增殖过程中稳定传递的遗传学分支学科，主要包括DNA甲基化，组蛋白共价修饰，染色质重塑，基因沉默和RNA编辑等调控机制。

近代较为成熟的表观遗传学概念是英国生物学家Waddington C.H.于1954年在他所写的《遗传学导论》一书中提出的。他认为基因型与表现型、外部环境与生物个体之间存在一种不由DNA序列决定的遗传信息调控机制，称之为表观遗传学。基于他在表观遗传学领域的杰出贡献，Waddington C.H.被看作表观遗传学的奠基人之一。表观遗传学的概念随着时间的推移和研究的深入不断得到充实和改善。1975年，澳大利亚科学家Holliday对表观遗传学和传统遗传学的关系做了更明确的阐述，他认为高等动物的遗传信息由两种不同的机制调控，一是DNA序列的世代传递，二是发育及生活过程中基因活性变化模式的传递。1994年，Holliday又进一步提出，表观遗传是不以DNA序列改变为基础的细胞核遗传现象。目前公认的表观遗传学概念是由Wolffe于1999年提出的，他认为表观遗传是研究没有DNA序列变化，但可遗传的基因表达的科学。

（一）表观遗传学与传统遗传学

传统遗传学认为，遗传信息存在于DNA序列，DNA序列的改变是基因表达发生变化的基础。此理论认为生物的功能与表型完全取决于DNA序列，但这种理论无法解释，同卵双胞胎DNA序列完全一致的情况下，出生后仍存在个体差异性及对疾病的易感性存在差别的问题。Lam等通过对92人白细胞中的甲基化测定发现，人们童年生活的不同经历可造成表观遗传因素，特别是甲基化的改变，这就意味着一个人早年的生活环境可在其DNA上留下可检测的分子标记，这些现象可以由表观遗传学进行解释。各种非遗传因素如药物、化学试剂、病原体感染等均可使基因发生表观修饰，从而影响基因功能。某些火花的基因被甲基化后可能失活，而某些沉默的基因去甲基化可能被激活。此外，大肠杆菌不同的致病性与甲基化有关，不同菌株基因的甲基化形式与其他菌株甲基化状态能稳定地遗传下去，这就是表观遗传现象。

表观遗传学认为，遗传信息以DNA甲基化、组蛋白修饰及非编码RNA调控等方式来表达及遗传。传统遗传学体现在质的变化，而表观遗传学则体现在量的变化，因此是一个渐变的过程，而且遗传变异是可逆的。表观遗传学概念的提出，使我们认识到基因组包括两类遗传信息，即DNA序列的遗传信息及表观遗传学信息。DNA序列是遗传信息的载体，人体及细胞正常功能的维持是这两种信息互相作用保持平衡的结果。

表观遗传学作为传统遗传学的一个分支，已成为当代生物医学研究的重要方向之一。表观遗传学异常可导致多种疾病的发生。人类常见的难治性疾病，如心血管病、糖尿病、肿瘤、衰老及变性等也不能完全通过传统遗传学得以解释；眼科的一些复杂疾病，如单疱病毒潜伏感染、青光眼、年龄相关性黄斑变性、葡萄膜炎等均不能用传统遗传学解释清楚。表观遗传学为复杂的生物学现象，如发育，验证，衰老，免疫、新生血管及肿瘤的产生做了更深入的诠释，并为这些生物学现象提供了新的理论与实验基础。表观遗传学信息是除了DNA编码的遗传信息外，对外界及环境改变更能做出反应的生物调节因素。在整个生命过程中，传统遗传学与表观遗传学相辅相成，共同维持细胞与机体正常功能的发挥。

（二）表观遗传学的意义

表观遗传学的研究可能从根本上找到一些目前尚无法解释的、复杂的危害人类健康的一些常见病的发病机制及治疗方法。就基因组而言，一个人只有一个基因组，但每个个体的每种细胞表观基因信息则不尽相同。每个细胞在发育期有独一无二的表观基因调节机制，细胞内、外环境（生理及病理改变）的影响都会造成细胞基因组与染色体组蛋白修饰的改变，这些修饰可能遗传下去。所以理论上有多少种细胞就会有多少个表观基因组。所以表观基因组学的研究除了传统基因组学的研究外，还需考虑细胞种类、环境影响、病理改变及基因组变异等，信息量是相当巨大的。

表观基因组学研究的意义在于：①建立表观基因组图谱，找出染色体被表观遗传因素修饰的确切资料，以及与这些特异性位点修饰相关并与某种基因表达有关的转录因子，特别是DNA甲基化，组蛋白共价修饰及非编码RNA等表观遗传信息对细胞生理、病理状态的影响及表观遗传状态的维持；②了解表观基因组状态与人体胚胎干细胞分化、发育的关联，尤其是掌握诱导多能干细胞（induced pluripotent stem cells，iPS）重编码与表观基因组的关联，这对再生医学的研究具有重大意义；③有些疾病目前人类尚不了解其发病机制，表观遗传组学的研究可为该疾病的发生发展提供新的理论依据；④获得与某些疾病相关的细胞表观基因组图谱，可作为某种疾病监测的新的生物学标志，从而为疾病的诊断与治疗提供新的手段。

目前各种生物医学研究，包括眼科学界都在大力开展此项研究，并认为目前已进入了表观遗传新纪元。2006年，中国、韩国、日本及新加坡在亚洲地区共同成立表观遗传学联盟，每年召开一次会议，以期促进表观遗传学研究的交流与合作。中国眼科学界也开展表观遗传学与眼病的相关研究，中华医学会眼科学分会于2013年成了表观遗传学研究组，并先后在全国眼科大会上组织了关于表观遗传学研究的专题报告，在表观遗传学与角膜炎、角膜上皮外伤后愈合反应的表观遗传学调节，白内障与表观遗传学的关联，表观遗传学与近视，眼部新生血管的关联，眼部肿瘤的表观遗传学诊断等方面取得了一些成果。

二、表观遗传学的主要内容

表观遗传学的主要内容分为基因转录过程的调控和基因转录后的调控两部分。前者主要研究作用于亲代的环境因素造成子代基因表达方式改变的原因，包括DNA甲基化（DNA methylation），组蛋白共价修饰，染色质重塑（chromatin remodeling），基因沉默（gene silencing）和RNA编辑（RNA editing）等；后者主要研究RNA的调控机制，包括基因组中的非编码RNA、微小RNA（miRNA）、反义RNA（antisence RNA）、核糖开关（riboswitch）等[1]。近年来研究较多的主要有DNA甲基化、组蛋白修饰、非编码RNA调控等。

（一）DNA甲基化

DNA甲基化是一种常见的主要的表观遗传修饰形式。具体是指在DNA甲基化酶的催化下，以S-腺苷甲硫氨酸（SAM）为甲基供体，将甲基转移到特定的碱基上的过程。DNA甲基化可以发生在腺嘌呤的N-6位、胞嘧啶的N-4位、鸟嘌呤的N-7位或胞嘧啶的C-5位等。在哺乳动物中，DNA甲基化主要发生在5'-CpG-3'的C上，生成5-甲基胞嘧啶（5^mC）。

通常高甲基化抑制基因的表达，低甲基化促进基因表达。人类染色体CpG二核苷酸是最主要的甲基化位点，DNA甲基化不仅影响基因的表达过程，而且这种影响可随细胞的有丝分裂和减数分裂遗传并持续下去。DNA的甲基化状态在生物发育的某一阶段或细胞分化的某种状态下是可以逆转的，这一性质是研究的关键。DNA的去甲基化包括依赖复制的被动去甲基和不依赖复制的主动去甲基两种方式[2]，前者通过阻止新生链上发生DNA甲基化而达到去甲基的效果，后者的作用机制仍存在争议，需要进一步的研究。DNA甲基化状态受多种酶的调节，因此研究调节DNA甲基化状态的酶类至关重要[3]。

（二）组蛋白修饰

组蛋白修饰包括乙酰化与去乙酰化、磷酸化与去磷酸化、甲基化与去甲基化等，这些修饰可影响组蛋白与DNA双链的亲和性从而改变染色质的疏松和凝集状态，同时影响与染色质结合的蛋白质因子的亲和性，还可影响识别特异DNA序列的转录因子与之结合的能力[4]，从而间接地影响基因表达，导致表型改变。不同的组蛋白氨基端修饰的组合方式构成了"组蛋白密码"[5]，通过这些不同的组合信息，极大地扩增了遗传密码的信息量。目前对组蛋白乙酰化与甲基化的研究较多，转录活化区域组蛋白多表现出高度乙酰化状态，而去乙酰化状态通常表现为转录沉默。

（三）非编码RNA调控

非编码RNA指不能翻译为蛋白质的功能性RNA分子，具有调控作用的非编码RNA，按照它们的大小可分为长链非编码RNA（long noncoding RNA，lncRNA）和短链非编码RNA（包括siRNA、miRNA、piRNA），前者在基因簇以至于整个染色体水平发挥顺式调节作用，短链RNA在基因组水平调控基因表达并介导mRNA的降解，诱导染色质结构改变，决定细胞的分化命运，还对外源的核酸序列有降解作用以保护本身的基因组[6]。近些年来，非编码RNA作为表观遗传学调控的新机制，引起了广泛关注。但迄今为止，人们对哺乳动物细胞内非编码RNA调控的机制了解仍较局限，需更进一步的研究。

三、表观遗传学与干眼

目前有关干眼的表观遗传学方面的研究甚少，但实际上一些自身免疫性疾病、如Sjögren综合征（Sjögren's syndrome，SS）、类风湿关节炎（rheumatoid arthritis，RA）、系统性红斑狼疮（systemic lupus erythematosus，SLE）、系统性硬化（systemic sclerosis，SSc）等常伴有干眼的症状[7]。目前，还没有确切证据显示干眼具有遗传倾向性，但以上这些自身免疫性疾病则具有遗传倾向性。

自身免疫性疾病是一类全身性的慢性疾病，机体的免疫系统发生紊乱，产生了识别自身抗原的抗体，出现针对自身抗原的异常免疫应答。在自身免疫病形成的过程中，DC、T淋巴细胞、B淋巴细胞等均起到关键作用。各种免疫细胞间相互作用的主要途径之一是通过细胞表面分子的相互接触来实现的。在自身免疫反应中，B淋巴细胞能够作为抗原呈递细胞分泌多种细胞因子，如IL-2、IL-12、肿瘤坏死因子-α（TNF-α）和IFN-γ。激活的B淋巴细胞最终转化为浆细胞，并产生抗体。这些抗体通过识别炎性细胞表面的Fc受体，招募更多的炎性细胞聚集于眼表面，使炎症反应扩大。B淋巴细胞在SLE、RA和SS中的重要作用已得到证实。在干眼发病的初始阶段，Klk13是一种公认的抗体，在干眼患者的角膜、结膜和泪腺组织中均可发现Klk13抗体[8]。

（一）表观遗传学与SS伴发的干眼

目前认为SS主要分为原发性和继发性，是一种累及唾液腺和泪腺的慢性自身免疫性疾病。原发性SS指单纯的口、眼干燥症状而无其他全身免疫系统损害；而继发性SS指伴有RA或SLE、SSc等其他结缔组织疾病。原发性和继发性SS均可表现为泪腺淋巴细胞和浆细胞浸润，造成泪腺增生，引起组织结构和功能的破坏，导致干眼[9]。

在哺乳动物基因组DNA中，大部分5-甲基胞嘧啶参与CpG序列的形成，而非甲基化的CpG序列与组织特异性基因表达有关，因而CpG的甲基化与否在基因的表达中起重要作用。研究表明，5-甲基胞嘧啶的甲基化是一个动态的、可逆的修饰，该位点还存在去甲基化修饰。DNA去甲基化修饰在基因表达、调控和遗传中也发挥重要作用。目前关于

SSDE表观遗传改变研究还不多，但已有研究证实辅助性CD4$^+$T淋巴细胞表面CD40分子启动子区域去甲基化修饰参与了SS的发生。CD4$^+$T淋巴细胞CD40分子是B淋巴细胞协同刺激分子，可以辅助B淋巴细胞活化。CD70分子由TNFSF7基因编码，研究发现CG碱基对的甲基化位点位于TNFSF7基因启动子上游−581～−288bp之间，TNFSF7基因启动子区域的去甲基化修饰可以使CD70表达活性增强。CD70进一步与B淋巴细胞表面CD27的相互作用，增强对B淋巴细胞的刺激作用，导致泪腺组织大量淋巴细胞增生和浆细胞浸润，免疫球蛋白水平升高，激活自身免疫应答反应。多数miRNAs作用于目的基因miRNA 3'端的非翻译区（UTR），通过与miRNA 3'端的UTR序列完全或不完全互补发挥作用。研究发现，四种miRNAs，即miRNA-574、miRNA-17-92、miRNA-768-3p和miRNA-150的表达水平改变与SS的发生相关，miRNA-574和miRNA-17-92的表达下调，miRNA-768-3p和miRNA-150的表达上调参与了SS的炎症反应过程。miRNA-17-92基因簇的表达下降与淋巴细胞病变的特殊类型有关，可使前B淋巴细胞和更多成熟的B淋巴细胞显著下降。反之，miRNA-17-92的基因簇的过度表达能引起淋巴细胞增生性疾病和自身免疫性疾病，参与免疫炎症的反应过程。

（二）表观遗传学与SLE伴发的干眼

SLE是全身、多系统受累的慢性自身免疫性疾病。干眼是SLE常见的眼部损害，SLE患者中可有继发性SS。同样，CD4$^+$T淋巴细胞表面CD40L分子启动子区域CpG序列去甲基化修饰也参与SLE中干眼的发生。除此之外CD4$^+$T淋巴细胞表面LFA-1分子的去甲基化修饰也参与SLE的发生。用甲基化转移酶抑制剂5-azaC处理正常的CD4$^+$T淋巴细胞后发现，经过该处理的CD4$^+$T淋巴细胞对不含抗原的MHC的相应部位产生反应，说明其活化与CD4$^+$T淋巴细胞表面LFA-1分子去甲基化有关。LFA-1分子与CD4$^+$T淋巴细胞黏附有关，其活性增强可与抗原呈递细胞膜表面的ICAM-1相互作用，协同刺激CD4$^+$T淋巴细胞的活化，参与自身免疫应答。此外，组蛋白修饰也参与SLE的病变进程，在SLE患者中发现CD4$^+$T淋巴细胞组蛋白H3和H4的乙酰化水平下降，且组蛋白H3的乙酰化水平与SLE的严重程度呈负相关。组蛋白H3第九位赖氨酸（H3K9）甲基化水平的升高有利于幼稚T淋巴细胞向辅助性CD4$^+$T淋巴细胞分化，刺激B淋巴细胞活化，诱导免疫应答反应。miRNA的异常变化也参与了SLE的病变过程，包括miRNA-21、miRNA-148a、miRNA-126、miRNA-155、miRNA-31、miRNA-182、和miRNA-96-183表达上调以及miRNA-146a和miRNA-125a的表达下调、这些异常表达的miRNA可能与DNA去甲基化引起CD4$^+$T淋巴细胞活化并激活B淋巴细胞产生免疫应答有关。

（三）表观遗传学与RA伴发的干眼

RA是一种累及关节组织的慢性自身免疫性疾病，好发于女性，眼部受累时常表现为干眼。女性RA患者中CD4$^+$T淋巴细胞表面CD40L分子发生去甲基化修饰，导致CD4$^+$T淋巴细胞表面高度表达CD40L，CD40L与B淋巴细胞表面CD40相互作用，增强对B淋巴细胞的刺激作用，使免疫球蛋白的产生水平升高，激活自身免疫性应答反应[10]，这也在一定程度上解释了RA的发病率女性高于男性的原因。同时，组蛋白去乙酰化修饰也参与了RA的疾病进程，使用组蛋白去乙酰化酶的活性抑制剂可减轻RA患者的关节肿胀和滑膜炎症反应。在RA患者中，炎性反应因子TNF-α和IL-1b能够诱导miRNA-146a表达增加，RA患者的外周T淋巴细胞miRNA-223显著降低。

（四）表观遗传学与SSc伴发的干眼

SSc是一种以皮肤纤维化未知，并累及血管和内脏器官的自身免疫性疾病，好发于女性，眼部表现为干眼症状。在SSc女性患者中，$CD4^+T$淋巴细胞表面CD40L分子和CD70分子的去甲基化修饰程度均高于正常女性组。如前所述，CD40L分子和CD70分子均是B淋巴细胞的共刺激分子，协同刺激B淋巴细胞的活化，引起自身免疫性反应。SSc患者中，miRNA-143-3p表达显著升高，其增高幅度与该病的严重程度呈正相关，可作为该病的诊断指标。

部分降血压药物（如肼屈嗪）和抗心律失常药物（如普鲁卡因胺）等可以抑制DNA甲基转移酶的活性，由于干眼患者的发生机制可能涉及B淋巴细胞的共刺激分子的去甲基化修饰。患者的去甲基化状态可能使泪液分泌进一步减少，加重干眼症状，因此有些专家建议干眼患者应谨慎使用该类药物。

（五）小结

目前，尚未见到已发表的表观遗传学在干眼研究领域的直接相关证据。干眼作用一种自身免疫性疾病，其发病机制仍有待进一步探讨和研究。在自身免疫性疾病研究领域已积累的表观遗传学资料为我们提供了很好的提示，希望能以此为契机，从表观遗传学角度来探讨干眼的病理机制，为干眼治疗药物的开发提供新研究途径。

四、表观遗传学与角膜炎

角膜常见的感染性炎症，如细菌感染、单纯疱疹病毒（herpes simplex virus，HSV）感染、真菌感染等，均伴有炎症细胞的浸润与炎性因子的产生。表观遗传能选择性地使某些基因的表达活化或失活，影响某些炎性因子的产生，从而对炎症的发展起调节作用。当表观遗传修饰作用于细胞后，一些炎性因子的表达水平变化可能决定了一些感染性角膜炎的转归。

（一）真菌性角膜炎与表观遗传学

真菌性角膜炎是由真菌感染引起的一种难治且致盲率很高的化脓性角膜炎。理论上，炎症受表观遗传学调节，真菌性角膜的发病机制与表观遗传学密切相关，可能与组蛋白乙酰化或去乙酰化有一定关联。

有研究者采用免疫组化染色的检测角膜组织中组蛋白3（H3），乙酰化的组蛋白3（ac-H3）、组蛋白去乙酰化酶（HDAC）、肿瘤坏死因子（TNF）和Toll样受体4（TLR4）的表达，发现人真菌性角膜炎标本中HDAC的表达水平增高，ac-H3的表达明显降低，且与炎症相关因子的表达密切相关。以上提示表观遗传学在真菌性角膜溃疡的发病进程中发挥重要作用。该结果在小鼠镰孢菌真菌性角膜溃疡模型中也得到了验证。研究进一步深入探讨HDAC抑制剂SAHA（suberoyl anilide hydroxamic acid）对真菌性角膜溃疡发病的影响，研究发现，SAHA腹腔注射可抑制小鼠真菌性角膜溃疡的发生，SAHA给药组真菌性角膜溃疡明显减轻，可促进ac-H3的表达，抑制HDAC1和炎症因子如TLR4和TNF的表达。以上结果提示，真菌代谢产物与TLR4发生反应，可能导致组蛋白的乙酰化水平降低，使HDAC表达水平升高，同时活化下游的NF-κB信号转导系统，促使炎性因子产生，进而导致真菌性角膜炎的发生。真菌性角膜溃疡中组蛋白乙酰化的降低与组蛋白去乙酰化酶的过度表达有关，组蛋白乙酰化以及去乙酰化之间的平衡遭到破坏可能对真菌性角膜溃疡的发生起重要作用。HDAC抑制剂可能是一种真菌性角膜溃疡的潜在治疗方法。

近来有研究表明，表观遗传对多种丝状真菌次级代谢产物的生物合成具有调控作用。其中DNA和组蛋白的甲基化与乙酰化修饰是目前所知的丝状真菌主要的表观遗传调控形式。通过对表达或缺失相关表观修饰基因和利用小分子表观遗传调节因子改变丝状真菌染色体的修饰形式，不仅可以提高多种已知次级代谢产物的产量，而且可以通过激活沉默的生物合成基因诱导丝状真菌产生新的未知代谢产物。临床上产检的真菌性角膜炎的致病菌属主要是镰刀菌、曲霉菌，均属于丝状真菌。因此，对丝状真菌的表观遗传学研究必将对抗真菌新药开发提供强有力的支持，为真菌性角膜炎的药物治疗指明方向。

研究发现，组蛋白乙酰化与白色念珠菌感染的发生高度相关。H3K56ac是一种在DNA复制过程中，在新合成的H3分子基因组中存在的丰富的转录后修饰，H3K56乙酰化受真菌特异性组蛋白乙酰基转移酶Rtt109的调节[11]，Rtt109对于DNA损伤后酵母生存以及基因组完整性的保持非常重要[12]，因此Rtt109对于保持真菌致病力尤为重要，有可能成为抗真菌治疗的作用靶点。研究表明白色念珠菌中H3K56乙酰化受Rtt109和HST3调节，且这两种基因分别编码H3K56乙酰基转移酶（Rtt109p）和去乙酰化酶（Hst3p）。H3K56ac的乙酰化水平降低可使白色念珠菌对细胞毒性及抗真菌药物敏感性提高。通过条件性的基因阻遏和烟酰胺处理抑制Hst3p的活性可导致细胞活力降低伴随异常的丝状生长，组蛋白降解及DNA染色畸变，通过改变H3K56ac乙酰化水平可降低白色念珠菌感染小鼠的毒力，对于治疗白色念珠菌及其他真菌感染调控H3K56ac可能是一种有效方法[13]。上述研究对于开发及抑制调节H3K56ac乙酰化的酶的新抗真菌药物提供了有力支持。

（二）细菌性角膜炎与表观遗传学

关于表观遗传学因素是否参与细菌性角膜炎的研究少有报道，但已有一些研究表明，表观遗传学因素在其他细菌感染性疾病中可能发挥作用。LPS为革兰氏阴性细菌细胞壁的主要成分，可以增加HDAC活性，抑制HDAC可通过NF-κB/p65在TNF启动子区的聚集来降低LPS诱导的TNF的表达。有趣的是，HDAC3可调节心肌细胞中TNF的产生。细菌可通过微生物相关分子模式和TLR的相互作用诱导炎症信号，随后MAPKs信号转导通路和NF-κB导致炎性细胞因子如IL-2、IL-6以及TNF增加。更重要的是，炎性细胞因子的产生受组蛋白乙酰化/去乙酰化的控制。TLR4是TLRs家族中的重要成员之一，是天然免疫系统识别病原微生物的主要受体，在天然免疫反应中扮演着关键性作用。LPS作用一类受体，对革兰阴性菌引起的感染性炎症起着极为关键的作用，细菌病原可通过组蛋白修饰和染色质重塑来改变整体宿主基因表达，以抑制先天性免疫涉及的允许细菌存活的宿主反应。福氏志贺菌、单核细胞增多性李斯特菌、沙眼衣原体、嗜吞噬细胞无形体均表达可修饰宿主组蛋白及染色质结构的效应蛋白，嗜吞噬细胞无形体感染后，*CYBB*基因启动子区HDAC1表达增加，乙酰化的组蛋白H3表达水平降低。

（三）病毒性角膜炎与表观遗传学

疱疹病毒可引起多种眼科疾病，如眼前节上可引起睑缘炎、皮炎、角膜上皮和间质角膜炎、虹膜睫状体炎和小梁网组织炎症等。单纯疱疹性角膜炎（herpes simplex keratitis，HSK）是一种HSV感染引起的高发病率、高致盲性的眼病，其发病机制复杂，是相关研究领域的热点。

最近的研究表明，HSV-1潜伏期的建立与复活受表观遗传学机制的密切调节。角膜上皮受HSV感染后，病毒潜伏于三叉神经节，在急性感染期，其基因活化需要转录因子

HIRA、组蛋白H3乙酰化和H3K4甲基化的参与。在潜伏期，主要是H3K9和H3K27甲基化，而H3K9/14乙酰化和H3K4甲基化可加速病毒从潜伏期向感染期的过渡。潜伏期的相关转录体可使裂解基因启动子区异染色质性H3K9me2、H3K9me3和H3K27me3沉积增加，H3K4me3形成减少，这表明组蛋白甲基化对于HSV-1潜伏期的维持是起重要作用的。

在裂解性感染过程中，与感染细胞蛋白（infection cell protein 0，ICP0）、胸苷激酶（thymidine kinase，TK）和病毒蛋白16（viral protein 16，VP16）相关的基因启动子的组蛋白甲基化模式变成H3K4me3，这些基因分别是IE、E和L基因家族的成员。体外HSV-1感染细胞组蛋白的蛋白质印迹证明，H3K4me3水平的大量升高，伴随着H3K9me2降低。定量DNA-蛋白质相互作用的染色质免疫共沉淀（CHIP）显示，在裂解感染过程中ICP0、TK和VP16的启动子和编码区，H3K4me3增高而H3K9me2的量相对稳定。同时实验也发现在裂解性感染中邻近这些基因位点的其他组蛋白也有乙酰化。

HSV感染后的基因组被迅速合并到核小体中，显示异染色质结构的组蛋白修饰特征。宿主细胞感染后，病毒基因组的核小体立即显示抑制性异染色质特征的组蛋白标记。然而，在病毒感染的早期，经组蛋白修饰的基因不表达，IE启动子区域的细胞转录因子招募了一些细胞共活化因子形成复合物，这种复合物包含宿主细胞因子（host cell factor-1，HCF-1）加上两种组蛋白H3K9去甲基化酶（LSD1和JMJD2）和一种组蛋白H3K4甲基转移酶[14]。HCF-1共活化因子复合物可去除IE启动子与IE启动子区异染色质蛋白1（heterochromatin protein 1，HP1）增加有关联，除了IE mRNA和蛋白之外，IE启动子区域活性降低。以上研究表明，LSD可促进疱疹病毒复活。抑制这些HCF-1相关的去甲基化酶可导致病毒基因组的表观遗传学抑制增强并阻断感染的发展。研究表明，在潜伏感染期的小鼠离体神经节中，一种JMJD2去甲基化酶抑制剂名为ML234，可抑制HSV斑的形成，并阻止HSV-1的活化[15]。

（四）展望

虽然关于表观遗传与感染性角膜炎的报道为数不多，但已有多种证据表明真菌、细菌和病毒感染过程均受表观遗传因素包括组蛋白乙酰化、DNA甲基化和miRNA的调控，相信表观遗传学可对感染性角膜炎的深入研究及治疗应用提供更多的帮助。

五、表观遗传学与葡萄膜炎

葡萄膜炎通常是指发生于葡萄膜、视网膜及视网膜血管的炎症性疾病，病因和类型多达100余种，葡萄膜炎种类众多，在我国常见的有Behçet病、Vogt-小柳原田（VKH）综合征和急性前葡萄膜炎。近年来，在疾病发病机制的研究中，表观遗传学的遗传易感基因的作用越来越受到重视。

（一）DNA甲基化与葡萄膜炎

Hughes等[16]采用Infinum Human Methylation 450K BeadChip芯片对16位未经治疗的Behçet病患者以及16位年龄性别匹配的正常人全基因组水平的DNA甲基化模式时发现，与对照组相比，Behçet病患者单核细胞基因组DNA存在383个差异性甲基化位点，包括129个高甲基化位点和254个低甲基化位点；而CD4$^+$T细胞基因组DNA存在125个差异性甲基化位点，包括67个高甲基化位点和58个低甲基化位点。通过对上述位点进行生物信息学分析发现，差异性甲基化位点（*Rho* GTP酶基因、*RAC1*、*ARHGAP24*、*FSCN2*、

BAIAP2L1、*FILIP1L*、*SSH1*、*MYH15*、*MYO1C*、*MYO1D*、*MPRIP*、*TBCD*、*KIF1B*、*DNAH3*、*RGS14*等）主要参与调解细胞骨架动力学，这表明多类细胞骨架结构蛋白和调解蛋白的异常甲基化可能参与Behçet病的发生和发展；进一步分析经过治疗后病情缓解的Behçet病患者全基因组水平的DNA甲基化模式，发现细胞骨架结构蛋白和调解蛋白的异常甲基化程度发生了动态可逆性的转变，甲基化程度恢复至于正常对照相近的水平，这揭示了DNA甲基化变异在Behçet病的病程中起重要作用。

（二）组蛋白修饰与葡萄膜炎

组蛋白修饰包括组蛋白的甲基化、乙酰化、磷酸化和泛素化等形式，其中组蛋白的乙酰化与基因活化有关，组蛋白去乙酰化和基因失活相关。Sirt1是哺乳动物中重要的烟酰胺腺嘌呤二核苷酸（Nicotinamide adenine dinucleotide，NAD$^+$）依赖性去乙酰化酶，与许多重要的生理和病理过程密切相关，如衰老、细胞死亡、炎症和肿瘤发生等。

Gardner等[17]研究发现，用Sirt1激活剂饲喂实验性自身免疫性葡萄膜炎（experimental autoimmune uveoretinitis，EAU）小鼠，能显著减轻视网膜白细胞浸润，抑制抗原特异性T细胞反应，并显著减少眼内促炎症因子白介素6（IL-6），白介素17（IL-17）和γ干扰素（interferon γ，IFN-γ）的产生，进而抑制EAU的发展。进一步的研究表明，Sirt1激活剂能抑制STAT5$_{A/B}$的表达及磷酸化，减少IL-2刺激下的T细胞增生，这表明靶向激活Sirt1有可能成为治疗葡萄膜炎等非感染性眼内疾病的新手段。有研究者[18]用白藜芦醇饲喂内毒素诱导葡萄膜炎（endotoxin induced uveitis，EIU）的小鼠模型，结果发现，白藜芦醇可显著增强*Sirt1*基因在EIU小鼠视网膜色素上皮细胞和脉络膜中的表达，导致单核细胞趋化蛋白1（monocyte chemotactic protein-1，MCP-1），细胞间黏附分子（intercellular cell adhesion molecule-1，ICAM-1）以及核因子-κB（nuclear factor-κB，NF-κB）表达下调，而视网膜血管白细胞黏附能力与对照组相比也显著降低。

（三）非编码RNA与葡萄膜炎

根据非编码RNA的大小可分为短链非编码RNA（包括siRNA、miRNA、piRNA）和长链非编码RNA（long noncoding RNA，lncRNA），其中miRNA是目前研究最多的非编码RNA。

Ishida等[19]用表达谱芯片和实时荧光定量PCR技术检测EAU大鼠的miRNA表达水平。结果显示，EAU大鼠miRNA-142-5p和miRNA-21的表达水平较对照组显著增高，而miRNA-182的表达水平较对照组显著降低。以上miRNA的表达水平改变均出现在EAU组织学变化之前，并与IL-17的变化趋势一致，这提示着miRNA可能影响IL-17的生成，从而对EAU的发展进程起调控作用。Escobar等发现，miR-155缺失的小鼠对EAU具有明显的抗性，而将野生型小鼠的T细胞输注给miR-155缺失小鼠后可使其失去EAU抗性，原因可能在于，miR-155缺失的T细胞不能正常分化为Th17细胞。进一步研究发现，miR-155与STAT3共同促进介导葡萄膜炎发生的致病性Th17细胞扩增，这表明miRNA-155很可能成为葡萄膜炎及其他Th17细胞介导的炎症性疾病新的治疗靶点。Xu等[20]研究发现，LPS诱导的EIU大鼠眼内miR-93的表达较对照组显著降低，研究进一步证明miR-93能直接结合白介素1受体相关激酶4（interleukin-1 receptor-associated kinase 4，*IRAK4*）基因的3'非翻译区，抑制*IRAK4*基因的表达，进而抑制NF-κB活化和促炎细胞因子的产生，这表明miR-93是EIU免疫反应的负调节因子。

Zhou等[21]研究发现，miR-155在活动期Behçet病患者外周血单核细胞（periphery

blood mononuclear cell，PBMC）和树突细胞（dendritic cell，DC）中的表达较正常对照组显著降低，体外实验表明miR-155是通过影响DC和CD4$^+$T细胞的细胞因子的分泌来发挥作用，而miR-155与DC细胞的成熟无关。Qi等发现miR-196a2的SNP位点rs11614913TT基因型和T等位基因频率在Behçet病患者中显著高于正常人，而且rs11614913TT基因型和T等位基因频率在人群与CC基因型和C等位基因人群相比较，miR-196a2的表达显著降低，靶基因Bach1的表达显著升高，PBMC细胞中验证因子IL-1β和MCP-1的表达水平显著升高，这表明miR-196a2与中国汉族人群Behçet病发生和发展显著相关。Zhou等[22]鉴定出miR-146a的SNP位点rs2910164CC基因型和C等位基因频率在Behçet病患者中显著低于正常人，而且rs2910164CC基因型和C等位基因人群与GG基因型和G等位基因人群相比较，miR-146a的表达显著降低，PBMC细胞中炎症性因子IL-17和IL-1β的表达水平显著降低，这表明miR-146a与中国汉族人群Behçet病的易感性显著相关。Tuo等[23]进行眼内液miRNA表达谱分析，发现葡萄膜炎患者miR-155、miR-200c和miR-22*的表达水平较原发性玻璃体视网膜淋巴瘤的显著增高，这为鉴别诊断两种疾病提供了分子靶标。

（四）展望

无论是动物模型还是细胞水平的研究，均表明表观遗传学因子在葡萄膜炎的致病过程中发挥了重大的作用，其中*HLA-B51*、*HLA-DR4*、*HLA-DRω53*、*HLA-B27*、*PTPN22*、*miR-155*、*miR-200c*和*miR-22**等基因在葡萄膜炎诊断与鉴别诊断中具有重要意义，靶向激活Sirt1阻断炎症反应可能成为葡萄膜炎等非感染性眼内疾病新的治疗手段，DNA甲基化水平的调控也可能为葡萄膜炎治疗带来新的希望。

六、表观遗传学与青光眼

青光眼是一类神经变性疾病，高眼压是青光眼致病的主要危险因素，另外也存在少数非压力依赖性青光眼，青光眼的表观遗传学研究多集中在在房水引流通路的靶点，及小梁网和视功能相关靶点——视网膜神经节细胞（retinal Ganglion cells，RGCs）及视神经。

（一）DNA甲基化与青光眼

1. **RGCs　死亡和视神经损伤的DNA甲基化调控**　已知轴突变性和RGCs凋亡是青光眼性视神经病的基本特征，DNA甲基化是视网膜神经元正常发育和分裂的必需条件，是眼部基因表达和维持稳态的一个重要调节因素[24]。DNA甲基转移酶1，3a和3b（Dnmt1、Dnmt3a和Dnmt3b）在胚胎早期阶段大量表达，在视锥和视杆细胞光感受器的差异性核定位形式提示DNA甲基化可能决定视网膜神经元细胞的命运。小鼠的*Dnmt1*基因的缺失破坏了视网膜的分化而导致视网膜变性，对光感受器的影响尤为显著。以上研究结果提示DNA甲基化对视网膜神经元的发育和存活至关重要。同时，研究发现DNA甲基化可以维持视网膜光感受器和非光感受器细胞中特异性基因的正常表达[25]。

肿瘤坏死因子α诱导蛋白3（TNF-α induced protein 3，TNFAIP3）是NF-κB活性的强抑制剂，同时对TNF-α信号通路起负性调节作用，目前认为TNF-α和NF-κB共同参与青光眼RGCs的凋亡过程和神经变性损伤的炎症过程[26]。研究发现，*TNFAIP3*基因启动子区胞嘧啶的甲基化同该基因在不同青光眼患者间视网膜蛋白表达的差异有关，提示*TNFAIP3*基因的表观遗传学调节机制可能在青光眼的疾病个体化进程和预后中发挥作用。

2. 小梁网和视神经盘筛板纤维化的DNA甲基化调控 研究表明，纤维化在青光眼的发病机制中起重要作用，青光眼患者的纤维化发生在眼前部的小梁网和视盘筛板，表现为细胞外基质（extracellular matrix，ECM）成分在小梁网和筛板的聚集以及纤维化相关因子的上调，具体包括转化生长因子-β（transforming growth factor-β，TGF-β）和血小板反应蛋白-1（thrombospondin-1，TSP1）等。当小梁网被ECM成分阻塞时，房水无法通过正常的通路流出，导致眼压增高，视盘出现结构性损害。然而，对那些虽然眼压控制良好但疾病依然进展的患者而言，青光眼的视神经损伤可能与视盘筛板的ECM分子堆积有关。

（1）TGF-β的DNA甲基化调控：研究表明，TGF-β的浓度增高可导致青光眼患者小梁网和筛板部位ECM沉积增多。TGF-β家族包括一些多功能蛋白，这些蛋白参与调节各种各样的基因产物和细胞进程。TGF-β有3个同源异构体，分别为TGF-β1、TGF-β2和TGF-β3，每一个都有不同的基因编码，TGF-β家族成员参与炎症、创伤愈合、ECM的产生和积聚过程。TGF-β1和TGF-β2是TGF-β家族在眼组织中主要的同源异构体、在视盘和房水中有广泛的表达。Bruna等人的研究证实，不同细胞中DNA甲基化的状态可以决定TGF-β通路的活性。一些基因已表明表达抑制。这些基因包括TGF-β受体2（TGFβR2）和TSP1。通过DNA甲基化转移酶（DNA methylation transferase，DNMT）抑制剂来处理卵巢细胞可以增加TGF-β通路的活性，小梁网和筛板细胞的情况类似。

（2）TSP1的DNA甲基化调控：TSP1是一种基质细胞多功能蛋白，根据细胞类型不同其表达也有所不同，参与损伤愈合过程包括细胞黏附、凋亡、ECM表达和调控生长因子。研究显示，同正常人的筛板和小梁网细胞相比，TSP1在青光眼患者的筛板和小梁网细胞中的表达显著增多。TSP1可以激活多种细胞，促进细胞分泌TGF-β，从而参与纤维化的进程。研究表明，TSP1基因敲除的小鼠较野生型小鼠的眼压明显降低[27]，这与ECM变化导致的房水引流增加有关。以上研究提示TSP1在青光眼和ECM的调节中发挥一定的作用。

如前所述，TSP1通过激活TGF-β来调节TGF-β信号通路。在一些癌症研究中，异常的TSP1甲基化可以影响对TGF-β的调节。一项关于胃贲门癌的研究证实，TSP1启动子区的高甲基化可影响TSP1 mRNA和蛋白的表达水平，导致TSP1表达下调，减少活性TGF-β的产生。对青光眼患者靶组织中TSP1启动子区的甲基化水平进行分析有助于我们深入了解TSP1参与青光眼纤维化进程的表观遗传学调控机制。另有研究发现，开角型青光眼患者外周血单核细胞的基因组DNA甲基化与正常人相比存在明显差异，进一步证实DNA甲基化异常在开角型青光眼发病进程中起一定作用。

（二）组蛋白修饰与青光眼

1. RGCs死亡和视神经损伤的组蛋白修饰调控 研究发现，在青光眼和其他视神经疾病的实验动物模型中，组蛋白去乙酰化酶2（HDAC2）和组蛋白去乙酰化酶3（HDAC3）的转录产物在急性视神经损伤（optic nerve injury，ONI）之后明显增多，相反，在ONI之后RGCs内组蛋白H4（histone H4）的乙酰化减少，提示HDAC的活性增加与ONI存在一定关联。

在青光眼DBA/2J小鼠模型进行凋亡RGCs细胞的分析实验显示[28]，RGCs的早期阶段存在正常基因表达的沉默现象，其中femlcR3基因的沉默要先于RGCs的死亡并且同组蛋白去乙酰化酶的活性有关，HDAC3和组蛋白H4的去乙酰化可能是该基因沉默的重要调节因素。应用HDAC抑制剂曲古柳菌素（trichostatin A，TSA）可部分逆转这个过程，但不能阻断该过程[29]。以上研究提示，异常的组蛋白乙酰化及去乙酰化可能同青光眼中的RGCs死亡相关。

2.　**小梁网和筛板纤维化的组蛋白修饰调控**　已经证实TGF-β通路受到表观遗传学的调节，其中靶基因启动子区域的组蛋白状态可能导致TGF-β介导的基因转录水平的改变。TGF-β在纤维化的表观遗传学调节进程中扮演多种多样的角色，通过组蛋白的乙酰化及去乙酰化来驱动纤维化发生。角膜成纤维细胞中组蛋白乙酰化的修饰参与TGF-β调节的细胞向纤维化状态转变的过程。组蛋白乙酰化及去乙酰化如何调节TGF-β活性的例子可见于用HDAC抑制剂TSA处理的角膜成纤维细胞，证实TGF-β诱导的ROS的聚集以及肌纤维母细胞的分化都受到抑制。

（三）miRNA与青光眼

miRNA是基因表达的重要转录后调节因子，已知部分miRNA参与调节小梁网细胞（HTM）在生理和病理状态下的细胞功能，例如细胞的收缩以及ECM的代谢等。

1.　**与HTM细胞衰老相关的miRNA表达水平的改变**　研究显示，随着年龄的增加，小梁网细胞中衰老细胞的数目增加，同样的情形也发生在POAG患者中。此外，衰老细胞发生表型和外观的改变，导致青光眼房水流出通路功能异常。有研究针对应激诱导早衰（stress induced premature senescence，SIPS）和复制衰老（replicative senescence）环境下的miRNA表达水平改变进行研究，发现了25个与SIPS相关的miRNA表达变化以及18个与复制衰老相关的miRNA表达变化。结果显示，HTM细胞的SIPS和复制衰老均可导致几个抑制致癌miRNAs（miR-15和miR-106b家族）的明显下调。转染实验结果证实，衰老细胞的miR-106b与同细胞衰老调节基因*p21CDKN1A*的上调相关。

HTM细胞的SIPS和复制衰老还可导致miR-204的下调。MiR-204的HTM细胞转染实验证实，有12个基因被确定为miR-204的直接靶基因，分别是*AP1S2*、*BCL2L2*、*BIRC2*、*EDEM1*、*EZR*、*FZD1*、*M6PR*、*RAB22A*、*RAB40B*、*SERP1*、*TCF12*和*TCF4*。在HTM细胞中强制表达miR-204，使细胞凋亡水平增加，存活力减弱，氧化蛋白增加，内质网应激反应的标志物减少以及炎症介质IL-8和IL-11的表达减少。以上提示衰老细胞中miR-204的下调可增加细胞的抗凋亡能力，防止受损蛋白的聚积以及衰老细胞特异的炎症介质的大量产生。

在复制衰老的HTM细胞中，两个一致性上调的miRNA是miR-146a和miR-146b。将miR-146a的激动剂转入人HTM细胞中导致多个炎症相关基因的下调，包括*IRAK1*、*IL6*、*IL8*和*SERP1*。研究者推测miR-146a的上调可以抑制炎症介质的过度表达并且将这些炎症介质的负面作用局限在靶器官周围的组织中。

2.　**与机械应力相关的miRNA表达的改变**　小梁网受人体血压和眼压波动的影响，处于一个恒定的伸展和放松交替的循环之中，机械应力可以诱导小梁网的一系列反应，并且与房水流出通道的稳态调节有关，从而参与小梁网的病理改变。周期性的机械应力可以诱导连接组织的纤维化发展，在HTM细胞中，机械应力诱导的miRNA表达改变的研究提示[30]，7个miRNA在3个HTM细胞系中表现为一致性上调，分别是miR-16、miR-27a、miR-27b、miR-7、let-7f、miR-26a和miR-24。其中一些miRNA参与纤维化进程的调节，let-7家族可以通过抑制胶原基因的表达而阻止纤维化的发生。

3.　**miRNA对小梁网细胞伸缩力的调节**　一些miRNA能明显抑制血清诱导的HTM细胞的收缩，其中最典型的是miRNA-200c[31]。胶原收缩力检测研究证实，miRNA-200c是一个重要的HTM细胞收缩反应的调节子。其他研究还发现，miRNA-200c能够在活体内对眼压产生明显的影响。研究者将携带有miRNA-200c激动剂的脂质体注射入活体大鼠的前房，导致大鼠眼压显著下降。而将表达 miRNA-200c 拮抗剂的腺病毒载体注入大鼠前房后发现其眼压显著上升。以上研究证实，miRNAs 具有调节小梁网细胞收缩的能力，并能调节体内眼压变化，可用于青光眼治疗靶点的研究。

4. miRNA 对小梁网细胞外基质（ECM）的调节　ECM 的合成和降解在青光眼流出通路的生理病理进程中发挥十分重要的作用。小梁网管周组织和 Schelemm 管基底膜中 ECM 质和量的改变是青光眼患者中房水流出阻力增加的主要因素。MiRNA 可以调节 ECM 的代谢从而影响房水的流出阻力。其中最有代表性的是 miR-29 家族[32]，每一个 miR-29 成员都可以直接靶向定位到多个参与 ECM 的合成和调节的基因，为单一 miRNA 可以调节一组功能相关的多个基因提供有力证据，同时研究还证实 miR-29 在心脏、肾脏和其他器官中有很强的抗纤维化作用。有趣的是，存在 miR-29 家族靶结合位点的基因大多为非管家基因[33]，并在小梁网中表达。在 HTM 细胞中，miR-29b 的下调还可导致由慢性氧化应激和 TGF-β 诱导的 ECM 相关基因的上调[34]。以上研究均证实，miR-29 家族是小梁网 ECM 表达的重要调节因素。

（四）小结

青光眼是一组复杂的多因子致病的疾病，表观遗传因素在青光眼的发病过程中发挥重要作用，但研究尚处于起步阶段，还有待我们进一步深入研究。

七、表观遗传学与白内障

年龄相关性白内障（age-related cataract，ARC）又称老年性白内障，多见于50岁以上中老年人。发病率随年龄的增长而增加，是各种类型的白内障中最常见的类型。在 ARC 的形成过程中，晶状体中电解质及水代谢异常、晶状体蛋白结构与功能的变化可能都与表观遗传因素密切相关。ARC 与表观遗传学的关系阐述见下。

（一）DNA 甲基化与白内障

对于 ARC 来说，年龄和环境因素是影响某些主要基因甲基化的重要因素，晶状体中一些基因的甲基化状态对于维持视觉系统的正常功能发挥着重要作用。例如，晶状体蛋白 CpG 岛的甲基化作用能显著降低 αA-晶状体蛋白在晶状体上皮细胞（lens epithelial cells，LECs）中的表达。使用去甲基化试剂干预后，αA-晶状体蛋白的表达水平恢复。

Keap1 是 Nrf2 抗氧化蛋白的负调节剂，Palsamy 等研究发现，丙酮醛类能够诱导内质网应激而引起非折叠蛋白应答，产生过量的 ROS，同时它能够激活 DNA 去甲基化通道的相关酶，即 DNA 羟化酶（ten-eleven translocation，TET1），引起 Keap1 启动子的去甲基化，造成 Keap1 mRNA 和蛋白的过表达，从而抑制 Nrf2 抗氧化蛋白及 DNA 甲基化转移酶类，引起 LECs 中氧化还原平衡遭到破坏，最终导致白内障。

高度近视是黑核白内障发生的一个重要危险因素。在高度近视的黑核白内障患者的晶状体中，αA-晶状体蛋白启动区域的 CpG 岛发生了超甲基化作用，且这些患者晶状体中的超甲基化程度远远大于与之相适应的 ARC 患者。研究者也发现在高度近视的黑核白内障患者的晶状体中，αA-晶状体蛋白的合成非常少。因此，研究 DNA 甲基化和去甲基化的生理病理机制，对白内障的治疗有积极意义。

（二）染色体重塑与白内障

胚胎发育过程中，基因组的特殊区域能改变它们的染色质构造，而局部的染色质结构改变能够影响转录的多个阶段。局部染色质结构的两种主要的修饰，及染色质重塑，包括组蛋白的翻译后修饰和5'-三磷酸腺苷（ATP）依赖的核小体变质。

1. Brg1基因　Brg1基因是一种肿瘤抑制基因，具有ATP酶活性，能够调节染色质重塑，在抑制或激活复杂基因的转录中起重要作用。He等[35]发现在Brg1基因敲除小鼠发生了白内障，他们认为这种这种病理机制是Brg1促进晶状体纤维细胞的分化及去核作用，并能直接调节 αA-晶状体蛋白基因的表达。

2. SirT1基因　其表达产物Sitruin是第三类组蛋白去乙酰化酶，对维持染色质的沉默发挥重要作用。对ARC患者的LECs研究发现[36]，SirT1基因在正常人的LECs中的表达随年龄的增长而减少，而在白内障患者的晶状体中SirT1基因呈保护性上调。上调的SirT1基因基因通过p53通路与FOXOs通路诱导细胞周期停止，抑制细胞凋亡，从而在ARC的发生中发挥保护性作用。研究发现，SirT1基因在LECs的表达水平随着白内障临床评分及年龄的增长而降低，这表明白内障晶状体中SirT1表达的局部减少是ARC形成及发展的一个风险因素。

3. α-晶状体蛋白多肽类　α-晶状体蛋白的两个亚基 αA-和 αB-晶状体蛋白都具有分子伴侣活性剂抗细胞凋亡能力。研究发现，由 α-晶状体蛋白衍生的含有 α-晶状体蛋白结构与的肽类也具有与完整 α-晶状体蛋白相同的活性与功能，称为小分子伴侣。对乙酰化及未修饰的小分子伴侣进行研究，发现两者都具有抑制蛋白质聚集及抑制细胞凋亡的作用。在培养的大鼠晶状体中，这两种肽类能够抑制卡西霉素诱导的LECs凋亡。在亚硒酸钠处理的大鼠模型中，腹腔注射这两种肽能够抑制白内障的进展，同时能够抑制氧化应激、蛋白质的不溶解化及晶状体中半胱天冬酶的活性，而且乙酰化肽类比天然肽类的作用更显著。因此，α-晶状体蛋白分子伴侣肽类能够用于治疗白内障和其他与蛋白质变性及细胞凋亡相关的疾病。

（三）非编码RNA与白内障

目前在人晶状体中共鉴定出206种miRNA，用微阵列技术对miRNA的表达水平进行检测，发现miR-184、let-7b、miR-923和miR-1826在正常人和白内障患者晶状体都存在，但其表达水平不同，let-7b和miR-923在正常晶状体中的表达水平显著高于白内障患者，而无论在透明晶状体还是混浊晶状体中，miR-184的表达水平均高于其他miRNA。统计学分析显示，白内障患者晶状体中有32种miRNA发生明显改变，其中透明晶状体中有20种miRNA较混浊晶状体中上调，尤以miR-933最为显著，其在透明晶状体中的表达水平约为混浊晶状体的19倍。混浊晶状体中有12种miRNA的表达较正常晶状体上调，以miR-34a最为显著，其在正常透明晶状体中的表达仅为白内障患者中的21.5%。以上结果表明，miRNA在晶状体发育和白内障形成中发挥不同的调控作用。

Let 7是调节细胞和组织衰老过程中一种重要的miRNA，有let-7a、let-7b和let-7c三种亚基。研究发现[37]，在ARC患者的晶状体中，let-7b的表达水平与患者的年龄呈正相关，而let-7a和let-7c的表达水平与晶状体混浊程度及患者年龄均无相关性。提示let7b是增加ARC风险的一个重要因素。因此，miRNA可能在ARC发生进程中起重要作用，参与对白内障的病理生理过程的调节，深入了解其在白内障发病机制中的作用，能为有效预防白内障的发生提供新的思路。

虽然手术治疗能取得良好的效果，但随之而来的不良反应，如调节功能丧失、光学问题以及以后的后发性白内障等仍然是继续困扰患者及医生的难题。随着表观遗传学的兴起，为ARC的研究增加了新的视角。目前的研究表明，表观遗传学研究对白内障的形成机制及治疗手段研究有着积极的作用，是未来科学研究的主要方向。

八、表观遗传学与近视

近视的发病机制非常复杂，确切的病因目前尚未明确，遗传、环境因素可能均起到一定作用。目前已有一些表观遗传学与近视有关的研究。

（一）组蛋白修饰与近视

Silingardi 等[38]人对成年大鼠长期单眼形觉剥夺后，腹腔注射组蛋白去乙酰化酶抑制剂（丙戊酸或丁酸钠）可使受损的视力恢复，表明组蛋白修饰可影响视力的发育，提示在视觉发育阶段存在表观遗传学的调控作用。

（二）DNA甲基化与近视

Zhou 等发现[39]形觉剥夺性近视小鼠模型中形觉剥夺眼巩膜 COL1A1 基因启动子区域 DNA 甲基化水平比对侧眼和正常对照眼明显提高，巩膜Ⅰ型胶原 mRNA 在实验眼的表达水平低于对侧眼和正常对照眼，在形觉剥夺眼恢复 7 天后，DNA 甲基化水平明显下降并恢复到对侧眼和正常对照眼的水平。其 mRNA 总体表达水平和 COL1A1 基因启动子区域的总甲基化率呈负相关。这是首次直接实验证明 DNA 甲基化与近视发生相关。

（三）miRNA与近视

Chen 等[40]研究发现，近视的易感基因 PAX6 的 3'-UTR 有一个 SNP 位点（rs662702）与超高度近视有关。该 3'-UTR 区域是 microRNA-328 与 PAX6 基因的结合位点，microRNA-328 通过与 PAX6 基因的 3'-UTR 区结合，降低 PAX6 水平，从而引起 MMP2 表达水平升高，细胞外基质降解增强，巩膜变薄而影响到近视的进展。编码 microRNA 可能在近视发生发展中起一定在作用。2013 年，Lechner 等[41]研究 miR-184 与圆锥角膜和近视的关系，在圆锥角膜病例中发现两个突变 miR-184（+8C > A）和 miR-184（+3A > G），表明 miR-184 与圆锥角膜有关，未在近视患者中发现突变，可能与近视关系不大。另有研究[42]通过 microRNA 芯片发现正常人的成人眼和胚胎眼均有 microRNA 表达且存在表达差异，如 mir-214、let-7c、let-7e、mir-103、mir-107 以及 mir-98 的表达在胚胎眼比成人眼明显升高，但在巩膜各部分如后极部与周边部表达没有差别。以上结果表明，microRNA 影响眼的生长调控，可能与近视及其他眼病有一定关联。随后该研究者用形觉剥夺性近视小鼠继续研究 microRNA，发现形觉剥夺性近视小鼠较之正常小鼠，巩膜中存在 261 个差异 microRNA，其中 let-7 在形觉剥夺眼中表达明显上调。进一步分析发现这些 microRNA 影响蛋白结合、G 蛋白、钙离子、光转导等信号通路，可能最终影响到巩膜的重塑，导致近视的形成。

综上所述，目前对近视的表观遗传学研究还很少，而对于近视在一直无法明确致病因素的情况下，对近视所涉及的表观遗传因素进行研究，不失为一种新的研究思路，有可能为近视的研究提供一些意义的证据。

九、结语与展望

此外，表观遗传调控在其他领域也进行了较多研究，如糖尿病、代谢综合征等。但总之，表观遗传学已成为生命科学研究的焦点，它弥补了经典遗传学的不足，为人类疾病指明了新的研究方向，自从表观遗传学提出以来，人们对其内容和机制以及与疾病的关系有了一定的了解，2003 年人类表观基因组计划的提出与实施，更加深了人们对表观遗传的理解与认识，引起人们的重视。但是，虽然发现表观遗传与人类生物学行为有密切关联，但其中的很多相关机制还未完全明确，今后的研究中，还应进一步深入研究表观遗传学机制、基因表达与环境变化之间的关系，扩大其研究范围，丰富其内涵，为各类疾病的监测、诊断、防治等方面的研究提供更切实的依据。

（王宁利　王　云）

参 考 文 献

1. 薛京伦. 表观遗传学原理、技术与实践. 上海：上海科学技术出版社, 2006: 93.
2. Ooi S K T, Bestor T H. The Colorful History of Active DNA Demethylation. Cell, 2008, 133(7): 1145–1148.
3. Meehan R R. DNA methylation in animal development. Seminars in Cell & Developmental Biology, 2003, 14(1): 53–65.
4. 赵文娟，肿瘤发生的表观遗传学研究. 中国现代医药杂志, 2009, 11(11): 122–124.
5. Strahl B D, Allis C D. The language of covalent histone modifications. Nature, 2000, 403(6765): 41–45.
6. Amaral P P, Mattick J S. Noncoding RNA in development. Mammalian Genome, 2008, 19(8): 454–492.
7. Stern M E, Schaumburg C S, Pflugfelder S C. Dry Eye as a Mucosal Autoimmune Disease. International Reviews of Immunology, 2013, 32(1): 19–41.
8. Stern M E, Schaumburg C S, Siemasko K F, et al. Autoantibodies contribute to the immunopathogenesis of experimental dry eye disease. . Investigative Ophthalmology & Visual Science, 2012, 53(4): 2062–75.
9. 魏瑞华，郝永娜，边领斋，等. Sjögren 综合征相关性干眼发病机制的研究进展. 眼科新进展, 2013, (3): 286–289.
10. Nakano K, Whitaker J W, Boyle D L, et al. DNA methylome signature in rheumatoid arthritis. Annals of the Rheumatic Diseases, 2013, 72(1): 110–7.
11. Han J, Zhou H, Horazdovsky B, et al. Rtt109 acetylates histone H3 lysine 56 and functions in DNA replication. Science, 2007, 315(5812): 653–5.
12. Driscoll, Robert, Hudson, et al. Yeast Rtt109 promotes genome stability by acetylating histone H3 on lysine 56. Science, 2007, 315(5812): 649–52.
13. Wurtele H, Tsao S G, Mullick A, et al. Modulation of histone H3 lysine 56 acetylation as an antifungal therapeutic strategy. Nature Medicine, 2010, 16(7): 774–780.
14. Liang Y, Vogel J L, Arbuckle J H, et al. Targeting the JMJD2 histone demethylases to epigenetically control herpesvirus infection and reactivation from latency. Science Translational Medicine, 2013, 5(167): 28–33.
15. Rai G, Kawamura A, Tumber A, et al. Discovery of ML324, a JMJD2 demethylase inhibitor with demonstrated antiviral activity[M]// Probe Reports from the NIH Molecular Libraries Program. 2010.
16. Hughes T, Ture-Ozdemir F, Alibaz-Oner F, et al. Epigenome-Wide Scan Identifies a Treatment-Responsive Pattern of Altered DNA Methylation Among Cytoskeletal Remodeling Genes in Monocytes and CD4+ T Cells From Patients With Behçet's Disease. Arthritis & Rheumatology, 2014, 66(6): 1648–1658.
17. Gardner P J, Joshi L, Lee R W, et al. SIRT1 activation protects against autoimmune T cell–driven retinal disease in mice via inhibition of IL–2/Stat5 signaling. Journal of Autoimmunity, 2013, 42(2): 117–129.
18. Kim S, Pyun S B, Park K W, et al. Prevention of ocular inflammation in endotoxin–induced uveitis with resveratrol by inhibiting oxidative damage and nuclear factor–kappaB activation. Investigative Ophthalmology & Visual Science, 2009, 50(7): 3512–9.
19. Waka I, Ken F, Takuma H, et al. Dynamic changes of microRNAs in the eye during the development of experimental autoimmune uveoretinitis. Investigative Ophthalmology & Visual Science, 2011, 52(1): 611–617.
20. Xu Y, Jin H, Yang X, et al. MicroRNA–93 inhibits inflammatory cytokine production in LPS–stimulated murine macrophages by targeting IRAK4. Febs Letters, 2014, 588(9): 1692–1698.

21. Zhou Q, Xiao X, Wang C, et al. Decreased microRNA-155 expression in ocular Behcet's disease but not in Vogt Koyanagi Harada syndrome. Investigative Ophthalmology & Visual Science, 2012, 53(9): 5665-5674.

22. Zhou Q, Hou S, Liang L, et al. MicroRNA-146a and Ets-1 gene polymorphisms in ocular Behcet's disease and Vogt-Koyanagi-Harada syndrome. Annals of the Rheumatic Diseases, 2012, 73(1): 170-176.

23. Tuo J, Shen D, Yang H H, et al. Distinct MicroRNA-155 Expression in the Vitreous of Patients With Primary Vitreoretinal Lymphoma and Uveitis. American Journal of Ophthalmology, 2014, 157(3): 728-734.

24. Nasonkin I O, Lazo K, Hambright D, et al. Distinct nuclear localization patterns of DNA methyltransferases in developing and mature mammalian retina . Journal of Comparative Neurology, 2011, 519(10): 1914-1930.

25. Rhee K D, Yu J, Zhao C Y, et al. Dnmt1-dependent DNA methylation is essential for photoreceptor terminal differentiation and retinal neuron survival. Cell Death & Disease, 2011, 3(21): e427.

26. Yang X, Luo C, Cai J, et al. Neurodegenerative and inflammatory pathway components linked to TNF-α/TNFR1 signaling in the glaucomatous human retina. . Investigative Ophthalmology & Visual Science, 2011, 52(11): 8442-8454.

27. Ramez I. Haddadin, DongJin Oh, Min Hyung Kang, et al. Thrombospondin-1 (TSP1)-Null and TSP2-Null Mice Exhibit Lower Intraocular Pressures. Investigative Ophthalmology & Visual Science, 2012, 53(10): 6708-6717.

28. Pelzel H R, Schlamp C L, Waclawski M, et al. Silencing of Fem1cR3 gene expression in the DBA/2J mouse precedes retinal ganglion cell death and is associated with histone deacetylase activity. . Investigative Ophthalmology & Visual Science, 2012, 53(3): 1428-1435.

29. Yang L, Qu M, Wang Y, et al. Trichostatin A Inhibits Transforming Growth Factor-β-Induced Reactive Oxygen Species Accumulation and Myofibroblast Differentiation via Enhanced NF-E2-Related Factor 2-Antioxidant Response Element Signaling. Molecular Pharmacology, 2013, 83(3): 671-680.

30. Suh E J, Remillard M Y, Legesse-Miller A, et al. A microRNA network regulates proliferative timing and extracellular matrix synthesis during cellular quiescence in fibroblasts. Genome Biology, 2012, 13(12): 212-220.

31. Luna C, Li G, Huang J, et al. Regulation of Trabecular Meshwork Cell Contraction and Intraocular Pressure by miR-200c. Plos One, 2012, 7(12): e51688.

32. Kriegel A J, Liu Y, Fang Y, et al. The miR-29 family: genomics, cell biology, and relevance to renal and cardiovascular injury. Physiological Genomics, 2012, 44(4): 237-244.

33. Paylakhi S H, Yazdani S, April C, et al. Non-housekeeping genes expressed in human trabecular meshwork cell cultures. Molecular Vision, 2012, 18: 241-254.

34. Luna C, Li G, Qiu J, et al. Cross-talk between miR-29 and Transforming Growth Factor-Betas in Trabecular Meshwork Cells. Investigative Ophthalmology & Visual Science, 2011, 52(6): 3567-3572.

35. He S, Pirity M K, Wang W L, et al. Chromatin remodeling enzyme Brg1 is required for mouse lens fiber cell terminal differentiation and its denucleation. Epigenetics & Chromatin, 2010, 3(1): 1-20.

36. Mimura T, Kaji Y, Noma H, et al. The role of SIRT1 in ocular aging. Experimental Eye Research. 2013; 116(5): 17-26.

37. Peng C H, Liu J H, Woung L C, et al. MicroRNAs and cataracts: correlation among let-7 expression, age and the severity of lens opacity. British Journal of Ophthalmology, 2012, 96(5): 747-51.

38. Silingardi D, Scali M, Belluomini G, et al. Epigenetic treatments of adult rats promote recovery from visual acuity deficits induced by long-term monocular deprivation. European Journal of Neuroscience, 2010, 31(12): 2185-2192.

39. Zhou X, Ji F, An J, et al. Experimental murine myopia induces collagen type I α 1 (COL1A1) DNA methylation and altered COL1A1 messenger RNA expression in sclera. Molecular Vision, 2012, 18(137-41): 1312-1324.

40. Chen K C, Hsi E, Hu C Y, et al. MicroRNA-328 may influence myopia development by mediating the PAX6 gene. Investigative Ophthalmology & Visual Science, 2012, 53(6): 2732-2739.

41. Lechner J, Bae H A, Guduric-Fuchs J, et al. Mutational analysis of MIR184 in sporadic keratoconus and myopia. Investigative Ophthalmology & Visual Science, 2013, 54(8): 5266-5272.

42. Metlapally R, Gonzalez P, Hawthorne F A, et al. Scleral Micro-RNA Signatures in Adult and Fetal Eyes. Plos One, 2013, 8(10): e78984.

第二章　眼病研究的整合思考

第一节　整合眼科学导论

　　人类对外界感知的90%来自于视觉，因此眼科学的发展有其特殊的意义。20世纪以来，由于自然科学、工业技术的飞速发展，眼科的进展也突飞猛进，使得眼科学在已取得相当成就的基础上进一步提高，眼科领域内的器械制作越来越精细、眼科学亚专业的分类越来越细，眼科手术技术向显微手术技术发展，各种新药、新术式的发明，使得过去许多不治之症获得了治疗的机会，但同时也出现了新的问题。

一、眼科学发展面临的挑战

　　眼科学亚专业的精细划分为眼科学的发展提供了助力，单一领域的深度挖掘使得人们对各种眼病的认识更为清晰、深刻，但是也带来了一系列的问题。

　　首先，对眼病认识的局限性。眼睛不是孤立的结构，而是与全身密切关联的感觉器官，全身生理状态影响视觉功能，眼病的发生发展与全身系统的生理机能有着重要关联。目前的模式使得我们过多集中在眼球上，甚至眼球解剖学某个特定的区域或组织上。事实上眼球通过视神经与大脑相连，视神经外包脑脊液和脑膜，12对脑神经中有8对与眼睛有关，血液循环、环境、饮食、内分泌、免疫、消化等都与眼病有这样那样的联系，很多系统疾病的首发症状会表现在眼部，许多眼病的原发病症并不在眼睛上，许多眼病的治疗需要多个科室的系统联合。

　　其次，眼科医生知识碎片化。眼科本身是二级学科，但是现阶段，眼科学的分科已经过于细化，在青光眼、白内障、眼底病、眼肌等十余个三级学科基础上，眼科大夫有了更碎片化的划分，比如眼底病中，有专门做老年黄斑变性的、专做糖尿病视网膜病变的、专做视网膜色素变性的……这种情况导致了眼科医生知识越来越局限，在治疗疾病的时候就如盲人摸象，只顾自己的那一局部，忽略了整体。曾经有患者咨询某三甲医院的医生青光眼患者术后需要注意的事项，得到的回答居然是"我是白内障医生，这个请您咨询青光眼专科医生。"类似的例子有很多，我们逐渐地意识到这是学科发展中方法论上的缺陷，仅仅着眼于局部而忽略整体，这种状态不利于眼科的学科发展。

二、眼科学发展的机遇——整合医学概念的提出

　　人类医学有三千多年的发展历史，医学发展的早期是一个"合"的过程，那个阶段人

们缺乏对自身健康和相关现象的了解，没有多少实践经验，没有多少知识积累，在疾病与健康的认识过程中，逐渐地把分散、零星且私有的经验方法认识集聚起来，最终成书、传承，这个阶段实际上也可以称之为"原始的整合医学"[1]。随着经验越集越精到，知识越集越丰富，同时用于医学研究、实践的方法学的发展，医学发展走向一个"分"的过程。伴随对疾病研究深度的增加，医学的分科越来越细化，从最初的基础医学、临床医学、预防医学的划分，到后来的内科、外科、妇产科、儿科，再到现在的消化、呼吸、血液、心脏、骨科、普外、内分泌等所谓的三级学科，现在三级学科有更微细的划分。这个阶段也是人类医学蓬勃发展的阶段，人们对疾病的认识从宏观到微观，各专科的诊疗水平得到飞速发展，各类新的理论知识、诊疗手段层出不穷。"分久必合，合久必分"是事物发展的客观规律[2]。人体是一个复杂的整体，由多个系统、器官组成，虽然各个系统、器官发挥各自的功能，但实际上，各个器官、系统之间密不可分，相互影响。许多疾病的发生及发展均涉及多个器官、系统，有着纷繁复杂的临床表现，不同疾病的临床表现有时会相互重合。专科细化带来了医学的进步，提高了治疗的效率和精准性，但同时也迎来了新的现实的医学问题，专科过度细化，专业过度细划，导致医学知识碎片化，给临床医生诊疗疾病带来了巨大的局限性，导致了目前很多医生诊疗就如盲人摸象，仅顾一面，患者成了器官，疾病成了症状，心理与躯体分离，最终可能导致治好了疾病甲继发了疾病乙，养好了器官甲毒死了器官乙，患者辗转于纷繁复杂的医学各专科若干载后不治身亡或失明。

随着生活方式的改变和疾病谱的变化，"分"已经到了尽头，靠无限的"分"已经解决不了医疗存在的现实问题。越来越多的医疗工作者认识到医学的发展需要经历再一次"合"的修整。哲学的发展为整合医学的建立奠定了基础，17世纪，整体论成为西方哲学的中心问题，在医学领域表现为多学科治疗[3]。1958年起，Research Unit for Prospective Paediatrics 的一项流行病学调查使得人们关注传统医学之外的医疗模式，补充和替代医学盛行，尤其在心理疾病领域，心理学家们不断尝试整合传统医学和补充替代医学使得心理疾病患者获得最佳治疗[4]。同期，Norm Shealy 和 Gladys McGarey 教授大力推动了美国医学整合的进程，二人被认为是整合医学之父、之母，在二人的组织筹备下，1976年，美国生物研究院开始关注医学的整合，出资资助建立整合医学的专业组织，在1978年美国整合医学协会正式成立，带动了整合医学飞速发展[5]。到1996年，美国整合医学委员会建立[6]。目前，美国整合医学委员会设置了整合医学的专业教材，每年进行整合医学人才的培养并可以进行整合医学专业人才的认证[7]。

在我国，整合医学的理念自20世纪90年代即有萌芽，至2012年12月17日樊代明院士在北京组织举办了首届整合医学高峰论坛，首次将整合医学的建设纳入到国内医学发展的日程上，会议由中国医学科学院、广州呼吸病学国家重点实验室、中国生理学会心血管生理分会/呼吸生理分会、中国病理生理学会心血管病分会/呼吸病分会、中国康复医学会及中华医学会心胸外科分会、心血管病学分会等多个分会共同承办，樊代明院士、俞梦孙院士、朱晓东院士、陈可冀院士出席并主持会议，对整合医学的发展进行了初步的规划和整理。在2013年1月27日北京国家会议中心举行的中华医学会学术年会上，进行了题为"融合与整合——医学发展的时代要求"的专场报告会，会上世界医学会会长 Cecil B. Wilson 博士分析了世界范围内的社会保障制度和世界医学会的工作方向，提出医学整合是医学发展的要求，中国医学科学院院长曹雪涛院士对我们医学学科融合的现状与发展建议进行了论述，中国工程院副院长樊代明院士进行了题为"整合医学——医学发展的否定之否定"的讲座，会议结合国外现状和中国医学发展的需求，对整合医学发展的必要性、迫切性进行系统的阐述，并对整合医学平台的建设指明了方向。

樊代明院士简明扼要地对整合医学的概念进行了总结："整合医学（holistic integrated medicine，HIM）是从人的整体出发，将医学各领域最先进的知识理论和临床各专科最有效的实践经验分别加以有机整合，并根据社会、环境、心理的现实进行修整、调整，使之成为更加符合、更加适合人体健康和疾病治疗的新的医学体系。整，即整理的整，是方法，是手段，是过程；合，即适合的合，是要求，是标准，是结果。这样做是顺应历史潮流，顺乎科学规律，顺合社会民意，有其历史和哲学的根据。"在樊代明院士的积极带动下，国内已经建立基于整合医学理念的消化科、心血管、呼吸科、胸痛中心等平台，在临床实践中证实了整合医学理念在疾病诊疗中的巨大作用[8]。

三、整合眼科学建立的必要性和迫切性

整合医学概念的提出，国内其他整合医学平台的建立给了我们提示，建立整合眼科学平台将是促进眼科学学科持续发展的必然要求。

（一）历史发展的必然——合久必分，分久必合

眼科学是研究视觉器官疾病的发生、发展和转归以及预防、诊断和治疗的医学科学，其发展同样经历了类似整个大医学发展的从合到分的过程。早在公元前3000多年就有大量关于治疗眼疾的描述[9]，眼部疾患引导人们对眼部结构的关注和研究，随着知识的积累，人们对眼解剖结构和生理功能的认识日益加深，尤其14～18世纪，作为外科体系中的一部分，眼病诊疗技术有了进步，到1765年在巴黎外科学院有了第一位眼科学专任教师Dechais Gendron，1770年他汇总了当时的眼病相关知识，编写了第一本眼科学教科书。19世纪后，随着产业革命的完成，科学技术的进步加速了对眼和眼病的认识，大量的知识被研究汇总，眼科学也脱离外科获得了独立的学科地位。1818年Joseph Beer被维也纳大学附属医院授予正职教授，成为世界上第一位眼科专科教授[10]。1802年世界上最早的眼科杂志《眼科文库》（*Ophthalmologische Bibliothek*）创刊，1805年当时最大的眼科医院英国伦敦皇家眼科医院建立，1851年检眼镜的发明使得眼科学的发展更为迅速，迅速的发展使得眼科学迎来了"分"的历史阶段，各个亚专科逐渐出现并发展，对眼病的认识从宏观到微观、由器官到组织、到细胞。尤其20世纪以来，由于自然科学、工业技术的飞速发展，眼科的进展也突飞猛进，眼科中的三级学科已具有最先进的理论体系和临床诊治经验，奠定了呈线性表现的单元思维基础。如同大医学的发展规律，"单一线性思维"在促进小亚科发展的同时，也带来了眼病诊疗的弊端，而顺应医学发展的主流方向，结合非线性表现的多元思维考虑问题，将眼病的诊治策略与全身系统性疾病的诊疗经验结合，会对眼科学甚至其他相关学科发展起到提升作用，这便是整合眼科学的发展模式。

（二）全面认识眼病的需要——不识庐山真面目，只缘身在此山中

当前眼病的亚专科已经分到了极致，单一眼病的认识到了细胞水平、分子水平、基因

水平，但是正如前文所说，眼睛不是孤立的结构，而是与全身密切关联的感觉器官，多类眼病不仅仅是眼睛局部的问题，涉及全身多系统、多器官，其诊断治疗需要多科室的联系，多种手段的联合。就从最常见的眼病青光眼来说，多年以来高眼压被认为是青光眼的病因，也是目前唯一有效的治疗靶点，但是流行病学研究发现，我国人群中83.5%的原发性开角型青光眼患者眼压不高[11]，日本这一比例更高达90%以上[12]；高眼压症的患者眼压高，但是5年随访仅有9.5%的患者发生青光眼[13]；许多青光眼患者眼压控制了病情继续进展。如何解释这些现象呢？如果单一局限在眼睛局部必然永远找不到答案。跳出眼科后，我们发现血液循环与眼压相关，颅压与眼压相关[14]，昼夜节律与眼压相关[15]，幽门螺旋杆菌感染与青光眼的发生有关[16]，尤其近几年通过回顾性、前瞻性临床研究，动物实验研究证实颅内压与青光眼发生密切相关，是跨筛板压力差（眼压与颅内压的差值）而非眼压自身导致的青光眼的发生[17, 18]，这一发现使得人类对青光眼的认识更为的全面，在此基础上，如果我们把目光着眼于系统，把所有相关因素进行整理分析，是否有可能提供新的治疗靶点？建立更全面规范的治疗？

（三）规范治疗眼病的需求——他山之石可以攻玉

大医学的细化，给予医学的正面作用是各个专科领域飞速发展，各类新的诊疗策略层出不穷，最终每个亚专科都有其独到的诊疗策略和技术，应各专科自身的需求，在某个专门的领域可能会有更尖端更独特的方法、技术、设备。而医学是共通的，一些尖端科技、策略在不同医疗科室间其效果可能存在共性，甚至一些专科常规或一般的技术在另一个亚专科会有意想不到的效果。举个例子，眼科门诊的一种常见疾病"眼轮匝肌痉挛"相信大多数眼科医生都不陌生，眼科医生的处理一般会是：注意休息、避免劳累、戒酒等等万金油类的建议，或者局部热敷、中医针灸/按摩甚至肉毒素注射等对症处理。往往效果不佳，反复发作，甚至部分患者因长期患病或肉毒素注射而发生周围性面瘫。而实际上，眼轮匝肌痉挛在神经科外科是有特异的手术治疗的，面神经根出脑干区（root exit zoom，REZ）受支配血管压迫而发生脱髓鞘病变被认为是特发性HFS的发病原因，经乙状窦后入路桥小脑角（cerebellopontine angle，CPA）探查、面神经根显微血管减压术（microvascular decompression，MVD）是唯一可能治愈HFS的方法，其治愈率达95%以上[19]。类似的病种、病例很多，给我们的提示就是，多学科的整合必然会使得原本眼科单领域认为的疑难杂症迎刃而解，使得眼病的诊疗更全面、更系统。

四、整合眼科学平台的建设

整合医学概念的提出，国内其他整合医学平台的建立给了我们提示。经过理论的学习和实践的摸索，整合眼科学的概念得到了广大眼科同行的认可，并积极参与到整合眼科学平台的建设中。

整合眼科学（holistic integrated ophthalmology，HIO），是把长期被细分了的眼科疾病的发病机制、治疗或者具体问题放在系统中、整体中去考察、研究、分析，并根据社会、环境、心理的现实进行调整、升华，使之成为更加符合、更加适合眼病治疗的新的体系。整合眼科学与general ophthalmology的区别：general ophthalmology是一个全科眼科的概念，要求在粗水平掌握所有眼科问题，但是深度不够。整合眼科学与comprehensive ophthalmology的区别：comprehensive ophthalmology是指综合眼科，具有各个亚专科的能力和知识体系并能够将亚专科的力量系统的利用，从而解决眼科的复杂问题。因此，可见整合眼科学和全科眼科学、综合眼科学有着本质的不同。

将整合医学理念融入于眼科，将眼科疾病的治疗与全身系统功能整合在一起进行逻辑思维，指定系统的治疗方案，是整合医学一次有意义的探索。整合眼科学关注于从全身系统或整体角度来重新认识和理解眼部疾病，从而促进对眼部疾病的诊断、治疗、预防及病因的研究，在理念上实现眼与全身整合和局部的统一，在策略上以患者为核心，在实践上将各种防治手段有机融合。整合眼科学是传统眼科观念的创新和革命，是眼科学发展历程中从专科化向整体化发展的新阶段。整合眼科学在疾病认知上，需要掌握疾病从全身情况、生活方式直至治疗和预后方案等诸多的信息，需要掌握最佳临床证据。在疾病治疗上，强调的不是给患者一个方法，而是给出一个方案，这个方案不仅仅包括疾病的最优化治疗，还包括疾病的二级预防、生活方式和心理的调节等全程性的指导。在疾病的研究上，不再是基因－细胞－器官－疾病这样简单的单一化的线性思维，而是强调人体整体、环境和遗传背景对疾病转归的影响。

实践是检验真理的唯一标准。整合眼科学的发展，需要不断积累、不断提高、不断地付诸实践检验，是一个从理论到实践，回到理论再到实践，永不停息的过程。按照樊代明院士的要求，现阶段我们逐一完成如下任务来推动整合眼科学平台的建设：

1. **举办整合眼科学的学术会议**　2013年10月，北京同仁医院、首都医科大学眼科学院组织举办了第一届整合眼科学会议，会议邀请了樊代明院士为首的整合医学团队和眼科及眼病相关科室，第一次将整合眼科的理念传达给广大眼科医生及相关科室，并部署任务，积极进行整合眼科学平台的筹建。2014年6月，由中华医学会眼科学分会、北京医学会眼科学分会组织举办了第一届整合青光眼学会议，将应用整合医学思维构建的整合青光眼诊疗策略进行了详细的阐述和论证。类似的会议将会继续组织和开展。

2. **学术组织的积极筹备和参与**　北京市医学会眼科学分会、中华医学会眼科分会组织会员学习整合眼科学的理念，预期在不久的将来成立整合眼科学学组。

3. **编撰整合眼科学专业杂志**　已经在《中华眼科医学杂志》建立"整合眼科学"专栏。

4. **汇总两次整合眼科学会议的讨论结果**　集合临床各专科的力量撰写本书，作为整合眼科学的第一版专著，下一步将在此基础上，继续完善、扩充，尽快形成整合眼科学的专业工具书。

5. **在北京市眼科研究所建立国内第一个"整合眼科学"教研室**　逐步开展整合眼科相关的工作。

6. **在同仁医院眼科中心成立整合眼科学会诊中心**　系统全面的处理具体眼病，在实践过程中初步建立相关眼病的整合医学思维指导下的眼病诊疗路径。

7. **在2015年举办第一届整合眼科学继续教育培训**

五、小结

整合眼科学是传统眼科学观念的创新和革命，是眼科发展历程中从专科化向整体化发展的新阶段。这种观念的变革不能简单地视为是一种回归或复旧，而是一种发展和进步，不仅是一种创新行为，而且是一种创新思维形式，是医学方法学的革命。整合眼科学是未来发展的新思路、新理念，也具备极高的现实价值。在眼科推行"整合"理念，建设整合眼科学平台，必然会推动眼科学多层次的深度整合，拓宽思路，开阔视野，最终形成"一体化诊疗，个体化治疗"的眼科诊疗模式，推动眼科学向更高境界发展。

（王宁利　陈伟伟）

参考文献

1. Ventegodt S, Andersen N J, Merrick J. Holistic medicine Ⅲ: the holistic process theory of healing. Thescientificworldjournal, 2003, 3(3): 1138.

2. 樊代明. 整合医学初探. 中华消化病与影像杂志（电子版），2013, (01): 27–35.

3. Foote F O, Bulger R J, Frampton S B, et al. Holistic Care in the US Military I–The Epidaurus Project: An Initiative in Holistic Medicine for the Military Health System, 2001–2012; 2012, 1(2): 46–54.

4. Ventegodt S, Kandel I, Merrick J. A short history of clinical holistic medicine. The scientific world journal, 2015, 7(1): 1622.

5. Lawson K. The American Holistic Medical Association (AHMA): an overview. Beginnings, 2003, 23(3): 8.

6. Sierpina V, Kreitzer M J, Anderson R, et al. The American Board of Integrative and Holistic Medicine: past, present, and future. Explore, 2010, 6(3): 192–195.

7. Snyder S. The academy of integrative health & medicine: a conversation with mimi guarneri, president of the american board of integrative holistic medicine. Glob Adv Health Med, 2014, 3(1): 100–102.

8. 樊星，杨志平，樊代明. 整合医学再探. 医学与哲学，2013, 34(5): 6–11.

9. Wheeler J R. History of ophthalmology through the ages. British Journal of Ophthalmology, 1946, 30(5): 264–275.

10. Fuchs, Ernst, and Alexander Duane. Text–book of Ophthalmology. Philadelphia, PA: J. B. Lippincott Company, 1908.

11. Liang, Y. B., et al., Prevalence of primary open angle glaucoma in a rural adult Chinese population: the Handan eye study. Invest Ophthalmol Vis Sci, 2011, 52(11): 8250–8257.

12. Iwase A, Suzuki Y, Araie M, et al. The prevalence of primary open–angle glaucoma in Japanese: the Tajimi Study. Ophthalmology, 2004, 111(9): 1641–1648.

13. De Moraes CG, Demirel S, Gardiner SK, et al. Effect of treatment on the rate of visual field change in the ocular hypertension treatment study observation group. Invest Ophthalmol Vis Sci, 2012, 53: 1704–1709.

14. Ren R, Jonas JB, Tian G, et al. Cerebrospinal fluid pressure in glaucoma: a prospective study. Ophthalmology, 2010, 117(2): 259–266.

15. Wang Huai–zhou, Qing–jun, et al. Loss of melanopsin–containing retinal ganglion cells in a rat glaucoma model. 中华医学杂志（英文版），2008, 121(11): 1015–1019.

16. Kountouras J, Zavos C, Sakkias G, et al. Helicobacter pylori, Infection as a Risk Factor for Both Primary Open–Angle Glaucoma and Pseudoexfoliative Glaucoma in Thessaloniki Eye Study. American Journal of Ophthalmology, 2011, 152(6): 1080–1081.

17. Ren R, Wang N, Zhang X, et al. Trans–lamina cribrosa pressure difference correlated with neuroretinal rim area in glaucoma. Graefe's Archive for Clinical and Experimental Ophthalmology, 2011, 249(7): 1057–1063.

18. Yang D, Fu J, Hou R, et al. Optic neuropathy induced by experimentally reduced cerebrospinal fluid pressure in monkeys. Investigative Ophthalmology & Visual Science, 2014, 55(5): 3067–3073.

19. Ishikawa M, Nakanishi T, Takamiya Y, et al. Delayed resolution of residual hemifacial spasm after microvascular decompression operations. Neurosurgery, 2001, 49(4): 854–856.

第二节　关于近视眼的整体思考

一、概述

近视是指人眼在调节放松状态下、平行光线经眼球屈光系统后聚焦在视网膜之前的一种状态，目前是全球导致视觉损害的首位原因[1]。预计到2050年，全球将有近一半人口为近视，10%人口为高度近视[2]。在我国，近年来随着社会的发展，近视眼患病人数快速增加，近视总人数已超过4亿，5岁以上人群中近视患病率达40%，即大多数人在儿童期已经开始发生近视[3]。虽然大部分近视可通过光学矫正措施获得良好视力，但是近视矫正所带来的经济负担及对学习生活的影响仍然是巨大的。尤其是随着近视度数增高发展为高度近视之后，或是从一开始即表现为病理性近视，则会对人眼视觉造成不可逆性损害[4]。

近视的发病机制目前仍不清楚，环境因素和遗传因素被公认为两大主要因素，而环境因素起的作用较大[5~7]。近距离工作被认为是导致近视的首位原因[8]。但在动物模型方面，目前仍然是形觉剥夺性近视和离焦诱导性近视为近视的两大经典动物模型，近距离工作诱导性动物模型仍然未能获得成功。近几年的流行病学调查发现，户外活动是近视的重要保护因素，而且独立于近距离工作发挥作用[9]。目前也有一些干预措施开始在儿童青少年中采用，但大多数仍然需要通过科学研究把有望用于临床的干预措施进行科学验证[10]，不仅能够规范化这些措施，也有助于对近视的发病机制开展更为基础的研究工作。

二、近距离工作与近视

在人们的固有观念中，近视为"视近"较多所致，近距离工作是导致近视发生的罪魁祸首。然而迄今为止，虽然国内外已经有较多的关于近视的流行病学调查、动物实验和临床研究，但均不能证实近距离工作与近视之间存在明确的因果关系[11]。这实在与人们头脑中的固有理念相去甚远。

（一）近距离工作对近视影响的"多维"效应

目前关于近距离工作的测量都是通过问卷调查获得的，这就意味结果很容易受回忆偏倚的影响，精确度远远不够[12,13]，有可能因此无法得到显著关系；其次，近距离工作的调查问题往往比较简单，如"平均一周读几本书？""平均每周近距离工作多少小时？"[14]这种粗放式的询问难以全面反映人们的近距离工作，如看电脑、看电视、看手机等等[15]；再者，既往研究多关注近距离工作的总量，而忽略了近距离工作的其他构成因素，如每次持续时间、光照以及是否有歪头看的习惯等等[16~18]，甚至是近距离阅读的内容等[19]。

近距离工作很可能是通过"多维"的综合作用来影响近视的发生发展，这些维度包括距离、时间和光照等，距离又包括眼睛到书本的上下前后距离（y轴、z轴）[20]以及歪头所影响的左右距离（x轴）等[21]，时间包括各种活动累积的时间总量以及单次持续时间量，光照包括光强度、光谱范围及照明方式等等。

从另一个角度来看，"近距离工作"这个词其自身已经限定了"近距离"为核心因素，也就是只考虑了"空间"这一因素，而忽略了"时间"以及空间中的"物质"等因素。此外，近距离的也不一定都是工作，也有娱乐等。因此，如果把这些因素都考虑进去，则以"近距离负荷"一词来界定较为准确。"负荷"这个词泛指机器或主动机所克服的外界阻力，或承受的重量。在这里，则指近距离类工作对眼睛所造成的影响。

在安阳儿童眼病研究的队列中，获得了1769名初一学生至初二的一年随访数据。在校正各种混杂因素后发现，父母近视人数、性别、歪头看字、照明灯泡类型和持续阅读时间是近视的危险因素，具体来说就是：父母中有一人近视和两人近视的孩子的近视患病率，是父母均不近视的孩子的1.8倍和7.8倍；男孩的近视患病率是女孩的1.4倍；歪头看字的孩子的近视患病率是不歪头看字孩子的1.2倍；使用日光灯的孩子的近视患病率是使用白炽灯的孩子的1.5倍；持续阅读长达45分钟以上的孩子的近视患病率是持续阅读时间45分钟以下孩子的1.3倍[9]。

由上可见，近距离工作通过阅读姿势（空间）、持续阅读时间量（时间）和阅读光线（物质）等因素使得近视患病率增加，即近距离工作确实存在"多维"效应，而且这些维度都是可以通过一定措施调控的。换句话说，为了降低青少年的近视患病率，我们可以通过避免歪头看字的习惯、每近距离工作45分钟即休息一会儿、改善阅读照明为接近太阳光谱的灯泡如白炽灯等来达到一定的效果。

通过上述研究结果，可以发现近距离工作可以通过"多维"来影响近视患病率，然而，这几种维度之间是否存在交互效应？或者说几种维度之间是否存在一个影响效应的综合表达公式？这些问题仍然值得进一步探索。

（二）持续长时间近距离工作与近视

基于"安阳儿童眼病研究"的流行病学研究结果，持续阅读时间大于45分钟是近视患病率增高的一个危险因素。那么，持续长时间近距离工作是通过何种机制来影响近视的发生发展的呢？

根据眼睛的解剖生理可知，持续长时间近距离工作会导致睫状肌持续收缩，当改为远距离工作时，睫状肌仍然不能放松，此时眼睛的屈光状态可表现为一定程度的"近视"。不过，这种"近视"并不是长久的，当眼睛获得充足休息放松或者使用睫状肌麻痹药物时，这种"近视"即可消失。也就是说，这是一种"假性近视"，或者是近年来称呼较多的"近距离工作诱导的暂时性近视（nearwork induced transient myopia，NITM）"。如果每次长时间近距离工作后，NITM都无法得到及时缓解，长期下去可能会导致真性近视的发生或者不断加深[22,23]。

对于上述疑问的回答需要几个条件：①研究对象是尚未发生近视或者近视不太深的青少年；②研究对象长期具有一定量的NITM；③研究对象能够被长期观察随访。为了回答上述问题，队列研究是最好的研究设计，同时又不违反伦理学原则。

以北京城区7~17岁青少年作为研究对象，随访2~3年，观察NITM基线值与近视之间的关系。最终，研究纳入了386名小学和初中学生，平均年龄分别为8.4岁和14.2岁，让受试学生阅读20 cm处的漫画5分钟，测量其阅读前后的NITM变化。结果发现，受试学生中近视、正视和远视者的NITM初始值和衰退时间分别为0.18 D/50 s、0.09 D/30 s和0.10 D/20 s，也就是说近视学生的NITM初始值和衰退时间要显著大于正视学生和远视学生

（$P < 0.001$）[24]。然而，这种差异究竟是近视发生的结果还是近视发生的原因目前尚不能确定，还有待于纵向随访观察。

研究还发现，在屈光参差的学生中，近视度数较高的眼睛相比近视度数较低的眼睛表现出较高的NITM（0.21 D vs 0.15 D）、较长的衰退时间（108.4 s vs 87 s）和较大的衰退面积（17.6 D*s vs 12.3 D*s）[25]。然而，这种差异是否与近视度数之间具有因果关系仍然需要纵向观察的结果来证实。

根据学生的NITM值将其分为低、中、高三组（0.15 D；0.15~0.30 D；≥ 0.30 D），根据其衰退时间将学生分为完全和不完全两组，根据父母近视人数可以将学生分为父母中无人近视、一人近视和两人近视三组。据此对数据进行分析发现，父母的近视度数与学生的初始NITM值和衰退时间均不相关，在近视、正视和远视学生均是这种趋势[26]。这说明，青少年的NIITM主要受环境因素的影响。

综上可知，持续长时间近距离工作对近视产生的影响可能通过NITM的增加而发挥作用。不过，目前尚不清楚NITM的增加究竟是持续近距离工作的结果还是始动因素。而且，研究中所采用的持续阅读时间仅5分钟，是否在45分钟时也表现出类似的趋势有待进一步探讨。NITM是否是持续长时间近距离工作影响近视的中间机制，仍然有待于纵向随访结果来回答。

（三）近距离负荷监测仪

流行病学调查已经发现，持续长时间近距离工作、照明光线和歪头看字习惯等是近视的危险因素。为了通过干预这些因素来防止近视，首要的问题是如何动态监测这些因素并实时预警？也就是说，能否通过某种方法或设备来监测这些因素的动态变化？当学生出现影响近视发生发展的危险因素或达到其阈值时，则及时提醒学生和家长，改变这些危险因素，从而阻断近视的发生发展。

目前已有能够实时监测距离、光线和角度的仪器。该监测仪的关键技术在于如何感知学生的姿态变化及眼前注视物距离的测量。考虑使用硅微机械传感器来感知患者姿势的变化，该装置可以测量以水平面为参面的双轴倾角变化。输出角度以水准面为参考，基准面可被再次校准。数据接口形式包括RS232、RS485和可定制等多种方式。抗外界电磁干扰能力强。使用激光测距传感器测量眼前注视物距离。内置光感受芯片来测量周围环境光线的强度及变化。

该监测仪主要由硅微机械传感器，激光测距传感器，电源，数据输入、处理、储存、输出装置和固定装置组成。通过数据输入装置输入设备在矢状面和冠状面允许的倾斜角度。硅微机械传感器实时测量设备在矢状面和冠状面实际的倾斜角度并将数据输出到数据处理器，当倾斜角度超过设定值后通过输出装置发出声音报警，提示学生注意保持正确的体位。数据储存系统记录报警的时间及体位纠正情况。激光测距传感器实时测量眼前障碍物的距离，当距离小于规定值一定时间后通过输出装置发出声音报警，提示学生注意注视的距离。数据储存系统记录每天各种注视距离的时间。

三、户外活动与近视

户外活动作为一种最新的近视防治理念，近年来引起人们越来越多的重视。近几年的流行病学调查表明，户外活动是近视的保护因素[27~30]，可能通过户外的光线强度、光波长和视场角等发挥作用[31]，户外活动时间多的儿童近视患病率低。虽然户外活动具有近视保护作用，然而由于社会竞争激烈，青少年的近距离工作负荷相对较重，单纯通过减少近距离工作或增加户外活动时间仍有较大难度。如何将户外活动与青少年近视进行定量关联，通过户外活动时间的监测，针对不同青少年给予不同阈值下的预警从而进行最大效率地近视干预，尚需进一步通过队列研究来探索。

实际上，近几年的流行病学调查也确实证实了户外活动较多的孩子其近视患病率低，即使是在近距离工作并不减少的情况下也是这种趋势。这就提示，户外活动很可能是保护近视的最简便易行的方法。然而，户外活动较多的孩子近视患病率低，究竟是因还是果呢？也就是说，是不是不近视的孩子相对喜欢户外活动，而导致户外活动多的孩子中近视患病率较低？

在"安阳儿童眼病研究"中，通过问卷详细搜集了学生各种可能的户外活动频次和每次时间，对1785名初一学生随访至初二，发现近视的患病率、发病率和近视漂移分别为68.1%、22.1%和−0.49D/y，高度近视分别为2.9%、1.7%和−0.37D/y。将各种比率与户外活动之间做校正混杂因素的分析之后，发现户外活动时间较多的孩子发生近视的风险是户外活动时间较少的孩子的0.55倍，其近视漂移量也仅为户外活动较少孩子的0.66倍[9]。

此外，对北京地区200名小学生进行调查，发现户外活动时间、户外运动时间和户外休闲时间均和等效球镜屈光度之间具有显著相关，户外活动时间较多的学生呈现较低的近视性屈光度[32]。这提示，在小学生中开始户外活动的干预效果可能会更好。

由此可见，较多的户外活动与较低的近视发病率及较少的近视漂移量显著相关。换言之，孩子参加较多的户外活动可以降低近视发生风险的程度约45%，可减少近视漂移量约34%。户外活动确实是一种简便有效的近视防治方法。

四、近视与配戴眼镜

孩子近视了要不要戴眼镜？如果戴，眼镜是足矫还是欠矫一点更有利于延缓近视进展？对于这些问题仍然存在争议，其原因在于这两种矫正方式均有各自不同的理论基础支持，以及相应的临床研究。很多医生也只能根据个人经验或一些临床病例报道来作出判断，目前对这些问题尚无较高级别的循证医学证据。近视的光学矫正方法有单焦镜、双焦镜、多焦镜、接触镜和角膜塑形镜等。各种光学矫正方法都存在欠矫和足矫这两种矫正程度。有的理论支持足矫[33,34]，有的理论支持欠矫[35,36]，目前已有的研究结果并不统一，究竟哪种矫正程度对防治学龄儿童近视的效果最好？

部分学者赞成足矫，主要是基于形觉剥夺学说，认为视网膜成像模糊是引起近视发生和发展的重要原因[37]。儿童在视力发育阶段，黄斑中心凹上无法接受清晰正常的视觉刺激，因为促使眼轴生长，加快近视的发展。因为足矫状态可以使视网膜上形成清晰的视觉刺激，控制近视的进展。部分学者赞成欠矫，主要是基于调节理论，调节理论是近视病因学研究中最古老的学说，至今仍受到许多学者的推崇[38-40]。它认为近距离工作时，调节和集合使眼内肌和眼外肌作用于巩膜，使眼压升高，持续高眼压使眼轴增长，导致轴性近视[41]。而欠矫状态可以使人们在看近物时减少动用调节，从而控制近视的进展。

近十年，大量动物实验研究表明，看近引起近视的机制主要是"光学离焦学说"。研究证实，眼球延长依赖视网膜周边离焦[42]，按照屈光学概念，焦点落在视网膜前面者称为前离焦（即远视化离焦），落在视网膜后面者称为后离焦（即近视化离焦）。看近时或近视眼的视网膜中央呈前离焦（远视化），而视网膜周边呈后离焦（近视化），这种视网膜周边后离焦（即近视化离焦）是促进近视眼度数不断增加的主要原因[43]。研究还发现，眼球具有依赖视网膜周边成像诱导眼球发育的特点，尤其是18岁以下青少年近视眼，如果视网膜周边成像为向后的近视化离焦，眼球长度就将延长，如果视网膜周边成像为向前的远视化离焦，眼球就将停止延长。

我国学龄儿童中的欠矫近视、未矫正近视现象非常普遍，这种大规模的近视欠矫或未矫对于我国学龄儿童的近视发展究竟有何影响？如促进近视进展，则必须积极干预；如没有影响，则为了好的视觉质量仍需干预；如果有利于延缓近视进展，则又当加以另类的引导。通过系统查阅了国内外的足矫欠矫文献，发现仅有两篇国外的随机对照试验，而且结果均表明足矫可能轻度延缓学龄儿童近视进展，两篇文献的meta分析结果显示足矫组比欠矫组的近视进展慢−0.21D[44]。

众所周知，我国青少年的学习负担较重，近距离用眼时间较长，而足矫欠矫的效果差异与近距离用眼负荷密切相关。当近距离用眼时，近视欠矫可以降低调节需求，相应的调节迟滞也会降低，有可能因此有助于延缓近视进展，而这也被动物实验的结果所证实。因此，与足矫相比，适当近视欠矫（如0.50D）可能并不会引起我国青少年近视的近视快速进展，反而有助于降低调节迟滞。因此，适量欠矫或许有助于减轻长期视近时的视觉不适症状。

在"安阳儿童眼病研究"初中生队列的随访数据库基础上，从中筛选出近视足矫和欠矫的学生，根据初一至初三的三年连续数据，回顾性分析近视足矫和欠矫对近视进展的影响差异。结果发现，欠矫的学生相比足矫的学生拥有更大的近视度数（−0.85D），更长的眼轴长度（0.37mm），以及更差的裸眼视力（0.08）和戴镜视力（0.22）[45]。在进一步对于欠矫量以及欠矫比率进行亚组分析后发现，拥有更大欠矫量、欠矫比率的学生，其近视度数更大、裸眼视力和戴镜视力更差。另外，拥有更大近视度数或者近视发生时的年龄越大的学生，其发生欠矫的风险更大。在未矫和足矫的比较中也发现，相比于足矫儿童的2年近视进展（−1.04D），未矫儿童的2年近视进展更慢（−0.75D），眼轴延长量也更小（0.45mm vs. 0.53mm），近视进展量随着欠矫量的增加而降低（$r=0.22$，$P=0.01$）[46]，这提示近视欠矫或未矫造成的近视性离焦可能缺失会延缓近视进展。

在足矫欠矫的随机对照试验中，纳入200名儿童，随访每半年的散瞳后屈光度、眼轴长度和3D刺激下调节迟滞。结果发现在半年后随访和1年后随访时的足矫欠矫组之间，未发现结局变量存在统计学差异[47, 48]。在1年随访时，低度近视组中的屈光度和3D刺激下的调节迟滞在干预组之间具有统计学差异，欠矫组拥有更大的屈光度（−0.27D/6个月，−3.21D vs. −2.94D）以及更严重的调节迟滞（0.22D/6个月，0.63D vs. 0.41D）。由此证实，在低度近视儿童中，足矫会轻度延缓学龄儿童的近视进展，同时减少视近时调节迟滞。

五、眼保健操与近视

当今，眼保健操已经成为我国学生在校学习期间每天实施的作为缓解眼疲劳、保护学生视力的重要措施。然而我国青少年近视患病率仍然逐年上升，眼保健操遭到多方质疑。广大中小学生应用了五十余年的眼保健操究竟有没有作用呢？通过检索眼保健操相关文献，发现目前国内外仍缺少能提供有力科学证据的试验研究。而且，还存在以下一些问题会妨碍正确地判断眼保健操效果：

1）大多数学生并未真正按照眼保健操的操作要领来做，这导致学生所做的眼保健操并非真正的眼保健操，目前报道的效果并不能代表眼保健操真正的效果。

2）目前学生的学习负担太重，每天1~2次每次5分钟的眼保健操很难抵抗长时间的近距离用眼。

3）青少年的调节力较强，小瞳验光所得到的屈光度误差较大，屈光度应当以睫状肌麻痹验光的结果为准。阿托品或环戊通是目前国际上公认的青少年近视研究的标准睫状肌麻痹验光方法。

4）已有的评估眼保健操的研究以观察性研究为主，为了准确评估眼保健操的效果，应该首选随机对照试验作为研究方法。

5）关于眼保健操效果的研究其评估指标多为视力。而对于眼科专业来讲，屈光度和眼轴长度是衡量近视是否进展的金指标。

眼保健操的评估也可以考虑短期评估指标，但应当以稳定性、可重复性较好，并且能通过客观仪器进行测量的指标为佳。国内外的大量研究发现调节与近视的发生发展密切相关，调节迟滞、调节反应和调节灵活度等指标可通过客观方法测量，是评估近视干预措施效果的较为理想的短期指标。调节也是评估视疲劳的重要指标，眼保健操则被认为至少可缓解青少年视疲劳。因此，通过测量调节参数来评估眼保健操的短期效果也是较为可行的客观方法。近视力和视疲劳评分是与调节参数密切相关的主观指标，可以作为短期观察效应指标的有益补充。

Li和Kang等[49]设计了一个随机对照试验。将190名中学生随机分到三组，一组学生通过培训做标准的眼保健操，第二组学生通过培训做假穴位眼保健操，第三组学生闭眼。结果发现，相比对照组，做一次标准眼保健操可以放松调节0.10D，远视力、近视力、瞳孔直径和主观感受没有明显差异。也就是说，眼保健操短期效果是肯定的。本试验证实了眼保健操的确是有短期效果的，但是长期做眼保健操是否能够预防近视、控制近视进展，仍无法确定。

横断面研究虽然快速、高效的客观反映了青少年的屈光状态与眼保健操之间的分布，然而却只反映了某一特定时点的情况，且无法确定因果关系。为了进一步探索眼保健操与近视进展的关系，采用巢式病例对照研究的方法。收集眼轴长度、散瞳后屈光度2年进展量作为病例和对照组的评价指标，并对青少年做眼保健操的情况进行质量评价，探究眼保健操与青少年近视进展的相关性。结果发现，做质量好的眼保健操的青少年近视进展的危险性是不做眼保健操的青少年的0.792倍。散瞳后屈光度进展的病例组为30例，对照组为56例，做质量好的眼保健操是不做眼保健操的学生近视进展危险性的0.194倍[50]。此外，分析其他混杂因素对近视进展的影响，发现遗传、近距离活动时间、户外活动时间也和近视的进展相关。父母近视、近距离工作时间长、户外活动时间短的学生屈光度数进展速度快。因此，坚持每天做高质量的眼保健操是近视进展的保护因素。

六、近视是医学问题还是社会问题

近视是人类为了适应现代社会的近距离阅读、学习和工作等需要，对社会变化做出的一种适应性调节，原始人类不需要近距离的精细操作，为了生存，最重要的事情就是狩猎，所以远视力最为重要。随着人类社会文明的发展，人们需要越来越多的精细作业，也越来越需要近视力，近视力在进化中处于优势，根据达尔文进化论的适者生存，因此出现了越来越多的近视眼。近视与人类生活、行为密切相关。

中医很早就认识到：生命在于运动。认为近视眼等很多眼病都是由环境与自身的行为引起的，是完全能够预防的。《黄帝内经》开篇之《素问·上古天真论》即将"饮食有节，起居有常，不妄作劳"与"游行天地之间，视听八达之外"作为养生明目手段。隋代巢元方《诸病源候论》即认为近视是由"劳伤脏腑，肝气不足"所致。唐代药王孙思邈在其《千金要方·七窍病》中将久处烟火、泣泪过多、夜读细书、月下看书、抄写多年、雕镂细作、博弈不休、饮酒不已等视为重要的眼病病因。在我国古代时期，体育一直是教育的重要内容。在我国周代的"礼、乐、御、射、书、数"六艺教育中，体育（军体）占有很大比重，有利于学生的健康成长和全面发展。历史上射术曾经长期是择士的重要标准，习射有益于人的视觉发育。我国著名教育家孔子、著名政治家管仲都非常重视御、射等体育教育，古希腊哲学家亚里士多德亦将体育视为国民素质教育的基础，古希腊著名医学家希波克拉底亦提出"体育锻炼是实现健康生活的根本手段"。我国漫长的封建社会里，统治阶级为了维持其统治，长期实行愚民、弱民政策，在教育上投入不足，实行文武分离，重文轻武，造成国民素质下降。近现代著名学者都非常重视体育。19世纪中叶，现代英国最伟大的教育家，托马斯·阿诺德使体育进入公立中学。现代奥运之父顾拜旦将奥林匹克运动视作教育运动。1895年，严复首倡力智德教育，将体育置于教育首位。康有为亦认为儿童阶段，应把体育放在第一位。1917年，毛泽东《体育之研究》指出，"体育于吾人实占第一之位置"。恽代英《学校体育之研究》指出，要增加学生体育活动时间，经常检查学生身体。1950年，新中国成立之初，毛泽东就强调学生要"健康第一，学习第二"。1952年，毛泽东号召人民"动员起来，讲究卫生，减少疾病，提高健康水平"。毛泽东特别重视在实践中学习，鼓励青少年在广阔天地里，在大风大浪中锻炼成长，这对于促进青少年的视觉健康有重要意义。

市场经济体制下，体育、美育与劳动实践教育被忽视，导致学生近视率持续升高。1979年9月1日中国开始实施独生子女政策，1986年7月1日，《中华人民共和国义务教育法》正式实施。中国父母望子成龙、望女成凤，通过知识改变命运的观念愈发强烈，青少年的学习竞争压力达到了前所未有的巅峰。对比各国课程表可见，中国青少年的上课时间最长，课间休息及体育课时间最短，课业压力大。

还有研究发现，人口密度与学龄儿童近视患病率也有一定关系。已报道的学龄儿童近视患病率山东37%，北京55%，广东54%，河南67%。人口密度越大的地区近视患病率越高。还有研究发现城市当地居民的学龄儿童比移民的学龄儿近视患病率高。

随着人民生活水平提高，膳食营养的变化也对近视患病率增加起到一定影响。营养过剩的儿童容易使体内糖代谢增加，使血钙减少，消耗大量维生素B，促使近视的发生和发展。而营养不良的儿童体内缺乏某些微量元素，如缺锌会减少眼组织的抗氧化能力引起视网膜病变，视神经萎缩；铬的含量下降会引起晶状体和房水渗透压的改变，使晶状体变凸及屈光度增加。铬缺乏导致血糖渗透压上升，屈光度增加，这些都会导致近视的发生和眼轴的增长。

七、人类的颅骨和功能进化：对近视的进化思考

在众多哺乳类动物之中，人类有着相对特殊的形态进化史。

数百万年来，由于人类颅骨的变大、脸部长度缩减，使眼眶逐渐移入额叶的下方。随着大脑的进化和发育，颅脑内的空间逐渐被压缩，眼眶以及眼球的软组织也发生了一系列的变化：眼眶容量减少，上下眶缘同向弯曲（彩图2-2-1），由此眼球、眼外肌和眶内脂肪被压缩、变形，同时眼球整体向前节的位置移动。

研究发现，额叶和颞叶的进化发育与眼眶变浅相关。同时眼眶变浅、眼球突出与近视性屈光不正密切相关。由此猜想：近视是否与人类的大脑进化有关？

在近视的人群研究中，我们已经知道近视与性别、遗传、年龄、智商、社会经济状况等因素相关。备受关注的近距离负荷过重，也一直被认为是近视的罪魁祸首，该理论已经延续了四百余年。但一直没有研究能够证明长时间的看书和近距离工作会引起永久性的改变眼球的形态。

Masters发现，大眼睛小眼眶的人患近视的概率更高，而小眼睛搭配相对大眼眶的人视力相对更好。在动物中同样有有意思的发现：在贵妇犬、雪纳瑞等狗类中，视力差的情况比较普遍。因为这些类型的狗通过人工培育选择，延续了圆形的脑袋和大又圆的眼睛，以突显其可爱的气质。然而却促使这类的狗患高度近视的风险增高。

眼球形态的进化、大脑形态的进化是不是人类基因进化多向性的结果？我们也许会发现，人类的不断学习与进化，伴而大脑的不断生长、发育、进化，也许是眼球变大、人类近视的罪魁祸首。

通过进一步的深入研究颅脑结构和其影响的神经解剖结构，或许我们可以通过进化的角度解答这一问题："Organisms are not a collection of independent traits, but rather integrated entities"。

八、结语与展望

随着人类对近视发病机制的认识不断加深，我们对近视的了解越来越整体化：近视不仅存在着局部调节机制（包括调节学说、光学离焦学说等），还会受到整体环境的影响（光照、温度等外界因素）；不仅与个人生活习惯有关（阅读距离、阅读时间、饮食习惯等），还与遗传因素有关（父母近视、易感基因等）。近视是一种全球性疾病，随着现代生活方式的不断改变，全球近视患病人数在逐渐增高；同时它也存在着地域和种族差异，亚洲人种和城市地区的近视患病率明显高于其他地区。

然而人类患近视的疾病"密码"究竟是什么？在人类进化的历史长河中，我们应如何应对人类近视化这一整体趋势？关于上述问题的答案，我们还在不断探索中。

（李仕明　康梦田）

参 考 文 献

1. 葛坚，王宁利. 眼科学. 北京：人民卫生出版社，2015.
2. Holden B A, Fricke T R, Wilson D A, et al. Global Prevalence of Myopia and High Myopia and Temporal Trends from 2000 through 2050. Ophthalmology, 2016, 123(5): 1036–1042.

3. 李玲. 国民视觉健康报告. 北京：北京大学出版社, 2016.

4. Ohno-Matsui K, Lai T Y, Lai C C, et al. Updates of pathologic myopia. Prog Retin Eye Res, 2016, 52: 156–187.

5. Morgan I G, Ohno-Matsui K, Saw S M. Myopia. Lancet, 2012, 379(9827): 1739–1748.

6. 胡诞宁，褚仁远，吕帆，等. 近视眼学. 北京：人民卫生出版社, 2009.

7. Wojciechowski R. Nature and nurture: the complex genetics of myopia and refractive error. Clin Genet, 2011, 79(4): 301–320.

8. Goss D A. Nearwork and myopia. Lancet, 2000, 356(9240): 1456–1457.

9. Li S M, Li H, Li S Y, et al. Time outdoors and myopia progression over 2 years in Chinese children: The Anyang Childhood Eye Study. Invest Ophthalmol Vis Sci, 2015, 56(8): 4734–4740.

10. 许艳，李仕明，李偲圆，等. 青少年身高体重等参数对眼生物学参数的影响. 中华眼视光和视觉科学杂志, 2013, 15(2): 88–91.

11. Mutti D O, Zadnik K. Has near work's star fallen? Optom Vis Sci, 2009, 86(2): 76–78.

12. Rah M J, Mitchell G L, Mutti D O, et al. Levels of agreement between parents' and children's reports of near work. Ophthalmic Epidemiol, 2002, 9(3): 191–203.

13. Leung T W, Flitcroft D I, Wallman J, et al. A novel instrument for logging nearwork distance. Ophthalmic Physiol Opt, 2011, 31(2): 137–144.

14. Saw S M, Chua W H, Hong C Y, et al. Nearwork in early-onset myopia. Invest Ophthalmol Vis Sci, 2002, 43(2): 332–339.

15. Rah M J, Mitchell G L, Zadnik K. Use of the experience sampling method to measure nearwork. Optom Vis Sci, 2004, 81(2): 82–87.

16. Li S M, Li S Y, Kang M T, et al. Near work related parameters and myopia in Chinese children: the Anyang Childhood Eye Study. PLoS One, 2015, 10(8): e0134514.

17. Ip J M, Saw S M, Rose K A, Role of near work in myopia: findings in a sample of Australian school children. Invest Ophthalmol Vis Sci, 2008, 49(7): 2903–2910.

18. Wang Y, Bao J, Ou L et al. Reading behavior of emmetropic schoolchildren in China. Vision Res, 2013, 86(7): 43–51.

19. Yeo A C, Atchison D A, Schmid K L. Effect of text type on near work-induced contrast adaptation in myopic and emmetropic young adults. Invest Ophthalmol Vis Sci, 2013, 54(2): 1478–1483.

20. Neil Charman W. Myopia, posture and the visual environment. Ophthalmic Physiol Opt, 2011, 31(5): 494–501.

21. Hartwig A, Gowen E, Charman W N, Radhakrishnan, H. Analysis of head position used by myopes and emmetropes when performing a near-vision reading task. Vision Res, 2011, 51(14): 1712–1717.

22. Ong E, Ciuffreda K J. Nearwork-induced transient myopia: a critical review. Doc Ophthalmol, 1995, 91(1): 57–85.

23. Ciuffreda K J, Vasudevan B. Nearwork-induced transient myopia (NITM) and permanent myopia——is there a link? Ophthalmic Physiol Opt, 2008, 28(2): 103–114.

24. Lin Z, Vasudevan B, Liang Y B, et al. Baseline Characteristics of Nearwork-Induced Transient Myopia. Optom Vis Sci, 2012, 89(12): 1725–1733.

25. Lin Z, Vasudevan B, Liang Y B, et al. Nearwork-induced transient myopia (NITM) in anisometropia. Ophthalmic Physiol Opt, 2013, 33(3): 311–317.

26. Lin Z, Vasudevan B, Ciuffreda K J, et al. Nearwork-induced transient myopia and parental refractive error. Optom Vis Sci, 2013, 90(5): 507–516.

27. Rose K A, Morgan I G, Ip J, et al. Outdoor activity reduces the prevalence of myopia in children. Ophthalmology, 2008, 115(8): 1279–1285.

28. Jones-Jordan L A, Sinnott L T, Cotter S A, et al. Time Outdoors, Visual Activity, and Myopia Progression in Juvenile-Onset Myopes. Invest Ophthalmol Vis Sci, 2012, 53(11): 7169–7175.

29. Wu P C, Tsai C L, Wu H L, et al. Outdoor Activity during Class Recess Reduces Myopia Onset and Progression in School Children. Ophthalmology, 2013, 120(5): 1080-1085.

30. He M, Xiang F, Zeng Y, et al. Effect of Time Spent Outdoors at School on the Development of Myopia Among Children in China: A Randomized Clinical Trial. JAMA, 2015, 314(11): 1142-1148.

31. French A N, Ashby R S, Morgan I G, et al. Time outdoors and the prevention of myopia. Exp Eye Res, 2013, 114(9): 58-68.

32. Lin Z, Vasudevan B, Jhanji V, et al. Near Work, Outdoor Activity, and their Association with Refractive Error. Optom Vis Sci, 2014, 91(4): 376-382.

33. Chung K, Mohidin N, O'leary D J. Undercorrection of myopia enhances rather than inhibits myopia progression. Vision Res, 2002, 42(22): 2555-2559.

34. Adler D, Millodot M. The possible effect of undercorrection on myopic progression in children. Clin exp Optom, 2006, 89(5): 315-321.

35. Phillips J R. Monovision slows juvenile myopia progression unilaterally. Br J Ophthalmol, 2005, 89(9): 1196-1200.

36. Goss D A. Effect of spectacle correction on the progression of myopia in children--a literature review. J Am Optom Assoc, 1994, 65(2): 117-128.

37. Wallman J, Turkel J, Trachtman J. Extreme myopia produced by modest change in early visual experience. Science, 1978, 201(4362): 1249-1251.

38. Charman W N, Radhakrishnan H. Accommodation, pupil diameter and myopia. Ophthalmic Physiol Opt, 2009, 29(1): 72-79.

39. Schaeffel F, Glasser A, Howland H C. Accommodation, refractive error and eye growth in chickens. Vision Res, 1988, 28(5): 639-657.

40. Gwiazda J, Thorn F, Bauer J, et al. Myopic children show insufficient accommodative response to blur. Invest Ophthalmol Vis Sci, 1993, 34(3): 690-694.

41. Quinn G E, Berlin J A, Young T L, et al. Association of intraocular pressure and myopia in children. Ophthalmology, 1995, 102(2): 180-185.

42. Smith E L, 3rd. Optical treatment strategies to slow myopia progression: effects of the visual extent of the optical treatment zone. Exp Eye Res, 2013, 114(1): 77-88.

43. Hung L F, Crawford M L, Smith E L. Spectacle lenses alter eye growth and the refractive status of young monkeys. Nat Med, 1995, 1(8): 761-765.

44. 李俶圆, 李仕明, 王宁利, 等. 近视欠矫足矫对学龄儿童近视进展影响的Meta分析. 中华眼视光和视觉科学杂志, 2011, 13(3): 223-226.

45. Li S Y, Li S M, Zhou Y H, et al. Effect of undercorrection on myopia progression in 12-year-old children. Graefes Arch Clin Exp Ophthalmol, 2015, 253(8): 1363-1368.

46. Sun Y Y, Li S M, Li S Y, et al. Effect of uncorrection versus full correction on myopia progression in 12-year-old children. Graefes Arch Clin Exp Ophthalmol, 2017, 255(1): 189-195.

47. 北京医学会眼科分会青光眼诊治新技术共识小组. 关于青少年近视眼配镜足矫欠矫的建议与探讨. 国际眼科纵览, 2015, 39(1): 14-14, 69.

48. Li S M, Li S Y, Liu L R, et al. Full correction and undercorrection of myopia evaluation trial: design and baseline data of a randomized, controlled, double-blind trial. Clin Experiment Ophthalmol, 2013, 41(4): 329-338.

49. Li S M, Kang M T, Peng X X, et al. Efficacy of chinese eye exercises on reducing accommodative lag in school-aged children: a randomized controlled trial. PLoS One, 2015, 10(3): e0117552.

50. Kang M T, Li S M, Peng X, et al. Chinese Eye Exercises and Myopia Development in School Age Children: A Nested Case-control Study. Sci Rep, 2016, 6: 28531.

第三节　眼皮肤白化病的分子遗传学机制

一、概述

白化病是指一组着色不足的异常，由遗传因素引起的黑色素缺乏而影响视觉、毛发和皮肤（眼皮肤白化病，oculocutaneous albinism，OCA）或主要是视觉系统（眼白化病，oculocutaneous albinism，OA）的疾病。其中黑色素由黑色素小体产生并储存在其内，黑色素小体是来自细胞内溶酶体系统的含色素细胞器，位于表皮、毛囊和眼内上皮细胞的基底层细胞内。OCA以皮肤毛发眼黑色素生物合成障碍以及眼和皮肤功能异常为主要临床表现。发病率远远高于OA，在各类白化病中，超过90%的白化病患者为OCA[1]。

白化病患者的特征性表现为白色皮肤和毛发，且伴有眼结构的着色不足。皮肤的着色不足程度在不同个体之间差异很大，有十分典型的白皮肤、白毛发和粉色虹膜，也有患者没有明显的肤色异常。比较一致的是白化病患者眼部和视路均受到影响。因此，眼部检查是白化病诊断的关键步骤。主要的眼部症状为：虹膜色素缺失表现为虹膜呈灰色或蓝色，可透光；中央凹发育不良、轻度视神经发育不良、眼球震颤。中央凹反射通常消失。眼底苍白，通常可以透过视网膜感觉神经层和色素上皮层见到脉络膜的脉管系统。斜视和高度屈光不正也较常见。

白化病患者通常视力低下，表现从失明到仅有轻微的视力缺损。低视力通常继发于中央凹发育不良，也可由眼球震颤引起。白化病患者因缺少黑色素的保护效应而产生畏光症状。黑色素在波长340nm处对光的吸收能力最强，可阻挡对组织有害的紫外光线；黑色素小体在细胞内有保护细胞核DNA的作用。而白化病患者因眼组织中保护性的色素少，光可以进入眼内并发生散射。这是畏光和潜在的视网膜损害的基础。

二、眼皮肤白化病的类型

人群中白化病的患病率约为1/17 000[2]，携带者的概率为1/65。在中国其发病率为1/20 000～1/10 000[3]。不同种族和不同类型的白化病发病率有所差异。普遍认为，OCA是单基因突变致病的常染色体隐性遗传性疾病，根据累及基因的不同，OCA可进一步分为4个不同的类型，即OCA1～4型（OCA1～OCA4），具体分别是酪氨酸酶基因（tyrosinase，*TYR*）突变导致OCA1、*OCA2*基因突变导致的OCA2、酪氨酸酶相关蛋白基因（tyrosinase-related protein 1，*TYRP1*）突变引起的OCA3和溶质载体家族45成员2基因（solute carrier family 45，member 2，*SLC45A2*）突变所致的OCA4。OCA1和OCA2是两类主要类型的白化病，发病率相似。各型OCA均呈常染色体隐性遗传，具有明显的危害。

OCA1是由于*TYR*基因突变导致酪氨酸酶功能低下或缺乏引起的OCA类型，约占

40%，是最常见的眼皮肤白化病类型之一，也是OCA临床表现中最为严重的类型。酪氨酸酶（tyrosinase，TYR）基因定位于11q14-q21，基因产物酪氨酸酶是黑色素合成的限速酶。根据临床表现和遗传学机制的不同，OCA可分为两种不同的亚型：OCA1A和OCA1B。二者出生时黑色素均完全缺如，但前者酪氨酸酶功能完全缺失，又称为酪氨酸阴性OCA，是最严重的一种亚型，患者的皮肤、毛发和眼部组织终生完全缺乏黑色素，视力损害严重，视力可下降到200/400；而后者酪氨酸酶功能仍有部分残存，故随着年龄的增长OCA1B患者的皮肤、毛发和眼部可有部分色素沉着，眼部色素的增加能够改善患者视力[2]。

OCA2是世界范围内最常见的类型，约占全部患者的50%，其致病基因因为与小鼠红眼稀释P基因同源的人P基因，又称为OCA2基因，定位于15q11.2-q12，编码一种称为P蛋白的跨膜蛋白，该蛋白位于黑色素小体膜上[4]。OCA2患儿于出生时毛发可有少量色素沉着，并随年龄的增长而逐渐增加。患者表现型各异，色素沉着可表现为几乎正常至几乎完全缺如，非洲黑人或非裔美洲黑人可表现为黄色毛发及蓝灰或淡褐色虹膜，即"棕色OCA"。OCA2患者具有典型的眼部症状，包括视力低下、眼球震颤等，但临床表现较OCA1患者为轻。

OCA3，即红褐色OCA，是一种在全世界较少见的白化病类型，主要见于黑色人种[5]。其致病基因为编码酪氨酸酶相关蛋白酶1（TYRP1）的基因，定位于9p23。患者皮肤、毛发和眼部组织的颜色由淡赤黄色到棕褐色不等，且随着年龄增长色素沉着亦逐渐增加，而视觉异常并不严重，眼球震颤等症状亦仅见于少数发生光损害等的风险相对较小。Forshew等[6]于2005年首次在非黑色人种中发现TYRP1基因突变所致OCA3，报道指出TYRP1基因突变所致色素沉着不足症状较轻，在某些特定种族中较难识别，可能是在高加索人群中尚未发现TYRP1基因突变的原因。而Rooryck等[7]则于2006年报道了1例德国OCA3患者，此为首次在高加索人群中发现TYRP1基因突变。

OCA4是由编码膜相关转运蛋白（membrance-associated transporter protein，MATP）基因突变而导致的白化病类型，致病基因定位于5p13.3，首例OCA4于2001年在1例土耳其患者中被发现[8]。现已在德国、日本及韩国人群中陆续发现OCA4患者[9~11]。OCA4患者临床表现与OCA2相似，但较OCA2为轻。但多数患者色素沉着并不会随着年龄的增长或日晒而增加。

OCA5致病基因定位于4q24，具体基因未明。2013年，Dai L L通过全外显子组测序技术成功鉴定到，SLC24A5为一非综合征型白化病（命名为OCA6）的致病基因[12]。

另外还有一些个体表现为复杂的或综合征表型，较为少见。如Hermansky-Pudlak综合征、Chediak-Higashi综合征、Prader-Willi综合征和Angelman综合征。一些伴有色素沉着不足的其他疾病，如Waardenburg综合征、花斑病、白癜风及Griscelli综合征等。

三、白化病的细胞生物学基础

黑色素小体是来自细胞内溶酶体系统的含色素细胞器。第一阶段或前黑素体是源于滑面内质网、包含无定形质的球形细胞器。第一阶段的黑色素小体包含一个跨膜蛋白（gp100），它被水解后形成内在的原纤维基体，产生第二阶段的卵黄形结构的黑色素小体。第三阶段的黑色素小体以开始蓄集黑色素为特征，第四阶段的黑色素小体则充满了黑色素。所有形式的白化病患者均以黑色素小体中黑色素的减少为特征。OCA患者中，黑色素小体的大小和数量均正常，而OA1患者和Chediak-Higashi综合征患者则显示为黑色素小体显著增大而数量减少。各种白化病类型的临床特征及其细胞缺陷详见表2-3-1。

黑色素由皮肤、毛囊、虹膜和视网膜的黑色素细胞产生，分为黑棕色的真黑素（eumelanin）和红黄色的褐黑素（pheomelanin）。酪氨酸酶是黑色素生成过程中的限速酶，在黑色素小体生成过程中催化酪氨酸转化为多巴（DOPA）。酪氨酸酶依靠跨膜肽段固定于黑素小体膜上，在黑色素合成过程中发挥酪氨酸羟化酶、多巴氧化酶和5,6二羟基吲哚（DHI）氧化酶的作用。黑色素的形成首先是由酪氨酸酶催化体内酪氨酸生成多巴，此过程亦有酪氨酸酶相关蛋白1的参与，是合成过程中关键的一步。DOPA再经过酪氨酸酶催化氧化为多巴醌（DQ），DQ经过多聚化反应生成无色多巴色素。无色多巴色素极不稳定，迅速氧化成多巴色素，多巴色素在酪氨酸酶相关蛋白2作用下既可以羟化为5,6二羟基吲哚羧酸（DHICA），也可以脱羧为DHI。DHI经由酪氨酸酶催化氧化为真黑素形成的前体5,6-吲哚醌，其后生成真黑素，该途径转化来的真黑素为黑色；而DHICA在其氧化酶的作用下先转化为5,6-吲哚羧酸再生成真黑素，经该途径生成的真黑素为棕色。研究表明酪氨酸酶相关蛋白1活性增强则有利于黑色真黑素的生成[13]。而真黑素与褐黑素的生成比率主要与酪氨酸酶活性水平有关，酪氨酸酶活性增高将导致真黑素产生[14,15]。

酪氨酸酶相关蛋白（TYRP1）是一种特异性黑素细胞蛋白，可能具有稳定酪氨酸酶的作用，可通过改变过氧化物浓度调控黑色素生成，决定黑色素小体的形状。正常状态下，酪氨酸酶和酪氨酸酶相关蛋白在粗面内质网上合成，由高尔基体运输，靶向转入穿过胞内溶酶体间隔的小囊泡，最后与黑色素融合。OCA1和OCA3型患者因TYR及TYRP1基因突变，产生的大量异常蛋白的大部分被替代，从而滞留在粗面内质网上，并被靶向转入蛋白体内进行处理[16]。

真黑素合成需要P基因产物，但褐黑素合成不需P基因产物。因此，OCA2患者症状表现为皮肤、毛发和眼中终身真黑素缺乏，但随着患者年龄的增长，褐黑素可累积增加。研究通过对OCA2基因突变鼠的黑素细胞进行培养，发现异常的P蛋白阻止了酪氨酸酶的高效靶向作用以及其他黑素蛋白从小囊泡到黑色素小体的转运。因此，这些蛋白就被滞留在小囊泡中，仅有少量酪氨酸酶保留在黑色素小体内。Gahl等[17]对小鼠P蛋白的研究结果证明，P蛋白是产生黑色素小体所必需的，而对褐黑色素却不是必需的，如此，OCA2患者皮肤、毛发和眼中真黑素一直缺乏，而褐黑素却可随患者年龄的增长而增加，这与OCA2患者的表型是一致的[18]。

与P蛋白相似，细胞膜联合转运蛋白（MATP）包括12个跨膜区域并且与转运蛋白具有同源性，在基因突变鼠的细胞培养模型中，MATP蛋白的缺乏影响了酪氨酸酶胞内运输到黑色素小体的过程[19]。

眼白化病患者的OA1蛋白（GPR43基因编码）发生异常，会导致黑色素小体生物合成和黑色素小体的大小调节发生缺陷。因此，黑色素小体在第三、第四阶段数量减少，体积增大。

表 2-3-1 白化病临床特征及其细胞缺陷

白化病类型	相关蛋白	细胞缺陷	临床特征
OCA1	酪氨酸酶	黑色素合成滞留于内质网	1A：出生时白色毛发和皮肤，无斑点，视力不良； 1B：出生时呈乳白色皮肤和蛋黄色毛发，随着时间推移会有一些色素沉着，视力也会慢慢提高
OCA2	P蛋白	黑色素小体细胞膜蛋白与处理转运酪氨酸酶和其他在高尔基体后的小囊泡内黑素蛋白有关	奶白色皮肤和淡黄色毛发，随着时间推移会有一些色素沉着，视力也会慢慢提高，在非洲发病率高
OCA3	酪氨酸相关蛋白	与酪氨酸绑定，功能不明确，滞留于内质网	红色头发，红棕色皮肤，在非洲撒哈拉沙漠部落和新几内亚高发
OCA4	MATP	处理和转运酪氨酸酶至黑色素小体	奶白色皮肤和淡黄色毛发，随着时间推移会有一些色素沉着，视力也会慢慢提高
OA1	GRP143	调节黑色素小体的数量和大小	皮肤和毛发着色正常，具有白化病眼部特征，女性携带者视网膜着色不均，并且皮肤有大黑色素小体
Hermansky-Pudlak综合征	HPS1、AP3B1、HPS3、HPS4、α-Integrin、BP63、HPS6、DTNBP1、BLOC1S3	胞内溶酶体系统特殊细胞器的起源，包括和黑色素小体和血小板致密体	凝血功能异常，限制性肺疾病，肺纤维化，炎症性肠病
Chediak-Higashi综合征	LYST	溶酶体运输调节	免疫缺陷，中性粒细胞减少，恶性淋巴瘤，大溶酶体颗粒
Prader-Willi综合征	SNRPN、神经细胞生长抑制因子，P蛋白等	P基因相关和其他可能的色素基因	肥胖症，张力减退，精神发育迟滞，身材矮小症，甲状腺功能减退症，杏仁眼，颅骨窄小，小手脚症，强迫进食症，抓挠皮肤行为，呼吸暂停
Angelman综合征	UBE3A、P蛋白等	P基因相关和其他可能的色素基因	共济失调，精神发育迟滞，失语症，异常笑容，侵袭，小头畸形，凸颌畸形，宽间隙牙，睡眠差

四、白化病的分子遗传学发病机制

TYR基因编码的酪氨酸酶来自酪氨酸酶蛋白家族，是一种黑素小体跨膜蛋白，由529个氨基酸残基构成，总共包括一个信号肽（18个氨基酸残基组成）、CuA和CuB两个铜原子结合位点和C末端疏水的跨膜区域[20~22]。

迄今为止，与OCA1相关的TYR突变类型在白化病数据库中已经累计有200余种，这其中包括无义突变、错义突变、缺失型突变、剪接位点改变和复杂的重组突变等[23]。从突变分布来看，错义突变的分布很明显地呈现出5个簇集区域，导致OCA1的无义突变和移码突变则相对随机分布于 TYR 基因的编码区域，在CuA和CuB结合区域以外，其他三个分别位于CuA和CuB之间、CuA和氨基末端、CuB和TM区域之间[24]。从外显子上看，突变多发生在第1、2、3、4外显子上，而在第5外显子上仅发现6种突变。

基于错义突变多成簇集中于CuA、CuB这一现象，人们推断酶与Cu原子的结合或者干扰酶与底物的结合可能受到 TYR 基因的错义突变的影响，导致活性中心的形成被干扰从而使酪氨酸酶活性受到影响[25]。此外，如果酶蛋白生成过程的分选可能受其他突变影响而异常，蛋白多肽就会提前降解，这样黑色素小体内的酶活性就会大幅度降低甚至消失[26]。后续的一些研究表明，酶蛋白在内质网（endoplasmicreticulum，ER）的质量控制也可能与OCA1的发生有关[26, 27]。在COS-7细胞分别表达正常的和突变的 TYR 基因，通过观察基因表达产物早期的移行和成熟情况，发现突变后的基因产物并不能如野生型方式顺利通过内质网（ER），然后最终移行入黑色素小体，而是滞留于ER内。由于ER内的质量监控机制能高分辨的检测蛋白质的微小异常变化，因此酪氨酸酶的极微小变化也可能被检测到，并最终导致它在内质网内的降解，这样一来黑色小体内酶活性将大幅度的降低乃至消失。因此足以证明位于非催化部位的突变也可能引起表型严重的OCA1A。

OCA2型白化病由 OCA2 基因（以前命名为 P 基因）突变引起， P 基因编码一种110kDa的跨膜蛋白，该蛋白位于黑色素小体膜上，由838个氨基酸残基构成，含有12个跨膜区，6个糖基化位点[28]。目前对P蛋白的功能已有不少研究报道，但现有研究尚不能明确P蛋白的确切功能。鉴于P蛋白跨膜区域与许多细菌的小分子物质转运因子的同源性，研究者推测P蛋白是黑色素小体的酪氨酸转运蛋白，即酪氨酸转运入黑素小体的过程可能有P蛋白的参与[29~31]。但是对酪氨酸摄取动力学的研究表明， P 基因缺失并不影响黑色素细胞的黑色素小体的转运，因为后者中存在有功能的酪氨酸转运系统，这样，在野生型和 P 基因缺失型之间并不存在酪氨酸摄取的差异。因此P蛋白可能并非黑色素小体的酪氨酸转运蛋白。

目前已经报道的 P 基因突变，包括80余种多态性变异和80余种导致OCA2的病理性突变。突变多数位于肽链的C末端，但不像OCA1中 TYR 基因突变多以成簇方式出现，错义突变也并不像 TYR 基因突变那样集中，但也不是随机分布的，而是主要位于肽链的中间部位的跨膜区及其附近的环上[18]。不同突变方式应对应不同的临床表型，两者之间的联系还不清楚。研究发现[32]，人和小鼠 P 基因的同源区是 P 基因的错义突变多发位置，突变位于保守性相对较差的区域，则临床表型个体一般较轻，突变位于非保守区则多为非致病性的。

由于 P 基因刚好位于导致Prader-Willi综合征和Angelman综合征（Angelman syndrome，AS）的染色体缺失区域内，且OA也可由 P 基因突变产生，因此，Prader-Willi综合征（Prader-Willi syndrome，PWS）也可与 P 基因突变有关。约1%的PWS和AS患者具有OCA2的表现，这符合 P 基因突变的总携带率，其原因可能是由于 P 基因与PWS和AS的半合子所致。

OCA3的致病基因 TYRP1 定位于9p23[33~35]，包含有7个内含子和8个外显子，这其中外显子1为非翻译区。537个氨基酸残基组成的酪氨酸酶相关蛋白-1

（tyrosinaserelatedprotein 1，TYRP1）由 TYRP1 的基因编码，TYRP1 和 TYR 蛋白同属于酪氨酸酶蛋白家族的成员，因此具有相似的结构和功能区域。此外，TYRP1 蛋白具有多种酶活性，还可能参与维持黑色小体结构，并与黑素细胞的增殖和死亡相关[36]。

OCA4 的致病基因 *MATP*（membrane-associated transporter protein）定位于 5p13.3，全长约为 40kb，含有 6 个内含子和 7 个外显子。由于黑素瘤反应性 T 细胞（melanoma-reactive T cells）能够识别 *MATP* 基因编码的 MATP 蛋白，因此 *MATP* 基因又被称为 *AIM1*（antigen in melanoma 1）基因[37,38]。MATP 蛋白是一种跨膜蛋白，由 530 个氨基酸残基构成，分子量约为 58kDa，含 12 个跨膜区，可表达在多数黑色素细胞系中。MATP 蛋白与转运蛋白具有相似的结构，因此前者可能具有转运功能，但目前还不清楚其确切的生物学作用[39]。

首个 OCA 致病性突变由日本学者 Tomita 等[40]于 1989 年发现，是发生在 *TYR* 基因上的 929insC 突变。此后，美国、韩国、德国等国家和地区[18,39,41~46]先后对 OCA 致病基因开展了研究，一系列 OCA 致病性突变已经被报道出来，不断发现新的突变[47~51]。目前收录在人类基因突变数据库（human gene mutation database，HGMD）的白化病致病基因及其突变见表 2-3-2，还在不断增加中。

表 2-3-2　白化病致病基因及其突变

白化病类型	基因	染色体定位	已知突变数
OCA1	*TYR*	11q14-q21	303
OCA2	*OCA2*	15q11.2-q12	154
OCA3	*TYRP1*	9p23	16
OCA4	*SLC45A2*	5p13.3	78
OCA5	尚不明确	4q24 1	1
OCA6	*SLC24A5*	15q21.1	2
OCA7	*C10ORF11*	10q22.2-q22.3	1
OA1	*GPR143*	Xp22.3	114
LYST	*CHS1*	1q42.1-q42.2	53
HPS1	*HPS1*	10q23.1-q23.3	31
AP3B1	*HPS2*	5q14.1	20
HPS3	*HPS3*	3q24	7
HPS4	*HPS4*	22cen-q12.3	13
HPS5	*HPS5*	11p14	11
HPS6	*HPS6*	10q24.32	9
HPS7	*DTNBP1*	6p22.3	2
HPS8	*BLOC1S3*	19q13.32	2
HPS9	*BLOC1S6*	15q21.1	1

来源于人类基因突变数据库（Source：human gene mutation database，HGMD）

五、治疗与预后

眼皮肤白化病具有可遗传性、不可治性和危害性，目前，医学上主要的应对策略是预防与优生。多年来白化病一直是根据毛囊潜伏期实验表现为酪氨酸酶阳性或阴性来分类，但因为其敏感性和特异性低，易产生假阴性或假阳性，已逐渐减少使用。现主要通过基因分型确诊。早在1994年，日本、韩国及以色列等国家[52~54]已经开展了基于DNA分型的OCA 1产前诊断研究[55~57]。基于基因分型进行产前诊断优势明显，临床应用前景广阔。

对白化病患者采取相应的措施可以起到一定的作用但并不能达到治愈的目的。保护皮肤和眼睛免受过度的光照可以降低器官光损伤的危害性。带有面罩的帽子和墨镜对眼睛进行物理防护是必要的。除了保护措施，视力在中等强度光照下最好。在幼童期，即应对屈光不正进行完全矫正，当儿童因眼球震颤产生代偿头位时，可考虑进行斜视手术。低视力患者可以采用光学和点学装置从而满足教育和交流的需要。同时也要呼吁社会对白化病患者给予足够的支持，尽量降低白化病给患者带来的负面效应。

总体来说，OCA1A因其酪氨酸酶功能完全缺失，故其视力损害较OCA1B、OCA2及OA1类型的患者更为严重。刚出生时OCA1A型患者皮肤非常白皙，而OCA2患者肤色更接近于米白色，毛发呈现淡黄色，而那些OA1患者皮肤和毛发的颜色则是正常的。正常人的视力和视觉功能是随着发育而逐步增加的。许多白化病儿童，视力和视觉功能通常会随着着色的慢慢增加而得到一定的提高，但增加幅度有限，仍需随着学习和生活的需要进行相应的支持措施。

（王　云　刘旭阳）

参考文献

1. The International Albinism Center Web site : http: albinism . med. umn. edu.

2. Okulicz J F, Shah R S, Schwartz R A, et al. Oculocutaneousalbinism. Journal of the European Academy of Dermatology & Venereology, 2007, 2(1): 1–8.

3. 李璞. 医学遗传学. 北京：北京医科大学中国协和医科大学联合出版社, 1999: 60.

4. Rinchik E M, Bultman S J, Horsthemke B, et al. A gene for the mouse pink–eyed dilution locus and for human type Ⅱ oculocutaneousalbinism. Nature, 1993, 361(6407): 72–76.

5. Lund P M, Maluleke T G, Gaigher I, et al. Oculocutaneous albinism in a rural community of South Africa: a population genetic study. Annals of Human Biology, 2009, 34(4): 493–497.

6. Forshew T, Khaliq S, Tee L, et al. Identification of novel TYR, and TYRP1, mutations in oculocutaneous albinism. Clinical Genetics, 2005, 68(2): 182–184.

7. Rooryck C, Roudaut C, Robine E, et al. Oculocutaneous albinism with TYRP1, gene mutations in a Caucasian patient. Pigment Cell Research, 2006, 19(3): 239–242.

8. Fryer J P, Oetting W S, King R A. Identification and Characterization of a DNase Hypersensitive Region of the Human Tyrosinase Gene. Pigment Cell Research, 2003, 16(6): 679–684.

9. Christine Z, Carolin C, Timo G, et al. Polymorphisms in the genes for oculocutaneous albinism type 1 and type 4 in the German population. Pigment Cell Research, 2007, 20(3): 225–227.

10. Inagaki K, Suzuki T, Ito S, et al. Oculocutaneous albinism type 4: six novel mutations in the membrane–associated transporter protein gene and their phenotypes. Pigment Cell Research, 2006, 19(5): 451–453.

11. Suzuki T, Inagaki K, Fukai K, et al. A Korean case of oculocutaneous albinism type IV caused by a D157N mutation in the MATP, gene. British Journal of Dermatology, 2005, 153(5): 174–175.

12. Dai L L. Exome Sequencing Identifies, SLC24A5 as a Candidate Gene for NonsyndromicOculocutaneousAlbini sm. Journal of Investigative Dermatology, 2013, 133(7): 1834–1840.

13. Zhao H, Eling D J, Medrano E E, et al. Retroviral infection with human tyrosinase–related protein–1 (TRP–1) cDNA upregulates tyrosinase activity and melanin synthesis in a TRP–1–deficient melanoma cell line. Journal of Cellular Physiology, 1996, 106(4): 744–752.

14. Prota G. Regulatory mechanisms of melanogenesis: beyond the tyrosinase concept. Journal of Investigative Dermatology, 1993, 100(2 Suppl): 156S–161S.

15. Ito S. High–performance liquid chromatography (HPLC) analysis of eu– and pheomelanin in melanogenesis control. Journal of Investigative Dermatology, 1993, 100(2 Suppl): 166S–171S.

16. Toyofuku K, Wada I, Valencia J C, et al. Oculocutaneous albinism types 1 and 3 are ER retention diseases: mutation of tyrosinase or Tyrp1 can affect the processing of both mutant and wild–type proteins. Faseb Journal Official Publication of the Federation of American Societies for Experimental Biology, 2001, 15(12): 2149–2161.

17. Gahl W A, Potterf B, Durham–Pierre D, et al. Melanosomal Tyrosine Transport in Normal and Pink–eyed Dilution Murine Melanocytes. Pigment Cell Research, 1995, 8(5): 229–233.

18. Oetting WS, King RA. Molecular basis of albinism: mutations and olymorphisms of pigmentation genes associated with albinism. Hum Mutat, 1999, 13(2): 99–115.

19. Costin G, Valencia J C, Vieira W D, et al. Tyrosinase processing and intracellular trafficking is disrupted in mouse primary melanocytes carrying the underwhite (uw) mutation. A model for oculocutaneous albinism (OCA) type 4. Journal of Cell Science, 2003, 116(15): 3203–3212.

20. Hearing V J, Jiménez M. Mammalian tyrosinase—The critical regulatory control point in melanocyte pigmentation. International Journal of Biochemistry, 1987, 19(12): 1141–1147.

21. Jun H, Roh M, Kim HW, et al. Dual inhibitions of lemon balm (Melissa officinalis)ethanolic extract on melanogenesis in B16–F1 murine melanocytes: Inhibition of tyrosinaseactivity and its gene expression. Food Science and Biotechnology, 2011, 20(4): 1051–1059.

22. Kurata R, Fujita F, Oonishi K, et al. Inhibition of the CXCR3–mediated pathway suppresses ultraviolet B–induced pigmentation and erythema in skin. British Journal of Dermatology, 2010, 163(3): 593–602.

23. The International Albinism Center Albinism Database Web Site; Available from: http: //www. cbc. umn. edu/tad

24. Ray K, Chaki M, Sengupta M. Tyrosinase and ocular diseases: some novel thoughts on themolecular basis of oculocutaneous albinism type 1. Prog Retin Eye Res, 2007, 26(4): 323–358.

25. Spritz RA, Ho L, Furumura M, et al. Mutational analysis of copper binding by humantyrosinase. The Journal of Investigative Dermatology, 1997, 109(2): 207–212.

26. Toyofuku K, Wada I, Spritz RA, et al. The molecular basis of oculocutaneous albinism type1 (OCA1): sorting failure and degradation of mutant tyrosinases results in a lack ofpigmentation. Biochem J, 2001, 355(Pt 2): 259–269.

27. Brilliant MH. The mouse p (pink–eyed dilution) and human P genes, oculocutaneousalbinism type 2 (OCA2), and melanosomalpH. Pigment Cell Research / Sponsored by the European Society for Pigment Cell Research and the International Pigment Cell Society, 2001, 14(2): 86–93.

28. 王红. P基因的研究进展. 国外医学皮肤性病学分册, 2001, 27(2): 86–88.

29. Kerr R, Stevens G, Manga P, et al. Identification of P gene mutations in individuals with oculocutaneous albinism in sub–Saharan Africa. Hum Mutat, 2000, 15(2): 166–172.

30. King RA, Summers CG. Albinism: Ocular and Oculocutaneous Albinism and Hermansky–Pudlak Syndrome. Management of Genetic Syndromes, 2010: 53–68.

31. Preising MN, Forster H, Gonser M, et al. Screening of TYR, OCA2, GPR143, and MC1R inpatients with

congenital nystagmus, macular hypoplasia, and fundus hypopigmentation indicating albinism. Mol Vis, 2011, 17: 939–939.

32. Lee S T, Nicholls R D, Jong M T C, et al. Organization and sequence of the human P, gene and identification of a new family of transport proteins. Genomics, 1995, 26(26): 354–363.

33. Boissy RE, Zhao H, Oetting WS, et al. Mutation in and lack of expression of tyrosinase–related protein–1 (TRP–1) in melanocytes from an individual with brown oculocutaneous albinism: a new subtype of albinism classified as "OCA3". Am J HumGenet, 1996, 58(6): 1145–1156.

34. Lu H, Li L L, Watson ER, et al. Complex interactions of Tyrp1 in the eye. Mol Vis, 2011, 17: 2455–2455.

35. Lu S, Slominski A, Yang SE, et al. The correlation of TRPM1 (Melastatin) mRNA expression with microphthalmia–associated transcription factor (MITF) and other melanogenesis–related proteins in normal and pathological skin, hair follicles and melanocytic nevi. J CutanPathol, 2010, 37: 26–40.

36. Manga P, Kromberg J G R, Box N F, et al. Rufous oculocutaneous albinism in southern African Blacks is caused by mutations in the TYRP1 gene. American Journal of Human Genetics, 1997, 61(5): 1095–1101.

37. Baxter L L, Pavan W J. The oculocutaneous albinism type Ⅳ gene Matp is a new marker of pigment cell precursors during mouse embryonic development. Mechanisms of Development, 2002, 116(1–2): 209–212.

38. Kuphal S, Bosserhoff A K. E–cadherin cell–cell communication in melanogenesis and during development of malignant melanoma. Archives of Biochemistry & Biophysics, 2012, 524(1): 43–47.

39. Newton JM, Cohen–Barak O, Hagiwara N, et al. Mutations in the human orthologue of themouse underwhite gene (uw) underlie a new form of oculocutaneous albinism, OCA4. Am J Hum Genet, 2001, 69(5): 981–988.

40. Tomita Y, Takeda A, Okinaga S, et al. Human oculocutaneous albinism caused by single base insertion in the tyrosinase gene. Biochemical & Biophysical Research Communications, 1989, 164(3): 990–996.

41. Tsai CH, Tsai FJ, Wu JY, et al. Insertion/deletion mutations of type I oculocutaneousalbinism in Chinese patients from Taiwan. Hum Mutat, 1999, 14(6): 542–542.

42. Forshew T, Khaliq S, Tee L, et al. Identification of novel TYR and TYRP1 mutations inoculocutaneousalbinism. Clin Genet, 2005, 68(2): 182–184.

43. Kato A, Fukai K, Oiso N, et al. A novel P gene missense mutation in a Japanese patient with oculocutaneous albinism type Ⅱ (OCA2). J Dermatol Sci, 2003, 31(3): 189–192.

44. Miyamura Y, Verma IC, Saxena R, et al. Five Novel Mutations in Tyrosinase Gene of Japanese and Indian Patients with Oculocutaneous Albinism Type I OCA1). J Investig Dermatol, 2005, 125(2): 397–398.

45. Sundaresan P, Sil AK, Philp AR, et al. Genetic analysis of oculocutaneous albinism type 1(OCA1) in Indian families: two novel frameshift mutations in the TYR Gene. Mol Vis, 2004, 10: 1005–1010.

46. Zahed L, Zahreddine H, Noureddine B, et al. Molecular basis of culocutaneous albinism type 1 in Lebanese patients. J Hum Genet, 2005, 50(6): 317–319.

47. Wang Y, Wang Z, Chen M, et al. Mutational Analysis of the TYR and OCA2 Genes in Four Chinese Families with Oculocutaneous Albinism. Plos One, 2014, 10(4): e0125651.

48. Lin Y Y, Wei A H, He X, et al. A comprehensive study of oculocutaneous albinism type 1 reveals three previously unidentified alleles on the TYR, gene. European Journal of Dermatology, 2014, 24(2): 168–173.

49. Okamura K, Yoshizawa J, Abe Y, et al. Oculocutaneous albinism (OCA) in Japanese patients: five novel mutations. Journal of Dermatological Science, 2014, 74(2): 173–174.

50. Okamura K, Araki Y, Abe Y, et al. Genetic analyses of oculocutaneous albinism types 2 and 4 with eight novel mutations. Journal of Dermatological Science, 2015, 81(2): 140–142.

51. Talebi F, Ghanbari F, Asl J M. A Novel Deletion Mutation of the TYR Gene in a Patient With Oculocutaneous Albinism Type 1A, 2016, 3(1): e33678.

52. Falik–Borenstein T C, Holmes S A, Borochowitz Z, et al. DNA–based carrier detection and prenatal diagnosis of tyrosinase–negative oculocutaneous albinism (OCA1A). Prenatal Diagnosis, 1995, 15(4): 345–349.

53. Lee S T, Park S K, Lee H, et al. DNA-based prenatal diagnosis of a Korean family with tyrosinase-related oculocutaneous albinism (OCA1). Japanese Journal of Human Genetics, 1997, 42(4): 499-505.

54. Shimizu H, Niizeki H, Suzumori K, et al. Prenatal diagnosis of oculocutaneous albinism by analysis of the fetal tyrosinase gene. Journal of Investigative Dermatology, 1994, 103(1): 104-106.

55. Rosenmann E, Rosenmann A, Ne'Eman Z, et al. Prenatal Diagnosis of Oculocutaneous Albinism Type I: Review and Personal Experience. Pediatric & Developmental Pathology the Official Journal of the Society for Pediatric Pathology & the Paediatric Pathology Society, 1999, 2(5): 404-414.

56. WLissens, K Sermon. Pre-implantation diagnosis, current status and new developments. Human Reproduction, 1997, 12(8): 1756-1761.

57. Levin A V, Stroh E. Albinism for the busy clinician. Journal of AAPOS: the official publication of the American Association for Pediatric Ophthalmology and Strabismus / American Association for Pediatric Ophthalmology and Strabismus, 2011, 15(1): 59-66.

第四节　成骨不全的眼部表现

一、概述

　　成骨不全（osteogenesis impercta，OI）是一种少见的先天性骨骼发育障碍性疾病，又称为脆骨病，发病率为1/10 000至1/20 000[1]。临床表现特征为骨脆性增加，结缔组织异常。主要表现包括：蓝巩膜、骨质疏松、易骨折、皮肤松弛、肌腱和韧带松弛、脊柱侧弯、牙质生成不全、耳聋等。分子遗传学研究表明，成骨不全的临床表现与发生突变的基因及其突变位点具有相关性[1~3]。

二、成骨不全的临床分型与眼部表现

　　OI的临床表现复杂多样，主要累及一些富含 I 型胶原蛋白的组织。患儿多因反复发生骨折或骨骼畸形就诊。骨折以股骨骨折最常见，四肢的中远端最易受累，骨骼畸形以肱骨、胫骨、腓骨近端的弓状外凸和股骨、尺骨、桡骨的侧方屈曲多见。眼部表现主要是巩膜为蓝色。Sillence 等在1979年将OI分为 I ~ IV 型[2,3]，近年来随着生物化学和遗传学的发展，根据其临床特征或致病基因的不同又衍生出更多的分型[4~7]。

（一）I 型成骨不全症

　　I 型成骨不全症（MIM 166200）的临床特征为巩膜呈蓝色，身高基本正常，50%的患者有进行性听力丧失，少部分患儿出生时有股骨的弓形突出。第一次骨折经常发生在婴儿期、开始走路摔倒时，之后每年骨折若干次，青春期后骨折频率降低，但女性绝经后及男性50岁以后骨折频率会增加。患者一生骨折次数和部位可达几处到百余处，但一般都能治愈而不会留有严重畸形。I 型成骨不全症为常染色体显性遗传，致病基因为 *COL1A1* 或 *COL1A2*。

（二）II 型成骨不全症

　　II 型成骨不全症包括 II A 型和 II B 型。II A 型成骨不全症（MIM 166210）为围产期致死型，又称为先天型，患儿体重和身高都小于相同胎龄者，巩膜呈深蓝色，结缔组织非常脆，颅骨大而软，肋骨可触及骨痂、呈串珠样，四肢短而弯曲，臀部经常屈曲并外展成"蛙腿"状。ⅡA型成骨不全症为常染色体显性遗传，致病基因为 *COL1A1* 或 *COL1A2*。

ⅡB型成骨不全症（MIM 610854）为致死型或严重型，患者头围小，眼眶浅而导致眼球向前突出，巩膜为白色或浅蓝色。患儿因多发性骨折和骨骼严重发育异常，一般死于呼吸功能不全。ⅡB型成骨不全症为常染色体隐性遗传，致病基因为 *CRTAP*。

（三）Ⅲ型成骨不全症

Ⅲ型成骨不全症（MIM 259420）为进展型，患儿多见新生儿期骨折，小部分婴儿由于肋骨骨折导致肺衰竭而在出生后的数周到数月内死亡，大部分存活的婴儿由于显著的骨骼畸形而不能独立行走，全身可多达200多处骨折，即使没有骨折也可发生进行性骨骼畸形。生长非常缓慢因此身材矮小甚至成年后身高不足1米，一般智力发育正常，十几岁后患者听力逐渐丧失。患儿在婴儿期巩膜呈蓝色，随着年龄增长巩膜颜色逐渐变浅。Ⅲ型成骨不全症为常染色体显性遗传，可由 *COL1A1* 或 *COL1A2* 基因突变引起。

（四）Ⅳ型成骨不全症

Ⅳ型成骨不全症（MIM 166220）是变异度最大的一种类型，病情严重程度从重度、中度到轻度不等。轻度受累者身材矮小，成年后听力逐渐丧失。患儿出生时巩膜颜色为浅蓝色或灰色，但很快蓝色变浅至接近正常巩膜颜色，因此大多数患者被观察到巩膜颜色正常。Ⅳ型成骨不全症为常染色体显性遗传，致病基因为 *COL1A1* 或 *COL1A2*。

（五）Ⅴ型成骨不全症

Ⅴ型成骨不全症（MIM 610967）患者的显著特征为骨折部位或股骨干处形成明显的骨痂，因尺骨和桡骨间骨膜的钙化导致上肢不能完全旋前或旋后，身材矮小。患者的巩膜一般为白色。Ⅴ型成骨不全症为常染色体显性遗传，尚未明确其致病基因。

（六）Ⅵ型成骨不全症

Ⅵ型成骨不全症（MIM 610968）患者身材中度矮小，脊柱侧弯，类骨质沉积，骨板呈鱼鳞状，无牙本质形成不全。患者巩膜呈白色。Ⅵ型成骨不全症为常染色体隐性遗传，致病基因不明。

（七）Ⅶ型成骨不全症

Ⅶ型成骨不全症（MIM 610682）患者显著特征为四肢近端短小，在分娩时易发生多发性骨折，进行性畸形常导致身材矮小和行动受限，但再发性骨折发生的频率在青春期后有所下降。患者一般无牙本质发育不全，无听力丧失及韧带松弛。患者巩膜呈浅蓝色。Ⅶ型成骨不全症为常染色体隐性遗传，致病基因为 *CRTAP*。

（八）Ⅷ型成骨不全症

Ⅷ型成骨不全症（MIM 610915）与Ⅱ型和Ⅲ型有所重叠，患者有严重的骨质疏松、长骨短小（指骨长而掌骨短小导致手比前臂长）、颅骨硬度降低并伴有囟门不闭合。患者巩膜为白色。Ⅷ型成骨不全症为常染色体隐性遗传，致病基因为 *LEPREI* [8]。

（九）Ⅸ型成骨不全症

Ⅸ型成骨不全症（MIM 259440）表现为多发性长骨骨折，头围正常或偏大，胸段和腰段脊柱后侧凸，患者髋屈曲并外展、股骨弓形弯曲、胫骨前凸、指和髋关节运动过大。患者巩膜呈灰色。Ⅸ型成骨不全症为常染色体隐性遗传，致病基因为 *PPIB* [8]。

虽然以上各型成骨不全症有其独特之处，但各型之间的临床症状、体征有很多交叉和重叠，有时很难凭借临床表现进行分型，需要借助分子遗传学方法明确分型。由于该病为单基因遗传病，因此寻找突变基因及位点，对选择治疗方案、产前诊断、预后评估和基因治疗具有重要的意义。

三、成骨不全的分子遗传学研究

成骨不全症的遗传异质性高，可由多种编码胶原蛋白的基因或涉及胶原蛋白翻译后修饰的基因突变引起，绝大部分成骨不全症为常染色体显性遗传，由编码 I 型胶原蛋白 α 链的基因 COL1A1 和 COL1A2 突变导致胶原结构缺陷所致[9~11]。

I 型胶原蛋白是分布最广泛的一种纤维蛋白，除透明软骨外几乎存在于所有的结缔组织中。I 型胶原蛋白由两种不同的成分构成——两条前 α1 肽和一条前 α2 肽，三条多肽链相互盘旋缠绕，共同构成一个柔韧致密的绳索样结构。每条多肽链都是由约 1 000 个氨基酸重复序列构成，该序列通常是"甘氨酸-X-Y"，其中 X、Y 可以是任何氨基酸，但分别以脯氨酸和羟脯氨酸最常见。甘氨酸是三者中必不可少的，每条 α 多肽链都有一个叫作"前 α 链"的前体，前体的 N、C 两端都有一个球形的致密多肽。前 α 链装配出胶原前体——前胶原，在细胞外，由一种特殊的酶水解 N、C 两端的球形结构后，胶原分子得以释放。胶原分子先自装配 1/4 交叉排列的序列，紧接着完成分子间的缠绕和成形。编码 α1 和 α2 肽链的基因分别是 COL1A1 和 COL1A2。COL1A1 和 COL1A2 基因的变异影响着前 α 链上螺旋区域中的氨基酸序列，导致 I 型胶原产物的缺失，或者已有甘氨酸残基被其他氨基酸或其他重链替换，最终导致 OI 发生。

OI 具有遗传异质性，95% 为常染色体显性遗传，少数为常染色体隐性遗传和散发病例[12]。致病基因主要是 I 型胶原 α1 链的编码基因 COL1A1 和 α2 链的编码基因 COL1A2，其中 COL1A1 基因突变约占 60%[13]。常染色体显性遗传的 OI 主要与 I 型胶原合成障碍有关，而常染色体隐性遗传的 OI 多与 I 型胶原翻译后修饰或钙稳态相关[14~15]。

COL1A1 和 COL1A2 基因分别定位于 17q21.3-q22 和 7q21.3-q22。COL1A1 和 COL1A2 基因的大小分别为 18 kb 和 60 kb，分别由 50 个外显子和 52 个外显子组成。目前 PubMed 数据库（http://www.ncbi.nlm.nih.gov）中报道的 COL1A1 基因致病性突变已达到近百种。形式主要有单个碱基置换、插入、缺失、重复、移码和剪接位点突变等。其中，剪接位点突变出现的频率较高，占到了十分之一。

研究发现，COL1A1 基因突变类型和表型有着密切相关性。无义突变、移码突变和剪接位点突变降低了 mRNA 的稳定性，提前形成终止密码子，致使翻译后的肽链缩短，从而导致 I 型胶原合成数量减少，但胶原结构没有发生改变，因此这些基因变异通常对应的临床表型较轻[16]。有报道显示 I 型胶原的前 120 位氨基酸替换通常会导致蓝巩膜，但不导致牙本质发育不全[17~18]。

我们的研究团队报道了一个来自中国四川汉族的 I 型成骨不全家系，该家系 4 代共 26 人，有 8 例患者。临床表型为蓝巩膜（彩图 2-4-1）、幼时易骨折（少年及青春期后骨折发生频率下降）、骨质脆弱、韧带松弛，轻度脊柱侧弯，身高及其他发育接近同龄人，牙质发育正常，无听力异常。

经分子遗传学分析，该家系所有患者的 COL1A1 基因 33 号外显子出现了 1 个碱基缺失 c.2329delG（p.A777fs）（彩图 2-4-2），因此导致终止密码子提前形成、翻译后的肽链缩短且结构不稳定，导致 Ⅰ 型胶原产物的异常，因此出现 Ⅰ 型成骨不全的临床表型。该 *COL1A1* 基因的突变位点为本研究团队首次发现和报道。

（樊　宁　刘旭阳）

参考文献

1. Forin V. Osteogenesis imperfecta. Presse Med, 2007, 36: 1787–1793.

2. Sillence DO. Osteogenesis imperfecta nosology and genetics. Ann NY Acad Sci, 1988, 543: 1–15.

3. Sillence DO, Senn A, Danks DM. Genetic heterogeneity in osteogenesis imperfecta. J Med Genet, 1979, 16: 101–116.

4. Forlino A, Cabral WA, Barnes AM, et al. New perspectives on osteogenesis imperfecta. Natl Rev Endocrinol, 2011, 7: 540–557.

5. Glorieux FH, Rauch F, Plotkin H, et al. Type V osteogenesis imperfecta: a new form of brittle bone disease. J Bone Miner Res, 2000, 15: 1650–1658.

6. Glorieux FH, Ward LM, Rauch F, et al. Osteogenesis imperfecta type VI: a form of brittle bone disease with a mineralization defect. J Bone Miner Res, 2000, 17: 30–38.

7. Ward LM, Rauch F, Travers R, et al. Osteogenesis imperfecta type VII: an autosomal recessive form of brittle bone disease. Bone, 2002, 31: 12–18.

8. 曹丽华，张学．常染色体隐性遗传性成骨不全症的分子遗传学研究进展．国际遗传学杂志，2010, 33: 179–183.

9. 成胜权，石翠玲．成骨不全的分子遗传学和基因治疗研究进展．国际儿科学杂志，2009, 36: 541–544.

10. Forlino A, Cabral WA, Barnes AM, et al. New perspectives on osteogenesis imperfecta. Natl Rev Endocrinol. 2011, 7: 540–557.

11. Gautieri A, Uzel S, Vesentini S, et al. Molecular and mesoscale mechanisms of osteogenesis imperfecta disease in collagen fibrils. Biophys J. 2009, 97: 857–865.

12. Lindahl K, Rubin CJ, Kindmark A, Ljunggren O. Allele dependent silencing of COL1A2 using small interfering RNAs. Int J Med Sci, 2008, 5(6): 361–365.

13. Cohn DH, Byers PH, Steinmann B, Gelinas RE. Lethal osteogenesis imperfecta resulting from a single nucleotide change in one human pro alpha 1(I) collagen allele. Proc Natl Acad Sci U S A, 1986, 83(16): 6045–6047.

14. Gajko-Galicka A. Mutations in type I collagen genes resulting in osteogenesis imperfecta in humans. Acta Biochimica Polonica-English Edition, 2002, 49(2): 433–442.

15. Marini JC, Forlino A, Cabral WA, Barnes AM, et al. Consortium for osteogenesis imperfecta mutations in the helical domain of type I collagen: regions rich in jethal mutations align with collagen binding sites for integrins and proteoglycans. Hum Mutat, 2007, 28: 209–221.

16. 张卉，吴东，侯巧芳，等．一个 Ⅰ 型成骨不全家系 COL1A1 基因的剪切位点新突变及产前诊断．中华医学遗传学杂志，2014, 31: 730–732.

17. 赵鼎，杨俊梅，郭振欣，等．COL1A1 基因新的剪接突变 C. 3208G＞A 导致 Ⅰ 型成骨不全一家系．中华医学遗传学杂志，2014, 31: 189–191.

18. Liu W, Gu F, ji J, et a1. A novel COL1A1 nonsense mutation causing osteogenesis imperfecta in a Chinese family. Mol Vis, 2007, 13, 360–365.

第五节　伪装综合征

一、概述

伪装综合征最早于1967年由Theodore FH提出，描述一种临床表现类似慢性结膜炎的结膜上皮癌[1]。此后，伪装综合征就专指一类临床表现类似眼部炎症，而实际上并非眼部炎症的一组疾病。伪装综合征主要包括非肿瘤性病变和肿瘤性病变两大类。常见的非肿瘤性病变包括：眼外伤球内异物，视网膜色素变性，裂孔性视网膜脱离，眼缺血综合征，色素弥散综合征等。当这些疾病以葡萄膜炎为主要表现时，容易造成误诊，延误治疗。在大多数情况下，伪装综合征用于描述眼部的恶性肿瘤，原发性眼内淋巴瘤、视网膜母细胞瘤、葡萄膜恶性黑色素瘤和恶性肿瘤眼部转移等。这一类疾病虽然少见，但是它不仅威胁视力，而且有致命风险，早期明确诊断是治疗成功的关键[2]。

本章重点讨论的是临床表现类似眼部炎症，实则为眼部恶性肿瘤的这一类伪装综合征，包括原发性眼内淋巴瘤、视网膜母细胞瘤、葡萄膜黑色素瘤、白血病以及全身恶性肿瘤的眼内转移等。

二、原发性眼内淋巴瘤

眼内淋巴瘤（intraocular lymphoma，IOL）为少见病，占非霍奇金淋巴瘤的1%，包括原发性中枢神经系统淋巴瘤（primary central nervous system lymphoma，PCNSL）侵犯视网膜、葡萄膜及视神经以及全身系统淋巴瘤转移至眼部。原发于眼内的IOL称为原发性眼内淋巴瘤（primary intraocular lymphoma，PIOL），包括原发性玻璃体视网膜淋巴瘤（primary vitreous retinal lymphoma，PVRL）、脉络膜淋巴瘤、虹膜淋巴瘤和睫状体淋巴瘤，原发于脉络膜和睫状体的淋巴瘤非常罕见。

PIOL多发生于60~85岁老年人，有时也见于年轻人，双眼病变多见，但可先后发病[3]。PIOL约占PCNSL的20%，多数为弥漫大B细胞淋巴瘤[4]。约80% PIOL会进一步侵犯中枢神经系统，而25% PCNSL患者会合并PIOL[5]。美国PIOL的发病率约为4.8/100万[2]，国内的发病率未见报道。

PIOL的发病机制目前尚有争论，有以下推测：①眼部和大脑内的恶性淋巴细胞可能来源于血液系统[6~7]，在视网膜内皮受体的参与下、视网膜免疫监视功能缺失，肿瘤细胞由此进入视网膜并增殖，随后转移至玻璃体和视网膜色素上皮，但由于Bruch膜的屏障功能，阻止了肿瘤细胞向脉络膜转移[8]；②鉴于PCNSL和PVRL的关系密切，推测视神经通路也可能是肿瘤细胞侵入的途径之一[7]；但也有研究结果显示PCNSL和PVRL共同发病者视神经并无受累[6~7]；③感染性或非感染性葡萄膜炎所引起的原发性炎症细胞异常增殖，发生肿瘤[7,9]，眼内炎症反应也可为肿瘤的生长提供生长因子。④机体免疫力低下的患者，比如获得性免疫缺陷综合征（acquired immunodeficiency syndrome，AIDS）或器官移植手术后应用免疫抑制剂后，继发 EB（Epstein-Barr）病毒感染，影响 T 淋巴细胞功能，被 EB 病毒感染的 B 淋巴细胞大量克隆增殖、形成肿瘤[8,9]。

PIOL 的临床特征是非特异性的，大多数患者的眼部表现先于 CNS 症状。典型患者眼部病变表现为难治性葡萄膜炎，阳性体征包括视网膜出血、渗出、血管炎、视网膜炎、前房积血或积脓、玻璃体积血、视盘水肿等。早期给予局部和全身糖皮质激素治疗往往可以暂时性减轻"炎症"，但是容易复发或者难以彻底消除。随着病情进展，眼底可出现多发性黄白色奶油状视网膜下浸润，伴局部视网膜色素上皮脱离。有时也可出现急性视网膜坏死的表现，或者表现为霜样树枝状视网膜血管炎、多灶性脉络膜视网膜瘢痕、眼内炎等。

确诊 PIOL 要根据恶性淋巴细胞的组织学或细胞学特征，脑脊液中发现淋巴瘤细胞可确诊。若结果阴性又高度怀疑此病者，可进行玻璃体液的细针穿刺或玻切标本的细胞学检查[2]。组织病理学上，肿瘤细胞浸润视网膜、玻璃体和视神经相对多见，脉络膜通常受累轻微。恶性细胞呈多形性改变，胞质少，核异型。此外，B 细胞抗体免疫组化染色也有助于细胞学诊断[2]。其他眼内标本的检测方法还包括免疫细胞化学分析和流式细胞分析、细胞因子检测和分子生物学检测等。

三、视网膜母细胞瘤

视网膜母细胞瘤（retinoblastoma，RB）是儿童最常见的眼内恶性肿瘤，发生于视网膜光感受器前体细胞，可致盲甚至造成患者死亡。

RB 的发病无种族差异，男女发病比例相似，单眼病例居多，约占 60%～82%，双眼病例约占 18%～40%[10]。部分患儿出生后即已患病，平均诊断年龄，双眼患者为 10 月龄（3 岁以上少见），单眼患者为 24 月龄（7 岁以上少见）[11]。我国的发病率约为 1∶23 160，近年来此发病率有升高趋势[12]。

RB 发病的分子机制与细胞生物学将在第五章第三节详细阐述。本节着重讨论表现为伪装综合征的 RB。

RB 典型的临床症状是白瞳症，但不同类型、进行性或坏死性 RB 也可"伪装"成眼前段或眼后段的炎症，极易误诊为葡萄膜炎，多见于 5 岁以上的大龄儿童[11]。这种伪装综合征的眼前段表现为虹膜表面、前房内灰白色或雪花样大小不一的球状、片状或尘状物沉着，有时形成假性前房积脓；与葡萄膜炎不同之处在于[12]：RB 患者由于此时视功能极差，因此瞳孔通常是散大的，且不伴后粘连，而葡萄膜炎患者通常瞳孔缩小、梅花状且有虹膜后粘连。RB 所致伪装综合征的眼后段表现为玻璃体腔内白色、点块状物质，因其实际上是脱落的肿瘤细胞和坏死物质，因此眼底尚能看清，视网膜瘤体也呈白色；而葡萄膜炎患者的玻璃体呈弥漫性混浊，内含炎症细胞、蛋白渗出物，眼底通常窥不清。影像学检查，例如 B 超和 CT，可检测出 RB 占位性病灶和钙化斑，有助于确诊。而由于 RB 患眼继发性青光眼，眼球通常增大，也有助于诊断。此外，弥漫生长型 RB（占 1%～2%）表现为伪装综合征时，确诊相对困难。其体征包括混合充血、假性前房积脓、视网膜增厚伴玻璃体混浊，B 超和 CT 均难以显示肿物的边界和钙化灶。

糖皮质激素等葡萄膜炎常规药物治疗对 RB 患者不仅无益，甚至会加重病情。因此，对于没有外伤史及感染史而出现前房积脓的不典型儿童葡萄膜炎患者，应警惕 RB 的可能，常规的 B 超和 CT 检查是必要的。

四、葡萄膜恶性黑色素瘤

眼部黑色素瘤包括葡萄膜、睫状体、角膜、结膜、眼眶和眼睑黑色素瘤，其中85%以上是葡萄膜黑色素瘤（malignant melanoma），为最常见的成人原发性眼内恶性肿瘤。主要起源于葡萄膜组织内的色素细胞和痣细胞。

脉络膜恶性黑色素瘤多见于50岁以上人群，虹膜恶性黑色素瘤多见于40~50岁人群[13]。白种人比有色人种多发，常为单侧发病，男女比例无差异。

葡萄膜恶性黑色素瘤恶性程度高，按其病程进展通常可分为眼内期、继发性青光眼期、眼外蔓延期及全身转移期。

虹膜恶性黑色素瘤包括三种类型：环状、淀粉样和弥漫型[13]。环状黑色素瘤通常侵犯2/3以上的房角，继发性青光眼相对常见。淀粉样黑色素瘤表现为虹膜多发性低色素性、或无色素性结节，也可继发青光眼。弥漫型者通常表现为单侧虹膜异色和继发性青光眼。此外，并发性白内障、虹膜色素外翻及新生血管也较为多见。肿瘤坏死时还会出现前葡萄膜炎的类似表现，比如羊脂状KP、前房炎症细胞、蛋白等。

脉络膜恶性黑色素瘤患者通常因视力下降、视野缺损、视物变形、眼前黑影等就诊。眼底检查可发现穹窿状、分叶状肿物，伴渗出性视网膜脱离，也可出现橘黄色脂褐质在RPE水平的沉着；弥漫性病变者往往不累及视网膜，但易于眼外扩散。

眼病影像学检查，如眼部B超、CT、MRI、FFA及ICGA等，对葡萄膜黑色素细胞瘤的确诊非常重要[12]。B超检查可探及蘑菇形肿块、"挖空"征及脉络膜凹陷等特征性形态；彩超可观察肿瘤内部的血流情况，三维超声技术可以对肿瘤进行精确定位和测量。CT和MRI可很好地显示3mm以上的脉络膜病灶，因脉络膜黑色素瘤在MRI中呈现特征性的短T1、短T2信号，使得MRI具有较高的敏感性。FFA和ICGA可显示肿瘤内异常血管，据此可与良性肿瘤相鉴别。

五、白血病

白血病（leukemia）是造血干细胞的恶性肿瘤，其特征是骨髓内充满大量肿瘤细胞。根据细胞类型和白血病细胞的分化程度，可分为急性淋巴细胞性白血病、急性髓细胞性白血病、慢性淋巴细胞性白血病和慢性髓细胞性白血病。骨髓抑制、器官浸润和中枢神经系统及眼部受累可见于各种类型白血病患者。

白血病可直接或间接地侵犯眼部，急性白血病较慢性白血病更容易引起眼部异常。有研究表明，在有眼部受累的白血病患者中，80%为急性白血病[14]。白血病可累及任何眼部组织，眼部是此病髓外复发的一个重要部位，也可能是此病复发的最初表现[12]。

白血病在眼部最常累及脉络膜、虹膜睫状体、视网膜、玻璃体、视神经、眼眶和眼睑等。主要眼部体征包括：

1. **眼底改变**　视网膜出血，典型者为Roth斑（在出血中央有细胞碎片、毛细血管栓子或白血病细胞聚集而成）[12]、视网膜深层点状出血或浅层火焰状出血，或者视网膜前出血。视网膜渗出较少见，可出现黄斑硬性星芒状渗出或棉绒斑。视网膜结节状浸润，多见于白细胞大量增加并有不成熟白细胞的患者，往往提示预后不良。视网膜血管改变，表现为静脉迂曲、扩张、白鞘。视盘水肿常伴有出血。一些患者可出现类似粟粒结核样结节状视网膜浸润，常伴有局灶性视网膜出血和坏死。慢性髓细胞性白血病患者周边视网膜可见微血管瘤，少数患者还可出现周边血管闭塞和新生血管。

2. **眼眶浸润** 多见于幼儿。急性粒细胞性白血病患者因白血病细胞浸润眼眶内组织，造成眼球突出、眼球运动障碍、上睑下垂、结膜充血水肿等。在眶缘可触及坚硬的肿物，称为绿色瘤。眼眶浸润往往提示病情严重、预后不良。

3. **虹膜浸润** 多见于急性淋巴细胞性白血病，也可见于粒细胞性或单核型。临床表现类似虹膜睫状体炎，可出现假性前房积脓（不规则蓬松状奶油样外观）、自发性前房积血、虹膜结节和继发性青光眼。

4. 角膜溃疡、玻璃体混浊及眼前段缺血等体征较为少见。

白血病的确诊需要血液和骨髓检查。在少数患者，眼部病变可能是疾病早期的表现，或者复发的最初表现。对眼部病变可进行前房穿刺进行前房炎症细胞学检查，以及玻璃体、视网膜或脉络膜活组织和细胞学检查等明确诊断。

六、恶性肿瘤的眼内转移

全身其他部位的恶性肿瘤通过血行转移至葡萄膜和视盘等眼内组织，称之为肿瘤的眼内转移（carcinoma metastic to eye）。眼部最常受累的组织为脉络膜，占80%以上，其次为虹膜，占7%～9%。

眼部的转移性恶性肿瘤，常见的有乳腺癌、肺癌、肾癌、肾上腺癌、皮肤恶性黑色素瘤等。乳腺癌多在疾病后期才发生眼内转移，而肺癌和肾癌则在早期即可发生转移，肺癌可发生虹膜内转移。单眼发病居多，双眼发病占20%～40%，通常先后发病，程度不同[15]。

眼部转移性肿瘤中，以脉络膜转移癌多见。推测原因在于眼球后部血管丰富，由10～20支睫状后短动脉供血，由于脉络膜内血管面积大，血液流速减缓，故癌栓常在此处增生繁殖，形成转移灶。

眼部转移肿瘤以脉络膜转移癌多见，其次为虹膜或睫状体转移癌。脉络膜转移癌的患者多因视力下降、伴眼前闪光感及眼前黑影飘动就诊。眼底检查可发现瘤体，表现为视网膜下一个或多个黄白色或灰黄色实性肿物，呈圆形或卵圆形，边界不清；瘤体表面或周围常伴有浆液性视网膜脱离。部分患者可合并虹膜睫状体炎及继发性青光眼，偶有眼球突出。FFA是重要的辅助检查手段，造影后期瘤体内血管渗漏显示为弥散针点状高荧光。眼部B超提示脉络膜转移灶为实性肿块、中至高度的内回声反射，一般无脉络膜凹陷征、无明显声衰现象，据此可与脉络膜黑色素瘤相鉴别。CT和MRI检查均可发现脉络膜内肿物病灶，MRI T1加权显示与玻璃体一致或稍高的信号，T2加权显示比玻璃体低的信号，增强后轻度到中度强化。

转移至虹膜或睫状体者，由于表现类似虹膜睫状体炎诊断相对困难。虹膜的转移灶可表现为一个或多个黄色、白色或粉红色的虹膜基质的结节，因肿瘤组织破碎向房水内播散，类似前房炎症反应样表现[16]。睫状体的转移灶可表现为黄色宽基底或圆顶状的肿物，常出现虹膜睫状体炎和自发性前房积血。UBM有助于诊断。

对于临床上高度怀疑脉络膜转移癌而原发病灶不明者，应做相关全身检查及血清学肿瘤标志检测，并密切观察病灶的进展情况。眼内活组织检查可通过穿刺或开放性切除进行，但可导致肿瘤细胞扩散。发生恶性肿瘤眼内转移的患者通常预后较差，平均生存时间一般为6～12个月[17]。

（樊　宁　刘旭阳）

参考文献

1. Theodore FH. Conjunctival carcinoma masquerading as chronic conjunctivitis. Eye Ear Nose Throat Mon, 1967, 46(11): 1419–1420.

2. Hwang CS, Yeh S, Bergstrom CS. Diagnostic vitrectomy for primary intraocular lymphoma: when, why, how?Int Ophthalmol Clin, 2014, 54(2): 155–171.

3. Komatsu K, Sakai T, Kaburaki T, et al. Atypical presentation of primary intraocular lymphoma. BMC Ophthalmol, 2016, 16(1): 171.

4. Rozati S, Kempf W, Ostheeren–Michaelis S, et al. Cutaneous Diffuse Large B–Cell Lymphoma, Leg Type, With Bilateral Intraocular Involvement and Infiltration to the CNS. J Clin Oncol, 2016, 34(11): e93–96.

5. 李孟达，叶俊杰. 原发性眼内淋巴瘤的研究进展. 中华眼科杂志, 2015, 51(10): 795–800.

6. Touitou V, LeHoang P, Bodaghi B. Primary CNS lymphoma. Curr Opin Ophthalmol, 2015, 26(6): 526–533.

7. Kim JL, Mendoza PR, Rashid A, et al. Optic nerve lymphoma: report of two cases and review of the literature. Surv Ophthalmol, 2015, 60(2): 153–165.

8. Becker KN, Beckernm. Ocular manifestations seen in HIV. Dis Mon, 2014, 60(6): 268–275.

9. Hoang–Xuan K, Bessell E, Bromberg J, et al. Diagnosis and treatment of primary CNS lymphoma in immunocompetent patients: guidelines from the European Association for Neuro–Oncology. Lancet Oncol, 2015, 16(7): e322–332.

10. Catal à –Mora J, Parareda–Salles A, Vicuña–Muñoz CG, et al. Uveitis masquerade syndrome as a presenting form of diffuse retinoblastoma. Arch Soc Esp Oftalmol, 2009, 84(9): 477–480.

11. All–Ericsson C, Economou MA, Landau I, et al. Uveitis masquerade syndromes: diffuse retinoblastoma in an older child. Acta Ophthalmol Scand, 2007, 85(5): 569–570.

12. 杨培增. 临床葡萄膜炎. 北京：人民卫生出版社，2004.

13. Kubicka–Trzaska A, Romanowska–Dixon B. Malignant uveitis masquerade syndromes. Klin Oczna, 2008, 110(4–6): 199–202.

14. Gan NY, King LL, Teoh SC. Ocular masquerade syndrome as a herald of progression of acute myelogenous leukemia. Ann Hematol, 2011, 90(3): 361–362.

15. Singh N, Kulkarni P, Aggarwal AN, et al. Choroidal metastasis as a presenting manifestation of lung cancer: a report of 3 cases and systematic review of the literature. Medicine (Baltimore), 2012, 91(4): 179–194.

16. Wunderlich MI, Nissen EJ, Schargus M, et al. Unusual masquerade of an ocular carcinoma metastasis. Ophthalmologe, 2016, 113(8), 690–693.

17. Tan AH, Chee SP. Malignant uveitis masquerade syndrome. Am J Respir Crit Care Med, 2014, 190(7): e24–25.

第六节　风湿免疫与眼病

一、眼睛的免疫学特点

通常认为眼睛是一个免疫特免器官，即眼睛具有保护自己免受炎症侵害的机制。此机制可以保持眼球对外界抗原刺激的耐受状态以及保护眼球特殊组织对视力的保护。多种机制维持眼球免疫赦免（immune privilege）的特性，主要是眼球前房缺少血液供应和淋巴管。角膜的主要功能是透过光线，此功能主要取决于无血管的胶原分子结构。尽管在眼球表面可以看到与眼表上皮细胞密切接触的共生菌，但角膜上有树突细胞，结合其他物理保护机制如泪膜、上皮细胞、角膜基质细胞和角膜神经[1]，代表着眼球天然免疫反应的存在。此外，房水中含有一些具有免疫抑制作用的物质如转化生长因子–b、a–黑色素细胞刺激因子；眼内一些组织还表达促进凋亡的配体，如TNF相关凋亡诱导配体（TRAIL）和FAS配体，这些因素造就了由可以阻断免疫细胞激活作用免疫抑制物质组成的抑制性的眼微环境；全身前炎症状态的调节，这些机制通常是通过前房相关免疫偏离（anterior chamber associated immune deviation，ACAID）而发挥作用。

　　ACAID代表一种当可溶性抗原注射到前房时免疫反应受到抑制的抗原免疫反应。此反应包括了抗原递呈细胞从眼到脾的与T、B淋巴细胞反应、诱导T调节细胞（Treg）CD4$^+$向内及CD8$^+$向外的迁移过程。由于ACAID需要针刺，它或许代表了创伤引起的反应，而不是耐受机制。一个成功应用眼免疫特免机制的例子就是角膜移植。90%的同种异体的角膜移植不需要组织配型、不需要抗排斥治疗[2]。

　　眼的后节是含有光感受器细胞（具有感受并转化光能为电能，然后在大脑还原成视力的细胞）的特殊组织——视网膜，它的保护机制不同于角膜。其最重要的是通过对受损光感受器的吞噬作用、提供及运输营养物质、视黄醇的再循环利用以及由视网膜色素上皮细胞（RPE）所提供的作用。同时，RPE还形成血视网膜屏障——一个独特的具有物理性清除和防止抗原进入免疫系统的结构。与角膜免疫系统相似，RPE也表达抑制性分子以防止免疫系统激活[3]。

　　这些因素均有助于理解眼睛作为炎症或免疫疾病靶器官的机制。

二、从整体医学角度看风湿病与炎性眼病

（一）风湿眼病的概念

　　风湿病的发病机制与自身免疫功能紊乱有关。此类疾病的特点为：病因不清；病变涉及全身各系统和器官；发病过程中有多种细胞因子参与；血清中可有多种自身抗体或自身反应性淋巴细胞；病理表现为非感染性非肿瘤性炎症、坏死、肉芽肿和血管炎。此类疾病临床表现复杂、迁延难愈，多属于治疗困难的疑难病症。而炎症性眼病为以眼部各部位的炎症为主要病理改变的一组疾病，常表现非感染、非肿瘤性的边缘性角膜炎、巩膜炎、葡萄膜炎、视网膜血管炎、视神经炎及眼眶内炎症等。

　　所谓风湿眼病，其实质就是与风湿免疫病相关的眼部受累。其表现形式可以分为两大类：①以眼睛某一部位的局部炎症表现为主要或唯一表现，显然，这些患者多就诊于眼科而非风湿科；②已经明确诊断风湿病的患者出现眼部受累表现，或轻或重，由于全身症状不严重或不理解风湿病与眼病之间关系，这些患者也可能就诊于眼科而非风湿科，但在此阶段，部分患者可能已经伴有提示风湿病的眼外症状。因此，眼科医生应高度重视风湿眼病及其病因筛查，并与风湿科医生密切合作，以避免误诊或漏诊。

（二）风湿眼病与炎性眼病的共同点

　　风湿眼病与炎性眼病之间具有诸多相似点：①病因不明，发病机制相似。两者的发病

均与免疫紊乱机制相关，并且有诸多共同的炎症因子参与[4]；②为风湿病与炎症性眼病的临床交叉点：风湿病的眼部受累具有两大临床特征：a.以炎症性眼病为首发症状或主要症状而就诊于眼科；b.多种风湿病可以累及眼睛[5]，且眼睛的各个部分均可以受到风湿病的损害[6]，因此，风湿病眼部受累的临床表现非常复杂和广泛（表2-6-1）；③治疗策略相似：在疾病的严重期和活动期予以激素及或免疫抑制剂治疗可以达到及时控制炎症的目的，控制病情、严防复发、保护视力和受累器官功能是两者共同的基本治疗原则；④危害性相似：炎性眼病的痛苦、盲残、劳动力丧失、致贫穷及药毒性的特点与风湿病的5D（disability，discomfort，death，drug-toxicity，dollar lost）特征相似；⑤待研究的问题相似：由于风湿眼病对患者视力造成的伤害更直接、更迅速，并且突然而至的失明对患者的心理和社会角色所造成的创伤十分严重。因此，风湿科医生及眼科医生均应努力挽救风湿眼病患者的视力。

表2-6-1　系统性疾病与眼部疾病的关系

	葡萄膜炎	浅表巩膜炎	巩膜炎	溃疡性角膜炎	视网膜血管炎	眼眶炎性假瘤	视神经病变	眼肌麻痹
系统性红斑狼疮	+++	++	++	++	++	++	++	+
白塞病	++++				+			
颞动脉炎	+	+	+++	+++	+	++	+	+
大动脉炎				+	CRVO		++++	++
韦格纳肉芽肿	+	++	+++					++
变应性肉芽肿				++	++	+		
Cogan's综合征				IK（间质性角膜炎）				
复发性多软骨炎	++		++	+++	+			
类风湿关节炎	++	+	+	+++				

（三）风湿眼病的种类及分类

风湿眼病的种类有很多。临床上，可以将风湿眼病粗略分为三大类：

第一类为眼部受累作为风湿病诊断条件之一眼病。这类风湿眼病与风湿病的相互关系十分明确，其存在与否与风湿病的诊断及治疗策略关系密切。比如：反复发作的急性虹睫炎是脊柱关节炎的诊断条件之一[7]，各类葡萄膜炎是白塞病诊断重要的条件之一[8]，干燥性角结膜炎则是原发性干燥综合征的诊断条件之一[9]，各种眼炎症性疾病是复发性多软骨炎的诊断条件之一[10]，眼睑部位的向阳皮疹（Gotrron皮疹）则是皮肌炎的诊断条件之一[11]，结膜炎的存在则是经典赖特综合征（Reiter's syndrome）[12]及川崎病（Kawasaki disease）诊断条件之一[13]，非梅毒性间质性角膜炎是典型Cogan's综合征的条件之一[13]等。

第二类为常伴随或提示风湿病存在的眼病。这类眼病虽不作为某种风湿病的诊断条件之一，但在一些风湿病中时有发生或具有特征性或诊断提示性，如系统性红斑狼疮（SLE）相关的眼视网膜病变（棉絮样渗出等）与全身疾病的活动性相关[13]；系统性坏死性血管炎如肉芽肿性多血管炎（GPA）、嗜酸细胞性肉芽肿性多血管炎（EGPA）及显微镜下多血管炎（MPA）可有各种眼部炎症，其眼眶受累最具有特征性[14]；还有结节性多动脉炎（PAN）所致眼的多部位受累[13]及幼年型类风湿关节炎（JRA）的角膜改变及虹睫炎[13, 15]、与Steven-Jonsen综合征和眼型类天疱疮相关的眼结膜受累、多发性硬化（MS）[16]导致视神经炎及原发性磷脂抗体综合征（APS）相关的视网膜病变[13]等。

第三类为少见的伴发风湿病的眼病。如脊柱关节炎（SpA）家族（包括强直性脊柱炎、银屑病关节炎、反应性关节炎、炎性肠病关节炎）中的非虹睫炎眼部受累；结节病、结核风湿症（Poncet综合征）等的眼部前节受累；RA的巩膜受累；巨细胞动脉炎（GCA）[17]所致严重且不可逆的缺血性视网膜改变及其他眼部改变；此外，还有硬皮病（SSc）、大动脉炎（TA）及诸多不明原因的炎性眼病[18]。

临床医生或许比较熟悉第一类风湿眼病，但不应忽略对后两类风湿眼病病因的查找，尤其是第三类。

（四）风湿眼病的鉴别诊断

与风湿病一样，风湿眼病的确定亦有赖于缜密的鉴别诊断。

风湿眼病的鉴别诊断需要包括至少8个方面：①炎症性（inflammatory），即原发性自身免疫性疾病。临床上，尽管一些风湿病具有自身免疫病特征性的自身抗体阳性标志，但自身抗体检测阴性不能做出排除诊断；②感染性（infectious）和③浸润性（infiltrative，特指侵袭性肿瘤性疾病）是鉴别诊断中最重要的需要排除的两大类疾病，临床医生应给予充分考虑；④创伤性（injurious）最常见，也最容易鉴别，但不应忽略脆弱患者的轻微外伤史；⑤源性（iatrogenic）需要认真对待，加以避免。常见于外科手术、创伤或药物性；⑥遗传性（inherited）如代谢性（metabolic）或营养不良性（dystrophic）疾病；⑦缺血性（ischemic）眼部的缺血性改变见于任何眼部血液循环损伤的疾病，常见于较大血管如颈动脉病变或颞动脉病变所致的眼部缺血和小血管病变缺血如视网膜动静脉血管病变等；⑧特发性（Idiopathic），即原因不明者或目前检查手段不能发现其原因者。

澳大利亚眼科学者[19]分析了2619例葡萄膜炎（前葡萄膜炎59.9%、中间葡萄膜炎14.8%、后葡萄膜炎18.3%、全葡萄膜炎7.0%）患者发现：37.2%患者的葡萄膜炎与眼外器官疾病有关；关节表现占10.1%；非感染性全身疾病（如BD、结节病或多发性硬化）占8.4%；感染性疾病占18.7%。49.4%的前葡萄膜炎患者HLA-B27（+）；后葡萄膜炎患者病因与眼弓形虫（29%）和多灶性脉络膜炎（17.7%）相关。提示：眼科医生、风湿科医生、感染科医生、神经科医生及家庭医生均应熟悉葡萄膜炎的鉴别诊断并加强协作。

在各种炎症性眼病的鉴别诊断过程中的一个关键点就是要发现多系统受累的证据，尤其是眼部邻近器官的受累；另一个关键点就是发现可检测到的自身抗体。然而，没有检测到自身抗体并不能完全排除风湿免疫病。

（五）风湿眼病早期诊治的重要性

风湿眼病最严重后果就是功能残疾（致盲）。依据2006年4月1日全国第二次残疾人抽样调查的一组数据[20]，在占全国总人口的6.34%的七大类残疾人中，视力残疾人口占总残疾人口的14.86%，包括白内障56.7%、葡萄膜病14.1%、角膜病10.3%、屈光不正

7.2%、青光眼6.6%，等；在这些视力残疾疾病中不乏有原因不明者。有理由推测：这些原因不明者很有可能与风湿免疫相关。该报告中一个可喜的信息是：脊髓灰质炎的防控使肢体残疾后遗症的发生下降了5.7%。提示：对风湿眼病的重视与否、积极治疗与否，患者的视力预后可能大不相同。

风湿病是可以控制的。识别风湿眼病的重要意义在于早期积极治疗，进而防止视力残疾的发生。近年来，风湿病的基础及临床研究有诸多进展。早诊断和早治疗、目标化治疗和规范治疗、个体化治疗及病情密切监测是达到病情控制的基本要素。目前，风湿病的治疗目标已经从症状控制转化到功能保持。与RA治疗理念及药物趋势变化相关的RA患者10年病情趋于控制[21]。事实说明治疗理念的改变可以明显改善患者的预后。风湿病治疗理念的进步同样可以为风湿眼病的治疗改进带来新的机遇。针对此类眼部损害治疗的目的是控制原发病、减轻眼部损害、减少复发和保护现存视功能。

目前需要做的就是：尽早认识到风湿眼病诊治等同于防盲和防残的重要性，并从现在做起。

三、炎性眼病与风湿免疫病

眼睛具高度分化的结缔组织，是一个自身免疫疾病的常见受累器官。眼部疾病的病因有多种，或为炎症性、或为血管性、或为感染性、甚至医源性。眼部疾病的临床表现亦十分复杂，可以涉及眼睛的各个部位（角膜、巩膜、葡萄膜、视神经及眼眶内组织）；症状轻重不一（从轻度眼不适到急性失明）。眼部疾病可以作为风湿病的首发症状，甚至具有诊断提示性，如浅层巩膜炎常见于类风湿关节炎、急性前葡萄膜炎常见于脊柱关节炎、有时还可见于单基因自身炎症性疾病[22]；但多数眼部的表现缺乏特异性。

（一）干眼症

干眼症或干燥性角结膜炎（dry eye or keratoconjunctivitis sicca）累及10%~30%的人群，并随年龄增加而增加。病因及发病机制不明，凡是导致眼表炎症和损伤的因素，均可以导致泪液质与量的改变而引起干眼症。干眼症常与自身免疫疾病相关[23, 24]。与口干联系在一起，干眼症是干燥综合征（Sjögren's syndrome，SS）重要的表现之一。干燥综合征的病理表现是外分泌腺如唾液腺的淋巴细胞浸润。继发性干燥综合征多见于SLE和RA[25]。有时干燥症的严重眼部损害可以是致盲性的，但影响患者的生活质量最常见[26]。

（二）角膜炎

角膜炎（keratitis）是一种致盲性疾病。角膜炎的并发症为角膜溃疡、角膜白斑、角膜变薄、角膜穿孔。

角膜周边区域最常见的三种疾病与角膜中心区的疾病明显不同；①巩膜和结膜的局部病变继发性累及角膜缘（如感染、过敏、肿瘤和退变）；②由于与血管和淋巴管相关，角膜缘容易受到系统性疾病的影像（如血管炎、自身免疫病和代谢性疾病）；③单纯的非炎症性角膜周边退化[27]。

一种严重的角膜炎为边缘溃疡性角膜炎（PUK）如Mooren's溃疡，是一种可以迅速进展的溃疡性角膜炎，起初累及角膜边缘，但可逐渐向周边扩展而累及角膜中央区。临床上需要并除外感染（如C型肝炎）和系统性免疫疾病（如RA），并与Terrien's角膜退变进行鉴别。本病对视力的影响严重，并且可以是致命的。

尽管眼睛是免疫系统的一个特殊部位，但在眼表常有共生菌的存在。感染性角膜病变最多见，尤其是戴隐形眼镜者[28]。印度的一项为期18个月间的前瞻性研究中，共有65例患者76只眼的PUK，随诊3年。2/3患者来自于农村贫困地区；最常见的病因为Mooren's溃疡（31.5%），之后为感染和系统性血管炎胶原病；双眼受累占83%，鼻部受累占60.5%；睑板腺炎（22.3%）和白内障（15.7%）分别为眼球内外的并发病；轻、中度的PUK对视力影响不明显[29]。

角膜外周区与角膜中心区在解剖上及生理上最主要的不同就是角膜组织从中央区向周边区逐渐变化为结膜、浅层巩膜和巩膜。因此，角膜病变艰难愈合的原因多归咎于角膜缺乏血液循环供应。

近年的研究认为，角膜神经与免疫系统的相互作用是维持免疫稳定的重要机制。角膜具有促进免疫排斥的"神经"[30]。角膜是一个研究神经与免疫系统相互作用的理想模型。另外，角膜享受免疫豁免机制，此机制可以自然地接受约50%的（特定鼠系）角膜移植[31]。研究[32]显示：穿透性角膜移植手术过程中360°切除移植床角膜的神经可以废除角膜的免疫豁免机制，甚至可以影响到对侧眼。作者认为：此现象与具有APC功能邻近外周神经[33]和角膜[34]的长寿巨噬细胞产生的P物质[35]破坏了T调节细胞（Treg）的抑制功能，进而导致排斥增加有关。这或许就是第二次角膜移植60天后失败率明显增加的原因。

（三）巩膜炎

可出现各种类型巩膜炎（scleritis）。约半数巩膜炎患者伴有全身性疾病。最常见于局限型肉芽肿性多血管炎和类风湿关节炎。

目前已经发现巩膜炎与风湿免疫疾病关系的直接证据。一些脊椎动物如鸟、鱼的巩膜由透明软骨组成。尽管人的巩膜不属于软骨组织，但在进化中，人类的巩膜细胞仍然保持着向软骨细胞分化的潜能。为鉴定人类巩膜的中胚层神经脊结缔组织来源的特性，2008年日本学者[36]通过对人类婴儿巩膜细胞培养的微列阵数据分析，采用分级群聚方法将巩膜细胞和其他间充质细胞进行分类，发现：巩膜细胞与关节（透明）软骨细胞具有相似性。经TGF-b和BMP2处理过的巩膜细胞培养聚落可以产生大量基质。培养3周后，软骨相关基因如*IHH*（Indian hedgehog homolog）、*COL10A1*（collagen, type X, alpha 1）和*MMP13*上调。提示如果在体外培养的话，人的巩膜细胞可以被认为是软骨细胞。此结果可以解释类风湿关节炎患者的巩膜和关节软骨是疾病共同靶器官的直接原因。目前的共同基因表达数据库或许还可以为发育性疾病如近视找到解释。

美国学者[37]回顾性研究了18年间243例巩膜炎患者与巩膜炎相关的全身疾病及确诊情况，发现44.0%伴有全身疾病，其中7.0%为感染（以带状疱疹最常见，占4.5%）、37.0%为风湿免疫疾病（以类风湿关节炎最常见，占15.2%）。在伴有全身疾病的患者中，77.6%为既往已诊断、14.0%为首诊发现、8.4%为随诊发现；系统性血管炎多在首诊时发现；10例（4.1%）ANCA（+）患者无临床症状；4/5 c-ANCA（+）无依据需要免疫抑制剂治疗巩膜炎；1/5 p-ANCA需要免疫抑制剂治疗；在无系统疾病的巩膜炎患者中，发生风湿免疫疾病的概率为每人每年4.1%。

2012年西班牙学者[38]的一项585例巩膜炎的回顾性研究显示：500例巩膜炎（85.5%）及85例浅表巩膜炎（14.5%）；前者视力下降、前葡萄膜炎、角膜缘炎及高眼压并发症较多（45.0% vs. 19.0%）；并且与全身疾病的关系亦较密切（35.8% vs 27.1%），包括结缔组织病和血管炎；38.7%的巩膜炎先于系统性疾病的诊断；90.0%的眼部并发症及80.0%的相关全身疾病多见于坏死性巩膜炎（$p < 0.0001$）；巩膜炎相关视力下降的危险因素包括巩膜炎类型（坏死性）、部位（后巩膜）、炎症程度2级以上、伴前葡萄膜炎、高眼压和全身疾病（主要是感染性疾病）。

（四）葡萄膜炎

葡萄膜炎（uveitis）是一种复杂的、多因素的、T细胞介导的、眼睛的自身免疫疾病，是最常见的致盲性疾病，可以表现为各种类型的葡萄膜炎。其特点是：易感人群的葡萄膜及视网膜的炎症、视网膜的退变、视力丧失。40%的葡萄膜炎与全身疾病相关。可以是感染性的或炎症性的。常见的非感染性葡萄膜炎是HLA-B27相关的AAU。目前实验性自身免疫葡萄膜炎（EAU）的鼠模型研究已经发现了9个数量性状位点（quantitative trait loci，QTL）Eau1~9，分别位于第2~4、7、10、12、19号染色体上[39,40]。此外还发现了保护性等位基因以及QTL之间的上位相互作用（epistatic interactions）与疾病的严重性的关系。由于这些位点（Eau4~9）与其他自身免疫疾病的位点处在同一染色体上的一个共同的区域，提示：葡萄膜炎与其他自身免疫疾病相似的发病机制，并支持自身免疫疾病的"共同的基因、共同的通路"假说。

儿童特发性关节炎（JIA）的主要眼部疾病是前葡萄膜炎。采用间接免疫组化方法，对血清抗体与猪眼冰冻切片结合类型的研究[41]显示：葡萄膜炎患者的血清中存在针对眼睛葡萄膜及或视网膜的自身抗体，其阳性率高于正常人。其非特异的结合部位分别见于虹膜（74%）和睫状体（79%），葡萄膜炎的并发症与针对虹膜睫状体的抗体（而不是ANA、RF、HLA-B27）阳性率相关，而与葡萄膜炎的严重程度及抗炎治疗类型无关。

（五）视网膜血管炎

视网膜血管炎（retinal vasculitis）是一种潜在致盲性疾病，多与各种系统性炎症性疾病及或可导致血管壁坏死性的疾病相关。可以作为葡萄膜炎的一部分，或作为孤立性眼部疾病出现，或作为全身疾病如WG、BD、SLE和RA的关节外表现而提示疾病活动，或继发于潜在感染性疾病或肿瘤性疾病。

依据视网膜血管炎的类型，RV可以在或短或长的时间内致残。由于早期RV表现不特异，视网膜周边疾病亦可以无症状，或许尚不是致盲性的，因此，对于已经诊断明确的自身免疫疾病应常规进行筛查。RV可以仅凭临床检查而发现（通常与葡萄膜炎、巩膜炎及黄斑水肿伴发），但经FFA检查可以更加敏感地发现极小程度的RV[42]。早期诊断是成功治疗和改善预后的关键。

（六）眼眶疾病

与免疫相关的最常见眼眶疾病是TAO、自身免疫疾病及IgG4-RD。甲亢突眼是最常见的眼眶疾病，通常是由于眼内肌炎所致。从风湿病的角度来说，肉芽肿性多血管炎是最多见的累及眼眶的疾病。

尽管这些特殊易累及的部位有助于鉴别诊断，但尚不清楚这些不同疾病的特殊易感部位的发生机制。通过分析TAO、IOI、IgG4-RD疾病眼肌表现的异同，加拿大学者[43]认为：在眼科领域中，之所以炎症性疾病可以累及狭小眼眶区域内不同的高度特异的部位，有些甚至累及同一组织的某些特殊部位如前、中、后葡萄膜，脉络膜视网膜的不同区域等，假说之一：局部组织蛋白质表达的差异性影响着免疫系统对靶器官的自身免疫反应；

此外还影响着区域特异性潜在自身抗原定量定性的差异性。其他会影响这些免疫反应蛋白、区域性的相对阻抗、耐受和易感的原因可能是其不均性地在眼眶组织内的分布。作者期望通过受累组织的鉴别基因组学、蛋白质组学、表观基因组学和RNA种类分析，与显微镜下相似的非受累组织参照物的比较，发现从胚胎学起源和蛋白质的不同或许可以解释其疾病发生的原因及部位相关的临床表现差异，进而了解这些免疫靶器官将打开针对眼睛及自身免疫疾病的发病部位不同嗜好的治疗新路。

（七）IgG4相关疾病

IgG4相关疾病（IgG4-related disease,IgG4-RD）是一组全身多组织或器官受累的疾病，其共同点就是病理上的一致性，可以累及眼睛及眼眶或眼附器。法国学者的一项IgG4-RD眼部受累的回顾性研究显示：眼部受累占17.0%，其中，泪腺受累占68.4%、软组织受累占57.9%、眼外肌受累占36.8%、眼睑受累占21.1%、视神经受累占10.5%、眼眶骨受累占10.5%、单神经炎占10.5%；双侧受累占57.9%；眼外表现占78.9%。所有患者对激素的初始治疗反应良好，但2/3复发；72.2%需要激素激活免疫抑制剂的长期治疗[44]。

四、自身免疫病与炎性眼病

自身免疫疾病占全球总人口的3%～9%。在美国有约5%的人群患有系统性自身免疫疾病，女性多见。我国缺乏此方面的数据。由于常为包括眼睛在内的多器官和系统损害，患者身心痛苦和功能残疾是本病的最大危害，甚至危及生命。风湿病可以粗略分为三大类：关节炎类、血管炎类及其他类。实际上，几乎所有的全身炎症性疾病均有可能累及眼睛及其附属器官。眼部受累多见于类风湿关节炎、干燥综合征、血清阴性脊柱关节病和ANCA相关血管炎。

（一）关节炎类疾病的眼部受累

1. **类风湿关节炎（rheumatoid arthritis，RA）** RA以外周小关节受累为主、以滑膜炎为主要病理改变、还可累及肺脏、血液等关节外表现。血清中可以检测到RF、CCP。多见于中老年女性。RA的发病机制复杂多样。目前发现：RA的启动很可能在临床症状出现前多年就开始了，即：在某一特定环境下的易感基因激活、免疫耐受被打破而导致自身免疫的发生。

几乎所有的眼部表现均被认为与RA有关，包括干眼症、角膜炎、浅层巩膜、巩膜炎及葡萄膜炎。干燥性角结膜炎（keratitis sicca）最常见，约占85%[45]。抗CCP抗体与RA的眼部受累相关[46]。边缘性角膜炎为典型的RA角膜病变，提示血管炎的存在；严重者可致角膜溶解、角膜穿孔或眼球摘除。此类患者的5年生存率及角膜移植物的预后均较差[47]。1%的患者还可伴有各型巩膜炎，以弥漫性前巩膜炎最常见；一些患者可以没有明显炎症亦可出现巩膜变薄。穿孔性巩膜软化少见。RA患者伴葡萄膜炎或视神经改变的少见。

儿童特发性关节炎（JIA）的主要眼部疾病是前葡萄膜炎，发病率为10%；多见于病程1年内及4年以上病程的患者[48]。此类患者存在非特异性抗眼虹膜和睫状体的抗体，其与眼睛的结合部位与葡萄膜炎的并发症有关而与其严重度无关[49]。

2. **脊柱关节炎（spondyloarthritis，SpA）** SpA以中轴关节受累为主、以附着端炎为主要病理改变。可导致这组疾病发病的因素分为炎症介质（如COX、TNF）和遗传因素（如HLA-B27）两大类。

强直性脊柱炎（AS）是本病的原型或晚期表现。AS的眼部表现主要是复发性AAU。发生率为20%～30%，约半数AAU与HLA-B27抗原相关，而后者最常见的疾病是SpA。可为首发表现。除AAU外，还可有后葡萄膜炎、巩膜炎、眶内炎性假瘤及视神经改变等非虹睫炎眼部改变。

炎性肠病（IBD）的眼部表现发生率为4%～12%，与包含RBM19的单核苷酸多态性相关[50]。可发生在IBD之前或之后；非肉芽肿性AAU在溃疡性结肠炎患者最常见，还可见后葡萄膜炎、视网膜血管炎、脉络膜炎、视神经病变及血管阻塞现象。浅层巩膜炎在克隆氏病多见[51]。

银屑病（Psoriasis）的眼部受累约占10%，多见于HLA-B27（＋）患者，亦可独立存在而与银屑病、银屑病关节炎（PsA）及HLA-B27无关[52]。葡萄膜炎在PsA的发生率为1.5%～25%，在对照人群、轻、重度银屑病及PsA患者中的发生率依次增高[53]，在伴有关节受累或脓疱型银屑病的患者多见[54]。还有伴巩膜炎、角膜炎及视神经炎的病例。

反应性关节炎（ReA）的眼部损害比例最高。在ReA诊断时，所有患者均有眼部损害[55]。

（二）系统性血管炎相关性眼部病变

1. 系统性血管炎分类的更新与单一器官的眼血管病　血管炎是指以血管壁的炎症和破坏为主要病理表现的一类疾病。导致血管炎改变的病因有多种，如感染、肿瘤及某些药物。该病的诊断主要依据临床表现、影像学检查及病理特点，部分血管炎疾病可以有血清学标志，但多为非特异性。

所有类别的系统性血管炎疾病均可以累及眼睛，并且都需要积极治疗。而眼部血管及其病变是体内唯一能用肉眼直接观察到的（如葡萄膜炎患者的眼底改变）。早年眼科学家已将葡萄膜炎分为原发性和继发性血管炎两大类，其中每一类中又分为仅局限于眼部的和伴有全身疾病的两大类[56]；2012年CHCC分类[57]标准将系统性血管炎分为7个类别，其中包括仅局限于某一器官的血管炎。两者都对炎症性眼病的整体与局部关系均给予了充分的考量。因此，尤其应当注意的是单一器官的眼血管炎。

2. 大血管炎相关性眼部病变，以大动脉炎（Takayasu arteritis，TA）和巨细胞动脉炎（giant cell arteritis，GCA）为代表　TA的主要临床表现是由于血管炎症引起主动脉及其分支血管的管腔闭塞而导致相应器官发生的缺血性改变。年轻女性多见。累及主动脉弓及其分支者为缺血性眼病的易患因素。TA的眼部受累分两类：①眼底缺血：发生率为44.9%，主要表现为由于颈动脉狭窄或血栓所致的眼动脉供血不足导致的短暂性视网膜、脉络膜或视神经缺血，最常见的症状是一过性黑矇（25.6%），可作为TA的首发症状[58]；②视网膜血管病变：发生率为13.5%，主要改变为视网膜血管扩张和微血管瘤形成、后期形成动静脉吻合、外周视网膜血管无灌注和视力损害，还可见到继发于肾血管性高血压的视网膜病变，占30.8%。

GCA的主要表现为颞动脉供血区域的缺血症状。50岁以上老年人多见。GCA相关的眼部表现为前缺血性视神经病变（AION）或视网膜动脉缺血或阻塞；亦可出现短暂缺血综合征如一过性黑矇、视力模糊或复视。或单独或先后发生。典型GCA所导致的视力丧失是永久性的，发生率约为14%～20%[59]。

3. 中血管炎相关性眼部病变，以结节性多动脉炎（polyarteritisnodosa，PAN）和川崎病（Kawasaki disease，KD）为代表　PAN可累及包括眼睛在内全身中小动脉，尤其好发于动脉分支处，导致血管瘤、血栓、出血及梗死。多见于40~60岁男性。临床表现与所受累的器官相关。眼部受累发生率为10%~20%[60]。可作为首发症状，表现为巩膜炎、边缘性角膜溃疡、非肉芽肿性葡萄膜炎、视网膜血管炎、眶内炎性假瘤及与颞动脉炎相关的视网膜中央动脉阻塞（CRAO）等，以视网膜病变最常见。亦可见高血压性视网膜病变，尤其是伴有肾脏受累的患者。还有继发于脑神经麻痹的视盘水肿、肌萎缩和眼外肌麻痹的报道。

KD是一种急性皮疹黏膜淋巴结综合征，累及中等大小动脉，可有多系统损害。几乎均发生于5岁以下儿童。多见于东亚人群。尽管可以自限，但心脏受累有致命危险。KD的典型眼部表现：90%的患者起病后2~4天出现双侧结膜充血；2/3有双侧急性非肉芽肿性虹膜睫状体炎，但没有后粘连。还可有浅层点状角膜炎、玻璃体混浊、视盘水肿；严重者可出现全眼炎及视神经炎[61]，甚至眼眶蜂窝织炎[62]。

4. 小血管炎相关性眼部病变，以ANCA相关血管炎为代表　ANCA相关血管炎包括肉芽肿性多血管炎（granulomatosis with polyangiitis，GPA）、嗜酸细胞性肉芽肿性多血管炎（eosinophilic granulomatosis with polyangiitis，EGPA）和显微镜下多血管炎（microscopic polyarteritis，MPA）三种疾病。ANCA相关血管炎的眼部表现在GPA更常见。

GPA的典型临床特点是上、下呼吸道坏死肉芽肿性炎症及肾脏受累的"三联征"。眼部受累的发生率为28%~56%[63]。眼的任何部位均可累及，8%~16%为首发症状。眼前节是常见受累部位，以边缘性角膜炎和坏死性巩膜炎最常见。眼后节受累较少见，表现为（动、静脉）阻塞性视网膜血管炎、视网膜血管炎和葡萄膜炎。视神经是最常见的受累脑神经，表现为缺血性视神经病变、视神经眶内段受压，或与后巩膜炎相关或继发于血管炎。亦可见视神经周围炎[64]及泪腺炎、鼻泪管阻塞及眼眶内组织受累。86%患者的眼眶受累是因副鼻窦和鼻咽部病变扩展所致[64]，原发于眼眶的血管炎次之。尽管GPA的眼部表现缺乏特异性，但双侧眼眶受累（突眼）多具有提示性。

EGPA为一种以哮喘、嗜酸细胞增多为特点的坏死性血管炎疾病。EGPA的眼部受累有多种眼部表现，如浅层巩膜炎、边缘性角膜溃疡、葡萄膜炎、缺血性视神经病（眼后节及脉络膜视网膜动脉受累[65]）和脑神经麻痹，后者预后差且易误诊。

5. 变应性血管炎相关性眼部病变，以白塞病（Behçet's disease，BD）和Cogan's综合征（CS）为代表　BD以复发性口腔溃疡、生殖器溃疡和眼部炎症、多种皮肤病变为特点。本病的眼部损害常见，占28.4%~45.1%[66,67]。典型眼部损害为葡萄膜炎。1/3眼部受累患者以眼部受累为首发症状，余在发病后2~3年内累及眼睛。最常见的眼部表现是非肉芽肿性葡萄膜炎。可以单眼受累，随时间延长多为双眼受累。眼的前后节均可受累，以视网膜血管炎最多见；血管炎可以累及动静脉，常伴有视网膜缺血、黄斑水肿和渗出；还可见到巩膜炎、白内障及青光眼。此外，白塞病眼部受累还可有视神经炎、巩膜炎等。白塞病的眼部受累多反复发作，危害严重。70%伴有眼病的白塞患者可导致失明，失明的主要原因是缺血性血管炎所致的视网膜和视神经损害。由于白塞眼病的发病机制在眼内效应细胞、树突细胞成熟标志以及致炎细胞因子环境方面均有别与其他自身免疫性葡萄膜炎[68]。

CS的特点是眼部炎症和听力及前庭病变。30岁左右青年多见；典型表现为非梅毒性间质性角膜炎和感音性听力丧失；除间质角膜炎外，CS的眼部表现亦可有结膜炎、巩膜炎、葡萄膜炎、视网膜血管炎、脉络膜炎及全身血管炎的非典型[69]表现。该病可以独立存在，但或许是复发性多软骨炎的一部分。

6. **与系统性疾病相关血管炎眼部病变，以系统性红斑狼疮（systemic lupus erythematosus，SLE）为代表**　SLE是一种免疫复合物介导的系统性疾病，血清中多种自身抗体和多脏器损害为其临床特点。育龄女性发病是男性的9～13倍。SLE可以累及眼球的各个部分，包括眶内组织、眶周组织、眼睑、眼附器、眼的前、后节、巩膜以及视神经等。以视神经受累和视网膜血管栓塞对视力的影响最大[70]。34.6%的SLE患者中有眼部疾病[71]，仅有25%有症状。视网膜血管受累（棉絮样）伴或不伴静脉怒张和小动脉狭窄的发生率次于KCS，占29%。严重视网膜血管炎患者可以出现新生血管，导致视网膜缺血，可见于系统性疾病较重及伴CNS受累的患者。SLE患者出现视网膜血管病变是病情全身活动及中枢神经系统病变的标志，即使没有全身病情活动的迹象也必须采取积极治疗。还可有较大的视网膜血管阻塞病变如CRVO、CRAO。伴视网膜血管阻塞性疾病和CNS受累者，ACL阳性率较高。脑神经包括视神经和三叉神经的受累通常是由于缺血性损害所致。视盘水肿可继发于CRVO、局部缺血、或颅内压增高以及高血压。巩膜受累占2.4%。眶内组织受累少见。

（三）其他自身免疫疾病的眼部受累

1. **原发性干燥综合征（primary Sjögren's syndrome，pSS）**　原发及继发（多见于RA、SLE患者）干燥症眼部的典型表现均是干燥性角结膜炎。25%患者伴有眼部表现；>90%为40～60岁的女性，仅31.1%的患者有干眼主诉。98%的患者在就诊前已有眼干10年以上。严重干眼症可以导致角膜上皮斑点、角膜炎、溃疡、感染、甚至穿孔。13%患者伴有影响视力的眼部损害；累及视力者伴有系统性症状的概率增高3.9倍，以外周神经病变、间质性肾炎及血管炎最常见，但55%影响视力的干燥症患者初诊时被漏诊[72]。还应关注干燥症患者的视神经改变。轻型干眼症大多数预后良好。

男性患者（占9%）的眼及全身表现较女性严重[73]。儿童患者的腮腺炎、血清阳性、神经系统及肾脏系统受累及非特异系统表现如发热、淋巴结肿大较多，而口干、眼干少见，且只有少数患者符合成人的诊断标准。不伴有腮腺炎者的内脏受累较多见，结合腺体活检可以提高诊断符合率[74]。

2. **结节病（sarcoidosis）**　结节病95%的病变在肺部，眼部受累位于皮肤、淋巴结之后，为病情活动的一种肺外表现。多见于女性。首发占20%～30%，病程中占25%～60%。急性者多见于中青年女性，慢性者多见老年人[75]。肉芽肿性前葡萄膜炎最常见（70%）；后节受累表现为中间葡萄膜炎、玻璃体炎、视网膜血管炎及或视神经受累。蜡泪滴、囊样黄斑水肿及静脉周围炎是最常见表现。眶内组织及眼睑受累[76]见于少数患者（8%～27%）。国际眼结节病协会[77]认可的7个征象为：①羊脂状（KPs）/小肉芽肿样KPs及或虹膜结节（Koeppe/Busacca）；②小梁网（TM）结节及或周边前粘连（PAS）；③雪花样珍珠串样玻璃体浑浊；④多发脉络膜视网膜损害（活动性及或萎缩性）；⑤结节性及或节段性外周静脉炎（+/–腊滴样）及或患眼视网膜大动脉瘤；⑥视盘结节/肉芽肿及或实性脉络膜结节；⑦双眼发病。

3. **抗磷脂综合征（antiphospholipid syndrome，APS）**　无论原发（约5%）或继发，磷脂综合征均可有诸多眼和神经系统异常，并可为首发症状。眼部表现包括：视网膜动脉及或静脉阻塞、缺血性视神经病变、一过性黑矇、复视。视网膜血管阻塞最常见，多见于年轻患者。双眼发病者预后差[78]。抗磷脂抗体及抗心磷脂抗体（而非狼疮抗凝物）与视网膜中央静脉阻塞明显相关[79]。但临床亦存在"血清阴性"的APS。

4. 复发性多软骨炎（relapsing polychondritis，RP） 该病少见。病理改变为全身富含软骨成分气管的非特异性炎症，以耳鼻喉气管受累为主，容易误诊或漏诊。60%的患者伴眼部受累。18%可为首发症状[80]。眼睛的各个部分均可受累，以巩膜炎、角膜炎、葡萄膜炎及角膜炎最常见[81]。

5. 硬皮病（systemic sclerosis，SSc） SSc的眼部表现并不少见，且异质性高。眼睑皮肤改变（51.1%）和角结膜炎（48.9%）是最常见[82]；28.9%伴视网膜微血管改变；13.3%伴青光眼；眼睑皮肤改变多见于弥漫性SSc及年轻患者；视网膜微血管改变与高血压视网膜改变难以区分，但与年龄和严重的甲襞微循环改变类型相关。国内的报道亦见眼球各部位受累的特点[83]。

6. IgG4相关疾病（IgG4 related disease，IgG4-RD） IgG4-RD可以累及所有眼附器及巩膜。40%的眼眶疾病为IgG4-RD。硬化性泪腺炎、眶内神经增粗和硬化性眶内炎症为其三个特点[84]。还可有眼肌受累。眶内IgG4（+）与纤维化较多、淋巴增生、浆细胞和静脉炎的病理改变特点相关[85]。IgG4（+）为提示存在眼外其他系统受累的标志[86]。部分患者可以发展为淋巴瘤，以黏膜相关淋巴瘤中的边缘区淋巴瘤多见。

五、风湿眼病诊治中的多学科协作

风湿眼病的治疗应以控制原发病为中心，以防止眼病复发或延缓和减轻发作为基本目标，以保持视力为最终目标。因此，在原发病的治疗前应有恰当的病情判断、全面的病情观察、合理的结果预估和充分的医患沟通，后者尤其重要。不同风湿病及不同风湿眼病的病情及预后差异巨大。目前风湿眼病的诊治尚无具有充足循证医学依据支持的诊治规范，因此，可以参照已有的原发病的治疗指南。

近年来，随着研究的进展，风湿病的治疗理念如目标化治疗（treat to target）、严格病情控制（tight control）、个体化治疗及规范化药物（主要是生物制剂）的使用有了长足进展，使得关节炎症的控制及骨破坏的保护方面上了一个台阶[87]。炎性眼病的治疗亦是如此。已有文献证实：早期应用免疫抑制剂可以减少JIA患者葡萄膜炎的发作[88, 89]。与仅使用DMARDs（MTX）的RA患者比较，DMARDs联合生物制剂的治疗RA后，除泪膜破裂试验（tBUT）外，干眼症相关指标如角膜中心厚度（CCT）和角膜体积（CV）均明显下降[90]；由于角膜厚度下降，眼压亦明显降低。目前，生物制剂亦是难治性SpA眼部损害的主要推荐用药[91, 92]。因此，基于炎症性眼部疾病与风湿病相似的发病机制[93]，这些经验均有助于风湿眼病治疗的参考。

本病的治疗可以分为眼局部治疗和全身治疗两个方面。除了使用激素及免疫抑制剂治疗风湿病及与其相关的眼部疾病外，近年来有不少生物制剂治疗炎性眼病成功的文献报道[91]。但是，抗风湿药物亦可造成眼部损伤。尽管各种药物的作用机制不同，几乎所有抗风湿药物均有眼部副作用。剂量过大、药物之间的相互作用、甚至在推荐剂量内的慢性长期用药（如糖皮质激素、氯喹、HCQ、激素及二膦酸盐）亦可出现眼部副作用[94, 95]，其中生物制剂导致的眼部副作用[96~98]应尤为予以高度重视。

因此，风湿眼病的诊断、治疗和随诊均需要多学科的协作和进一步探讨。眼科医师是不可缺少的最重要合作伙伴，在眼部疾病的检查、诊断、病情判定、眼局部炎症及并发症的治疗和随诊方面发挥着重要作用。风湿科医师在风湿眼病的病因排查和认定、在糖皮质激素及免疫抑制剂的应用以及药物相关副作用如各种感染、肝肾损害、代谢紊乱、骨质疏松及骨髓造血功能抑制的预防、监测、药物调整及治疗方面发挥着不可替代的作用。而病理科医生、影像科医生则在复杂风湿病及复杂眼病的影像鉴别诊断中发挥着关键作用。而对风湿眼病发病机制及合理诊治的进一步探讨则是各科临床医师所面临的共同挑战。

（王振刚）

参 考 文 献

1. Akpek EK, Gottsch JD. Immune defense at the ocular surface. Eye (Lond), 2003, 17: 949–956.

2. Zhou R, Caspi RR. Ocular immune privilege. F1000 Biol Rep, 2010, 2(1): 1885–1889.

3. Perez VL, Saeed AM, Tan Y, et al. The eye: a window to the soul of the immune system. J Autoimmun, 2013, 45: 7–14.

4. Horai R, Caspi RR. Cytokines in autoimmune uveitis. J Interferon Cytokine Res, 2011, 31: 733–744.

5. Levitt AE, McManus KT, McClellan AL, et al. Ocular Inflammation in the Setting of Concomitant Systemic Autoimmune Conditions in an Older Male Population. Cornea, 2015, 34: 762–767.

6. Generali E, Cantarini L, Selmi C. Ocular Involvement in Systemic Autoimmune Diseases. Clin Rev Allergy Immunol, 2015, 49: 263–270.

7. Rudwaleit M, van der Heijde D, Landewé R, et al. The development of Assessment of SpondyloArthritis international Society classification criteria for axial spondyloarthritis (part II): validation and final selection, 2009, 68: 777–783.

8. International Team for the Revision of the International Criteria for Behçet's Disease (ITR–ICBD). The International Criteria for Behçet's Disease (ICBD): a collaborative study of 27 countries on the sensitivity and specificity of the new criteria. J Eur Acad Dermatol Venereol, 2014, 28: 338–347.

9. Shiboski SC, Shiboski CH, Criswell L, et al. American College of Rheumatology classification criteria for Sjögren's syndrome: a data–driven, expert consensus approach in the Sjögren's International Collaborative Clinical Alliance cohort. Arthritis Care Res (Hoboken), 2012, 64: 475–487.

10. Michet CJ Jr, McKenna CH, Luthra HS, et al. Relapsing polychondritis. Survival and predictive role of early disease manifestations. Ann Intern Med, 1986, 104: 74–78.

11. Bohan A, Peter JB. Polymyositis and dermatomyositis (first of two parts). N Engl J Med, 1975, 292: 344–347.

12. Wu IB, Schwartz RA. Reiter's syndrome: the classic triad and more. J Am Acad Dermatol, 2008, 59: 113–121.

13. Mohsenin A, Huang JJ. Ocular manifestations of systemic inflammatory diseases. Conn Med, 2012, 76: 533–544.

14. Rothschild PR, Pagnoux C, Seror R, et al. Ophthalmologic manifestations of systemic necrotizing vasculitides at diagnosis: a retrospective study of 1286 patients and review of the literature. Semin Arthritis Rheum, 2013, 42: 507–514.

15. Edelsten C, Lee V, Bentley CR, et al. Evaluation of baseline risk factors predicting severity in juvenile idiopathic arthritis associated uveitis and other chronic anterior uveitis in early childhood. Br J Ophthalmol, 2002, 86: 51–56.

16. Jasse L, Vukusic S, Durand–Dubief F, et al. Persistent visual impairment in multiple sclerosis: prevalence, mechanisms and resulting disability. Mult Scler, 2013, 19: 1618–1626.

17. Liozon E, Ly KH, Robert PY. Ocular complications of giant cell arteritis. Rev Med Interne, 2013, 34: 421–430.

18. 王振刚. 风湿病累及眼耳鼻咽喉特殊病例精选. 北京：人民卫生出版社，2012.

19. Barisani–Asenbauer T, Maca SM, Mejdoubi L, et al. Uveitis a rare disease often associated with systemic

diseases and infections- a systematic review of 2619 patients. Orphanet J Rare Dis, 2012, 7(1): 57–64.

20. 田宝，张扬，邱卓英. 两次全国残疾人抽样调查主要数据的比较与分析. 中国特殊教育，2007，8: 54–56.

21. Saeki Y, Matsui T, Saisho K, et al. Current treatments of rheumatoid arthritis: from the 'NinJa' registry. Expert Rev Clin Immunol, 2012, 8(5): 455–465.

22. Bascherini V, Granato C, Lopalco G, et al. The protean ocular involvement in monogenic autoinflammatory diseases: state of the art. Clin Rheumatol, 2015, 34(7): 1171–1180.

23. Sharma A, Hindman HB. Aging: a predisposition to dry eyes. J Ophthalmol, 2014, 2014 (2): 781683.

24. Cornec D, Saraux A, Jousse-Joulin S, et al. The differential diagnosis of dry eyes, dry mouth, and parotidomegaly: a comprehensive review. Clin Rev Allergy Immunol, 2015, 49(3): 278–287.

25. Goules AV, Tzioufas AG, Moutsopoulos HM. Classification criteria of Sjogren's syndrome. J Autoimmun, 2014, s 48–49: 42–45.

26. Cornec D, Jamin C, Pers JO. Sjogren's syndrome: where do we stand, and where shall we go? J Autoimmun, 2014, 51: 109–114.

27. Robin JB, Schanzlin DJ, Verity SM, et al. Peripheral corneal disorders. Surv Ophthalmol, 1986, 31(1): 1–36.

28. Sauer A, Meyer N, Bourcier T, French Study Group for Contact Lens-Related Microbial Keratitis. Risk factors for contact lens related microbial keratitis: a case-control multicenter study. Eye Contact Lens, 2016, 42: 158–162.

29. Sharma N, Sinha G, Shekhar H, et al. Demographic profile, clinical features and outcome of peripheral ulcerative keratitis: a prospective study. Br J Ophthalmol, 2015, 99(11): 1503–1508.

30. Blanco T, Saban DR. The cornea has "the nerve" to encourage immune rejection. Am J Transplant, 2015, 15(6): 1453–1454.

31. Streilein JW. Ocular immune privilege: Therapeutic opportunities from an experiment of nature. Nat Rev Immunol, 2003, 3(11): 879–889.

32. Paunicka KJ, Mellon J, Robertson D, et al. Severing corneal nerves in one eye induces sympathetic loss of immune privilege and promotes rejection of future corneal allografts placed in either eye. Am J Transplant, 2015, 15(6): 1490–1501.

33. Perry VH, Brown MC, Gordon S. The macrophage response to central and peripheral nerve injury. A possible role for macrophages in regeneration. J Exp Med, 1987, 165(4): 1218–1223.

34. Seyed-Razavi Y, Chinnery HR, McMenamin PG. A novel association between resident tissue macrophages and nerves in the peripheral stroma of the murine cornea. Invest Ophthalmol Vis Sci, 2014, 55(3): 1313–1320.

35. Ho WZ, Lai JP, Zhu XH, et al. Human monocytes and macrophages express substance P and neurokinin-1 receptor. J Immunol, 1997, 159(11): 5654–5660.

36. Seko Y, Azuma N, Takahashi Y, Makino H, Morito T, Muneta T, Matsumoto K, Saito H, Sekiya I, Umezawa A. Human sclera maintains common characteristics with cartilage through out evolution. PLoS One, 2008, 3(11): e3709.

37. Akpek EK, Thorne JE, Qazi FA, et al. Evaluation of patients with scleritis for systemic disease. Ophthalmology, 2004, 111(3): 501–506.

38. Sainz de la Maza M, Molina N, Gonzalez-Gonzalez LA, et al. Clinical characteristics of a large cohort of patients with scleritis and episcleritis. Ophthalmology, 2012, 119(1): 43–50.

39. Sun SH, Silver PB, Caspi RR, et al. Identification of genomic regions controlling experimental autoimmune uveoretinitis in rats. Int Immunol, 1999, 11(4): 529–534.

40. Mattapallil MJ, Sahin A, Silver PB, et al. Common genetic determinants of uveitis shared with other autoimmune disorders. J Immunol, 2008, 180(10): 6751–6759.

41. Walscheid K, Hennig M, Heinz C, et al. Correlation between disease severity and presence of ocular autoantibodies in juvenile idiopathic arthritis–associated uveitis. Invest Ophthalmol Vis Scil, 2014, 55(6): 3447–3453.

42. Androudi S, Dastiridou A, Symeonidis C, Kump L, Praidou A, Brazitikos P, Kurup SK. Retinal vasculitis in rheumatic diseases: an unseen burden. Clin Rheumatol, 2013, 32(1): 7–13.

43. Clarke MS, Plouznikoff A, Deschenes J. Orbital autoimmune inflammatory disorders–Protein regional variability might explain specific lesion location. Med Hypotheses, 2017, 98: 15–17.

44. Ebbo M, Patient M, Grados A, et al. Ophthalmic manifestations in IgG4–related disease: Clinical presentation and response to treatment in a French case–series. Medicine (Baltimore), 2017, 96(10): e6205.

45. Artifoni M, Rothschild PR, Brézin A, et al. Ocular inflammatory diseases associated with rheumatoid arthritis. Nat Rev Rheumatol, 2014, 10(2): 108–116.

46. Vignesh AP, Srinivasan R. Ocular manifestations of rheumatoid arthritis and their correlation with anti–cyclic citrullinated peptide antibodies. Clin Ophthalmol, 2015, 9: 393–397.

47. Stylianides A, Jones MN, Stewart RM, et al. Rheumatoid arthritis–associated corneal ulceration: mortality and graft survival. Ophthalmology, 2013, 120(4): 682–686.

48. Foeldvari I. Ocular Involvemen tin Juvenile Idiopathic Arthritis: Classificationand Treatment. Clin Rev Allergy Immunol, 2015, 49(3): 271–277.

49. Walscheid K, Hennig M, Heinz C, et al. Correlation between disease severity and presence of ocular autoantibodies in juvenile idiopathic arthritis–associated uveitis. Invest Ophthalmol Vis Sci, 2014, 55(6): 3447–3453.

50. Taleban S, Li D, Targan SR, et al. Ocular Manifestations in Inflammatory Bowel Disease Are Associated with Other Extra–intestinal Manifestations, Gender, and Genes Implicated in Other Immune–related Traits. J Crohns Colitis, 2016, 10(1): 43–49.

51. Manganelli C, Turco S, Balestrazzi E. Ophthalmological aspects of IBD. Eur Rev Med Pharmacol Sci, 2009, 13 Suppl 1: 11–13.

52. Burden–Teh E, Murphy R. Psoriasis and Uveitis–should we be asking about eye symptoms? Br J Dermatol, 2014, 170(3): 756–757.

53. Egeberg A, Khalid U, Gislason GH, et al. Association of Psoriatic Disease With Uveitis: A Danish Nationwide Cohort Study. JAMA Dermatol, 2015, 151(11): 1200–1205.

54. Fraga NA, Oliveira Mde F, Follador I, et al. Psoriasis and uveitis: a literature review. An Bras Dermatol, 2012, 87(6): 877–883.

55. Kiss S, Letko E, Qamruddin S, et al. Long–term progression, prognosis, and treatment of patients with recurrent ocular manifestations of Reiter's syndrome. Ophthalmology, 2003, 110(9): 1764–1769.

56. Herbort CP, Cimino L, Abu El et al. Ocular vasculitis: a multidisciplinary approach。 Curr Opin Rheumatol 2004 Curr Opin Rheumatol. 17(2005): 25–33.

57. Jennette JC, Falk RJ, Bacon PA, et al. 2012 revised International Chapel Hill Consensus Conference Nomenclature of Vasculitides. Arthritis Rheum, 2013, 65(1): 1–11.

58. Shailaja S, Vivek G, Shetty R, et al. 'Eye is a window to the pulse': bilateral ocular ischaemic syndrome as a presenting manifestation of Takayasu arteritis. BMJ Case Rep, 2013, 2013 (2013).

59. Liozon E, Ly KH, Robert PY. Ocular complications of giant cell arteritis. Rev Med Interne, 2013, 34(7): 421–430.

60. Abouzahir A, Bennouk Y, El Qatni M, et al. Ocular involvement in polyarteritis nodosa: two cases. J Fr Ophtalmol, 2012, 35(9): 724. e1–5.

61. Grouteau E, Debuisson C, Brochard K, et al. Severe global inflammatory involvement of ocular segments and optic disc swelling in a 12–year–old girl with Kawasaki disease. Eur J Ophthalmol, 2011, 21(1): 112–114.

62. Cerman E, Eraslan M, Turhan SA, et al. Orbital cellulitis presenting as a first sign of incomplete kawasaki disease. Case Rep Ophthalmol, 2013, 4(3): 294-298.

63. Rothschild PR, Pagnoux C, Seror R, et al. Ophthalmologic manifestations of systemic necrotizing vasculitides at diagnosis: a retrospective study of 1286 patients and review of the literature. Semin Arthritis Rheum, 2013, 42(5): 507-514.

64. Takazawa T, Ikeda K, Nagaoka T, et al. Wegener granulomatosis-associated optic perineuritis. Orbit, 2014, 33(1): 13-16.

65. Padovano I, Pazzola G, Pipitone N, et al. Anterior ischaemic optic neuropathy in eosinophilic granulomatosis with polyangiitis (Churg-Strauss syndrome): a case report and review of the literature. Clin Exp Rheumatol, 2014, 32(3 Suppl 82): S62-65.

66. Rodríguez-Carballeira M, Alba MA, Solans-Laqué R, et al. Registry of the Spanish network of Behçet's disease: a descriptive analysis of 496 patients. Clin Exp Rheumatol, 2014, 32(4 Suppl 84): S33-39.

67. Zhang Z, He F, Shi Y. Behcet's disease seen in China: analysis of 334 cases. Rheumatol Int, 2013, 33(3): 645-648.

68. Park UC, Kim TW, Yu HG. Immunopathogenesis of ocular Behçet's disease. J Immunol Res, 2017, 2014(2014): 653539.

69. Singer O. Cogan and Behcet syndromes. Rheum Dis Clin North Am, 2015, 41(1): 75-91.

70. Palejwala NV, Walia HS, Yeh S. Ocular manifestations of systemic lupus erythematosus: a review of the literature. Autoimmune Dis, 2012, 2012(1): 290898.

71. El-Shereef RR, Mohamed AS, Hamdy L. Ocular manifestation of systemic lupus erythematosus. Rheumatol Int, 2013, 33(6): 1637-1642.

72. Akpek EK, Mathews P, Hahn S, et al. Ocular and systemic morbidity in a longitudinal cohort of Sjögren's syndrome. Ophthalmology, 2015, 122(1): 56-61.

73. Mathews PM, Hahn S, Hessen M, et al. Ocular complications of primary Sjögren syndrome in men. Am J Ophthalmol, 2015, 160(3): 447-52. e1.

74. Yokogawa N, Lieberman SM, Sherry DD, et al. Features of childhood Sjögren's syndrome in comparison to adult Sjögren's syndrome: considerations in establishing child-specific diagnostic criteria. Clin Exp Rheumatol, 2016, 34(2): 343-351.

75. Rao DA, Dellaripa PF. Extrapulmonary Manifestations of Sarcoidosis. Rheum Dis Clin North Am, 2013, 39(2): 277-297.

76. 卫承华，钱江，姚亦群，等. 眼附属器结节病临床分析. 中华眼科杂志, 2010, 46: 29-33.

77. Herbort CP, Rao NA, Mochizuki M. International criteria for the diagnosis of ocular sarcoidosis: results of the first International Workshop On Ocular Sarcoidosis (IWOS). Ocul Immunol Inflamm, 2009, 17(3): 160-169.

78. Suvajac G, Stojanovich L, Milenkovich S. Ocular manifestations in antiphospholipid syndrome. Autoimmun Rev, 2007, 6(6): 409-414.

79. Zhu W, Wu Y, Xu M, et al. Antiphospholipid Antibody and Risk of Retinal Vein Occlusion: A Systematic Review and Meta-Analysis. PLoS One, 2015, 10(4): e0122814.

80. Puéchal X, Terrier B, Mouthon L, et al. Relapsing polychondritis. Joint Bone Spine, 2014, 81(2): 118-124.

81. Yoo JH, Chodosh J, Dana R. Relapsing polychondritis: systemic and ocular manifestations, differential diagnosis, management, and prognosis. Semin Ophthalmol, 2011, 26(4-5): 261-269.

82. Gomes Bde A, Santhiago MR, Magalhães P, et al. Ocular findings in patients with systemic sclerosis. Clinics (Sao Paulo), 2011, 66(3): 379-385.

83. 高圆，王振刚. 13例硬皮病眼部表现临床分析. 眼科, 2015, 24: 317-360.

84. McNab AA, McKelvie P. IgG4-Related Ophthalmic Disease. Part Ⅱ: Clinical Aspects. Ophthal Plast Reconstr

Surg, 2015, 31(3): 167−178.

85. Deschamps R1, Deschamps L, Depaz R, et al. High prevalence of IgG4−related lymphoplasmacytic infiltrative disorder in 25 patients with orbital inflammation: a retrospective case series. Br J Ophthalmol, 2013, 97(8): 999−1004.

86. Matsuo T, Ichimura K, Sato Y, et al. Immunoglobulin G4 (IgG4−positive or −negative ocular adnexal benign lymphoid lesions in relation to systemic involvement. J Clin Exp Hematop, 2010, 50(2): 129−142.

87. Saeki Y, Matsui T, Saisho K, Tohma S. Current treatments of rheumatoid arthritis: from the 'NinJa' registry. Expert Rev Clin Immunol, 2012, 8(5): 455−465.

88. Foeldvari I. Ocular Involvement in Juvenile Idiopathic Arthritis: Classification and Treatment. Clin Rev Allergy Immunol, 2015, 49(3): 271−277.

89. Papadopoulou C, Kostik M, Böhm M, Methotrexate therapy may prevent the onset of uveitis in juvenile idiopathic arthritis. J Pediatr, 2013, 163(3): 879−884.

90. Sevimli N, Karadag R, Madenci E, et al. Ocular surface findings in patients with rheumatoid arthritis under methotrexate or biological agent therapy. Cutan Ocul Toxicol, 2016, 36(1): 1−4.

91. Ward MM, Deodhar A, Akl EA, Lui A, Ermann J, Gensler LS, et al. American College of Rheumatology/Spondylitis Association of America/Spondyloarthritis Research and Treatment Network 2015 Recommendations for the Treatment of Ankylosing Spondylitis and Nonradiographic Axial Spondyloarthritis. Arthritis Rheumatol, 2016, 68(2): 282−298.

92. Calvo−Río V, Blanco R, Santos−Gómez M, et al. Golimumab in refractory uveitis related to spondyloarthritis. Multicenter study of 15 patients. Semin Arthritis Rheum, 2016, 46(1): 95−101.

93. J Horai R, Caspi RR. Cytokines in autoimmune uveitis. Interferon Cytokine Res, 2011, 31(10): 733−744.

94. Peponis V, Kyttaris VC, Chalkiadakis SE, Bonovas S, Sitarasnm. Ocular side effects of anti−rheumatic medications: what a rheumatologist should know. Lupus, 2010, 19(6): 675−682.

95. Generali E, Cantarini L, Selmi C. Ocular Involvement in Systemic Autoimmune Diseases. Clin Rev Allergy Immunol, 2015, 49(3): 263−270.

96. Rifkin LM, Birnbaum AD, Goldstein DA. TNF inhibition for ophthalmic indications: current status and outlook. BioDrugs, 2013, 27(4): 347−357.

97. Couderc M, Mathieu S, Tournadre A, Dubost JJ, Soubrier M. Acute ocular myositis occurring under etanercept for rheumatoid arthritis. Joint Bone Spine, 2014, 81(5): 445−446.

98. Sato T, Minakuchi S, Mochizuki M, Takeuchi M. Acute anterior uveitis after discontinuation of tocilizumab in a patient with rheumatoid arthritis. Clin Ophthalmol, 2014, 8: 187−190.

第七节 副瘤综合征

一、概述

副瘤综合征（paraneoplastic syndrome，PNS）是Viallet（1961年）最先提出的一个概念，指的是伴发于各种恶性肿瘤，与肿瘤病变本身无关的一组综合征。这些综合征不是肿瘤作用局部引起的症状，而是由恶性肿瘤分泌的激素样物质的作用或机体针对肿瘤所致的免疫应答所引起的。引起副瘤综合征的常见恶性肿瘤包括有小细胞肺癌、神经母细胞瘤、前列腺癌、乳腺癌、妇科肿瘤、睾丸癌、胸腺瘤、结肠癌、胰腺癌、肾细胞癌或淋巴系统（淋巴瘤）等。临床表现多样，有结缔组织和皮肤病变，神经肌肉综合征，血管、胃肠道和血液系统等的异常。特别是，部分胸腺瘤和小细胞肺癌，常伴有重症肌无力、视神经炎、低丙种球蛋白血症、胶原血管病等副瘤综合征，常常引起上睑下垂、复视、眼球活动障碍等眼部症状。

二、发病机制

　　与相关癌症相关的副瘤综合征的原因尚不清楚。只有少数情况下病因和致病因素清楚。目前一些学者将其发病机制分为三类：①肿瘤自身产生的有害物质引起的综合征，如类癌综合征等；②正常组织遭致肿瘤破坏引起的综合征，如高钙血症等；③机制不明的综合征，如肺癌伴发的骨关节病等。以前普遍认为可能由于癌肿分泌某些直接损害神经系统的物质，如激素样物质（hormone-like substance）和细胞因子。肿瘤产生的激素样物质可引起高钙血症、无力以及行为异常。肿瘤产生的异位 ACTH 常可造成库欣综合征（Cushing's syndrome）和行为异常。肿瘤所诱发产生的白细胞介素-1 和肿瘤坏死因子可造成肌肉萎缩和无力。目前更倾向于副肿瘤病变的病因是全身性或潜在的肿瘤导致的自身免疫性反应，认为免疫因素是十分重要的发病因素之一。肿瘤抗原引起对肿瘤本身的抗原抗体反应，产生大量的抗体。这种抗体可以与神经系统内的某些类似抗原性的成分发生交叉性免疫反应，这种交叉性免疫反应既抑制肿瘤的生长，使肿瘤变小或生长缓慢，但也损害了神经系统，造成神经功能障碍。如 Lambert-Eaton 肌无力综合征的患者中大约有 2/3 的患者同时合并有小细胞性肺癌，因肿瘤产生的特异性免疫球蛋白 IgC 与小细胞肺癌细胞的钙通道，以及与胆碱能突触处的钙通道均能产生免疫反应，故在胆碱能突触处的 IgG 与钙通道的反应，阻止了动作电位到达突触时的钙内流，使乙酰胆碱释放减少，产生肌无力症状群，血浆置换后 Lambert-Eaton 肌无力综合征患者血清中的 IgG 被去除，患者症状得以恢复，用置换后血浆直接接种于实验动物也可造成肌无力。

　　探讨发病机制有助于阐明自身免疫病的发病机制及肿瘤免疫学。有关的发病机制有以下假说：

　　1. **抗体介导学说**　Wilkinson（1964年）描述，伴神经肌肉病的肿瘤患者血清中存在自身抗体，已证实骨髓瘤性多发性神经病、Lambert-Eaton 综合征等均与抗体介导的免疫反应有关。用副肿瘤抗原免疫动物或被动输入肿瘤抗体，可复制出与人类副肿瘤病变及临床表现相同的动物模型。

　　2. **细胞免疫机制**　患者的肿瘤组织和 CNS 病理切片可发现，血管周围 CD4$^+$T 细胞和 CD19/20$^+$ B 细胞炎性浸润，细胞间质中 CD8$^+$ T 细胞、单核细胞及巨噬细胞浸润；抗-Hu 抗体阳性的 PNS 患者的外周血淋巴细胞表型，与抗-Hu 抗体阴性的患者及正常对照组比较，CD4$^+$ CD45$^+$ RO$^+$ 辅助 T 淋巴细胞显著增多，这些细胞可分泌 IFN-γ，提示发生特异性 Th1 辅助细胞亚型反应，Th2 亚型增生不明显。

　　3. **遗传因素**　特异性 HLA-Ⅰ 类或 Ⅱ 类基因产物可递呈肿瘤抗原，但特异性 HLA 单倍型可否引起副瘤综合征还不清楚。人类 HLA-B8、HLA-DQ 及 HLA-DR 等与自身免疫病的关系密切，但迄今在抗-Hu 自身抗体携带者中未发现特异性 HLA 血清型。PNS 与遗传因素的相关性尚需研究证实。

三、临床表现

副瘤综合征发生在＜1%的癌肿病例中，大多数是肺癌、乳腺癌或卵巢癌病例，近些年胸腺瘤引起的副瘤综合征越来越为大家所熟知。副瘤综合征常发生在中年到老年患者。由副瘤综合征所造成的损害而出现的临床表现，要较肿瘤本身更早，并更为严重。因而，在临床上需要对此综合征有高度的重视，这对恶性肿瘤的早期诊断也具有重要的意义。在未出现肿瘤转移的情况下，即已影响远隔的自身器官，而引起功能障碍的疾病。由于肿瘤的产物异常的免疫反应或其他不明原因，可引起内分泌、神经、消化、造血、骨关节、肾脏及皮肤等系统发生病变，出现相应的临床表现。副瘤综合征可分为四大类：内分泌、神经、皮肤和血液系统副瘤综合征，也有其他可能不符合上述任何类别的综合征。虽然发热是最常见的表现，多数副瘤综合征本身就是一种独立的疾病，有自己的命名，这些综合征包括有皮肌炎多发性肌炎、库欣综合征、其他恶性类癌综合征等。仅有一小部分伴发于肿瘤，比如重症肌无力。

1. 大多数癌症患者表现为中枢神经系统受累。副肿瘤病变可累及神经系统的任何部位如脑、脊髓、周围神经、神经-肌肉接头和肌肉等，根据受损部位不同表现为不同的临床症状、体征，副瘤综合征按主要累及的部位可分为：

（1）累及中枢神经系统：包括小脑变性（PCD），副肿瘤性脑脊髓炎（PEM），副肿瘤性斜视性眼阵挛-肌阵挛（POM）及脊髓炎等。

（2）累及周围神经：少见，不足1%的癌症患者出现累及周围神经的PNS，包括亚急性感觉神经元病（SSN），亚急性运动神经病（SMN），感觉-运动或自主神经元病等。

（3）累及神经-肌肉接头及肌肉：如Lambert-Eaton肌无力综合征（LEMS），皮肌炎，多发性肌炎及坏死性肌病等。

2. **副瘤综合征共同的临床特点**

（1）多数患者的PNS症状出现于肿瘤之前，可在数年后才发现原发性肿瘤。

（2）亚急性起病，数天至数周症状发展至高峰，而后症状、体征可固定不变，患者就诊时多存在严重的功能障碍或劳动能力丧失。

（3）PNS的特征性症状包括小脑变性，边缘叶脑炎等，均提示副肿瘤性，小脑变性患者除眩晕，复视及共济失调，可出现轻度跖反射伸性。

（4）脑脊液细胞数增多，蛋白和IgG水平升高，电生理检查可见相应的周围神经或肌肉病变。

四、诊断

副瘤综合征主要依据患者的临床表现及相关的抗体检查，未发现原发性肿瘤前易误诊，临床遇到持续神经系统症状的患者难以解释时应疑诊PNS，神经科医生对本综合征的警惕性尤为重要。

某些PNS患者有特征性表现，如PCD、POM及Lambert-Eaton综合征等常提示与肿瘤有关，如系统检查未发现癌肿，需定期复查。脑脊液及电生理检查有助于诊断，血清或CSF特异性自身抗体可确诊PNS和提示潜在的肿瘤性质。

患者血清中可检出多种与副瘤综合征有关的主要抗体，见表2-7-1。

表2-7-1　副瘤综合征患者血清中可检出的主要抗体与肿瘤的关系

抗体（别名）	相关临床综合征	常见相关肿瘤	抗体检测方法
Hu抗体（ANNA-1）	脑脊髓炎，边缘系统脑炎、脑干脑炎、眼阵挛—肌阵挛综合征、小脑综合征、感觉神经病、自主神经病、胃肠道假性梗阻	小细胞肺癌、神经母细胞瘤、前列腺癌	TBA 免疫印迹
Ri抗体（ANNA-2）	眼阵挛—肌阵挛综合征、脑干脑炎、小脑综合征	乳腺癌、小细胞肺癌、妇科肿瘤	TBA 免疫印迹
ANNA-3	边缘系统脑炎、脑干脑炎、小脑综合征、脊髓病、感觉运动神经病	小细胞肺癌	TBA 免疫印迹
Ma1/Ma抗体 Ma2/Ta抗体	边缘系统脑炎、脑干脑炎、小脑综合征、多神经病	睾丸癌及肺癌	TBA 免疫印迹
CRMP5（CV2）抗体	脑脊髓炎、视神经炎、NMOSD、边缘系统脑炎、舞蹈病、小脑综合征、感觉神经病、感觉运动神经病、自主神经病	小细胞肺癌及胸腺癌	TBA 免疫印迹
Yo（PCA-1）抗体	小脑综合征、脑干脑炎	卵巢癌及乳腺癌	TBA 免疫印迹
PCA-2抗体	边缘系统脑炎、脑干脑炎、小脑综合征、周围神经病变、Lambert-Eaton综合征	小细胞肺癌	TBA 免疫印迹
抗ARHGAP26（Ca）抗体	小脑综合征	卵巢癌	TBA 免疫印迹
抗Zic4抗体	小脑综合征	小细胞肺癌	TBA 免疫印迹
抗Recoverin抗体	癌症相关性视网膜病变	小细胞肺癌及非小胞肺癌	TBA 免疫印迹
抗SOX1（AGNA）抗体	小脑综合征、感觉神经病、感觉运动神经病、Lambert-Eaton综合征	小细胞肺癌	TBA 免疫印迹
Amphiphysin抗体	脑脊髓炎，边缘系统脑炎、僵人综合征、感觉神经病、感觉运动神经病	小细胞肺癌、乳腺癌	TBA 免疫印迹
GAD65抗体	边缘系统脑炎、僵人综合征、小脑综合征	小细胞肺癌、非小胞肺癌、胸腺瘤、结肠癌、胰腺癌、肾细胞癌、乳腺癌	TBA 免疫印迹、CBA、RIA、ELISA

相关重要概念

伴癌综合征：指原发肿瘤患者由于癌肿本身代谢异常或癌肿产生的一些物质进入血流并作用于远处组织，对机体发生各种影响而引起的一组综合征。伴癌综合征强调的是肿瘤本身直接产生的物质作用于机体的反应。

类癌综合征：一种罕见的生长缓慢的能产生小分子多肽类或肽类激素的肿瘤，即APUD细胞瘤，除能分泌有强烈生理活性的5-羟色胺、胰舒血管素和组织胺外，有的还可分泌其他胺和肽类物质。类癌是胃肠道最常见的内分泌肿瘤，由于血液中5-羟色胺等物质增多，临床上出现皮肤潮红、腹泻、腹痛及哮喘和心脏瓣膜病等征象。类癌综合征是一种比较少见的副瘤综合征。

五、治疗方案

PNS尚无特效疗法，可试用血浆置换、维生素类药物、皮质类固醇及免疫抑制剂等，疗效未证实。有些患者治疗原发肿瘤后PNS症状明显缓解。该综合征早期诊治可使部分患者的症状缓解，及早发现潜在的肿瘤，早期治疗，可以提高患者的生命质量和延长寿命。

副瘤综合征可能是癌症的第一个或最突出的表现。当一个没有已知癌症的病人出现一个典型的副瘤综合征时，就应该考虑并研究癌症的诊断。由于其临床表现多样，副肿瘤综合征的诊断应该通过协调医师队伍的管理，包括医疗肿瘤专家、外科医生、放射学专家、内分泌、血液病和神经科医生来开展。

预后

由于副瘤综合征差异很大，不同个人，预后可能会大不相同。例如，弥散性血管内凝血提示预后不良，而肥大性骨关节病是少数副瘤综合征可能表明一个更有利的预后。某些副瘤性疾病可自行缓解。

癌症本身或其造成的不可逆的系统损害，例如急性心力衰竭或肾衰竭，均可能导致死亡。对副瘤性天疱疮患者的回顾研究发现，感染是死亡的主要原因。与副瘤综合征相关的死亡和并发症的真正发病率是未知的。

研究副瘤综合征的意义在于：①在肿瘤尚未暴露之前，倘有本征，可成为早期诊断的线索，从而争取较好的预后；②有时本征（如高钙血症）对患者远较肿瘤本身更具有危险性，需予以特殊的治疗；③副瘤综合征的发展一般与肿瘤的进程平行，在肿瘤经手术、放疗、化疗后退缩或消灭时，它随之好转或消失。倘再出现，说明肿瘤有复发的可能。

（于　磊　刘　磊）

参考文献

1. Bilynsky BT, Dzhus MB, Litvinyak RI. The conceptual and clinical problems of paraneoplastic syndrome in oncology and internal medicine. Exp Oncol, 2015, 37 (2): 82-88.

2. Gultekin SH. Recent developments in paraneoplastic disorders of the nervous system. Surg Pathol Clin, 2015, 8 (1): 89-99.

3. Hashiba T, Saitoh Y, Asanuma N, et al. Reduction of a pancreatic tumor after total removal of an ACTH secreting pituitary tumor: differential diagnosis of Cushing's syndrome. Endocr J, 2006, 53(2): 203-208.

4. Pittock SJ, Kryzer TJ, Lennon VA. Paraneoplastic antibodies coexist and predict cancer, not neurological

syndrome. Ann Neurol, 2004, 56(5): 715–719.

5. Rubenstein M, Duvic M. Cutaneous manifestations of Hodgkin's disease. Int J Dermatol, 2006, 45(3): 251–256.

6. Leger S, Picard D, Ingen–Housz–Oro S, et al. Prognostic factors of paraneoplastic pemphigus. Arch Dermatol, 2012, 148(10): 1165–1172.

7. Kawasoe T, Yamamoto Y, Okumura Y, et al. A case report of paraneoplastic neurological syndrome associated with occult breast cancer. Breast Cancer, 2006, 13(2): 202–204.

8. Noorani A, Sadiq Z, Minakaran N, et al. Paraneoplastic cerebellar degeneration as a presentation of breast cancer– a case report and review of the literature. Int Semin Surg Oncol, 2008, 5: 8.

9. Hagler KT, Lynch JW Jr. Paraneoplastic manifestations of lymphoma. Clin Lymphoma, 2004, 5(1): 29–36.

10. Wang A, Zeidan A, Brunet C. Rheumatologic manifestations of hematologic neoplasms. Curr Rheumatol Rev, 2016, 31(9): 1854–1857.

11. Gandhi L, Johnson BE. Paraneoplastic syndromes associated with small cell lung cancer. *J Natl Compr Canc Netw*, 2006, 4(6): 631–638.

12. Ge F, Li ZJ, Cao ZL. Thymoma associated with severe diarrhoea and anaemia. Chin Med J (Engl), 2006, 119(6): 526–528.

13. Batsis JA, Morgenthaler TI. Trousseau syndrome and the unknown cancer: use of positron emission tomographic imaging in a patient with a paraneoplastic syndrome. Mayo Clin Proc, 2005, 80(4): 537–540.

14. Rabhi M, Ennibi K, Harket A, et al. Acquired ichthyosis disclosing non–Hodgkin's malignant lymphoma. Intern, 2007, 46(7): 397–399.

15. Silva JA, Mesquita Kde C, Igreja AC, et al. Paraneoplastic cutaneous manifestations: concepts and updates. An Bras Dermatol, 2013, 88 (1): 9–22.

16. Molina Garrido MJ, Guillen Ponce C, Macia Escalante S, et al. Cushing's paraneoplastic syndrome as first manifestation of an adenocarcinoma of unknown origin. Clin Transl Oncol, 2006, 8(8): 621–623.

17. Meinardi JR, van den Berg G, Wolffenbuttel BH, et al. Cyclical Cushing's syndrome due to an atypical thymic carcinoid. Neth J Med, 2006, 64(1): 23–27.

18. Takagi J, Otake K, Morishita M, et al. Multiple endocrine neoplasia type I and Cushing's syndrome due to an aggressive ACTH producing thymic carcinoid. Intern Med, 2006, 45(2): 81–86.

19. Mygland A, Vincent A, Newsom–Davis J, et al. Autoantibodies in thymoma–associated myasthenia gravis with myositis or neuromyotonia. Arch Neurol, 2000, 57(4): 527–531.

20. Riedel RF, Burfeind WR Jr. Thymoma: benign appearance, malignant potential. Oncologist, 2006, 11(8): 887–894.

21. Tormoehlen LM, Pascuzzi RM. Thymoma, myasthenia gravis, and other paraneoplastic syndromes. Hematol Oncol Clin North Am, 2008, 22(3): 509–526.

22. Serafini A, Lukas RV, VanHaerents S, et al. Paraneoplastic epilepsy. Epilepsy Behav, 2016, 61: 51–58.

23. Benke T, Wagner M, Pallua AK, et al. Long–term cognitive and MRI findings in a patient with paraneoplastic limbic encephalitis. J Neurooncol, 2003, 66(1–2): 217–224.

24. Cleverly K, Gambadauro P, Navaratnarajah R. Paraneoplastic anti–N–methyl–D–aspartate receptor encephalitis: have you checked the ovaries? Acta Obstet Gynecol Scand, 2014, 93(7): 712–715.

25. Dalmau J, Lancaster E, Martinez–Hernandez E, et al. Clinical experience and laboratory investigations in patients with anti–NMDAR encephalitis. Lancet Neurol, 2011, 10 (1): 63–74.

26. Jeraiby M, Depincé–Berger A, Bossy V, Antoine JC, Paul S. A case of anti–NMDA receptor encephalitis in a woman with anmDA–R(+) small cell lung carcinoma (SCLC). Clin Immunol, 2016, 166: 96–99.

27. Ypma PF, Wijermans PW, Koppen H, et al. Paraneoplastic cerebellar degeneration preceding the diagnosis of Hodgkin's lymphoma. Neth J Med, 2006, 64(7): 243–247.

28. Waterhouse DM, Natale RB, Cody RL. Breast cancer and paraneoplastic cerebellar degeneration. Cancer, 1991, 68(8): 1835–1841.

29. Scheinfeld NS. Ulcerative paraneoplastic dermatomyositis secondary to metastatic breast cancer. Skinmed, 2006, 5(2): 94–96.

30. Fardet L, Dupuy A, Gain M, et al. Factors associated with underlying malignancy in a retrospective cohort of 121 patients with dermatomyositis. Medicine (Baltimore), 2009, 88(2): 91–97.

31. Marko PB, Miljkovic J, Zemljic TG. Necrolytic migratory erythema associated with hyperglucagonemia and neuroendocrine hepatic tumors. Acta Dermatovenerol Alp Panonica Adriat, 2005, 14(4): 161–164.

32. Savvari P, Peitsidis P, Alevizaki M, et al. Paraneoplastic humorally mediated hypercalcemia induced by parathyroid hormone–related protein in gynecologic malignancies: a systematic review. Onkologie, 2009, 32(8): 517–523.

33. Fujita T, Fukuda K, Nishi H, et al. Paraneoplastic hypercalcemia with adenosquamous carcinoma of the colon. Int J Clin Oncol, 2005, 10(2): 144–147.

34. Darnell RB. Paraneoplastic neurologic disorders: windows into neuronal function and tumor immunity. Arch Neurol, 2004, 61(1): 30–32.

35. Ubriani R, Grossman ME. Facial papules as a marker of internal malignancy. Med Clin North Am, 2009, 93(6): 1305–1331.

36. Iwata T, Inoue K, Mizuguchi S, et al. Thymectomy for paraneoplastic stiff–person syndrome associated with invasive thymoma. J Thorac Cardiovasc Surg, 2006, 132(1): 196–197.

37. Graus F, Cordon–Cardo C, Posner JB. Neuronal antinuclear antibody in sensory neuronopathy from lung cancer . Neurology, 1985, 35(4): 538–543.

38. Graus F, Delattre JY, Antoine JC, et al. Recommended diagnostic criteria for paraneoplastic neurological syndromes . J Neurol Neurosurg Psychiatry, 2004, 75(8): 1135–1140.

39. Buchwald B, Ahangari R, Weishaupt A, et al. Presynaptic effects of immunoglobulin G from patients with Lambert–Eaton myasthenic syndrome: their neutralization by intravenous immunoglobulins. Muscle Nerve, 2005, 31(4): 487–494.

40. Williamson BT, Foltz L, Leitch HA. Autoimmune Syndromes Presenting as a Paraneoplastic Manifestation of Myelodysplastic Syndromes: Clinical Features, Course, Treatment and Outcome. Hematol Rep, 2016, 8 (2): 6480.

41. Barnadas M, Roe E, Brunet S, et al. Therapy of paraneoplastic pemphigus with Rituximab: a case report and review of literature. J Eur Acad Dermatol Venereol, 2006, 20(1): 69–74.

42. Kaplan I, Hodak E, Ackerman L, et al. Neoplasms associated with paraneoplastic pemphigus: a review with emphasis on non–hematologic malignancy and oral mucosal manifestations. Oral Oncol, 2004, 40(6): 553–562.

43. Li H, Yan W, Mao Q, et al. Role of adrenalectomy in ectopic ACTH syndrome. Endocr J, 2005, 52(6): 721–726.

第八节　感染性眼病

一、概述

（一）感染性眼病

感染性眼病是各类病原体直接或间接累及眼组织各部位引起的一类炎症性疾病。根据感染累及的部位，感染性眼病可以分为眼眶感染性疾病、眼表感染性疾病以及眼内感染性疾病。

眼眶感染性疾病虽然依据解剖部位属于感染性眼病，但其受累组织与系统其他很多部位的组织特性相同，因此其临床特征、诊断，特别是治疗均与系统感染性疾病相似。

眼表感染性疾病具有一定的器官特异性，既不同于体表的皮肤感染，也不同于一般的组织黏膜感染，眼表特殊的解剖结构和生理性防御机制使得眼表的感染具有独特的临床特征和转归预后。但无论病因如何，基于解剖部位的便利和部分眼表组织的可再生性，眼表感染性疾病病灶取材相对容易，直接的病原学检查更为可行。目前，眼表感染性疾病病灶的刮片取材、染色镜检、常规培养等技术已经成熟，且已广泛应用于临床工作。近年来，一些微创检查（如角膜共聚焦显微镜）也为眼表真菌感染提供了新的技术支持。眼内感染性疾病是最具器官特异性的一类疾病，也是长期以来感染性眼病诊断和治疗的难点和重点。血-视网膜屏障的存在既防御病原体对眼部的入侵，也使得眼球与全身循环系统相对隔离。因此，眼内感染状态可能孤立于全身循环之外，作为对系统影响很小的孤立感染或在系统感染已经控制后成为感染原的"避难所"。同时由于眼内组织结构的精致性和重要性，眼内感染不仅对视功能危害严重，也限制了通过组织取材进行病原学检查的开展。

需要强调的是，包括仅局限于眼内结构的眼内感染，所有的感染性眼病均为系统感染性疾病的一部分，它们即有局部的局限性，又与系统状态密不可分，即使它们的感染并不来源于系统，也有可能在严重时向系统播散，更有更多的眼部感染还可以通过免疫反应等途径与系统感染性疾病相互关联。

（二）眼内感染性疾病分类

眼内感染性疾病可有很多种分类方式，如依据病原体的性质分为梅毒性感染、结核性感染等。从临床实用的角度出发，非常重要的是分感染性眼内炎以及感染性葡萄膜炎两大类，因为两者的治疗紧迫性不同。

感染性眼内炎和感染性葡萄膜炎的发病均与病原体的局部直接侵袭及继发的免疫反应有关。感染性眼内炎的发病以病原体的直接侵袭为主，而感染性葡萄膜炎的发病以继发免疫反应占据更主要作用。

感染性眼内炎是由细菌或真菌感染引起的严重的眼内化脓性炎症，是一种严重威胁视力且可破坏正常眼球结构的眼内感染性疾病。感染性眼内炎多见于内眼手术或全身手术、开放性眼外伤、介入检查或治疗后。细菌或真菌的病原体经不完整的眼球壁进入眼内（外源性感染）或从系统感染部位经血液循环进入眼内（内源性眼内感染）。

感染性葡萄膜炎由病毒、特殊类型细菌、寄生虫及其他特殊类型病原体引起的葡萄膜炎症。目前认识的可以引起感染性后葡萄膜炎的病毒包括人类疱疹病毒1～8、麻疹病毒、风疹病毒、人类免疫缺陷病毒、寨卡病毒、埃博拉病毒以及包括登革热病毒、西尼罗病毒、切昆贡亚热病毒等在内的多种虫媒病毒[1]。特殊类型细菌例如结核分枝杆菌、巴尔通体等感染眼部可造成感染性葡萄膜炎。弓形虫和弓蛔虫等寄生虫可以引起表现各异的葡萄膜炎。特殊类型病原体如苍白密螺旋体感染眼部可引起梅毒性葡萄膜炎，而伯氏疏螺旋体感染眼部引起Lyme病性葡萄膜炎。

感染性眼内炎和感染性葡萄膜炎的区分与病原体的种类相关。大多数细菌或真菌引起的眼内感染性疾病属于感染性眼内炎，这与大多数感染眼部的细菌或真菌具有较强的毒力有关，这些病原体使得病灶具有显著的活动性和扩散性，往往最终会累及玻璃体。细菌、真菌以外的病原体造成的眼内感染性疾病多属于感染性葡萄膜炎，这也与这些病原体的生长繁殖及毒力等因素有关，病灶多长时间限于葡萄膜内。

感染性眼内炎和感染性葡萄膜炎的区分还与病原体的数量和病程等因素相关，有时存在部分感染性眼内炎和葡萄膜炎的交集。如毒力较弱的细菌或真菌感染眼部，病灶一般没有显著的扩散性，仅累及视网膜或脉络膜层，则引起感染性葡萄膜炎。即使是毒力较强的病原体如内源性细菌或真菌在转移至脉络膜视网膜的初期，可能表现为感染性葡萄膜炎或感染性脉络膜炎，病情进展后发展至眼内炎。另外，结核分枝杆菌感染眼部虽然往往引起感染性葡萄膜炎，但是在病原体数量多、毒力很强而宿主抵抗力较弱的情况之下，结核分枝杆菌可在玻璃体内大量增殖引起结核性眼内炎。

（三）眼内感染性疾病发病情况

1. **感染性眼内炎**　在全球范围内，术后和外伤性眼内炎是最主要的感染性眼内炎类型，其中术后感染眼内炎占感染性眼内炎总数的40%～80%，外伤性感染性眼内炎占感染性眼内炎总数的2%～15%[2]。感染性眼内炎的发生率与其病因分类相关。穿通性眼外伤后感染性眼内炎的发生率为1%～18%；白内障术后感染性眼内炎的发生率约0.1%；玻璃体腔注药术后感染性眼内炎的发生率为0.03%[3]。

2. **感染性葡萄膜炎**　据估计，葡萄膜炎的年发生率为17/100 000～52/100 000，男女发病率基本相同，60%～80%葡萄膜炎患者的发病年龄介于20～50岁。葡萄膜炎依据病因可以大致分为感染性和非感染性葡萄膜炎两大类。依据解剖部位，又可以将葡萄膜炎分为前葡萄膜炎、中间葡萄膜炎、后葡萄膜炎和全葡萄膜炎。后葡萄膜炎占葡萄膜炎总数的7.1%～46%，但是对于视力威胁最大，Joanne H. Lee等基于大量文献回顾得出感染性后葡萄膜炎占后葡萄膜炎总数的40%～88.4%[1]。

二、眼内感染性疾病的病原学检测技术

（一）系统检测

1. **病原学检测**　眼内感染性疾病既可以是全身感染性疾病的一部分，也可以独立存在，因此，全身病原学检查对于眼内感染性疾病的诊断价值很大程度上取决于眼内感染性疾病是否合并全身感染状态。对于内源性感染性眼内炎而言，如果在全身感染仍处于急性期内，血培养病原体及药敏试验结果对于眼内炎的诊断和治疗方案制订有一定的价值；但是对于穿通性眼外伤后感染性眼内炎患者，病原体来源于外界环境，未经过血液系统播散而直接进入眼内，因此全身病原学检查对于眼内感染的诊断价值十分有限。

对于感染性葡萄膜炎而言，全身病原体检测对于眼内病原体的诊断价值则依据病原体不同而不同。梅毒性葡萄膜炎属于全身梅毒感染状态的一部分，则血液梅毒病原学检查对于梅毒性葡萄膜炎的诊断价值较高。如血清梅毒特异性抗体检查是确诊梅毒性葡萄膜炎的必要条件。而包括梅毒筛查试验（TRUST）、快速血浆反应素环状卡片试验（RPR）及VRDL实验在内的非特异性抗体检测能够反映梅毒活动程度，是梅毒分期、治疗效果监测的重要依据。急性视网膜坏死是由疱疹病毒感染眼部引起的严重的急性感染性葡萄膜炎，病情进展迅速且预后不佳。虽然疱疹病毒在眼内引起急性的炎症反应，但是在循环系统中，疱疹病毒特异性的抗体指标却不一定能够反映出感染状态或水平。

2. **危险因素检测**　多种眼内感染性急疾病的发生和复燃与患者的免疫状态有关，免

疫低下状态是多种眼内感染性疾病的危险因素。巨细胞病毒性视网膜炎、弓形虫性葡萄膜炎、带状疱疹病毒引起的进行性外层视网膜坏死是免疫低下人群常见的眼内感染性疾病[4]。以上眼内感染性疾病和免疫力低下状态之间存在一定的相关性，两者具有相互提示的作用。在临床工作中，对于存在机会性感染的患者需要确定是否存在免疫力低下以及造成这一状态的原因。相反，对于明确存在免疫力低下状态的患者而言，则判断眼内炎症性疾病属于机会性感染的可能性就明显增加。因此，免疫功能水平的检测和判定对于眼内感染性疾病的诊断十分重要。

机体的免疫功能可以分为体液免疫和细胞免疫两部分。体液免疫主要包括抗体和补体系统。抗体属于免疫球蛋白，免疫球蛋白有很重要的生理功能，血液免疫球蛋白的异常变化可反映机体的体液免疫功能状态，与临床表现相结合，有助于感染性疾病、免疫增生性疾病和免疫缺陷疾病的诊断、鉴别诊断、疾病监控及预后。补体系统参与机体的抗感染和免疫调节，也可介导病理性反应，是机体重要的免疫效应状态和放大系统。补体成分或调控蛋白的遗传缺陷可导致自身免疫性疾病、复发感染等。细胞免疫是由各种类型的免疫细胞组成的参与病原体直接杀伤的免疫反应。细胞免疫包括T细胞、B细胞、自然杀伤细胞、巨噬细胞等多种组成部分，其水平高低及比例构成能够反映机体免疫功能及多器官功能。T细胞亚群检测、T细胞分化抗原测定对于免疫缺陷性疾病、胸腺及甲状腺相关疾病有重要的临床意义。

（二）局部病原学检测

对于大多数眼内感染性疾病而言，眼内液病原学检测的诊断价值高于全身病原学检测。但眼内感染的病原学的检查长期以来受限于可获得的标本量少且取材的有创性，因此感染性眼内炎症局部病原体的诊断非常困难，总体的诊断水平较低。

尽管从眼内液或组织中进行病原体的分离培养依然是眼内感染性疾病诊断的金标准，但近年来，随着技术的进步和临床应用的深入，分子生物学和免疫学技术在眼内液病原学检测中发挥越来越重要的作用。

1. 病原体的分离和培养　从眼内液（包括房水和玻璃体）或眼内组织（如视网膜和脉络膜）中分离和培养出病原体是最传统也是最可靠的眼内感染性疾病的病原诊断方法。该种方法常可同时进行病原体药物敏感性的研究，对治疗及治疗方案的调整有很好的指导作用。

由于不同的病原体对分离培养的技术要求不同，因此对实验室的要求较高；且在病原体数量有限时，有限的眼内标本量常可导致检查结果出现假阴性；有些病原体难以培养如各种病毒；即使有些病原体可以培养，但结果常需等待很长时间；综上因素在临床实践中除对一些高度怀疑细菌和真菌感染，病情严重估计有限标本中病原体数量可能达到检测水平的情况下，常规进行微生物涂片、染色、培养外，很多情况下为提高诊断效能，还需要其他的一些病原学检测方法来提供诊断的支持。

2. 分子生物学检验技术　20世纪90年代起研究者开始将分子生物学技术用于感染性眼病的病原体检测，极大提高了检测的效能。

分子生物学技术是对于病原体核酸的检测技术。目前常用的核酸检测技术主要有聚合酶链反应（polymerase chain reaction，PCR）、核酸探针杂交技术和实时荧光定量PCR。PCR技术是一种体外基因扩增技术，是利用DNA聚合酶介导的一系列循环反应，对来自基因组的 DNA 信号进行放大，然后将扩增的核酸片段进行特异性鉴定，从而检出目的基因。利用这一技术，能够在短时间内对标本中的微生物的基因扩增几百万倍，检出极其微量的微生物核酸，具有很高的灵敏度和特异性。实时荧光定量 PCR 技术是通过起始点定量和荧光检测系统实时监测荧光累积强度而实现核酸定量的一种技术，具有全封闭单管扩增、灵敏度高、特异性强、线性关系好、操作简单、无扩增后处理步骤等优点，目前已经应用于临床多种病原体的快速检测。

在很多情况下，病原微生物的分子生物学检测技术已成为最合适的选择之一。目前，对于眼内液病原微生物的分子生物学检测已经广泛涵盖病毒、细菌、真菌、寄生虫、螺旋体等特殊病原体。Thomas W 等对感染性后葡萄膜炎进行房水和玻璃体液的病原体采取 PCR 检测，发现房水检测病原体的灵敏度为 82%，特异性为 100%，玻璃体液检测病原体的灵敏度为 81%，特异度 93%，总体而言，眼内液病原体 PCR 检测可达到灵敏度 81%，特异性 97%。

近年来还新发展了的恒温扩增技术，该技术检测速度快、效率高，且克服了 PCR 扩增需要专用仪器设备的缺点，已经越来越多地被应用于细菌、病毒、支原体等病原微生物的检测。目前国外已有研究利用环介导等温扩增技术（LAMP）对结核性眼病患者的眼内液进行结核分枝杆菌检测，LAMP 对于结核性葡萄膜炎诊断的灵敏度为 70%，特异性 100%[5]。

基因芯片技术是分子生物学领域发展的前沿技术，其原理是将大量核酸片段以预先设计的方式固定在载玻片、尼龙膜和纤维素膜等载体上组成密集分子阵列，与荧光素或其他方法标记的样品进行杂交，通过检测杂交信号的强弱进而判断样品中靶分子的有无或数量。该技术具有高通量、自动化程度高、快速、样品用量少、灵敏度高、特异性强、污染少等特点。病原体核酸检测适用于目前尚不能分离或很难培养的微生物，尤其在病毒学研究和诊断方面取得较大进展。病毒是自然界变异率较高的微生物，病毒变异不仅对病毒感染疾病的治疗、预后构成不利，同时还影响病毒的正确诊断，基因芯片技术和探针标记技术成为解决这一问题方向之一，它们不仅能对病毒进行基因分型，还能检测病毒可能的耐药基因区域，预测其发生耐药的可能性及耐药程度。随着分子生物学技术的发展，检测试剂盒的标准化和商品化，操作更简便易行，基因芯片技术和探针技术将是感染性眼病快速诊断的关键手段之一。

核酸序列分析是对于生物遗传信息的直接解读，不需要提前设计引物，可以同时获取多种病原体信息，在识别病原体、揭示病原体变化规律方面是其他方法难以比拟的，但它也是最繁琐和最复杂的检测技术之一。目前应用最广的快速测序是 Sanger 等在 1977 年提出的双脱氧链终止法。目前我们已经认识的可以引起眼内感染性疾病的微生物是有限的，尤其在病毒领域，因此，眼内液核酸序列分析将是发现未知眼内感染性疾病病原体的主要手段。

3. 免疫学检测方法　免疫学检测是对于病原体特异性抗体和多种免疫活性物质的检测。病原体特异性抗体检测是感染性眼病病原体检测的重要组成部分。但是在取材过程中可能存在对于眼屏障的破坏，或者眼内感染疾病本身存在对于眼屏障的破坏，所以在眼内液中单纯检测到病原体特异性的抗体并不能证明眼局部感染病灶的存在，还需要反映病原体特异性的抗体在眼局部聚集的指标。诸多相关研究表明：眼内液（房水或玻璃体）的特异性抗体检测可采用 GWC（Goldmann-Witmer coefficient）法计算效价比，即（眼内液抗病原体特异性IgG/眼内液总IgG）/（血清抗病原体特异性IgG/血清总IgG）。采用GWC法计算效价比可以最大限度地排除其他部位感染对于眼内感染诊断的影响，GWC＞3常能提示眼内病原体的感染。

细胞因子是一类由免疫细胞和相关细胞产生的调节细胞功能的高活性、多功能的低分子蛋白质，属于分泌性蛋白，是免疫活性物质的重要组成部分。细胞因子是判断机体免疫功能的重要标志。眼内液细胞因子水平的变化能够反映眼局部免疫微环境的变化，是眼内感染性疾病病情监测、随访观察、鉴别诊断的新检测方向。在眼内感染性疾病中，眼内液不同细胞因子表达水平的高低对于病原体感染种类有一定的提示作用。细胞因子的来源不同会导致房水和玻璃体液内细胞因子水平变化的不同[6]。此外，Ecker等的实验证实房水和玻璃体液内，IL-6和VEGF-A倾向于相关（未达到显著统计学意义），而IL-10、IL-12、IL-8等其余9种细胞因子的房水和玻璃体浓度之间并无关联性[7]，因此同一患者眼内细胞因子水平的变化的需要参考同一类型的标本。

三、各类眼内感染性疾病的病原体检测手段

（一）眼内病毒感染性疾病

对于眼内感染性疾病而言，针对病毒的分子生物学检测目前应用最广。最新的日本急性视网膜坏死指南已经将眼内液病毒核酸检测纳入该病的诊断标准之一[8]。在此之前，依据美国葡萄膜炎协会的急性视网膜坏死的诊断标准，该病是一种临床症状的诊断，不需要病原学证据。随着人们对疱疹病毒眼内感染疾病谱认识的加深、各种类型不典型眼内疱疹病毒感染的出现以及对该病早期诊断需求的增加，基于分子生物学检测技术的疱疹病毒病原学检测开始发挥重要的作用，这一点也与精准化和个体化医学发展方向不谋而合。

PCR技术用于病毒性后葡萄膜炎病原体诊断的灵敏度介于80.9%~84.0%之间，特异性介于97.4%~100%之间[1]。

GWC在病毒性后葡萄膜炎的病原学诊断方面，灵敏度和特异性均不如PCR技术。但Marie等发现在疱疹病毒引起的前葡萄膜炎患者中，GWC的阳性率（87.5%）较PCR（35.7%）更高[9]。

随着眼内液分子生物学检测技术在疱疹病毒性葡萄膜炎的应用研究的深入，临床信息和实验室检测结果之间的联系被越来越多的发现。如免疫状态对眼内液病原学检测方法的检出率是有影响的，Westeneng等发现在免疫缺陷人群，病毒感染的PCR检出率高于免疫力正常人群[10]。

眼部临床表现也与分子生物学检测结果有关，Talabani等研究发现一些眼部表现如前房炎症、急性视网膜坏死病变大小也与PCR诊断阳性率有关。

Saucer等发现在疱疹病毒性葡萄膜炎患者中，房水IL-10和IL-1β水平升高；而在眼部弓形虫感染患者中，房水IL-17A水平升高[11]。Nahdi等发现相比较房水疱疹病毒阴性患者，在房水疱疹病毒阳性患者中，IL-6、IL-10、IFN-γ的表达显著升高。Milikan等就带状疱疹病毒性葡萄膜炎患者进行眼内液进行带状疱疹病毒特异性的T细胞检测，证实带状疱疹性葡萄膜炎患者眼内T细胞与带状疱疹病毒表达编码的多种蛋白存在相互作用[12]。

（二）眼内细菌、真菌感染性疾病

1. **感染性眼内炎**　感染性眼内炎的病原体种类是眼内感染性疾病中来源最广、种类

最多的。自1995年感染性眼内炎玻璃体切除研究表明：70%眼内炎患者通过玻璃体切除液培养可以明确病原学诊断至今，眼内液涂片染色及培养仍然是感染性眼内炎病原学诊断的金标准[13]。

也是从20世纪90年代开始，PCR开始被应用于眼部感染的诊断。开展PCR检查的前提要有预测病原体对应的特异性引物，这对于病原体种类繁多的感染性眼内炎而言是极大的挑战。因此，所有细菌均有的保守序列16SrDNA及所有真菌均有的保守序列18S/28SDNA检测在感染性眼内炎的PCR诊断应用最早、范围也最为广[14]。随着PCR技术的进步，多重PCR、实时定量PCR的应用提高了病原体诊断的效能。

为了克服PCR必须有目标病原体的局限性，二代测序技术逐渐应用于感染性眼内炎的眼内液病原体诊断[13]。Aaron等在玻璃体液培养阴性、PCR检测16S阴性的疑诊眼内炎患者中，利用深度测序方法，检测到了细菌特异性序列。而且在超过50%眼内液细菌真菌培养阳性患者和100%细菌真菌培养阴性患者的眼内液中检测到Torque Teno virus（TTV，属于新发现的病毒家族Anelloviridae）[15]。TTV之前并不认为属于可引起眼部感染的病毒，故单纯采用PCR检测技术会造成对该病原体的漏检。

2. 结核分枝杆菌 结核分枝杆菌可累及眼球各结构，引起多种眼部表现。结核相关眼病最常见的形式是结核性葡萄膜炎，其中后葡萄膜炎占结核性葡萄膜炎的42%。结核分枝杆菌对于眼球结构的破坏和视力的损害源于病原体的直接破坏以及继发的超敏反应，且与超敏反应更为相关。

临床上，针对结核菌的诊断方法包括：

（1）结核菌素皮肤试验（tuberculin skin test，TST）：应用结核菌素纯化蛋白衍生物作皮内注射，48~72小时后硬结直径≥10mm为阳性，5~9mm为可疑阳性，＜5mm为阴性。虽然TST在卡介苗接种者中可出现假阳性结果，在免疫力低下者中可出现假阴性结果，但它仍不失为诊断结核的常用辅助手段。

（2）T细胞γ干扰素释放试验（interferon-gamma release assay，IGRA）：T细胞受到结核菌抗原的刺激产生IFN-γ，通过酶联免疫技术可检测外周血中致敏T淋巴细胞的数量。该检查不受机体免疫力及卡介苗接种的影响，特异度和敏感度都高于TST，尤其适用于肺外结核及潜伏性感染，美国疾控中心已用IGRA取代TST用于结核病的监测。

（3）聚合酶链反应（PCR）：检测房水、玻璃体液、视网膜下液等眼内标本中结核杆菌的基因序列。PCR特异性高，可达99%。但敏感性较低，为46.9%到72%。

（4）抗酸染色及培养：结核菌培养耗时长，检测阳性率低，故临床价值有限。

此外，由于多数结核性葡萄膜炎患者不合并肺部活动性病变，故胸部影像学检查，如X线、CT等可仅表现为陈旧性病变或非特异性改变[16]。结核性葡萄膜炎的确诊是在眼部病变组织中检测出结核杆菌。但眼内标本的获取有一定风险，且检测阳性率较低，故确诊困难。

眼内液结核分枝杆菌PCR检测是目前应用最早、使用最广的检测手段之一，已有多种常用的引物（MPB64、Pab、IS6110、devR）[17, 18]。近年来，一些新的结核分枝杆菌快速检测手段的发展，也为眼部结核的早期诊断提供了更多的技术支持。基于全自动荧光定量PCR的Gene-Xpert MTB/RIF[19]，可以快速（2小时）对于体液标本内的结核分枝杆菌进行提取、纯化、复制、检测；环介导等温扩增技术（LAMP）等快速高效、高灵敏度、高特异性核酸扩增方法在眼部结核的诊断方面出现令人期待的应用前景。

耐药结核分枝杆菌的检测对于全身抗结核治疗方案的制订和预后判定至关重要。对于结核性葡萄膜炎患者，需要进行全身抗结核治疗，但是因为多数结核性葡萄膜炎患者全身处于结核潜伏感染状态，因此眼内液结核分枝杆菌检测及耐药性检测对于全身治疗方案的制订至关重要。

眼内炎症活动情况的监测也可能是治疗过程中理想的随访指标。目前发现除了病原体直接检测外，某些结核分枝杆菌或者机体分泌的蛋白成分如MPT64分泌蛋白、癌胚抗原、铁蛋白、腺苷脱氢酶、抗结核抗体等可能作为体液结核分枝杆菌检测的靶标志物。但是以上诸多靶标志物检测目前尚未应用于眼部结核的检测。

在全身结核感染患者中发现调节性T细胞、Th17细胞以及多种结核相关细胞因子不仅可以提升结核病诊断的阳性率，还有助于判断结核病不同病程时期的免疫状态，目前眼部结核的眼内液免疫标志物或细胞检测尚有待进一步开展。结核性葡萄膜炎未来的发展方向在于如何利用全身检查提高肺外结核的诊断率和提高局部结核分枝杆菌及继发免疫反应的检测水平。

（三）眼内寄生虫感染性疾病

眼寄生虫病是由于寄生虫感染所致的眼部疾患，据文献报道，可以入侵人眼的寄生虫包括线虫、吸虫、绦虫、原虫、医学节肢动物等各门类。寄生虫感染的致病机制包括直接损伤、产生毒性物质以及引发机体的免疫反应等，也与眼部结构的特殊性和免疫微环境有关。

1. 眼内原虫感染性疾病　刚地弓形虫是一种胞内寄生原虫，在人体多为隐性感染，多侵犯眼、脑、心、肝等。虽然人类对弓形虫普遍易感，但是胎儿、婴幼儿、肿瘤、艾滋病患者及长期接受免疫抑制剂者最易感染。临床上，活动性弓形虫眼病常表现为以视网膜脉络膜炎为主的急性坏死性炎症。目前认为，刚地弓形虫的主要致病阶段为速殖子。速殖子的发展方向与被感染者的免疫功能有关，若被感染者免疫力正常，速殖子将转化为缓殖子或包囊，由于包囊对外界环境抵抗力较强，因此可导致刚地弓形虫的慢性潜伏性感染。而在处于免疫力低下状态的被感染者，虫体快速增殖导致细胞破裂，释放出的虫体进入新的细胞，并在此过程中释放毒性产物及抗原物质，刺激淋巴细胞巨噬细胞浸润，引起局部组织的急性炎症和坏死病灶。据估计，全球人口弓形虫感染率为25%~30%。血清弓形虫特异性IgG阳性率在北欧地区约为25%~30%，而在拉丁美洲及非洲等发展中国家可以达到80%[20]，故单纯以血弓形虫特异性IgG作为弓形虫感染性眼病的实验室检测手段指向性不强。为了提高诊断水平，开展灵敏度和特异性更高的实验室检查方法是必要的。眼内液中刚地弓形虫特异性IgG抗体的GWC大于3在诊断眼局部弓形虫感染的特异性100%，敏感性74%。与此同时，眼内液弓形虫GWC联合PCR是提高眼弓形虫病诊断率的重要方法之一。Fekkar等发现单纯用PCR诊断眼弓形虫的阳性率仅有38%~55%，单纯采用弓形虫特异性IgG抗体GWC > 3作为标准诊断眼弓形虫的阳性率为56%~81%，而二者结合可以将眼弓形虫诊断的阳性率提高到80%~93%[21]。

Talabani等发现眼部症状起病时间的长短影响眼内液特异性抗体检测的阳性率。在眼部症状出现10天以上，GWC诊断眼弓形虫感染的灵敏度可以由45%上升到56%，眼部症状出现30天以上，蛋白质印迹法诊断眼弓形虫感染的灵敏度由53%上升到72%[22]。Funja

等发现眼弓形虫病起病3周以上才能在眼内液中检测到弓形虫DNA。

弓形虫感染可以改变眼局部免疫微环境。在眼弓形虫感染患者的眼内液中可以检测到IL-1β、IL-6、粒细胞集落刺激因子（GM-CSF）、细胞间黏附分子（ICAM）水平较对照组（非弓形虫性眼病患者）升高。

2. 眼内蠕虫感染 眼弓蛔虫病是由线虫纲蛔虫属的犬弓蛔虫和猫弓蛔虫引起的眼寄生虫病，占眼寄生虫病的第二位。人是弓蛔虫的中间宿主。进入人体的感染期的弓蛔虫卵在小肠内发育为幼虫，可随血液循环移行并穿过血管壁进入相应组织和器官引起病理变化。在一些情况下，弓蛔虫幼虫可以经脉络膜视网膜血管及神经到达眼部引起眼幼虫移行症，即眼弓蛔虫病。弓蛔虫的虫体释放抗原蛋白可趋化中性粒细胞、浆细胞、上皮样细胞等多种免疫细胞聚集，并引起局部的慢性坏死性肉芽肿性炎症反应。中性粒细胞对虫体的杀灭作用是机体自身防御机制的重要环节，但是在此过程中释放的大量细胞内成分也可能导致葡萄膜炎性反应的加重，从而破坏视网膜正常的结构和功能。

据估计，在发达国家健康人群中，弓蛔虫的感染率约在2%～5%，而在相对贫穷落后的地区，这一比例可达14.2%～37%，总体人群中血清弓蛔虫抗体的阳性率约在25%～44.6%。

弓蛔虫病诊断的金标准是病变组织活检见到弓蛔虫幼虫，但此方法在临床工作中难以实现。目前，免疫学方法更为实用，现广泛使用的标准免疫学诊断方法是采用ELISA法对弓蛔虫的TES抗原的特异性抗体进行测定。在血清学弓蛔虫特异性抗体阴性患者的眼内液中，部分可以检测到弓蛔虫特异性抗体。眼局部产生TES抗体较全身更为活跃，故对于眼弓蛔虫病的诊断，最有价值的实验室检测技术应该是眼内液弓蛔虫特异性IgG抗体检测。

在眼弓蛔虫病患者中，由于引起病变的虫体多为单个且常被肉芽肿包裹，难以释放含DNA的组织进入玻璃体或房水，故分子生物学检测在眼弓蛔虫病患者的眼内液病原体检测方面局限性很大。眼弓蛔虫病患者眼内液的IL-6水平显著升高，提示局部免疫反应较强烈。

四、总结与展望

感染性眼病仍然是发展中国家重要的致盲性眼病之一，是一大类病因明确、抗病原体治疗有效的疾病。早期病原学诊断是治疗方案制订、预后判断的基础，是感染性眼病诊疗的关键所在。

由于眼睛解剖结构的特殊性，局部标本病原学检测具有一定的特殊性。分子生物学和免疫学检测手段为眼内液病原学检测提供了高效、快速、可靠的技术支持，在感染性眼病的诊断和鉴别诊断中发挥越来越重要的作用。

感染性眼病的眼内液检测面临提高现有检测技术的诊断效率和局部免疫反应监测体系建立的任务。眼科医生对于感染性眼病的诊断将建立在临床表现、影像学检查、局部病原学检测的整合之上。此外，基于感染性眼病病原微生物的复杂性、病原微生物不断变异的特性以及新发病原体出现的情况，眼科需要和包括感染科、检验科在内的诸多科室协作，提高对于感染性眼病的诊断水平和认识。

（彭晓燕）

参考文献

1. Lee J H, Agarwal A, Mahendradas P, et al. Viral posterior uveitis. Surv Ophthalmol, 2016.

2. Durand M L. Bacterial and Fungal Endophthalmitis. Clin Microbiol Rev, 2017, 30(3): 597–596.

3. Li A L, Wykoff C C, Wang R, et al. endophthalmitis after intravitreal injection: Role of Prophylactic Topical Ophthalmic Antibiotics. Retina, 2016, 36(2): 1.

4. Yawn B P, Gilden D. The global epidemiology of herpes zoster. Neurology, 2013, 81(10): 928–930.

5. Sharma K, Sharma A, Gupta A. Loop–mediated isothermal amplification for rapid diagnosis of tubercular uveitis–reply. JAMA Ophthalmol, 2015, 133(2): 226.

6. Nahdi I, Abdelwahed R B, Boukoum H, et al. Herpesvirus detection and cytokine levels (IL–10, IL–6, and IFN–gamma) in ocular fluid from Tunisian immunocompetent patients with uveitis. J Med Virol, 2013, 85(12): 2079–2086.

7. Ecker S M, Hines J C, Pfahler S M, et al. Aqueous cytokine and growth factor levels do not reliably reflect those levels found in the vitreous. Mol Vis, 2011, 17: 2856–2863.

8. Takase H, Okada A A, Goto H, et al. Development and validation of new diagnostic criteria for acute retinal necrosis. Jpn J Ophthalmol, 2015, 59(1): 14–20.

9. Errera M H, Goldschmidt P, Batellier L, et al. Findings in detection of Herpesviridae by polymerase chain reaction and intraocular antibody production in a case series of anterior uveitis. Ocul Immunol Inflamm, 2013, 21(1): 61–68.

10. Westeneng A C, Rothova A, de Boer J H, et al. Infectious uveitis in immunocompromised patients and the diagnostic value of polymerase chain reaction and Goldmann–Witmer coefficient in aqueous analysis. Am J Ophthalmol, 2007, 144(5): 781–785.

11. Sauer A, Villard O, Creuzot–Garcher C, et al. Intraocular levels of interleukin 17A (IL–17A) and IL–10 as respective determinant markers of toxoplasmosis and viral uveitis. Clin Vaccine Immunol, 2015, 22(1): 72–78.

12. Milikan J C, Kinchington P R, Baarsma G S, et al. Identification of viral antigens recognized by ocular infiltrating T cells from patients with varicella zoster virus–induced uveitis. Invest Ophthalmol Vis Sci, 2007, 48(8): 3689–3697.

13. Hong B K, Lee C S, Van Gelder R N, et al. Emerging techniques for pathogen discovery in endophthalmitis. Curr Opin Ophthalmol, 2015, 26(3): 221–225.

14. Mazoteras P, Bispo P J, Hofling–Lima A L, et al. DNA extraction methods for panbacterial and panfungal PCR detection in intraocular fluids. Curr Eye Res, 2015, 40(7): 697–706.

15. Lee A Y, Akileswaran L, Tibbetts M D, et al. Identification of torque teno virus in culture–negative endophthalmitis by representational deep DNA sequencing. Ophthalmology, 2015, 122(3): 524–530.

16. Mao Y, Peng X Y, You Q S, et al. Tuberculous uveitis in China. Acta Ophthalmol, 2014, 92(5): e393–e397.

17. Bajgai P, Sharma K, Bansal R, et al. Detection of Mycobacterium tuberculosis Genome in Subretinal Fluid of Patients with Latent Tuberculosis Infection. Ocul Immunol Inflamm, 2015: 1–6.

18. Verma A, Biswas J, Dhanurekha L, et al. Detection of Mycobacterium tuberculosis with nested polymerase chain reaction analysis in enucleated eye ball in Eales' disease. Int Ophthalmol, 2016, 36(3): 413–417.

19. Bansal R, Sharma K, Gupta A, et al. Detection of Mycobacterium tuberculosis genome in vitreous fluid of eyes with multifocal serpiginoid choroiditis. Ophthalmology, 2015, 122(4): 840–850.

20. Petersen E, Kijlstra A, Stanford M. Epidemiology of ocular toxoplasmosis. Ocul Immunol Inflamm, 2012, 20(2): 68–75.

21. Fekkar A, Bodaghi B, Touafek F, et al. Comparison of immunoblotting, calculation of the Goldmann–Witmer coefficient, and real–time PCR using aqueous humor samples for diagnosis of ocular toxoplasmosis. J Clin Microbiol, 2008, 46(6): 1965–1967.

22. Talabani H, Asseraf M, Yera H, et al. Contributions of immunoblotting, real–time PCR, and the Goldmann–Witmer coefficient to diagnosis of atypical toxoplasmic retinochoroiditis. J Clin Microbiol, 2009, 47(7): 2131–2135.

第九节 血液病与眼病

血液病可累及全身各个系统和器官，早期临床表现常不典型。在临床上绝大多数血液病患者都不是首诊于血液科，常常是其他科室怀疑血液病后才转诊至血液科进一步诊治，因此也常发生误诊、漏诊。眼是非常灵敏的感觉器官，结构复杂而精巧，血液病累及眼可出现各种各样的眼部异常，有些患者常会因为眼部不适或视力下降而就诊于眼科。因此，眼科医生需要熟悉血液病的常见表现，以减少误诊、漏诊。本章节主要介绍血液疾病的眼部异常表现。

一、血液系统疾病简介

血液系统疾病是指原发或主要累及血液和造血器官的疾病。分为红细胞疾病、粒细胞疾病、淋巴细胞或浆细胞疾病、骨髓增殖性疾病、出血及血栓性疾病等。由于血液循环能到达人体的各个部位，血液系统疾病患者也会出现一些特异和非特异的眼部表现。

二、血液系统疾病常见的眼部表现

血液系统疾病常见表现有贫血、感染发热、浸润、出血、黄疸等，临床上也会出现与一些这些症状相对应的眼部表现。据报道高达90%血液病患者会出现各种眼部异常表现，最常累及的部位是结膜和视网膜，但大部分患者并无明显的自觉症状[1]。

1. **贫血** 最特异的体征就是睑结膜苍白，严重贫血可以出现视物模糊、视力下降，眼底检查可见眼底苍白，可有缺血性视神经病的表现。另外，缺铁性贫血患者的巩膜呈瓷蓝色。

2. **感染性发热** 血液病患者常有血细胞质和（或）量的异常，存在免疫缺陷，是各种感染性疾病的易感人群。眼部感染也不少见，常见的有眼周皮肤软组织感染，严重者可出现眶内炎等，表现为局部感染灶及全身感染中毒症状。

3. **浸润** 淋巴瘤、白血病、浆细胞病是常见的血液系统恶性肿瘤，肿瘤细胞会浸润到全身各处，常发生局部占位性病变和血管渗出性病变。累及眼附属器时表现为眼周围组织及眼附属器肿物，肿物压迫眼球后可出现复视、眼压增高、眼球运动受限、眼球突出、视力减退等。病变可以累及单眼，也可以累及双眼。累及眼底血管时，可表现为渗出、出血，甚至视网膜脱离。

4. **出血** 血小板数量减少或功能障碍、凝血因子异常等均可导致全身皮肤黏膜及深部组织器官的出血。眼部表现常有眼周围皮肤瘀斑及血肿、球结膜下出血（图2-9-1）、眼底出血、玻璃体积血、眶内软组织血肿等。

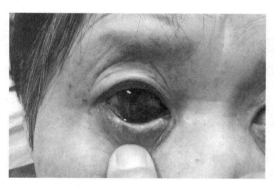

图2-9-1 血小板减少患者的结膜下出血

5. **黄疸** 特异性体征是巩膜黄染，由于胆红素与巩膜组织的亲和力高，发生黄疸时巩膜黄染最先出现，治疗好转后最后消退。与血液病有关的黄疸是溶血性黄疸，常同时存在贫血，睑结膜苍白也很明显。

6. **伪装综合征（masquerade syndrome）** 主要指具有眼部炎症特点的眼部肿瘤性疾病。在临床多见于视网膜母细胞瘤、眼内及中枢神经系统淋巴瘤、葡萄膜黑色素瘤、恶性肿瘤眼内转移、视网膜脱离所致的临床综合征，可表现为虹膜结节、玻璃体混浊、视网膜或视网膜下肿块、前方积脓等。血液系统的恶性肿瘤，如各型白血病、淋巴瘤、浆细胞瘤累及眼时，可表现为伪装综合征[2]。

三、常见血液病的眼部表现及治疗

（一）白血病的眼部表现及治疗

白血病是起源于造血干细胞的恶性克隆性疾病，主要包括急性髓系白血病、急性淋巴细胞白血病、慢性髓系白血病、慢性淋巴细胞白血病等。据报道，初诊时约有一半患者有白血病相关的眼部异常[3]。白血病的眼部表现主要由高白细胞血症导致的血管淤滞、血小板减少和（或）凝血功能异常导致的出血、白血病细胞导致的组织浸润、免疫缺陷导致的感染等组成[4, 5]。

（1）眼底出血：常累及双眼，表现为眼底大片状出血，难以用眼局部病变解释，典型表现是视网膜出血斑中心有白点（Roth点），主要是白血病细胞浸润、血小板减少或凝血因子异常所致。

（2）球结膜下出血：常为双侧球结膜下出血，与血小板减少程度有关。

（3）眼底血管阻塞：白血病常有外周血白细胞数十倍、几十倍增多，易发生血管内细胞淤滞，可表现为眼底动脉、静脉阻塞，常合并出血。

（4）绿色瘤：即髓系肉瘤。部分急性髓系白血病患者合并有髓系肉瘤，有时髓系肉瘤亦可单独存在。白血病细胞浸润软组织，在组织内形成局部占位性病变，常发生在颜面，表现为眼周、眼附属器或眶内占位性病变及对眼球的压迫。儿童急性髓系白血病发生绿色瘤的比例明显高于成人。

（5）颅内压增高的眼部表现：白血病患者，特别是急性淋巴细胞白血病患者在疾病缓解期易合并中枢神经系统侵犯，可累及脑脊髓膜和（或）脑实质，出现视盘水肿、眼压升高等颅内压升高的表现。

有学者把白血病患者的眼部表现分为白血病特异性损伤、白血病相关性损伤、医源性损伤。有文献报道180例患者具体表现及发生情况，包括[6]：①白血病特异性眼部损伤是由白血病细胞对眼各结构的浸润所致，主要有：Roth点、眼眶浸润、视盘水肿、白血病性前房积脓、视神经浸润、视网膜浸润、玻璃体混浊、视盘苍白等，总发生率为16.1%，最常见者为Roth点、眼眶浸润和视盘水肿；②白血病相关性眼部损伤是由白血病的并发症所致，主要有：视网膜出血、血管阻塞、角膜炎、眼睑炎、结膜下出血、眼睑水肿、结膜充血等，总发生率为36.6%；③医源性眼部损伤是由化疗所致，主要有：脉络膜视网膜萎缩、上睑下垂、视野缩小、视神经萎缩等，总发生率为5.5%。也有以双侧突眼为首发表现的急性白血病[7]。

对于白血病患者眼部病变的诊治，存在疑似白血病的患者，要及时做血液学检查并请血液专科医生会诊，对于存在眼部及附属器占位性病变的患者，手术切取病变组织做病理学检查。治疗主要针对原发病白血病，即联合化疗。中枢神经系统白血病除大剂量化疗外，可给予鞘内注射化疗药物。眼部髓系肉瘤，在联合化疗的基础上，必要时给予局部放疗。

（二）淋巴瘤的眼部表现及治疗

淋巴瘤是起源于淋巴组织的恶性肿瘤，分为霍奇金淋巴瘤和非霍奇金淋巴瘤，2001年WHO血液淋巴组织肿瘤分类将淋巴瘤分为50多个亚型，有90多个疾病名称。2016年WHO血液淋巴组织肿瘤分类进行了第三次更新，主要是更新了部分分子诊断的内容。眼部淋巴瘤分为眼球内淋巴瘤和眼附属器淋巴瘤两大类，后者远多于前者，主要表现为眼球内及眼附属器的占位性病变（图2-9-2）。CT上表现为软组织密度影，在增强MRI上可有不同程度强化的组织信号，病变边界不清，可累及眼周软组织、眼睑、结膜、泪腺、眼眶、甚至眼球内部。在PET/CT上表现为病灶部位代谢活性增高（图2-9-3）[8]。在临床上表现为眼周及眼附属器肿物，压迫眼球后会出现眼球突出、复视、眼压升高等；眼球内部的病灶会严重影响视力，甚至失明。

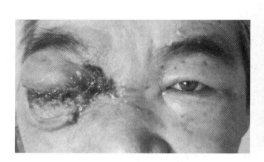

图2-9-2　眼淋巴瘤

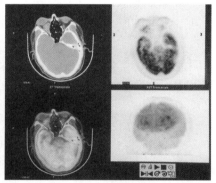

图2-9-3　眼眶淋巴瘤患者的PET/CT，右眼眶内代谢活性增高的占位性病变

累及眼附属器最常见的是黏膜相关淋巴组织结外边缘区B细胞（MALT）淋巴瘤，其次是弥漫大B细胞淋巴瘤等，而T细胞淋巴瘤罕见。眼附属器淋巴瘤可表现为伪装综合征。Judith A. Ferry等回顾性分析了353例眼附属器淋巴瘤病例，最常见的淋巴瘤类型是边缘区淋巴瘤、滤泡淋巴瘤、弥漫大B细胞淋巴瘤、套细胞淋巴瘤、慢性淋巴细胞白血病等，累及部位最多的是眼眶软组织、结膜、泪腺等[9]。

淋巴瘤的确诊及分类依赖病理学、免疫学及分子生物学检查，疑似眼部淋巴瘤的患者要做全身影像学检查，特别是PET/CT检查，根据结果手术取最方便、最有诊断价值的病灶标本做病理学及分子生物学检查以明确诊断。

眼附属器淋巴瘤主要根据淋巴瘤的分型、分期决定治疗方案。侵袭性淋巴瘤需给予联合化疗或免疫治疗。手术切除后无影像学可见病灶的MALT淋巴瘤可随访观察，直至病情进展后再开始治疗。手术切除后仍有影像学可见病灶的MALT淋巴瘤，可给予放疗或化疗。有文献分析了24例眼附属器MALT淋巴瘤放疗和（或）化疗结果，不论是放疗、化疗、放疗+化疗，淋巴瘤疗效的完全缓解率均为100%。但放疗（30~40Gy）患者的眼部不良反应明显高于非放疗患者，主要表现为视力下降、干眼症、白内障、眼压升高、视网膜病、眼睑炎等（表2-9-1、表2-9-2）[10]。还有文献分析发现，眼附属器MALT淋巴瘤大多为局限病灶（76.2%），其中大部分能完整切除病灶，无须立即给予化疗或放疗，少数存在眼外播撒病灶（23.8%）者，给予联合化疗 ± 利妥昔单抗能获得较好疗效[11]。

表2-9-1　353例眼附属器淋巴瘤基本情况

淋巴瘤类型	例数（%）	男：女	平均年龄	无淋巴瘤史（%）	有淋巴瘤史（%）
边缘区淋巴瘤	182（51.6）	75：107	65	168（92）	14（8）
滤泡淋巴瘤	80（22.7）	30：50	64	55（69）	25（31）
弥漫大B细胞淋巴瘤	27（7.6）	14：13	61	22（81）	5（19）
套细胞淋巴瘤	19（5.4）	13：6	68	7（37）	12（63）
慢性淋巴细胞白血病	13（3.7）	8：5	70	4（31）	9（69）
其他	32（9.0）	13：19	62	21（66）	11（34）
合计	353（100）	153：200	64	277（78）	76（22）

表2-9-2　淋巴瘤在眼附属器的分布

淋巴瘤类型	泪腺 ± 软组织	结膜 ± 软组织	仅软组织	泪囊 ± 软组织	混合型	双眼累及（%）
边缘区淋巴瘤	26	60	84	3	7	20（11）
滤泡淋巴瘤	16	24	34	3	3	10（12.5）
弥漫大B细胞淋巴瘤	4	4	16	3	0	3（11）
套细胞淋巴瘤	3	8	6	0	2	6（32）
慢性淋巴细胞白血病	3	2	8	0	0	2（15）
其他	5	8	18	0	1	5（16）

眼球内淋巴瘤可发生于各眼球结构，常常由于进行性视力丧失及眼球内结构异常而被迫行玻璃体切割或眼球摘除而得到确诊，视网膜/脉络膜淋巴瘤是最常见的眼球内淋巴瘤，以弥漫大B细胞淋巴瘤最常见，视网膜淋巴瘤也是中枢神经系统淋巴瘤的一部分[12, 13]。眼球内淋巴瘤患者如果有全身其他部位的病灶，需按照全身淋巴瘤的方案进行治疗。如果无全身其他部位病灶，可按照中枢神经系统淋巴瘤的方案进行治疗，预后与淋巴瘤的分型和分期有关。

（三）多发性骨髓瘤的眼部表现及治疗

多发性骨髓瘤（multiple myeloma，MM）是最常见的浆细胞恶性肿瘤，主要表现为骨髓内恶性浆细胞增生、血清中单克隆免疫球蛋白增高、终末器官损害等，部分还合并髓外浆细胞瘤。MM的眼部表现不常见，眼部髓外浆细胞瘤可表现为眼周及眼附属器的占位性病变；存在高异常免疫球蛋白血症时，会发生眼底动静脉阻塞。另外也有眼部淀粉样变性的罕见病例，表现为眼睑僵硬、运动受限，眼肌受累后眼球运动受限等[14]。治疗需联合化疗。眼附属器髓外浆细胞瘤可考虑局部放疗。

（四）真性红细胞增多症的眼部表现及治疗

真性红细胞多增症（polycythemia vera，PV）属于骨髓增殖性肿瘤，约90%患者存在

JAK-2V617F 基因突变，是特征性基因异常。该病表现为红细胞不受促红细胞生成素的调控而异常增殖，导致外周血红细胞明显增多，血红蛋白浓度明显升高，血液呈高粘滞状态。患者呈多血质外貌，结膜充血明显。约1/3真性红细胞增多症患者存在眼底改变，表现为视盘边界模糊，视盘水肿，眼底静脉迂曲怒张，动脉细反光强。几乎所有患者均存在双眼球结膜及浅层巩膜充血[15]。治疗主要是放血、红细胞去除术、药物治疗（羟基脲、干扰素、JAK-2抑制剂等），血红蛋白浓度降至正常后，眼底改变会减轻好转。

（五）骨髓增生异常综合征的眼部表现及治疗

骨髓增生异常综合征（myelodysplastic syndromes，MDS）是一种造血功能异常的肿瘤性疾病，表现为骨髓内病态造血，外周血细胞减少，临床上出现贫血、出血、感染发热等表现。部分患者在数月至数年内转变为急性白血病。有报道41例MDS患者中19例（46.3%）可见眼部并发症，包括角膜溃疡2例、虹膜睫状体炎5例、玻璃体积血1例、视网膜出血10例、棉絮样斑1例、视神经炎2例（部分患者有一个以上眼部并发症）[16]。该病的治疗主要是血液科药物治疗，年轻高危患者应做异基因造血干细胞移植，眼部以局部对症治疗为主。

四、其他问题

1. **伏立康唑导致的视觉异常**　伏立康唑是血液病患者合并真菌感染时常用的抗真菌药物，该药最常见的不良事件为视觉障碍。在临床研究中约30%受试者出现视觉改变，视物模糊，色觉改变或畏光。长期视觉不良反应包括视神经炎和视盘水肿。视觉障碍可能与血药浓度较高和（或）剂量较大有关，停用伏立康唑后可以完全恢复。

2. **可逆性后脑白质病综合征**（reversible posterior leukoencephalopathy syndrome，RPLS）　是一种罕见的、可逆的神经障碍，可表现为癫痫发作、高血压、头痛、昏睡、意识模糊、失明以及其他视觉和神经障碍。白血病、淋巴瘤、多发性骨髓瘤等接受联合化疗的患者是RPLS的高发患者，常表现为视觉异常、失明等而被误诊[17]。

3. **眼移植物抗宿主病**　随着移植技术的进步，越来越多的恶性血液病患者接受了异基因造血干细胞移植，眼移植物抗宿主病（ocular graft-versus-host disease，oGVHD）也成为眼科医生经常遇到的问题。oGVHD是全身GVHD的局部表现之一，接受异基因造血干细胞移植的患者中有40%～60%会发生oGVHD，不同程度地影响生活质量[18, 19]。这类患者有明确的恶性血液病接受异基因造血干细胞移植的病史，常有严重干眼症症状，眼科表现可有弥漫性结膜充血、严重睑缘炎、睑板腺异常、泪腺异常、角膜混浊、角膜溃疡、基质性角膜炎、角膜穿孔、眼底新生血管形成等[20~22]。治疗原则是在全身免疫抑制剂治疗的基础上给予局部治疗，包括保持结膜、角膜润滑，减轻炎症，促进上皮修复等[23]。

五、小结

眼为我们提供了直观地观察包括血液病在内的全身疾病的窗口，大约90%血液病会累及眼部，当眼部出现单纯眼病不能解释的表现时，应考虑血液系统疾病等内科疾病的可能。严重的血液病会对视功能造成严重影响，这种影响主要来自于血液病及其进展，也有部分来自于血液病治疗的副反应。对于血液病导致的眼病的治疗，需要血液科医生和眼科医生的密切合作。

（魏立强　王景文）

参考文献

1. Lang GE, Lang SJ. Ocular findings in hematological disease. Ophthalmology, 2011, 108(10): 981–993.

2. Gan NY, King LL, Teoh SC. Ocular masquerade syndrome as a herald of progression of acute myelogenous leukemia. Ann Hematol, 2011, 90(3): 361–362.

3. Talcott KE, Garg RJ, Garg SJ. Ophthalmic manifestations of leukemia. Curr Opin Ophthalmo, 2016, 27(6): 545–551.

4. Bitirgen G, Belviranli S, Calishan U, et al. Ophthalmic manifestations in recently diagnosed childhood leukemia. Eur J Ophthalmol, 2016, 26(1): 88–91.

5. Orhan B, Malbora B, Akca Bayar S, et al. Ophthalmologic Findings in Children with Leukemia: A Single-Center Study. Turk J Ophthalmo, 2016, 46(2): 62–67.

6. V. Russo, I. U. Scott, G. Querques, et al. Orbital and ocular manifestations of acute childhood leukemia: clinical and statistical analysis of 180 patients. Eur J Ophthalmol, 2008, 18: 619–623.

7. 刘国梁、崔晶、王景文等. 以双侧突眼为首发表现的急性B淋巴细胞白血病一例. 中华内科杂志, 2007, 46(1): 83

8. 魏立强、王景文、宁丰等. 眼附属器黏膜相关淋巴组织淋巴瘤MRI和PET/CT表现及临床分析. 临床血液学杂志, 2012, 25(7): 437–439.

9. Judith A. Ferry, Claire Y. Fung, Lawrence Zukerbery, et al. Lymphoma of the Ocular Adnexa: A Study of 353 Cases. Am J Surg Pathol, 2007, 31: 170–184.

10. Paik J S, Cho W K, Lee S E, et al. Ophthalmologic outcomes after chemotherapy and/or radiotherapy in non-conjunctival ocular adnexal MALT lymphoma. Annals of Hematology, 2012, 91(9): 1393–1401.

11. 宁丰、叶进、魏立强等. 眼附属器黏膜相关淋巴样组织结外边缘区B细胞淋巴瘤21例临床特征及疗效分析. 中华内科杂志, 2012, 51(10): 784–787.

12. JL Davis. Intraocular lymphoma: a clinical perspective. Eye, 2013, 27: 153–162.

13. Komatsu K, Sakai T, Kaburaki T, et al. Atypical presentation of primary intraocular lymphoma. BMC Ophthalmol, 2016, 16(1): 171.

14. Sassone M, Ponzoni M, Ferreri AJ. Ocular adnexal marginal zone lymphoma: Clinical presentation, pathogenesis, diagnosis, prognosis, and treatment. Best Pract Res Clin Haematol, 2017, 30(1–2): 118–130.

15. Ganesan S, Raman R, Sharma T. Polycythmia causing posterior segment vascular occlusions. Oman J Ophthalmol, 2017, 10(1): 33–35.

16. Lang GE, Lang SJ. Ocular findings in hematological diseases. Ophthalmology, 2011, 108(10): 981–93.

17. 魏立强、王景文、宁丰，等. 硼替佐米联合地塞米松治疗多发性骨髓瘤并发可逆性后部白质脑病综合征1例并文献复习，临床血液学杂志, 2012, 25(5): 597–600.

18. Pezzotta S, Rossi GC, Scudeller L, et al. A cross-sectional study on vision-related quality of life in patients with ocular GvHD. Bone Marrow Transplant, 2015, 50(9): 1224–1226.

19. Sun YC, Chai X, Inamoto Y, et al. Impact of Ocular Chronic Graft-versus-Host Disease on Quality of Life. Biol Blood Marrow Transplant, 2015, 21(9): 1687–1691.

20. Moyal L, Adam R, Akesbi J, et al. Ocular graft-versus-host disease: An often misdiagnosed etiology of dry eye syndrome. J Fr Ophtalmol, 2017, 40(2): 122–125.

21. Mohammadpour M, Maleki S, Hashemi H, et al. Recurrent Corneal Perforation due to Chronic Graft versus Host Disease; a Clinicopathologic Report. J Ophthalmic Vis Res, 2016, 11(1): 108–111.

22. Balasubramaniam SC, Raja H, Nau CB, et al. Ocular Graft-Versus-Host Disease: A Review. Eye Contact Lens, 2015, 41(5): 256–261.

23. Stahl ED, Mahomed F, Hans AK, et al. Transplant related ocular surface disorders: Advanced techniques for ocular surface rehabilitation after ocular complications secondary to hematopoietic stem celltransplantation. Pediatr Transplant, 2016, 20(3): 438–442.

第三章　眼　表　疾　病

第一节　角膜新生血管化和淋巴管化

一、概述

角膜组织没有血管和淋巴管，周围脉管终止于角膜缘，形成血管和淋巴管网，营养成分由此扩散入角膜。角膜的无血管化和无淋巴管化是角膜的主要特性，也是它维持角膜透明和作为重要屈光间质的重要因素。在病理状态下，从角膜缘血管网形成的新生毛细血管逐渐侵入角膜周边部1~2mm以上即为病理性新生血管或称为角膜新生血管（corneal neovascularization，CNV）；从角膜缘淋巴管网形成的新生淋巴管侵入角膜可出现角膜新生淋巴管（corneal lymphangiogenesis，CL）。

二、角膜新生血管

（一）角膜新生血管概述

正常角膜在多种因素共同作用下处于稳定的"血管赦免"状态而保持角膜的透明性，这也是角膜发挥正常生理功能的基础。然而一系列临床疾病的病理过程中，角膜血管生成因子和抑制因子的平衡被打破，形成CNV。尽管在某些条件下，CNV对疾病有某些积极作用，例如有利于清除感染源，伤口愈合，阻止角膜基质溶解，以及对角膜原发病变有一定程度的缓解作用。但是，CNV对疾病更多的是产生不利的作用，CNV可引起角膜正常微环境的破坏，使眼前节段相关的免疫赦免（immune privilege）偏离消失。此免疫赦免在出现CNV后为何受到破坏的确切原因仍未清楚。实验显示，各种因子在维持眼前段的生理微环境和保持前房相关免疫偏离起关键作用，而CNV破坏了这种作用。CNV常导致组织瘢痕化和持续性炎症。CNV是最常见的致盲原因之一，在发展中国家，多见于外伤性CNV导致的角膜盲，而在发达国家，较多见于伴随单纯疱疹病毒性角膜炎的CNV而导致的角膜盲。CNV是角膜对缺氧、炎症或多种有害刺激而引起的常见反应。CNV都伴有角膜透明性的减退或丧失，引起视力下降甚至失明。近年来，随着免疫学、分子生物学和药理学的发展，对CNV的认识有很大突破，但对CNV的发病机制及其治疗尚有许多问题亟待解决。

（二）易发角膜新生血管的疾病

引起CNV常见的疾病包括眼部感染性疾病、低氧、免疫相关疾病以及角膜缘干细胞缺乏症。其危险因素包括角膜移植术后、角膜炎、酸碱烧伤、自身免疫性疾病、长期佩戴角膜接触眼镜等（表3-1-1）[1]。在临床上，CNV是角膜移植失败的首要原因，CNV可显著增加角膜移植片排斥反应的危险性。事实上，穿透性角膜移植早期排斥反应最关键的原因便是CNV。尽管在低危无血管植床行角膜移植的成功率可超过90%，但在高危新生血管植床上行角膜移植术的成功率大大下降，其排斥反应的发生率大于首次行同种异体肾脏移植和心脏移植的排斥反应发生率。Cursiefen等[2]对2557例角膜移植术中钻除的受体角膜片进行病理组织学检查，发现其中大约19.9%角膜片有血管，而在有新生血管的角膜植床上行角膜移植约有1/3的病例会导致移植失败或排斥反应。大约2/3的CNV位于角膜基质的浅层和中间层，仅仅11%左右位于基质的深层。因此，术前局部用药治疗CNV是有意义的。

表3-1-1　角膜新生血管发病的病因

分类	病因
低氧角膜炎	佩戴角膜接触镜
	病毒
	真菌
	细菌
	寄生虫
免疫紊乱	黏膜类天疱疮
	Stevens-Johnson综合征
	非特异性的结膜炎
	红斑痤疮
	烫伤皮肤综合征
	角膜移植术后排斥
角膜缘屏障功能的丧失	角膜缘干细胞的缺乏 化学烧伤，热烧伤或者其他损伤
其他疾病	眼表病变（乳突状瘤、结膜或角膜上皮瘤样病变）
	翼状胬肉

佩戴角膜接触镜诱发CNV最早报道是1929年，其发生与接触镜的类型、佩戴模式和时间有关。夜以继日的连续佩戴会增加CNV的可能，特别是夜晚佩戴。因为角膜的必需氧量及接触镜的透氧量与眼睑开闭有关，开睑时透过角膜的必需氧高于闭睑透过角膜的必需氧量。睡眠时，瞬目次数减少，泪液的泵吸作用接近消失，泪液更新受到影响，加重了角膜水肿。长时间佩戴接触镜也使角膜上皮递氧能力下降。佩戴角膜接触镜后出现的CNV一般多在角膜缘，通常以下方角膜缘血管过度充盈为先导，偶尔也有上方角膜缘的血管直接向角膜中央延伸，呈垂帘状，或向中央基质浅层或深层伸延呈毛刷状。戴角膜接触镜诱发CNV的原因可能是①缺氧：接触镜致使角膜缺氧，在缺氧的情况下，糖酵解乳酸堆积，

促使促血管因子的产生。②水肿：佩戴接触镜后易于使角膜水肿，从而角膜结构的致密和完整性遭到破坏，使血管长入成为可能。佩戴接触镜后引起的慢性角膜水肿也使角膜胶状物质或胶原纤维断裂，使基质变薄，从而削弱了对血管侵入的生理屏障作用。③局部促血管因子增加，主要与接触镜所致的炎症反应、炎性细胞侵入、血小板增多、纤维蛋白酶原激活剂增加及上皮细胞变化等有关。

因此，早期发现、及时治疗、停止佩戴接触镜对其预后很有益处。已经生长发育完整的血管不会消退，空瘪血管顽固残留使视力减退，而生长发育尚不完全的新生血管在刺激因素消除后可能消退。浅层CNV比深层CNV易于消退。

（三）角膜新生血管临床表现

血管生成是一个复杂的病理过程，涉及血浆蛋白的渗出、角膜细胞外基质（extracellular matrix，ECM）的降解、内皮细胞的移动增殖以及毛细血管生成，新生血管形成包含以下表现形式：①血管形成部位原有的毛细血管发生变化即基底膜溶解；②内皮细胞向刺激方向移动；③内皮细胞移动后明显增生；④新的毛细血管腔形成；⑤新的基底膜形成。也有学者认为血管形成有三种不同方式：①出芽性生长；②非出芽性生长；③原始干细胞的募集和分化。临床观察发现，新生血管来源于角膜缘的微血管网，长入角膜后形成复杂的微血管网络。早期角膜缘血管网充血，然后芽状、长尖形或球形新生血管长出，随后内皮细胞穿过基底膜。此过程需要组织纤维蛋白溶酶原（plasminogen）催化剂和其他蛋白水解酶，使周围的基质解离，通过化学趋化作用，蛋白水解酶的活化使内皮细胞朝血管生成刺激处移行，最终新生血管侵入角膜。新生微血管含有外膜细胞、内皮细胞和平滑肌细胞，形成管状、分枝状和网络结构。实验发现，毛细血管和静脉的内皮细胞是产生CNV的最早侵入细胞，而动脉内皮细胞没有参与此过程。角膜化学烧灼伤后，早期出现在角膜周围血管扩张，27小时后新生血管芽由角膜周围血管和毛细血管长出，72小时后新生血管增长并呈网络状。另有实验发现，毛细血管内皮细胞、静脉内皮细胞和血管周细胞均参与了新生血管的形成，所占比例分别为62%、20%和5%。毛细血管环是角膜周围血管丛最接近角膜中央的成分。CNV早期血管芽就是由毛细血管环和小静脉长出。另据报道，外伤33小时后，组织学切片可发现小静脉和毛细血管处的新生血管芽。Yaylali等[3]报道，在兔角膜12点钟位置，距离角膜缘3mm处，用7-0丝线从上皮面穿过角膜基质缝合，在共焦显微镜下观察术后CNV情况，缝合后5小时，泪膜中出现白细胞。6小时可观察到角膜缘血管周围有浸润的炎性细胞。18小时可见最早的血管芽由充血的毛细血管网长出，血管芽呈短而尖形的突出，方向朝向外伤的部位。96小时后毛细血管芽呈密集网状；在最早的血管芽长出72~80小时后，新生血管内可见红细胞和其他细胞的移动。CNV后期一般会有1~2根较粗大的血管出现，主要行使供营养的作用，此现象也证实新生血管的生长过程需要依赖周围环境。巨噬细胞通过分泌生长因子影响新生血管的生成，它分泌许多生长因子，刺激新生血管的形成。在许多视网膜退行性疾病如糖尿病性视网膜病变的病例中，同样也发现伴随新生血管产生的巨噬细胞样的细胞。各种白细胞、活化巨噬细胞、活化淋巴细胞均参与新生血管的形成。

（四）角膜新生血管形成机制

研究CNV的形成机制由来已久，但到目前为止，对它的确切发病机制仍然不完全清楚。近年来有关学者综合考虑CNV的形成机制，发现CNV与以下因素有关系。

1. **消除角膜水肿的机械屏障破坏** Daxer等认为角膜水肿是出现CNV的必要条件但不是充分条件。角膜水肿状态下，紧密排列的层状胶原分开，屏障功能受到破坏，不能阻止角膜缘新生血管长入，于是形成CNV。角膜水肿既是各种促血管生成因子和促血管渗透性因子如血管内皮生长因子（vascular endothelial growth factor，VEGF）作用后而导致的结果，反过来又促进CNV形成。实验证实，在角膜基底膜发现有碱性成纤维细胞生长因子（basic fibroblast growth factor，bFGF），角膜水肿后受损细胞可释放bFGF，从而促进CNV生成。

2. **促血管生成因子增加** 正常角膜基质板层胶原纤维间隔为32~36nm，而新生血管芽的直径为8~15μm，侵入细胞如多形核白细胞等直径一般为6~9μm，因此，较大的角膜水肿所形成的"角膜湖"可使新生血管长入。但是，一般的角膜水肿仅使角膜基质板层胶原纤维间隔达100nm左右，新生血管芽和侵入细胞仍难以侵入，在此情况下，角膜各种浸润细胞（包括内皮细胞和炎性细胞）所释放的各种血管生成生长因子和蛋白酶等发挥作用从而导致CNV。

3. **抑血管生成因子减少** 血管生成是各种生理和病理过程的结果，正常角膜内含有抑制新生血管成分。虽然有许多因素可以抑制新生血管，但目前人们愈来愈意识到，内生性抑制因子是最重要的因素之一。内生性抑制因子在调节伤口愈合、慢性炎症和肿瘤生长过程中的血管生成起关键的作用。促血管生成因子和抑制血管生成因子所产生的生物网络平衡在调节血管生成中起重要作用，各种抑制血管生成因子的减少将促进CNV。CNV与促血管生成因子（proangiogenic factors，PG）的"启动"和抗血管生成调节剂（antiangiogenic regulators，AR）的"关闭"有关。正常状态下血管不能长入角膜的关键因素是在角膜内有抑制新生血管的因子，当角膜受到损伤时，这种限制血管增生的抑制因子遭到破坏，新生血管得以长入角膜。

4. **炎症学说** 血管生成往往与炎症反应互相作用、互相依赖、互相协同，CNV周围常有中性粒细胞浸润和细胞破坏崩解碎片，此现象提示CNV与炎性反应密切相关。在角膜病变时，炎性细胞特别是中性粒细胞浸润角膜一般出现在CNV之前。炎症对CNV的影响包括：

（1）各种酶性介质的释放：中性粒细胞和巨噬细胞溶酶体含有胶原酶、酸性蛋白酶和弹性蛋白酶等酶性介质。酶对基底膜的破坏是新生血管形成的最初阶段，胶原酶的作用尤其重要，感染早期蛋白分子能刺激胶原酶的产生，导致基底膜的降解和内皮细胞有丝分裂。

（2）各种炎性介质和细胞因子的释放：因炎症而激活的各种活化细胞可释放许多促血管形成的因子和成分，从而打破微环境细胞因子网络平衡，加速新生血管形成。感染早期细胞因子的趋化作用能强化炎性细胞的活化和移动，进而上调蛋白水解酶、花生四烯酸（arachidonic acid）代谢和各种促有丝分裂作用。此作用反过来又刺激更多的血管生成和更多炎性细胞聚集。与炎性反应有关的二氧化碳、组织胺、前列腺素和某些酸性代谢产物曾先后被认为是血管生成促进因素。炎性反应还可以引起新生血管阳性趋化反应（positive chemotaxis），即形成一个以血管起源处为基地，角膜损伤部位为顶点的三角形新生血管分布区。有实验发现，用X线照射耗竭白细胞的鼠中，仍可引起CNV，但在程度上明显轻于未照射组，证明白细胞在CNV形成中起加强作用，但并非必不可少。

5. 缺氧学说 Michaelson研究证明相对缺氧可以刺激视网膜血管生长，Duffin认为戴角膜接触镜引起的CNV与缺氧有关。但是，缺氧不能完全解释所有的眼部新生血管，有些不存在缺氧因素的病例仍有新生血管形成[4]。

6. 角膜神经 实验发现，环钻钻切角膜后使环钻角膜区去神经，用烧灼法诱发去神经区CNV失败，提示神经对新生血管形成有作用。在实验性角膜移植排斥反应的研究中，用共焦显微镜可以观察到，在角膜基质神经邻近处出现成熟的血管。Yaylali等[3]的实验也发现新生血管一般沿基质神经纤维长入，因为神经与基质细胞无黏附，侵入细胞和血管芽由此途径长入角膜组织阻力相对较低，作为引导和触发的角色，角膜神经在CNV初期（开始1~2天）起重要作用，3天以后，新生血管逐渐脱离对角膜神经的依赖。

另外参与CNV形成的还有白细胞介导学说、细胞外基质作用、细胞因子平衡学说等。

（五）促进角膜新生血管形成的因子和成分

CNV的生成是一个复杂的过程，受多种因素综合调控，与促血管生成因子和抗血管生成因子的平衡失调有关。下文分别加以叙述。

1. 血管内皮生长因子 VEGF于1983年首先由Senger等发现，1989年Ferrara等在牛垂体滤泡星状细胞体外培养液中首先纯化出来的具有肝素结合活性的同源二聚体糖蛋白，是内皮细胞特异性促有丝分裂原，但缺乏对其他细胞促有丝分裂的作用。人类VEGF家族包括许多成员，包括：VEGF-A，VEGF-B，VEGF-C，VEGF-D和胎盘生长因子（placental growth factor，PIGF）。VEGF可以与其酪氨酸激酶受体-1（VEGF receptor 1，即VEGFR-1或Flt-1）、酪氨酸激酶受体-2（即VEGFR-2，在人类为KDR，在鼠类为Flk-1）、酪氨酸激酶受体-4（Flt-4）结合发挥效应。其效应主要包括：①促进血管和淋巴内皮细胞增生、迁移、分化及存活，抑制内皮细胞的老化和凋亡，进而促进新生血管的形成；②增加小血管壁的通透性，有利于大分子蛋白物质渗出血管外，部分外渗的蛋白质可以形成纤维蛋白原；③抑制异常组织细胞的老化和凋亡，促进异常组织中的毛细血管增生。体内外实验都能发现VEGF引起血管生成，在有新生血管的人角膜片免疫组化可以发现VEGF。另外，VEGF也能引起角膜水肿，被称为新生血管因子或促血管渗透性因子。VEGF165可明显刺激角膜缘毛细血管生长。Philipp等[4]实验发现VEGF及其受体在人的炎症性角膜血管化时有着高表达。

2. 碱性成纤维细胞生长因子 成纤维细胞生长因子（fibroblast growth factor，FGF）最初是Gospodarowicz于1974年在牛脑下垂体中发现的一种促纤维母细胞生长因子，广泛存在于多种组织中。FGF家族包括18个成员，其中bFGF被认为是较重要的成员，为由146个氨基酸组成的多功能调节性多肽，相对分子质量为18kDa，是体内分布最广的一类生长因子。其生物活性通过作用于FGF受体（FGFR1，FGFR2，FGFR3和FGFR4）而实现。bFGF的体外研究表明bFGF与血管形成的全过程有关：① bFGF可刺激内皮细胞产生胶质酶和纤维蛋白溶酶原激活剂（t-PA），将纤维蛋白溶酶原转化为具有酶活性的纤维蛋白溶酶，后者又可激活胶原酶，溶解新生血管起始缘的基膜，并诱导血管内皮细胞进入三维的胶原基质形成新的毛细血管芽；② bFGF可直接刺激内皮细胞增生，促进内皮细胞产生蛋白酶，调节内皮细胞表面整合素表达并促进内皮细胞迁移；③ bFGF可诱使血管内皮长入胶原基质中，并形成与毛细血管类似的管腔。bFGF可刺激角膜形成新生血管，另外它能增加微血管通透性，并通过上调VEGF，TGF-β1等血管生长因子的表达而间接刺激血管生成，在血管形成过程中起着重要作用。但也有学者认为bFGF可能未参与碱烧伤后新生血管的诱导，而是参与其增殖期的调控，对角膜炎症性新生血管增殖起到后续支持作用。

3. 表皮生长因子 分别用重组表皮生长因子（human epidemal growth factor, hEGF）和bFGF缓释颗粒植入角膜基质，裂隙灯检查发现，植入少于1mg的hEGF不引起CNV，而植入250ng的bFGF角膜10d内出现新生血管。此外，一眼角膜植入250ng的bFGF后在对侧眼角膜植入250ng的hEGF能诱发对侧眼CNV，但新生血管化的程度较bFGF植入眼显著减轻，甚至肌肉内植入250ng的bFGF后，角膜植入250ng的hEGF也能诱发新生血管。提示少于1mg的hEGF不能诱发CNV，但在某些物质，例如微量bFGF发出新生血管生长信号后，角膜缘血管活化，hEGF可促进新生血管形成。

4. 转化生长因子–β1和血小板源性生长因子 1978年，Delarco和Todar首先发现病毒转化的细胞能分泌一种具有使正常大鼠肾成纤维细胞表型发生转化能力的因子，并命名为转化生长因子–β1（transforming growth factor–1, TGF–β1）。TGF–β1可刺激血管生成和上皮化，刺激成纤维细胞的增殖分化。TGF–β1体内实验显示，TGF–β1可刺激内皮细胞增生。但是，体外实验却显示，TGF–β1抑制内皮细胞增生。血小板源性生长因子（platelet derived growth factor, PDGF）主要通过直接促血管形成生长因子的介导作用间接促进新生血管的形成。

5. 白介素–1 白细胞介素（interleukin, IL）是细胞因子的一大家族，目前已报道IL–1~IL–19，主要由淋巴细胞、单核细胞或其他非单个核细胞产生。白细胞介素的家族成员中，IL–1是感染初期重要的细胞因子，大部分有核细胞都有IL–1表达。IL–1作用广泛，可调节炎症急性期反应，产生趋化作用；活化炎性细胞和抗原提呈细胞；上调胶原酶生成量，上调黏附因子和辅助刺激因子表达。实验发现，IL–1α和IL–1β与早期炎性CNV有联系。绝大多数调节血管生成的因子是由巨噬细胞和其他炎性细胞产生，而血管生成有利于炎性细胞和炎性介质在炎症部位的聚集，提供炎症组织更多的氧和营养物质。血管内皮细胞面积的增加也能增加细胞因子和黏附因子的生成量，进一步上调炎性反应。IL–1能增加其他促血管生成因子的产生，这些因子包括血小板活化因子、花生四烯酸代谢产物、IL–6、IL–8。IL–1参与调节ECM的降解，而ECM结构的改变是所有早期血管形成的关键步骤。IL–1能上调许多黏附因子的表达，这些黏附因子是血管生成的重要介导因子。另外，IL–1能上调氮氧化物和其他反应性氧化中间产物，这些产物可以促进由bFGF和VEGF介导的血管生成。有报道称IL–1α可引起滑膜成纤维细胞的VEGF表达。许多研究证实，IL–1是早期CNV关键的介导因子。

6. IL–2 IL–2注入角膜基质可诱发小鼠CNV。受有丝分裂原活化的淋巴细胞可引起近亲交配小鼠CNV高度再生，分别用活化淋巴细胞培养上清液和IL–2注入角膜可诱发CNV，证实活化淋巴细胞上清液和IL–2具有促新生血管生成的作用，IL–2体外可刺激血管内皮细胞活化。除IL–2外，炎性细胞释放的肿瘤坏死因子也具有促进血管生成的作用。

7. IL–8 用兔角膜板层内植入模型发现，生理浓度的人重组IL–8（rIL–8）可引起CNV，连续荧光血管造影计算机辅助分析显示，给予2~40ng的rIL–8可使兔角膜在14天内出现CNV。提示IL–8具有促血管生成的活性，参与角膜伤口愈合和炎症反应。

8. 前列腺素 前列腺素（prostaglandin, PG）既能直接引起血管生成，又能通过诱导 VEGF 和 bFGF 间接促进血管生成。CNV 与多形核白细胞浸润角膜有关联，PG 有轻度趋化作用，使炎性细胞浸润角膜基质，炎性细胞反过来又释放引起趋化作用的白细胞三烯（leukotrienes）和促血管生成的 PG。PGE 可导致局部血管舒张，血管通透性增加，组胺释放，从而引起组织水肿。其中，PGE1 致新生血管形成作用最强，PGE2 次之，PGF1a 和 PGF2a 作用较弱，而其前驱物花生四烯酸、PGA1、PGA2、PGB2、PGD2、PGI2 以及血栓素（thromboxan）无诱发 CNV 的能力。植入脂氧酶依赖（lipoxygenase-dependent）的花生四烯酸复合物（5-HETE，白细胞三烯 B4）后可产生趋化反应和新生血管。眼碱烧伤后放射免疫测定显示 CNV 的程度与 PGE 浓度密切相关。此外，二十烷（eicosanoids）类物质如 12（R）HETrE 可由角膜上皮细胞产生，在上皮细胞受损时释放，从而引起表浅 CNV 和角膜血管翳。因此，炎性细胞是新合成的白细胞三烯和 PG 的主要来源，前者主要维持炎症区的趋化作用，后者主要诱发新生血管。

9. 基质金属蛋白酶家族 基质金属蛋白酶家族（matrix metalloproteinases, MMPs）是一组锌依赖性蛋白酶，可降解血管基底膜和细胞外基质的含锌蛋白质，一些细胞生长因子及激素能调节 MMPs 的合成，而其特异性金属蛋白酶组织抑制剂（tissue inhibitor of metalloproteinase, TIMP）是主要的调节因素。MMP 与 TIMP 之间的动态平衡是保持细胞外基质完整性的前提条件。其中 MMP-2 被认为与 CNV 的形成相关，其特异性组织型抑制剂 TIMP-2 是最主要调节因素。促血管生长因子能够上调 MMPs 中多种 MMP 的生成，如 MMP-1（间质胶原酶-1）、MMP-2（明胶酶 A）、MMP-9（明胶酶 B）以及 MMP-14。MMP-2 可通过降解血管基底膜和细胞外基质来参与新生血管形成，而 MMP-9 可以刺激 VEGF 的生成，直接促进血管内皮细胞的再生。另外，在角膜外伤模型中，MMP-7 缺陷可以增强新生血管的反应，因此 MMP-7 也有抑制新生血管的形成，原因可能为 MMP-7 介导了Ⅷ型胶原，内皮抑素前体的降解作用[5]。Katoa 等[6]研究发现 MMP-2 于活跃增生血管的基底膜大量表达，使血管基底膜和细胞外基质降解，以利于血管内皮细胞的迁移，并有刺激血管内皮细胞增殖的作用。MMP-2 缺乏亦可明显抑制由 bFGF 诱发的新生血管的形成。由此可见，MMP-2 参与了炎性相关 CNV 形成。Givard 等用兔角膜 2mm 穿透性切除术损伤模型，检测出 MMP-2 在 1 周后成纤维细胞增加明显时，其表达开始增高。Ma 等研究了MMPs 和 TIMP 在小鼠 CNV 模型中的表达，结果提示，硝酸银烧伤诱导的 CNV 中，MMPs 和TIMP 都被上调，因而在角膜外伤、炎症和 CNV 形成过程中，两者都参与了细胞外基质的重建。

10. NF-κB 当角膜受到理化或自身免疫性疾病等损害后，NF-κB（nuclear factor-κB）自其复合物 NF-κB/IκB 中解离出来，转位进入细胞核与靶基因的 κB 位点结合，从而启动其转录，参与 CNV 的形成。研究表明，NF-κB 提供 MMP-2、MMP-9 的表达，从而加速血管下基底膜的降解、CNV 的形成。NF-κB 增强细胞周期蛋白 D 的表达，促进血管内皮细胞和平滑肌细胞的增殖。此外，活化的 NF-κB 介导多种促血管生成因子，如 VEGF、IL-8、细胞间黏附分子（intercellular adhesion molecule-1, ICAM-1）、血管间黏附分子-1（vascular cell adhesion molecule-1, VCAM-1）等。因此，活化的 NF-κB 通过直接与间接的多种途径，有效地促进新生血管的生成。研究表明 NF-κB 的活化早于 CNV 管腔的形成，说明 NF-κB 是新生血管生成的促发因素。

11. 白细胞成分 电镜观察显示 CNV 周围常存在中性粒细胞浸润及其崩解的产物，提示白细胞参与 CNV 形成过程，并可能起介导作用。CNV 的产生是否必须要有白细胞的参与，尚存在不同意见。Fromer 等用 X 线照射大鼠全身抑制白细胞数量后，再用硝酸银烧灼角膜，并不引起 CNV，而角膜内注射中性粒细胞则能诱导 CNV。Sholley 等报道经 X 线全身照射后缺乏白细胞的大鼠仍可发生 CNV，但与未照射组相比程度明显减轻，白细胞特别是肥大细胞可能与 CNV 的产生存在关联，肥大细胞颗粒含有肝素、组胺、类胰蛋白酶、胃促胰素、VEGF 和 bFGF 等具有生物活性的介质。肥大细胞在脱颗粒时释放多种生物活性介质，其中肝素和类胰蛋白酶类这两种介质参与新生血管的形成作用最明显。肝素是肥大细胞分泌的重要成分之一，它能特异的促进毛细血管内皮迁徙，促进 CNV 的产生。类胰蛋白酶是肥大细胞分泌的一种丝氨酸蛋白酶，它能切断纤维蛋白原，激活胶原酶和基质金属蛋白酶前体，达到降解结缔组织基质的目的，为新生芽血管提供空间。

12. 血管生成素 血管生成素（angiogenin, ANG）ANG 是第一个被分离纯化并确定氨基酸序列的血管生成促进因子。人类 ANG 家族包括 ANG-1、ANG-2、ANG-4 和酪氨酸激酶受体 Tie1（tyrosine kinase that contains immunoglubin-like loops and epidernal growth factor-similar domains 1）和 Tie2。ANG-1，ANG-2 均可与血管内皮细胞上的 Tie2 受体结合而发挥生物作用。ANG-1 或 Tie2 的不足可诱导血管失稳态，促进血管出芽，侧支形成 ANG-2 的过度表达，都会导致血管成熟及血管稳定性受限，进而导致胚胎死亡。ANG-1 可以促进血管的重塑和成熟，也可以通过作用于周细胞和平滑肌细胞从而来稳定新生血管壁。体外注射 ANG-1 或 ANG-2，二者均无法单独诱导 CNV 的形成。且 ANG-1 促进 CNV 成熟，ANG-2 作用于 CNV 形成的初始阶段[5]。

13. 骨桥蛋白 骨桥蛋白（osteopont, OPN）是一种能够促进血管再生与组织修复的糖蛋白，在角膜、脉络膜和视网膜新生血管中表达增多，能够促进新生血管的发生。Dai 等[7] 研究发现，OPN 通过磷脂酰肌醇 3- 激酶 / 蛋白激酶 B（phosphotidylinositol 3-kinase/protein kinase B, P13/KAkt）与细胞外调节蛋白激酶（extracellular regulated protein kinases 12, ERKl/2）信号通路促进 VEGF 的表达，进而促进新生血管生成。Fujita 等[8] 用基因敲除的方式获得与 Dai 等的研究结果相似的结论，即 OPN 缺乏时能够减少 VEGF 的表达，减弱角膜基质新生血管的形成。在碱烧伤小鼠模型研究中，OPN 的缺失损伤眼成纤维细胞的黏附和迁移功能。应用外源性 OPN 时可以恢复 OPN 基因敲除鼠损伤的黏附功能。同时发现 OPN 65 000 与 25 000 片段在碱烧伤处表达上调。OPN 缺乏阻碍 Smad3 的磷酸化，组织损伤处 TGF-β 表达减少，这可能抑制角膜细胞向肌成纤维细胞转化，新生血管形成减少[9, 10]。

14. 一氧化氮与一氧化氮合酶 一氧化氮（nitric oxide, NO）作为重要的信使分子和效应分子是在 20 世纪 80 年代后期才被发现和证实的。目前已知在体内许多组织细胞内均可以产生 NO，如血管内皮细胞、平滑肌细胞及吞噬细胞等。体内 NO 是由 L- 精氨酸经一氧化氮合酶（NO synthase, NOS）催化而生成的。NO 在体内半衰期极短，不产生积累，活体直接检测困难。NO 是一种结构简单但具有多种生物学效应的自由基分子，它参与体内一系列生理和病理条件下的生物过程。多数学者认为，NO 能促进新生血管的形成。但其机制及其信号通路还未完全阐明[11]。

一氧化氮合酶（NOS）是NO合成的限速酶，有三种亚型，即内皮结构型（eNOS）、神经核结构型（nNOS）和诱导型（iNOS）。前两者活性依赖于Ca^{2+}/钙调素，所以又称为钙依赖型NOS（或结构型NOS, cNOS）；iNOS活性不依赖于Ca^{2+}/钙调素，主要产生于巨噬细胞，炎性中性粒细胞，组织中的免疫细胞等，这些细胞在致炎因子IL-1、TNF-α、LPS、IFN-γ等激活下转录iNOS的mRNA，翻译iNOS，iNOS形成二聚体后具有活性，缓慢而持久产生大量NO。NOS在眼内含量丰富，角膜上皮和内皮均含有NOS。Sennlaub等研究发现：在角膜碱烧伤后CNV形成时iNOSmRNA被诱发至一高水平并在整个疾病过程中保持较高水平，烧伤区炎症渗出细胞表达iNOS蛋白。Dulak等[12]发现：角膜损伤后，中性粒细胞和单核细胞是iNOS的主要来源。iNOS促进NO合成，并在转录水平诱导VEGF的表达，促进新生血管形成。

15. 瘦素 瘦素（leptin）是近年来发现的一种由脂肪细胞分泌的肽类激素。它的受体OB-Rb主要位于下丘脑。已有研究表明OB-Rb也位于人类脉管系统以及内皮细胞。瘦素在CNV形成中的作用主要表现在以下几方面：①刺激毛细血管内皮细胞增殖；②刺激新生血管形成呈剂量依赖性，160ng瘦素便引起大鼠最严重的CNV，但再增加剂量时新生血管形成并不呈正相关；③诱导毛细血管的薄弱区域形成血管窗，从而增强血管的通透性；④与MMPs、FGF-2、VEGF有协同作用。

16. 细胞间黏附分子-1 ICAM-1是一大类位于细胞表面的糖蛋白。它介导细胞与细胞间及细胞与细胞外基质之间的黏附。许多研究证实，白细胞与早期血管生成密切相关。当白细胞浸润角膜时，其浸润部位与血管生长的部位有密切的联系。白细胞和血管内皮细胞的相互作用是由各种蛋白质调节，其中包括各种黏附因子。体内研究证实调节白细胞黏附的ICAM-1是早期血管生成的关键因素。对BALB/c小鼠角膜进行尼龙线缝合后可以诱发CNV，8小时后发现角膜缘血管内皮细胞表达ICAM-1，3天后形成CNV。

17. HIF1 HIF1是缺氧条件下广泛存在于哺乳动物和人体内的一种转录因子，由HIF1α和HIF1β两个亚单位组成，其中HIF1α是主要的氧调节亚基，可调节多种靶基因如葡萄糖转运因子、VEGF、红细胞生成素等的表达，对维持肿瘤细胞的能量代谢、刺激新生血管生成、促进肿瘤细胞增殖和转移起重要作用。近年来的研究发现，VEGF在缺氧组织中的转录活化主要受HIF1α调节，并保持其mRNA的稳定性。HIF1α还可上调VEGF受体的表达，从而促进血管新生。

18. 诱发因素-激光 应用Nd:YAG激光破坏兔角膜后弹力层不会引起明显的外伤性炎性反应，但可刺激新生血管反应。单独激光处理后不能诱发CNV，只有同时给予肝素（heparin）才能诱发CNV，其原因可能是bFGF从其角膜储存处（大部分位于后弹力层）释放后，其临界浓度（critical concentration）被肝素保存。Nd：YAG激光损害角膜基质中部后，给予肝素不能诱发CNV，提示后弹力层在CNV生成中的重要作用。

（六）抑制角膜新生血管形成的因子和成分

1. 促乳激素 促乳激素（prolactin, PRL）家族成分是角膜血管生成强有力的调节剂。PRL的14kDa和16kDa片断可与内皮细胞受体结合，抑制血管生成。外源16kDa片断的PRL可抑制bFGF诱发的CNV，角膜上皮发现有PRL受体，提示角膜有抗血管生成作用的PRL类分子，作用于角膜的PRL可能来自于泪液，通过细胞内通路整合入角膜内。

2. 蛋白水解酶 许多蛋白水解酶是内源性血管生成抑制剂，例如，血管他汀

（angiostatin）是含有血纤溶酶原最初4个kringle分子的蛋白水解酶片断，也是血管生成的有效抑制剂。由尿激酶活化的血纤维溶酶可使血纤溶酶原释放一种称为蛋白酶激活kringles（protease-activated kringles1~5, K1~5）的血管生成抑制剂，K1~5可特异性的抑制内皮细胞增生，其抑制作用是血管他汀的50倍以上。当血管他汀和K5与毛细血管内皮细胞共孵育时，发现两者可协同抑制内皮细胞。此协同作用的效能类似于单独应用K1~5的作用。低剂量的K1-5也能有效阻止由FGF诱发的CNV，而同样剂量的血管他汀无此作用。K1~5且有抗肿瘤作用，此作用是与其下调新生血管生成的作用有关。

3. **Maspin** Maspin是丝氨酸蛋白酶抑制剂（serpin）家族唯一的成员，是Ⅱ类肿瘤抑制基因编码的分泌蛋白质，是血管生成的有效抑制物质。体外实验发现，Maspin可以使培养内皮细胞向bFGF和VEGF的移行停止，Maspin可以限制细胞的有丝分裂和管状结构的形成。体内实验发现，Maspin可阻止CNV生成，Maspin衍生物具有同样的抑制血管生成作用。

4. **IL-4** IL-4是免疫系统重要的调控剂，具有抗肿瘤活性，同时也是血管生成强有力的抑制剂。将浓度为10ng/ml或更高浓度的IL-4制成球状，植入大鼠角膜，或给予小鼠腹腔内注射，可阻止由bFGF诱发的CNV。IL-4和IL-3可抑制培养的牛或人微血管上皮细胞移动，具有剂量反应曲线，0.01ng/ml的IL-4对微血管上皮细胞移动具有刺激作用，而超过此浓度则对微血管上皮细胞移动具有抑制作用。IL-4由活化的T辅助细胞分泌，在鼠类动物，分泌量对血管内皮细胞产生抑制作用。

5. **IL-6** IL-6主要由单核细胞、巨噬细胞和成纤维细胞产生，分子量为21~29kDa，是一种多向性炎症因子，在炎症和免疫反应中起重要作用。IL-1可以刺激培养的角膜细胞产生大量的IL-6，其作用比TGF-α强30倍。但Nakamura等在比较EGF和IL-6对角膜上皮细胞的作用时发现，IL-6仅能刺激角膜上皮细胞移行，不能引起增殖，认为IL-6不能诱导CNV形成。Hatzi等进一步发现IL-6能抑制角膜内皮细胞的增殖，并能抑制VEGF诱导的CNV形成。因此IL-6是具有抑制CNV作用的白细胞介素[13-14]。

6. **IL-12** IL-12几乎能完全抑制在C57BL/6、SCID小鼠及DBA/2小鼠上的由FGF诱发的CNV，给予干扰素-γ（interferon-γ，IFN-γ）抗体后此抑制作用减弱或消失，提示IL-12抑制血管作用是需要IFN-γ介导，IL-12具有诱导IFN-γ产生的作用，反过来，IFN-γ又是IL-12抗血管生成的重要介导物。IL-12抗血管生成作用与其抗肿瘤作用相对应。IL-12过去称为自然杀伤细胞刺激因子或称为细胞毒淋巴细胞成熟因子，具有显著的抗肿瘤和抗转移作用，IL-12抗肿瘤作用主要是与其激活细胞毒T淋巴细胞有关，同时，IL-12的抗血管生成作用也有助于其抗肿瘤作用。

7. **IL-18** IL-18也称为IFN-γ诱导因子，近来发现能有效的诱导IFN-γ的产生，同时，又发现它是抗血管生成和抗肿瘤细胞因子，体外实验证明，IL-18可特异性的抑制FGF-2刺激所引起的毛细血管内皮细胞的增生。体内实验证明，IL-18可明显抑制FGF诱发的CNV。

8. **TGF-1** 体内实验显示TGFβ-1可刺激内皮细胞增生，体外实验显示TGF-1抑制内皮细胞增生。但在某些实验条件下，TGF-1体内可抑制新生血管生成。应用丝线在兔角膜缘进行深层缝合，1眼诱发兔CNV，将含的TGF-1Elvax聚合物植入角膜基质，另1眼植入无TGF-1的Elvax(ethylene vinyl acetate copolymer, 乙烯-醋酸乙烯酯)聚合物作为对照，结果发现，植入含TGF-1的Elvax聚合物可显著抑制CNV生成及房水的超氧化物的产生。

9. 硫酸类肝素 用硝酸银或硝酸钾损伤角膜后，角膜bFGF增加，并诱发CNV，眼局部点滴硫酸乙酰肝素可减少CNV。体外实验也发现，硫酸类肝素可抑制人血管内皮细胞增生，减少微血管芽的形成。

10. 软骨源抑制因子 软骨源抑制因子（cartilage derived inhibitor，CDI）是一种分子量为27 kDa的水溶性蛋白质，广泛存在于脊椎动物和人的软骨组织中，在维持正常软骨无血管状态中起着重要的作用。实验发现，软骨组织内无血管存在，并且极少有肿瘤侵害的现象，其原因与CDI密切相关。自1990年Moses等首次提纯了牛软骨中的CDI以来，体外实验表明CDI具有显著抑制毛细血管内皮细胞增殖和移行的活性的作用，其原因可能是抑制了内皮细胞的DNA合成。体内实验发现，内毒素与Elvax聚合物植入角膜可诱发CNV，而此聚合物再加入CDI植入角膜后，CNV的生长速度和生长面积均有显著的抑制，其抑制率随CDI剂量的增加而提高，呈剂量依赖性。其作用的另一特点是，CDI抑制CNV的同时，仍存在炎性细胞浸润，提示炎性细胞释放的各种血管生成因子（例如肿瘤坏死因子和IL-2）未能发挥作用，可能是CDI直接干扰了毛细血管内皮细胞的增殖和移行。

11. 色素上皮衍生因子 色素上皮衍生因子（pigment epithelium derived factor, PEDF）最初于1989年从胎儿视网膜色素上皮细胞（retinal pigment epithelium, RPE）培养基中分离出，1991年被鉴定是相对分子质量为50 kDa的糖蛋白。是丝氨酸蛋白酶抑制剂超家族中的成员之一，但无抑制蛋白水解酶活性，可能与活性中心螺旋存在脯氨酸残基有关。眼内PEDF主要由RPE细胞分泌。此外，人睫状体上皮也合成PEDF并分泌到房水中，最近的研究发现Müller细胞也分泌PEDF，而PEDF在眼组织中分布广泛，几乎存在所有眼组织。VEDF和PEDF是目前发现的最强的眼部新生血管促进和抑制因子。羊膜正是含有与眼部PEDF相同结构的可溶性蛋白，才能在眼表结构重建中抑制新生血管的生成。PEDF是一种双重作用的因子，不仅具有营养和保护神经、调控神经胶质及RPE分化及促进色素颗粒成熟的作用，还具有引发活化的内皮细胞凋亡，阻止内皮细胞增生移行，从而抑制由VEGF、bFGF、IL-8所介导的新生血管的形成。它也被发现在预防羊膜移植术后新生血管的形成中起着关键性的作用。一些学者发现在化学诱导的CNV模型中，外用PEDF或者PEDF多肽（P5-2和P5-3）能够下调VEGF的表达，进而抑制CNV的发生[15-16]。其他一些研究在bFGF诱导的大鼠CNV的实验中，通过向球结膜下注射PEDF作为质粒载体介导的合成的双亲分子INTeraction-18（p-PEDF-SAINT-18），可以成功地抑制CNV的形成[17, 18]。

12. 干扰素 干扰素（interferon）是由病毒侵入机体后诱导宿主末梢血液的淋巴细胞、淋巴母细胞和成纤维细胞产生的一组调解糖蛋白。它具有许多生物效应，包括促进细胞的分化、抑制细胞分裂、增殖，抑制免疫细胞的功能，并具有抗病毒、抗肿瘤、抗新生血管作用。近10年来国外已开始以药物治疗CNV的研究并已应用于临床。Imanishi等研究表明在局部应用α-IFN 2×10^5IU/ml至2×10^6IU/ml时能抑制角膜移植排斥反应，并在局部应用α-IFN每天总量为1×10^5IU/ml时对结膜和角膜均无毒性作用。IFN是大分子物质，滴眼可能难以很好吸收，以致效果不明显；相反，结膜下注射则可以让IFN充分到达细胞间隙，发挥其对血管生长的抑制作用。

13. 核糖核酸酶抑制因子 核糖核酸酶A（RNase A）与ANG有很高的同源性，是Rnase超家族的一员。核糖核酸酶抑制因子（ribonuclease inhibitor, RI）是哺乳动物细胞浆中的一种酸性糖蛋白，能与中性及碱性Rnase A以1：1结合，从而抑制Rnase A的活性。X射线分析表明，ANG与Rnase有着极其相似的立体结构，Rnase A/ANG都作为配体，与RI紧密结合。RI与ANG的亲和力比其与Rnase A的亲和力要大100多倍。RI可抑制ANG促血管生成活性。

14. 血管内皮生长因子可溶性受体 在CNV发生中涉及许多抗炎因子及致炎因子。其中，较为重要的是VEGF。在角膜上，多种血管内皮生长因子可溶性受体（sFlt-1）也参与表达。sFlt-1是具有抗血管化作用的强力因子之一。新近发现其在正常角膜中亦有表达，并以高亲和中和抗体的形式与内源性的VEGF-A结合，阻断其信号传导，抑制其促血管化作用。Ambati等通过免疫染色、免疫沉淀等方法证实了小鼠及人的正常无血管角膜中VEGF的存在，并证实与之结合的因子正是sFlt-1。VEGF-sFlt-1复合物不再具有络氨酸蛋白激酶的功能，VEGF胞内信号传导通路被阻断，失去原有刺激血管内皮细胞增生的作用。sFlt-1与VEGF-A结合极可能是维持角膜透明的基本条件[19, 20]。

15. 内皮抑素 内皮抑素（endostatin）是近年发现的一种内源性新生血管抑制因子，它是由纤溶酶原产生的一种具有多功能的分子量为38 kDa的蛋白片段。在角膜上皮细胞和泪液中可以发现。Endostatin主要通过以下几种机制发挥其抑制内皮细胞增生抗血管生成的生物学功能。①直接抑制内皮细胞增生；②可直接促进内皮细胞凋亡；③可发挥抑制内皮细胞及巨噬细胞迁移的作用，抑制新生血管的生成；④对细胞周期的影响；Shin等[21]最先将重组血管生长抑素引入CNV疾病的治疗。他们在bFGF和VEGF等血管诱导因子诱导CNV模型中，用不同浓度的重组纤溶酶原片段K1、K3作用于模型，发现血管生长抑素能明显减少新生血管的数量和长度。随后，在手术\机械或者是碱烧伤诱导的CNV模型中，endostatin可以成功抑制CNV的发生[22-23]。

16. 血管内皮钙黏蛋白 血管内皮钙黏蛋白（vascular adhesion protein, VAP）/敏感性胺氧化酶（semicarbazide-sensitive amine oxidase, SSAO）参与淋巴细胞向内皮细胞的黏附，被认为参与CNV的形成。Nakao等[24]人发现，在血管黏附蛋白-1抑制剂，UeV002，可以抑制IL-1诱导的巨噬细胞的浸润，以及CNV的发生，但是对于VEGF-A诱导的CNV却不起作用。Énzsöly等[25]发现：运用缝合方法诱导兔CNV模型中，VAP-1/ SSAO活动被引发，当将含有VAP-1/SSAO抑制剂LJP1207成分的滴眼液与贝伐单抗联合应用时，上述活动就能够被抑制，单一用药不能起到上述疗效。

17. 核心蛋白聚糖 核心蛋白聚糖（decorin）是一种富含亮氨酸的小分子蛋白聚糖，它可以抑制血管内皮的迁移和新生血管的形成。在受伤的鼠角膜模型中，它的缺乏可以导致CNV的发生。在bFGF缓释微囊诱导的角膜CNV实验中，I型膜型基质金属蛋白酶（membrane type 1 matrix metalloproteinase, MT1-MMP）表达水平上调，进而裂解decorin且具有时间和浓度的依赖性。Mohan等人在bFGF缓释微囊诱导CNV的模型中，通过AAV5-dcn载体将核心蛋白聚糖靶向输入上皮下的基质进行基因治疗，他们发现Decorin可以同时下调VEGF、巨噬细胞化学趋化蛋白、ANG、PEDF，间接发挥抑制CNV的效应。

18. 血小板反应蛋白家族 血小板反应蛋白家族（Thrombospondins, TSPs）是内源性血管生成抑制因子。TSPs可以抑制血管内皮的迁移、再生以及新生血管的形成，诱导血管内皮细胞凋亡。TSP-1又称凝血酶敏感蛋白-1，属于TSPs，位于角膜上皮基底层、后弹力层及角膜内皮。TSP-1缺陷可以促进缝合诱导的角膜炎性CNV的发生。TSP-1的抗新生血管效应是由于在血管内皮细胞和炎性细胞表面TSP-1交联跨膜蛋白聚糖CD36而发挥生物效应。血管内皮细胞表达CD36活化抑制新生血管形成。巨噬细胞表达CD36活化可以通过抑制VEGF-A、VEGF-C、和VEGF-D，抑制新生血管形成。CD36基因消融可以诱发年龄相关型CNV的发生。TSP-1和CD36共同参与了对CNV发生的抑制作用。

19. 其他　CXC细胞因子化学激活素家族（chemokine family of cytokines）的ELR基序（Glu-Leu-Arg motif），血小板因子4(platelet factor 4,PF4)、干扰素-γ诱导蛋白（IFN-gamma-inducible protein，IP-10）、干扰素-γ诱导小鼠单核细胞趋化因子（murine monokine induced by interferon gamma，MIG）的CXC化学激活素不但不能引起上述反应，反而在含有ELR基序的CXC化学激活素存在下是显著的抑制血管因子。这提示在伤口愈合或肿瘤生成部位，CXC化学激活素的促血管生成因子和抑制血管生成因子的表达而产生的生物网络平衡在调节血管生成中起重要作用。Vasohibin-1（VASH1）是新近发现的在血管内皮细胞中由血管内皮生长因子VEGF，FGF-2等诱导产生的具有负反馈调节血管生成作用的蛋白因子。Zhou等[26]尝试在角膜碱烧伤的CNV小鼠模型中，通过球结膜下注射以重组腺病毒为载体的VASH1，发现可以下调VEGF-R2的表达，进而显著的抑制CNV的形成。

（七）治疗

临床上对CNV的治疗包括局部滴用免疫抑制剂治疗，糖皮质激素、非甾体类抗炎药物，对新生血管进行冷冻、移植术、激光治疗、放射性核素治疗等，但临床效果不甚理想。目前针对参与新生血管形成的各种因子的药物（血管生成因子表达的抑制剂，阻断血管生成因子受体抑制剂，抑制活化信号在细胞内传导的药物，抑制内皮细胞和细胞外基质的相互作用的抑制剂，基因治疗药物）已经有了一定的进展，下面将各自进行阐述。

1. 药物治疗

（1）血管生成因子表达抑制剂

1）抗体：单克隆抗体特异性中和血管生成因子，使其失活，从而抑制CNV。如使用化合物Vitaxin抗整合素αvβ3方法进行临床试验研究。抗VEGF、bFGF、和IL-8等血管生成因子抗体的实验使用。VEGF是目前公认的功能最强的新生血管形成促进因子，众多研究和临床试验证明了其抗体在治疗眼科相关疾病的疗效和安全性。贝伐单抗（bevacizumab，又称rhuMAb，商品名Avastin）是一种人源化的第一代抗VEGF重组鼠完整的单克隆抗体。它可与所有人VEGF异构体结合，通过抑制其生物学活性而阻止血管渗漏和新生血管的形成，从而使内源化VEGF的生物活性失效。2004年2月26日获得FDA的批准，是美国第一个获得批准上市的抑制肿瘤血管生成的药。Dastjerdi等尝试[27]用Avastin治疗CNV，当将Avastin经结膜下局部注射给具有高风险的鼠角膜移植模型体内，它能够显著减少CNV的发生，提高移植的存活率。Bhatti等[28]在人类角膜移植试验中，也得出了相似的结果。Kim等[29]在缝合或者烧伤诱导的CNV的动物模型中，结膜囊下注射Avastin也出现了类似的临床效应。雷珠单抗（ranibizumab，又称rhuFabv2，商品名为Lucentis，也译为雷尼单抗）是第二代人源化的抗VEGF重组鼠单克隆抗体片断，Lucentis是Avastin的部分抗体衍生而来。其与bevacizumab是从相同亲本鼠抗体获得。它比母体分子小得多，能更紧密的结合到VEGF-A，抑制VEGF活性异构体及降解产物而达到更佳的治疗效果。Cho等[30]报道在具有高风险的角膜移植鼠的动物模型中，在结膜下局部注射雷珠单抗，它能够显著降低CNV的发生率，增加角膜移植术后的存活率。

2）螺内酯：可抑制血管生成有引起妇女闭经的副作用。实验证实，口服螺内酯抑制了兔角膜新生血管化。它通过直接抑制bFGF和VEGF而发挥作用，并不是通过抗雄性征效果抑制血管生成。

3）苏拉明：是一种多聚磺酸脂萘基脲（polysulfonated naphthylurea），临床上用作治疗盘尾丝虫病。在体外能拮抗几种生长因子，包括PDGF、胰岛素样生长因子、表皮生长因子（EGF）、bFGF、TGF-β和VEGF。对几种酶也有抑制作用，如：局部同分异构酶Ⅱ、蛋白激酶C、DNA酶、ATP酶、磷酸肌醇激酶和二酰基甘油激酶。苏拉明对血管生成因子没有直接的抑制作用，主要通过抑制与肝素结合的生长因子而发挥作用。实验证明它具有抑制烧灼鼠角膜诱导的血管生成。

4）Tecogalan钠：是从分节孢子杆菌和其他多阴离子化合物如硫酸鱼精蛋白、苏拉明和多硫戊聚糖分离的硫酸多糖肽聚糖，能预防bFGF与它的受体结合，从而抑制血管细胞的移行和增殖。眼局部滴用Tecogalan钠能抑制bFGF诱导的CNV。

5）利诺胺：CNV模型发现，Linomide通过特异性抑制VEGF而阻止新生血管生成。

6）姜黄素：是姜黄的乙酸提取物，是一种有效的抗氧化和抗炎药物。在胶原酶B的基因启动区发现高保留的AP-1等转录因子DNA结合部位，这些转录因子可引起与新生血管有关的基因表达。姜黄素能有效抑制AP-1的NF-κβ等转录因子的活化。FGF-2通过刺激AP-1的DNA结合部位，引起胶原酶B表达增加而引起CNV，姜黄素可通过抑制这一过程来抑制FGF-2引起的CNV。

7）硫酸肝素（suleparoide）：其作用与联合应用肝素和糖皮质激素相似，但无激素引起的副作用。硫酸肝素可能通过抑制生长因子与其受体的结合而抑制CNV的形成。

8）血管抑素：研究发现，血管抑素（angiostatin）通过与细胞表面ATP酶的α/β亚单位结合来下调内皮细胞的增殖和迁移，从而发挥抗新生血管的生成作用。Murata等将angiostatin用于抑制bFGF诱导的CNV，局部滴加含有angiostatin的滴眼液显著地抑制CNV，其机制可能是减少了纤溶酶的活性。

9）抗生素：多西环素（doxycycline）属于四环素类抗生素，高浓度时具有杀菌作用。研究证实多西环素对大鼠CNV具有治疗作用[31]。0.1%多西环素局部滴眼通过降低MMPs、VEGF表达和iNOS、IL-1β产物，不仅可以缩短CNV长度、减少面积，还可提高Avastin对CNV的治疗作用和减少其副反应的发生。米诺环素（minocycline）系一种广谱抗菌的四环素类抗生素，抗菌谱与四环素相近，但具有高效和长效性质，抗菌作用在四环素类中最强。Xiao等[32]研究发现腹腔注射米诺环素60 mg/kg，每日2次，持续注射14天可显著抑制大鼠碱烧伤诱导新生血管的生成，可能是由于降低血管生成因子、炎症因子和MMPs水平，加速了角膜上皮缺损恢复的缘故。

（2）阻断血管生长因子受体的抑制剂

1）奥曲肽：生长抑素是目前发现的唯一对机体各项生理功能产生广泛负性作用的激素，可抑制内皮细胞、成纤维细胞等增殖，抑制细胞迁移，抑制多种促血管形成因子的生成、释放，其不仅能抑制VEGF的基础分泌，还能抑制EGF、bFGF等刺激的VEGF分泌。人工合成的八肽生长抑素类似物奥曲肽（octreotide, Oct），是世界上第一种人工合成的生长抑素类药物，其抑制新生血管的效力及特异性较生长抑素明显提高，作用时间显著延长。奥曲肽是世界上第一种人工合成的生长抑素类药物。奥曲肽治疗角膜炎可使其新生血管出现时间后移，生长速度变慢，有抑制新生血管作用。研究发现皮下注射 10mg 奥曲肽可明显抑制碱烧伤后引起的大鼠 CNV。

2）催乳素片段：研究发现 16 kDa 的催乳素片段可明显抑制 bFGF 诱导的大鼠 CNV，其作用可能是通过作用于其受体及作用于有丝分裂原活化的蛋白激酶，尤其是抑制 GTP（谷丙转氨酶）活化蛋白实现的，抗 16 kDa 催乳素特异性抗体可消除催乳素抑制 CNV 的作用。用催乳素的单抗或多抗作用于大鼠角膜，可不同程度地诱导 CNV 形成，这也说明催乳素家族成员在调节角膜血管化，维持其透明性方面有重要作用。

（3）抑制活化信号在细胞内传导的药物

1）依地福新（edelfosine）：在 bFGF 诱导的 CNV 模型中，依地福新明显抑制了 CNV 的形成，可能是直接作用于内皮细胞本身。

2）1，25 二羟基维生素 D3：一定浓度的 1,25 二羟基维生素 D3（1,25(OH)2D3）对体外培养的人角膜上皮细胞产生的 IL-1a、IL-1、IL-8 都有明显的抑制作用，可能通过抑制细胞因子的产生从而抑制朗格汉斯细胞移行和 CNV 形成。

（4）抑制内皮细胞和细胞外基质的相互作用的抑制剂

1）沙利度胺：研究发现，沙利度胺（thalidomide，又称反应停）通过 2 个途径抑制整合素 αvβ3 和 αvβ5 从而抑 CNV 的生长。用 bFGF 和 EM12 诱导家兔 CNV，发现沙利度胺及其衍生物 supidimide 和 EM12 均能抑制 CNV 生长。

2）IL-I 受体拮抗剂和 IL-4：IL-I 受体拮抗剂（IL-lra）研究表明，实验诱发的炎性 CNV 模型中的白细胞浸润与 ICAM-1 表达密切相关，IL-la 多克隆抗体能有效地抑制 VEGF 和 bFGF 介导的 CNV；局部应用 IL-lra 能抑制角膜移植后的炎性反应和新生血管化，原因可能与抑制朗格汉斯细胞活性和抑制免疫致敏活性有关。研究发现，局部使用 IL-4 能防止从角膜缘向层间植入的 bFGF 所导致的血管生长。

（5）基因药物治疗

在尿激酶型纤溶酶原激活剂（u-PA）诱导的 CNV 模型中使用抗 u-PA 受体的反义寡核苷酸成功地抑制了 CNV。其机制是反义寡核苷酸靶向 u-PA 受体转录，阻止了 u-PA 受体的表达，使 u-PA 失去与内皮细胞表面 u-PA 受体的结合，不能活化细胞内酪氨酸激酶和蛋白激酶 C 的信号传递，从而抑制了内皮细胞增殖和新生血管化。

（6）免疫抑制剂

1）环孢素：临床应用于角膜移植排斥反应及激素性青光眼、疱疹病毒角膜炎和其他需要减少糖皮质激素用量的情况。对 T 淋巴细胞具有高度特异性并能抑制细胞免疫反应，可能通过抑制 IL-2 以发挥抗 CNV 作用。但其可能出现全身毒性和角膜沉积物等副作用，因此限制了其广泛应用。

2）氨甲蝶呤（methotrexate）：是一种作为化疗药的叶酸拮抗剂，在风湿性疾病和葡萄膜炎性疾病作为免疫调节药物。用氨甲蝶呤 0.2mg 每日局部点眼，可明显抑制 bFGF 诱导的兔 CNV，且未发现如上皮缺损等并发症，其抑制新生血管的作用可能是通过抑制巨噬细胞的移行和内皮细胞的增殖而实现的。

3）雷帕霉素（rapamycin，RAPA）：系一种新型大环内酯类免疫抑制剂。具有较好的抗排斥作用，且与环孢素 A 和 FK506 等免疫抑制剂具有良好的协同作用。Shin 等[33] 动物实验表明，其对碱烧伤CNV也具有抑制作用。

（7）糖皮质激素：局部使用糖皮质激素是目前临床角膜抗炎症和抗CNV的标准治疗。研究表明糖皮质激素的抗新生血管作用主要是通过抑制多个炎症因子和促炎症细胞因子表达的抗炎症效应获得。但该药常有发生后囊膜下白内障及眼压升高继发青光眼等严重副作用。近年来，新型糖皮质激素如乙酸阿奈可他（Anecortave acetate）由于糖皮质激素活性较低，副作用较少，成为值得期待的眼部新生血管疾病的治疗药物。乙酸阿奈可他通过抑制内皮细胞产生促MMPs，减少明胶酶A和B表达，抑制VEGF导致内皮细胞增生和小管形成等发挥抑制作用。动物实验表明局部滴用0.1%或1%乙酸阿奈可他基本可完全控制CNV。但仍需更多的研究证明该药物的安全性和有效性，才有望将其应用于临床。

（8）非甾体类抗炎药：非甾体类抗炎药被广泛应用于眼表疾病的治疗。通过抑制环氧合酶（COX-1和COX-2）活性达到抑制内皮细胞增生、迁移等抗血管生成作用。选择性COX-2抑制剂可以明显减少前列腺素E2（PGE2）分泌，进一步研究表明，其与非选择COX抑制剂吲哚美辛均可抑制CNV，并且作用相当。但是非甾体类抗炎药对CNV的作用常被认为在新生血管初期VEGF大量表达前起作用，等VEGF大量表达后，其抑制新生血管的作用则不再明显。

2. **RNAi治疗** RNAi作用的基本原理是，长链dsRNA首先被切割成20—25个核苷酸片段，称为小干扰RNA（small interference RNA, siRNA），siRNA与核酶复合物结合，形成RNA诱导的沉默复合物（RNA-induced silencing complex, RISC），RISC通过碱基配对原则定位到同源mRNA上并介导切割mRNA的互补区域，最终使目的基因功能沉默（gene silencing）。由于siRNA作用的阶段是在转录后水平，所以又称转录后基因沉默。针对VEGF设计的siRNA与传统基因治疗手段相比，抑制效应更高，特异性更强，具有较好的研究和应用价值。Singh等[34]将小干扰RNA质粒注射至小鼠碱烧伤后角膜，发现CNV受到抑制，同时角膜中的VEGF水平也有下降。但在实际应用领域，一些问题仍待解决，例如怎样找到一种高效而低毒的适于人体的转染载体，如何解决基因治疗中最优运载系统等。目前RNAi在动物实验中的成功预示着不久的将来RNAi也会成功用于人类疾病的治疗，使得CNV不再成为眼科难题，更多的角膜病患者可以得到有效的治疗。

3. **激光治疗** 用激光照射而施行的光力学疗法（photodynamic therapy, PDT）可以用于CNV的治疗，要注意PDT治疗CNV时对邻近组织的破坏。用630nm激光深部穿透的PDT可破坏肿瘤并选择性破坏相关的新生血管。514nm氩激光PDT可有效的治疗IL-2诱发的CNV。氩激光光凝法可治疗角膜移植片新生血管，利用氩激光直接凝固封闭位于角膜缘处的单支和吻合很少的新生血管效果较好，但对密集吻合成网的新生血管效果较差。PDT治疗同时静脉注射血卟啉衍生物或纯化双血卟啉醚（dihematoporphyrin ether, DHE）可抑制眼球肿瘤生长和血管生长。

4. **放射性核素治疗** 锶-90敷贴角膜，其β敷射线可抑制新生血管，但对深层血管和粗大血管效果较差，而且对眼部其他组织有可能造成辐射伤。

5. **冷冻治疗** 冷冻治疗采用液氮和二氧化碳等制冷剂，对表浅及上皮下新生血管效果较好，但深层CNV仍有复发趋势。

6. **手术治疗** 根据CNV的部位和程度、角膜缘干细胞缺失的程度和角膜伤严重的程度，可选择以下眼表重建手术抑制CNV：角膜缘移植、角膜缘移植联合板层或穿透性角膜移植、培养的角膜缘干细胞移植、羊膜移植、羊膜移植联合角膜移植、羊膜移植和角膜缘上皮移植联合穿透性角膜移植，以上眼表重建手术可有效地阻截CNV。碱烧伤后进行角膜缘上皮移植术可使移植区角膜表面血管在2周后有所退化，明显少于对照组。因此，角膜缘上皮移植术联合板层移植有可能解决角膜新生血管化。

三、角膜新生淋巴管

（一）概述

人的硬脑膜窦存在功能性淋巴管，可以传运脑脊液中的免疫细胞，并和颈深淋巴结相通，而中枢神经系统中发现淋巴管存在对神经免疫学的重新认识有重大意义，同时也对神经退行性变疾病和免疫系统功能障碍的研究有重要的意义[35]。正常角膜中无血管和淋巴管，以维持角膜的透明性和相对免疫赦免状态。但在角膜受到化学伤、热烧伤、感染、手术和佩戴角膜接触镜后容易形成CNV，且在实验和临床研究均已得到证实。然而由于长期缺乏适当的淋巴管内皮特异性标记物和对淋巴管生成因子的认识，使得对新生淋巴管生成（corneal lymphangiogenesis，CL）的研究相对滞后于CNV，近年来随着一系列淋巴管内皮细胞特异性调控因子以及特异性表达受体的发现，极大地推进了CL的研究速度。

（二）相关致病因素研究

早在半个世纪前，Collin等在兔的CNV实验模型中，将墨汁注入到血管化角膜中，并最终流入眼局部淋巴结的实验和超微结构分析证明血管化角膜中存在新生淋巴管，由此建立了CL的概念。2001年，Mimura等[36]在硝酸银烧伤鼠角膜中，用电镜观测到CL，通过原位杂交和免疫组织化学方法，检测到淋巴管生长的特异性因子：VEGF-C及其受体VEGFR-3，并发现伤后第3天二者表达显著上升，VEGF-C主要表达于炎性细胞，VEGFR-3表达于角膜基质中一些新生淋巴血管，而在正常角膜组织中检测不到二者的表达，因此，CL生成涉及VEGF-C及其受体VEGFR-3。Cursiefen等[37-39]应用两种淋巴管特异性标记物：淋巴管内皮透明质酸受体-1（lymphatic vessel endothelial hyaluronan receptor，LYVE-1）和podoplanin（是一种肾小球足突状细胞膜黏蛋白，主要表达在小淋巴管），通过电镜、免疫组织化学和原位杂交的方法首次证实了在人的角膜成形术后血管化角膜上存在CL。CL的发生与炎症细胞浸润有关，侵犯范围较CNV窄，与CNV的程度相关，发生于CNV早期阶段，且较CNV提前退化，实验证实VEGFR-3及其配体VEGF-C参与诱导人角膜CL的形成。Hamdram等[40]在鼠热烧灼伤模型中，采用免疫组织化学的方法首次证实了VEGFR-3和VEGF-C表达于组织树突状细胞，提示角膜CL的发生与白细胞运输之间有着潜在的联系。Maruyama等[41]研究了免疫细胞在CL形成中的作用，发现固有免疫细胞（例如CD11b+巨噬细胞）在病理条件下可促进CL的发生，在小鼠角膜基质炎症中骨髓来源的CD11b+巨噬细胞表达淋巴管内皮细胞标记分子如LYVE-1和Prox-1。Kerjaschki等[42]的研究进一步证实巨噬细胞可通过两种方式促进CL的发生，即巨噬细胞既可通过分泌VEGF-C而刺激原有淋巴细胞的大量增殖，或可直接转化为淋巴管内皮细胞。然而一些学者在实验中阻断VEGFR-3，发现VEGFR-3及其配体VEGF并不是诱导CL形成的唯一因素。相关研究发现，成纤维细胞生长因子FGF-2和胰岛素样生长因子（insulin-like growth factor IGF）-1，-2在CL的形成中也起重要作用[43,44]。最近有研究表明血管生成素ANG-2对体内及体外淋巴管的形成有重要作用，发现ANG-2在发炎角膜中的淋巴管细胞和巨噬细胞中表达，而敲除ANG-2基因的小鼠中存在CNV及CL，其机制需进一步研究[45]。

（三）角膜新生淋巴管与角膜移植免疫排斥反应

CL的形成有助于解释血管化高危角膜移植术后排斥反应发生率高的原因。由于角膜血管提供了免疫细胞的侵入途径，角膜淋巴管系统则可使抗原物质、抗原提呈细胞等从移植物排出至局部淋巴结，这就可诱导同种异体免疫和后发性移植排斥反应的发生。研究表明，在角膜移植中免疫系统的参与起着非常重要的作用，CL可以加速角膜的抗原运输和提呈，破坏角膜的免疫赦免，从而加快免疫应答的进程，降低角膜移植物的存活率。Cursiefen等报道非高危角膜移植术后新生血管和新生淋巴管平行长入无血管化的植床，通过应用VEGF Trap$_{R1R2}$阻断非高危角膜移植术后CNV和CL的发生，可延长植片存活时间，因此，认为新生血管和新生淋巴管是免疫排斥反应发生的危险因素，但是没有就新生血管和新生淋巴管两者在免疫排斥反应中的相对重要性作进一步研究。Plskova等[46]切除局部淋巴结大大延长高危角膜移植术后植片的存活时间，认为与破坏了角膜移植术后免疫反射弧有关。Cursiefen等[38]报道眼部存在着引起植片免疫排斥反应的免疫反射弧，新生淋巴管为抗原提呈细胞输出到达局部淋巴结提供通路，激活的T淋巴细胞和其他效应细胞通过CNV传出到达植片，引起免疫排斥反应。由此可见CL可能在角膜移植术后免疫排斥反应的发生过程中起重要作用，但是CL究竟扮演何种角色尚需进一步深入研究。最近研究表明CL与角膜移植术后的炎症存在密切但不是完全平行的共进关系，小鼠接受角膜移植术后第3天，LYVE-1表达阳性的淋巴管出现在角膜基质中，第14天达到顶峰；而在角膜移植术后第3天角膜炎症反应显著，以后逐渐减轻，在7~14天角膜炎症再次增加。角膜移植术后，角膜炎症指数（inflammation index，IF）与淋巴管计数（lymphatic vessel counting，LVC）成呈密切正相关关系[47]。

（四）角膜新生淋巴管治疗的研究前景

很显然，对于角膜移植术后角膜移植物的存活率高低，免疫反应的输入通路(血管)和输出通路(淋巴管)起着非常重要的作用。有专家证实：切除眼局部淋巴结可以使低风险角膜移植后移植物存活率达到100%，而高风险角膜移植后移植物存活率达到90%。因此，抑制CL对于促进角膜移植物的生存具有重要的意义。到目前为止，有3种方法可能抑制CL：①干扰新生淋巴管的形成；②对于已形成的淋巴管介导其退化；③阻碍抗原提呈细胞重新募集于角膜淋巴管。对于第一种方法，已有资料显示，在体外地塞米松和IL-1RA可下调VEGF-C的表达，从而抑制淋巴管的形成。同时，肿瘤相关淋巴管形成可以在大多数眼表的恶性肿瘤中检测到，比如具有向眼外扩展倾向的结膜癌、结膜黑色素瘤、睫状体脉络膜黑色素瘤，并与其预后如局部复发的风险、淋巴传播、远处转移和肿瘤相关的致死等方面有重大的意义。在肿瘤组织中，VEGFR-3的过度表达，过度消耗VEGF-C，均能抑制淋巴管的形成，VEFGR-3封闭抗体可抑制VEGF-C和FGF-2诱导的CL形成。此外通过阻碍酪氨酸激酶受体途径亦可抑制CL。另外，有研究表明通过阻止淋巴管形成相关的VEGF-C / VEGF-D/ VEGFR3信号轴，可以抑制眼表恶性肿瘤转移的发生[48]。有新的研究表明兰尼单抗是一种CL的有效抑制剂，在内皮细胞体外实验中对淋巴管形成有直接抑制作用[49]。对于第二种方法，因为淋巴管形成的具体机制尚不清楚，故还没有介导其退化的方法。然而，由于VEGF-C对促进淋巴管的生成具有重要的作用，因此为人们探索介导淋巴管的退化提供了思路。VEGFR-3和LYVE-1表达于巨噬细胞和淋巴管内皮细胞表面提示可通过封闭受体而抑制其聚集于输入淋巴管，而抑制CL形成。但是，在角膜炎及一些角膜术后，为恢复角膜的透明度，是否可以治疗性诱导产生CL，从而增加炎性产物和碎屑的排出，还有待于进一步探讨[38]。个体的遗传变异性可以影响淋巴管生成因子的表达或疾病易感性及进展，也可以影响治疗的结果。传统的细胞毒性药物和抗新生血管药物，例如抗VEGF人源化单克隆抗体贝伐单抗，可因为患者个体异质性而呈现不同的疗效和治疗结果。因此，通过药理遗传学研究而识别基因变异（包括如突变、拷贝数变化改变、单核苷酸多态性）的影响，以调节药理效应，例如研究药物代谢酶，目标蛋白或参与疾病途径的因子，对CL的治疗有重要意义[50]。

四、结语与展望

近年来，随着淋巴管生成因子（VEGF-C、FGF、IGF等）和淋巴管内皮特异性标记物（VEGFR-3、LYVE-1、podoplanin、Prox1等）及血管生成素的相继发现，人们对CL发生机制进行了深入研究。CL是与角膜炎症和角膜排斥反应密切相关的病理现象之一。一方面，CL能增强角膜的防御能力，促进损伤修复；另一方面，又改变了角膜的"相对免疫赦免"（relative immune privilege）的解剖生理特点，减弱"前房免疫相关偏离"（anterior chamberassociated immune deviation，ACAID），增加角膜混浊度，是角膜移植排斥反应的主要原因之一[3]。因此在预防和抑制CL、提高角膜移植物存活率、降低角膜移植的风险等方面具有重要的意义。同时通过对CL的抑制可以减低眼表恶性肿瘤的转移。而基因多态性检测对个体化治疗有重要作用。然而CL的形成是一个极其复杂的过程，对CL发生的分子和生物学机制及CL的治疗还有待进一步的研究和拓展。

（连瑞玲　陈建苏　韩雨婷）

参考文献

1. Hsu CC, Chang HM, Lin TC, et al. Corneal neovascularization and contemporary antiangiogenic therapeutics, Chin Med Assoc, 2015, 78(6): 323–330.

2. Cursiefen C, Küchle M, Naumann GO. Changing indications for penetrating keratoplasty: histopathology of 1, 250 corneal buttons, Cornea, 1998, 17(5): 468–470.

3. Yaylali V, Ohta T, Kaufman SC, et al. In vivo confocal imaging of corneal neovascularization., Cornea, 1998, 17(6): 646–653.

4. Philipp W, Speicher L, Humpel C. Expression of vascular endothelial growth factor and its receptors in inflamed and vascularized human corneas, Invest Ophthalmol Vis Sci, 2000, 41(9): 2514–2522.

5. Stevenson W, Cheng SF, Dastjerdi MH, et al. Corneal neovascularization and the utility of topical VEGF inhibition: ranibizumab (Lucentis) vs bevacizumab (Avastin), Ocul Surf, 2012, 10(2): 67–83.

6. Kato T, Kure T, Chang JH, et al. Diminished corneal angiogenesis in gelatinase A-deficient mice, FEBS Lett, 2001, 508(2): 187–190.

7. Dai J, Peng L, Fan K, et al. Osteopontin induces angiogenesis through activation of PI3K/AKT and ERK1/2 in endothelial cells. Oncogene, 2009, 28(38): 3412–3422.

8. Fujita N, Fujita S, Okada Y, et al. Impaired angiogenic response in the corneas of mice lacking osteopontin, Invest Ophthalmol Vis Sci, 2010, 51(2): 790–794.

9. Miyazaki K, Saika S, Yamanaka O, et al. Treatment of eyelid epithelial neoplasm by targeting sonic hedgehog signaling: an experimental study, Jpn J Ophthalmol, 2006, 50(4): 305–311.

10. Saika S, Sumioka T, Okada Y, et al. Wakayama symposium: modulation of wound healing response in the corneal stroma by osteopontin and tenascin–C, Ocul Surf, 2013, 11(1): 12–15.

11. Sennlaub F, Courtois Y, Goureau O. Nitric oxide synthase–Ⅱ is expressed in severe corneal alkali burns and inhibits neovascularization, Invest Ophthalmol Vis Sci, 1999, 40(12): 2773–2779.

12. Dulak J, Józkowicz A, Dembinska–Kiec A, et al. Nitric oxide induces the synthesis of vascular endothelial growth factor by rat vascular smooth muscle cells, Arterioscler Thromb Vasc Biol, 2000, 20(3): 659–666.

13. Nakamura M, Nishida T. Differential effects of epidermal growth factor and interleukin 6 on corneal epithelial cells and vascular endothelial cells, Cornea, 1999, 18(4): 452–458.

14. Hatzi E, Murphy C, Zoephel A, et al. N–myc oncogene overexpression down–regulates leukemia inhibitory factor in neuroblastoma, Eur J Biochem, 2002, 269(15): 3732–3741.

15. Jin J, Ma JX, Guan M, et al. Inhibition of chemical cautery–induced corneal neovascularization by topical pigment epithelium–derived factor eyedrops, Cornea, 2010, 29(9): 1055–1061.

16. Matsui T, Nishino Y, Maeda S, et al. PEDF–derived peptide inhibits corneal angiogenesis by suppressing VEGF expression, Microvasc Res, 2012, 84(1): 105–108.

17. Kuo CN, Yang LC, Yang CT, et al. Inhibition of corneal neovascularization with plasmid pigment epithelium–derived factor (p–PEDF) delivered by synthetic amphiphile INTeraction–18 (SAINT–18) vector in an experimental model of rat corneal angiogenesis, Exp Eye Res, 2009, 89(5): 678–685.

18. Kuo CN, Chen CY, Chen SN, et al. Inhibition of corneal neovascularization with the combination of bevacizumab and plasmid pigment epithelium–derived factor–synthetic amphiphile interaction–18 (p–pedf–saint–18) vector in a rat corneal experimental angiogenesis model, Int J Mol Sci, 2013, 14(4): 8291–8305.

19. Ambati BK, Nozaki M, Singh N, et al. Corneal avascularity is due to soluble VEGF receptor–1, Nature, 2006, 443(7114): 993–997.

20. Ambati BK, Patterson E, Jani P, et al. Soluble vascular endothelial growth factor receptor–1 contributes to the corneal antiangiogenic barrier, Br J Ophthalmol, 2007, 91(4): 505–508.

21. Shin SH, Kim JC, Chang SI, et al. Recombinant kringle 1–3 of plasminogen inhibits rabbit corneal angiogenesis induced by angiogenin, Cornea, 2000, 19(2): 212–217.

22. Ambati BK, Joussen AM, Ambati J, et al. Angiostatin inhibits and regresses corneal neovascularization, Arch Ophthalmol, 2002, 120(8): 1063–1068.

23. Gabison E, Chang JH, Hernández–Quintela E, et al. Anti–angiogenic role of angiostatin during corneal wound healing, Exp Eye Res, 2004, 78(3): 579–589.

24. Nakao S, Noda K, Zandi S, et al. VAP–1–mediated M2 macrophage infiltration underlies IL–1 β – but not VEGF–A–induced lymph– and angiogenesis, Am J Pathol, 2011, 178(4): 1913–1921.

25. Énzsöly A, Markó K, Tábi T, et al. Lack of association between VAP–1/SSAO activity and corneal neovascularization in a rabbit model. , J Neural Transm, 2013, 120(6): 969–975.

26. Zhou S, Xie Z, Ou X, et al. Inhibition of mouse alkali burn induced–corneal neovascularization by recombinant adenovirus encoding human vasohibin–1, Mol Vis, 2010, 16(153): 1389–1398.

27. Dastjerdi MH, Saban DR, Okanobo A, et al. Effects of topical and subconjunctival bevacizumab in high–risk corneal transplant survival, Invest Ophthalmol Vis Sci, 2010, 51(5): 2411–2417.

28. Bhatti N, Qidwai U, Hussain M, et al. Efficacy of sub–conjunctival and topical bevacizumab in high–risk corneal transplant survival, J Pak Med Assoc, 2013, 63(10): 1256–1259.

29. Kim EK, Kong SJ, Chung SK. Comparative study of ranibizumab and bevacizumab on corneal neovascularization

in rabbits, Cornea, 2014, 33(1): 60–64.

30. Cho KJ, Choi JS, Choi MY, et al. Effects of subconjunctival ranibizumab in a presensitized rat model of corneal graft, Exp Eye Res, 2013, 107(1): 74–79.

31. Su W, Li Z, Li Y, et al. Doxycycline enhances the inhibitory effects of bevacizumab on corneal neovascularization and prevents its side effects, Invest Ophthalmol Vis Sci, 2011, 52(12): 9108–9115.

32. Xiao O, Xie ZL, Lin BW, et al. Minocycline inhibits alkali burn–induced Corneal neovascularization in mice, PLoS One, 2012, 7(7): e41858.

33. Shin YJ, Hyon JY, Choi WS, et al. Chemical injury–induced corneal opacity and neovascularization reduced by rapamycin via TGF—betal/ERK pathways regulation, Invest Ophthalmol Vis Sci, 2013, 54(7): 4452–4458.

34. Singh N, Higgins E, Amin S, et al. Unique homologous siRNA blocks hypoxia–induced VEGF upregulation in human corneal cells and inhibits and regresses murine corneal neovascularization, Cornea, 2007, 26(1): 65–72.

35. Louveau A, Smirnov I, Keyes TJ, et al. Structural and functional features of central nervous system lymphatic vessels. Nature, 2015, 523(7560): 337–341.

36. Mimura T, Amano S, Usui T, et al. Expression of vascular endothelial growth factor C and vascular endothelial growth factor receptor3in corneal lymphangiogenesis, Exp Eye Res, 2001, 72 (1): 71–78.

37. Cursiefen C, Schlotzer–Schrehardt U, Kuchle M, et al. Lymphatic vessels in vascularized human corneas: immunohistochemical investigation using LYVE–1 and podoplanin. Invest Ophthalmol Vis Sci, 2002, 43 (7): 2127–2135.

38. Cursiefen C, Chen L, Dana MR, et al. Corneal lymphangiogenesis: evidence, mechanisms, and implications for corneal transplant immunology, Cornea, 2003, 22(3): 273–281.

39. Cursiefen C, Maruyama K, Jackson DG, et al. Time course of angiogenesis and lymphangiogenesis after brief corneal inflammation, Cornea, 2006, 25(4): 443–447.

40. Hamrah P, Chen L, Zhang Q, et al. Novel expression of vascular endothelial growth factor receptor (VEGFR)–3 and VEGF–C on corneal dendritic cells, Am J Patbol, 2003, 163(1): 57–68.

41. Maruyama K, Ii M, Cursiefen C, et al. Inflammation–induced lymphangiogenesis in the cornea arises from CD11b–positive macrophages, J Clin Invest, 2005, 115(9): 2363–2372.

42. Kerjaschki D. The crucial role of macrophages in lymphangiogenesis, J Clin Invest, 2005, 115(9): 2316–2319.

43. Chang LK, Garcia–Cardeña G, Farnebo F, et al. Dose–dependent response of FGF–2 for lymphangiogenesis, Proc Natl Acad Sci USA, 2004, 101(32): 11658–11663.

44. Bjorndahl M, Cao R, Nissen LJ, et al. Insulin–like growth factors 1 and 2 induce lymphangiogenesis in vivo, Proc Natl Acad Sci USA, 2005, 102 (43): 15593–15598.

45. Yuen D, Grimaldo S, Sessa R, et al. Role of angiopoietin–2 in corneal lymphangiogenesis, Invest Ophthalmol Vis Sci, 2014, 55(5): 3320–3327.

46. Plsková J, Holán V, Filipec M, et al. Lymph node removal enhances corneal graft survival in mice at high risk of rejection, BMC Ophthalmol, 2004, 4(3): 1–7.

47. Li W, Wang W, Ling S. An association between corneal inflammation and corneal lymphangiogenesis after keratoplasty, Eye Sci, 2014, 29(2): 78–84.

48. Bock F, Maruyama K, Regenfuss B, et al. Novel anti(lymph)angiogenic treatment strategies for corneal and ocular surface diseases, Prog Retin Eye Res, 2013, 34(1): 89–124.

49. Bryant–Hudson KM, Gurung HR, Zheng M, et al. Tumor necrosis factor alpha and interleukin–6 facilitate corneal lymphangiogenesis in response to herpes simplex virus 1 infection, J Virol, 2014, 88(24): 14451–14457.

50. Regenfuss B, Bock F, Cursiefen C. Corneal angiogenesis and lymphangiogenesis, Curr Opin Allergy Clin Immunol, 2012, 12(5): 548–554.

第二节　角膜相关移植与组织工程

一、概述

角膜盲是全球致盲性眼病的重要部分，全世界有上千万角膜盲患者，帮助角膜盲患者恢复视力的主要手段仍是角膜移植手术。但是，由于供体来源的匮乏，制约了角膜移植术的广泛开展，我国有上百万角膜盲患者，而目前我国每年仅能施行十分有限的角膜移植术。因此，最大程度地获得适用的角膜材料，拓展供体来源，成为角膜移植亟待解决的问题和重要课题。

可用于角膜移植的供体分为：

①自然角膜，可进行穿透性角膜移植和板层角膜移植。自然角膜供体是目前角膜移植术最主要的来源。

②人工角膜假体，可进行人工角膜移植。合成的人工角膜移植的尝试甚至比自然角膜移植还要早进行，主要用于难治的角膜病变患者。

③组织工程角膜，又称为活性人工角膜，可进行分层组织工程角膜移植和全层组织工程角膜移植。目前主要还是在研究阶段，其中，上皮层组织工程角膜移植已成功地在临床应用。

二、角膜结构及生物学特性

角膜从组织学结构上可分为5层：上皮层、前弹力膜（又称Bowman层）、基质层、后弹力膜（又称Descemet膜）、内皮层。上皮层厚约$50\,\mu m$，占整个角膜厚度的10%，由$5\sim6$层细胞所组成，角膜周边部上皮增厚，细胞增加到$8\sim10$层，角膜上皮干细胞存在于角膜缘。过去认为前弹力层是一层特殊的膜，用电镜观察显示该膜主要由胶原纤维所构成。基质层由胶原纤维构成，厚约$500\,\mu m$，占角膜厚度的90%，由胶原纤维基质细胞及细胞外黏性物质所组成，基质的胶原纤维分布规则、均匀，胶原纤维束呈正切平行构成片状，层层紧密相叠，内含角膜基质细胞。后弹力层是角膜内皮细胞的基底膜，很容易与相邻的基质层及内皮细胞分离，后弹力层坚固，对化学物质和病理损害的抵抗力强。内皮层为一单层的六边形细胞所组成，细胞高$5\,\mu m$，宽$18\sim20\,\mu m$，细胞核位于细胞的中央部，为椭圆形，直径约$7\,\mu m$。角膜中也存在相关干细胞，在角膜损伤修复过程中起重要作用，主要包括：角膜缘干细胞、角膜基质干细胞、角膜内皮干细胞。角膜透明，无色，没有血管，允许$365\sim2500nm$波长光线透过，使外界物体在视网膜上形成一个清晰的图像。角膜虽薄，但有很高的屈光力，角膜前表面的屈光力为48.8D，后表面的屈光力为$-5.8D$，其绝对屈光力（前后表面屈光力的代数和）为43D，约占眼球屈光力的70%。为了维持角膜的正常功能，它需要有其固有的化学成分和物理特性；需要充分的营养和正常的代谢以及一系列的生理功能。角膜的主要组成成分：水（75%）、胶原蛋白（15%）、其他蛋白（5%）、多糖类（1%）和盐类（1%）。其中，胶原蛋白约占角膜所有蛋白的80%，共有三种主要胶原家族：成纤维胶原、不连续三螺旋纤维相关胶原、非纤维胶原。在角膜中，Ⅰ、Ⅱ、Ⅲ、Ⅴ、Ⅵ型胶原是完整的胶原，在电镜下可见典型的胶原纤维束。角膜基质主要含Ⅰ型胶原（占角膜胶原的64%）和Ⅴ型胶原（占15%~20%），这两种胶原为成纤维胶原。角膜上皮细胞与内皮细胞基底膜含Ⅳ型胶原，为非纤维胶原。蛋白多糖（proteoglycans）由核心蛋白与氨基葡聚糖（glycosaminoglycan，GAG）组成。正常成人角膜基质含有四种蛋白多糖：decorin、lumican、keratocan和mimecan。角膜的细胞外基质（extracellular matrix，ECM）除了上述的胶原糖蛋白成分外，还含有各种非胶原糖蛋白（纤维连接蛋白、层粘连蛋白等），胶原和非胶原糖蛋白是结构糖蛋白，为ECM中的不溶性大分子糖蛋白。

角膜的营养物质一般有三个来源：角膜周围毛细血管、泪液和房水。在三者中，前房水是其主要来源，营养物质到达角膜之后，通过一系列的代谢过程，所取得的能量，用来供给组织的正常需要，对角膜来说，主要是用来维持它的透明性和角膜的脱水状态。角膜是人体上最敏感的区域，有丰富的神经末梢，它们来自三叉神经第一主支，在角膜周围形成神经丛，从角膜周围神经丛发出60~80根神经干，于角膜全厚的中1/3处进入角膜，在角膜缘内1~2mm处脱去髓鞘，向浅表行达前弹力层，在其下形成致密的神经丛，然后穿过前弹力层，形成上皮下基底部神经丛，终止于上皮细胞之间。近年来在角膜内还发现有交感神经和副交感神经存在。正常生理条件下，位于眼前节的角膜具有显著的免疫赦免特性。角膜上皮细胞的损伤愈合既依赖于邻近细胞的增殖与移行，也依赖于上皮细胞的向心运动；在角膜基质的损伤修复中，角膜基质细胞的活化增殖与ECM合成受多种生长因子的影响；角膜内皮细胞损伤后的修复是在多种生长因子作用下，周围细胞的扩大和移行。

三、自然角膜供体

常规角膜移植是利用异体的正常透明角膜组织，取代置换混浊、病变的角膜组织，使患眼复明或控制角膜病变，为目前同种器官移植中成功率最高的一种，是眼科中重要的复明手术之一。由于角膜内皮细胞是维持角膜透明的关键因素，因此，自然角膜供体保存的关键是保存角膜内皮细胞的活性，而关于角膜保存的研究主要是围绕角膜内皮细胞进行的。近年来随着眼库技术的发展，诸多学者针对各种保存方法中对内皮细胞的有利及有害因素进行了深入研究，取得了较大进展，使角膜保存质量有较大提高，时间也明显延长。自然角膜供体的保存又分为非活性保存和活性保存，前者主要以防腐方法保存角膜植片用于板层角膜移植；后者以保存角膜内皮细胞活性为目标，保存的植片用于穿透性角膜移植。活性保存角膜供体又分为短期保存（以湿房4℃保存为主）、中期保存（以培养液4℃保存为主）和长期保存（以冷冻保存为主）。经过保存的角膜组织可以降低排斥反应的发生率，特别是在高危角膜移植患者中尤为突出。深低温长期保存的角膜材料可用于板层甚至穿透性角膜移植术。

四、人工角膜假体

（一）人工角膜特性

1. **概述** 大多数角膜盲病人的主要治疗方法是通过异体角膜移植手术后可获得一定的视力。有的病人由于严重的干眼症、角膜缘干细胞功能衰竭等不能接受此手术。而人工角膜移植则是这些人群获得视力的最好办法。人工角膜由光学中心和周边支架两部分组成，呈"核–裙"状结构。光学中心要求光学性能好，透光率大于90%，屈光指数高并应有足够大的直径以提供合理的视野。

2. 人工角膜存在的问题

（1）光学部形成前、后膜

人工角膜短期效果好，但晚期严重的并发症发生率高。人工角膜植入后，其镜柱前表面要求不被上皮细胞覆盖。由于"核–裙"人工角膜中央光学部和周边支架的理化性质不同，故二者连接困难，且由于其与植床结合处连接平滑，上皮和血管化组织容易长入，易导致光学中心前、后膜形成，而人工角膜后膜易导致继发性青光眼。将中央光学部与周边支架连接部加工成阶梯形结构，中央光学部前、后表面稍突出裙袢，使得受体角膜组织与人工角膜的紧密连接仅限于人工角膜的裙袢，受体细胞不易侵入光滑的中心光学部，可有效防止人工角膜前膜形成。由于人工角膜"核–裙"状结构的限制，中央光学部直径一般仅为3～3.5mm。

（2）并发症

中央光学部与它的周边支架之间，以及支架与宿主组织之间缺乏相容性是引发大部分人工角膜手术并发症的主要因素。人工角膜异质材料与受体角膜组织之间的生物相容性是影响人工角膜植入手术成败的关键因素。需要选择具有良好生物相容性的材料提高人工角膜材料的组织相容性，以减少术后的排异反应。近年来人工角膜的研究主要集中于运用多孔高分子材料作为中央—周边型人工角膜的周边支架材料，改善材料的生物结合能力。随着人工角膜片型的改进和植入技术的快速发展，有学者认为人工角膜植入的适应证可以包括爆炸伤、酸碱化学烧伤、重度、干眼、重度沙眼、眼部类天疱疮、Stevens-Johnson综合征等引起的角膜混浊及多次角膜移植失败的患者。人工角膜的并发症主要包括角膜溶解、青光眼、后膜形成、前膜形成、房水渗漏、继发性视网膜脱离及眼内炎等，是人工角膜移植失败的主要原因，其发生的原因与人工角膜材料的生物相容性和人工角膜的片型设计有关[1,2]。人工角膜后膜发生率高达20.8%～50.0%，是导致术后视力不良、视力下降的主要原因之一[3]，是临床上最为常见的术后并发症。有报告甚至指出，Boston人工角膜的后增殖膜发生率可高达65%[4,5]。角膜融解也是人工角膜植入术常见的并发症，发生率多达21.6%～85.0%[6]。

（二）现状及展望

目前，人工角膜植入术的研究与应用进展包括：①在材料方面的改进：人工角膜的光学镜柱常用材料为聚甲基丙烯酸羟乙酯（PHEMA）、硅凝胶、玻璃等，周边支架常用材料为陶瓷、氟碳聚合物、羟基磷灰石、生物材料、聚四氟乙烯等；②在材料构造方面的改进：例如，对中央光学部前后表面的处理，多孔材料在周边支架的应用，这样基质细胞易于移行进入假体并分泌基质成分。周边支架对稳定光学中心有重要作用。周边支架作为角膜上皮生长的屏障由最初的无孔材料组成发展到近十多年来的由多孔材料构成，受体组织细胞更容易长入多孔支架材料内，形成水闭联接，支持和稳定光学中心。如果细胞在多孔支架材料内生长不充分，常导致人工角膜与受体角膜吻合处房水渗漏、感染、坏死、人工角膜排出。材料的组织相容性是确保人工角膜在体内长期存留的关键。良好的组织相容性有利于人工角膜与受体角膜交界处的水闭联接和一定的可塑性，避免牵拉造成受体角膜的溶解和坏死；③在人工角膜设计的改进：在人工角膜设计中，较为成功的是Boston人工角膜、AlphaCor 人工角膜和 Osteo-Odonto 人工角膜，并获得了 FDA 批准，进入临床阶段。Boston 人工角膜是使用最广泛、最安全和疗效最可靠的人工角膜之一。其主要应用 PMMA 生物材料为光学中间柱，将其安装在异体角膜的中间，使供体角膜作为一个载体移植给患者，从而取代病变混浊的角膜。AlphaCor 人工角膜是澳大利亚的 Chirila 等将 PHEMA 水凝胶制作了一体式人工角膜，AlphaCor 具有海绵状结构的支架和光学镜柱，两部分由含水量不同的 PHEMA 水凝胶组成，互穿网络结构连接。Osteo-Odonto 人工角膜利用自体组织（牙齿）作为周边支架，PMMA 作为光学镜柱。另外，还有 BIOKOP、Seoul-type、Cardona、MICOF、Duoptix 等不同设计的人工角膜；④在手术方法以及手术器械方面的改进。

上述改进将使得人工角膜假体植入术后合并症减少，成功率提高，患者视力获得比较长期稳定的提高。总之，人工角膜假体应符合以下条件：①透明的中央光学结构（或"核"结构）；②有利于受体角膜基质细胞进入的周边结构（或"裙"状结构）；③植入体内后能保持长期稳定。

人工角膜植入术虽然取得很大的进展，但是后期严重的并发症仍是手术失败的主要原因。因此，如何增加手术的稳定性，减少并发症是人工角膜研究领域长期的关注点，而异质材料与生物组织相容性问题一直是人工角膜研究的重点。鉴于目前尚无一种一致认可的材料，对于眼部条件不同的患者，只能酌情权衡各种材料的利弊，以选择合适的材料。随着材料学和生物学技术的不断发展，新的更为理想的材料因其稳定性好、并发症少将逐步应用于人工角膜，使人工角膜植入术在临床上真正做到完全、有效，造福于广大角膜盲患者。

五、组织工程角膜

（一）概述

具有生物活性，与人体角膜特性相近的人工角膜移植是人们努力探求的目标。近年来随着组织工程的发展，组织工程角膜的研究取得了迅速的发展。角膜组织主要由上皮细胞、纤维细胞、内皮细胞和胶原纤维构成。角膜单细胞培养发现，胶原与角膜三种细胞，以及角膜三种细胞之间存在着互相促进，协同生长的关系：胶原可促进细胞增殖和分化，而角膜的三种细胞均能合成分泌胶原和其他化学成分；三种细胞既可分泌多种细胞因子，又含有多种细胞因子受体。

组织工程角膜的核心是建立由角膜细胞和生物材料构成的三维空间复合体，形成具有生命力的角膜组织，修复和重建病损的角膜组织，其基本原理是将体外扩增的正常角膜组织细胞植附于一种生物相容性好，并可被机体吸收降解的生物材料上，将形成的复合体植入受体眼内，角膜细胞在生物材料逐渐被机体吸收降解的过程中，形成新的具有正常角膜形态和功能的组织工程角膜，达到对病损的角膜进行修复和重建的目的[7]。

（二）载体（支架）材料的选择

1. 羊膜 羊膜组织可用于促上皮化再建过程，羊膜可增强眼表疾病的修复能力，羊膜存在完整的基底膜和细胞外基质（extracellular matrix，ECM），基底膜主要由 VI 型胶原和 LN 构成，ECM 含有适当比例的 V 型胶原。业已证实，基底膜可促进上皮细胞的迁移、黏附和分化，抑制炎症反应，无细胞羊膜组织可促进培养细胞生长。Koizumi 等[8,9] 和 Schwab 等[10] 用羊膜为支架可促进培养的角膜缘干细胞生长，甚至可出现多细胞层，角膜缘干细胞可完全附着羊膜，荧光染色阴性。羊膜在体内可逐渐吸收，无抗原性，利于上皮化而不利于纤维血管生长，在修饰处理过的羊膜上培养角膜缘干细胞将构成与正常角膜相似的结构，内有K3阳性的多层上皮细胞。

2. 纤维蛋白 近年来纤维蛋白胶（fibrin glue，FG）作为组织工程角膜的一种新型支架材料逐渐成为研究的热点。FG有一定的可塑性，可制成各种形状和厚度，可被机体降解吸收，吸收时间的长短与局部纤溶活性及FG的厚度有关，并且它具有一定的韧性，可用于临床移植，是比较理想的组织工程角膜支架材料。Han等的研究表明，以FG为基础的基质支持角膜上皮细胞的生长与分化，由于细胞和FG的各种成分均可以来自人体，使自体生物工程替代物的制备具有良好的发展潜力[11]。Talbot等将培养的兔自体角膜缘上皮细胞接种于FG，待其融合后，用显微镊将FG自培养皿剥离，修剪后以缝线缝合于裸露的角膜表面，3天FG即完全降解，角膜上皮附着于角膜基质，七天出现2～3层上皮细胞，2个月组织学检查即可见眼表有正常角膜上皮型形成[12]。上述实验均证实FG是一种理想的角膜细胞生长及移植载体[13]。另外，FG可用于其他组织器官如皮肤、膀胱和软骨，发现相应的培养细胞能够在纤维蛋白凝胶上生长并成功用于移植。尽管以纤维蛋白胶为载体角膜细胞的体外培养取得了初步成果，但其稳定性及在临床应用的可行性还有待进一步的研究。

3. 胶原 胶原蛋白占角膜干重的75%，上皮下基底膜及后弹力层主要是Ⅳ型胶原，前弹力层和基质层以Ⅰ型胶原为主及一定量的Ⅲ、Ⅴ、Ⅵ型等胶原。角膜上皮细胞和内皮细胞合成Ⅰ、Ⅳ、Ⅴ型胶原，纤维细胞合成Ⅰ、Ⅱ、Ⅴ、Ⅵ、Ⅸ型胶原。另外，角膜的3种细胞也合成ECM的其他成分。胶原成分与蛋白多糖、糖蛋白、纤维连接蛋白（fibronectin，FN）和LN等成分使角膜保持透明。胶原是天然ECM的主要成分，具有特异性分子识别信号，可很好地介导种子细胞的黏附与生长，胶原易大量提取和加工成型，其降解产物氨基酸还可作为组织细胞生长的营养成分。胶原材料具有水溶性，免疫原性低，组织相容性和亲和性好，可参与组织愈合过程，胶原凝胶能保持培养上皮细胞、纤维细胞和内皮细胞功能结构的分化和成熟。因此，胶原作为组织工程角膜的生物材料是合理的选择。但是，胶原作为生物材料的缺陷是稳定性和强度较差，降解快，可被胶原酶消化。可用以下方法解决这些问题：①采用物理和化学交联，物理方法交联安全，但效果较差，化学交联可形成均匀网状大分子，交联过程会引入有毒的交联剂和不良的副作用；②胶原与其他材料整合为复合材料；③胶原材料接枝改性或修饰。Griffith等采用0.02%～0.04%戊二醛交联胶原与硫酸软骨素复合材料构建的角膜等效物，其形态、组织学结构和透明度与正常角膜相似，他们在此生物材料周边再进一步修饰，加入纤维蛋白使血管长入生物材料内，从而在无血管的角膜周围构建血管化的巩膜类似物。

4. 壳聚糖 壳聚糖是带正电荷的多糖类聚合物，与ECM的主要成分氨基多糖极相似，其组织相容性、透明性和力学性能都很好，具有可控的降解吸收率。已有用几丁质为生物材料，软骨细胞作为种子细胞培养出透明软骨组织。甲壳素材料的缺点是溶解性能差，脆性较大。甲壳素其他材料复合可互相取长补短，例如壳聚糖和胶原复合后，壳聚糖在胶原纤维之间形成极薄的膜，增强了纤维间的拉力，增加了载体机械强度；胶原由胶原酶降解，壳聚糖由溶菌酶降解，两者复合可延迟降解时间[14]。

5. 聚羟基乙酸和聚乳酸 聚羟基乙酸（polyglycolic acid，PGA）是一种生物相容性良好的可降解材料，可加工成直径为14nm的纤维，能形成稳定的空间结构性，通过调整分子量大小可控制降解速度，并最终降解为二氧化碳和水，对机体无副作用。聚乳酸（polylactic acid，PLA）也是一种生物可降解性且具有良好的生物相容性的高分子材料[15]。应用人工合成材料PGA和PLA培养兔角膜内皮细胞，形成单层角膜细胞并在细胞间可见紧密连接。有实验发现，用兔角膜基质细胞扩增培养接种于PGA，形成细胞生物材料复合物，植入对应的兔角膜基质层，结果显示新生组织胶原纤维直径与正常角膜相似，但新生组织不够透明。

（三）分层组织工程角膜

1. 角膜上皮层细胞培养与移植 1982年Friend等用兔角膜基质作载体，培养兔角膜上皮细胞，成功培养出多层的上皮细胞，并可见到半桥粒与基底膜的紧密连接[16]。1986年Schermer等证实角膜缘上皮有干细胞的存在[17]。Pellegrini等（1997年）首次报道培养的角膜缘干细胞移植成功治疗2例陈旧疤痕性碱烧伤患者（均有角膜移植失败史，眼表覆盖结膜上皮细胞），其方法为取1mm²自体角膜缘组织（健眼），细胞培养于凡士林纱布和软性接触镜上后，将培养的细胞移植在患眼上，1例患者2周后角膜表面覆盖透明的上皮细胞，4个月后再行穿透性角膜移植，角膜术后16个月植片透明，无新生血管，患者视力0.7。2例患者角膜缘干细胞培养和移植2年后术眼情况稳定，移植角膜上皮细胞AE5单抗染色阳性[18]。

（1）有载体的角膜上皮层细胞培养与移植

Koizumi等（2000年）用人羊膜为支架材料成功进行兔自体培养的角膜缘干细胞移植。Schwab等（2000年）用人羊膜为支架成功进行人自体培养的角膜缘干细胞移植治疗干细胞缺乏的眼表疾病。潘志强和张文华（2000年）行角膜缘干细胞羊膜片移植治疗角膜缘功能障碍，从而使患者获得进一步进行角膜移植的条件[19]。体外培养的异体皮肤上皮细胞移植后，供体细胞虽可在受体长期存在，但术后会逐渐缓慢被受体排斥并被受体细胞替代。而自体和近亲的角膜缘干细胞培养和移植易于成功，移植的干细胞通过移行和增殖覆盖术眼，仅取1~2mm²少量的角膜缘组织（约含1~1.5×10⁵细胞），经2-3代培养，可扩增100倍，有足够的上皮细胞覆盖整个角膜和角膜缘区，甚至可将培养细胞冷冻保存后再用。因此，培养的角膜缘干细胞移植有以下优点：①避免供体短缺；②避免排斥反应；③避免健康眼角膜缘干细胞衰竭。

（2）无载体的角膜上皮层细胞培养与移植

2004年日本大阪大学医学系研究科西田幸二讲师和东京女子医科大学教授冈野光夫等人，首次在温度敏感材料聚N-异丙基丙烯酰胺［poly（N-isopropyl acrylamide；PIPAAm）］上用自体小块角膜组织成功培养了角膜上皮细胞片，并证明2×2mm²大小的角膜缘植片即可培养出足够一只眼进行角膜移植的上皮细胞片[20]。而对于严重的双眼角膜缘受损伤病人，自体角膜缘取材受限，则采用自体口腔黏膜上皮细胞培养上皮细胞片进行移植。移植后的细胞片免疫组化证实：口腔黏膜细胞培养的上皮细胞片标记接近于正常眼表，揭示了口腔黏膜来源的细胞片在角膜基质的微环境中抗原标记发生转化[20]。大阪大学西田幸二还为4名50~80岁的角膜上皮损伤、接近失明的患者进行了口腔黏膜上皮培养的角膜上皮细胞片移植手术，手术明显改善了患者的视力[21]。其研究小组也曾用培养的角膜上皮细胞修复角膜激光术后浑浊，效果良好[22]。由此可见，利用PIPAAm培养皿有利于获得可用于眼表重建移植的无载体上皮细胞片[23, 24]。Talbot等在纤维蛋白胶上收获兔角膜缘干细胞片成功进行了自体移植，一个月后纤维蛋白胶降解，兔角膜上皮细胞片形成正常厚度的复层结构，效果明显。Rama等利用纤维蛋白胶收获的角膜干细胞片，成功对18例病人进行了自体角膜缘干细胞片移植，12～18个月的临床跟踪调查结果显示：14例临床效果良好[13]。

2. 角膜基质层细胞培养与移植

自然角膜的基质层主要是由胶原纤维和角膜细胞构成，排列整齐的小直径纤维及间距（两者大约为40nm）是角膜高度透明的主要原因[25]。组织工程角膜基质层的构建一般是采用角膜基质细胞培养于胶原载体内，可以获得透明度、相容性和机械特性与自然角膜类似的重建体。但是，应该注意到，角膜基质细胞培养于胶原一段时间后，常常出现收缩现象[26]。其他组织工程角膜基质层的研究发现，应用胶原海绵以及PGA材料与角膜基质细胞共培养，可产生三维角膜基质层，保持角膜基质表型，植入受体角膜可以构建角膜基质层组织[27]。但以聚羟基乙醇（polylactic-co-glycolie acid，PLGA）为支架材料时其降解过程中会刺激周围新生血管产生，不适合作为构建要求具有很好透明性的角膜组织[28]。

3. 角膜内皮层细胞培养和移植

角膜内皮层位于角膜的最里面，由一层六角形细胞构成。人体内的角膜内皮细胞一般停留在G1期，几乎没有增殖能力。正常情况下，人角膜内皮层细胞通过临近细胞扩张和移行填补缺损区，维持单层内皮细胞的完整性，保证内皮屏障和离子泵的功能。然而，眼外伤、糖尿病、青光眼、角膜内皮营养不良等疾病可导致角膜内皮细胞缺损，从而引起基质水肿、角膜混浊和视力下降。当角膜内皮细胞密度下降到一定数量后，内皮层功能丧失，这时通常需要通过角膜内皮层移植治疗。虽然进行角膜移植和各种角膜内皮层移植能够达到治疗的目的，但受到供体材料来源有限等因素的制约，能够得到移植的患者很少。因此，组织工程角膜内皮重建是目前解决供体角膜材料不足的一种新的可行途径。组织工程角膜内皮是目前的研究热点[29]。

角膜内皮细胞的培养状况与动物的种类、年龄、培养条件有关。兔、牛和人胚胎角膜内皮细胞有增殖能力，人角膜内皮细胞增殖能力极弱，体外培养人胚胎角膜内皮细胞可自动分裂增殖，而培养成年人角膜内皮细胞需加入多种生长因子。人角膜内皮前体细胞（human corneal endothelial precursor cells，HCEPs）同样具有自我更新能力，可以分化为一种或多种类型的细胞以形成成熟的组织。但与干细胞相比，它的增殖能力有限，能维持自身细胞群体的大小，因此致瘤性低，是正在探索中的理想人角膜内皮细胞来源的种子细胞。Yokoo等[30]通过成球试验分离内皮前体细胞，证明其具有一定的自我更新能力。Mimura等[31]发现，在兔角膜内皮中，边缘区较中心区含有更多的内皮细胞的前体细胞；人体角膜内皮中，亦是边缘区内皮前体细胞密度较中心区更高，在体环境内以极缓速度增殖[32]。在组织重建和CECs移植中使用从角膜内皮获得的前体细胞优于其他来源的干细胞。

（1）有载体的角膜内皮层细胞培养与移植

以各种材料为载体进行角膜内皮细胞体外培养与移植的实验研究广泛开展，是目前组织工程角膜构建的研究热点并获得了初步成功。载体包括：这类载体材料主要有羊膜、明胶水凝胶薄膜、晶状体前囊以及丝素蛋白膜，这些载体膜片透明度好，但操作很困难，不易插入并恰好放置在基质受体面上且不损坏重建的内皮层。角膜后弹力层由内皮细胞分泌形成，含有Ⅳ型胶原和层粘连蛋白，是内皮细胞的天然底物。人的后弹力层来源有限，异种的后弹力层受到学者的青睐并以猪的为首选。但由于其免疫原性，仍然难以达到临床移植的要求。此外，可降解的水凝胶膜、胶原-硫酸软骨素-戊二醛等构成的复合物、Ⅰ型胶原、vitrigel胶原膜等是刚性的载体，它们在没有缝合的情况下较难整合到宿主角膜后弹力膜。新鲜天然角膜基质膜有很多的优点，如透明度好、适合生理的曲度、生物相容性和机械稳定性等。由于这些优点，也有研究人员使用新鲜天然的眼角膜基质作为载体，用于体内和体外研究。然而在新鲜的基质膜上培养内皮细胞，可能会污染上皮细胞和基质细胞。此外，移植有活性的载体可显著提高免疫排斥的风险。因此，这类基质膜并不被广泛研究。失活的天然角膜基质膜是替代使用新鲜原生组织的一种选择。失活的天然基质载体在组织工程内皮重建中富有好的黏附性，而且在全层移植中也很好地被接受。这类载体首先是消除活细胞，即消除载体上内皮细胞、上皮细胞和基质细胞，同时也是为了降低载体的免疫原性。这种失活的天然基质膜可以选择人、猪、猫等动物的角膜基质用于研究。

（2）无载体的角膜内皮层细胞培养与移植

用聚N-异丙基丙烯酰胺凝胶材料包被培养皿可制成温度响应性培养皿，当细胞在温度响应性智能水凝胶培养皿中达到融合的单层之后，通过降低温度可以得到完整的单层细胞片。Ide等[33]的研究显示在温度敏感培养皿上培养出单层的人角膜内皮细胞片，与正常人角膜内皮细胞相似，呈六边形，有丰富的微绒毛和细胞器，并表达细胞间的紧密连接蛋白ZO-1。也可以使用EDTA收获已经融合的单层细胞片。目前，有研究显示这些融合的单层细胞可以黏附到宿主的基质上，或是可以依附在明胶水凝胶处理的细胞培养皿。

另外，一些学者研究了注射法移植角膜内皮细胞到前房的可行性。这种移植方法，首先要除去后弹力层上病态的内皮细胞。可以利用铁离子或者超顺磁性微球在磁场下具有良好的控制性能来定位移植的内皮细胞到后弹力层上。近来还发现，Rho激酶抑制剂Y-27632可促进培养的兔、牛、猴、人角膜内皮细胞贴壁、抑制凋亡和促进增生的作用。研究也显示这种激酶抑制剂有利于兔、猴角膜内皮创伤的愈合，结合Y-27632进行注射移植角膜内皮细胞到前房的方式将会提高移植的成功率。

（四）全层组织工程角膜

Minami等[34]（1993年）首次应用胶原凝胶和气-液交界面培养技术将角膜三种细胞共同培养而建立三维牛角膜重建模型，有关实验发现：在适当的生物材料内加入角膜纤维细胞，上下表面分别加入角膜上皮细胞和内皮细胞培养，可体外重建角膜。单独细胞培养与共同细胞培养比较，后者的增殖与分化程度都较前者高；加入生长因子，对单独培养的上皮细胞的增殖和分化无明显作用，对共同细胞培养的上皮细胞的增殖和分化有明显的促进作用，加入肝细胞生长因子（hepatocyte growth factor，HGF）、TGF-β1或EGF对共同细胞培养的上皮细胞的增殖和分化有明显的促进作用，TGF-β1促上皮细胞增殖和分化是通过促进角膜纤维细胞的增殖和ECM的产生而介导。重建的角膜与正常生理条件下的角膜组织结构相近，上皮层有5～6层细胞，存在分层结构及细胞间连接，K3特异性AE5单抗染色阳性（"角膜型"上皮细胞分化），角膜纤维细胞呈纺锤状长形，与胶原凝胶的表面平行排列，散在分布凝胶内，内皮细胞单层附着胶原凝胶。在上皮与基质之间可测得α1-3和α5-6 IN和基底膜成分阳性表达。上述重建角膜的缺陷是强度与韧性不足，有一定的透明度，但不及活体角膜，无曲率，因此，仅能用于角膜的基础研究，不能用于移植。Griffith 等[35]（1999年）用生物工程构建的人角膜等效物（corneal equivalents）对组织工程角膜研究有突破性进展，他们用转基因技术建立角膜各层"永生化"细胞系构建了人工生物角膜，其组织学结构、内皮细胞泵的功能与正常人生理角膜相似，组织工程角膜和眼库人角膜暴露于5%SDS后都出现轻度外伤，用RT-PCR测定相关基因mRNA的表达水平，两者都有与角膜创伤修复有关的基因增加，包括c-fos、IL-1、IL-6、FGF、血管内皮细胞生长因子（vascular endothelial growth factor，VEGF）和I型胶原等mRNA表达水平均增加。

（五）展望

组织工程角膜是人工角膜的发展趋势，它使得人工角膜具备生物活性，以此来达到保障其移植成功的目的。在其研制过程中，具体要解决的关键问题是：①组织工程角膜支架材料的强度和光学性能；②组织工程角膜的外形设计和曲率构建。③角膜有关细胞在支架材料上细胞层的构建；④组织工程角膜植入人体后与眼组织的相容性；⑤组织工程角膜植入人体后的机械性能和透明度。

未来组织工程角膜将更多的依赖来源于干细胞的接种种子细胞构建[36~38]，一方面，干细胞的来源既有原位的体干细胞，例如角膜缘干细胞、角膜基质干细胞以及角膜内皮干细胞，也有其他组织来源的体干细胞，例如来源于骨髓、脐带、脂肪的间充质干细胞（mesenchymalstem cells，MSCs）和牙髓干细胞（dental pulp stem cells，DPSCs）。另一方面，干细胞的来源还包括诱导多能干细胞（induced pluripotent stem cell，iPSCs）和胚胎干细胞（embryonic stem cells，ESCs）。研究发现，iPSCs与角膜缘成纤维细胞（fibroblasts，LF）或PA6基质细胞共培养后，可以分化为Pax6、P63、K3和K12表达阳性的角膜上皮细胞[39]。这样的共培养处理能够提供角膜上皮干细胞的微环境，产生基质细胞来源的诱导活力（stromal cell-derived inducing activity，SDIA）。近来，也有iPSCs和ESCs多潜能干细胞分化为角膜基质细胞及角膜内皮细胞的报道。据报道[40]，ESCs与PA6基质细胞共培养以及在无基底层的小球（substratum-free pellets）培养后，ESCs分化细胞的有关角膜基质细胞的标志（AQP1、B3GNT7、PTDGS和ALDH3A1）表达上调，角膜特异性蛋白多糖keratocan的mRNA表达显著增加。

现代化的处理手段如快速多层电子旋转加工技术、激光成型技术、3D生物打印技术等方法将改变目前存在的问题，有望获得更符合角膜生理结构的组织工程角膜支架材料[41]。另外，对异种角膜的脱细胞基质采取更合理的处理手段，将会更广泛的拓展材料组织来源[42, 43]。通过含有角膜种子细胞的压缩胶原支架构建的组织工程角膜，可以与体内角膜组织结构接近[44]。采用灌注培养系统、微重力系统等动态生物反应器构建组织工程角膜，也可以获得跟接近生理状态的理想组织工程角膜[45, 46]。新的移植手段例如飞秒激光在角膜移植的应用[47]等，将使其更好地获得能够应用于临床的组织工程角膜。总之，对组织工程角膜的设计与构建围绕生物模拟以及更接近生理状态的角膜，是近来组织工程活性人工角膜的研究热点[48]。

六、综合型移植角膜

人工角膜的支架材料对组织工程角膜的生物材料的研究有一定的启发。近年来人工角膜中央光学部分的材料有硅胶、聚甲基丙烯酸甲酯，具有长期稳定性，坚韧度高，清晰，透明，毒性低等特点，但不支持上皮细胞生长且不利于营养物质的扩散，不能降解。水凝胶在水中可膨胀，有弹性，透明，有良好韧性及弹性，允许营养物质通透，处理后可支持上皮细胞生长，人工角膜有良好而稳定光学性能，但其生物相容性不如组织工程角膜，将二者有机结合成的复合材料如胶原与水凝胶有可能成为未来的新型复合生物支架材料。

（一）人工角膜假体与组织工程角膜

最近的研究发现，人工角膜假体的材料加入部分组织工程角膜常用的生物材料，可以获得更好的结果。例如 Evans 等发现，在有孔的 perfluoropolyether 上包被 I 型胶原植入猫角膜表面，有利于体内上皮细胞在其表面的生长，2 个月内可形成 8～10 层角膜上皮细胞，眼表也可以形成稳定的泪膜[49]。也有实验发现，聚乙烯醇［poly（vinyl alcohol），PVA］加入胶原，或 PVA 加入羊膜成分均有利于植入后的角膜上皮生长，后者的效果更明显[50]。

（二）自然角膜与组织工程角膜

1. **以自然角膜基质为载体的组织工程角膜** 角膜基质有完整的 ECM、基底膜、前弹力层和基质，可使培养的干细胞和上皮细胞紧密附着，促进细胞的生长，完整的天然角膜基质存在着某些复合生长因子，可诱导调节细胞的生长、繁殖和分化。Friend 等用兔角膜基质为支架培养兔角膜上皮细胞，可出现半桥粒与基底膜的紧密连接。角膜基质的另一面有 ECM 和后弹力层，后弹力层对移植的培养内皮细胞的分化和增殖起重要的作用，Engelmann 等的实验发现，猪内皮细胞在培养皿上培养不能达到在后弹力层上培养的密度，其机制可能是 ECM 和后弹力层有 FGF 受体与 FGF 结合，能不断释放和递呈 FGF 给内皮细胞，而 FGF 促进内皮细胞分化。另有实验发现，含有角膜纤维细胞的角膜基质对角膜上皮提供类似间质营养器（mesenchymal feeder）的作用，有利于培养角膜缘干细胞的增殖反应。角膜纤维细胞甚至可调节角膜上皮细胞的功能，当角膜上皮细胞在含角膜纤维细胞的胶原凝胶上培养，上皮细胞呈多层结构，细胞增殖和分化良好，而同样条件不含角膜纤维细胞，上皮细胞则呈 1～2 层结构，细胞增殖和分化不良。

脱细胞基质基本上保持了 ECM 的主要成分和结构，有良好的细胞相容性和组织相容性，可作为组织缺损材料及组织工程的角膜支架材料。脱细胞组织基质的优点是拓展了组织来源，并且其微神经结构更接近自然角膜。

2. **以组织工程角膜技术获得高活力的自然角膜供体** 当自然角膜供体获取、保存和运输中处理不恰当，或供体年龄偏大，往往会导致供体角膜内皮细胞不理想。如果利用组织工程技术，可以去除供体老的、不适宜的角膜内皮细胞，接种新的年轻的角膜内皮细胞。一次甚至多次接种不但可以获得高密度和高活力的内皮细胞层，也可以接种经过体外基因处理后的培养细胞，获得特定功能需要的内皮细胞。通过上述组织工程角膜技术，可以获得高活力的新的自然角膜供体。

七、结语与展望

自然角膜供体是目前角膜移植最主要的供体来源，如何解决来源匮乏获得高活力的角膜供体是其主要的问题，可以通过接种高活力的角膜内皮细胞获得高密度角膜内皮细胞的角膜供体部分解决这个难题。通过接种角膜内皮细胞在过去认为不合格的角膜植片，增大了能够用于移植的供体量。人工角膜假体为供体进行的人工角膜移植的难点在于植入后假体被排出以及术后并发症，可以通过采用相容性好的多孔材料，使基质细胞移行进入假体并分泌基质成分，从而使植入的假体在体内更稳定。组织工程角膜的难点在于体外获得与自然角膜相近的重建角膜供体，移植后移植片既能保持透明性又能控制体内的合成与降解。

　　如果上述难题能够获得解决，全世界众多的角膜盲患者将更容易和顺利进行角膜移植手术，从而使他们恢复视力。未来的分层和全层组织工程角膜移植将可能成为角膜病变患者更方便和常规的治疗手段。

（陈建苏　郭永龙）

参考文献

1. Carlsson DJ, Li F, Shimmura S, et al. Bioengineered corneas: how close are we? Curr Opin Ophthalmol, 2003, 14: 192–197.

2. Aquavella JV, Qian Y, McCormick GJ, et al. Keratoprosthesis: the Dohlman Doane device. Am J Ophthalmol, 2005, 140: 1032–38.

3. Yaghouti F, Nouri M, Abad JC, et al. Keratoprosthesis: preoperative prognostic categories. Cornea, 2001, 20: 19–23.

4. Greiner MA, Li JY, Mannis MJ. Longer–term vision outcomes and complications with the Boston type 1 keratoprosthesis at the University of California, Davis. Ophthalmology, 2011, 118: 1543–1550.

5. Rudnisky CJ, Belin MW, Todani A, et al. Risk factors for the development of retroprosthetic membranes with Boston keratoprosthesis type 1: multicenter study results. Ophthalmology, 2012, 119: 951–955.

6. Hicks C, Crawford G, Chirila T, et al. Development and clinical assessment of an artificial cornea. Prog Retin Eye Res, 2000, 19: 149–170.

7. Germain L, Carrier P, Auger FA, et al. Can we produce a human corneal equivalent by tissue engineering? Prog Retin Eye Res, 2000, 19: 497–527.

8. Koizumi N, Cooper LJ, Fullwood NJ, et al. An evaluation of cultivated corneal limbal epithelial cells, using cell–suspension culture. Invest Ophthalmol Vis Sci, 2002, 43: 2114–2121.

9. Koizumi N, Inatomi T, Quantock AJ, et al. Amniotic membrane as a substrate for cultivating limbal corneal epithelial cells for autologous transplantation in rabbits. Cornea, 2000, 19: 65–71.

10. Schwab IR, Reyes M, Isseroff R. Successful transplantation of bioengineered tissue replacements in patients with ocular surface disease. Cornea, 2000, 19: 421–426.

11. Han B, Schwab IR, Madsen TK, et al. A fibrin–based bioengineered ocular surface with human corneal epithelial stem cells. Cornea, 2002, 21(5): 505–510.

12. Talbot M, Carrier P, Giasson CJ, et al. Autologous transplantation of rabbit limbal epithelia cultured on fibrin gels for ocular surface reconstruction. Mol Vis, 2006, 12: 65–75.

13. Rama P, Bonini S, Lambiase A, et al. Autologous fibrin–cultured limbal stem cells permanently restore the corneal surface of patients with total limbal stem cell deficiency, Transplantation, 2001, 72: 1478–1485.

14. Chen J, Li Q, Xu J, et al. Study on biocompatibility of complexes of collagen–chitosan–sodium hyaluronate and cornea. Artif Organs, 2005, 29: 104–113.

15. 商庆新，胡晓洁，曹谊林. 组织工程技术构建角膜基质层的实验研究. 中华眼科杂志, 2001, 37: 252–255.

16. Friend J, Kinoshita S, Thoft RA, et al. Corneal epithelial cell cultures on stromal carriers. Invest Ophthalmol Vis Sci, 1982, 23(1): 41–49.

17. Schermer A, Galvin S, Sun TT. Differentiation–related expression of a major 64K corneal keratin in vivo and in culture suggests limbal location of corneal epithelial stem cells. J Cell Biol, 1986, 103(1): 49–62.

18. Pellegrini G, Traverso CE, Franzi AT, et al. Long–term restoration of damaged corneal surfaces with autologous

cultivated corneal epithelium. Lancet, 1997, 349: 990–993.

19. 潘志强，张文华. 培养角膜干细胞羊膜片移植治疗角膜缘功能障碍. 中国实用眼科杂志，2000, 18: 524–526.

20. Nishida K, Yamato M, Hayashida Y, et al. Functional bioengineered corneal epithelial sheet grafts from corneal stem cells expanded ex vivo on a temperature–responsive cell culture surface. Transplantation, 2004, 77: 379–385.

21. Hayashida Y, Nishida K, Yamato M, et al. Ocular surface reconstruction using autologous rabbit oral mucosal epithelial sheets fabricated ex vivo on a temperature–responsive culture surface. Invest Ophthalmol Visual Sci, 2005, 46: 1632–1639.

22. Hayashida Y, Nishida K, Yamato M, et al. Transplantation of tissue–engineered epithelial cell sheets after excimer laser photoablation reduces postoperative corneal haze, Invest Ophthalmol Vis Sci, 2005, 47: 552–557.

23. Nishida K, Yamato M, Hayashida Y, et al. Corneal reconstruction with tissue engineered cell sheets composed of autologous oral mucosal epithelium. N Engl J Med, 2004, 351: 1187–1196.

24. Isenberg BC, Tsuda Y, Williams C, et al. A thermoresponsive, microtextured substrate for cell sheet engineering with defined structural organization. Biomaterials, 2008, 29: 2565–2572.

25. Jester JV, Huang J, Fisher S, et al. Myofibroblast differentiation of normal human keratocytes and hTERT, extended–life human corneal fibroblasts. Invest Ophthalmol Vis Sci, 2003, 44: 1850–1858.

26. Crabb RA, Chau EP, Evans MC, et al. Biomechanical and microstructural characteristics of a collagen film–based corneal stroma equivalent. Tissue Eng, 2006, 12: 1565–1575.

27. Borene ML, Barocas VH, Hubel A. Mechanical and cellular changes during compaction of a collagen–sponge–based corneal stromal equivalent. Ann Biomed Eng, 2004, 2: 274–283.

28. 余克明，王智崇，葛坚，等. 组织工程化角膜基质的构建与移植实验. 眼科研究，2005, 3: 1–3.

29. 李善义，陈建苏. 组织工程角膜内皮层移植的研究与应用. 中国组织工程研究，2013, 17: 363–368.

30. Yokoo S, Yamagami S, Yanagi Y, et al. Human corneal endothelial cell precursors isolated by sphere–forming assay. Invest Ophthalmol Vis Sci, 2005, 46: 1626–1631.

31. Mimura T, Yamagami S, Usui T, et al. Long–term outcome of iroendocytosing cultured corneal endothelial cell transplantation with magnetic attraction. Exp Eye Res, 2005, 80: 149–157.

32. Schimmelpfennig BH. Direct and indirect determination of nonuniform cell density distribution in human corneal endothelium. Invest Ophthalmol Vis Sci, 1984, 25: 223–229.

33. Ide T, Nishida K, Yamato M, et al. Structural characterization of bioengineered human corneal endothelial cell sheets fabricated on temperature–responsive culture dishes. Biomaterials, 2006, 27: 607–614.

34. Minami Y, Sugihara H, Oono S. Reconstruction of cornea in three–dimensional collagen gel matrix culture. Invest Ophthalmol Vis Sci, 1993, 34: 2316–2324.

35. Griffith M, Osborne R, Munger R, et al. Functional human corneal equivalents constructed from cell lines. Science, 1999, 286: 2169–2172.

36. Liu Y, Wang J, Luo Y, et al. Stem cells and ocular tissue regeneration. Asia Pac J Ophthalmol (Phila), 2013, 2: 111–118.

37. Baradaran–Rafii A, Biazar E, Heidari–Keshel S. Cellular response of limbal stem cells on polycaprolactone nanofibrous scaffolds for ocular epithelial regeneration. Curr Eye Res, 2015, 21: 1–8.

38. Syed–Picard FN, Du Y, Lathrop KL, et al. Dental pulp stem cells: a new cellular resource for corneal stromal regeneration. Stem Cells Transl Med, 2015, 4: 276–285.

39. Hayashi R, Ishikawa Y, Ito M, et al. Generation of corneal epithelial cells from induced pluripotent stem cells derived from human dermal fibroblast and corneal limbal epithelium. Plos One, 2012, 7(9): e45435

40. Chan AA, Hertsenberg AJ, Funderburgh ML, et al. Differentiation of human embryonic stem cells into cells with corneal keratocyte phenotype. PLoS One, 2013, 8(2): e56831.

41. Ruberti JW, Zieske JD. Prelude to corneal tissue engineering–gaining control of collagen organization. Prog

Retin Eye Res, 2008, 27(5): 549–577.

42. Lynch AP, Ahearne M. Strategies for developing decellularized corneal scaffolds. Exp Eye Res, 2013, 108: 42–47.

43. González-Andrades M, Carriel V, Rivera-Izquierdo M, et al. Effects of detergent-based protocols on decellularization of corneas with Sclerocorneal Limbus. evaluation of regional differences. Transl Vis Sci Technol, 2015, 4(2): 13.

44. Levis HJ, Kureshi AK, Massie I, et al. Tissue engineering the cornea: The evolution of RAFT. J Funct Biomater, 2015, 6(1): 50–65.

45. Wu Z, Zhou Q, Duan H, et al. Reconstruction of auto-tissue-engineered lamellar cornea by dynamic culture for transplantation: a rabbit model. PLoS One, 2014, 9(4): e93012.

46. Li X, Yang Y, Li Q, et al. Morphologic characteristics and proliferation of rabbit corneal stromal cells onto complexes of collagen-chitosan-sodium hyaluronate under simulated microgravity. Invest Ophthalmol Vis Sci, 2013, 54(10): 6877–6885

47. Han T, Deng L, Hersh P S, et al. New intrastromal corneal reshaping procedure using high-intensity femtosecond laser pulses. Journal of Cataract & Refractive Surgery, 2015, 41(6): 1137–1144.

48. Griffith M, Harkin DG. Recent advances in the design of artificial corneas. Curr Opin Ophthalmol, 2014, 25(3): 240–247.

49. Evans MD, Xie RZ, Fabbri M, et al. Epithelialization of a synthetic polymer in the feline cornea: a preliminary study. Invest Ophthalmol Vis Sci, 2000, 41(7): 1674–80.

50. Uchino Y, Shimmura S, Miyashita H, et al. Amniotic membrane immobilized poly(vinyl alcohol) hybrid polymer as an artificial cornea scaffold that supports a stratified and differentiated corneal epithelium. J Biomed Mater Res B Appl Biomater, 2007, 81(1): 201–206.

第三节 真菌性角膜炎：微生物学和发病机制

一、概述

真菌性角膜炎是一种严重的致盲性眼病，其发病往往与植物性外伤密切相关。近年来，由于广谱抗生素和糖皮质激素的广泛应用，真菌感染的发病率逐年上升，在部分发展中国家真菌性角膜炎已跃居感染性角膜疾病的首位[1~6]。由于眼部致病真菌种类繁多[7]，毒力各异，致病机制尚不清楚，以致目前在真菌性角膜炎的诊治方面远落后于其他感染性眼病。了解致病真菌的病原学、分子生物学知识，研究致病真菌的特点、毒力及对机体的影响等，将对探索眼部真菌感染的发病机制、寻找针对真菌毒力因子及发病环节的特异性诊断治疗靶点提供帮助。

二、真菌的病原学

（一）真菌的概念和形态

1. **真菌的概念** 真菌（fungus，fungi）是微生物中的一大类，属于真核生物，具有细胞核、染色体和核膜。它们共同的主要特征是体内不含叶绿素，因此不能利用二氧化碳来制造食物，只能靠腐生和寄生的营养方式取得碳源、能源和其他营养物质；细胞储存的养料是肝糖而非淀粉，这些与绿色植物有着显著差别。与动物细胞无细胞壁不同，真菌细胞一般有细胞壁，细胞壁含有几丁质（chitin）和 β - 葡聚糖。真菌与细菌和放线菌的区别在于前者具有性细胞的分化和真正的细胞核，有核膜、核仁，染色体呈线状；而后两者没有性细胞的分化，其细胞内的核质也没有与细胞质相隔的核膜。

综上所述，真菌为具有真正的细胞核，产生孢子，不含叶绿素，以寄生或腐生等方式吸收营养，仅少数类群为单细胞，其他都有分支或不分支的丝状体，能进行有性和（或）无性繁殖，具有葡聚糖和（或）几丁质的细胞壁的有机体。

2. 真菌的形态 真菌属于真核生物，形态多种多样，其在生长发育过程中还表现有多种形态特征，主要为营养功能的营养体及由营养体转变成（或产生）的繁殖体。

（1）真菌的营养体：菌丝体（mycelium）是多数真菌常见的营养体，是由许多单一的菌丝（hypha）连接在一起组成的。菌丝是由成熟的孢子在基质上萌发产出的芽管，进一步伸长并产生分支，或是由一段菌丝细胞增长而形成的，每根单一的细丝称为菌丝。少数真菌的营养体是不具有细胞壁的原生质团，有的为假菌丝。营养体的功能是吸收水分和营养。

菌丝通常分为有隔膜（septa）和无隔膜两种，前者占大多数，称有隔菌丝，后者称无隔菌丝。菌丝直径的增长通常有限，一般为 5～6μm。菌丝的结构是真菌形态的重要特征，但其差别有限，仅表现为有色或无色，有隔或无隔，横隔构造和直径大小等。真菌菌丝体在生长中表现的形态结构才是鉴别真菌的重要指征。

（2）真菌的繁殖体：真菌的繁殖能力强且方式多样。通常只以菌丝的片段即可进行繁殖，往往是通过各种有性或无性的孢子进行。不同真菌孢子形态、大小、色泽及产生器官各不相同，是鉴别真菌的重要依据。产生孢子的组织体一般称为子实体（sporophore）。根据繁殖方式，可分为无性孢子和有性孢子两大类。

1）真菌的无性孢子和无性子实体：一般不经两性细胞的结合（即细胞核的配合）而形成的孢子称无性孢子，这一繁殖过程称无性繁殖。酵母菌繁殖方式主要包括芽生和裂殖两种类型，丝状真菌繁殖方式有孢囊孢子（sporangiospore）、发芽形成分生孢子（conidium）和隔膜断裂形成关节孢子（arthrospore）三种类型。分生孢子是半知菌和子囊菌的无性孢子，也真菌中最常见的一类无性孢子，它是从菌丝分支的顶端细胞或从菌丝分化来的分生孢子梗顶端细胞分化而成的，其特征是半知菌分类的重要依据。

2）真菌的有性孢子和有性子实体：真菌经过不同性细胞或性器官配合后，产生不同类型的孢子称有性孢子，这一繁殖过程称有性繁殖。有性孢子或子实体包括有接合孢子、子囊孢子、子囊果或囊实体以及担孢子。

（3）真菌的菌落：真菌的菌落是指在一定基质上接种某一种真菌的一个孢子或一段菌丝，经过培养向四周蔓延生长出的丝状的群体。这种群体在微生物学中称为菌落，其外围生命力最旺盛。

同一种真菌在不同成分的培养基以及不同条件下培养，所形成的菌落形态会不同，这对真菌的分类鉴定具有重要意义。

（二）真菌的分类

真菌的种类繁多，据专家估计，自然界中约有150万种真菌，但已被人类认识的只有7万种左右。对人类有致病性的真菌不过300余种，其中已报道的角膜致病真菌有70余种[8,9]。在真核域中，真菌属于五界之一，其分类见图3-3-1。眼部感染的常见真菌菌属如曲霉属、镰刀属、链隔属等都属于半知菌门丝孢菌纲。

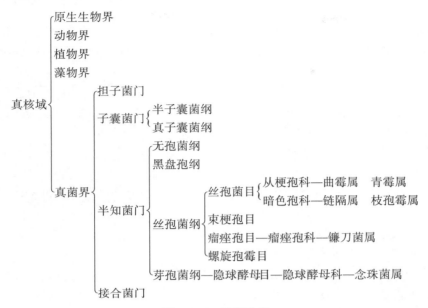

图3-3-1　真菌分类

三、真菌的分子生物学

（一）真菌的分子结构与功能

真菌拥有细胞膜、细胞器及一个以上细胞核等真核细胞常见结构，但除此之外，真菌还具有一些特征性结构，如特殊结构的细胞壁、隔膜以及一些细胞器，从而有别于其他真核细胞。

1. **细胞壁**　真菌的细胞壁位于细胞膜外层，将真菌的原生质体与外界环境隔离开来，从而保持营养、气体及酶能通透而不被代谢，同时保护细胞免受外界高渗透压的作用。不同真菌其细胞壁成分有所不同，对真菌细胞壁分子水平的研究，对了解其致病性、分类、诊断以及治疗具有重要意义。

真菌细胞壁的主要成分为多糖（约占细胞干重的80%～90%）、蛋白质（2%～13%）、脂质（2%～8%）及无机盐类，细胞壁结构十分致密，由微细纤维构成骨架，基质填入其中，使多糖、蛋白质等高分子物质难以通过。

微细纤维成分以几丁质（丝状真菌）及葡聚糖（酵母菌）为主，是真菌防御宿主免疫反应的重要成分，也是真菌区别于其他高等植物细胞壁的特征。几丁质在不同真菌细胞壁中含量变化很大，以丝状真菌含量最高；β-葡聚糖是维持真菌细胞外形坚硬性的分子基础，广泛存在于各类真菌的细胞壁中，尤以酵母菌含量为高。

基质中含有多糖、蛋白质与蛋白质多糖复合体、甘露聚糖、脂质和无机盐等。多糖含量在同一真菌细胞壁的不同发育阶段明显不同，提示其含量直接影响真菌的形态变化；甘露聚糖存在于所有真菌菌株中，是真菌细胞壁含量最高、最重要的一类多糖，是诱发机体免疫反应的特异性抗原成分，对真菌病的诊断也具有重要意义。

2. **间隔** 间隔是位于菌丝或细胞间的隔膜，不同菌属间隔的结构不同，可作为真菌的分类依据。

3. **细胞膜及细胞器** 真菌的细胞膜为双层磷脂的流体镶嵌模型结构，但磷脂为不恒定的微团结构，并夹杂有大量麦角固醇类化合物。麦角固醇易被多烯类抗真菌药物结合，是抗真菌药物的作用位点。

真菌的核与一般真核细胞不同，核小而圆，大小不一。在细胞分裂期时，核仁与核膜仍然保留。真菌的线粒体随细胞分裂周期有很大变化，其内嵴的形态因胞壁的成分而异，与真菌的不同类别有关，也可作为真菌分类的依据之一。

（二）真菌分类的分子学基础及应用

真菌包括致病真菌、机会真菌、致敏真菌、产毒真菌、诱癌及致癌真菌等。传统的分类方法主要依据真菌的形态、细胞的生理生化特点以及有性生殖阶段的形态特征，与真菌的自然特性尚有一定差距，尤其仅从形态表型分类，认识较为片面。

近年来随着细胞遗传学和分子生物学的发展，真菌分类学得到了很大的丰富和发展。主要的分类研究方法包括按真菌细胞壁化学组成分类、按代谢方式不同分类、按核 DNA 盐基组成比例分类、按 DNA–DNA 或 DNA–rRNA 间同源性分类，这些使真菌的分类上升到基因水平，不仅使从分子水平上诊断真菌成为可能，并可使在确立真菌感染的同时迅速判断出致病菌的种类，指导治疗，提示预后。

已用于或有望用于医学真菌检测的主要有如下几种方法：多聚酶链反应（polymerase chain reaction，PCR），分子杂交，随机扩增多态性分析 DNA（randomly amplified polymorphic DNA，RAPD），限制性片段长度多态性分析（restricted fragment length polymorphism，RFLP），单链构象多态性分析（single-strand conformational polymorphism，SSCP），DNA 序列分析和基因芯片技术等。其中 PCR 技术和 SSCP 技术具有较好的特异性和敏感性，已逐渐应用于临床，具有良好的应用前景。

PCR 技术是一种特异扩增 DNA 的体外酶促方法，可用于扩增位于两段已知序列之间的 DNA。改进的 PCR 技术如巢式 PCR（nested PCR）、多重 PCR（mutiplex PCR）、荧光 PCR 技术等又在较大程度上增加了该技术的敏感性与特异性。临床上确定真菌感染可用常规 PCR，引物设计自真菌的保守序列，若鉴定感染真菌的种类则需应用属种等的特异性引物。Gaudio 等[10]利用真菌 18srDNA 区间内保守区域设计属特异性引物，可直接对真菌性角膜炎标本进行 PCR 扩增，并进行测序分型。此法对于眼科标本中极少量、甚至死亡菌体均具有较好的敏感性。因此，在已行抗真菌治疗患者，当其眼部标本培养结果为阴性时，PCR 仍可检出病原体。另外，常规培养鉴定镰刀菌的方法需要 10 ~ 14 天，而 PCR 仅需 1 ~ 2 天就为早期病原学诊断提供了实验室依据。

SSCP 是将 PCR 扩增得到的 DNA 片段进行变性，成为单链 DNA，在一定条件下，通过聚丙烯酰胺凝胶电泳将单链 DNA 进行分离。由于单链 DNA 的空间构象与分子内的碱基组成密切相关，一个碱基的差异即可形成不同构象，不同构象的 DNA 在聚丙烯酰胺凝胶中的泳动速度不同，形成的带型即不相同，故能反映出单链 DNA 片段的多态性。SSCP 技术灵敏程度高，对于判定致病株与非致病株、耐药株与非耐药株，以及相近属种的鉴定均具有一定的意义[11]。

基因芯片技术的出现和发展为真菌性疾病的诊断及致病真菌的种属鉴定提供了新的分子生物学手段。Huang等[12]把经通用引物扩增后的待测真菌PCR产物与针对固有转录间隔区（ITS）2的特异性寡核苷酸探针进行杂交，发现基因芯片技术可以成功地将8属12种待测真菌鉴定至种的水平，具有较高的特异性和稳定性。Leinberger等[13]针对真菌rRNA基因ITs区设计寡核苷酸芯片对12种常见致病性念珠菌和曲霉菌进行检测，发现该方法可在提取DNA后4小时之内准确鉴定出病原真菌。角膜面积小、结构精细、对视力影响大的特点使角膜疾病时的标本取材数量受到限制，而基因芯片技术具有敏感性高、所需样本量少、通量大等优势，可以在较少样本量的情况下进行检测，从而在一定程度上解决了角膜的取材问题。张英朗等[14]从真菌rRNA基因ITS区挑选特异性序列，设计针对6属12种角膜主要致病真菌的诊断芯片，并对12株标准菌株和82株临床分离菌株标本进行检测，发现其检测阳性率达到87%以上，高于10%KOH涂片，与真菌培养无明显差异，敏感性高于PCR。以基因芯片联合PCR等其他分子生物学技术对角膜致病性真菌进行基因水平的研究已成为真菌性角膜炎基础及应用研究的一个重要方面。

四、真菌毒力与角膜真菌感染

由于真菌感染的发病机制复杂，缺乏系统深入的研究，使临床上对真菌性角膜炎的发生发展知之甚少，诊断治疗均缺乏特异有效的手段。近年国外在深部真菌感染的发病机制方面已有较多研究，表明真菌本身的毒力即侵袭力和机体防御机制异常是真菌感染发生的两大因素，目前已分离出多种真菌毒力因子，部分从基因水平加以证实。下面就近年来国外有关真菌毒力的研究进展进行总结，以期对临床了解角膜真菌感染的发病机制、寻找诊断治疗的新靶点提供帮助。

（一）真菌毒力

1. 黏附

（1）黏附在真菌感染中的作用：对许多真菌来说，黏附于宿主上皮的能力是其在宿主中集落形成及侵入体内的前提，也是感染发生的首要步骤，进一步黏附于细胞外基质（ECM）是感染扩散的必要条件[15]。研究表明白念珠菌可与多种ECM成分如纤维连接蛋白（fibronectin，FN）、基膜连接蛋白（laminin，LN）、Ⅰ型胶原、Ⅳ型胶原、纤维蛋白原、明胶和补体结合，白念珠菌与ECM结合能力的强弱与其致病性成正比，说明与ECM的黏附能力强的成分是白念珠菌重要毒力因子[16]。烟曲霉在体内体外可与多种ECM成分结合，LN和Ⅳ型胶原是构成肺泡上皮和毛细血管内皮下基底膜的主要成分，当上皮受损时，基底膜成分暴露，同时损伤后炎症反应导致纤维蛋白原合成增加并沉积于上皮表面，烟曲霉与这些成分接触并结合从而引起烟曲霉肺病的发生[17]。皮炎芽生菌中WI-1基因编码黏附分子，破坏WI-1基因导致酵母细胞不能黏附于肺组织，对鼠侵袭力下降，重构WI-1基因这些特性恢复[18]。同时，真菌还会释放各种类型毒素，如念珠菌属毒力因子磷脂酶B（phospholipase B，PLB），动物实验研究发现，PLB仅促进孢子黏附，在进入细胞后，不再发挥毒力作用[19]。

（2）黏附发生机制：真菌与宿主组织的黏附机制包括特异性配-受体反应和广泛的非特异性理化反应。

1）特异性配-受体反应：研究证实白念珠菌、烟曲霉通过表面的多肽分子（受体）

识别结合宿主细胞上的底物（配体），这种结合具有特异性和可饱和性[20]。目前已发现多种配-受体结合方式。①血凝素、糖蛋白介导的结合：烟曲霉菌上与纤维蛋白原及 LN 结合受体为位于静息孢子外层具有血凝素特性的一种糖蛋白。刀豆素 A（Con-A）结合实验显示白念珠菌上与纤维蛋白原和 LN 结合的受体蛋白为甘露聚糖蛋白（mannoprotein，MP），MP 存在于大多数真菌细胞壁外层，可占细胞壁干重 50%，除作为真菌的主要黏附分子外，还有抵御机体酶解和抑制机体免疫反应的作用；②多肽-多肽结合：研究发现烟曲霉菌、白念珠菌孢子上存在一种多肽，能与含精氨酸-甘氨酸-天冬氨酸（RGD）序列的配体特异性结合[17]。RGD 序列广泛分布于多种 ECM 中，因其分布广泛而扩大了真菌的黏附范围。目前已从白念珠菌中分离出 *INT1* 基因，可识别上皮细胞分泌的含 RGD 蛋白的 iC3b，*INT1* 缺失突变体对上皮黏附力下降，针对 *INTI* 基因中 RGD 位点的多克隆抗体可部分阻断白念珠菌黏附[21]。但并非所有白念珠菌识别的底物中都含有 RGD 序列，Yan 研究发现纤维连接素中一种分子量为 120 kDa 的表面蛋白在与白念珠菌黏附中起作用[22]。

2）疏水性：许多真菌和细菌具有疏水性，并借助这种非特异性反应在宿主表面形成集落。疏水性可介导脱水作用，使真菌与宿主接触更紧密，从而促进特异性黏附发生。已从烟曲霉中克隆出编码 rodlet 蛋白的基因 *Rod A*，此基因缺失株（Δrod A）孢子为亲水性，对具有疏水性的球蛋白和胶原的结合力下降，在侵袭性肺病的动物模型中，Δrod A 突变株与母体株相比致死率无差异，但炎症反应较轻[23]。

3）胞壁特性：细胞壁外层结构对孢子的黏附性能起重要作用。成熟有色素的烟曲霉孢子表面可见多量棘状突起，其无色素突变体孢子表层光滑，这种孢子疏水性明显下降，对 ECM 黏附能力明显下降，同时对氧化剂敏感，对鼠侵袭力下降。

（3）意义：由上述可见，真菌依靠其特有的分子结构与特定宿主组织发生黏附，黏附在疾病的起始及扩散中起重要作用。通过抑制真菌表面特异性受体或封闭宿主表面配体，破坏真菌疏水性，阻止孢子成熟和棘状化，可以阻止真菌对宿主组织的黏附从而阻止疾病的发生发展。

2. 酶类 研究证实许多真菌在感染宿主的过程中，通过分泌一些特异性酶降解破坏宿主细胞膜成分以利侵袭扩散，病原性真菌分泌的酶类是构成其侵袭力的重要部分，可分为两大类：降解磷脂的磷脂酶和降解肽类的蛋白酶。

（1）磷脂酶

1）磷脂酶在真菌感染中的作用：研究证实白念珠菌、新型隐球菌、烟曲霉分泌的细胞外磷脂酶在其侵袭力中扮演重要角色。Ibrahim[24] 用免疫金电镜研究发现感染时白念珠菌分泌磷脂酶且活力增强，并比较 9 种感染小鼠的白念珠菌菌株的毒力因子，包括磷脂酶、蛋白酶、黏附、出芽、生长速率和破坏内皮细胞的能力，发现仅磷脂酶活力与实验鼠的致死率密切相关。Ghannoum[25] 分离纯化出白念珠菌分泌的主要磷脂酶 B（phospholipase B，PLB）的编码基因 *caPLB1*，破坏此基因后生成不能产生 PLB 的白念珠菌突变株 caplb1，比较突变株和母体株对鼠感染模型的致病性，发现能产生磷脂酶的母体株致死率高，突变株无侵袭力，同时证实两种菌株生长繁殖率无明显差异。Leidich[26] 证实 caplb1 对人上皮细胞和内皮细胞黏附能力正常，但穿透宿主细胞的能力明显下降。系统性念珠菌感染患者血清中检测出能与 PLB 反应的抗体，证实人感染白念珠菌阶段体内有 PLB 分泌。

Chen[27, 28] 等证实新型隐球菌可产生具有高度活性的 PLB，其活性与毒力密切相关[23]。Cox[29]从新型隐球菌中分离出编码磷脂酶的基因*PLB1*，此基因缺失株plb1无生长缺陷，但磷脂酶活力明显下降，在小鼠吸入性肺炎和兔脑膜炎模型中与母体株相比侵袭力明显减弱。

烟曲霉中已分离出3种磷脂酶——PLA、PLB、PLC，其中PLB起主要作用，体外实验证实PLB对培养的肺泡细胞有广泛的溶解作用，推测其通过破坏宿主细胞而在烟曲霉侵袭中发挥作用[30]。

2）磷脂酶作用机制：研究表明，白念珠菌的菌丝和孢子均可分泌磷脂酶，但磷脂酶主要分布于成熟及生长的菌丝顶端。磷脂酶促进真菌侵袭的机制主要为分解细胞膜中的磷脂，破坏细胞膜使菌丝更有效地穿透宿主细胞，从而促使感染扩散，靶器官受损。此外，磷脂酶的降解产物可以诱导信号转导（蛋白激酶C的活化）、刺激宿主细胞释放细胞因子（IL-6、IL-8）并激发宿主炎症反应[30]。

3）意义：由于临床上多种重要真菌均可分泌同种类型磷脂酶——PLB，使其成为病原性真菌的一种具有广泛意义的毒力因子，目前已提出将磷脂酶作为诊断、治疗真菌感染的新靶点。绝大部分的真菌抗原位于胞壁或胞质中，是包含菌壁多糖的粗提取物，磷脂酶却是一种天然分泌的高度纯化蛋白，有望将其开发为具有高度特异性和敏感性的诊断工具。在治疗方面目前正在研究的方法包括疫苗、阻断磷脂酶合成及释放的药物。Hanel[31]等已研制出阻断磷脂酶合成的化合物，体外实验证实可以抑制磷脂酶活性，与氟康唑合用可以延长动物的存活时间。

（2）蛋白酶

1）蛋白酶的种类及作用：真菌可产生多种蛋白分解酶，如烟曲霉产生丝氨酸蛋白酶、金属蛋白酶和天冬氨酸蛋白酶，其中以丝氨酸蛋白酶为主。白念珠菌产生的酶类中以分泌型天冬氨酸蛋白酶研究最多。①丝氨酸蛋白酶（serine alkaline protease，ALP）：从烟曲霉培养液中可分离出一种分子量为33kD的溶纤维蛋白原性蛋白酶–ALP，在pH为9、37~42℃时酶活性最强。Iadarola[32]证实ALP可迅速分解人肺组织Ⅰ型、Ⅲ型胶原和FN，将此酶注入小鼠气管内可导致下呼吸道的明显破坏。Tronchin[33]研究显示在溶液及组织切片中ALP 1小时内可完全降解LN，用ALP处理小鼠肾脏组织切片，免疫荧光镜下显示基底膜中LN广泛消失。在烟曲霉性肺病患者血清中可查到抗ALP的IgG[34]。目前又从烟曲霉胞壁中提取出一种新的蛋白酶–ALP2，证实其与外源性支气管哮喘患者的致敏原为同一物质。ALP2的基因缺失株孢子形成减少80%，孢子颗粒直径缩小50%，推测此酶与烟曲霉的形态发生及致病性密切相关[35]；②金属蛋白酶（metalloprotease，MEP）：MEP是一种分解弹性蛋白的中性蛋白酶，在pH7.5~8.0、60℃时活性最强[36]。烟曲霉、黄曲霉产生的MEP分子量分别为42kDa和23kDa[37]。MEP与实验鼠的侵袭性肺曲霉病有关，不产生MEP的烟曲霉菌株引起的感染死亡率明显低于具MEP的菌株；③天冬氨酸蛋白酶（aspartic proteinases）：Lee[38]等证实多种曲霉菌均可产生细胞外天冬氨酸蛋白酶（extracellular aspartic proteinases，PEP），PEP可降解基底膜中的胶原、LN和弹性蛋白。在小鼠烟曲霉性肺病模型中，免疫电镜研究发现该酶主要分布于穿透基底膜的菌丝芽管处。白念珠菌主要产生分泌型天冬氨酸蛋白酶（secreted aspartic proteinases，SAP），这种胞外蛋白酶作用底物包括各种宿主蛋白如角蛋白、胶原蛋白、黏蛋白、血红蛋白、IgA、sIgA、巨噬细胞内各种酶、凝血反应各种酶以及激肽释放酶等。

2）蛋白酶作用机制：研究表明蛋白酶来自于真菌细胞壁并主要分布于菌丝和芽管顶端[39]。蛋白酶主要分解组织中的纤维蛋白成分如弹性蛋白和胶原，从而帮助真菌在组织中扩散并降解许多宿主的酶解物。此外还协助真菌黏附于宿主细胞，通过降解IgA抑制免疫功能，并参与对角化细胞的成洞作用和通过激活血管紧张素—缓激肽系统增加血管的通透性，另外还与表型转换有关[40]。最近的研究发现，SAP还可趋化中性粒细胞和淋巴细胞向病变部位募集，从而引起炎症反应[41]。

3）问题：对蛋白酶在真菌侵袭过程中的作用尚有争议。对人及动物烟曲霉性肺病的组织病理学研究显示，未见明显的与真菌侵袭有关的基质胶原、弹性蛋白及血管壁蛋白的降解，推测菌丝通过机械作用穿透组织[41]。但亦有作者认为可能蛋白酶（ALP、PEP）仅分布于生长菌丝的顶端，从而只在局部降解破坏组织蛋白[42]，尚有待于进一步精确定位研究。另有研究发现，烟曲霉菌Mepp、Alpp、Pepp基因缺失株对组织侵袭力与母体株相比无降低，认为这些酶类在真菌侵袭组织时不起作用[41, 43]，但也可能是在破坏一种蛋白酶编码基因时其他蛋白酶分泌代偿性增多，从而起到相同的组织降解作用[44]。总之，尚无确切证据表明蛋白酶在真菌感染组织时扮演重要角色，有可能其作用在于使真菌能降解坏死组织作为营养物质从而与其他腐生菌竞争。

3. 黑色素

（1）黑色素在真菌侵袭中的作用：已发现多种菌株如曲霉菌、新型隐球菌、巴西芽生菌均可产生黑色素或黑色素样化合物，研究表明黑色素的合成与真菌毒力密切相关[45]，通过黑色素合成酶基因突变产生的数种真菌白化株对小鼠侵袭力下降[46]。烟曲霉产生灰绿色孢子，研究证实其孢子色素缺失株表面光滑，易被宿主的防御机制如氧化剂、单核细胞所杀灭，与野生型相比，此突变株对鼠的侵袭力下降。Tsai[47]分离出烟曲霉中与孢子色素合成有关的基因群，其中*alb1*基因编码一种多肽合成酶，在DHN–黑色素生物合成途径中起重要作用；破坏此基因使孢子呈白化型，与补体C3亲和力增高，易被人中性粒细胞吞噬，且对抗真菌药物敏感，重构*alb1*基因上述变化消失；与野生株及重构株相比，*alb1*基因缺失株对小鼠毒力明显下降。

（2）黑色素作用机制：黑色素是一种强效自由基清除剂，研究表明黑色素主要作用机制为保护孢子逃避机体免疫防御系统，如补体C3介导的调理作用、中性粒细胞介导的吞噬作用和氧化系统，从而延长菌株体内存活时间[48]。

（3）意义：抑制黑色素的合成可以破坏其逃逸作用从而起到杀菌的作用，临床上应用较广的三唑类药物即可通过抑制黑色素的合成减慢真菌的侵袭速率。

4. 表型转换 除了上述有相对普遍意义的毒力因子外，各种病原性真菌都有其特有的侵袭方式，如酵母菌的表型转换、曲霉菌的毒素均被证实在其发病机制中起一定作用。

真菌的基本结构为菌丝和孢子，其菌丝相和酵母（孢子）相的互相转换称为表型的转换。在土壤中无致病性的孢子侵入宿主体内转换成致病性菌丝，提示在表型转换中毒力上调[49]。白念珠菌在体内和体外都能出现这种表型的转换，这种转换代表了念珠菌细胞表面性质的变化，并与其对上皮细胞、内皮细胞的黏附能力即毒力相对应，也可能与其对中性粒细胞的杀真菌机制的敏感程度相关。对一些能引起系统性真菌病的双相型真菌如皮炎芽生菌、新型隐球菌来说，这种表型的转换是疾病得以发生的必不可少的条件。研究表明新型隐球菌表型转换时胞壁多糖改变从而抑制肺泡巨噬细胞的吞噬作用，并加重炎症反应。影响表型转换的因素包括环境温度、pH、血清的存在、体内HCO_3-CO_2的张力和一些可溶性因子如IFN-γ、前列腺素E_2等。

5. 神经钙蛋白 神经钙蛋白是一种主要聚集在中枢神经系统的钙和钙调素结合蛋白，它由两部分组成：催化亚单位神经钙蛋白A和调节亚单位神经钙蛋白B，分子量分别为60 kD和19 kD。神经钙蛋白可以对一系列磷蛋白去磷酸化，包括组蛋白、肌球蛋白轻链以及cAMP依赖的蛋白激酶的调节亚单位。其作用涉及调节信号转导，是一些重要的抑制T细胞活化的免疫抑制剂的作用靶点。体外实验表明三唑类药物与神经钙蛋白抑制剂如FK506或环孢素A（cyclosporine A，CsA）合用有协同作用，可以抑制白色念珠菌的生长。在鼠播散性念珠菌病中，神经钙蛋白是重要毒力因子，且能帮助念珠菌抵抗三唑类药物存活下来；白念珠菌神经钙蛋白基因缺失株毒力完全丧失[50]。但尽管如此，神经钙蛋白在真菌感染中的作用尚不确定，在白念珠菌神经钙蛋白基因缺失株感染鼠阴道和肺的模型中，与野生株相度没有减弱，推测神经钙蛋白对白念珠菌致病性的影响与宿主的体内微环境有关[51]。

6. 真菌毒素 一些真菌具有毒素样活性。白念珠菌、烟曲霉、黄曲霉的胞壁糖蛋白具有内毒素样活性，能引起组织化脓性反应和引发休克。烟曲霉和黄曲霉还能引起很多组织器官的出血和坏死。皮炎芽生菌的内毒素样物质是胞壁磷脂。必须指出的是真菌的内毒素并非细菌学意义上的内毒素，其毒力弱得多。

（二）真菌毒力与角膜真菌感染

目前关于眼部真菌感染发病机制方面研究在近年来刚刚起步，目前结果尚少，仅少数研究揭示黏附、蛋白酶、神经钙蛋白及真菌毒素与角膜真菌感染的关系。

1. 黏附 体外实验表明白念珠菌孢子很少黏附于完整的角膜上皮，在去除角膜上皮的基质上，孢子可长时间黏附。将白念珠菌孢子与刀豆素A预孵育后其黏附能力明显下降，分析为刀豆素A与真菌胞壁成分甘露聚糖结合从而阻断了真菌的黏附[52]。2004年曾等在动物实验首次发现在真菌（烟曲霉菌、白念珠菌、茄病镰刀菌及黄绿青霉菌）感染早期（8～16小时）即存在真菌孢子与角膜上皮基底膜的黏附现象（图3-3-2～图3-3-5），随着时间延长，黏附孢子数目增多，角膜上皮基底膜破坏，临床出现明显感染征象，真菌孢子和角膜上皮基底膜黏附数量与临床评分之间呈正相关，说明黏附是真菌感染角膜的重要起始步骤[53,54]。

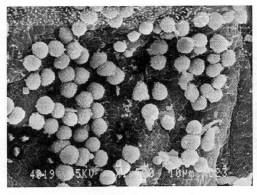

图3-3-2　烟曲霉菌接种16小时，可见大量孢子附于角膜上皮基底膜表面（扫描电镜，×1500）

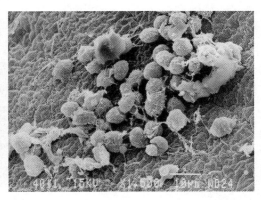

图3-3-3　白念珠菌接种16小时，可见孢子表面丝状物将彼此之间相连并与角膜上皮基底膜相连（扫描电镜，×1500）

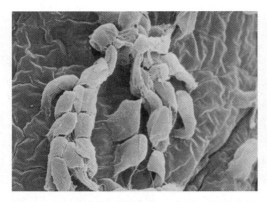

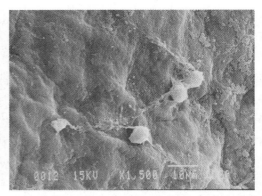

图3-3-4 茄病镰刀菌接种16小时,可见孢子伸出伪足状物与角膜上皮基底膜相连(扫描电镜,×1500)

图3-3-5 黄绿青霉菌接种16小时,可见少量孢子附于角膜上皮基底膜,表面可见膜状渗出物(扫描电镜,×1500)

2. 蛋白酶 蛋白酶在细菌性角膜溃疡尤其是铜绿假单胞菌性角膜溃疡中的作用已被广泛证实。在角膜真菌感染中,Gopinathan[55]等发现黄曲霉菌、茄病镰刀菌在含胶原的培养基中,可产生能降解胶原的ALP、MEP,但在上述两菌感染的兔角膜炎模型中角膜组织内仅发现MEP,并证实其为基质金属蛋白酶(matrix metalloproteinase,MMP)家族中的MMP-9。曾[53]等观察四种眼部常见致病真菌(烟曲霉菌、白念珠菌、茄病镰刀菌及黄绿青霉菌)的真菌性角膜炎动物模型,发现感染角膜组织中早期(1天)即出现MMP-9的表达(图3-3-6),表达量与临床感染程度呈正相关,此时组织病理学检查结果显示角膜基质结构的破坏,说明角膜真菌感染时MMP-9的升高很可能是角膜基质降解破坏、菌丝在组织中扩散的重要因素。MMP-9表达的高峰时间与炎性细胞表达时间一致,MMP-9含量与组织中炎性细胞浸润程度呈正相关,说明中性粒细胞很可能是感染角膜组织中MMP-9的主要来源(彩图3-3-7~彩图3-3-10)。Rohini[56]等在真菌性角膜炎患者的角膜组织中检测到大量多形核白细胞(polymorphonuclear leucocyte,PMN),占组织中浸润细胞的91.4%,组织中MMP-8和MMP-9水平均显著升高。这些研究都揭示了蛋白酶在真菌感染角膜时所起的作用。MMP-2和MMP-9在FK进展期,可以分解IV型胶原和明胶等细胞外基质成分,在溃疡恢复期,则参与胶原重塑和上皮基底膜的重建。也有研究认为,明胶酶还可能与真菌在角膜中的生长方式有关。

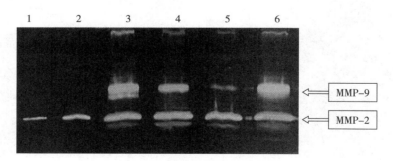

图3-3-6 角膜样本明胶酶谱法结果

条带1. 正常角膜;条带2. 对照组角膜;条带3. 白念珠菌感染3天角膜;条带4. 茄病镰刀菌感染3天角膜;条带5. 黄绿青霉菌感染3天角膜;条带6. 烟曲霉菌感染3天角膜

3. **真菌毒素** 在角膜接种烟曲霉菌的动物模型中发现，在炎症感染早期，角膜基质层和内皮层尚未见炎性细胞浸润时，角膜基质细胞和内皮细胞即发生严重的变性，电镜显示内皮细胞变性脱落，胞质内粗面内质网及线粒体等明显减少，角膜细胞核崩解。推测为烟曲霉菌释放的真菌毒素导致这两种细胞被破坏[57,58]。

念珠菌属毒力因子PLB通过分解宿主细胞膜磷脂引起膜通透性增高和完整性受损，进而促进真菌入侵及细胞水肿。但在兔的真菌性角膜炎模型中，研究发现PLB仅促进孢子黏附，在进入细胞后，不再发挥毒力作用[19]。

4. **神经钙蛋白** Chiatogu[59]等在鼠白念珠菌角膜炎模型中证实，氟康唑与CsA合用具有协同作用，与单用任何一种药物相比，联合用药可以更快速有效地控制感染；白念珠菌神经钙蛋白的基因缺失株对角膜侵袭力消失。作者认为神经钙蛋白作为CsA的作用靶点，与白念珠菌在角膜感染中的致病性密切相关。

5. **角膜真菌感染的可能机制** 临床上真菌性角膜炎多见于角膜上皮受损、基底膜暴露，由于角膜组织中存在多种ECM成分，如基底膜中的FN、LN、Ⅳ型胶原，基质中的Ⅰ型胶原，真菌与上述成分的黏附很可能是真菌性角膜炎发生的重要起始步骤。黏附后的真菌随之在组织内大量繁殖，广泛播散，引起组织的直接破坏；与此同时，真菌孢子、菌丝还对中性粒细胞产生趋化作用，中性粒细胞可释放大量胶原酶，引起角膜上皮基底膜和基质胶原成分的降解破坏，促使感染向纵深扩散；部分真菌产生的毒素导致角膜基质和内皮细胞的进一步破坏。

（三）小结

综上所述，真菌感染的发病机制可能包含了许多因素的共同作用，由于真菌菌种多样，每一种真菌又有其独特的致病机制，目前常用单个毒力基因分离突变方法不能完全了解真菌侵袭的总体机制。从分子生物学水平上分离出真菌致病相关因子，利用基因重组技术研究其与真菌毒力的关系，是研究真菌致病机制的重要手段和发展方向。

五、真菌感染对机体的影响

真菌侵入机体组织后除依靠自身的侵袭力在组织中直接破坏扩散外，还可被识别，影响机体的防御和免疫反应系统，呈现出复杂的免疫和组织病理学变化。

（一）角膜对入侵真菌的识别

目前认为真菌的识别受体是Toll样受体（Toll-like receptor，TLR）。TLR2和TLR4是真菌的主要识别受体。TLR2可以识别真菌细胞壁的甘露聚糖、酵母聚糖等，TLR4可以识别细胞壁的多聚糖，是一种广谱识别受体。在真菌感染角膜中，两者表达均升高[60,61]。阻断TLR后角膜炎症反应减轻[62]。

（二）激发非特异性及特异性炎症反应

真菌侵入细胞后激发补体活化，释放系列趋化、炎症因子，趋化中性粒细胞和单核细胞等。中性粒细胞释放的氧化剂如过氧化氢、次氯酸和颗粒产物如防卫素能够杀死白念珠菌和烟曲霉，单核-吞噬细胞则对吞噬的真菌进行处理，将真菌抗原呈递给T细胞，通常为Th细胞，Th细胞受刺激活化后分化为两种CD4辅助细胞：Th1及Th2系统，Th1可分泌IL-2、IL-12、IFN-γ等担负有助于机体防御功能的因子，激活效应细胞如巨噬细胞、NK细胞和CTL等，参与对真菌的杀灭，但如进入机体的抗原量过大，经抗原提呈细胞提呈后却可刺激

Th细胞活化生成Th2细胞，分泌一些不利于机体防御的细胞素如IL-4、IL-10等，后者又可抑制Th1细胞的活化及抑制IL-1、IL-12的分泌，还可破坏单核细胞的功能。机体对真菌感染的免疫反应以特异性细胞免疫反应为主，机体的免疫反应既能对抗真菌感染的侵袭，也会造成组织损伤。Hu等研究发现，角膜内巨噬细胞是角膜真菌感染时发挥天然免疫功能并介导获得性免疫的重要环节，清除巨噬细胞后，角膜溃疡加重，炎症细胞浸润减少[63]。

对眼部真菌感染机体反应的研究尚少，Vasanthi[64]等从真菌性角膜炎患者的泪液中检测到大量PMNs，在感染早期泪液中IL-6、IL-8明显升高，随着病灶愈合，IL-6降低，但IL-8仍持续升高一段时间。还有研究表明角膜真菌感染时可以检测到如核转录因子等炎症调节因子的表达。

（三）影响宿主防御功能

研究表明，某些真菌所含有的因子能抑制机体的免疫应答，Diamond证实白念珠菌菌丝可释放特异作用于PMN的物质，抑制PMN的趋化、吸附及吞噬作用，可能是通过选择性抑制了PMN的呼吸爆发所致；Wright证实念珠菌感染的患者血清中存在某种Mn并可结合PMN的髓过氧化物酶（MPO）达到抑制其呼吸爆发及吞噬的目的，同时分离出了以甘露聚糖外链磷酸基与PMN及MPO所形成的复合物，其中MPO的功能被抑制；念珠菌Mn抗原尚可降低巨噬细胞分泌的一些因子如IFN-γ、TNF等，减少PMN的呼吸爆发及杀真菌作用。此外，念珠菌可抑制T细胞对白念珠菌抗原的特异反应，可能为Mn激活抑制性T细胞（Ts），将白念珠菌胞壁多糖与T淋巴细胞共同培育，上清液中可出现一种非特异性抑制因子，可抑制IL-1、IL-2及IFN-γ的产生，NKC分化受抑，Tc活性也受抑。

Murayama等研究表明，烟曲霉可产生一些抗吞噬作用因子，通过抑制局部宿主防御机制而利于其黏附并侵入组织。烟曲霉菌培养提取物（ACFs）与人肺泡巨噬细胞（AMs）在M-199中共同孵育60分钟，起初52%AMs摄入孢子，孵育终止时降至24%；在M-199中3%ACFs可抑制PMN的趋化作用，当ACFs浓度大于12.5%时PMN的超氧化物自由基释放明显受抑。但在文献报道的各种真菌性角膜炎的动物模型中，接种真菌包括烟曲霉菌、白念珠菌、茄病镰刀菌及黄绿青霉菌，感染组织中均见大量中性粒细胞浸润，未见体外实验中的抑制现象[57,58,65,66]，这种体内外实验差异的原因有待于进一步的研究。

六、结语与展望

真菌性角膜炎作为目前日益严重的一类致盲性眼病，其病原学分类、诊断、发病机制及治疗的研究尚处于起步阶段。利用目前日益发展的分子生物学技术，借鉴全身真菌感染发病机制的研究成果及手段，深入研究致病真菌的种类、角膜真菌感染的发病机制以及各毒力因子与临床病理学特点的关系，寻求针对真菌毒力因子及发病环节的特异性诊断、治疗靶点，将为临床上选择药物或手术治疗方式、开发新型抗真菌药物提供理论依据，为有效控制真菌性角膜炎提供极大帮助。

（曾庆延）

参考文献

1. Lisa Keay, Katie Edwards, Thomas Naduvilath, et al. Microbial Keratitis predisposing factors and morbidity.

Ophthalmology, 2006, 113: 109–116.

2. Tanure MAG, Cohen EJ, Sudesh S, et al. Spectrum of fungal keratitis at Wills eye hospital, Philadelphia, Pennsylvania. Cornea, 2000, 19: 307–312.

3. Leck AK, Thomas PA, Hagan M, et al. Aetiology of suppurative corneal ulcers in Ghana and south India, and epidemiology of fungal keratitis. Br J Ophthalmol, 2002, 86: 1211–1215.

4. 王丽娅，张月琴，王印其等. 中国三地区真菌性角膜炎致病菌种的调查. 中华眼科杂志, 2000, 36: 138–140.

5. Xie LX, Dong XG, Shi WY. Treatment of fungal keratitis by penetrating keratoplasty. Br J Ophthalmol, 2001, 85: 1070–1074.

6. Xie LX, Shi WY, Liu ZS, et al. Lamellar keratoplasty for the treatment of fungal keratitis. Cornea, 2002, 21: 33–37.

7. Rosa RH, Miller D, Alfonso EC. The changing spectrum of fungal keratitis in south florida. Ophthalmology, 1994, 101: 1005–1013.

8. 王端礼. 医学真菌学—实验室检验指南. 北京：人民卫生出版社, 2005: 60–70.

9. 吴绍熙. 现代医学真菌检验手册. 北京：北京医科大学—中国协和医科大学联合出版社, 1998: 4–12, 20–30.

10. Gaudio PA, Gopinathan U, Sangwan V, et al. Polymerase chain reaction based detection of fungi infected corneas. Br J Ophthalmol, 2002, 86: 755–760.

11. Manish Kumar, Praveen Kumar Shukla. Single-stranded conformation polymorphism of large subunit of ribosomal RNA is best suited to diagnosing fungal infections and differentiating fungi at species level. Diagnostic Microbiology and Infectious Disease, 2006, 56: 45–51.

12. Huang A, Li JW, Shen ZQ, et al. High-throughput identification of clinical pathogenic fungi by hybridization to an oligonucleotide microarray. J Clin Microbiol, 2006, 44: 3299–3305.

13. Leinberger DM, Schumacher U, Autenrieth IB, et al. Development of a DNA microarray for detection and identification of fungal pathogens involved in invasive mycoses. J Clin Microbiol, 2005, 43: 4943–4953.

14. 张英朗，王丽娅，李智涛，等. 常见角膜致病真菌基因芯片检测方法的实验. 中国组织工程研究与临床康复, 2007, 11: 1873–1877.

15. Yan SZ, Rodrigues RG, Cahn-Hidalgo D, et al. Hemoglobin induces binding of sevsral extracellular matrix proteins to Candida albicans. J Biol Chem, 1998, 273: 5638–5644.

16. Gozalbo D, Gil-Navarro I, Azorin I, et al. The cell wall-associated glyceraldehydes-3-phosphate dehydrogenase of Candida albicans is also a fibronectin and laminin binding protein. Infection and Immunity, 1998, 66: 2052–2059.

17. Mendes-Giannini MJS, Taylor ML, Bouchara JB, et al. Pathogenesis Ⅱ: fungal responses to host responses: interaction of host cells with fungi. Med Mycol, 2000, 38(Suppl Ⅰ): 113–123

18. Brandhorst TT, Wuthrich M, Warner T, et al. Targeted gene disruption reveals an adhesin indispensable for pathogenicity of Blastomyces dermatitidis. J Exp Med, 1999, 189: 1207–1216.

19. Ma L, Xie L, Dong X, et al. Role of extracellular phospholipase B of Candida albicans as a virulent factor in experiment keratomycosis. Curr Eye Res, 2009, 34(9): 761–768.

20. Bouchara JP, Sanchez M, Chevailler A, et al. Sialic acid-dependent recognition of laminin and fibrinogen by Aspergillus fumigatus conidia. Infect Immun, 1997, 65: 2717–2724.

21. Gale CA, Bendel CM, McClellan M, et al. Linkage of adhesion, filamentous growth, and virulence in Candida albicans to a single gene, INT1. Science, 1998, 279: 1355–1358.

22. Yan S, Rorrigues RG, Roberts DD. Hemoglobin-induced binding of Candida albicans to the cell-binding domain of fibronectin is independent of the Arg-Gly-Asp sequence. Infect Immun, 1998, 66: 1904–1909.

23. Thau N, Mound M, Crestani B, et al. rodletless mutants of Aspergillus fumigatus. Infect Immun, 1994, 62: 4380–4388.

24. Ibrahim AS, F Mirbod, SG Filler, et al. Evidence implicating phospholipase as a virulence factor of Candida

albicans. Infect Immun, 1995, 63: 1993–1998.

25. Ghannoum MA. Extracellular phospholipases as universal virulence factor in pathogenic fungi. Jpn J Med Mycol, 1998, 39: 55–59.

26. Leidich SD, Ibrahim AS, Fu Y, et al. Cloning and disruption of caPLB1, a phospholipase B gene involved in the pathogenicity of Candida albicans. J Biol Chem, 1998, 273: 26078–26086.

27. Chen SC, Muller M, Zhou JZ, Wright LC, et al. Phospholipase activity in Cryptococcus neoformans: a new virulence factor? J Infect Dis, 1997, 175(2): 414–420.

28. Chen SC, Wright LC, Santangelo RT, et al. Identification of extracellular phospholipase B, lysophospholipase, and acyltransferase produced by Cryptococcus neoformans. Infect Immun, 1997, 65(2): 405–411.

29. Cox GM, McDade HC, Chen SCA, et al. Extracellular phospholipase activity is a virulence factor for Cryptococcus neoformans. Mole Microbiol, 2001, 39: 166–175.

30. Ghannoum MA. Potential role of phospholipases in virulence and fungal pathogenesis. Clin Microbiol Rev, 2000, 13: 122–143.

31. Hanel H, R Kirsch, HL Schmidts, et al. New systematically active antimycotics from the beta–blocker category. Mycoses, 1995, 38: 251–264.

32. Iadarola P, Lungarella G, Martorana PA, et al. Lung injury and degradation of extracellular matrix components by Aspergillus fumigatus serine proteinase. Experimental Lung Research, 1998, 24: 233–251.

33. Tronchin G, Bouchara JP, Larcher G, et al. Interaction between Aspergillus fumigatus and basement membrane laminin: binding and substrate degradation. Biol Cell, 1993, 77: 201–208.

34. Pinel C, Monod M, Ambroise–Thomas P, et al. Western blot detection of IgG anti–Aspergillus fumigatus elastase in sera of patients with aspergillosis. J Med Vet Mycol, 1994, 32(3): 231–234.

35. Reichard U, Cole GT, Hill TW, et al. Molecular characterization and influence on fungal development of ALP2, a novel serine proteinase from Aspergillus fumigatus. Int J Med Microbiol, 2000, 290(6): 549–558.

36. Markaryan A, Morozova I, Yu H, et al. Purification and characterization of an elastinolytic metalloprotease from Aspergillus fumigatus and immunoelectron microscopic evidence of secretion of this enzyme by the fungus invading the murine lung. Infect Immun, 1994, 62(6): 2149–2157.

37. Ramesh MV, Sirakova TD, Kolattukudy PE. Cloning and characterization of the cDNAs and genes (mep20) encoding homologous metalloproteinases from Aspergillus flavus and A. fumigatus. Gene, 1995, 165(1): 121–125.

38. Lee JD, Kolattukudy PE. Molecular cloning of the cDNA and gene for an elastinolytic aspartic proteinase from Aspergillus fumigatus and evidence of its secretion by the fungus during invasion of the host lung. Infect Immun, 1995, 63(10): 3796–3803.

39. Moutaouakil M, Monod M, Prevost MC, et al. Identification of the 33–kDa alkaline protease of Aspergillus fumigatus in vitro and in vivo. J Med Microbiol, 1993, 39(5): 393–399.

40. Hube B, Monod M, Schofield DA, et al. Expression of seven members of the gene family encoding secretory aspartyl proteinases in Candida albicans. Mol Microbiol, 1994, 14(1): 87–99.

41. Jaton–Ogay K, Paris S, Huerre M, et al. Cloning and disruption of the gene encoding an extracellular metalloprotease of Aspergillus fumigatus. Mol Microbiol, 1994, 14(5): 917–928.

42. Reichard U. The significance of secretory and structure–associated proteases of Aspergillus fumigatus for the pathogenesis of invasive aspergillosis. Mycoses, 1998, 41 Suppl 1: 78–82.

43. Reichard U, Monod M, Odds F, et al. Virulence of an aspergillopepsin–deficient mutant of Aspergillus fumigatus and evidence for another aspartic proteinase linked to the fungal cell wall. J Med Vet Mycol, 1997, 35(3): 189–196.

44. Ramesh MV, Kolattukudy PE. Disruption of the serine proteinase gene(SEP) in Aspergillus flavus leads to a compensatory increase in the expression of a metalloproteinase(MEP20). J Bacteriol, 178: 3899–3907.

45. Hamilton AJ, Holdom MD. Antioxidant systems in the pathogenic fungi of man and their role in virulence. Med Mycol, 1999, 37: 375–389.

46. Jacobson ES. Pathogenic roles for fungal melanins. Clin Microbiol Rev, 2000, 13: 708–717.

47. Tsai HF, Wheeler MH, Chang YC, et al. A developmentally regulated gene cluster involved in conidial pigment biosynthesis in Aspergillus fumigatus. J Bacteriol, 1999, 181: 6469–6477.

48. Jahn B, Boukhallouk F, Lotz J, et al. Interaction of human phagocytes with pigmentless Aspergillus conidia. Infect Immun, 2000, 68: 3736–3739.

49. San-blas G, Travassos LR, Fries BC, et al. Fungal morphogenesis and virulence. Med Mycol, 2000, 38(Suppl 1): 79–86.

50. Bader, T., B. Bodendorfer, K. Schroppel, et al. Calcineurin is essential for virulence in Candida albicans. Infect Immun, 2003, 71: 5344–5354.

51. Bader, T., K. Schroppel, S. Bentink, et al. Role of calcineurin in stress resistance, morphogenesis, and virulence of a Candida albicans wild-type strain. Infect Immun, 2006, 74: 4366–4369.

52. Rao NA, Riggio DW, Delmage JM, et al. Adherence of Candida to corneal surface. Current Eye Research, 1984, 4: 851–856.

53. 曾庆延，董晓光，史伟云等. 真菌孢子黏附和基质金属蛋白酶在角膜真菌感染中的作用. 中华眼科杂志, 2004, 40: 774–776.

54. Xiaoguang Dong, Weiyun Shi, Qingyan Zeng, et al. Role of adherence and matrix metalloproteinases in growth patterns of fungal pathogens in cornea. Current Eye Research, 2005, 30: 613–620.

55. Gopinathan U, Ramakrishna T, Willcox M, et al. Enzymatic, clinical and histologic evaluation of corneal tissue in experimental fungal keratitis in rabbits. Exp Eye Res, 2001, 72: 433–442.

56. Rohini G, Murugeswari P, Prajna NV. Matrix metalloproteinases(MMP-8, MMP-9) and the tissue inhibitors of metalloproteinases(TIMP-1, TIMP-2) in patients with fungal keratitis. Cornea, 2007, 26: 207–211.

57. 易先金，何玉兰，张淑娟，等. 实验性角膜烟曲菌病的光镜及电镜观察. 中华眼科杂志, 1989, 25: 168–170.

58. 白海青，金梅玲，赵桂秋等. 镰刀菌和曲霉菌性角膜溃疡的组织病理学特点. 中华眼科杂志, 2004, 40: 341–343.

59. Chiatogu Onyewu, Natalie A. Afshari, and Joseph Heitman. Calcineurin Promotes Infection of the Cornea by Candida albicans and Can Be Targeted To Enhance Fluconazole Therapy. Antimicrobial Agents and Chemotherapy, 2006, 11: 3963–3965.

60. Yuan X, Wihelmus KR. Toll-like receptors involved in the pathogenesis of experimental Candida albicans keratitis. Invest Ophthalmol Vis Sci, 2010, 51(4): 2094–2100.

61. Jie Zhao, Wu XY, Yu FS. Activation of Toll-like receptors 2 and 4 in Aspergillus fumigatus keratitis. Innate Immun, 2009, 15(3): 155–168.

62. Sun Y, cor E. Inhibition of corneal inflammation by the TLR4 antagonist Eritoran(E5564). Invest Ophthalmol Vis Sci, 2009, 50(3): 1247–1254.

63. Hu J, Wang Y, Xie L. Potential role of macrophages in experimental keartomycosis. Invest Ophthalmol Vis Sci, 2009, 50(5): 2087–2094.

64. Vasanthi M, Prajna NV, Lalitha P, Mahadevan K, Muthukkaruppan V. A pilot study on the infiltrating cells and cytokine levels in the tear of fungal keratitis patients. Indian J Ophthalmol, 2007, 55: 27–31.

65. Wu TG, Wilbelmus KR, Mitcbell BM. Experimental keratomycosis in a mouse model. Invest Ophthalmol Vis Sci, 2003, 44: 210–216.

66. O'Day DM, Head WS, Csank C, et al. Differences in virulence between two Candida albicans strains in experimental keratitis. Invest Ophthalmol Vis Sci, 2000, 41: 1116–1121.

第四节　角膜营养不良的分子遗传学特征

一、概述

角膜营养不良（Corneal dystrophies）是一组具有遗传异质性的进行性角膜透明度丧失和视力下降的角膜病变的总称[1]。绝大多数角膜营养不良其病理学特征、形态组织学特征为异常物质在双眼角膜不同层的沉积，因此角膜营养不良的分型一直是根据在裂隙灯下观察到沉积物的形状、受累角膜层以及组织病理学特征来确定的。随着认识的深入和分子遗传学特征的进展，和角膜营养不良相关的多个基因先后被发现。以形态学为基础的分类逐渐显露出其不足之处，例如，同一基因突变所致的角膜营养不良会有不同表型；而不同的基因缺陷也可以导致同样的临床表现。2008年国际角膜营养不良分类委员会（International Committee for Classification of Corneal Dystrophies，IC3D）公布了新的角膜营养不良的分类（表3-4-1）[2]，在以前解剖分类的基础上，补充了相关的遗传学、临床和病理学特征学内容。另外，角膜营养不良致病基因的确定，为了解发病机制，探索新的治疗方法，提供了理论依据。

表3-4-1　角膜营养不良分类

角膜营养不良英文名称	角膜营养不良中文名称	IC3D缩写	遗传方式	基因	IC3D类别
上皮和上皮下角膜营养不良					
Epithelial basement membrane dystrophy	上皮基底膜营养不良	EBMD	散发AD	*TGFBI*	C1
Epithelial recurrent erosion dystrophy	反复糜烂性上皮营养不良	ERED	AD	未知	C4
Subepithelial mucinous corneal dystrophy	上皮下黏液性角膜营养不良	SMCD	AD	未知	C4
Meesmann corneal dystrophy	Meesmann角膜营养不良	MECD	AD	*KRT3* *KRT12*	C1
Lisch epithelial corneal dystrophy	Lisch上皮角膜营养不良	LECD	XD	未知	C2
Gelatinous drop-like corneal dystrophy	胶滴状角膜营养不良	GDLD	AR	*TACSTD2*	C1
前弹力层角膜营养不良					
Reis–Bücklers corneal dystrophy-Granular corneal dystrophy type 3	Reis-Bücklers角膜营养不良-颗粒状角膜营养不良3型	RBCD	AD	*TGFBI*	C1

续表

角膜营养不良 英文名称	角膜营养不良 中文名称	IC3D 缩写	遗传 方式	基因	IC3D 类别
Thiel-Behnke corneal dystrophy	Thiel-Behnke角膜营养不良	TBCD	AD	*TGFBI*	C1 C2
Grayson-Wilbrandt corneal dystrophy	Grayson-Wilbrandt角膜营养不良	GWCD	AD	未知	C4
基质角膜营养不良					
Lattice corneal dystrophy	格子样角膜营养不良	LCD	AD	*TGFBI*	C1
Granular corneal dystrophy	颗粒状角膜营养不良	GCD	AD	*TGFBI*	C1
Lattice corneal dystrophy, gelsolin type	格子样角膜营养不良Ⅱ型	LCD2	AD	*Gelsolin*	C1
Macular corneal dystrophy	斑块状角膜营养不良	MCD	AR	*CHST6*	C1
Schnyde corneal dystrophy	Schnyder角膜营养不良	SCD	AD	*UBIAD1*	C1
Congenital stromal corneal dystrophy	先天性基质角膜营养不良	CSCD	AD	*Decorin*	C1
Fleck corneal dystrophy	斑点状角膜营养不良	FCD	AD	*PIP5K3*	C1
Posterior amorphous corneal dystrophy	后部无定形角膜营养不良	PACD	AD	未知	C3
Central cloudy dystrophy of Francois	Francois中央云雾状角膜营养不良	CCDF	AD	未知	C4
Pre-Descemet corneal dystrophy	后弹力层前角膜营养不良	PDCD	散发 AD	未知	C4
后弹力层营养不良					
Fuchs endothelial corneal dystrophy	Fuchs内皮角膜营养不良	FECD	散发AD	*Col8A2*	C3,C2 C1
Posterior polymorphous corneal dystrophy	后部多形性角膜营养不良	PPCD	散发AD	*Col8A2* *ZEB1,* *VSX1*	C1 C2
Congenital hereditary endothelial dystrophy 1	先天遗传性内皮角膜营养不良1型	CHED1	AD	未知	C2
Congenital hereditary endothelial dystrophy 2	先天遗传性内皮角膜营养不良2型	CHED2	AR	*SLC4A11*	C1
X-linked endothelial corneal dystrophy	X连锁内皮角膜营养不良	XECD	XD	未知	C2

缩写说明：AD: Autosomal dominant,常染色体显性；AR: Autosomal recessive，常染色体隐性；XD:X-linked dominant，X染色体显性；

C1：定义明确的角膜营养不良，基因已定位和发现，特异性突变已知；

C2：定义明确的角膜营养不良，一个或多个基因位点已确定，相关基因尚未知；

C3：定义明确的角膜营养不良，基因位点未确定；

C4：一种新的或以前被报道过的角膜营养不良，其作为一个不同种类的证据尚不令人信服。

二、上皮和上皮下角膜营养不良

上皮和上皮下角膜营养不良以前被称为浅层角膜营养不良（superficial corneal dystrophies），包括上皮基底膜营养不良、反复糜烂性上皮营养不良、上皮下黏液性角膜营养不良、Meesmann角膜营养不良、Lisch上皮角膜营养不良和胶滴状角膜营养不良。

（一）上皮基底膜营养不良

上皮基底膜营养不良（EBMD）也称地图状-点状-指纹状营养不良（map-dot-fingerprint dystrophy），是最常见的浅层角膜营养不良，通常为双侧、非对成称性的角膜上皮和基底膜病变。

地图状：不规则的岛屿状增厚，呈边界清楚的灰色混浊，特别是在中央或角膜周边区。

点状：呈不规则圆形，椭圆形或逗号状混色混浊聚集在角膜中央，不被染色。可与地图状改变同时存在。

指纹状：通常角膜周边区有曲线样改变，后照法更清楚。可与其他形状的改变并存，特别是地图状改变。

临床表现：无症状或反复发作的患眼疼痛，流泪和暂时的视力模糊。角膜中央的上皮层及基底膜内可见灰白色小点或斑片、地图样和指纹状细小线条。可发生散光和上皮反复性剥脱。50岁以上女性发病多。

病理学特征学特征：上皮基质层皱褶（地图状病变），上皮基质层有指纹状细小线条（指纹状病变）或上皮基质层有微小囊肿（点状病变）。电子显微镜检查下地图状病变为上皮基底膜细胞层增厚到2~6nm，指纹状状病变为细小的胶原纤维沉积在基底膜上，该纤维直径约为17nm，颗粒物质直径大约为8nm。点状病变为假性囊肿中包含有衰老的上皮细胞核和细胞质碎片。

共聚焦显微镜检查：显示有异常的上皮基底膜突入角膜上皮内，上皮细胞异常及微囊肿；表面上皮细胞及基质未见异常。

分子遗传学特征：大多数患者为非遗传性，而和退行性改变或外伤有关。少数家族性EBMD患者和5q31染色体位点上的*TGFBI*基因有关，已报道有Leu509Arg和Arg666Ser突变，前者出现在*TGFBI*保守区，可能影响了整合素（intergrin）的结合位点[3]，后者位于*TGFBI*蛋白的C末端，可导致蛋白异常折叠，影响正常三级结构的形成。

（二）反复糜烂性上皮营养不良

反复糜烂性上皮营养不良（epithelial recurrent erosion dystrophy，ERED）又称为Franceschetti遗传性复发性角膜糜烂，包括Smolandiensis亚型。患者首次发病年龄小于10岁。反复发作性角膜糜烂通常出现在4~6岁，但是也有8月龄发病的病例。发病前可有轻微外伤史或自发出现。角膜内皮下出现薄雾样混浊和微小囊肿。有病人儿童期就出现上皮下中央角膜混浊。

症状：多数患者有眼红，畏光，流泪，眼痛。一些经常有灼热感和眼睛易受刺激的患者，暴露在阳光和气流较强，烟尘的环境以及睡眠不足时都易复发。在Smolandiensis亚型中，四分之一的患者最终需要在平均年龄44岁时做角膜移植。15个月内移植片周边出现混浊，但中央移植能多年保持清亮。

病程：随年龄增加发病频率和严重程度下降，大约50岁后不再复发，但中央角膜上皮下混浊可持续进展。

病理学特征检查：未知。

分子遗传学特征：为常染色体显性遗传病，致病基因位点尚未确定。对Smolandiensis亚型，已排除了COL8A2，TGFBI，GSN，KRT3及KRT12基因的相关性[4]。

（三）黏液性上皮下角膜营养不良

黏液性上皮下角膜营养不良（subepithelial mucinous corneal dystrophy，SMCD）首次发病年龄小于10岁。双眼上皮下混浊，散布于整个角膜，中央部最密集。该病罕见，至今仅有一篇报道[5]。

临床表现：反复发作性角膜糜烂、疼痛，青春期减轻。视力逐渐丧失。

病理学特征检查：上皮下有嗜酸性颗粒，PAS染色阳性，奥辛蓝染色阳性。前弹力层前有透明质酸酶敏感性物质。

电子显微镜检查：可见上皮下的细纤维丝状物质沉积。

分子遗传学特征：SMCD属常染色体显性遗传性角膜上皮疾病，也有患者呈X-连锁的遗传方式。目前致病基因尚未定位。

（四）Meesmann角膜营养不良

Meesmann角膜营养不良（MECD）又称遗传性上皮营养不良（hereditary epithelial dystrophy）或青年上皮营养不良（juvenile epithelial dystrophy）。1935年由Pomeijer首次报道。后由Meesmann和Wilke做了详细描述，故又称Meesmann角膜营养不良。是一种罕见的只影响角膜上皮的病变。

双侧上皮营养不良在出生后头几个月即可出现，但常常是稍长大以后，出现眼部刺激和视力减退等症状时才被发现。主要体征是角膜中央至周边弥漫分布大量微小的上皮囊泡，以睑裂区最多，周围角膜上皮正常。这些改变在裂隙灯下用后侧照光观察较清晰。

临床表现：有些患者会出现轻度刺激症状，畏光或有眩光感。多数无自觉症状，对视力影响较小。也有反复发作眼痛和点样上皮糜烂者。角膜可轻微变薄，角膜知觉可有减退。整个病程进展缓慢。

病理学特征：角膜上皮内囊肿，囊内含被PAS阳性细胞碎屑充满。角膜上皮增厚，不规则。上皮基底膜增厚，层数增多伸入上皮层。

共聚焦显微镜检查：基底层上皮低反射区，直径大约40~150μm，可见长的上皮内裂缝。多数损害区内可见反射斑点，并见基底下神经丛片段[6]。

分子遗传学特征：MECD属常染色体显性遗传性疾病，由17q12上的KRT12或12q13上的KRT3基因突变所致[7,8]。KRT12和KRT3是角膜特异性角蛋白，致病突变发生在角蛋白螺旋结构区，或在非保守区影响角蛋白异源二聚体的排列。

（五）Lisch上皮角膜营养不良

Lisch上皮角膜营养不良（Lisch epithelial corneal dystrophy，LECD）：1992年Lisch等[9]报道的一种角膜上皮带状、旋涡状或羽毛状不透明病变，其周围角膜透明。间接照明法可见病变为聚集在一起的微囊肿。单眼或双眼发病，当浑浊涉及瞳孔区时除视力模糊外无其他症状。病程进展缓慢。

病理学特征：受累区域的角膜上皮细胞可见空泡结构。

电子显微镜检查：受影响的角膜上皮细胞质中可见大量空泡，有些泡内含非特异性性质不明物质。

免疫组织化学：散在Ki67染色阳性，提示没有有丝分裂的增加。

角膜共聚焦显微镜检查：许多单个黑色分界清楚的受损区大约为50~100μm的圆形或椭圆形。有些病灶的中央有反光点，很可能就是细胞核的位置。

分子遗传学特征：此病基因定位于染色体Xp22.3，属X染色体显性遗传，致病基因尚未克隆[10]。

（六）胶滴状角膜营养不良

胶滴状角膜营养不良（gelatinous drop-like corneal dystrophy，GDLD），亦为角膜内皮原发性淀粉样变性，10~20岁之间发病。

临床表现：发病初期角膜上皮下可能会出现与带状角膜病相似的病变，也可能会有多个像桑葚样的小结节。病变区可被荧光素染色，提示角膜上皮的通透性增加。可合并新生血管。随着病变进展，可发展为基质层浑浊或较大的结节性病灶即金橘样（kumquat-like）病变。病人会出现明显的视力下降，畏光，流泪，结膜充血，疼痛等不同程度的眼刺激症状。当病变累及浅基质层时，视力严重受损可行板层或穿透性角膜移植术，但多数病人5年内病变复发。

病理学特征：角膜上皮下和基质层有淀粉样物质沉积，沉积物中含乳铁蛋白。

电子显微镜检查：表层角膜上皮细胞之间的紧密连接破坏，淀粉样物质位于基底层。

分子遗传学特征：属常染色体隐性遗传，致病基因*TACSTD2*（旧称*MISI*）位于1p32[11]。*TACSTD2*编码的蛋白和肿瘤相关钙信号转导有关，已报道有20多种突变导致GDLD，p.Gln118X是最常见的突变。有些GDLD患者未发现*TACSTD2*突变，提示该病存在遗传异质性。

三、前弹力层角膜营养不良

（一）Reis-Bücklers角膜营养不良

Reis-Bücklers角膜营养不良（RBCD），也称为Ⅰ型前弹力层角膜营养不良（corneal dystrophy of Bowman layer，typeⅠ，CDBⅠ）或Ⅲ型颗粒状角膜营养不良（LCDⅢ），是一种进行性进展的角膜病变，幼年角膜即有改变。

临床表现：在出现角膜上皮糜烂之前可无症状。发生角膜糜烂，眼部不适及疼痛，畏光，视力下降。在角膜前弹力层及基质浅层出现不规则形状角膜混浊斑片，病变逐渐扩大可延伸到角膜缘，达基质深层（彩图3-4-1）。随病程延长，发作次数减少。角膜不适感降低，疼痛也随之减轻。一般上皮糜烂的发作在20岁后稳定下来。

病理学特征：前弹力层断裂，被结缔组织替代，Masson三色染色可见红色颗粒沉积，可累及到浅基质层。电子显微镜下可见到杆状体。

共聚焦显微镜检查：角膜上皮层和前弹力层可见沉积物，呈高反射。前弹力层被高反射不规则物质替代。

免疫组织化学：沉积物对转化生长因子β诱导蛋白（角膜上皮蛋白）呈阳性，提示沉积物为突变的*TGFBI*蛋白[12]。

分子遗传学特征：属常染色体显性遗传，由5q31染色体位点上的*TGFBI*基因突变所致[13]，最常见的致病突变是Arg124Leu。

（二）Thiel-Behnke角膜营养不良

Thiel-Behnke角膜营养不良（TBCD）：也称为Ⅱ型前弹力层角膜营养不良或蜂窝状角膜营养不良（Honeycomb-shaped Corneal Dystrophy）等。幼年发病。

临床表现：双眼对称的角膜上皮下网状或蜂窝状混浊，病变可以累及深层角膜基质和角膜边缘。反复发作的角膜糜烂导致眼部不适感及疼痛，最终导致视力下降，但病程进展缓慢。糜烂发作频率低于RBCD，视力下降出现的时间亦晚于RBCD。对单个病例，TBCD与RBCD不易区分。

病理学特征：角膜上皮细胞层不规则的增厚，角膜基质出现脊和沟，部分区域上皮细胞基底层缺失。前弹力层被纤维细胞层替代，呈波浪样。

电子显微镜检查：特征性改变为出现直径为9~15nm的卷曲的胶原纤维，这也是TBCD与RBCD的主要区别。

共聚焦显微镜检查：角膜上皮层和前弹力层可见沉积物，上皮基底层显示均质的高反射物，边缘圆滑伴暗影。前弹力层呈不规则高反射。

免疫组织化学：卷曲的纤维对转化生长因子β诱导蛋白（角膜上皮蛋白）呈阳性。

分子遗传学特征：属常染色体显性遗传。TGFBI基因p.Arg555Gln突变和该病有关。TBCD另一相关基因位于10q24，尚未被克隆[14]。

（三）Grayson-Wilbrandt角膜营养不良

Grayson-Wilbrandt角膜营养不良（GWCD）：属常染色体显性遗传，青少年期发病。此病在临床上极为罕见，仅有一篇报道[15]。

临床表现：弹力层有弥漫性多形性灰白色混浊斑点，部分向前延伸到上皮层。混浊斑之间的角膜透明，在角膜基质中有折光物质分布。病程进行性发展，复发性角膜糜烂的程度较RBCD和TBCD轻。

病理学特征：前弹力层和上皮层之间有一层均匀的伊红染色阳性物质。

四、基质角膜营养不良

（一）TGFBI角膜营养不良

TGFBI最初是在多种细胞系由转化生长因子β诱导后分离出来的，以前称之为角膜上皮蛋白，认为它只在角膜上皮细胞表达，但后来发现TGFBI表达广泛[16]。TGFBI在角膜的发育和创伤愈合中起重要作用，并且和结构蛋白比如胶原、纤维连接素及整合素之间有互相作用，介导多种细胞的黏附。人类的TGFBI蛋白包括682个氨基酸，分子量为68kD，有四个内部重复功能域。至今，四种临床亚型的角膜营养不良和TGFBI相关，包括Reis-Bücklers角膜营养不良、格子样角膜营养不良Ⅰ型、颗粒状角膜营养不良Ⅰ型和颗粒状角膜营养不良Ⅱ型，因此2008年国际角膜营养不良分类委员会提出了TGFBI角膜营养不良的命名。已有30种TGFBI突变被发现，这些突变最终导致不溶性异常TGFBI蛋白在细胞外堆积，临床表现为角膜混浊物。大多数突变位于第四个Fas功能域，突变热点包括Arg124和Arg555，突变会影响蛋白的溶解性和稳定性。位于第一个Fas功能域的突变可能影响蛋白的结构。TGFBI角膜营养不良的表型和基因型存在一定的相关性[17,18]。Arg124Leu突变者预后较差，而Arg555Trp和Arg555Cys突变临床表现较轻。其他突变Pro501Thr，Asn622Lys,Val627fs，Ala546Thr,Leu527Arg，Asn544Ser及Phe540Ser等和格子样角膜营养不良变异型有关。

1. 格子样角膜营养不良Ⅰ型

格子样角膜营养不良（lattice corneal dystrophy，LCD）分为多种亚型，其中Ⅰ型格子样角膜营养不良（LCDⅠ，经典型）和变异型是由 *TGFBI* 基因突变所致，是基质部角膜营养不良中最常见的类型。

临床表现：LCDⅠ一般双眼发病，在接近十岁即表现明显，偶尔中年发病，极少在婴儿期发病。角膜中心部基质层出现线状或其他形状的浑浊，而周边角膜保持透明。通常角膜知觉减退，混浊的丝状物相互交织，形似神经纤维。双眼角膜通常对称受累，但有时眼角膜可能保持透明或混浊区分散而非呈线条形。早期可见角膜中央部呈轻度弥漫性混浊，在实质浅层与前弹力层内有不规则的分支状白色细条和混浊点，这些细条和混浊点逐渐扩展增粗增大，交织成网格状，其间有结节状的混浊点。晚期角膜中央呈致密的盘状混浊，掩盖了原有的网格状线条。

病情缓慢进展，初期可无任何症状，后因复发性角膜上皮糜烂引起的眼部刺激症状及视力减退，至20～40岁时视力多已严重受损，往往在四十岁时需做角膜移植手术。

病理学特征：角膜上皮萎缩，基底层上皮细胞变性，前弹力层局灶性变薄或缺损。在前弹力层和上皮基底层之间有嗜酸层。基质内有淀粉样物质沉积，沉积物刚果红染色阳性。水晶紫染色可见异染，thioflavin T染色可见荧光。

电子显微镜检查：细胞外有许多高电子密度的随机排列的纤维丝，直径8～10μm。淀粉样沉积处角膜细胞少，有些细胞变性可见细胞质内有空泡形成，其余细胞代谢活跃。后弹力层和内皮细胞正常。

分子遗传学特征：为常染色体显性遗传病，大多数的LCDⅠ患者都是由 *TGFBI* 基因p.Arg124Cys突变引起[19,20]。

2. 颗粒状角膜营养不良Ⅰ型

颗粒状角膜营养不良是最常见的角膜营养不良，其中Ⅰ型（granular corneal dystrophy，GCD1）又称Groenouw角膜营养不良Ⅰ型。

临床表现：裂隙灯下可见大量分散且不规则但边界清晰的小白点，类似面包屑或雪片，出现在角膜中心前弹力层下及基质层的表面（彩图3-4-1）。可多年无症状。双眼对称性发展，青春期后明显。除视力有不同程度下降外，可不伴随其他症状。当角膜上皮出现糜烂时可出现眼红与畏光。随着年龄增加病情的进展，混浊斑点体积变大，数量增加，病灶之间角膜完全正常透明。久病者的角膜表面微凸起不平。

病理学特征：角膜沉积物在光学显微镜和TEM下的表现以及染色特性都是诊断GCD的主要方法。沉积物伊红染色阳性。Masson三色染色呈亮红色。颗粒物主要是细胞外沉积的突变的TGFBI蛋白。

免疫组织化学：沉积物可与TGFBI蛋白抗体反应，与微原纤维蛋白抗体反应亦呈阳性。

电子显微镜检查：可看到散在的电子高密度的杆状或不规则四边形状的物体。角膜沉积物的横断面通常是不规则形状的，但有时可能是六边形，直径为100～500nm。这些聚成团状的物体多蓄积在角膜基质表层，也可能出现在上皮细胞间隙或退化的基底部上皮细胞内。部分杆状结构外观相似，内部结构不易辨别，还有一些是由规则且紧密排列的纤维丝构成（宽度70～100nm），排列方向与它们的长轴平行。另有一些有各种各样小洞，外观呈虫蚀状，包含有细纤维丝。部分表面沉积物和大多数深部基质沉积物并不呈现杆状外观。后弹力层和角膜内皮没有显著改变，沉积物之间的角膜也没有明显改变。

分子遗传学特征：为5q31染色体位点上的*TGFBI*基因突变，属常染色体显性遗传。Arg555Trp是最先发现也是最常见的致病突变。Arg124Ser突变的LCDI患者发病较晚。

3. 颗粒状角膜营养不良Ⅱ型

颗粒状角膜营养不良Ⅱ型（granular corneal dystrophy，type Ⅱ，GCD2），又称混合性格子–颗粒状角膜营养不良或Avellino角膜营养不良。

临床表现：初期裂隙灯下角膜基质有一层乳白色小圆点。逐渐进展，在浅基质中出现环状，星状或雪花样混浊。有些病人会在角膜深基质层出现网格样混浊，通常位于雪花样基质混浊的更深部。病变最后阶段，面包屑样混浊可能位于角膜的浅基质层。有些患者只表现为散发的乳白色小圆点。混浊程度比GCDI小。

随着年龄的增加混浊会影响中央视轴导致视力下降。轻微角膜糜烂时会有疼痛感出现。此病病程进展缓慢。

病理学特征：在基质层存在类似于典型的Ⅰ型GCD角膜淀粉样蛋白沉积物，可以被Masson染色和刚果红染色。

电子显微镜检查：初期浅基质层高电子密度的均质杆状结构沉积物与GCD1类似。在高倍放大下观察杆状沉积物是细胞外高密度排列的纤维丝，细胞外有淀粉样纤维蛋白的存在。

共聚焦显微镜检查：发现是一种GCDI和LCD的组合物。在前基质中有圆形像面包屑一样的沉积物，边界清楚。

分子遗传学特征：为5q31染色体位点上的*TGFBI*基因突变，属常染色体显性遗传。Arg124His突变和该型角膜营养不良相关。

（二）格子样营养不良Ⅱ型

格子样营养不良Ⅱ型（LCDⅡ）又称Meretojia综合征或家族性角膜淀粉沉着症，角膜、皮肤及颅神经受损[21]。通常起病较晚。

临床表现：网格状病变比LCDI型少且较细，从角膜缘向心性分布到角膜基质。中央角膜相对较轻，因而视力损害也较轻。角膜的敏感性降低。晚期通常会有明显的眼睑皮肤松弛、皮肤干痒和兔眼症等。同时还会伴发全身表现包括颅神经和周围神经的麻痹，以面部神经受累最常见。导致面部逐渐下垂，眉毛和嘴角下降，以至流口水。周围神经病变主要影响感觉神经末梢的触觉和振动感，甚至麻痹性眩晕综合征。还会导致体位性低血压，以及心脏传导和排汗功能的异常。晚年会出现干眼症状和频繁的角膜糜烂。病程渐进性缓慢发展，大多数病人70年内健康状况良好。

病理学特征：淀粉样蛋白物质沉积在角膜呈网格线样，在前弹力层下和巩膜内为不连续的带状。在角膜板层之间发现有条纹状的沉着物，尤其是角膜缘处居多。

免疫组织化学：在结膜、巩膜、睫状体基质、沿脉络膜毛细血管、睫状体神经束膜、睫状体血管壁以及视神经发现有突变的Gelsolin蛋白沉积。在动脉壁，周围神经和肾小球内也发现有淀粉样物质。

共聚焦显微镜检查：角膜上皮细胞基底层和角膜基质神经有可疑淀粉样沉着物。在角膜严重受累时，角膜基质神经缩小或缺失。前层基质显示纤维变性和细胞外异常沉积物。

角膜基质中部的细丝相当于裂隙灯下剪刀的角膜格子样线。

分子遗传学特征：为9q34染色体位点上的 *Gelsolin* 基因突变[22]，属常染色体显性遗传。*Gelsolin* 编码的蛋白为83kDa的肌动蛋白调节蛋白，其功能尚不清楚，推测和炎症及创伤时肌动蛋白的结合及去除有关。

（三）斑块状角膜营养不良

斑点状角膜营养不良（Macular Corneal Dystrophy，MCD），又称Groenouw角膜营养不良2型和Fehr斑营养不良。多发于印度，沙特阿拉伯，冰岛及美国部分地区。

临床表现：发病初期角膜中央浅基质层雾状混浊向边缘扩散，发展为基质层中央多发性不规则的灰白色斑块状的混浊并由此得名。角膜混浊边界不清，不像颗粒状营养不良。随着整个角膜基质逐渐混浊，不透明区进行性扩展，至50岁左右出现严重的视功能损害。双侧角膜混浊在中心和周边部的基质全层内呈进行性扩展。角膜厚度较正常变薄。角膜敏感度减退，反复发作的角膜上皮糜烂使患者疼痛不适。大多数MCD患者血清中的硫酸角质素都很难检测到（MCD Ⅰ型和ⅠA型），有些患者也可检测到血清中正常的硫酸角质素抗原水平（MCD Ⅱ型）。尽管传统上将MCD归于基质性角膜营养不良，但本病除累及基质层外，同时累及Descemet膜和角膜内皮层。

病理学特征：黏多糖物质（glycosaminoglycans，GAGs）在角膜基质细胞和内皮细胞内外沉积，沉积物胶性铁或阿辛蓝染色呈阳性。Descemet膜可见滴状物。MCD有时需要与黏多糖蓄积症（如IH和IS型的黏多糖蓄积症）和粘脂蓄积病相鉴别。与系统性的黏多糖蓄积症不同，MCD患者角膜胶原纤维间存在异常的沉积物。

电子显微镜检查：角膜基质细胞和内皮细胞内有空泡和层状体。细胞外基质含细纤维颗粒状物，染色证实为GAGs。胶原纤维直径是正常的，但受损角膜胶原纤维之间的间隙较正常变小，胶原纤维的这种紧密排列可能是MCD角膜厚度减少的原因。

基于斑沉着物对硫酸角质素（Keratan Sulfate，KS）抗体的免疫反应性，MCD可分为三种亚型[23]：Ⅰ型：患者血清和角膜内均检测不到KS，ⅠA型：血清中检测不到硫酸角质素，但角膜细胞中可见到KS，Ⅱ型：角膜沉积物及血清均可检测到KS。

分子遗传学特征：属常染色体隐性遗传，*CHST6* 基因突变是导致大多数MCD的原因。*CHST6* 编码的蛋白为参与硫酸角质素合成的酶。*CHST6* 基因最常见的异常是错义突变和无意突变，造成保守氨基酸的改变。Ⅰ型多和 *CHST6* 编码区错义突变有关，*CHST6* 调控区异常导致Ⅱ型MCD[24]。其他导致MCD的突变有 *CHST6* 编码区的核苷酸插入和缺失，引起框移突变。目前已发现了至少有125种 *CHST6* 突变。

（四）Schnyder角膜营养不良

Schnyder角膜营养不良（SCD），又称Schnyder结晶性角膜营养不良，Schnyder中心性结晶状角膜营养不良等[25]。往往起病于出生后不久，但通常二三十年后才被诊断，也有患者是在发病严重时才被诊断。

临床表现：通常在幼年期即出现临床症状，典型病变为环状的黄白色不透明区，这一不透明区是由细小的针状的结晶物形成的。分布于角膜中心的Bowman层及相邻的基质层表面。结晶物通常存在于角膜前三分之一。发病初期基质层其余部分无明显改变，然而随着时间进展，这部分也可能出现小白斑和雾状混浊。尽管结晶物有时候呈白色，更常见的是红色和绿色杂合。角膜上皮细胞层，内皮细胞层和Descemet膜没有结晶物。一般情况下

SCD是双眼受累的，不过也有可能一眼发病早于另一眼。大约有50%的病例中，结晶物的临床表现并不明显（Schnyder crystalline dystrophy sine crystals）[26]。

随着年龄的增长，视力下降、眩光。夜间视力较好，白天视力下降。角膜敏感度下降。有些患者还表现有异常的高脂血症（如：Ⅱa型，Ⅲ型或Ⅳ型）。病程缓慢，病人50岁以后视力下降才需做角膜移植手术。

病理学特征：蓄积在角膜细胞内和细胞外的双折射胆固醇结晶及相关中性脂肪。这些脂类物质也存在于Bowman层，角膜表面层间，到达基质层中间的胶原纤维后逐渐消失。SCD的脂类物质主要是由多层囊泡状的非胆固醇酯和磷脂组成的。另外还含有少量含胆固醇酯的脂肪小滴。另外，发现来自患者皮肤的成纤维细胞胞浆内有异常物质沉积，用filipin染色（一种特异性检测非甾体胆固醇的试剂）呈现荧光反应。上述观察到的皮肤成纤维细胞的变化和SCD患者时常出现的高脂质血症均提示患者可能存在全身性的脂肪代谢障碍。

共聚焦显微镜检查：高反射物质聚集在细胞内和细胞外基质，最终导致上皮基底层和上皮下神经丛断裂。

分子遗传学特征：属常染色体隐性遗传，为1q36染色体位点上的UBIAD1基因突变所致[27]。

（五）先天性基质角膜营养不良

先天性基质角膜营养不良（CSCD）：又称先天性遗传性基质营养不良，Witschel营养不良，较为罕见。先天性或婴幼儿时发病，病程无进展或缓慢发展。

临床表现：特征为角膜基质层大量的鳞片状不透明区或羽毛状混浊，随着年纪增加，片状或点状物数量增加，白色混浊遍及基质全层，角膜增厚。视力严重下降甚至丧失。

病理学特征：角膜基质有分层可能是非定型物质的沉积。

电子显微镜检查：角膜基质板层紊乱，含小直径（直径仅为正常的1/2）胶原纤维层，呈三明治样夹心排列在正常的板层中，方向不定。

共聚焦显微镜检查：上皮细胞正常，前基质层的高反射阻止进一步观察。

分子遗传学特征：属常染色体显性遗传，为12q21.33位点上的Decorin基因突变所致[28]。Decorin蛋白参与多种生物过程，包括血管生成、肿瘤生长、组织再塑和胶原原纤维形成。

（六）斑点样角膜营养不良

斑点样角膜营养不良（FCD）：又称Francois和Neetens角膜营养不良。先天性或婴幼儿时发病，无进展，无症状。

临床表现：在角膜基质各部位各层均有散在的灰白色点状混浊，混浊呈圆形、逗点状、形状等大小不一的多种形态，其特点为混浊内部呈细小粒状，有些外绕较浓密混浊的环，混浊点的数目可多可少，可达角膜缘部。斑点之间的角膜正常。上皮细胞，Bowman层，后弹力层和内皮细胞层无改变。常为双眼性，可不对称，也有完全单眼发病者。

病理学特征：角膜细胞肿胀，内含空泡，泡内有黏多糖和脂质混合物。

电子显微镜检查：部分角膜细胞中有膜样包含体，内含细小颗粒状物质。

分子遗传学特征：为2q35染色体位点上的PIP5K3基因突变所致，属常染色体显性遗传[29]。

（七）后部无定形角膜营养不良

后部无定形角膜营养不良（posterior amorphous corneal dystrophy，PACD），又称后部无定形基质营养不良。常在出生后的10天内发病，到第16周时表现明显，不进展或缓慢进展[30]。

临床表现：弥漫性灰白色混浊蔓延整个基质层，后部基质最明显。病变可向周边延伸至角膜缘，患者无症状。角膜逐渐变薄，角膜扁平（<41.00D）产生远视。弹力层和内皮层也有异常，Schwalbe线突出，虹膜萎缩，瞳孔移位，虹膜角膜粘连，前房角关闭，和瞳孔缘色素外翻。视力有轻度影响。

裂隙灯检查可发现角膜后部相当于后弹力膜水平呈现典型的不规则损害，出现小泡、带样增厚和地图状混浊。小泡多呈直线或成簇分布，并由灰色雾样晕轮围绕。前房角镜检查可发现周边虹膜细小、宽基底或广泛的前粘连，可扩展或越过Schwalbe线。

病理学特征：后弹力层薄，其前方的基质结构不规则，局灶性角膜内皮减少。

电子显微镜检查：后基质胶原排列紊乱，角膜细胞不规则。

共聚焦显微镜检查：后基质中存在超高反射层和微小皱褶。

分子遗传学特征：属常染色体显性遗传，与KERA、LUM、DCN、和EPYC基因相关。

（八）François中央云雾状角膜营养不良

François中央云雾状角膜营养不良（central cloudy dystrophy of François，CCDF），临床所见与后部鳄鱼皮状角膜变性相似[31]。遗传方式不确定，偶有报道呈常染色体显性遗传。

临床表现：少数病人基质中能找到圆形或多边形云样混浊。先前的混浊褪色被外周新出现的混浊包围，形状很像鳄鱼皮。大多无症状，病变不进展。角膜中央的深层基质中2/3有多发的灰白色混浊，混浊之间由相对透明的窄线条相隔成特殊的鳄鱼皮样外观。Descemet膜和角膜内皮正常。角膜敏感度和厚度正常。

共聚焦显微镜检查：前基质层中有小的、高反光颗粒及沉积物，胞外基质有多发暗条带，后基质层反光增强。

五、后弹力层及角膜内皮营养不良

后弹力层及角膜内皮营养不良包含了Fuchs角膜内皮营养不良（Fuchs endothelial corneal dystrophy，FECD），后部多形性角膜营养不良（posterior polymorphous corneal dystrophy，PPCD），先天性遗传性角膜内皮营养不良（congenital hereditary endothelial corneal dystrophy，CHED）以及X-连锁角膜内皮营养不良（X-linked endothelial corneal dystrophy，XECD）。这些疾病的共同特征是存在角膜内皮或后弹力层的异常，由于内皮的屏障功能受损，致使过多的液体在角膜基质中积聚，从而引起角膜透明度降低和视力的下降。

（一）Fuchs角膜内皮营养不良

Fuchs角膜内皮营养不良（FECD）：又叫滴状角膜营养不良，遗传性角膜内皮营养不良。

临床表现：多在50～60岁时出现临床症状，但临床改变要早得多。该病的特征性表现为在增厚的角膜后弹力层会出现角膜小滴（cornea guttae），角膜明显水肿以及视力的显著下降。最初患者可没有明显的症状，但是在角膜中央会出现角膜小滴，通常被色素小点包绕。裂隙灯下角膜小滴通常为金黄色或褐色，采用后部反光照明法观察可以发现它的外观类似小露珠样。病人在出现临床症状前数年即可以检测出角膜内皮的异常。由于角膜基质和内皮的水肿，患者视力会逐渐下降，出现闪光感，随后病人会出现复发性角膜溃疡引起疼痛，严重的视力下降甚至致盲。

最初，由于基质的水肿会使后弹力层前部呈现蓝灰色云雾状的外观，基质明显增厚，呈毛玻璃样的外观，后弹力层出现皱褶。液体可以积聚在上皮细胞，也可以积聚在上皮下导致角膜大泡性病变，当大泡破裂时可以引起剧烈的疼痛。最终，上皮下的水肿和不适感可以逐渐消退，但是视力却会持续恶化。病变通常始于中央区角膜，逐渐向角膜缘进展。

病理学特征：后弹力层增厚并分层，内皮细胞稀少，增厚的后弹力层表面透明物隆起。后弹力层与新生的胶原组织形成多板层结构以PAS染色后呈现浓淡相间的层次。电子显微镜检查：后弹力层表面多层基底膜样物质。内皮细胞变性。基质增厚，层次紊乱。

共聚焦显微镜检查：角膜内皮多形、变大。滴状赘疣可见。

分子遗传学特征：遗传方式尚不清楚，有时呈常染色体显性遗传。早发型Fuchs角膜内皮营养不良的染色体定位在1p34.3-p32，由COL8A2基因突变所致[32,33]。迟发型的染色体定位在13pter-q12.13（FECD2）、18q21.2-q21.3（FECD3）、20p13-p12（FECD4）、5q33.1-q35.2（FECD5）、10p11.2（FECD6）、9p24.1-p22.1（FECD7），以及15q25（FECD8）。

（二）后部多形性角膜营养不良

后部多形性角膜营养不良（posterior polymorphous corneal dystrophy，PPCD），又称后部多形性营养不良或Schlichting营养不良。

临床表现：本病可为先天性或幼年发病，病程缓慢。双眼不对称发病。早期无自觉症状。患者的角膜后弹力层存在特征性的灰色云雾状区域包绕的小囊泡聚集物，这些异常物质有时可以呈现出颗粒状，包含圆形或椭圆形的囊状区域，外形类似奶酪状。在后弹力层会出现带有平行边缘的宽阔的束状带和灰色的片层结构，使后弹力层明显增厚。有些病人出现基质水肿时会影响视力，最终发展为上皮水肿，引起继发性带状角膜病变，此时需做角膜移植。本病同时还有虹膜的改变并可伴有瞳孔移位和青光眼。

病理学特征：后弹力层后界面出现多层胶原，伴纺锤形或结节突起。电子显微镜检查：在正常六角形镶嵌的内皮细胞层内有异常小岛状细胞群，绒毛多，呈复层鳞状。典型的表现为Descemet膜变厚并被多层胶原覆盖，此外可有异常内皮细胞成纤维细胞或上皮细胞的变异细胞充填。

共聚焦显微镜检查：内皮细胞增大，可见空泡和铁轨样改变。

分子遗传学特征：PPCD是常染色体显性遗传病，通常具有明显的遗传异质性。迄今为止报道有3个基因可能与该病相关（VSX1,COL8A2,TCF8），其中VSX1和COL8A2不完全确定[34]。VSX1基因的错义突变p.Leu159Met和p.Gly160Asp在PPCD患者中有过报道[35]。PPCD患者也曾报道过COL8A2基因的错义突变p.Gln455Lys，但是对于该家系的组织学检测并未证实该诊断[36]。目前只有编码转录因子8的ZEB1（旧称TCF8）基因与PPCD的相关性比较明确[37]。

（三）先天遗传性角膜内皮营养不良1型

先天遗传性角膜内皮营养不良1型（congenital hereditary endothelial dystrophy 1，CHED1），1~2岁时发病。

临床表现：双眼不对称发病。角膜的混浊程度可从轻度雾样混浊到毛玻璃样混浊，有时出现乳白色斑点。角膜厚度增加（可增至正常角膜厚度的2~3倍），一般不会引起带状角膜变性，很少出现继发性眼压增高。角膜内皮有橘皮样改变。角膜混浊，视力模糊，畏光和流泪。早晨的视力模糊更明显。进行性角膜混浊。长期病变会导致内皮失代偿。

病理学特征：广泛Descemet膜增厚，角膜内皮细胞萎缩，减少。部分内皮细胞被含角蛋白的鳞状上皮取代。电子显微镜检查：在Descemet膜的后部有多层基底膜样物质。内皮细胞出现微小囊泡、变性。基质增厚，层样结构被迫坏。

分子遗传学特征：属常染色体显性遗传病，基因定位于20p11.2-q11.2[38]。

（四）先天遗传性角膜内皮营养不良2型

先天遗传性角膜内皮营养不良2型（congenital hereditary endothelial dystrophy 2，CHED2）：又称Maumenee角膜营养不良。一般在出生时已经发病，病情相对稳定。

临床表现：比CHED1常见且严重。双眼不对称发病。角膜的混浊程度可从轻度雾样混浊到毛玻璃样混浊，有时出现乳白色斑点。角膜厚度增加（可增至正常角膜厚度的2-3倍），一般不会引起带状角膜变性，很少出现继发性眼压增高。角膜水肿、混浊，往往伴随视力下降、畏光、流泪。

病理学特征：Descemet膜均匀性增厚。角膜内皮细胞萎缩，减少。

电子显微镜检查：在Descemet膜的后部有多层基底膜样物质。内皮细胞出现微小囊泡。基质增厚，基质呈非特异性改变。

分子遗传学特征：属常染色体隐性遗传，为20p13染色体位点上的SLC4A11突变所致，这一基因的功能是编码重碳酸转录因子相关蛋白1，据报道这一蛋白是调控细胞内硼浓度的主要蛋白[39]。

（五）X连锁角膜内皮营养不良

X连锁角膜内皮营养不良（X-linked endothelial corneal dystrophy，XECD），为先天性遗传病[40]。男性患者出生时角膜即有不同程度的雾样混浊甚至毛玻璃样混浊，乳白色外观。内皮有月球火山口样改变。严重患者呈上皮下带状角膜病变合并有内皮月球火山口样改变。女性患者只有内皮月球火山口样改变。男性患者较女性角膜混浊更严重，男性患者往往视力不好并伴有眼球震颤，病情进行性发展。女性患者没有症状，但有月球火山口状的内皮细胞改变，病情稳定。

病理学特征：上皮层和Bowman层不规则变薄，角膜内皮细胞出现断裂和退变。前基质层胶原蛋白无规则排列。Descemet膜不规则增厚并有小凹陷。

电子显微镜检查：上皮下带状角膜病变合并有内皮月球火山口样改变。上皮下颗粒状非定形物质堆积。Bowman层变薄至0.5μm，不连续性中断。Descemet膜明显增厚20~35μm，增厚的Descemet膜包含了异常的前后带状区域。内皮细胞部分出现退化。在胞浆中没有明显的桥粒和张力原纤维。

分子遗传学特征：染色体定位在Xq25，属X连锁显性遗传。

六、小结与展望

角膜营养不良的临床诊断主要依据发病年龄和裂隙灯生物显微镜下角膜的表现。如果有角膜组织被切除下来，就可以用光镜和TEM进一步观察病理改变，这样可以准确地诊断各种角膜疾病。过去多年里数种角膜营养不良的致病基因被确定，相关的蛋白功能被认识。这些发现使这类病的分类有了新的标准——基于疾病的分子改变，而非仅仅根据临床表现。对于已确定致病基因的角膜营养不良性，分子基因学分析有助于我们对疑似病例作出准确的诊断，分子诊断还可以用于确定非典型表现型（单侧角膜营养不良，累及角膜一层以上的营养不良，累及眼外组织的营养不良），或者缺乏家族史的疑似病例。分子诊断也是遗传咨询和产前诊断的基础。利用共聚焦生物显微镜，可以在活体观察到角膜营养不良的重要特征，这些有助于我们区别各种类型的营养不良，无需组织学检测。

然而，目前人们对角膜营养不良的认识还是很表浅的，还有很多问题有待解决。比如环境因素是否和基因改变相互作用而导致临床表型的差异？为什么CHED2病变只局限于角膜，而致病基因*SLC4A11*在全身多处都有表达？要阐明每一种角膜营养不良的病理机制，还需要建立动物模型。目前已建立动物模型的角膜营养不良只有PPCD。通过对动物模型的研究，将为了解角膜营养不良的发病机制，为研究新的干预方法提供重要信息。

（睢瑞芳）

参考文献

1. Klintworth GK. Corneal dystrophies. Orphanet J Rare Dis, 2009, 4: 7.

2. Weiss JS, Moller HU, Lisch W, et al. The IC3D classification of the corneal dystrophies. Cornea, 2008, 27 Suppl 2: S1-83.

3. Warren JF, Abbott RL, Yoon MK, et al. A new mutation (Leu569Arg) within exon 13 of the TGFBI (BIGH3) gene causes lattice corneal dystrophy type I. Am J Ophthalmol, 2003, 136: 872-878.

4. Hammar B, Bjorck E, Lind H, et al. Dystrophia Helsinglandica: a new type of hereditary corneal recurrent erosions with late subepithelial fibrosis. Acta Ophthalmol, 2009, 87: 659-665.

5. Feder RS, Jay M, Yue BY, et al. Subepithelial mucinous corneal dystrophy. Clinical and pathological correlations. Arch Ophthalmol, 1993, 111: 1106-1114.

6. Tuft S, Bron AJ. Imaging the microstructural abnormalities of Meesmann corneal dystrophy by in vivo confocal microscopy. Cornea, 2006, 25: 868-870.

7. Chen YT, Tseng SH, Chao SC. Novel mutations in the helix termination motif of keratin 3 and keratin 12 in 2 Taiwanese families with Meesmann corneal dystrophy. Cornea, 2005, 24: 928-932.

8. Irvine AD, Corden LD, Swensson O, et al. Mutations in cornea-specific keratin K3 or K12 genes cause Meesmann's corneal dystrophy. Nat Genet, 1997, 16: 184-187.

9. Lisch W, Steuhl KP, Lisch C, et al. A new, band-shaped and whorled microcystic dystrophy of the corneal epithelium. Am J Ophthalmol, 1992, 114: 35-44.

10. Lisch W, Buttner A, Oeffner F, et al. Lisch corneal dystrophy is genetically distinct from Meesmann corneal dystrophy and maps to xp22. 3. Am J Ophthalmol, 2000, 130: 461-468.

11. Tsujikawa M, Kurahashi H, Tanaka T, et al. Identification of the gene responsible for gelatinous drop-like corneal dystrophy. Nat Genet, 1999, 21: 420-3.

12. Konishi M, Yamada M, Nakamura Y, et al. Immunohistology of kerato-epithelin in corneal stromal dystrophies associated with R124 mutations of the BIGH3 gene. Curr Eye Res, 2000, 21: 891-896.

13. Stone EM, Mathers WD, Rosenwasser GO, et al. Three autosomal dominant corneal dystrophies map to chromosome 5q. Nat Genet, 1994, 6: 47-51.

14. Yee RW, Sullivan LS, Lai HT, et al. Linkage mapping of Thiel-Behnke corneal dystrophy (CDB2) to chromosome 10q23-q24. Genomics, 1997, 46: 152-154.

15. Grayson M, Wilbrandt H. Dystrophy of the anterior limiting membrane of the cornea. (Reis–Buckler type). Am J Ophthalmol, 1966, 61: 345–349.

16. Munier FL, Korvatska E, Djemai A, et al. Kerato–epithelin mutations in four 5q31–linked corneal dystrophies. Nat Genet, 1997, 15: 247–251.

17. Kannabiran C, Sridhar MS, Chakravarthi SK, et al. Genotype–phenotype correlation in 2 Indian families with severe granular corneal dystrophy. Arch Ophthalmol, 2005, 123: 1127–1133.

18. Ellies P, Renard G, Valleix S, et al. Clinical outcome of eight BIGH3–linked corneal dystrophies. Ophthalmology, 2002, 109: 793–797.

19. Gupta SK, Hodge WG, Damji KF, et al. Lattice corneal dystrophy type 1 in a Canadian kindred is associated with the Arg124 −− > Cys mutation in the kerato–epithelin gene. sgupta@ogh. on. ca. Am J Ophthalmol, 1998, 125: 547–549.

20. Yamamoto S, Okada M, Tsujikawa M, et al. The spectrum of beta ig–h3 gene mutations in Japanese patients with corneal dystrophy. Cornea, 2000, 19: S21–23.

21. Kivela T, Tarkkanen A, Frangione B, et al. Ocular amyloid deposition in familial amyloidosis, Finnish: an analysis of native and variant gelsolin in Meretoja's syndrome. Invest Ophthalmol Vis Sci, 1994, 35: 3759–3769.

22. Gorevic PD, Munoz PC, Gorgone G, et al. Amyloidosis due to a mutation of the gelsolin gene in an American family with lattice corneal dystrophy type II. N Engl J Med, 1991, 325: 1780–1785.

23. Cursiefen C, Hofmann–Rummelt C, Schlotzer–Schrehardt U, et al. Immunohistochemical classification of primary and recurrent macular corneal dystrophy in Germany: subclassification of immunophenotype I A using a novel keratan sulfate antibody. Exp Eye Res, 2001, 73: 593–600.

24. Akama TO, Nishida K, Nakayama J, et al. Macular corneal dystrophy type I and type II are caused by distinct mutations in a new sulphotransferase gene. Nat Genet, 2000, 26: 237–241.

25. Weiss JS. Schnyder corneal dystrophy. Curr Opin Ophthalmol, 2009, 20: 292–298.

26. Weiss JS. Schnyder crystalline dystrophy sine crystals. Recommendation for a revision of nomenclature. Ophthalmology, 1996, 103: 465–473.

27. Weiss JS, Kruth HS, Kuivaniemi H, et al. Mutations in the UBIAD1 gene on chromosome short arm 1, region 36, cause Schnyder crystalline corneal dystrophy. Invest Ophthalmol Vis Sci, 2007, 48: 5007–5012.

28. Bredrup C, Knappskog PM, Majewski J, et al. Congenital stromal dystrophy of the cornea caused by a mutation in the decorin gene. Invest Ophthalmol Vis Sci, 2005, 46: 420–426.

29. Li S, Tiab L, Jiao X, et al. Mutations in PIP5K3 are associated with Francois–Neetens mouchetee fleck corneal dystrophy. Am J Hum Genet, 2005, 77: 54–63.

30. Grimm BB, Waring GO, 3rd, Grimm SB. Posterior amorphous corneal dysgenesis. Am J Ophthalmol, 1995, 120: 448–455.

31. Karp CL, Scott IU, Green WR, et al. Central cloudy corneal dystrophy of Francois. A clinicopathologic study. Arch Ophthalmol, 1997, 115: 1058–1062.

32. Gottsch JD, Zhang C, Sundin OH, et al. Fuchs corneal dystrophy: aberrant collagen distribution in an L450W mutant of the COL8A2 gene. Invest Ophthalmol Vis Sci, 2005, 46: 4504–4511.

33. Gottsch JD, Sundin OH, Liu SH, et al. Inheritance of a novel COL8A2 mutation defines a distinct early–onset subtype of fuchs corneal dystrophy. Invest Ophthalmol Vis Sci, 2005, 46: 1934–1939.

34. Liskova P, Tuft SJ, Gwilliam R, et al. Novel mutations in the ZEB1 gene identified in Czech and British patients with posterior polymorphous corneal dystrophy. Hum Mutat, 2007, 28: 638.

35. Heon E, Greenberg A, Kopp KK, et al. VSX1: a gene for posterior polymorphous dystrophy and keratoconus. Hum Mol Genet, 2002, 11: 1029–1036.

36. Biswas S, Munier FL, Yardley J, et al. Missense mutations in COL8A2, the gene encoding the alpha2 chain of type VIII collagen, cause two forms of corneal endothelial dystrophy. Hum Mol Genet, 2001, 10: 2415–2423.

37. Vincent AL, Niederer RL, Richards A, Karolyi B, Patel DV, McGhee CN. Phenotypic characterisation and ZEB1 mutational analysis in posterior polymorphous corneal dystrophy in a New Zealand population. Mol Vis, 2009, 15: 2544–2553.

38. Toma NM, Ebenezer ND, Inglehearn CF, Plant C, Ficker LA, Bhattacharya SS. Linkage of congenital hereditary endothelial dystrophy to chromosome 20. Hum Mol Genet, 1995, 4: 2395–2398.

39. Vithana EN, Morgan P, Sundaresan P, et al. Mutations in sodium–borate cotransporter SLC4A11 cause recessive congenital hereditary endothelial dystrophy (CHED2). Nat Genet, 2006, 38: 755–757.

40. Schmid E, Lisch W, Philipp W, et al. A new, X–linked endothelial corneal dystrophy. Am J Ophthalmol, 2006, 141: 478–487.

第五节　角膜内皮移植的分子机制

一、概述

角膜是位于眼球正前方透明无血管的组织，是眼球光学成像系统的重要组成部分。人角膜内皮细胞（human conrneal endothelial cell，HCEC）位于角膜的最里面，由一层六角形细胞构成，几乎没有增殖能力。正常情况下，人角膜内皮层细胞通过临近细胞的扩张和移行填补缺损区，维持单层内皮细胞的完整性形成隔绝房水的物理屏障，同时角膜内皮的主动液泵功能，保持正常角膜含水状态，是保证角膜透明的生理屏障。当眼外伤、各种疾病以及内眼手术等导致角膜内皮细胞缺损，内皮细胞密度下降到500/mm³以下时，即引起角膜内皮细胞功能失代偿，从而引起基质水肿、角膜混浊和视力下降，导致角膜盲的产生。角膜盲是除白内障外的第二大致盲眼病，全球有大约6000万角膜盲患者，其中中国大约有500万，角膜内皮移植可以治疗角膜内皮盲的患者，但临床上由于受到供体材料来源紧缺的制约，能够得到移植的患者每年仅3000例，远远不能满足临床需求。组织工程角膜内皮（tissue-engineered human corneal endothelium，TE-HCE）是让体外培养的HCEC细胞附着于预先设计的适宜载体支架上，在载体支架和信号分子的局部微环境中细胞开始黏附、生长、分裂与分化，体外构建出形态与活体角膜形态结构一致的TE-HCE，从而替代新鲜供体角膜材料，临床应用前景十分广阔。

组织工程角膜内皮的研究经历十余年的发展，围绕内皮细胞的种子细胞来源的选择、支架材料的选择两大方面进行了大量的研究。

二、角膜内皮细胞生理学

角膜内皮细胞是由大约4μm厚的单层六角形细胞组成。正常的成年人，角膜内皮细胞平均密度值约为3000个/mm²，六角形细胞的比例约75%。人的一生内皮细胞的数目随着年龄增加不断下降，从20岁到80岁内皮细胞密度值会下降到2600个/mm²，并且六角形细胞的比例也会下降到60%左右。中央内皮细胞密度值以平均0.6%/年的比例下降。如果要保持角膜一直透明无水肿，内皮细胞密度值必须要维持在400~500个/mm²。角膜内皮细胞之间通过紧密连接和缝隙连接相互交流信息，角膜内皮细胞再通过半桥粒黏附在后弹力层。以上结构组成了角膜内皮的物理屏障。后弹力层主要由角膜内皮细胞分泌Ⅷ型胶原组成。由于HCEC缺乏特异性的标记物，因此鉴定分化出的细胞是否具备了HCEC的生物学特性通常是检测与角膜内皮细胞分化及功能密切相关的转录因子和功能蛋白的表达情况，内皮细胞特异性的转录因子包括Atp1a1、Slc4a4、Car2、Col4a2、Col8a2、Cdh2等，功能蛋白包括与紧密连接有关的闭锁小带蛋白-1（zonula occluden-1，ZO-1）和N型钙黏素以及与角膜内皮细胞泵功能相关的Na^+/K^+-ATP酶、水通道蛋白-1等[1]，角膜内皮细胞的功能蛋白组成了其生理屏障。角膜内皮细胞的物理和生理屏障一起保证了角膜一直处于无水状态，是保证角膜透明性的重要解剖生理基础。

三、组织工程角膜内皮移植研究现状

组织工程角膜内皮移植效果与众多因素相关，包括：①角膜内皮移植方法；②组织工程角膜内皮载体材料；③角膜内皮细胞的种子细胞来源等；④体外诱导分化的角膜内皮细胞转化效率及增殖能力。

（一）组织工程角膜内皮移植方法

角膜内皮细胞移植最早使用的方法是前房注射法，角膜内皮细胞悬液注入后会黏附到虹膜晶状体表面，因此在临床上不可行。Jumblatt等以明胶薄膜为载体培养角膜内皮细胞后用氰丙烯酸酯黏合在受体角膜上，但由于氰丙烯酸酯存在细胞毒性而限制了其临床应用。目前研究者常用的组织工程角膜内皮体内移植方式主要包括：①在体外让角膜内皮细胞贴附在去除内皮层和后弹力层的角膜基质层，再把角膜片缝合到受体。②直接把构建的角膜内皮细胞片通过角巩膜缘切口送入前房，在前房内注入气泡将其托起后缝合。③将角膜内皮细胞片贴附在支架载体上，植入眼内后，利用载体本身的膨胀作用使细胞片恰好贴壁在受体后弹力层。

（二）组织工程角膜内皮载体材料

早期开始使用的材料主要有：异体角膜片、明胶薄膜、胶原凝胶、聚羟基乙酸和聚乳酸羟基乙酸、水凝胶膜等，而角膜基质/后弹力膜、羊膜基底膜、角膜基质片、复合生物膜是目前的研究热点，改善材料的亲细胞性、免疫原性和降解/溶解特性是今后的发展方向，并且应该加强对材料的人体效应和远期影响的研究。

（三）角膜内皮细胞种子细胞来源

针对角膜内皮细胞种子细胞方面，目前国内外主要采用增殖能力相对较强的低等动物的角膜内皮细胞体外扩增，但由于来源于动物，只能用于前期基础研究，离临床应用相去甚远[2~6]。人来源的角膜内皮细胞能够直接应用于临床，但由于人的原代角膜细胞不易获得且不稳定，同时体外培养技术难度大，有学者开始建立能够长期传代培养的永生化人角膜内皮细胞系，为此，学者们开始利用肿瘤病毒和多种癌基因对原代培养的HCEC进行转染实验。虽然获得了几个可继代培养的HCEC细胞系，但由于具有潜在的致瘤性致使采用该细胞系构建的TE-HCE无法在临床中应用[7~11]。中国海洋大学樊廷俊教授团队（2011年）采用贴膜培养和时间梯度连续揭膜法使用HCEC专用培养液成功建立了非转染、无致瘤性的HCEC细胞系（utHCE01），美国马萨诸塞州眼耳医院Schepens眼科研究所Ula V. Jurkunas教授团队（2012年）采用端粒酶反转录酶建立了无致瘤性的

HCEC 细胞系[12,13]，然而通过非转染法建立的 HCEC 细胞系仅仅占原代培养的角膜内皮细胞中的少数，因此也限制了其临床的应用。干细胞因其多向分化潜能，是当前最佳的角膜内皮细胞来源，用于构建组织工程角膜内皮的干细胞包括成体干细胞（adult stem cells，ASCs）[14~16]、诱导性多能干细胞（induced pluripotent stem cell，iPSC）[17~19] 及人胚胎干细胞（human embryonic stem cells，hESCs）[20,21]。ASCs 移植后干性难以维持、自我更新能力有限、分化为角膜内皮细胞效率低，因此移植后长期效果维持不佳。iPSC 由于基因组不稳定导致其分化的细胞易出现肿瘤转化而限制了其在临床的使用。hESCs 因其所具有的强大自我更新能力、全能分化性及基因组的稳定性是目前临床转化的理想种子细胞，为组织工程角膜内皮构建提供无限的细胞供给。迄今为止，仅有山东大学齐鲁医院眼科的吴欣怡教授团队（2014年）以及美国的斯坦福医学院 Byers 眼科研究所的 Robert Lanza 教授团队（2015年）在体外采用二维培养体系模拟胚胎发育过程成功诱导 hESCs 定向分化为HCEC[19,20]，但仍存在以下问题尚未解决：①缺乏体内多种细胞因子微环境以及三维空间信号系统的刺激，诱导效率低；②诱导出的 HCEC 样细胞增殖能力差，移植后视功能不能长期维持；③hESCs 分化为 HCEC 的分子机制仍不明了。

四、体外诱导角膜内皮细胞分化发育的分子机制

迄今为止，对人角膜内皮细胞分化发育的具体细节仍不清楚。哺乳动物胚胎发育学研究表明，眼前节大部分结构由神经嵴细胞来源的眼周间充质干细胞（periocular mesenchymal precursors，POMPs）在特定的时空因素诱导下定向分化而来，这其中包括角膜内皮细胞[22~24]，若要在体外诱导 hESCs 分化发育为 HCEC，只能假设 HCEC 遵循哺乳动物角膜内皮细胞的胚胎发育学特点，模拟角膜内皮细胞的胚胎发育过程：首先诱导 hESCs 分化为POMPs 中的神经嵴干细胞（neural crest stem cell，NCSCs），然后再定向诱导其进一步分化为 HCEC。目前已知的 hESCs 发育分化为 HCEC 的分子调控机制相关的外源性信号蛋白包括：晶状体上皮细胞（lens epithelial cell，LEC），转化生长因子 β2（TGF-β2）/Smad 信号通路，骨形成蛋白7（bone morphogenetic protein 7，Bmp7）以及维生素 A 酸（retinoic acid，RA）/Wnt信号通路，Rho 激酶信号通路等；而参与 hESCs 发育分化为 HCEC 的分子调控机制的内源性转录因子包括：Focx1、Foxc2、Lmx1b、Pax6、Pitx2、RARβ、RARγ、RXRα、Six3 和Smad2[25~28] 等。

（一）内源性转录因子

在胚眼发育过程中 NCSCs 如何被诱导定向分化为 HCEC 的分子机制并不完全清楚。但有一点是肯定的，调控这个过程的外源性信号蛋白通路及内源性转录因子的相互作用在时间和空间上正确表达是眼前节正常发育的保证。目前已知的参与该过程的内源性转录因子有：Pax6、Focx1、Foxc2、Lmx1b、Pitx2、RARβ、RARγ、RXRα、Six3 和 Smad2。

Pax6 是眼前节发育的重要转录因子，它对角膜各层组织的发育均有重要作用[26]，对小鼠的研究发现，Pax6 的表达受外源性信号蛋白成纤维细胞生长因子2（fibroblast growth factor，FGF2）、TGF-β1、TGF-β2、Bmp7 以及转录因子 Six3、Lmx1b 和 Sox2 协同调控。FGF2 和 Bmp7 参与了视泡内陷的过程，两者共同调控了 Pax6 表达的最佳水平[29]。Bmp7 则通过 Sox2 信号通路调控 Pax6 表达水平[30]。

Pitx2、Focx1 和 Foxc2 也是眼前节发育过程中重要转录因子，胚眼发育早期表达于

POMPs内，晚期表达于角膜内皮、基质、小梁网等结构。Pitx2、Focx1和Foxc2在胚眼发育过程中的时间和空间表达异常将导致眼前节发育异常疾病的发生[31、32]。研究表明，TGFβ1和TGFβ2可以上调Pitx2、Focx1的表达水平[33]，同时TGFβ家族成员还可以调控Pax6的转录及表达[34]。在角膜内皮细胞，TGFβ1和TGFβ2可以调控角膜内皮细胞的增殖、维持细胞正常的形态及胶原纤维的表达[35]。

RA受体的异二聚体RXRα/RXRβ以及RXRα/RXRγ调控了转录因子Focx1和Foxc2的表达，从而调控胚眼发育过程中POMPs的细胞凋亡的程度[36]。Pax6、Lmx1b和Pitx2在维持角膜内皮细胞的完整性方面共同起到关键的作用。

（二）外源性信号蛋白

1. **晶状体上皮细胞** 眼胚胎发育过程中，晶状体对眼前节的正常发育起至关重要的作用，胚眼发育期间，去除晶状体会导致眼前节多部位发育异常，其中包括角膜内皮层缺失[37~39]。哺乳动物角膜内皮细胞绝大部分由神经嵴来源的POMPs分化而来，一小部分起源于中胚层来源的POMPs[40]。大量研究证实了晶状体上皮细胞对角膜内皮及基质的形成至关重要，胚胎发育期间，如果移除晶状体上皮，间充质细胞就会移行至角膜上皮及晶状体之间，直到晶状体上皮细胞再次出现角膜内皮细胞才能分化形成[41]。有研究报道，在体外，晶状体上皮细胞来源的条件培养基可调控人脐带血间充质干细胞分化，分化的细胞具有人角膜内皮细胞表型特征[42]。Zhang K等（2014年）采用晶状体上皮细胞来源的条件培养基培养POMPs，诱导POMPs定向分化为HCEC样细胞，结果发现条件培养基培养3天后，拟胚体（embryoid bodies，EBs）周围细胞开始发生形态改变，由长梭形逐渐变成多边形或六边形，第14天，六边形细胞布满EBs周围并且呈单层排列，分化的POMPs具有角膜内皮细胞形态特征[19]。进一步研究发现房水的成分对构成角膜内皮细胞胚胎发育的微环境具有重要意义，房水中含有晶状体上皮细胞分泌的各种细胞因子，其中包括促进早期胚眼发育的重要成分RA和TGF-β2，两者在hESCs分化为HCEC过程中具体作用于哪个环节及作用机制有待进一步实验研究证实[43]。

2. **RA及经典的Wnt-β连环蛋白信号通路** 胚胎干细胞发育分化为NCSCs阶段的分子机制与外源性信号蛋白（如RA、Wnt等）[44]和内源性转录因子Pitx2、Foxc1[46]相关。Pitx2、Foxc1是眼前节发育过程中的重要转录因子，胚眼发育早期表达于POMPs内，晚期表达于角膜内皮，基质，小梁网等结构，Pitx2、Foxc1在胚眼发育过程中的时空表达异常将导致眼前节发育疾病的发生[45]。RA是体内维生素A的代谢中间产物，研究者发现培养基中加入RA可以体外诱导多能干细胞分化为CECs[46]，Kumar[47]等研究发现在转录因子Pitx2的上游存在可以直接与RA结合的反应元件，提示RA直接调控Pitx2的表达。Matt[48]等发现RA信号通路被阻断后，Pitx2表达缺失。进一步研究发现在胚眼发育早期由RA信号途径启动Pitx2表达，Pitx2在该阶段表达的主要作用是建立各种眼前节结构间的信号联系，而Pitx2及其下游信号的持续表达则依赖经典的Wnt-β连环蛋白（Wnt/β-catenin）信号通路维持，Pitx2在该阶段表达的作用主要是激活眼前节各组织及细胞间的黏附分子的表达，使之建立形态上的关联[49]。以上研究表明，Pitx2在hESCs分化为NCSCs的过程中是RA信号通路及Wnt/β-catenin信号通路的整合结点，RA/经典的Wnt/β-catenin信号通路调控转录因子Pitx2在胚胎干细胞发育分化为NCSCs的阶段起重要作用。

　　已知POMPs中的NCSCs中的转录因子Pitx2下游存在一个重要的转录因子Dkk2，Dkk2蛋白是经典的Wnt/β-catenin信号通路的拮抗剂，Pitx2激活Dkk2转录因子产生的蛋白对Wnt/β-catenin信号通路起负性调控作用[50]。McCabe[51]等进一步研究发现在体外诱导hESCs发育为CECs的过程中诱导POMPs中的NCSCs发育为CECs阶段采用Dkk2以及一些细胞因子包括血小板衍生生长因子（platelet derived growth factor，PDGF）、成纤维细胞生长因子（Fibroblast growth factors 2,FGF2）可以成功诱导NCSCs定向分化为CECs。以上研究提示我们Dkk2可能是NCSCs发育为hCECs阶段的重要转录因子。

　　3. 细胞外基质TGF-β及其下游的Smad信号通路　细胞外基质为细胞生存的环境，其中包含很多可以影响细胞活动的有效成分。目前已知在角膜内皮细胞外基质成分中含有细胞因子TGF-β2、TGF-β3，Dunker等[52]发现TGF-β2/TGF-β3敲除鼠角膜、晶状体及视网膜发育缺陷。何雪菲[53]等研究发现TGF-β2异常表达会导致角膜后部包括角膜内皮的发育异常，TGF-β2及其下游的Smad2信号转导通路调控了NCSCs向角膜内皮细胞的分化过程。Iwao等[54]研究发现细胞外基质成分硫酸软骨素对于神经嵴TGF-β2/Smad2信号转导通路的正常激活过程必不可少，缺乏硫酸软骨素角膜内皮无法正常发育。Rodier等[55]研究发现TGF-β2及Smad2、Smad3、Smad4信号转导通路可以促进内皮细胞增殖，抑制其向纤维化方向分化。Yumoto等[56]进一步研究发现在颅面部的胚胎发育过程中TGF-β是通过Tak1激酶激活Smad信号通路而发挥作用的。总体而言，TGF-β/Smad信号通路对诱导角膜内皮的正常胚胎发育抑制其纤维化起到了重要作用。

　　4. Rho激酶信号通路　目前角膜内皮移植术后长期效果不佳，有学者认为与体外种子细胞诱导分化的角膜内皮细胞增殖效率差有很大关系。近年来，一些结果表明Rho激酶抑制剂Y-27632可促进培养的猴角膜内皮细胞贴壁、抑制凋亡和促进增生的作用[57]。研究也显示这种激酶抑制剂有利于兔角膜内皮创伤的愈合[58]。近年来的文献报道发现非经典的Wnt信号通路中调控细胞骨架结构的Rho-ROCK通路抑制剂Y-27632可以打破hCECs间的接触抑制从而提高hCECs的增殖及黏附能力[59, 60]。Tian等体外培养POMPs中的NCSCs，发现采用表达Wnt1-Cre的重组酶介导NCSCs中的p120 catenin等位基因的缺失将导致眼前节结构发育异常，包括角膜、前房、虹膜、睫状体等，特别是角膜内皮细胞和小梁网内皮细胞的N-钙黏附素表达水平明显下降，提示p120 catenin是形成人角膜内皮紧密连接的重要蛋白[61]。Zhu[62]等进一步研究发现，体外培养hCECs并用胶原酶消化打破内皮细胞间的紧密连接后，发现RNA干扰p120 catenin及其下游的转录因子Kaiso（p120 catenin-Kaiso）将通过RhoA-ROCK-非经典的BMP-NFκB信号通路促进内皮细胞增殖。2015年Zhu[63]等最新研究发现体外培养hCECs，RNA干扰p120 catenin-Kaiso解除hCECs间的接触抑制后，如果通过激活Rho-ROCK经典的BMP通路-miR302信号蛋白网，最终可以成功地重编程hCECs为NCSCs。以上研究提示我们，p120 catenin蛋白是hCECs间紧密连接蛋白的主要成分，p120 catenin基因存在于POMPs的NCSCs中，p120 catenin/Kaiso信号通路很可能是调控NCSCs定向分化为hCECs的重要信号通路。

　　p120 catenin和β-catenin虽然同属连接蛋白家族成员，但Tseng[64]等研究发现p120 catenin/Kaiso信号通路和Wnt/β-catenin信号通路在hCECs发育中的作用是不相同的，p120 catenin/Kaiso信号通路调控hCECs间形成紧密连接，同时表达正常的紧密连接蛋白标记物等；Wnt/β-catenin信号通路则调控hCECs的增殖。

五、结语与展望

组织工程角膜的研究已经历经了将近20年的发展，在角膜内皮重建与移植方面取得了可喜的成绩，但其临床应用还存在许多难点，有待于进一步的实验与临床研究。在载体的选择上，须考虑材料的降解性、溶解性、免疫原性以及人体远期效应，选择能最大限度模拟体内环境和维持体内性状的合适载体。通过进一步明确角膜内皮细胞体外诱导的分子调控机制，找到体外分子调控的靶点，从而在体外高效率转化诱导种子细胞为具备长期增殖能力的HCEC，同时又能避免致瘤性和免疫排斥反应，也将是组织工程角膜内皮重建面临的研究重点。相信随着国内外研究者在该领域的研究不断深入，这些疑难问题终将得到解决，具有生物活性的组织工程角膜广泛应用于临床并使得角膜内皮盲患者重见光明成为可能。

（杨于力　李沂键）

参考文献

1. KL McCabe, NJ Kunzevitzky, BP Chiswell, et al. Efficient generation of human embryonic stem cell-derived corneal endothelial cells by directed differentiation. Plos One, 2015, 10(12): e0145266.

2. N Koizum., Y Sakamoto, N Okumura, et al. Cultivated corneal endothelial cell sheet transplantation in a primate model. IOVS, 2007, 48(10): 4519-4526.

3. N Koizum., Y Sakamoto, N Okumura, et al. Cultivated corneal endothelial transplantation in a primate: possible future clinical application in corneal endothelial regenerative medicine. Cornea, 2008, 27 Suppl 1(8): S48-55.

4. T Mimura T, S Yamagami, T Usui, et al. Long-term outcome of iron-endocytosing cultured corneal endothelial cell transplantation with magnetic attraction. Exp Eye Res, 2005, 80(2): 149-157.

5. S Proulx, T Bensaoula, O Nada, et al. Transplantation of a tissue-engineered corneal endothelium reconstructed on a devitalized carrier in the feline model. IOVS, 2009, 50(6): 2686-2694.

6. K Hitani, S Yokoo, N Honda, et al. Transplantation of a sheet of human corneal endothelial cell in a rabbit model. Mol Vis, 2008, 14(14): 1-9.

7. T Gotze, M Valtink, M Nitschke, et al. Cultivation of an immortalized human corneal endothelial cell population and two distinct clonal subpopulations on thermo-responsive carriers. Graefes Arch Clin Exp Ophthalmol, 2008, 246(11): 1575-1583.

8. M Valtink, R Gruschwitz, RH Funk, et al. Two clonal cell lines of immortalized human corneal endothelial cells show either differentiated or precursor cell characteristics. Cell Tissues Organs, 2008, 187(4): 286-294.

9. HJ Kim, YH Ryu, JI Ahn, et al. Characterization of immortalized human corneal endothelial cell line using HPV 16 E6/E7 on lysophilized human amniotic membrane. Korean J Ophthalmol, 2006, 20(1): 47-54.

10. T Yokoi, Y Seko, T Yokoi, et al. Establishment of functioning human corneal endothelial cell line with high growth potential. PLoS ONE, 2012, 7(1): 277.

11. M Zorn-Kruppa, S Tykhonova, G Belge, et al. A human corneal equivalent constructed from SV40 immortalised corneal lines. Altern Lab Anim, 2005, 33(1): 37-45.

12. Fan T, Zhao J, Ma X, et al. Establishment of a continuous untransfected human corneal endothelial cell line and its biocompatibility to denuded amniotic membrane. Mol Vis, 2011, 17: 469-480.

13. T Schmedt, Y Chen, TT Nguyen, et al. Telomerase immortalization of human corneal endothelial cells yields functional hexagonal monolayers. PLoS ONE, 2012, 7(12): e51427.

14. K Hitani, S Yokoo, N Honda, et al. Transplantation of a sheet of human corneal endothelial cell in a rabbit model. Mol Vis, 2008, 14(14): 1-9.

15. T Fan, X Ma, J Zhao, et al. Transplantation of tissue-engineered human corneal endothelium in cat models. Mol Vis, 2012, 19(4): 400-407.

16. Levis HJ, Peh GS, Toh KP, et al. Plastic compressed collagen as a novel carrier for expanded human corneal endothelial cells for transplantation. PLoS ONE, 2012, 7(11): 154-159.

17. NC Joyce, DL Harris, V Markov, et al. Potential of human umbilical cord blood mesenchymal stem cells to heal damagaed corneal endothelium. Mol Vis, 2012, 18(60-65): 547-564.

18. Y Dai, Y Guo, C Wang, et al. Non-genetic direct reprogramming and biomimetic platforms in a preliminary study for adipose-derived stem cells into corneal endothelia-like cells. PLoS ONE, 2014, 9(10): e109856.

19. C Shao, Y Fu, W Lu, et al. Bone marrow-derived endothelial progenitor cell: A promising therapeutic alternative for corneal endothelial dysfunction. Cells Tissues Organs, 2011, 193(4): 253-263.

20. K Zhang, K Pang, X Wu. Isolation and transplantation of corneal endothelial cell-like cells derived from in-vitro-differentiated human embryonic stem cells. Stem Cells Dev, 2014, 23(12): 1340-1354.

21. KL McCabe, NJ Kunzevitzky, BP Chiswell, et al. Efficient generation of human embryonic stem cell-derived corneal endothelial cells by directed differentiation. PloS ONE, 2015, 10(12): e0145266.

22. C Ju, K Zhang, X Wu. Derivation of corneal endothelial cell-like cells from rat neural crest cells in vitro. PLoS ONE, 2012, 7(7): 2543-2544.

23. K Iwao, M Inatani, Y Matsumoto, et al. Heparan sulfate deficiency leads to Peters anomaly in mice by disturbing neural crest TGF-beta2 signaling. J Clin Invest, 2009, 119(7): 1997-2008.

24. PJ Gage, W Rhoade, SK Prucka, et al. Fate maps of neural crest and mesoderm in the mammalian eye. Invest Opthalmol Vis Sci, 2005, 46(11): 4200-4208.

25. JL Bennett, SR Zeiler, KR Jones. Patterned expression of BDNF and NT-3 in the retina and anterior segment of the developing mammalian eye. Invest Opthalmol Vis Sci, 1999, 40(12): 2996-3005.

26. CJQ Jc, H RE, W Jd. The roles of Pax6 in the cornea, retina, and olfactory epithelium of the developing mouse embryo. Dev Biol, 2003, 255(2): 303-312.

27. J Chen, J Wong-Chong, N SundarRaj. FGF-2- and TGF-β1 induced downregulation of lumican and keratocan in activated corneal keratocytes by JNK signaling pathway. Invest Opthalmol Vis Sci, 2011, 52(12): 8957-8964.

28. JG Lee, EDP Kay. NF-κB is the transcription factor for FGF-2 that causes endothelial mesenchymal transformation in cornea. Invest Ophthalmol Vis Sci, 2012, 53(3): 1530-1538.

29. RA Lang. Pathways regulating lens induction in the mouse. Int J Dev Biol, 2004, 48(48): 783-791.

30. S Wawersik, P Purcell, M Rauchman, et al. BMP7 acts in murine lens placode development. Dev Biol, 1999, 207(1): 176-188.

31. BL Bobnsack, DS Kasprick, PE Kish, et al. A zebrafish model of Axenfeld-Rieger syndrome reveals that pitx2 regulation by retinoic acid is essential for ocular and craniofacial development. IOVS, 2012, 53(1): 7-22.

32. ZT Silla, J Naidoo, SH Kidson, et al. Signals from the lens and Foxc1 regulate the expression of key genes during the onset of corneal endothelial development. Exp Cell Res, 2014, 322(2): 381-388.

33. LM Ittner, H Wurdak, K Schwerdtfeger, et al. Compound developmental eye disorders following inactivation of TGFβ signaling in neural-crest stem cells. J Biol, 2005, 4(3): 1-16.

34. T Grocott, S Johnson, AP Bailey, et al. Neural crest cells organize the eye via TGF-β and canonical Wnt signaling. Nat Commun, 2011, 2(1): 265.

35. JR Hassell, DE Birk. The molecular basis of corneal transparency. Exp Eye Res, 2010, 91(3): 326-335.

36. N Matt, V Dupe, JM Garnier, et al. Retinoic acid-dependent eye morphogenesis is orchestrated by neural crest cells. Development, 2005, 132(21): 4789-4800.

37. Y Zhang, PA Overbeek, V Govindarajan. Perinatal ablation of the mouse lens causes multiple anterior chamber defects. Mol Vis, 2007, 13(259-260): 2289-2300.

38. DC Beebe, JM Coats. The lens organizes the anterior segment: specification of neural crest cell differentiation in

the avian eye. Dev Biol, 2000, 220(2): 421–431.

39. JM Genisgalvez. Role of the lens in the morphogenesis of the iris and cornea. Nature, 1966, 210(5032): 209–210.

40. PJ Gage, W RhoadeS, SK Prucka, et al. Fate maps of neural crest and mesoderm in the mammalian eye. Invset Ophthalmol Vis Sci, 2005, 46(11): 4200–4208.

41. JM Genis-Galvez, L Santos-Gutierre., A Rios-Gonzalez . Causal factors in corneal development: An experimental analysis in the chick embryo. Exp Eye Res, 1967, 6(1): 48–56.

42. NC Joyce, DL Harris, V Markov, et al. Potential of human umbilical cord blood mesenchymal stem cells to heal damaged corneal endothelium. Mol Vis, 2012, 18(60–65): 547–564.

43. DC Beebe, JM Coats. The lens organizes the anterior segment: specification of neural crest cell differentiation in the avian eye. Dev Biol, 2000, 220(2): 424–431.

44. PJ Gage, Al Zacharias. Signaling "cross-talk" is integrated by transcription factors in the development of the anterior segment in the eye. Dev Dyn, 2009, 238(9): 2149–2162.

45. BL Bohnsack, DS Kasprick, PE Kish, et al. A zebrafish model of Axenfeld-Rieger syndrome reveals that pitx2 regulation by retinoic acid is essential for ocular and craniofacial development. IOVS, 2012, 53(1): 7–22.

46. P Chen, JZ Chen, CY Shao, et al. Treatment with retinoic acid and lens epithelial cell-conditioned medium in vitro directed the differentiation of pluripotent stem cells towards corneal endothelial cell-like cells. Exp Ther Med, 2015, 9(2): 351–360.

47. S Kumar, G Duester. Retinoic acid signaling in perioptic mesenchyme represses Wnt signaling via induction of Pitx2 and Dkk2. Dev Biol, 2010, 340(1): 67–74.

48. N Matt, NB Ghyselinck, I Pellerin, et al. Imparing retinoic acid signaling in the neural crest cells is sufficient to alter entire eye morphogenesis. Dev Biol, 2008, 320(1): 140–148.

49. AL Zacharias, PJ Gage. Canonical Wnt/β-catenin signaling is required for maintenance but not activation of Pitx2 expression in neural crest during eye development. Dev Dyn, 2010, 239(12): 3215–3225.

50. PJ Gage, M Qian, D Wu, et al. The canonical Wnt signaling antagonist DKK2 is an essential effector of PITX2 function during normal eye development. Dev Biol, 2008, 317(1): 310–324.

51. KL McCabe, NJ Kunzevitzky, BP Chiswell, et al. Efficient generation of human embryonic stem cell-derived corneal endothelial cells by directed differentiation. Plos One, 2015, 10(12): e0145266.

52. N Dunker, K Krieglstein . Reduced programmed cell death in the retina and defects in lens and cornea of Tgfbeta2(-/-)Tgfbeta3(-/-)double-deficient mice. Cell Tissue Res, 2003, 313(1): 1–10.

53. 何雪菲. 角膜发育的分子调控机制研究进展. 中华实验眼科杂志, 2011, 29(12): 1135–1139.

54. K Iwao, M Inatani, Y Matsumoto, et al. Heparan sulfate deficiency leads to Peters anomaly in mice by disturbing neural crest TGF-beta2 signaling. J Clin Invest, 2009, 119(7): 1997–2008.

55. J Rodier, A Sharma, A Tandon, et al. RNAi gene silencing of TGF-beta signaling: a powerful approach to control corneal fibrosis. IOVS, 2013, 54(6): 5241.

56. K Yumoto, PS Thomas, J Lane, et al. TGF-β-activated kinase1(Tak1) mediates agonist-induced Smad activation and linker region phosphorulation in embryonic vraniofacial neural crest-derived cells. J Biol Chem, 2013, 288(19): 13467–13480.

57. N Okumura, M Ueno, N Koizumi, et al. Enhancement on primate corneal endothelial cell survival in vitro by a ROCK inhibitor. IOVS, 2009, 50(8): 3680–3687.

58. N Okumura, N Koizumi, M Ueno, et al. Enhancement of corneal endothelium wound healing by Rho-associated kinase(ROCK) inhibitor eye drops. Br J Ophthalmol, 2011, 95(7): 1006–1009.

59. A Pipparelli, Y Arsenijevic, G Thuret, et al. ROCK inhibitor enhances adhesion and wound healing of human corneal endothelial cells. PLos One, 2013, 8(4): e62095.

60. N Okumura, S Nakano, EP Kay, et al. Involvement of cyclin D and p27 in cell proliferation mediated by ROCK inhibitors Y-27632 and Y-39983 during corneal endothelium wound healing. IOVS, 2014, 55(1): 318–329.

61. H Tian, E Sanders, A Reynolds, et al. Ocular Anterior segment dysgenesis upon ablation of p120 catenin in neural crest cells. IOVS, 2012, 53(9): 5139–5153.

62. YT Zhu, B Han, F Li, et al. Knockdown of both p120 catenin and kaiso promotes expansion of human corneal endothelial monolayers via RhoA–ROCK–Noncanonical BMP–NFκB pathway. IOVS, 2014, 55(3): 1509–1518.

63. Y Zhu, X Liu, W Lu, et al. Activation of RhoA–ROCK–BMP–miR302 network regrograms human corneal endothelial cells to neural crest progenitors. IOVS, 2015, 56(7): 1143.

64. SC Tseng, YT Zhu, SY Chen. Differential role of p120/Kaiso and β–catenin/Wnt signaling in unlocking the mitotic block mediated by contact–inhibited monolayers of human corneal endothelial cells derived from stripped Descemet membrane. IOVS, 2009, 50(13): 1795.

第六节 角膜缘干细胞移植的分子机制

一、角膜缘干细胞概述

角膜缘是角膜和结膜移行区域，角膜缘基底层含有上皮干细胞，角膜缘干细胞不断增殖和分化负责维持正常角膜上皮的稳态和损伤角膜的修复，这种稳态是维持眼表完整和视觉功能的先决条件；同时，完整的角膜缘干细胞的增殖压力充当了"屏障"作用抑制了结膜上皮细胞的长入，并防止角膜缘部的结膜血管入侵，对维持角膜正常生理功能和透明性至关重要。当角膜缘干细胞（limbal stem cells，LSCs）受到各种内外的损伤因素（如先天性无虹膜、Stevens–Johnson综合征、严重干眼、自身免疫疾病、化学及热烧伤、辐射损伤、眼部多次手术及药物毒性等）导致LSCs严重缺乏或功能障碍时，角膜上皮的稳定性和完整性就会遭到破坏，最终导致患者角膜混浊，眼表血管化甚至失明。这一大类重要的角膜疾病称为角膜缘干细胞缺失（limbal stem cell deficiency，LSCD）。

（一）角膜缘干细胞的发现

1971年之前，人们普遍认为角膜上皮细胞的更新修复来源于角膜基底细胞分裂繁殖的补充。然而，1971年Davanger[1]等发现角膜上皮有由周边向中心移动的特性，据此提出LSC存在的假说。1986年，Schermer[2]等首次通过实验证明角膜上皮干细胞位于角膜缘基底层。目前关于角膜上皮干细胞存在于角膜缘的实验证据有：①干细胞及短暂扩充细胞（transient amplifying cells，TACs）具有形成全克隆的能力，体外分别培养角膜缘和角膜中央上皮细胞，证明能形成全克隆的细胞仅位于角膜缘[3,4]；②K3、K12和K17是角膜上皮终末分化细胞的标志性角蛋白，这些分子标记除角膜缘基底细胞层外的角膜上皮都表达，说明角膜缘上皮基底细胞层的细胞分化程度低；③高分裂增殖能力：增殖细胞核抗原（proliferating cell nuclear antigen，PCNA）是一种细胞周期蛋白，在正常组织，PCNA阳性细胞仅局限于有增殖能力的区域。Gan[5]等用PCNA单克隆抗体对角膜组织检测发现角膜缘基底处有大量阳性细胞；④慢细胞周期：Cotsarelis[6]等运用氚化嘧啶标记法，首次报道了角膜缘存在慢周期细胞；Tseng[7]用5-Fu能明显抑制角膜上皮的生长，而对角膜缘的细胞影响较小。以上证据说明角膜缘基底细胞具有分化程度低、细胞周期缓慢和高分裂增殖能力的特点，符合成体干细胞的一般特征。

（二）角膜缘干细胞的解剖定位

角膜缘是角膜和结膜移行的环形区域，其前界为角膜前弹力层止端，后界为后弹力层止端，角膜缘由角膜上皮层（包括上皮细胞与基底膜）和基底层组成，平均宽约1mm，LSCs是一种成体单能干细胞，散在分布于角膜缘基底细胞层，推测其在基底细胞中的比例不到10%[8]。在角膜缘基底膜上除LSCs外还有短暂扩充细胞（transient amplifying cells，TACs），LSCs是一种永生的干细胞，角膜上皮的增生方式为：LSCs不对称分裂，获得调节分化蛋白质较多的子细胞分化为短暂扩充细胞（transient amplifying cells，TACs）进入终末分化而成为终末分化细胞（terminally differentiated cells，TDC），TDC以水平向心运动和垂直运动更新角膜上皮细胞[9]；而分裂后子代细胞中始终有一个细胞仍保持干细胞的特征，从而保持角膜缘的干细胞数目的恒定性。目前对LSCs的不对称分裂机制仍不清楚。[10]。

Zieske[11]研究认为，角膜缘干细胞能永远保持不对称分裂从而保留永生的干细胞的原因主要在于：①角膜缘具有"干细胞龛"（stem cell niche）结构，此结构含有各种生长因子、神经因子、血管因子及炎症因子，可以防止LSCs的分化；②LSCs膜表面含有的表皮生长因子受体（epithelial growth factor receptor，EGFR）比中央角膜基底细胞多4~5倍，这表明高水平的EGFR可协助干细胞维持其干性。角膜缘细胞密集，超过10层，排列不规则，基底部细胞形成特殊的乳头状结构的"Vogt栅栏"区（limbal palisades of Vogt），其中含有色素细胞，Langerhans细胞和丰富的血管网及淋巴管网，呈放射状排列，并与基底膜以半桥粒紧密连接。角膜缘基底膜主要由Ⅳ型胶原的α1、α2β2多肽链构成，是构成LSCs增生分化局部微环境的重要组成部分，LSCs的干细胞性的维持依赖于其独特的细胞外基质及丰富的血管和淋巴网的营养供应及增殖分化调节[12,13]。

（三）角膜缘干细胞的识别

迄今为止，由于尚未发现角膜缘干细胞的特异性标记物，同时LSCs与角膜上皮、结膜上皮等多种细胞类型临近，所以在原位准确的定位和鉴定LSCs仍具有一定难度。原位识别和鉴定LSCs需要从形态学和分子病理学水平上入手，从细胞形态上来说，LSCs体积较小，核质比较大；而从分子病理学水平来说，识别角膜缘干细胞可从慢循环细胞标记物（如BrdU）滞留，细胞形成克隆的种类，以及表面标记物的表达等几个途径来鉴别。标记滞留细胞（label-retaining cell，LRC）是迄今为止识别角膜缘干细胞最可靠的方法之一，这种方法最早由Bickenbach[14]提出，BrdU是慢循环细胞的标记物，角膜缘干细胞被标记上BrdU后，随着细胞分化、脱落，只有干细胞才能滞留下BrdU标记。另一种方法是用克隆形成能力来确定最大增生能力的角膜缘干细胞。角膜缘细胞的体外培养可以形成3种克隆：全克隆、部分克隆、旁克隆。全克隆是由干细胞产生的大克隆，有最大的集落形成率和增生能力，不表达K3等终末分化细胞标记物。旁克隆是TDC产生的小克隆，具有限的增生能力，所有细胞都表达终末分化细胞标记物。部分克隆介于两者之间是由TAC产生的，尽管仍有较强的增生能力，但已知的干细胞标记物表达急剧减少[15]。

目前用于区分角膜缘区域不同细胞类型的标记物主要分两类：一类是分化相关标记，这类标记在角膜缘基底细胞不表达，而在角膜上皮或在表层角膜缘细胞表达，因此被认为是LSCs的阴性标记，分化相关标记物包括角蛋白keratin 3（K3），keratin 12

（K12），keratin 17（K17），缝隙连接蛋白（connexin，Cx），巢蛋白（nestin）、外皮蛋白（involucrin）等。K3、K12和K17是细胞内的分子标记[16]；间隙连接蛋白Cx43和Cx50是细胞膜表面蛋白[17]；nestin是神经干细胞特异性的标记；involucrin是细胞质结构蛋白[17]。另一类是干细胞相关标记，这类标记在角膜缘上皮基底细胞中表达，称为LSCs的阳性标记。阳性标记物包括核质转运蛋白Importin 13（IPO13）、ABCG2（ATP-binding cassette subfamily G member 2）、Bmi-1基因和转录因子C/EBPδ、转录因子ΔNp63α、超氧化物歧化酶2（SOD2）、细胞角蛋白（keratin 15，K15）、N-钙黏附蛋白（N-Cadherin）、整合素（integrin）α9和α6以及转铁蛋白受体CD71、低亲和性神经生长因子受体p75NTR等。

二、角膜缘干细胞移植

LSCs是角膜缘基底层的一种成体单能干细胞，负责维持正常角膜上皮的稳态和损伤角膜的修复。各种眼表疾病最终将诱发LSCs损伤，从而引起部分或完全的角膜缘干细胞缺乏（limbal stem cell deficiency，LSCD），有学者[18]将导致微环境异常引起角膜缘干细胞缺乏的疾病分为三大类：①先天性：角膜缘基质微环境异常发育导致其干细胞缺乏，包括先天性无虹膜和硬化性角膜；②外伤性：化学/热烧伤、放射线、药物毒性及手术创伤等直接损伤了角膜缘微环境；③炎症性：免疫或感染等因素导致的炎症破坏了角膜缘微环境，包括Steven-Johnson综合征（SJS）、眼类天疱疮（OCD）、干燥综合征、严重的沙眼、反复发作的单纯疱疹病毒性角结膜炎等。

LSCD临床上表现为反复的角膜上皮缺损，与此同时，角膜和结膜之间的屏障被破坏，结膜细胞和血管组织越过受损的角膜缘侵入角膜内，会引起角膜血管化、角膜混浊甚至失明。LSCD的晚期患者致盲率高，只能通过角膜移植重获光明。

对LSCD患者治疗如采用单纯的角膜移植术，术后易出现严重的并发症，失败率高。当LSCs被发现后，人们发现穿透或板层角膜移植联合角膜缘干细胞移植术（limbal stem cell transplantation，LSCT）可明显提高角膜移植的成功率。LSCT是用自体或同种异体角膜缘干细胞替换功能不良的角膜缘组织，通过供体干细胞的增生分化及细胞的向心性移行来修复和稳定受损的角膜表面。

（一）自体结膜角膜缘干细胞移植术（conjunctival limbal autograft, CLAU）

在没有组织工程技术之前，针对单眼LSCD患者的治疗方法主要是取健侧眼角膜缘结膜组织行LSCT[19, 20]，这种手术的优点在于术后免疫排斥的风险小，因此不需要免疫抑制剂的长期治疗，但健侧眼取了一部分LSCs是否会导致继发性的LSCD仍存在一定的风险[21, 22]。Chen[23]等通过手术间断切除兔眼角膜上方10~2点及下方4~8点两部分角膜缘组织后兔眼愈合，因此他们认为切除2/3周角膜缘组织时角膜可以正常愈合。刘海俊[24]等分别切取兔对侧眼1/4、1/2、3/4和全周角膜缘组织治疗单眼碱烧伤兔眼模型，结果发现角膜缘干细胞切取范围<1/2周不会造成角膜损伤。对于双眼LSCD患者LSCT主要取材于同种异体角膜缘，由于是同种异体组织，术后即使在长期使用免疫抑制剂的情况下排斥反应发生率仍很高[25, 26]。CLAU的手术方法是在健侧眼12点和6点钟方位角膜缘处各取一条6mm长，5~8mm宽的结膜组织。患眼在角膜缘处360°剪开球结膜后，在上下象限角膜缘处分别移植一条健侧眼游离下来的结膜组织，再复位球结膜[27, 28]。

（二）异体结膜角膜缘干细胞移植术（living-related conjunctival limbal allograft, LR-CLAL） 对于SJS和OCD这种双眼LSCD的患者而言，由于无法行CLAU，因此只能从供体眼球的角膜缘取结膜组织片用于移植，我们称这种手术方法为LR-CLAL，其手术步骤跟CLAU类似[29, 30]。但是由于LR-CLAL采用的移植片来源于同种异体组织，因此术后排斥反应发生率高，需要长期全身和（或）局部使用免疫抑制剂治疗[31]。

（三）角膜缘同种异体移植（keratolimbal allograft，KLAL）

角膜缘同种异体移植（KLAL）是取供体眼球的角巩膜缘组织移植至患眼，由于是同种异体组织移植，因此术后同样需要长期全身和（或）局部使用免疫抑制剂[27, 28, 32]。与CLAU及LR-CLAL相比较，KLAL用于移植的组织片含有更多的角膜缘干细胞，因此手术成功率高于前两者。先天性无虹膜、硬化性角膜以及轻中度的LSCD患者是KLAL理想的适应证[33]。但是KLAL不适用于眼表干燥、眼表活动性炎症、严重的眼表结膜化以及角膜缘及结膜上皮干细胞严重缺失的患者[34, 35]。

（四）组织工程体外构建角膜上皮片移植

随着组织工程技术的发展，种子细胞支架材料以及体外构建的研究为组织工程角膜的研究提供了有利条件。目前用于体外构建角膜上皮片的种子细胞包括：取自周围血、脐带血、骨髓中的干细胞[36]，来源于早期胚胎的原始胚胎干细胞（human embryonic stem cell，hESC）[37, 38]，诱导性多能干细胞（induced pluripotent stem cell，iPSC），发育同源性的口腔黏膜上皮细胞[39~41]，自体/异体角膜缘干细胞[42~44]，还有其他很多来源的干细胞[45~49]。

1. 体外培养LSCs构建角膜上皮片移植（cultured limbal epithelial transplantation，CLET） 相较于上述提到的LSC移植术，体外培养的自体或异体角膜缘干细胞行眼表重建取材要求少，对供体损伤轻，体外扩增小量干细胞可治疗大范围的LSC缺失。Pellegrini等（1997年）[50]首次成功把体外培养的角膜上皮片移植至LSCD患者眼表。国内潘志强等（2000年）[51]首次采用培养的同种异体角膜缘干细胞羊膜移植片治疗LSCD患者。6例患者术后构建的角膜上皮片与植床贴附紧密，角膜上皮完整，视力有一定提高。Rama P等（2001年）体外培养LSCs于纤维蛋白膜上治疗18例LSCD患者，术后平均随访27个月，成功率达77.8%[52]。Sangwan等（2006年）体外培养LSCs于羊膜上治疗86例LSCD患者，术后平均随访18.3个月，成功率达到73.1%[53]。目前随访时间最长的临床研究是Rama P[54]等（2010年）报道的110例LSCD患者，随访时间平均10年，成功率76.7%。他们同时提出CLET术后移植效果与体外培养的LSCs的质量很大的关系，如果体外培养的p63阳性LSCs数目＞3%，其移植术后成功率＞78%，这一结论目前已成为CLET临床研究的质量控制关键点之一。

目前CLET的临床研究结果普遍提示移植术后短期效果佳，但眼表长期稳态的维持较困难。研究者们一致认为想要解决这个难题必须从以下几方面进行努力：①体外培养的LSCs的质量控制；②进一步深入研究LSCs与角膜缘干细胞龛结构之间作用的分子病理机制，以利于移植术后从分子病理水平上进行正向调控；③既能保持LSCs的生物特征又具备良好的生物组织相容性的理想体外培养载体的构建。目前用于组织工程构建角膜上皮片的载体包括：羊膜、蚕丝蛋白膜、纤维蛋白凝胶、胶原纤维、角蛋白膜、壳聚糖水凝胶、硅氧烷水凝胶角膜接触镜、聚苯乙烯以及纳米纤维支架[55~58]。

2. 利用胚胎干细胞（hESC）诱导形成角膜上皮样细胞 目前利用hESC诱导形成角膜上皮细胞的相关报道较少。Kumagai Y等[59]采用添加了Ⅳ型胶原的培养板体外培养猴子的胚胎干细胞，诱导分化的细胞用RT-PCR和免疫组化法检测，经鉴定发现，上述细胞阳性表达pax6、p63、E-cadherin、PCNA、CD44等分子标记，证实经体外诱导hESC的确向角膜上皮方向分化发育。他们将诱导成的角膜上皮样细胞移植到小鼠LSCD模型眼表，结果发现移植后的上皮阳性表达K3、K12、E-cadherin、CD44等分子标记，说明移植后细胞保持了角膜上皮的特性。Metallo CM等[60]发现维A酸可以明显上调角蛋白18（K18）和转录因子p63的表达。这两层在外胚层的分化及上皮细胞形态的形成过程中起到重要的作用。维A酸有诱导干细胞向外胚层方向分化的作用，但分化得到的细胞含有神经外胚层的成分。当与BMP-4联合应用时，可提高向表皮外胚层分化的效率，提示BMP-4可抑制胚胎干细胞向神经外胚层方向分化[61]。Ahmad S等在体外模拟角膜缘干细胞的微环境，包括Ⅳ型胶原和角膜缘成纤维细胞等，成功诱导hESC成角膜上皮样细胞[62]。Ostrowkka A等以Ⅳ型胶原为基质，在培养基中加入角膜缘成纤维细胞，可诱导hESC分化成上皮样形态的扁平状细胞、复层的单个细胞（部分成球状），然后将克隆接种到低吸附性的培养板中悬浮诱导成球。经鉴定发现，上述细胞表达panK、ZO-1、Vimentin等分子标记，证实其的确向角膜方向分化发育[63]。Hanson C等在体外条件下，将人胚胎干细胞直接重载不含角膜缘干细胞的人去上皮角膜植片上，可自发诱导hESC向角膜上皮细胞方向分化最终表达CK3、CK15、pax6等分子标记，提示培养出终末分化的角膜上皮样细胞[64]。

以上实验结果提示我们角膜基质微环境为角膜上皮细胞的分化发育提供了最适宜的诱导条件，如果可以查明角膜基质微环境的组成及其在不同发育时期的动态变化，便能在体外有效地诱导角膜上皮样细胞的分化。

三、角膜缘干细胞移植术后增殖分化调节机制

就像植物的种子生长需要土壤、水分和氧气等外界条件的支持一样，通过各种方法诱导分化后的角膜缘干细胞移植后的长期生存状况受到众多因素的影响，眼表的泪液提供了LSCs的水分供给，角膜80%的氧气供给来源于空气，剩余的20%氧气供给来源于角膜缘血管网和房水循环，LSCs生存的土壤就是角膜缘的微环境。角膜缘的微环境包括"干细胞龛"（stem cell niche）结构，此结构含有：①血清来源的因素：神经因子、血管因子及炎症因子，丰富的血管网及淋巴管网等，可以防止LSCs的分化；②细胞来源的因素：基底部"Vogt栅栏"区含有色素细胞、Langerhans细胞、微血管内皮细胞、短暂扩充细胞、终末分化细胞、间充质细胞和有丝分裂后细胞、成纤维细胞等；③基质来源的因素：基底膜和细胞外基质；这些结构是构成LSCs增生分化局部微环境的重要组成部分[65]。

（一）泪液

眼表重建的早期研究中有大量事实证明气液交界平面培养的角膜上皮细胞最终会发生鳞状化生[66,67]。Li W等[68]在体外的气液交界面培养角膜缘干细胞和中央角膜上皮细胞，结果提示2周后角膜缘干细胞组成功地造成角膜上皮鳞状化生的干眼模型。利用该干眼模型，他们进一步采用免疫组化法检测K12和K10标记比较在培养液中加入或不加p38 MAPK信号通路的抑制剂SB203580对角膜上皮鳞状化生的影响，结果发现加入抑制剂SB203580组的角膜鳞状化生部分受到抑制，因此他们认为干燥的眼表环境会

激活p38 MAPK信号通路从而导致眼表的病理改变。Tan等[69]分别在气液交界面和培养液完全浸泡的环境中培养角膜缘基底层干细胞，通过免疫组化法检测p63α、Δp63、Pax6，CK10和CK12，结果发现前者培养的细胞p63α、Δp63虽然呈阳性表达，但CK10和CK12也呈阳性表达，提示在角膜缘干细胞暴露在干燥环境中会导致鳞状化生的改变。

（二）氧气

早期研究已经证实低氧浓度（1%～5%）可以影响骨髓前体细胞，血源性干细胞等多种干细胞的增殖、存活及分化[70、71]。Conrald[72、73]在体外培养鼠源性嗜镉神经细胞瘤细胞（PC12细胞株）时发现低氧可以激活p38MAPK信号通路的分子病理机制。Chris[74]等分别在2%、5%、10%、15%及20%的氧分压中体外培养角膜缘干细胞，观察细胞增殖周期，克隆形成效率和干细胞标记（ABCG2和p63α）以及分化标记CK3的表达情况，结果提示氧分化越低的环境细胞增殖周期更慢，克隆形成效率更高，干细胞标记（ABCG2和p63α）表达水平更高，分化标记CK3表达水平越低，因此他们认为低氧环境更有利于维持角膜缘干细胞的干性和其增殖能力。Li C[75]等采用上皮鳞状化生的体外模型进一步研究了氧分压对角膜缘上皮干细胞分化的分子病理机制，发现在低氧的环境中诱发了Notch信号途径的激活，而下调了p38MAPK信号通路的下调分子Hes 1的表达水平。在低氧的环境中加入Notch信号通路的抑制剂DAPT后将部分恢复p38MAPK信号通路的下调分子Hes 1的表达水平，最终导致角膜缘干细胞向上皮样细胞分化。

（三）角膜缘的干细胞龛

1. 基质来源得到干细胞龛结构　角膜缘干细胞细胞外基质微环境包括角膜缘基质细胞，糖胺聚糖、蛋白聚糖，结构蛋白（胶原和弹性蛋白）、纤维连接蛋白及离子等，不同的细胞外基质微环境维持不同细胞的增生分化，提示不同的细胞外基质对于干细胞的调节作用是不同的。现在已经证实角膜和角膜缘的基质组成成分不同，人角膜缘基底膜主要由Ⅳ型胶原的α1、α2和α5多肽链和层黏连蛋白的α2、β2多肽链构成，而中央角膜基底膜是由Ⅳ型胶原的α3、α4和α5多肽链构成的[76]。Gonzalez[77]等采用单细胞悬液培养法、组织块培养法以及胶原酶消化法三种方法体外培养角膜缘干细胞，结果发现后两种方法由于含有角膜缘基质成分，其p63α、K14阳性的干细胞数目明显高于第一种方法，研究结果提示角膜缘基质细胞对于维持角膜缘干细胞的干性起到重要的作用。基于这个前体，Takamatsu[78]等采用丝裂霉素处理后的角膜缘基质细胞作为饲养层细胞体外培养角膜缘干细胞，结果在体外成功培养出角膜上皮片，他们认为这种新的尝试对于维持体外培养的角膜缘干细胞的干性可能会有一定帮助。Cheng CY等[79]采用不同信号通路的抑制剂研究发现在羊膜上培养的角膜缘干细胞增殖的过程中基质金属蛋白酶-9起到重要的作用，并且其分子病理机制主要涉及MAPKs和P13-K/Akt两条信号通路。腱生蛋白是细胞外基质蛋白在组织生长、动态平衡和疾病中都有独特的空间表达。根据其空间表达的不同，其可在组织形成，细胞黏附调控，增殖调控及分化中起到不同的作用。腱生蛋白C被发现是角膜缘特异性的转录子，并且在鼠的角膜缘发现了腱生蛋白W[80]。角膜缘干细胞之间缺乏缝隙连接[81]，这种特殊的结构有利于保持LSCs内相对稳定的微环境。

2. 血清来源干细胞龛结构　Li[82]等发现角膜和角膜缘上皮细胞与成纤维细胞间存在细胞因子网络。根据细胞因子和受体的表达位置将角膜和角膜缘上皮细胞因子分为4型：

Ⅰ型：TGF-α、IL-1β、PDGF-B细胞因子仅表达于角膜上皮细胞，其受体EGFR、IL-1R主要表达于成纤维细胞，PDGFR-β仅表达于成纤维细胞；Ⅱ型：IGF-1、TGF-β1、TGF-β2、LIF、bFGF及其受体在角膜和角膜缘上皮以及成纤维细胞均有表达；Ⅲ型：角质细胞生长因子（keratinocyte growth factor，KGF）、肝细胞生长因子（hepatocyte growth factor，HGF）仅表达于成纤维细胞，而它们相应的受体KGFR和c-met主要表达于上皮细胞。以上三型组成了角膜上皮与基质细胞因子网络；Ⅳ型：M-CSF和IL-8表达于成纤维细胞和（或）上皮细胞，而其受体表达于免疫或炎症细胞上，有潜在的旁分泌作用，参与免疫和炎症反应。

（1）表皮生长因子类细胞因子：表皮生长因子类细胞因子包括表皮生长因子（epidermal growth factor，EGF）和转化生长因子-α（transforming growth factor，TGF-α）等。这类细胞因子的结构相似，与角膜缘上皮的相同受体结合，生物学效应相同。EGF是一种由53个氨基酸组成的单链多肽，TGF-α与EGF的氨基酸结构相似，它们的受体属于酪氨酸激酶受体，研究[83]发现角膜缘基底上皮细胞中含有丰富的酪氨酸激酶受体，包括EGFR、Erb2、Erb3，当生长因子结合酪氨酸激酶受体后，刺激细胞内酪氨酸活化，刺激角膜上皮细胞增殖、运动并调节其分化状态[84]。崔馨[85]观察了EGF与bFGF单独及联合应用对体外培养的兔角膜缘干细胞克隆形成率的影响，结果发现单独应用时，质量浓度为10ng/ml的EGF和20ng/ml的bFGF对干细胞的促增殖作用最强，而10ng/ml的EGF与20ng/ml的bFGF联合应用可达到最佳的促干细胞增殖的作用。

（2）成纤维细胞生长因子：这类细胞因子包括酸性成纤维细胞生长因子（Acid fibroblasts growth factor，aFGF）和碱性成纤维细胞生长因子（Basic fibroblasts growth factor，bFGF）和KGF等。这三者对角膜上皮细胞的作用主要是促进细胞有丝分裂，aFGF和bFGF还能促进角膜上皮细胞的分化。研究发现，在EGF等细胞因子的作用下，角膜缘的KGF受体下调明显高于角膜中央的受体下调，说明KGF和HGF对调节角膜缘干细胞微环境具有重要作用[86]。

（3）神经生长因子（nerve growth factor，NGF）：NGF是一种促细胞分裂的因子，可促进角膜上皮细胞的增殖和移行。在眼表，NGF受体存在于角膜上皮细胞、角膜缘干细胞、内皮细胞、基质细胞以及结膜上皮细胞表面。研究发现，肾上腺素类、5-羟色胺影响角膜上皮的生长，神经介质P物质与多种细胞因子具有协同作用[87]。Qi[88]等研究了角膜缘微环境中的NGF及其相应的受体表达，结果提示NGF很可能作为一种自分泌或旁分泌因子存在于角膜缘微环境中，控制角膜缘干细胞的自我更新。Lambiase[89]等对活体及体外培养的人和鼠的角膜进行研究发现：人角膜上皮损伤后与上皮细胞结合的NGF数量增加，而鼠角膜上皮损伤后也可发现角膜中NGF水平短暂升高，同时用抗NGF抗体抑制NGF活性，则损伤的角膜上皮愈合速度延迟，结果提示NGF在调节角膜损伤愈合方面具有重要作用。

（4）血小板源性生长因子（platelet derived growth factor，PDGF）：PDGF是一种皮质类固醇样多肽，由血小板、单核细胞及巨噬细胞产生，是组织愈合过程中主要的趋化因子，对成纤维细胞有强烈的趋化性，PDGF通过PDGF-PDGFR-β轴调节着角膜成纤维细胞的增殖和分化，促进角膜基质伤口的愈合。另外PDGF能正向调节其他细胞因子表达而间接调节角膜伤口的愈合，如角膜成纤维细胞的EGFR、bFGF、转移生长因子-β1、HE和白细胞介素-8（IL-8）mRNA 的表达。因此，PDGF 可以通过这些细胞因子而进一步促进角膜成纤维细胞增殖和分化。

3. 血清来源干细胞龛结构

（1）微血管内皮细胞（microvascular endothelial cells of the corneal limbus，L-MVEC）：L-MVEC 是角膜缘干细胞龛的重要结构，正常情况下，L-MVEC 在角膜缘的 Vogt 栅栏中保持静止状态，主要提供角膜缘组织的营养供给，从而保证角膜上皮的正常更新，对于维持角膜的透明性有重要的生理意义[90]。当角膜发生炎症反应时，L-MVEC 将长入角膜组织导致角膜混浊视力下降[91]，如果明确了 L-MVEC 的分子病理特征，就可以在炎症等病理状态下给予干预措施，阻止新生血管长入角膜，从而阻断角膜的病理改变。早期探究 L-MVEC 功能实验一般采用体外构建的角膜微囊（corneal micro-pocket assay）动物模型[92]，近年来开始采用体外培养人源性 L-MVEC 直接用于实验研究[93]。

（2）成纤维细胞：Ainscough SL[94] 等分别采用添加巩膜，角膜缘及角膜来源的成纤维细胞的血清培养基培养角膜缘干细胞，Western blotting 检测发现三种培养基培养的 LSCs 均阳性表达 CD90 和 Vimentin，阴性表达 CD34、CD45、CD141 及 CD271，添加巩膜来源的成纤维细胞的培养基培养的 LSCs 以表达 α-sma 为主，后两种培养基培养的 LSCs 阳性表达 LSCs 的阳性标记物 ABCG2,C/EBPΔ 和 p63，并且添加角膜缘来源的成纤维细胞的培养基 LSCs 生长情况更佳。结果提示 LSCs 的干性及增殖能力的维持依赖于角膜缘成纤维细胞。Ko JA 等[95] 在体外采用胶原凝胶支架培养角膜上皮细胞时加入角膜成纤维细胞，结果在 mRNA 及蛋白水平检测角膜上皮细胞的屏障功能标记（ZO-1，Occludin，claudin，N-钙黏附素等）表达水平明显增高，提示角膜缘成纤维细胞在角膜缘干细胞的分化过程中起到重要的作用。目前标准的角膜缘干细胞体外培养实验研究均会在培养基中加入 γ 射线处理过的 3T3 鼠成纤维细胞作为饲养层细胞，一方面维持体外培养的角膜缘干细胞的干性，另一方面可以增加角膜缘干细胞的克隆形成效率[96]。

（3）黑色素细胞：Higa K[97] 等采用免疫组化法观察到在人角膜缘散在分布着黑色素细胞，这些黑色素细胞同时共表达角膜缘基底层上皮细胞的标记 CK19[98]。从形态上而言，角膜缘黑色素细胞有大量树枝状的突起延伸至周围的上皮细胞，黑色素颗粒位于细胞的顶端。他们认为这种 CK19 阳性表达的黑色素细胞在角膜缘的功能可能类似于皮肤的黑色素细胞一样，主要防御紫外线对角膜缘干细胞的损害。角膜缘黑色素细胞含有的黑色素的量是皮肤黑色素细胞的 3 倍[99]。

四、结语与展望

角膜缘干细胞移植是一种安全有效治疗 LSCD 疾病的方法，具有所需的供体组织极少、对供眼无潜在威胁的优点，对于双眼 LSCD 患者而言，体外培养的干细胞及异体角膜缘细胞解决了供体来源不足的问题。但是今后仍需要在诸多方面进行深入的研究，如：明确体外培养的角膜缘细胞的分子调控机制，进行体外培养的角膜缘干细胞质量控制，最佳的细胞移植支架载体，角膜上皮细胞与基质的有效黏附，异体移植免疫抑制剂的使用以及移植远期效果等。

（杨于力 李沂键）

参考文献

1. M Davanger, A Evensen. Role of the pericorneal papillary structure in the renewal of corneal epithelium. Nature, 1971, 229(5286): 560–561.

2. A Schermer, S Galvin, TT Sun. Differentiation related expression of a major 64K corneal keratin in vivo and in culture suggests limbal location of corneal epithelial stem cells. J Cell Biol, 1986, 103(1): 49–62.

3. CY Chang, JJ Mcghee, CR Green, et al. Comparison of stem cell properties in cell populations isolated from human central and limbal corneal epithelium. Cornea, 2011, 30(10): 1155–1162.

4. F Majo, A Rochat, M Nicolas, et al. Oligopotent stem cells are distributed throughout the mammalian ocular surface. Nature, 2008, 456(7219): 250–254.

5. Gan L, Vansetten G, Seregard S, et al. Proliferating cell nuclear antigen colocalization with corneal epithelial stem cells and involvement in physiological cell turnover. Acta Ophthalmol Scand, 1995, 73(6): 491–495.

6. G Cossarelis, SZ Cheng, G Dong, et al. Exsistence of slow-cycling limbal epithelial preferentially stimulated to proliferate: implications on epithelial stem cells, Cell, 1989, 57(2): 201–209.

7. SC Tseng, SH Zhang. Limbal epithelium is more resistant to 5–Fu toxicity than corneal epithelium. Cornea, 1995, 14(4): 394–401.

8. U Schlotzer- Schrehardt, FE Kruse. Identification and characterization of limbal stem cell. Exp Eye Res, 2005, 81(3): 247–264.

9. RM Lavker, SC Tseng, TT Sun. Corneal epithelial stem cells at the limbus looking at some old problems from a new angle. Exp Eye Res, 2004, 78(3): 433–446.

10. Schermer A, Galvin S, Sun TT, et al. Differentiation–related expression of a major 64K corneal keratin in vivo and in culture suggests limbal location epithelial stem cells. J Cell Biol, 1986, 103(1): 49–62.

11. Zieske JD. Perpetuation of stem cells in the eye. Eye, 1994, 8(2): 163.

12. Ljubimov AV, Burgeson RE, Butkowski RJ, et al. Human corneal basement membrane heterogeneity: topographical differences in the expression of type Ⅳ collagen and laminin isoforms. Lab Invest, 1995, 72(4): 461–473.

13. W Li, Y Hayashida, YT Chen, et al. Niche regulation of corneal epithelial stem cells at the limbus. Cell Research, 2007, 17(1): 26–36.

14. 张杰，刘伟. 角质干细胞及其在皮肤组织工程中的应用前景. 中国实用美容整形外科, 2004, 15(1): 40–43.

15. G Pellegrini, O Golisano, P Patema, et al. Location and clonal analysis of stem cells and their differentiated progeny in the human ocular surface. J Cell Biol, 1999, 145(4): 769–782.

16. MA Kurpakus, EL Stock, JC Jones. Expression of the 55–Kd/64–kD corneal keratins in ocular surface epithelium. IOVS, 1990, 31(3): 448–456.

17. Z Chen, CS de Paiva, L Luo, et al. Characterization of putative stem cell phenotype in human limbal epithelia. Stem Cells, 2004, 22(3): 355–366.

18. 孙秉基，贺炎炎，祝磊. 眼表面重建术及羊膜移植的应用. 21世纪眼科学前沿, 2002, 146.

19. KR Kenyon, SC Tseng. Limbal autograft transplantation for ocular surface disorders. Ophthalmology, 1989, 96(5): 722–723.

20. RMMA Nuijts. Autologous limbal transplantation in unilateral chemical burns. Doc Ophthalmol, 1999, 98(3): 257–266.

21. AB H. Dua. Autologous limbal transplantation in patients with unilateral corneal stem cell deficiency. Br J Ophthalmol, 2000, 84(3): 273–278.

22. C Jenkins, S Tuft, C Liu, et al. Limbal transplantation in the management of chronic contact–lens–associated epitheliopathy. Eye, 1993, 7(pt 5)(2): 629–633.

23. Chen JJ, Tseng SCG. Corneal epithelial wound healing in partial limbal deficiency. IOVS, 1990, 31: 1301–1314.

24. 刘海俊，钟世镇，曾静，等．自体角膜缘移植治疗兔单眼碱烧伤的实验研究．第一军医大学学报，2003, 23(4): 344–346.

25. K Tsubota, Y Satake, M Kaido, et al. Treatment of severe ocular–surface disorders with corneal epithelial stem-cell transplantation. N Engl J Med, 2000, 340(22): 1697–1703.

26. EJ Holland, GS Schwartz. Changing concepts in the management of severe ocular surface disease over twenty-five years. Cornea, 2000, 19(5): 688–698.

27. Holland EJ, et al. Surgical techeniques for ocular surface reconstruction. In: Krachmer JH, Mannis MJ, Holland EJ. (Eds), Cornea, 2nd ed. Elsevier Mosby, Philadelphia.

28. JM Biber, EJ Holland, KD Neff. Management of ocular stem cell disease. Int Ophthalmol Clin, 2010, 50(3): 25–34.

29. SM Daya, FA llari. Living related conjunctival limbal allograft for the treatment of stem cell deficiency. Ophthalmology, 2001, 108(1): 133–134.

30. S Kwitko, D Marinho, S Barcaro, et al. Allograft conjunctival transplantation for bilateral ocular surface disorders. Ophthalmology, 1995, 102(7), 1020–1025.

31. SK Rao, R Rajagopal, G Sitalakshmi, et al. Limbal allografting from related live donors for corneal surface reconstruction. Ophthalmology, 1999, 106(4): 822–828.

32. LT Lim, PR Bhatt, K Ramaesh. Harvesting keratolimbal allografts from corneoscleral buttons: a novel application of cyanoacrylate adhesive. Br J Ophthalmol, 2008, 92(11): 1550–1551.

33. GS Schwartz, EJ Holland. Iatrogenic limbal stem cell deficiency. Cornea, 1998, 17(1): 31–37.

34. K Tsubota, J Shiimazaki. Surgical treatment of children blinded by Stevens– Johnson syndrome. Am J Ophthalmol, 1999, 128(5): 573–581.

35. J Shimazaki, S Shimmura, H Fujishima, et al. Association of preoperative tear function with surgical outcome in severe Stevens– Johnson syndrome. Ophthalmology, 2000, 107(8): 1518–1523.

36. I Kerkis, A Kerkis, D Dozortsev, et al. Isolation and characterization of a population of immature dental pulp stem cells expressing OCT–4 and other embryonic stem cell markers. Cells Tissues Organs, 2007, 184(3–4): 105–116.

37. S Ahmad, R Stewart, S Yung, et al. Differentiation of human embryonic stem cells into corneal epithelial like cells by in vitro replication of the corneal epithelial stem cell niche. Stem Cells, 2007, 25(5): 1145–1155.

38. Liu Qi, Chen WP. Research progress in the application of embryonic stem cells in vitro culture system in ophthalmology. Yanke Yanjiu, 2009, 27(5): 420–433.

39. Nakamura T, KI Endo, S Kinoshita. Identification of human oral keratinocyte stem /progenitor cells by neurotrophin receptor p75 and the role of neurotrophin /p75 signaling. Stem Cell., 2007, 25(3): 628–638.

40. Q Tao, B Qiao, B Lv, et al. p63 and its isoforms as markers of rat oral mucosa epidermal stem cells in vitro. Cell Biochem Funct, 2009, 27(8): 535–541.

41. Nishida K, Yamato M, Hayashida Y, et al. Cornea reconstruction w ith tissue–engineered cell sheets composed of autologous oral mucosal epithelium. N Engl J Med, 2004, 351(12): 1187–1196.

42. H Levis, JT Daniels. New technologies in limbal epithelial stem cell transplantation. Curr Opin Biotechnol, 2009, 20(5): 593–597.

43. SCG Tseng, SY Chen, YC Shen, et al. Critical appraisal of ex vivo expansion of human limbal epithelial stem cells. Curr Mol Med, 2010, 10(9): 841–850.

44. Y Satake Y, K Higa K, K Tsubota, et al. Long–term outcome of cultivated oral mucosal epithelial sheet transplantation in treatment of total limbal stem cell deficiency. Ophthalmology, 2011, 118(8): 1524–1530.

45. MS Santos, JA Gomes, AL Hofling–Lima, et al. Survival analysis of conjunctival limbal grafts and amniotic membrane transplantation in eyes with total limbal stem cell deficiency. Am J Ophthalmol, 2005, 140(2): 223–230.

46. Y Du, ML Funderburgh, MM Mann, et al. Multipotent stem cells in human corneal stroma. Stem Cells, 2005, 23(9): 1266–1275.

47. F Arnalich-Montiel, S Pastor, A Blazquez-Martinez, et al. Adipose-derived stem cells are a source for cell therapy of the corneal stroma. Stem Cells, 2008, 26(2): 570–579.

48. JA Gomes, MB Geraldes, GB Melo, et al. Corneal reconstruction w ith tissue-engineered cell sheets composed of human immature dental pulp stem cells. IOVS, 2010, 51(3): 1408–1414.

49. EA Meyer-Blazejew ska, MK Call, O Yamanaka, et al. From hair to cornea: tow ard the therapeutic use of hair follicle-derived stem cells in the treatment of limbal stem cell deficiency. Stem Cell, 2011, 29(1): 57–66.

50. G Pellegrini, CE Traverso, AT Franzi, et al. Long-term restoration of damaged corneal surfaces with autologous cultivated corneal epithelium. Lancet, 1997, 349(9057): 990–993.

51. 潘志强，张文化. 培养角膜缘干细胞羊膜移植片移植治疗角膜缘功能障碍. 中国实用眼科杂志, 2000, 18(9): 524–526.

52. P Rama, S Bonini, A Lambiase, et al. Autologous fibrin-cultured limbal stem cells permanently restore the corneal surface of patients with total limbal stem cell deficiency. Transplantation, 2001, 72(9): 1478–1485.

53. VS Sangwan, HP Matalia, GK Vemuganti, et al. Clinical outcome of autologous cultivated limbal epithelium transplantation. Indian J Opthalmol, 2006, 54(1): 29–34.

54. P Rama, S Matuska, G Paganoni, et al. Limbal stem-cell therapy and long-term corneal regeneration. N Engl J Med, 2010, 363(2): 147–155.

55. D Vishal, J Srinivasan. Transplantation of human limbal epithelium cultivated on amniotic membrane for the treatment of severe ocular surface disorders. Opthalmology, 2002, 109(7): 1285–1290.

56. B Han, IR Schwab, TK Madsen, et al. A fibrin-based bioengineered ocular surface with human corneal epithelial stem cells. Cornea, 2002, 21(5): 505–510.

57. P Rama, S Bonini, A Lambiase, et al. Autologous fibrin-cultured limbal stem cells permanently restore the corneal surface of patients with total limbal stem cell deficiency. Transplantation, 2001, 72(9): 1478–1485.

58. Talbot M, Carrier P, Giasson CJ, et al. Autologous transplantation of rabbit limbal epithelia cultured on fibrin gels for ocular surface reconstruction. Mol Vis, 2006, 12(12): 65–75.

59. Y Kumagai, MS Kurokawa, H Ueno, et al. Induction of corneal epithelium-like cells from cynomolgus monkey embryonic stem cells and their experimental transplantation to damaged cornea. Cornea, 2010, 29(4): 432–438.

60. CM Metallo, J Lin, JJD Pablo, et al. Retinoic acid and bone morphogenetic protein signaling synergize to efficiently direct epithelial differentiation of human embryonic stem cells. Stem Cells, 2008, 26(2): 372–380.

61. AW Leung, DK Morest, JYH Li. Differential BMP signaling controls formation and differentiation of multipotent preplacodal ectoderm progenitors from human embryonic stem cells. Developmental biology, 2013, 379(2): 208–220.

62. S Ahmad, R Stewart, S Yung, et al. Differentiation of human embryonic stem cells into corneal epithelial-like cells by in vitro replication of the corneal epithelial stem cell niche. Stem Cells, 2007, 25(5): 1145–1155.

63. A Ostrowska, J Cochran, L Agapova, et al. Corneal Spheres derived from human Embryonic and human Pluripotent Parthenogenetic Stem Cells. J Stem Cell Res Ther, 2011, 01(S1).

64. C Hanson, T Hardarson, C Ellerstrom, et al. Transplantation of human embryonic stem cells onto a partially wounded human cornea in vitro. Acta ophthalmologica, 2013, 91(2): 127–130.

65. W Li, Y Hayashida, YT Chen, et al. Niche regulation of corneal epithelial stem cells at the limbus. Cell Research, 2007, 17(1): 26–36.

66. S Kinoshita, N Koizumi, T Nakamura. Transplantable cultivated mucosal epithelial sheet for ocular surface reconstruction. Exp Eye Res, 2004, 78(78): 483–491.

67. J Shimazaki, K Higa, F Morito, et al. Factors influencing outcomes in cultivated limbal epithelial transplantation for chronic cicatricial ocular surface disorders. Am J Ophthalmol, 2007, 143(6): 945–953.

68. W Li, Y Hayashida, YT Chen, et al. Air exposure induced squamous metaplasia of human limbal epithelium. IOVS, 2008, 49(1): 154−162.

69. EK Tan, H He, SC Tseng. Epidermal differentiation and loss of clonal growth potential of human limbal basal epithelial progenitor cells during intrastromal invasion. IOVS, 2011, 52(7): 4534−4545.

70. A Hamid, LJ Harris, Z Ping, et al. The role of hypoxia in stem cell differentiation and therapeutics. J Surg Res, 2011, 165(1): 112−117.

71. GH Danet, YJ Pan, DA Bonnet, et al. Expansion of human SCID−repopulating cells under hypoxic conditions. J Clin Invest, 2003, 112(1): 126−135.

72. PW Conrad, DE Millhorn, D Beitnerjohnson. Hypoxia differentially regulates the mitogen−and stress−activated protein kinases. Role of Ca2+/CaM in the activation of MAPK and p38 gamma. Adv Exp Med Biol, 2000, 475: 293−302.

73. PW Conrad, RT Rust, J Han, et al. Selective actication of p38alpha and p38gamma by hypoxia. Role in regulation of cyclin D1 by hypoxia in PC12 cells. J Biol Chem, 1999, 274(33): 23570−23576.

74. C Bath, S Yang, D Muttuvelu, et al. Hypoxia is a key regulator of limbal epithelial stem cell growth and differentiation. Stem Cell Res, 2013, 10(10): 349-360.

75. C Li, T Yin, N Dong, et al. Oxygen tension affects terminal differentiation of corneal limbal epithelial cells. Journal of Cellular Physiology, 2011, 226(9): 2429-2437.

76. Ramrattan RS, van der Schaft TL, Mooy CM, et al. Morphometric analysis of Bruch's membrance, the choriocapillaris and the choroid in aging. Invest Ophthalmol Vis Sci, 1994, 35: 2857-2864.

77. S Gonzalez, SX Deng. Presence of native limbal stromal cells increase the expansion efficiency of limbal stem/progenitor cells in culture. Exp Eye Res, 2013, 116: 169-176.

78. F Taksmatsu, T Inoue, Y Li, et al. New culture technique of human eliminable feeder-assisted target cell sheet production. Biochem Biophys Res Commun, 2010, 399(3): 373-378.

79. CY Cheng, HL Hsieh, LD Hsiao, et al. PI3-K/Akt/JNK/NF-κB is essential for MMP-9 expression and outgrowth in human limbal epithelial cells on intact amniotic membrane. Stem Cell Res, 2012, 9(1): 9-23.

80. A Scherberich, RP Tucker, E Samandari, et al. Murine tenascin-W: a novel mammalian tenascin expressed in kidney and at sites of bone and smooth muscle sevelopment. J Cell Sci, 2004, 117(Pt 4): 571-581.

81. M Matic, IN Petrov, S Chen, et al. Stem cells of the corneal epithelium lack connexins and metabolite transfer capacity. Differentiation, 1997, 61(4): 251-260.

82. DQ Li, SC Tseng. Three patterns of cytokine expression potentially involved in epithelial-fibroblast interactions of human ocular surface. J Cell Physiol, 1995, 163(1): 61-79.

83. Z Liu, M Carvajal, CA Carraway, et al. Expression of the receptor tyrosine kinases, epidermal growth factor receptor, ErbB2, and ErbB3, in human ocular surface epithelia. Cornea, 2001, 20(1): 81-85.

84. SS Tuli, R Liu, C Chen, et al. Immunohistochemical localization of EGF, TGF-aLpha, TGF-beta, and their receptors in rat corneas during healing of excimer laser ablation. Curr Eye Res, 2006, 31(9): 709-719.

85. 崔馨，贺翔鸽，赵玲，等. EGF 与 bFGF 单独及联合应用对原代培养的兔角膜缘干细胞克隆形成率的影响. 第三军医大学学报, 2004, 26(20): 1823−1825.

86. DQ Li, SCG Tseng. Differential regulation of ketatinocyte growth factor and hepatocyte growth factor/scatter factor by different cytokines in human corneal and limbal fibroblasts. J Cell Physiol, 1997, 172(3): 361−372.

87. 高晓燕，高艳，闫莉. 神经生长因子对兔角膜缘干细胞增殖的影响. 黑龙江医药科学, 2006, 03: 16−17.

88. H Qi, DQ Li, HD Shine, et al. Nerve growth factor and its receptor TrkA serve as potential markers for corneal epithelial progenitor cells. Exp Eye Res, 2008, 86(1): 34−40.

89. A Lambias, LS Manni, P Rama, et al. Nerve growth factor promotes corneal healing: structural, biochemical, and molecular analysis of rat and human corneas. IOVS, 2004, 41: 106 epithelial crypts: a novel anatomical structure and a putative limbal stem cell niche. Br J Ophthalmol, 2005, 89(5): 529−532.

90. W Stevenson, SF Cheng, MH Dastjerdi, et al. Corneal neovascularization and the utility of topical VEGF inhibition: ranibizumab (Lucentis) vs bevacizumab (Avastin). Ocul Surf, 2012, 10(2): 67-83.

91. M Ziche, L Morbidelli. The corneal pocket assay. Methods Mol Biol, 2009, 467(467), 319-329.

92. PJ Gillies, LJ Bray, NA Richardson, et al. Isolation of microvascular endothelial cells from cadaveric corneal limbus. Exp Eye Res, 2015, 131: 20-28.

93. SL Ainscough, ML Linn, Z Barnard, et al. Effects of fibroblast origin and phenotype on the proliferative potential of limbal epithelial progenitoe cells. Exp Eye Res, 2011, 92(92): 10-19.

94. JA Ko, Y Liu, R Yanai, et al. Upregulation of tight-junctional proteins in corneal epithelial cells by corneal fibroblasts in collagen vitrigel cultures. IOVS, 2008, 49(1): 113-119.

95. X Zhang, H Sun, X Tang, et al. Comparison of cell-suspension and explant culture of rabbit limbal epithelial cells. Exp Eye Res, 2005, 80(2): 227-233.

96. K Higa, S Shimmura, H Miyashita, et al. Melanocytes in the corneal limbus interact with K19-positive basal epithelial cells. Exp Eye Res, 2005, 81(2): 218-223.

97. Z Chen, CS de Paiva, L Luo, et al. Characterization of putative stem cell phenotype in human limbal epithelia. Stem Cells, 2004, 22(3): 355-366.

98. ME Hadley, WC Quevedo. Vertebrate epidermal melanin unit. Nature, 1966, 209(5030): 1334-1335.

第七节　眼表疾病的分子生物学

一、概述

随着分子生物学技术在眼表疾病领域中的广泛应用，大多数感染性、遗传性眼表疾病的病因得到了阐明，它一方面会带动眼表疾病对因治疗和药物的迅速开发，同时在眼表疾病早期诊断与早期治疗方面起指导和促进作用[1]。在眼表的损伤修复分子机制中，涉及一系列细胞因子的参与，通过分子生物学的研究，明确角膜上皮、基质及内皮细胞的增殖、诱导及分化过程。另外，角膜移植是角膜盲治疗的主要方法之一，而高危角膜移植排斥反应的发生是影响移植成功的重要因素；HLA分子配型可以减少移植排斥反应，过去一般采用细胞毒性试验进行HLA组织配型，但该种方法不易在临床广泛应用，而且分型有限；应用分子生物学方法对HLA区域基因进行分析，可以对原有的HLA型别作更精细的亚型分析，而且方法简便、实用。

二、分子生物学在感染性眼表病病因分析中的应用

（一）角膜炎

临床上对角膜炎的诊断主要依赖于症状和体征，尤其是基层医院，无法实现感染性角膜炎的病因诊断，即使有条件的三级医院通常只能做到普通的刮片或微生物培养检查，对一些不典型、缺乏特异症状的角膜炎难以实现病因诊断。由于不同病原体具有各自特异的DNA，因而基于病原体DNA检测的基因诊断技术对明确角膜炎原因、病变分类及选择性治疗具有重要的临床价值。

引起感染性角膜炎的主要病原微生物是细菌、病毒、真菌及阿米巴。过去临床对该类疾病的诊断主要通过病原体的分离、培养、鉴定及显微镜检查等传统方法，尽管眼科医师都知道上述方法是诊断感染性眼病的金标准，但在实际工作中却难以推广。其原因可能与医师的认识不足有关，但主要在于传统的微生物检验方法阳性率低、成本高、检验需时长及结果受抗生素使用的干扰。分子诊断技术通过检测病原体特异的 DNA 或 RNA 确定致病微生物，具有灵敏、特异、快速、高通量等优点。随着基因组技术的提高和广泛应用，rRNA 基因的获取被广泛应用于细菌、真菌和棘阿米巴原虫的分子生物学诊断中，同时对微生物的种系进化及亲缘关系判定具有重要意义。

应用于眼科微生物检测的分子诊断技术主要包括病原微生物 PCR、核酸杂交、DNA 指纹分析和基因芯片等技术。核酸扩增是应用最为广泛的检测方法，现有核酸扩增技术根据其特点可分为两类：第一类是靶核酸的直接扩增，包括聚合酶链反应（PCR）、链替代扩增（SDA）、连接酶链反应（LCR）和核酸依赖的扩增（NASBA）、转录介导的扩增（TMA）和滚环扩增（RCA）；另一类是信号放大扩增，包括支链 DNA（bDNA）、侵染探针（Invader）和滚环扩增（RCA）等[2]。

近年来基因芯片技术被引入医学研究领域，在病因研究、临床诊断、基因测序、药物筛选等方面得到了应用。国内外学者多将该技术用于早期肿瘤的诊断，尤其是用于跟踪检测 HIV 的耐药性及疾病相关基因的变异研究上。在感染疾病病原体的临床检测上，国外多将基因芯片用于慢性肝炎病毒不同亚型的鉴别研究，2006 年 Shang 等将基因芯片用于检测临床常见细菌及其耐药性基因，取得良好的特异性及可重复性。国内第一张病原体检测芯片是在 2003 年 SARS 期间问世，主要用于对冠状病毒分型研究，之后 2007 年黄爱华等基因芯片用于检测临床常见致病真菌，有效地将临床常见 20 种致病真菌区分出来。基因芯片技术的迅速发展，为我们在分子水平精确鉴定病原微生物提供了新的平台。它利用反向固相杂交技术检测靶基因，其微型化、高通量、并行处理等优点对检测微生物具有很大的吸引力。

感染性眼病常见病原体分为 3 类 10 种：病毒类（HSV-1、HSV-2 和腺病毒）、细菌类（金黄色葡萄球菌、表皮葡萄球菌、铜绿假单胞菌、肺炎球菌及放线菌）及低级真核生物类（镰刀菌、曲霉菌）[3]。通过检索美国生物信息中心（NCBI）的 GenBank 数据库发现：三类病原体均有自己的保守基因，如腺病毒及单纯疱疹病毒的 DNA 聚合酶基因，细菌的 16S rRNA 基因，低级真核生物类的 18S rRNA 基因。利用此特点，对每类病原体的恒定区序列设计一对引物，通过 UPPCR、MPCR 扩增，可将所有细菌、病毒及真菌区别开来；然后根据每类病原体可变区序列的特异性 DNA 制作探针，形成致病菌检测芯片，从而判断待检品中的致病微生物具体种类[4,5]。

通过眼科微生物分子诊断技术体系的建立，一次扩增就可以确定病原体是细菌、真菌或病毒感染，扩增产物与基因芯片杂交即可鉴定，该方法灵敏度高、检测耗时少（＜4 小时），与细菌培养（2~3 天）、真菌、病毒培养（数天至数周）相比，具有明显的优越性，更重要的是该法不受标本中存在抗感染药物或其他抑菌物质的干扰，可在抗感染治疗开始后及治疗过程中检测出患者体内或病灶内是否存在病原微生物，并在此基础上进行有针对性的治疗，尤其是那些眼科术后爆发性感染事件，更需利用本法及时确定感染来源、明确诊断，迅速控制感染，从而对疾病的预后产生积极影响，减轻患者的痛苦。

（二）结膜炎

流行结膜炎的病原体是腺病毒或微小RNA病毒，病毒的分型多种多样，每次爆发流行或局地散发，都可能从一种病毒亚型发展为另一种病毒亚型，迄今已经历多次变迁，了解每次流行的病原体及亚型有助于防止其流行与传播。通过分子生物学技术可对腺病毒或微小RNA病毒进行分型，这种分型方法比传统的免疫学方法更为细致可靠。腺病毒分子分型策略在评价腺病毒感染流行和个体发病时极为有用。例如，眼科医生可以用分子分型方法来区分患者是近期腺病毒感染、社区获得性感染还是与供体相关的腺病毒感染。同时分子分型能够为临床医生和行政部门快速提供流行趋势及病原结果，便于他们特异性地评价和治疗患者以及对腺病毒引起疾病的暴发作出快速反应。最近几年，PCR因其敏感、快速和准确的特点被应用到腺病毒感染的检测和诊断中。在许多研究中，使用PCR方法可直接从各种临床标本中检测出腺病毒，与病毒分离技术相比，敏感性可达到76%～100%，同时，PCR技术需时短，可在几小时之内完成对标本的检测，而对扩增产物进一步测序则可以获得有用的分型信息，如区分基因型及血清型等。随着腺病毒血清分型和基因分型的手段不断发展和完善，分子生物学检测和诊断技术有取代传统血清学方法的趋势，这对腺病毒的流行病学监测、变异毒株的检出、临床治疗效果的评价和腺病毒致病性的了解都有重要意义，从而越来越引起人们的关注。

三、角膜损伤修复的分子生物学机制

角膜创伤修复是一系列动态、有序、复杂的自我恢复过程，包括炎症、增殖和组织重塑三个阶段。创伤修复涉及一系列细胞因子的参与，包括表皮生长因子（EGF）、纤维细胞生长因子（FGF）、神经生长因子（NGF）以及肝细胞生长因子（HGF）等；而免疫系统的启动是机体对角膜创伤做出的第一反应，不仅是抵御外来微生物侵入的第一道防线，也是坏死组织清除和健康组织重建的重要环节，贯穿着创伤修复的全过程。近年来，随着分子生物学、分子免疫学的研究成果在眼科的应用和遗传修饰技术的成熟，免疫系统在角膜创伤修复中的重要作用逐步被揭示，免疫细胞不仅参与炎症反应、宿主防御反应，而且在损伤修复过程中起着整合作用。

在培养的角膜上皮细胞中，EGF具有明显的促进上皮细胞增殖、修复的作用，动物实验显示EGF对角膜上皮修复具有促进作用。而TGF-α与EGF作用受体相同，具有相似的功能。TGF-β在创伤愈合中的作用尚不明了，但对角膜上皮细胞增殖有抑制作用，而对基质和内皮细胞增殖可能有促进作用。角膜内皮细胞作为单层细胞在前房和角膜之间形成一层边界，这层细胞能把角膜内的液体排到前房中，所以它们对保持角膜的透明性十分重要，角膜内皮细胞的损伤会导致角膜的水肿和混浊。产生这一障碍的原因是内皮细胞层的功能受到影响或内皮细胞的增殖受到抑制而无法修复。成纤维生长因子-2（FGF-2）和转化生长因子-β2（TGF-β2）都存在于房水中，研究表明，FGF-2能诱导细胞的有丝分裂，促进细胞增殖和生长，而TGF-β2则抑制细胞生长。TGF-β2和FGF-2对角膜内皮细胞增殖的作用相反，而且TGF-β2是通过增加COX-2的表达而抑制了FGF-2的促进作用。与此相对应的是，过表达COX-2明显地减低了FGF-2诱导的细胞增殖，而COX-2的特异性抑制剂NS398则能够阻断TGF-β2对FGF-2诱导细胞增殖的抑制作用。COX-2的产物前列腺素E2（PGE-2）阻断FGF-2诱导的细胞增殖。FGF-2通过激活AKT通路来刺激细胞增殖，而TGF-β2和PGE-2都能抑制这条通路。与PGE-2作用相一致的是cAMP也抑制FGF-2诱导的AWT活化及其诱导的BCE细胞增殖。这些发现提示，TGF-β2对角膜内皮细胞层中FGF-2引发的有丝分裂反应的抑制作用可能是通过抑制PI3K/AKT通路而实现的。

除生长因子外，纤维连接蛋白（FN）在角膜创伤愈合中起重要作用，FN受体仅存在于正常角膜上皮基底细胞中，而在创伤愈合时，移行的上皮细胞也表达FN受体，愈合后又消退到正常状态；另外，泪液中的EGF通过促进细胞增殖或促进基底细胞产生FN来辅助上皮细胞的移行。在角膜创伤愈合过程中，FGF、EGF、TGF-α、KGF和HGF的协同作用，使细胞移行、周边上皮细胞增殖来覆盖创面。而在完成创面被细胞填充过程后，上皮细胞移行停止，增殖的细胞进一步分化和重塑，而此时，TGF-β可能在抑制细胞进一步增殖并诱导分化方面发挥作用[6]。

四、角膜移植相关的分子生物学研究

（一）角膜移植免疫排斥的分子机制

角膜是一相对简单的结构，正常情况下，角膜上皮细胞、基质和内皮细胞都表达MHC-Ⅰ类抗原，而不表达Ⅱ类抗原；然而，正常角膜细胞在某些诱导剂（如γ-干扰素）作用下可表达Ⅱ类抗原[7]。

在发生移植排斥反应时，Ⅰ类抗原表达增加，Ⅱ类抗原也会出现异常表达。MHC-Ⅱ类抗原的异常表达打破了眼内免疫反应的稳定性，这些细胞一方面可以作为抗原递呈细胞，另一方面又可作为免疫反应的靶细胞。因此，MHC-Ⅱ类抗原的异常表达对排斥反应的触发和维持可能起着非常重要的作用。

大量的研究表明角膜移植排斥反应是一个多因素参与、层级连锁和极其复杂的反应过程。目前，排斥反应的发生机制在许多环节上尚不清楚。通常情况下，移植后的排斥反应发生包括两个重要环节：首先是宿主对异源组织抗原的致敏，主要针对角膜上皮、基质和内皮细胞的人类白细胞抗原HLA-Ⅰ类抗原，表达于角膜周边上皮层Langerhans细胞的Ⅱ类抗原，以及许多次要组织相容性抗原。这些供体抗原可被宿主的抗原提呈细胞（APC）处理；其次是宿主对外来抗原的反应，如活化的淋巴细胞可释放白细胞介素-2（IL-2）、γ-干扰素（IFN-γ）、巨噬细胞活化因子（MAF）、迁移抑制因子（MIF）以及许多其他淋巴因子和细胞因子。IL-2可刺激T细胞和B细胞的活化和增殖，而IFN-γ可诱导供体组织表达Ⅱ类抗原，Ⅱ类抗原表达是细胞介导移植排斥反应的有效刺激原。细胞毒T细胞是主要的效应细胞，其作用是攻击表达Ⅰ类抗原的角膜细胞，B细胞产生抗移植抗原的抗体[7~8]。

（二）角膜移植排斥反应的细胞及分子生物学过程

1. **排斥反应前的非特异性炎症**　角膜移植术后早期，由于创伤修复和术后反应常会在排斥反应之前常出现角膜炎症。炎症反应可导致Langerhans细胞、巨噬细胞、间质树突状细胞和T细胞在植床和植片上的积聚，而这些因素成为后续排斥反应触发的起始环节。

2. **免疫识别**　免疫识别是指受体免疫活性细胞识别致敏的同种异体抗原后，发生的致敏反应。根据形式不同可分为直接识别（direct recognition）和间接识别（indirect recognition）两种。直接识别，即受体T细胞通过其表面抗原受体（TCR）直接识别供体细胞的 MHC 抗原。间接识别，即供体细胞脱落或成为碎片经过受体 APC 对其处理、提呈，然后被受体的 T 细胞识别并活化，从而发挥效应功能。

3. 免疫活性细胞致敏、激活 免疫活性细胞经移植抗原致敏而激活，然后发生克隆扩增，并伴随细胞因子的释放；细胞因子有许多重要的功能，包括促进淋巴细胞增殖、增加 MHC 抗原表达和对炎症细胞的趋化性，上述过程使炎症反应加重、免疫细胞数量增加和破坏性酶的释放。最近的研究表明，细胞黏附分子在角膜移植排斥反应中也起着相当重要的作用。

4. 植片的破坏 发生排斥反应的植片是特异和非特异性机制受到破坏。角膜移植排斥反应发生后，在受体的脾脏和淋巴结内可检测到细胞毒性 T 细胞反应；将致敏的淋巴细胞注入前房，发现有内皮细胞的破坏；异位角膜移植后，可产生针对供体抗原的细胞毒 T 细胞反应；免疫排斥早期主要浸润的细胞是巨噬细胞和 CD4$^+$T 细胞，一周后 CD8$^+$T 细胞开始增高；抗 CD4 抗体去除 CD4$^+$T 细胞，植片的存活时间显著延长。抗 CD8 抗体去除 CD8$^+$T 细胞对植片存活时间无影响。因此，CD4$^+$T 细胞在角膜移植排斥反应中起着重要作用。另外，供体特异性抗体介导的体液免疫也可能参与移植后排斥反应的发生，角膜移植后可检测到特异性抗体，但还没有证据表明抗体依赖性细胞毒反应在角膜移植中所起的作用。非 B 非 T 的自然杀伤细胞（NK 细胞）也可能参与这个过程，但在发生排斥反应的病人和动物房水中很少检测到这种细胞。有证据表明，嗜酸性粒细胞也可能参与排斥反应的发生，不过多出现在血管周围，它们可能通过非特异性的途径来促进植片的破坏。因此，排斥反应出现的角膜植片溶解并非由单一机制所引起。

（三）角膜移植与分子生物学 HLA 配型

部分研究结果显示 HLA 配型与同种角膜移植排斥反应之间存在着一定的关系。Gibb 研究小组随访了 200 例病人，发现在角膜血管化和排斥反应之间存在着显著的相关性；另外，对角膜新生血管化的病人观察发现，HLA-A、HLA-B 抗原配对的数量与植片存活率之间有着明显的相关性。后来其他几个研究小组也得出相似的结果，发现 HLA 配型对角膜血管化病人的角膜移植最为重要。

为了全面分析 HLA 配型在角膜移植中作用的问题，Foulks 等对二次移植或角膜基质层血管化的高危病人进行了前瞻、双盲、对照试验。所有病人都进行了 HLA 配型和血清抗 HLA 抗体的筛选，选择 ABO 配对、淋巴细胞交叉配型阴性的病人作为受体。为了减少治疗偏差，医生不了解组织相容性的背景资料。研究结果提示：配型良好的受体几乎没有排斥反应的发生，供体特异性致敏与排斥反应发生呈正线性相关关系。单因素和多因素分析表明：发生排斥反应和非逆转型排斥反应的危险因素包括：HLA-A、HLA-B 配型情况、供体年龄（＜ 50 岁）和供体植片的大小（＞ 8mm）。

尽管 HLA-A、HLA-B 抗原配型对减少排斥反应的发生可能具有一定的作用。但是，HLA-DR 抗原配型以及 HLA-A、HLA-B、HLA-DR 配对的综合性效果尚不清楚。然而，最近在美国进行的多中心研究表明：①对于高危病人，HLA-A、HLA-B 或 HLA-DR 抗原配型并不能减少因排斥反应而导致的角膜移植失败的可能性；②供受体交叉配型阳性并不增加角膜移植失败的数量[8,9]。因此，在临床上要得出结论性的证据尚需进行大量的研究工作。

五、角膜营养不良的分子生物学研究

（一）角膜营养不良与 *TGFBI* 基因

角膜营养不良是一系列与家族遗传有关的原发性、进行性、致盲性角膜病变的总称。其主要的临床表现为双眼进行性视力下降，其特征性的改变为双眼对称性角膜混浊病灶，且进行性加重。目前已将本病的致病基因定位于 TGFBI、CHST6、K3、K12 等位点。其中 *TGFBI* 是目前已知最常见的、最重要的角膜营养不良致病基因，分析该基因外显子突变与角膜病变表型之间的关系，是进一步认识、治疗该病的基础。

TGFBI 基因（transforming growth factor-β induced gene），既往亦称 *BIGH3* 基因，1992 年 Skonier 等[10]首先从经 TGF-β 处理后的人肺腺癌细胞（A549）中分离得到了 *TGFBI* 基因，并得到其 cDNA 序列，随后又将此基因定位于人染色体的 5q31 区域。*TGFBI* 基因含 17 个外显子，编码 683 个氨基酸。

TGFBI 基因所表达的产物被称为 KE（即角膜上皮）蛋白，由 683 个氨基酸组成，Kim、Billings 等[11,12]发现 KE 蛋白与细胞外基质的层粘连蛋白、纤维连接蛋白、Ⅰ 型胶原蛋白联系密切，与 Ⅱ、Ⅵ 型胶原蛋白有一定联系，而与 Ⅳ 型胶原蛋白联系较少。KE 蛋白可能通过凋亡促进因子 caspase-3 与其中一个蛋白发生异常相互作用，从而诱发凋亡。Kannabiran 等[13]研究发现 KE 蛋白主要是通过 fasc-2 和 fasc-4 区域的 Asp 和 Ile 两个氨基酸参与调控细胞间的黏附和爬行。突变过表达后的 KE 蛋白将扰乱这个过程，导致变性产物的沉积和上皮的反复糜烂。

关于角膜中沉积的角膜上皮蛋白来源，Korvatska 等认为有两种可能：①来源于角膜以外，迁移并沉积到角膜；②角膜内来源的蛋白沉积。已有很多证据表明上皮细胞和基质成纤维细胞均可产生错误折叠的角膜上皮蛋白。罗清礼[6]等在各种与 5q31 相关的角膜营养不良中，通过病理与电镜的研究发现病理性沉积物中均有角膜上皮蛋白的特异性积聚。免疫组织学研究结果[14]提供了角膜上皮蛋白在这些角膜营养不良中有直接作用的证据。

（二）*TGFBI* 基因突变与临床表型的关系

Ⅰ 型颗粒状角膜营养不良（GCD1）与 R555W 突变有关，Ⅱ 型颗粒状角膜营养不良（GCD2）与 R124H 突变有关，这两种类型是最常见的 *TGFBI* 基因型角膜营养不良（52.1%，37/71）。同时，还发现 R124 与 R555 是我国角膜营养不良基因突变的热点，其发生率超过 80%（60/71）。在收集的 71 个中国人家系中，R555W 与 GCD1、R124C 与 LCD1 有较强的基因与表型相关关系，这与其他种族的研究结果一致；另外，1 个典型的 TBCD 中国家系与 R124C 突变相关，尽管 R124C 突变应该是 LCD1 或 GCD 的致病基因，但种族特异性也会使相同基因型表现为不同的角膜病变。与中国人相同，欧洲、美国、印度人种也表现出 R555W 与 GCD1、R124C 与 LCD1 有较强的基因与表型相关关系，但在其他国家，如日本、韩国 GCD1 与 R124H 有较强的相关关系，越南 LCDs 与 H626R 有较强的相关关系。在中国人，TBCD 的发病家系较少见，这与欧洲人种 TBCD 的发病情况不同[16~20]。

目前角膜营养不良分类较为混乱，一种营养不良往往有多个名称，不利于临床认识该类疾病并给予及时、正确的诊断和治疗，同时一些角膜营养不良的临床表现很不典型，仅依据临床特点或组织学特点很难对角膜营养不良进行分类、分型，此时 DNA 测序等分子遗传学方法的使用，会对临床诊断起到积极的指导作用。有研究发现，角膜营养不良的初次发病时间、病情的严重程度及术后的复发情况均与基因突变类型有关。所以在分子生物学的基础上，结合角膜营养不良基因型、表型关系特点，会加深我们对该病的认识，为今后寻求基因等生物学治疗手段奠定基础。

（梁庆丰）

参考文献

1. 史伟云，谢立信．我国角膜病领域的学术发展方向．中华眼科杂志，2014, 50(9): 641-645.

2. 管怀进，陆宏．两步聚合酶链反应法快速诊断感染性角膜炎和眼内炎病原体的研究．中华眼科杂志，2004, 40(12): 819-823.

3. 屈超义，闫元奎，王丽娅，等．多重PCR对真菌性角膜炎主要致病菌的菌属鉴定．现代生物医学进展，2007, 7(7): 1013-1015.

4. 董燕玲，谢立信，银红梅，等．液相核酸芯片鉴定角膜常见致病真菌的初步实验研究．中华眼科杂志，2009, 45(2): 110-114.

5. 袁青，宋子成，孙士营，等．直接PCR法对感染性棘阿米巴角膜炎的诊断价值．中华实验眼科杂志，2013, 32(11): 1011-1015.

6. 罗清礼，王琳，冯晓霞．角膜格子、颗粒和斑状营养不良的特殊染色和超微结构研究．中华眼科杂志，1999, 35(4): 268-270.

7. Goldschmidt P, Degorge S, Benallaoua D, et al. New Strategy for Rapid Diagnosis and Characterization of Keratomycosis. Ophthalmology, 2012, 119(5): 945-950.

8. Whitsett C F, Stulting R D. The distribution of HLA antigens on human corneal tissue. Investigative Ophthalmology & Visual Science, 1984, 25(5): 519-524.

9. Fujikawa LS, Colvin RB, Bhan AK, et al. Expression of HLA-A/B/C and -DR locus antigens on epithelial, stromal, and endothelial cells of the human cornea. Cornea, 1982, 1(3): 213-216.

10. Skonier J, Neubauer M, Madisen L, et al. cDNA cloning and sequence analysis of beta ig-h3, a novel gene induced in a human adenocarcinoma cell line after treatment with transforming growth factor-beta. Dna & Cell Biology, 1992, 11(7): 511-522.

11. Kim JE, Kim SJ, Lee BH, et al. Identification of motifs for cell adhesionwithin the repeated domains of transform ing growth factor beta induced gene, betaigh-3. J B iol Chem, 2000, 275(40): 30907-30915.

12. Billings PC, Whitbeck JC, Adams CS, et al. The TGF beta-inducible matrix protein betaigh-3 interacts with fibronectin. Biol Chem, 2000, 275(40): 309-315.

13. Kannabiran C, Sridhar MS, Chakravarthi SK, et al. Genotype-phenotype correlation in 2 Indian families with severe granular corneal dystrophy. Arch Ophthalmol, 2005, 123(8): 1127-1133.

14. Ridgway AE, Akhtar S, Munier FL, et al. Ultrastructural and molecular analysis of Bowman's layer corneal dystrophies: an epithelial origin? Invest Ophthalmol Vis Sci, 2000, 41(11): 3286-3292.

15. Munier FL, Frueh BE, Othenin-Girard P, et al. BIGH3 mutation spectrum in corneal dystrophies. Invest Ophthalmol Vis Sci, 2002, 43(4): 949-954.

16. Mashima Y, Yamamoto S, Inoue Y, et al. Association of autosomal dominantly inherited corneal dystrophies with BIGH3 gene mutations in Japan. Am J Ophthalmol, 2000, 130(4): 516-517.

17. Chakravarthi SV, Kannabiran C, Sridhar MS, et al. TGFBI gene mutations causing lattice and granular corneal dystrophies in Indian patients. Invest Ophthalmol Vis Sci, 2005, 46(1): 121-125.

18. Kim HS, Yoon SK, Cho BJ, et al. BIGH3 gene mutations and rapid detection in Korean patients with corneal dystrophy. Cornea, 2001, 20(8): 844-849.

19. El-Ashry MF, Abd El-Aziz MM, Hardcastle AJ, Bhattacharya SS, Ebenezer ND. A Clinical and Molecular Genetic Study of Autosomal-Dominant Stromal Corneal Dystrophy in British Population. Ophthalmic Res, 2005, 37(6): 310–317.

20. Chau HM, Ha NT, Cung LX, et al, Kanai A. H626R and R124C mutations of the TGFBI (BIGH3) gene caused lattice corneal dystrophy in Vietnamese people. Br J Ophthalmol, 2003, 87(6): 686–689.

第四章 晶状体疾病

第一节 年龄相关性白内障的分子细胞生物学

一、引言

年龄相关性白内障多发生于40~45岁以后的中老年人，其发病率随年龄的增长而增加，故称为年龄相关性白内障。一般为双眼先后发病，早期出现视物模糊，晚期晶状体全混浊时视力严重受损甚至丧失。年龄相关性白内障为世界同时也是我国的首位致盲原因。在3700万世界盲人中，白内障致盲者占48%[1]。在我国，双眼视力<0.3的白内障患者约有500万人，患病率为0.46%，盲人中白内障致盲者占41.06%[2]。年龄相关性白内障的致病原因尚不清楚，现普遍认为系多种因素共同作用的结果，包括环境因素如紫外线照射、吸烟等；疾病如糖尿病；药物的副作用如长期使用皮质激素等均被列为白内障的相关危险因素[3~6]。此外，遗传因素也在年龄相关性白内障的发病中起一定的作用[7,8]。在上述各种因素作用下，晶状体的各种成分如晶状体上皮细胞、晶状体纤维细胞、晶状体蛋白等分子结构发生明显的病理变化，使透明的晶状体变性混浊。虽然白内障摘除及人工晶状体植入术疗效显著，但巨额的手术费用、人力物力的缺乏以及手术并发症等，使得世界上许多科学家仍致力于白内障病因学及药物防治的研究。

分子细胞生物学以细胞为对象，主要在分子水平上研究细胞生命活动的分子机制，即研究细胞器、生物大分子与生命活动之间的变化发展过程，研究它们之间的相互关系，以及它们与环境之间的相互关系。近年来有大量的关于白内障的分子细胞生物学方面进展的研究，这些研究为在细胞分子水平上了解白内障的病理及机制，以及为防治年龄相关白内障寻找新的治疗途径提供了重要的科学依据。

二、晶状体的解剖及结构特点

晶状体位于虹膜后方及玻璃体前方，靠晶状体悬韧带支持居于后房的中央，通过睫状肌的收缩和舒张，牵引悬韧带而引起晶状体的增厚和变薄，从而看清近距离和远距离的目标。

晶状体由晶状体囊膜、晶状体上皮细胞、晶状体纤维细胞等组成。晶状体囊膜位于晶状体表面，为一连续坚韧的膜，由晶状体上皮细胞分泌的基底膜样物质积累而成，具有抗化学和毒物损伤、晶状体营养代谢产物渗透等功能。晶状体囊膜在出生时大约 $4\mu m$ 厚，一生都在生长，它的厚度在前囊膜的周边区可达 $30\mu m$。囊膜的机械性能随年龄增长而减弱，可能与囊膜的胶原有关。晶状体囊膜可分为深浅两层，浅层疏松，呈细网状，向深层则变得致密，扫描电镜下见其前后面均光滑，切面成板层状，透射电镜下晶状体囊由细纤维状的结构组成[9]。

晶状体上皮细胞存在于前囊膜及赤道部囊膜下，生命周期长。赤道部的晶状体上皮细胞可以分裂、拉长，并分化为纤维细胞。在上皮细胞的胚胎发育过程中，细胞内细丝随着胎龄增长而逐渐增多，细丝使晶状体上皮具有弹性和韧性。晶状体上皮细胞是晶状体内代谢最活跃的部分，具有晶状体的生长、分化和修复的功能，并能维持晶状体内各种离子浓度和代谢物质的梯度平衡。上皮细胞具有保护其下的纤维细胞免受各种因素如光照，脂质过氧化的影响。

晶状体皮质和核主要由晶状体纤维细胞组成，不同部位的纤维具有特殊的形态特点，但任何部位的纤维均采取与囊膜平行的排列方式和有规律的顺序排列。纤维表面有许多突起，在不同部位突起有以下三种不同的形状：①表浅皮质纤维呈乳头状突起，形成舌-沟连接；②侧表面的皮质纤维呈丘状突起和凹窝，形成球凹连接；③位于核区的纤维表面出现细网状结构，并形成嵴状突起。通过这些纤维连接结构，纤维与纤维、层次与层次间相互连接在一起，其纤维表面镶嵌互补。纤维细胞组织脆弱，内含有各种成分的晶状体蛋白，易受外界因素如紫外线、毒性物质的影响，发生蛋白质变性而引起白内障。

晶状体持续生长，速度减缓。有许多因子参与调节晶状体的生长过程，而且 αA 晶状体蛋白本身也参与了调节晶状体分化的过程。晶状体的纤维细胞很长，发育成熟时脱离囊膜的附着，同时所有的细胞器降解分化。纤维细胞的成熟过程首先是在赤道部纤维细胞拉长，其顶端和末端分别与上皮细胞和囊膜接触连接，侧面与临近的纤维细胞胞膜相接触；拉长后纤维细胞逐渐脱离了与上皮细胞和囊膜的接触，但侧方胞膜间的光滑连接变成皱褶镶嵌，即在细胞器降解前侧面的胞膜融合，桩蛋白（paxillin）增加，连接的细胞间有毛细孔，膜连接后细胞器消失，其中 α 晶状体蛋白在这些过程中起重要的作用[10]。

有关晶状体蛋白研究进展中最为重要的发现为细胞骨架及串珠样蛋白的发现。另一非常有意义的发现是晶状体蛋白长期以来被认为是晶状体纤维细胞内唯一的稳定结构蛋白，并且维持晶状体的屈光，但有研究提示晶状体蛋白并不仅仅局限于晶状体内，在其他组织中如视网膜中也有表达[10]。

晶状体蛋白占人晶状体总蛋白的90%，维持晶状体的屈光和透明性。主要分为三大类[10]：α、β 和 γ。分别由 CRYA、CRYB 和 CRYG 基因编码。年轻人晶状体干物质重量是湿重的35%，其干物质几乎完全是蛋白质，高浓度的晶状体蛋白提供了晶状体光学性质中所需要的高屈光指数。人晶状体中的晶状体蛋白的浓度由中心向两边逐渐降低，形成一个屈光指数梯度以减少球面像差。正常晶状体蛋白的结构、组成、排列等是维持晶状体透明性的重要因素。哺乳动物中 α、β、γ 三种晶状体蛋白的基本特征见表4-1-1。

表4-1-1 三种晶状体蛋白的部分特性

特征	α晶状体蛋白	β晶状体蛋白	γ晶状体蛋白
分子结构	聚合物	聚合物	单体
分子量	> 500 000	40 000 ~ 200 000	20 000
巯基含量	低	高	高
N末端氨基酸	封闭	封闭	游离（Gly或Ala）
已知序列	A2，B2	牛βB2，鼠β	牛γB，鼠γ
二级结构			
α螺旋	有	无	无
β片层	部分	部分	大多数

α晶状体蛋白与晶状体细胞骨架的装配和解装配有关，在应激状态下，它具有分子伴侣（molecular chaperone）的作用，同时，α晶状体蛋白还属于小热休克蛋白家族中成员[11]，热休克蛋白的一个重要功能是稳定蛋白并且防止蛋白互相交联形成多聚体[12]，此外α晶状体蛋白具有抗细胞凋亡的作用，表现为αA晶状体蛋白和αB晶状体蛋白过表达的细胞抗高温、紫外线等应激的能力增强；β晶状体蛋白、γ晶状体蛋白超家族为晶状体主要结构蛋白。β晶状体蛋白为多聚体，含量丰富，占晶状体蛋白的35%，在晶状体中可能扮演应激蛋白的角色。人类晶状体表达6种β晶状体蛋白，包括βA1、3、4及βB1~3，其中βA1和βA3晶状体蛋白是从同一基因βA3/ A1而来，目前仅知βA3/ A1具有蛋白裂解活性[13]。其中，βB2晶状体蛋白是一常见的晶状体外表达的蛋白质类型，γS晶状体蛋白也在晶状体以外的组织中有表达，是与应激反应有关的一种表达蛋白。γ晶状体蛋白为单体，包括7种蛋白，与晶状体核的硬度有关。人类先天性白内障相关的致病突变定位于CRYGC、CRYGD及CYRGS基因，相关基因突变会引起蛋白结构稳定性和溶解度的下降，蛋白更易聚集。

晶状体膜蛋白主要包括缝隙连接蛋白家族、主要内源性蛋白及内源性膜蛋白19（MP19），参与晶状体代谢和离子平衡，调节渗透压，保证细胞间信号的正常传递，对晶状体透明性的维持起重要作用。

三、年龄相关性白内障的分子生物学特点

（一）分子遗传学特点

研究表明，遗传因素与年龄相关性白内障的发病密切相关，白内障家族史是各类年龄相关性白内障发病的危险因素[14, 15]，在患有老年性核性白内障的患者中，与遗传因素相关的约占48%[16]，但遗传因素在年龄相关性白内障发病机制中的作用尚未完全明了。

迄今为止，已明确50多个特异基因与人类遗传性白内障相关[17]，在鼠类中发现约有40个基因与先天性白内障的发病有直接关系。其中，一些晶状体蛋白基因的突变为先天性白内障发病的直接原因，这些基因的突变足以导致晶状体蛋白的相互交联，从而形成大分子的晶状体蛋白聚合物，最终导致先天性白内障；另外一些突变并不直接导致先天性白内障，但可使晶状体更易受到诸多后天因素或环境因素的影响，从而促进或加速年龄相关性

白内障的发生。因此，先天性白内障多遵循孟德尔遗传规律，而年龄相关性白内障则为多因素（包括多基因参与）的疾病。

白内障晶状体与透明晶状体间基因表达的差异主要表现为特定基因表达水平下降。这些基因的功能包括蛋白质合成、抗氧化、结构蛋白、细胞生长调控蛋白等。在晶状体代谢，维持晶状体内环境稳定性，抵御随年龄增长而慢性累积的环境损伤等方面起着十分重要的作用。使用DNA微阵列（DNA microarrays）技术比较年龄相关性白内障与透明晶状体之间的基因表达差异，与透明晶状体相比，年龄相关性白内障的晶状体上皮样本中有262个基因表达水平下降，仅7个基因表达增加[18]。表达降低最为明显的基因分别与信号转导、细胞增生及蛋白质修饰有关。研究显示，在年龄相关性白内障晶状体中RNA表达及蛋白质合成趋于停止，没有相应细胞保护成分如伴侣分子（chaperons）和各类抗毒素、抗氧化的蛋白的增加。比较年轻人、老年人的透明晶状体和白内障晶状体的RNA表达，与透明晶状体相比，白内障晶状体共有919个基因表达下降，412个基因表达增加；与年轻晶状体相比，老年晶状体共有547个基因表达下降，182个基因表达增加[19]。在将白内障晶状体与老年晶状体相比较时，仅3个基因分别在两组均出现，提示白内障的晶状体与老年性晶状体在基因表达上的差别很大，而年龄只是年龄相关性白内障的其中一个因素。需要指出的是，此类研究仅限于转录水平，并不代表相应蛋白水平的比较。已知骨连接蛋白（osteonectin）是一个羟磷灰石、钙和胶原的结合蛋白，属于基质糖蛋白类，其mRNA的表达水平在年龄相关性的白内障中较透明晶状体高[20]。研究也发现钙调蛋白主要存在于周边部的晶状体上皮细胞中[21]，但增加的钙调蛋白究竟是年龄相关性白内障的病因还是结果尚不清楚，因为该基因缺陷的鼠模型亦可发生白内障[22]。最近有报道显示，在培养的静止或分裂的鼠晶状体上皮细胞中钙调蛋白表达于细胞质内，但在骨连接蛋白不足时可通过主动扩散转移至胞核内。

已知半乳糖激酶、半乳糖-1-磷酸尿苷酰转移酶及尿苷二磷酸半乳糖-4-表异构酶的严重缺陷可使晶状体内多元醇蓄积而导致晶状体高渗性水肿，进而发生半乳糖性白内障。Okano等发现一组半乳糖激酶变异，即Osaka变异（A198V），与成人双眼白内障的发生率增高显著相关。此种突变的半乳糖激酶稳定性下降，活性降低，仅保留约20%的正常半乳糖激酶的活性[23]。大量调查显示此突变的发生率因种族不同而异，在日本和朝鲜分别为4.1%和2.8%，在中国则较低，尚未在美国的白、黑人种中发现[22]，在北部意大利年龄相关性白内障患者中也未发现Osaka变异或其他半乳糖激酶变异，这些进一步提示遗传因素在年龄相关性白内障发生中存在着种族差异[24]。

与其他细胞一样，晶状体内的上皮细胞及纤维细胞含K^+较多（约120mmol），含Na^+较少（约20mmol），这种状态由Na^+，K^+-ATP酶来维持。每一次循环中该酶将2个K^+泵入胞内而将3个Na^+泵出，以保持晶状体含水量稳定。在年龄相关性白内障中，Na^+-K^+-ATP酶基因的表达减少[18]。

前已述及，环境因素与年龄相关性白内障发病有关，随着分子遗传学、分子细胞生物学的进展，人们已逐渐认识到某些影响因素的分子生物学基础。Reddy等[25]研究表明谷胱甘肽过氧化物酶（GPX）-1基因缺陷鼠的晶状体对氧化性损伤的敏感性显著增加。（GPX）-1在晶状体核的抗氧化损伤中起关键作用，其缺失使晶状体核内的纤维膜成分容易受损，使晶状体核光散射增加，进而演变成核性白内障。Sastre等[26]通过抑制γ-胱硫醚酶（γ-cystathionase）活性，使体外培养的晶状体内谷胱甘肽缺失，而谷胱甘肽缺失与氧化损伤在年龄相关性白内障的形成过程中起了相当重要的作用。在老年晶状体内，γ-胱硫醚酶mRNA的表达明显降低，从而导致与年龄相关的γ-胱硫醚酶的逐渐缺乏。同时，较年轻晶状体而言，γ-胱硫醚酶在老年晶状体中含有更多的羰基基团，因而更易受到氧化损伤，且此改变随年龄的增长而愈加明显。Zhang等[27]证实核糖体蛋白的L21、15、13a、17a在人类白内障晶状体中表达水平下降，这些均与蛋白合成相关，提示蛋白合成减少或核糖体蛋白的其他某些功能亦与年龄相关性白内障发病有关。

（二）蛋白质分子的改变

1. 蛋白水解（proteolysis） 晶状体蛋白可部分降解，例如αA晶状体蛋白可发生Asn101，Glu102的非酶性切断[28]，牛的α晶状体蛋白A链羧基端的Asn101，Asp151，Ser168和Ser169以及B链的Thr170为常见的水解部位，另外αA晶状体蛋白水解是位于Ser172，切断的αA和αB晶状体蛋白量在非水溶性蛋白中含量高。晶状体中多肽的部分降解导致晶状体透明性的下降[29]，混浊晶状体中蛋白水解活性增加可导致γ晶状体蛋白的小分子短肽产生[30]。研究发现，在一个印第安人的家族中，αA晶状体蛋白甘氨酸突变为精氨酸（G98R）导致了老年前期白内障（presenile cataract）。研究G98R突变对晶状体蛋白结构稳定性和亚单位交换的作用，与野生型αA晶状体蛋白相比，G98R突变的αA晶状体蛋白有严重的折叠缺陷，在低浓度的尿素中更容易展开。突变蛋白和野生型蛋白能形成混合的低聚物，这些突变蛋白比野生型蛋白也更易降解，短暂形成的碎片更容易聚集。野生型αA晶状体蛋白和G98R突变的αA晶状体蛋白混合形成的低聚物显示了突变蛋白的特性，包括结构方面、低聚物大小、尿素诱导解折叠和更重要的分子伴侣的活性等。这些晶状体蛋白的突变使其自身更容易被酶水解，可能为老年前期白内障的形成提供了分子生物学基础，即老年前期白内障而非先天性白内障发病的分子生物学基础[31]。

2. 共价修饰（covalent modification） 对晶状体蛋白的共价修饰包括二硫键的修饰，晶状体蛋白由C-异构体变为D-异构体含量的增加，晶状体蛋白天冬酰胺和谷氨酰胺残基脱酰胺，以及天冬酰胺的消旋作用。αA晶状体蛋白的天冬酰胺对消旋作用尤为敏感[32]，此现象可能与αA晶状体蛋白Asn101，Glu102间的非酶性切断有关。

人眼长期暴露于300nm波长以上的光线下。在年轻人的晶状体中，300~400nm波长的光主要被由色氨酸衍生而来的犬尿氨酸（Kyn）、3-羟基犬尿氨酸（3-OH Kyn）、3-羟基犬尿氨酸葡萄糖苷（3-OH KG）等复合物过滤，这些紫外线过滤因子复合物是弱的光敏剂。随着年龄的增加，这些游离的紫外线过滤因子在晶状体中的含量减少，而与蛋白结合的紫外线过滤因子增加。这些与蛋白结合的紫外线过滤因子的光化学行为和它们在紫外线损伤中的作用尚不明确。可能因与蛋白结合的紫外线过滤因子，在UVA光照下，会以依赖光照作用时间和波长的代谢方式产生过氧化物（主要是H_2O_2）。而未修饰的蛋白，游离的色氨酸代谢物和不与晶状体蛋白结合的色氨酸代谢物只产生少量的过氧化物。与Kyn和3-OH KG相比，与蛋白结合的3-OH Kyn（主要在色氨酸残基）会产生更多的过氧化物。研究表明，单线态氧是产生过氧化物的关键中间体，晶状体蛋白被Kyn的衍生物共价修饰后产生的光敏剂也许增强了老年性晶状体的氧化作用，并且促进了老年性核性白内障的发展[33]。对蛋白质加合物的光照也促使蛋白结合的碘化酪氨酸氧化产物（3，4-二羟苯丙氨酸，二酪氨酸）和蛋白交联，这也是晶状体透明性下降的机制之一。

3. 氨甲酰基化（carbamylation）　晶状体蛋白的翻译后修饰还包括氨甲酰基转移，它可直接导致晶状体混浊[34]，此变化可能与腹泻及尿毒症患者并发的白内障有关[35]。半胱氨酸残基易于受影响，其巯基很可能是长寿蛋白如人晶状体蛋白的反应位点。半胱氨酸间的二硫键对分子间的交联和晶状体蛋白间的聚集起主要作用。有报道显示 γS 晶状体蛋白的修饰、半胱氨酸残基的 S-甲基化能阻止二硫化物的形成。Lapko 等人对半胱氨酸在 γC、γD、γB 晶状体蛋白中是否也能被 S-甲基化进行了研究，其结果表明，所有的 γ 晶状体蛋白都只能在特定的半胱氨酸被 S-甲基化，且 γD 晶状体蛋白只在半胱氨酸（Cys）110 甲基化。然而在 γB 和 γC 晶状体蛋白，主要甲基化位点在 Cys22，及一个较少的甲基化位点 CysW79。γD 晶状体蛋白是甲基化最多的蛋白。成人晶状体中有 37%～70% 的 γD 晶状体蛋白被甲基化，而 γB 和 γC 晶状体蛋白大约 12% 被甲基化。S-甲基化对二硫键的抑制也许起到了一个防止白内障发生的保护性作用，γ 晶状体蛋白甲基化的特异性和它在幼年晶状体中的出现支持了这个观点。

另外一个修饰是 γB、γC、γD 晶状体蛋白 N 末端的氨甲酰化。N 末端的氨甲酰化很可能是一个发育性相关的修饰，不会负面影响晶状体蛋白的功能[36]。α 晶状体蛋白阻止其他晶状体蛋白的积聚，通过捕获这个蛋白形成高分子量复合物而使蛋白伸展。然而，随年龄的增加，α 晶状体蛋白的分子伴侣功能减弱，光散射聚合物开始形成，从而启动了白内障的形成。在晶状体的中央部分，损伤的晶状体蛋白不能逆转。因此，α 晶状体蛋白的翻译后修饰的蓄积能减少分子伴侣的功能。在发生白内障的晶状体中，这个过程是复杂的，体外广泛的糖基化、氨甲酰化和氧化都能降低分子伴侣的能力。1，2-肌醇可修饰 α 晶状体蛋白中的精氨酸残基，丙酮醛和 1，2-肌醇广泛的修饰可引起其分子伴侣功能的下降[37]。从人眼发生白内障的晶状体水溶性部分分离出来的 α 晶状体蛋白的分子量表明它是一个修饰的 αB 晶状体蛋白。用质谱进一步分析胰蛋白酶消化的修饰蛋白，表明被修饰的是赖氨酸 92（Lys92）。α 晶状体蛋白的 Lys92 在一部分人中被乙酰化，在另一部分人中被氨甲酰化。这是第一个已被证实的体内晶状体蛋白氨甲酰化的一个特定位点。同时也是第一个被证实的体内 αB 晶状体蛋白的赖氨酸乙酰化[38]。

4. 非酶促糖基化（nonenzymatic glycosylation）　随着年龄的增加，人晶状体蛋白经历翻译后修饰过程也会增多，其中之一就是糖基化。该翻译后修饰易发生于晶状体蛋白的赖氨酸 ε-氨基[39]，其结果是经 Maillard 反应后的糖基化产物导致色素沉积增加、非色氨酸荧光生成以及非二硫键共价交联形成[40]。这个过程可能导致糖基化终末产物（AGEs）的形成，随着时间的积累可能导致白内障的形成。非酶促糖化终产物开始附着于蛋白质游离氨基酸的一个葡萄糖的羰基组，或作为 Maillard 反应的第一步形成希夫碱（Schiff base）产物，不稳定的希夫碱产物迅速增加，几小时后迅速达到平衡，一旦形成后，希夫碱在数周经过化学重排后形成更稳定、仍可逆的 Amadori 产物[41]。AGE 蛋白的典型特点难以鉴定，因为 Amadori 产物理论上可以进行大量的重排，免疫和化学检查表明 AGE 的聚集与高糖白内障加重相关。高血糖的情况下，过多的葡萄糖与蛋白质和血液中的其他成分发生非酶促糖化反应，而增加体内的非酶促糖化物质。慢性的、不可逆的正常血糖水平影响的主要为长周期的分子、细胞外基质、晶状体蛋白以及染色体 DNA。非酶促糖化在糖尿病性白内障中起着重要的作用。

Kador 等人检测了山梨醇的形成对非酶促糖基化和糖基化终末产物在糖尿病大鼠白内

障形成中的相对作用，结果发现糖尿病性白内障的形成是由醛糖还原酶催化细胞内多元醇的累积开始的，而抑制醛糖还原酶则可阻止这些糖性白内障的发生[42]。αB晶状体蛋白是小热休克晶状体蛋白家族成员之一，在晶状体中是一个主要的蛋白，它是一类普遍存在的分子伴侣，可在局部与变性蛋白结合，阻止其聚集。此伴侣功能被认为是保持晶状体透明和阻止白内障形成的关键。Bhattacharyya等研究出了一种αB晶状体蛋白糖基化终末产物的类似物，它是在一个突变的人αB晶状体蛋白（K90C）的第90个位点共价修饰了半胱氨酸残基的蛋白，这个AGE修饰的K90C αB晶状体蛋白被命名为K90C-OP。通过比较K90C-OP、最初的K90C突变体、K90C化学修饰赖氨酸的类似物以及人野生型αB晶状体蛋白的结构和功能特性，结果显示，与其他的αB晶状体蛋白相比，K90C-OP在结构方面并没有重大的改变，只是显示有色氨酸荧光的减少，然而其作为底物与乙醇脱氢酶、胰岛素、柠檬酸合成酶结合的分子伴侣能力效率下降。因此，在人αB晶状体蛋白的分子伴侣位点附近引进一个单一的AGE，虽然蛋白内部环境仅有一个小的改变，但却可以改变蛋白的分子伴侣能力，使其阻止变性蛋白聚集的功能降低，丧失阻止白内障发生的功能[43]，AGEs在眼组织细胞内外聚集与白内障形成有关。

5. 分子伴侣（chaperones） 分子伴侣是指能够结合和稳定另外一种蛋白质的不稳定构象，并能通过有控制的结合和释放，促进新生多肽链的折叠，多聚体的装配或降解，以及细胞器蛋白跨膜转运的一类非常保守的蛋白质。1992年Horwitz首次发现αB晶状体蛋白的分子伴侣特性[44]，许多晶状体分子伴侣（chaperones）为热休克蛋白（heat shock protein，HSP），因为它们在短暂接触热以后合成量急剧增加。热休克蛋白除了因热休克刺激而产生以外，还有很多因素（如重金属、亚砷酸钠、氨基酸类似物、氧化性损伤等）都可以诱导其产生，因此热休克蛋白又称为应激蛋白（stress protein）[45]。

αB晶状体蛋白对长期维持晶状体的透明性具有重要作用。大量研究表明αB晶状体蛋白可抑制各种变性剂包括加热、紫外线辐射和化学性修饰造成的晶状体蛋白质非特异性的凝集。αB晶状体蛋白自然状态下是一个相对分子质量约800 kDa的低分子量聚合物，年龄相关性白内障和老化的晶状体中含有大量高分子量聚合的αB晶状体蛋白。其基本功能为帮助蛋白质的正确折叠、移位、维持和降解。晶状体热休克蛋白是生物体在不良环境中产生的一组具有高度保守性的应激蛋白，HSP通常与具有不同功能的多种蛋白质在细胞中形成天然复合体，并通过其形成或解离而参与有关蛋白质的折叠、亚基的组装、细胞内运输以及蛋白质降解等过程，以调节靶细胞的活性和功能，但不参与靶蛋白的组成。因此被人形象地称为"分子伴侣"或称"伴侣蛋白"（chaperonine）。

有研究证实，在人眼中HSP27存在于晶状体全层，并随着年龄增大含量增多，提示其作用可能为防止部分变性蛋白质进一步变性或聚集；而HSP70、HSP40等只见于晶状体上皮细胞和前皮质纤维，随着年龄增大而下降，其下降可能与老年性白内障的发病有关。HSP的功能涉及细胞的结构维持、更新、修复和免疫等。他们有许多功能如参与初期蛋白质的折叠，失活蛋白质的再折叠，预防蛋白质的凝聚，协助蛋白酶、溶菌酶降解的蛋白质定位，在细胞凋亡中发挥作用，调节免疫和炎症反应的信号传递。过氧化诱导的热休克蛋白的转录需要热休克因子的活化，正常情况下，热休克因子结合到热休克蛋白上反馈信息，在过氧化的情况下，细胞蛋白变性，阻止热休克蛋白附着于热休克因子。热休克蛋白随着年龄的减少，伴侣功能减弱。HSP70是HSP家族的主要成员，它广泛参与机体的保护功能，对于生物体抵抗和适应不良环境具有十分重要的意义[46]。如果在不良环境中，细胞内出现蛋白质变性，其变性过多，就会威胁细胞的生存，而此时出现的变性蛋白可诱导HSP70大量合成，HSP70能使变性蛋白恢复活性，从而保证细胞的存活。HSP70有减轻氧化损伤的作用，在正常个体的晶状体囊膜中可见明显的可溶性HSP70，但随着年龄的增长，可溶性成分中HSP70的表达量减少。白内障晶状体前囊膜中HSP70的表达量明显下降，反映了晶状体细胞自我修复功能的下降。HSP70表达量的减低可导致晶状体细胞中变性蛋白的恢复障碍和降解。

6. 高分子量聚合物形成（aggregation of high molecular protein）　α、β和γ晶状体蛋白均可形成高分子量聚合物，但主要发生在α晶状体蛋白，特点为可溶性晶状体蛋白聚合物形成不可溶性晶状体蛋白，后者产生光散射，导致白内障形成。新生儿晶状体仅含少量不可溶性高分子蛋白。20岁时，不溶性蛋白含量占15%，而到60岁时，不溶性蛋白含量增至50%。正常晶状体蛋白主要以非共价键形式连接，而在晶状体混浊时，其高分子晶状体蛋白间多个巯基氧化而形成二硫键的共价结合。

年龄相关的非水溶性蛋白可能需经过一个高分子的水溶性蛋白的前身化合物的转变过程，高分子水溶性蛋白转变为高分子非水溶性蛋白可能在白内障的特异性蛋白质凝集及交叉连接中起着重要的作用。以前的研究表明，老年晶状体和白内障晶状体有大量的截短的水溶性和非水溶性高分子蛋白质α、β和γ晶状体蛋白。研究发现老年和核性白内障的可溶性的和不可溶性的高分子蛋白质为αA和αB晶状体蛋白，年轻的晶状体仅含有C端截短的αA和αB晶状体蛋白，正常老年晶状体含有C端和N端都截短的αA和αB晶状体蛋白。在水溶性的高分子蛋白中，正常晶状体中大部分为αA和αB晶状体蛋白，但白内障晶状体有βB1和βA3晶状体蛋白存在；像可溶性的高分子蛋白一样，白内障晶状体中含有βA3/A1和βB1晶状体蛋白，而这些不存在于正常年龄配对的晶状体的非可溶性蛋白中；白内障晶状体中的可溶性高分子蛋白和非可溶性的αA和αB晶状体蛋白中，大部分为αB晶状体蛋白；水溶性的高分子晶状体蛋白与非水溶性的晶状体蛋白有以下几种改变：截短，Trp氨基酸残基的氧化，Asn和Asp残基的脱酰胺[47]。Santhoshkumar等人用质谱分析了年轻人、老年人以及年龄相关性白内障患者的晶状体中23个脲溶部分的低分子量肽，结果表明，αB-（1-18）和βA3/A1-（59-74）均出现在老年性晶状体和白内障晶状体中，γS-（167-178）在三个组中都有出现。进一步研究显示αB-（1-18）和βA3/A1-（59-74）肽之间的相互作用增加了β、γ晶状体蛋白和乙醇脱氢酶之间的光散射。αB-（1-18）和βA3/A1-（59-74）肽之间的相互作用显著降低了α晶状体蛋白分子伴侣的功能，而γS-（167-178）对α晶状体蛋白分子伴侣样活性无影响，βA3/A1-（59-74）导致αB晶状体蛋白增加了5.64倍并出现部分沉淀。αB-（1-18）和βA3/A1-（59-74）肽替代的疏水性残基使得晶状体蛋白聚集和光散射的能力丧失，说明晶状体蛋白衍生肽与完整晶状体蛋白的相互作用可能是老年性蛋白质聚集引起白内障的重要因素[48]。

7. 其他　有研究表明血清白蛋白浓度与年龄相关性白内障有关。通过横向回顾性研究年龄相关性白内障患者，并以年龄和性别相匹配的人作为对照，用比色法测量血清白蛋白浓度。结果发现，在白内障组和对照组测量的血清白蛋白没有显著性差异；在白内障组，血清白蛋白浓度与他们的年龄呈显著的负相关；与晶状体核性混浊的患者相比，混合性晶状体混浊的患者有明显的低血清白蛋白；而患者的性别和继发的年龄相关性疾病与血清白蛋白的浓度无明显相关性。年龄相关性白内障是一种慢性进展性疾病，它的出现可能反映了大量致病因子在几十年生命中的蓄积，而血清白蛋白浓度在一些年龄相关性白内障病人的白内障发展方面似乎发挥了重要的作用[49]。对老年和白内障的晶状体分析表明，晶状体水溶性和非水溶性的高分子聚集物均有增多，而低分子量的晶状体蛋白碎片的蓄积和作用在年龄相关性白内障中的意义尚不清楚。

四、年龄相关性白内障的细胞生物学特点

（一）晶状体细胞及超微结构改变

1. 晶状体囊膜 随着年龄增长，晶状体囊膜逐渐增厚，晶状体前极囊膜的平均厚度为17μm，正常人及年龄相关性白内障晶状体囊表面均光滑。白内障晶状体囊膜在透射电镜下部分后囊深层可见细颗粒状的低密度区域，可能系晶状体囊局部发生退行性病变所致。晶状体前囊前有一层薄膜，在电镜下可观察到由直径为3~6μm纤维组成的易碎、不完整的纤维层，边缘卷曲，提示它和前囊连接疏松。免疫电镜观察发现Ⅳ型胶原纤维均匀分布于晶状体囊全层，同时还存在Ⅰ和Ⅲ型胶原，其中Ⅲ型胶原具特异性而使晶状体囊有别于眼球内其他基底膜组织[50,51]。

2. 晶状体上皮 年龄相关性白内障的发生与晶状体上皮细胞凋亡有关，白内障标本的细胞凋亡率明显高于正常[52,53]，细胞凋亡检测最常使用的方法为TUNEL法。研究采用此法检测正常人与所有类型的白内障晶状体上皮细胞的凋亡情况，表明白内障患者的晶状体上皮细胞密度减少。低密度的晶状体上皮细胞将减少上皮细胞内环境的稳定作用，使其下的纤维细胞完整性或透明性发生改变。如上皮细胞的完整性被破坏后，钙内流到其下的纤维细胞，将激活半胱氨酸钙蛋白酶，使晶状体细胞骨架成分及晶状体蛋白降解，水及电解质的摄入发生障碍，导致白内障的发生。晶状体上皮细胞为慢生长周期的细胞，正常细胞的凋亡率很低，但在白内障晶状体发现高的凋亡率。范伟[54]等发现正常人晶状体上皮细胞凋亡率为0.25%，老年性白内障患者晶状体上皮细胞凋亡率为21.2%，Li等对白内障患者的晶状体上皮细胞行TdT标记和DNA片段TUNEL分析，发现白内障患者晶状体上皮细胞都有凋亡，从4.4%到41.8%不等，而正常的晶状体上皮细胞很少发现凋亡。研究认为白内障患者的抗过氧化能力不足，过氧化可引起晶状体上皮细胞凋亡[53]。老年性白内障患者晶状体上皮细胞bcl-2蛋白表达为阴性，bax蛋白表达为阳性，显示出bax蛋白在晶状体上皮细胞中的表达与晶状体上皮细胞凋亡百分率呈正相关，表层bcl-2在晶状体上皮细胞中的表达与晶状体上皮细胞凋亡百分率呈负相关。研究显示大鼠年龄相关性白内障的动物模型，随着大鼠月龄增加及白内障的形成，平均上皮细胞密度减低。年龄相关性白内障患者同时存在正常的和异常的上皮细胞，后者包括不同程度的细胞器数目及形态的异常。粗面内质网，高尔基体和线粒体的数目都随年龄增长而减少。研究观察白内障晶状体上皮，发现多数细胞膜破裂，可能为相邻细胞顶部的紧密连接缺失，房水入侵所致。Unakar等[55]用电镜细胞化学技术对白内障晶状体内Na^+-K^+-ATP酶进行定性、定量研究表明，半乳糖性白内障的逆转过程中，Na^+-K^+-ATP酶水平有相当明显的恢复，从而为恢复离子平衡提供了条件。可见，晶状体上皮的任何损伤都会导致晶状体混浊而形成白内障。

3. 晶状体纤维细胞 晶状体纤维细胞有三种与年龄相关的改变：①胞膜破裂；②水样空泡改变；③细胞间隙扩大球状物出现。并随着年龄增加而增多，膜破裂和水样空泡在

形态上支持年龄相关性白内障发生。Dunia 等[56]对不同类型的白内障进行透射电镜分析，发现晶状体凡有混浊的部位，细胞间连接被破坏，细胞间隙变宽，缝隙连接消失，胞质密度不均，内含有变性的线粒体及空泡，孙芳娥等[57]观察到年龄相关性白内障晶状体纤维排列紊乱，有的断裂、崩解，有的融为一体。透射电镜下，晶状体纤维突起上的膜内蛋白颗粒明显减少，这被认为可能影响晶状体的物质代谢和信息的传递。而成年后，晶状体的弹性逐渐减弱，晶状体纤维细胞内的蛋白质变性而形成白内障。白内障纤维细胞内有大量球形小体的沉积，目前认为这种球形小体是晶状体蛋白变性的产物，这一点支持年龄相关性白内障的发病机制是蛋白变性或老化的学说。

（二）脂质过氧化

脂质过氧化为目前人们普遍接受的年龄相关性白内障发病的常见的原因。脂质过氧化是由于活性氧的产生和细胞抗氧化机制不平衡所致。活性氧可以在膜脂质过氧化和蛋白质损伤的过程中产生，可导致白内障形成。晶状体上皮细胞是过氧化发生的最早部位，在晶状体暴露于过氧化状态下，单层的晶状体上皮细胞迅速发生改变。晶状体由强的还原状态改变到氧化状态，DNA 和泵膜发生广泛的损伤，上皮细胞活性减低，细胞发生凋亡和死亡，导致白内障的形成[58]。有人认为脂质过氧化为疾病的结果而不是原因，白内障是由于机体抗氧化的能力不足以抵抗机体产生的氧自由基而形成。

活性氧为有氧环境产生的有毒产物，过氧离子（O^-）和氢氧离子（·OH）最不稳定而且生命周期短，过氧化氢 H_2O_2 易于扩散而且生命周期长。活性氧通过内源性的各种酶系统或外源性通过外部环境产生。内源性的酶系统包括线粒体、过氧化物酶、脂质氧化酶、NADPH 氧化酶、细胞色素 P450 以及炎症细胞因子；外源性的包括紫外线、离子辐射、化疗和环境毒素。外源性的来自细胞脂质过氧化的多环芳烃芳香族碳水化合物是白内障形成的重要因素。此外，活性氧还可直接损害抗氧化系统。

年轻状态的晶状体，巯基和二硫键都埋藏于分子深部，膜的氧化反应很少发生，而老年和白内障状态的晶状体巯基和二硫键很多暴露于外，容易发生氧化反应，因而膜上的蛋白质氧化与老年性白内障有关。氧化发生于晶状体的透明区和混浊区，但只有在混浊区有大量的二硫键连接的聚集大分子。H_2O_2 在正常晶状体和房水中的浓度大为 $20 \sim 40\,\mu mol/L$，然而通过对 30 个晶状体进行检测后发现，三分之一的标本 H_2O_2 升高 2 ~ 7 倍，升高的 H_2O_2 大部分伴有混浊的晶状体。晶状体细胞内环境特点为高钾和低钠，这主要靠上皮和浅实质层的 Na^+-K^+-ATP 酶维持。白内障的 Na^+-K^+-ATP 酶活性显著减低。这是因为过氧化抑制泵膜的活性，引起 ATP 分解和反常规的离子进出。短时间超常过氧化使晶状体上皮细胞不能维持在一个正常的还原状态，在去除氧化刺激后，可以恢复到一个正常的临界值范围，但在长期的氧化过程发生后，还原状态很难恢复，使上皮细胞失去了抗氧化的能力。牛晶状体上皮细胞暴露于 $50 \sim 200\,\mu mol/L$ 的 H_2O_2 仅 5 分钟，便可以探测到显著的 DNA 单股螺旋破裂，60 分钟内如果去除这种暴露，损伤还可以部分或完全恢复[59,60]。

紫外线对晶状体的影响较为明确（图 4-1-1），自由基引起的氧化损伤是紫外线辐射对晶状体产生损伤的主要机制，是引起白内障的共同途径[61]。Jiang 等人发现紫外线诱导体外培养的人晶状体上皮细胞损伤时，Ⅰ型胶原以时间剂量依赖方式减少[62]。紫外线诱导的白内障模型在发病机制上最接近年龄相关性白内障。Avetisov 等报道一个持续 10 个月以紫外线诱发鼠白内障的模型，确定了紫外线诱导白内障发展的不同阶段的临床特征。在实验结束时，可观察到晶状体出现了一个中等的均质的云雾状混浊，并且在前、后皮质观察到不明显的均质混浊。白内障发展的程度可在活体内通过晶状体光学切面的密度来估测鼠晶状体的透明度。在这个模型中，晶状体的组织形态学改变类似于人年龄相关性白内障的改变[63]。

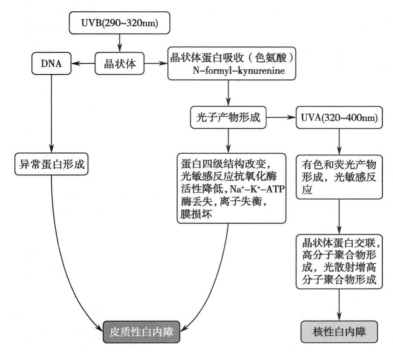

图4-1-1　紫外线B（UVB）及紫外线A（UVA）诱发白内障的可能机制

　　氧离子本身的毒性并不大，但它可与其他活性成分反应，例如，与一氧化氮反应产生过氧亚硝基阴离子（peroxynitrite，ONOO⁻），在引起广泛的细胞损害和在糖尿病性白内障中起重要的作用。晶状体组织中脂质过氧化损伤的蛋白质明显高于正常晶状体，脂质过氧化物与晶状体蛋白分子间产生二硫键，使蛋白质聚集产生晶状体混浊。氧化损伤的另一作用是将甲硫氨酸转化为甲硫氨酸亚砜（methionine sulfoxide），而导致蛋白质功能丧失，该产物在透明晶状体中基本不存在，而在白内障晶状体含量中可高达60%。甲硫氨酸亚砜还原酶（methionine sulfoxide Reductas，MsrA）可逆转这一过程而起到保护晶状体免受甲硫氨酸氧化损伤的作用。Kantorow等[64]证实，过度表达 MsrA 基因可使晶状体细胞活性增加，对氧化损伤的抵抗力增强。

（三）酶的改变

1. 谷胱甘肽（glutathione，GSH）和相关酶　谷胱甘肽为晶状体内重要的一种还原物质，以氧化型和还原型的形式存在（GSSH与GSSG），正常晶状体含有高浓度的GSH，估计晶状体上皮细胞的谷胱甘肽的浓度大于10mmol/L，在皮质的浓度高于核，GSH的氧化导致GSSG形成，GSH/GS的比率估计可能大于100倍，高浓度的GSH可以使巯基处于还原状态，说明正常晶状体处于显著的还原环境[65]。

　　GSH参与细胞多种重要功能，其重要作用为解除过氧化物的毒性功能，如氧自由基清除；调节 DNA 和蛋白质合成，信号传递，细胞周期调节；调节免疫反应和细胞因子以及各种代谢途径。GSH 对于维持晶状体内蛋白质结构和酶的功能，维持晶状体的透明性起重要的作用。已有报道老年晶状体及白内障晶状体的 GSH 含量减少，GSH 在晶状体的水平随着年龄增长而减低，并且随白内障的进展而减低。老年晶状体对谷胱甘肽的需要及消耗增加。在白内障个体中，晶状体囊膜上皮 GSH 水平的减低没有晶状体核明显。糖尿病性白内障个体的 GSH 减低尤为明显，糖尿病状态时 GSH 减少可能是由于高渗状态下晶状体膜的功能受到损害，其吸收 GSH 合成的氨基酸的功能减低导致 GSH 合成减少，而且由于高渗状态山梨醇的堆积，GSH 流失增多。

GSH 还原酶（glutathione reductase，GR）恢复氧化后的 GSSG 到 GSH，人和哺乳类动物晶状体有高的 GR 活性，正常晶状体有较高水平的 GR，表明此酶在晶状体中有重要的作用。晶状体上皮细胞由于脂质过氧化状态下 GR 酶活性减低而易于受损伤。GR 活性的减少已知与一定类型的白内障如成熟期白内障、皮质性白内障以及进展期的核性内障有关。增加 GSH 的浓度可能有助于减轻白内障的程度，在老年性白内障患者中，GR 活性下降与 GSH 减低平行。GR 在白内障各期的活性显著降低，GR 的活性由皮质到核逐渐减低，就像 GSH 浓度逐渐减低一样，还原剂能恢复白内障晶状体不同程度的 GR 活性，伴侣晶状体蛋白也能恢复 GR 的部分活性[66]。

UV 引起白内障可能与其降低 GR 酶的活性也有关系，UVA 与 UVB 照射可以引起抗氧化酶活性减少，包括 GR。晶状体上皮细胞因为 GR 活性减低易于受过氧化的影响。糖尿病大鼠中 GR 显著下降，阿司匹林在离体实验可以减轻糖尿病性白内障的晶状体混浊。离体实验表明糖化可以在数小时或数天使 GR 活性改变或丧失。GR 在低浓度的葡萄糖 5mmol/L 下失去一半的活性，15 天后失去原来 80% 的活性，这种失活可以用 α 晶状体蛋白预防，提示哺乳类晶状体 α 晶状体球蛋白对维持晶状体的透明起一定作用。

谷胱甘肽 S 转移酶（glutathione S-transferase，GST）主要催化各种化学剂与 GSH 结合。GST 为典型的多功能酶，在结合疏水成分中起作用，GST 就像超氧化物歧化酶、过氧化氢酶、谷胱甘肽过氧化物酶一样，有抗过氧化引起的白内障的作用。GST 共有 8 组：α class GST（GSTA）、μ class GST（GSTM）、π class GST（GSTP）、θ class GST（GSTT）、δ class GST GSTZ）、ω class GST（GSTO）、κ class GST（GSTK）以及 microsomal-class GST（mGST）。GSTA、GSTM、GSTP、GSTT、GSTZ、GSTO 主要位于细胞质，GSTK 主要位于线粒体。GSTM 有去疏基作用，还有清除氧化状态下各种二硫键产物的功能。GST 表达水平的高低在白内障形成中有着重要的作用。GST 还可以结合脂质过氧化毒性产物 HNE，发挥抗脂质过氧化的作用。在大鼠晶状体上皮细胞，使用 Curcumin（一种还原剂）引起 GST 同源酶 GST8-8 显著增高，因为大鼠的 rGST8-8 可利用 HNE 作为它的理想底物，提示 curcumin 的保护作用是通过诱导 GST 的同工酶而发挥作用的。它通过保护由脂质过氧化引起的白内障而达到预防白内障的目的，GSTM 在清除氧化状态下生成的混合二硫键中也起重要的作用，所以 GST 为一个重要的抗氧化酶[67]。

2. 醛糖还原酶（aldose reducase，AR）　糖尿病性白内障三梨醇的集聚为发病的重要原因。房水中高浓度的葡萄糖可以进入晶状体，晶状体中的 AR 可以将葡萄糖转变为三梨醇或半乳糖或半乳糖醇。这些转化的多元醇不能被动弥散出晶状体，便在晶状体内聚集或转化为果糖。多元醇增高导致晶状体渗透压增高，吸引水分导致晶状体肿胀和白内障形成。已有许多研究使用醛糖还原酶抑制剂预防白内障的形成的研究，比如阿司他丁（alrestatin）、索比尼尔（sorbinil）、舒林酸（sulindac）、萘普生（naproxen）、阿司匹林（asprin）、托瑞司他（tolrestat）、泊那司他（ponalrestat，statil）和生物类黄酮（bioflavonoids）等化合物。黄酮类化合物（flavonoids）为一种自然存在的 AR 抑制剂，研究表明黄酮类化合物和杨梅素（myricetin）可以显著延迟动物大鼠乳糖性白内障的发生。Verma 等发现丙酮酸（pyruvate）可以抑制糖尿病大鼠 AR 而防止白内障的发生。同样维生素 C（VitC）在动物实验和临床研究显示它减少山梨醇水平，可作为 AR 抑制剂[68]。

由于 AR 拮抗剂不仅选择性抑制 AR，而且同时还可抑制醛酮还原酶（aldo-keto reductase）和醛还原酶（aldehyde reductase）等，所以 AR 抑制剂在临床上的应用受到限制。研究表明乳糖性白内障的多元醇聚集可能并不是糖尿病性白内障的主要原因。尽管 AR 使葡萄糖还原，AR 抑制剂能预防动物糖尿病并发症，但这些药物的作用仍有待阐明。近来的研究表明葡萄糖可能是 AR 的一个潜在底物，可能在催化脂质过氧化产生的醛类的还原过程中发挥作用。AR 酶的抑制可增加炎症诱导的血管过氧化以及阻止晚期心肌缺血的心肌保护，基于这些研究，一些学者把这个酶归于重要的抗氧化作用一类。研究还表明 AR 为细胞内信息传导的重要成分，该酶的抑制可防止高血糖、细胞因子和生长因子诱导的蛋白激酶 C 和核因子 κB（nuclear factor-κB，NF-κB）的活化，AR 经过氧化还原机制可调解蛋白激酶 C 和 NF-κB，AR 的抗氧化和信息传导作用是相互影响的；AR 抑制剂还可阻止血管平滑肌细胞生长和培养的内皮细胞凋亡及炎症。这些结果说明需要重新评价 AR 抑制剂的抗糖尿病并发症的作用，可能新的抑制 AR 药物要选择能抑制 AR 介导的葡萄糖代谢和信息传递，但并不影响脂质过氧化产物醛类的去毒的一类药物[69]。临床上 AR 抑制剂由于副作用问题（如皮疹）而至今未能进入临床。

3. 醛脱氢酶（aldehyde dehydrogenase，ALDH） 醛脱氢酶主要存在于人体肝脏和角膜中的一种酶，在抗脂质过氧化和去毒中起一定的作用。正常晶状体中有一定浓度的 ALDH，主要为 ALDH1。ALDH 参与脂质过氧化产物醛类的代谢，已知多种脂质过氧化代谢产物如 HNE、MDA 等对人的晶状体上皮细胞和纤维细胞有毒性，低浓度的 HNE 即可使培养的晶状体上皮细胞产生凋亡及培养的大鼠晶状体产生白内障，ALDH 通过参与醛类代谢产物 HNE 的清除而发挥防止和减轻白内障的作用。

有研究表明牛、大鼠等的晶状体上皮细胞的不饱和脂肪酸含量比皮质及核的含量至少高 15～20 倍。如此高的不饱和脂肪酸提示了晶状体上皮为氧化反应的易发部位，而且为抗氧化的一个重要的屏障。当晶状体持续暴露于光照或紫外线下，氧化物的生成超过了它的抗氧化能力时，脂质过氧化物如脂质衍生的醛类（lipid-derived aldehydes，LDAs）形成增加。壬烯（4-hydroxynonenal，HNE），是一种 ω-6 多链未饱和脂肪酸如花生四烯酸（arachidonic acid）过氧化的降解产物，且是一种非常活跃的对人和动物组织细胞具有高毒性的产物。HNE 含有 2 个极其活跃的不饱和键，可与体内的多种蛋白质成分如谷胱甘肽，半胱氨酸、赖氨酸和组氨酸反应形成 HNE-蛋白复合物，从而干扰体内正常蛋白质、氨基酸的合成以及信号的传导，引发组织的损伤如白内障的发生。研究表明微摩尔级的 HNE 即可以引起培养的大鼠晶状体发生白内障。糖尿病白内障的病理变化除了山梨醇聚集过多外，还呈现出加剧的脂质过氧化过程，且伴有过多的脂质过氧化物产生。HNE 等醛类的代谢去毒主要通过3个途径：①结合路径：在GST的作用下与谷胱甘肽GSH结合形成GS-HNE；②还原路径：在AR作用下形成1，4- dihydroxy-2-nonene（DHN）；③氧化路径：在ALDH的作用下形成4-hydroxy-2-nonenoic acid（HNA）。研究表明抑制ALDH可加速大鼠白内障的形成以及培养的晶状体上皮细胞细凋亡，转染ALDH1A1特异的siRNA的大鼠晶状体以及使用ALDH抑制剂的晶状体上皮细胞在脂质过氧化的状态下出现了加剧的白内障发生以及加剧的细胞凋亡，这些与HNE在这些组织的聚集增多有关。因此如何保护晶状体的ALDH，发挥其代谢去毒脂质过氧化产物HNE等的作用，对于防止脂质过氧化引起的白内障具有重要意义[70,71]。

五、展望

综上所述，年龄相关性白内障是一种多因素、严重危害视功能的老年性眼病。由于涉及的因素多，目前尚未能彻底阐释白内障发病的原因，迄今为止尚无特效药物能有效地阻止或减慢晶状体混浊的发展，治疗仍以手术为主。近年来大量病因学及病理机制的研究，尤其是分子细胞生物学上的研究，使我们能从众多的分子细胞学迹象中追溯年龄相关性白内障的原因和机制，研究相应的阻断和干扰白内障发生发展的药物及化学制剂，为将来在临床上寻找白内障的药物治疗提供新的途径。比如新的AR抑制剂，抗糖化末端产物制剂，维持晶状体内GSH以及ALDH活性等指导未来的抗白内障新药的研究方向。期望研究出新的有效的抗白内障药物，达到延迟和防止年龄相关性白内障的发生，开辟非手术治疗白内障的新途径。

（刘旭阳　王宁利　柳夏林）

参考文献

1. Resnikoff S, Pascolini D, Etya'ale D, et al. Global data on visual impairment in the year 2002. Bulletin of the World Health Organization, 2004, 82: 844-851.

2. 张士元. 我国白内障的流行病学调查资料分析. 中华眼科杂志, 1999, 35: 336-340.

3. Mukesh BN, Le A, Dimitrov PN, et al. Development of cataract and associated risk factors: the visual impairment project. Arch Ophthalmol, 2006, 124: 79-83.

4. West S, Longstreth J, Munoz B, et al. Model of risk of cortical cataract in the US population with exposure to increased ultraviolet radiation due to stratospheric ozone depletion. American journal of epidemiology, 2005, 162: 1080-1088.

5. Hennis A, Wu S, Nemesure B, Leske M. Risk factors for incident cortical and posterior subcapsular lens opacities in the Barbados Eye Studies. Archives of Ophthalmology, 2004, 122: 525-530.

6. Katoh N, Jonasson F, Sasaki H, et al. Cortical lens opacification in Iceland. Acta Ophthalmologica Scandinavica, 79: 154-159.

7. Hammond C, Duncan D, Snieder H, et al. The heritability of age-related cortical cataract: the twin eye study. Invest Ophthalmol Vis Sci, 2001, 42: 601-605.

8. Congdon N, Broman KW, Lai H, et al. Cortical, but not posterior subcapsular, cataract shows significant familial aggregation in an older population after adjustment for possible shared environmental factors. Ophthalmology, 2005, 112: 73-77.

9. 徐国兴，王婷婷. 年龄相关性白内障晶状体超微结构的研究现状及进展. 眼科, 2003, 12: 118-120.

10. Andleya UP. Crystallins in the eye: Function and pathology . Progress in Retinal and Eye Research, 2007, 26:

78-98

11. Piatigorsky J. Molecular biology: Recent studies on enzyme/crystallins and [alpha] -crystallin gene expression. Experimental Eye Research, 1990, 50: 725-727.

12. Horwitz J. Alpha-crystallin can function as a molecular chaperone. Proceedings of the National Academy of Sciences, 1992, 89: 10449-10453.

13. Lampi K, Ma Z, Shih M, et al. Sequence Analysis of beta A3, beta B3, and beta A4 Crystallins Completes the Identification of the Major Proteins in Young Human Lens. Journal of Biological Chemistry, 1997, 272: 2268-2275.

14. McCarty CA, Taylor HR. The genetics of cataract. Invest Ophthalmol Vis Sci, 2001, 42: 1677-1678.

15. Heiba IM, Elston RC, Klein BE, Klein R. Evidence for a major gene for cortical cataract. Invest Ophthalmol Vis Sci, 1995, 36: 227-235.

16. Hammond CJ, Snieder H, Spector TD, et al. Genetic and environmental factors in age-related nuclear cataracts in monozygotic and dizygotic twins. N Engl J Med, 2000, 342: 1786-1790.

17. Reddy MA, Francis PJ, Berry V, et al. Molecular genetic basis of inherited cataract and associated phenotypes. Surv Ophthalmol, 2004, 49: 300-315.

18. Ruotolo R, Grassi F, Percudani R, et al, Gene expression profiling in human age-relatde nuclear cataract. Mol Vis. 2003 Oct, 07, 9: 538-548

19. Hawse JR, Hejtmancik JF, Horwitz J, et al. Identification and functional clustering of global gene expression differences between age-related cataract and clear human lenses and aged human lenses . Experimental Eye Research, 2004, 79: 935-940

20. Zhang X, Zou T, Liu Y, et al. The gating effect of calmodulin and calcium on the connexin50 hemichannel. Biol Chem, 2006, 387: 595-601.

21. Chan C, Saimi Y, Kung C. A new multigene family encoding calcium-dependent calmodulin-binding membrane proteins of Paramecium tetraurelia. Gene, 1999, 231: 21-32.

22. Liu J, Qi S, Zhu H, et al. The effect of calmodulin antagonist berbaminederivative-EBB on hepatoma in vitro and in vivo. Chin Med J (Engl), 2002, 115: 759-762.

23. Okano Y, Asada M, Fujimoto A, et al. A genetic factor for age-related cataract : identification and characterization of a novel galactokinase variant Osaka, in, Asians. Am. J. Hum. Genet, 2001, 68: 1036-1042.

24. Maraini G, Hejtmancik JF, Shiels A, et al. Galactokinase gene mutations and age-related cataract. Lack of association in an Italian population. Mol Vis, 2003, 9: 397-400.

25. Reddy VN, Giblin FJ, Lin LR, et al. Glutathione peroxidase-1 deficiency leads to increased nuclear light scattering, membrane damage, and cataract formation in gene-knockout mice. Invest Ophthalmol Vis Sci, 2001, 42: 3247-3255.

26. Sastre J, Martin JA, Gomez-Cabrera MC. Age-associated oxidative damage leads to absence of gamma-cystathionase in over 50% of rat lenses: Relevance in cataractogenesis. Ferr Radic Biol Med, 2005, 38: 575-582.

27. Zhang W, Hawse J, Huang Q, et al. Decreased expression of ribosomal proteins in human age-related cataract. . Invest Ophthalmol Vis Sci, 2002, 43: 198-204.

28. Voorter CE, de Haard-Hoekman WA, Roersma ES, et al. The in vivo phosphorylation sites of bovine alpha B-crystallin. FEBS Lett, 1989, 259: 50-52.

29. Masters P, BADA J, Zigler J. Aspartic acid racemisation in the human lens during ageing and in cataract formation, 1977, 268: 71-73.

30. Harding J, Crabbe M. The lens: development, proteins, metabolism and cataract. The Eye: Vegetative Physiology and Biochemistry, 1984: 207.

31. Singh D, Raman B, Ramakrishna T, et al. Mixed oligomer formation between human α A-crystallin and its cataract-causing G98R mutant: Structural, stability and functional differences. Journal of Molecular Biology,

2007, 373: 1293–1304.

32. Groenen PJ, van den Ijssel PR, Voorter CE, et al. Site–specific racemization in aging alpha A–crystallin. FEBS Lett, 1990, 269: 109–112.

33. Mizdrak J, Hains PG, Truscott RJ, et al. Tryptophan–derived ultraviolet filter compounds covalently bound to lens proteins are photosensitizers of oxidative damage. Free Radic Biol Med, 2008, 44: 1108–1119.

34. Harding J. Possible causes of the unfolding of proteins in cataract and a new hypothesis to explain the high prevalence of cataract in some countries. Ageing of the Lens F Regnault, O Hockwin, and Y Courtois, editors Elsevier, Amsterdam, 1980, 71–80.

35. Liu X, Li S. Carbamylation of human lens gamma–crystallins: relevance to cataract formation. Yan Ke Xue Bao, 1993, 9: 136–142, 157.

36. Lapko VN, Smith DL, Smith JB. Methylation and carbamylation of human gamma–crystallins. Protein Sci, 2003, 12: 1762–1774.

37. Derham BK, Harding JJ. Effects of modifications of alpha–crystallin on its chaperone and other properties. Biochem J, 2002, 364: 711–717.

38. Lapko VN, Smith DL, Smith JB. In vivo carbamylation and acetylation of water–soluble human lens alphaB–crystallin lysine 92. Protein Sci, 2001, 10: 1130–1136.

39. Garlick RL, Mazer JS, Chylack LT, Jr., et al. Nonenzymatic glycation of human lens crystallin. Effect of aging and diabetes mellitus. J Clin Invest, 1984, 74: 1742–1749

40. Augusteyn RC. Distribution of Fluorescence in the Human Cataractous Lens. Ophthalmic Res, 1975, 7: 217–224

41. Gupta SK, Selvan VK, Agrawal SS, Saxena R. Advances in pharmacological strategies for the prevention of cataract development. Indian J Ophthalmol, 2009, 57: 175–183.

42. Kador PF, Lee JW, Fujisawa S, et al. Relative importance of aldose reductase versus nonenzymatic glycosylation on sugar cataract formation in diabetic rats. J Ocul Pharmacol Ther, 2000, 16: 149–160.

43. Bhattacharyya J, Shipova EV, Santhoshkumar P, et al. Effect of a single AGE modification on the structure and chaperone activity of human alphaB–crystallin. Biochemistry, 2007, 46: 14682– 14692.

44. Horwitz J. Alpha–crystallin can function as a molecular chaperone. Proc Natl Acad Sci U S A, 1992, 89: 10449–10453.

45. 刘莲等. 热休克蛋白70的主要功能及与白内障发病的相关研究. 眼科新进展, 2006, 26: 875–876.

46. Proctor CJ, Soti C, Boys RJ, et al. Modelling the actions of chaperones and their role in ageing. Mech Ageing Dev, 2005, 126: 119–131.

47. Harrington V, McCall S, Huynh S, et al. Crystallins in water soluble–high molecular weight protein fractions and water insoluble protein fractions in aging and cataractous human lenses. Mol Vis, 2004, 10: 476–489.

48. Santhoshkumar P, Udupa P, Murugesan R, Sharma KK. Significance of interactions of low molecular weight crystallin fragments in lens aging and cataract formation. J Biol Chem, 2008, 283: 8477–8485.

49. Zoric L, Miric D, Novakovic T, et al. Age–related cataract and serum albumin concentration. Curr Eye Res, 2008, 33: 587–590.

50. 武惠. 石珍荣. 老年性白内障晶体囊和囊下上皮的超微结构. 中华眼科杂志, 1990, 9: 168–170.

51. Dark AJ, Streeten BW. Precapsular film on the aging human lens: precursor of pseudoexfoliation? Br J Ophthalmol, 1990, 74: 717–722.

52. Marshall GE, Konstas AG, Bechrakis NE, et al. An immunoelectron microscope study of the aged human lens capsule. Exp Eye Res, 1992, 54: 393–401.

53. Li WC, Kuszak JR, Dunn K, et al. Lens epithelial cell apoptosis appears to be a common cellular basis for non–congenital cataract development in humans and animals. J Cell Biol, 1995, 130: 169–181

54. 范伟, 吉祥, 喻长泰. 晶状体上皮细胞凋亡及bcl–2、bax表达与年龄相关性白内障形成的关系. 眼视光学杂志, 2003, 5(2): 75–78.

55. Unakar NJ, Tsui J. Sodium-potassium-dependent ATPase. II. Cytochemical localization during the reversal of galactose cataracts in rat. Invest Ophthalmol Vis Sci, 1980, 19: 378-385.

56. Dunia I, Pieper F, Manenti S, et al. Plasma membrane-cytoskeleton damage in eye lenses of transgenic mice expressing desmin. Eur J Cell Biol, 1990, 53: 59-74.

57. 孙芳娥. 杨济芳，赵平. 老年性白内障晶体超微结构的观察眼科, 1995, 4(2): 118-121.

58. Gupta SK, Selvan VK, Agrawal SS, et al. Advances in pharmacological strategies for the prevention of cataract development. Indian J Ophthalmol, 2009, 57: 175-183.

59. Williams DL. Oxidation, antioxidants and cataract formation: a literature review. Vet Ophthalmol, 2006, 9: 292-298.

60. Spector A. Oxidative stress-induced cataract: mechanism of action. FASEB J, 1995, 9: 1173-1182.

61. Taylor HR, West SK, Rosenthal FS, et al. Effect of ultraviolet radiation on cataract formation. N Engl J Med, 1988, 319: 1429-1433.

62. Jiang Q, Cao C, Zhou C, et al. Quercetin attenuates UV- and H(2)O(2)-induced decrease of collagen type I in cultured human lens epithelial cells. J Ocul Pharmacol Ther, 2008, 24: 164-174.

63. Avetisov SE, Polunin GS, Sheremet NL, et al.［Search for chaperon-like anticataract agents, the antiaggregants of lens crystallin. Communication 3. Possibilities of a follow-up of caractogenesis processes on a prolonged rat model of UV-induced cataract］. Vestn Oftalmol, 2008, 124: 8-12.

64. Kantorow M, Hawse JR, Cowell TL, et al. Methionine sulfoxide reductase A is important for lens cell viability and resistance to oxidative stress. Proc Natl Acad Sci U S A, 2004, 101: 9654-9659.

65. Ganea E, Harding JJ. Glutathione-related enzymes and the eye. Curr Eye Res, 2006, 31: 1-11.

66. Rachdan D, Lou MF, Harding JJ. Glutathione reductase from human cataract lenses can be revived by reducing agents and by a molecular chaperone, alpha-crystallin. Curr Eye Res, 2005, 30: 919-925.

67. Tomoyuki Terada. Role of glutathione S-transferase in lens under oxidative stress. Journal of Health Science, 2005, 51(3): 263-271.

68. Anil Kumar P, Bhanuprakash Reddy G. Focus on molecules: aldose reductase. Exp Eye Res, 2007, 85: 739-740.

69. Srivastava SK, Ramana KV, Bhatnagar A. Role of aldose reductase and oxidative damage in diabetes and the consequent potential for therapeutic options. Endocr Rev, 2005, 26: 380-392.

70. Choudhary S, Xiao T, Vergara LA, et al. Role of aldehyde dehydrogenase isozymes in the defense of rat lens and human lens epithelial cells against oxidative stress. Invest Ophthalmol Vis Sci, 2005, 46: 259-267.

71. 肖天林，Mohammad Shoeb, Naseem H. Ansari. 4-羟基壬烯醛在糖尿病大鼠白内障中的代谢及发病中的作用. 中华眼科杂志, 2009, 3: 248-251.

第二节 白内障的分子遗传学

一、概述

白内障分为年龄相关性白内障及先天性白内障两大类别。前者过去又称为老年性白内障，是最常见的白内障类型。多见于50岁以上的中老年人，随年龄增长发病率增高。不过大多数病例病情进展缓慢，且不影响视力。在部分病例确实因晶状体混浊而影响视力，此时年龄相关性白内障的诊断才真正具有临床意义。白内障是致盲率最高的眼疾，全球约有2千万白内障患者因此而丧失视力。年龄相关性白内障的病因仍不清楚，现认为与老年代谢缓慢发生的退行性变，营养不良，辐射损伤如紫外线，吸烟等相关；全身代谢及内分泌紊乱疾病如糖尿病；药物的副作用如长期使用皮质激素等均被列为该病的危险因素。除以上所列因素之外，分子遗传学发病机制也不容忽视。日益增多的流行病学资料表明，遗传因素在年龄相关性白内障的发病中占有重要的作用，如把皮质性及核性白内障阳性家族史作为危险因素，患者兄妹白内障的概率高于常人的3倍，皮质性白内障遗传因素占53%～58%，而核性白内障危险因素中遗传因素大约占48%[1~4]。

先天性白内障（congenital cataract）是一类在出生时或幼年期间就出现的白内障，患病率约每10 000名活产婴儿为1～6例[4,5]。约50%的先天性白内障患者可能有遗传因素，且有明显的遗传异质性。先天性白内障，是儿童常见致盲病之一，在我国占据儿童致盲原因的第二位。先天性白内障可分为仅有晶状体混浊的单纯性白内障及伴有全身及其他眼部异常的综合征，而大多数先天性白内障为单纯性的，遗传性白内障占先天性白内障的8%～25%，特别是双侧白内障，有报道三种不同的遗传方式都与白内障有关；然而，常染色体显性遗传似乎是最常见的，尤其是双侧白内障，27%的双侧单纯性先天性白内障有家族史背景，而单侧病例只有2%有遗传背景[6]。其他原因包括宫内感染（风疹，水痘和弓形体病），代谢疾病，外伤，青少年的眼部炎症性疾病等，还有许多病例尤其是单侧性的，原因仍不明。先天性白内障常结合混浊的形态和部位分类，可分为核性、缝性、皮质性、板层、粉状、点状、前极性、后极性白内障以及完全性白内障。

虽然白内障小切口超声乳化人工晶状体植入术等治疗效果可以达到较完美的境界，但手术医师技术的参差不齐，术中或术后可能出现的一些并发症，及每年用于白内障手术的巨大卫生经济负担等使得世界上许多眼科学家仍在坚持不懈地研究白内障的病因，希望能发现致病病因，找到有效防治白内障的非手术疗法。

白内障的病因学研究方法已从最开始的简单的临床观察，发展到现在的实验室白内障动物模型，基因定位及分析，转基因及基因敲除等现代化的分子遗传学水平的研究。白内障，尤其是儿童先天性白内障突变基因的鉴定，使人类对白内障形成的机制有更多的理解，且对正常晶状体的发育过程和生理学提供了进一步的理论基础。

二、白内障的分子遗传学基础

从胚胎发育到其后的生长及老化，晶状体纤维细胞一生都在生长。先天性遗传性白内障主要为胚胎发育的异常，而年龄相关性白内障除遗传因素外，环境因素占相当大的成分。

（一）晶状体的胚胎发育

晶状体是在表皮外胚层和视泡接触后，从胚胎表面的外胚层发育而来。在妊娠第3周，表皮外胚层在接触视泡的部位增厚形成晶状体基板，在第22及23天，晶状体基板内陷，形成晶状体小凹，此区与表面上皮分离，形成晶状体小泡，中空的晶状体泡由PAS染色阳性的上皮包绕。前壁细胞作为单层的立方上皮细胞，而后壁细胞拉长形成初级晶状体纤维细胞充填于晶状体泡管腔（图4-2-1）。第4周末，晶状体泡成为实体的细胞球和后来的晶状体胎儿核。次级晶状体纤维细胞由前晶状体上皮细胞分化而来，经历单次有丝分裂，朝向赤道转移，环绕胚胎核（胎儿核）形成。晶状体上皮细胞的主要功能是产生晶状体纤维和合成晶状体蛋白质。新分化的纤维细胞同中心层状排列，就像洋葱皮一样，在一生中不断发育。晶状体缝在第2个月出现，是球形胚胎核的前、后极的次级晶状体纤维相互衔接终止而产生的[4]。

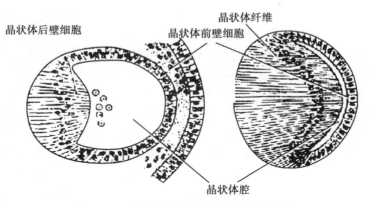

图4-2-1 人晶状体纤维发育的早期阶段

（二）晶状体蛋白的结构

成人的晶状体无神经、血管和淋巴，包含大量的蛋白。由于核和其他细胞器的丢失，这些蛋白质不更新，存在于整个生命过程。晶状体蛋白占晶状体湿重的30%～35%，占晶状体干重的90%，皮质的水含量占80%，晶状体核的水含量占68%。晶状体蛋白浓度高达450mg/ml，从而导致更高的折射率，使晶状体具有屈光功能。晶状体蛋白质分水溶性与水不可溶性，水溶性的晶状体蛋白占总晶状体蛋白的90%，并根据溶解度顺序可以分为 α 、β 、γ 三种亚类，是非常稳定的蛋白质，对维持晶状体的透明性起很重要的作用；编码这3种蛋白质的基因都是遗传性白内障的典型代表基因[4,7,8]。α 晶状体蛋白占人晶状体蛋白质的40%，是由 α A 和 α B 两种亚单位组成的大型复合物，可赋予其最大的稳定性和溶解性。α A 和 α B 由两种不同基因编码，即染色体21q22.3上的 CRYAA 基因和11q22-q22.3上的 CRYAB 基因[9]。α A 和 α B 晶状体蛋白以20kDa亚单位形式存在，在人晶状体中以大约3：1的比率依靠非共价键结合形成约550kDa的异寡聚复合体。α A 与 α B 多肽的二级结构是 β 折叠，没有螺旋结构。α A 晶状体蛋白在脾脏中有低水平的表达；α B 晶状体蛋白除了在大脑中有高水平的表达，其他如在肌肉、肺、胸腺、肾及许多细胞中也有表达。α 晶状体蛋白为晶状体的结构成分，可维持细胞内晶状体蛋白的稳定性，具有显著的保护作用；作为晶状体的伴随蛋白，α 晶状体蛋白可抑制其他蛋白质的凝集和沉淀，而作为一个抗白内障蛋白质；α 晶状体蛋白有直接的维持晶状体透明性的作用，它通过模仿分子伴侣作用，即通过结合变性的蛋白质，使得这些蛋白质保持在可溶性的状态，由于晶状体不具有任何机制降解或排出受损蛋白于细胞外，这类分子伴侣的活性对保持晶状体透明度是至关重要的；α 晶状体蛋白还可提高细胞抗氧化能力，由于它属于小的热休克蛋白家族，可调节细胞对各种外因如热和氧化的反应，它还可能有细胞凋亡通道调节剂的作用；此外，α 晶状体蛋白与细胞结构有关，这是通过与细胞骨骼的相互作用和调节实现的。β 和 γ 晶状体蛋白共有常见的结构成分，因而被视为一个大家族。β 和 γ 家族保守的第3级结构单位是由希腊钥匙模体组成的球状区。希腊钥匙模体的名称是因为他们由4条反向

平行的 β 折叠结构组成，像希腊陶器中的一个常见元素。2个希腊钥匙模体组成一个球形区。

β 晶状体蛋白由多个 20～30kDa 的多肽亚单位（寡聚体）聚合形成的轻链（约 50kDa）及重链（150～210kDa）构成。其中轻链为二聚体，而重链为多聚体（常为 7～38 个寡聚体）。组成 β 晶状体蛋白的寡聚体为由6个基因编码的7种球蛋白，按照其携带的电荷分成酸性（β A1/A3，位于染色体 17q11；β A2，位于染色体 2q33；和 β A4，位于染色体 22q11）和碱性（β B1、β B2 和 β B3，位于染色体 22q11）。β 晶状体蛋白还有非保守的 N- 和 C- 端延伸，而 α 晶状体蛋白缺乏该结构。

γ 晶状体球蛋白以 20kDa 的单体存在，具有保守的结构单位，如2个球形分区，它们与 β 晶状体蛋白不同之处在于2个分区之间的连接肽链折叠。它们在晶状体纤维内及核内浓度非常高。γ 晶状体蛋白基因簇包括 γ A～ γ F、γ S 及 γ N 共8种。在人类中明确发现的为 γ C、γ D 及 γ S，而 γ A、γ B、γ E 和 γ F 为假基因，与正常基因相似，但为丧失正常功能的 DNA 序列。γ 晶状体蛋白也可以分为几个不同的亚型，有2个主要的基因族在 2q33-36（编码 γ -A/B/C 和 γ -D/E/F），并且一个单独的 γ S 晶状体蛋白基因位于 3qter。γ S 晶状体蛋白代表 β 和 γ 晶状体蛋白之间的进化过渡。

其他维持晶状体的重要结构为：①膜蛋白，组成2%的晶状体蛋白；②间隙连接蛋白，也称连接素，形成门户通道，为细胞间联系所必要的；③细胞骨架蛋白如肌动蛋白，肌球蛋白和波形蛋白等等在细胞分化过程中参与维持细胞形态及调解。

由于其独特的功能和解剖，哺乳动物的晶状体非常依赖于正常的间隙连接蛋白的功能。每一个缝隙连接通道是有两个半通道，或连接子组成的，它镶嵌在相邻细胞之间的胞外空间。每个连接子由六个跨膜蛋白亚基组成的，称为缝隙连接蛋白。连接蛋白属于一个由大于20个成员组成的多基因家族，其中三个在晶状体上表达（Cx43、Cx46 和 Cx50）。间隙连接蛋白 43（Cx43）主要在晶状体上皮细胞表达。在分化成纤维后，Cx43 的表达下调，而由连接蛋白 Cx46 和 Cx50 取代。连接蛋白于无血管的晶状体的营养和细胞间的联系尤为重要。它们以中央的电压门控离子通道联合成异构型低聚跨膜结构连接子。连接蛋白连接细胞外空间，允许小分子在相邻细胞之间运输，包括离子、营养和代谢产物。连接蛋白的这些功能对维持晶状体的代谢平衡和晶状体纤维的透明度是非常重要的。主要内在蛋白（MIP）是一种完整的膜蛋白，是定位于质膜的水通道蛋白家族的一个成员，主要转运水和选择性小分子。它是晶状体中最丰富表达的膜蛋白，几乎占了运输蛋白的80%。晶状体细胞结构是细胞骨架，晶状体蛋白和胞质之间的相互作用的结果。细胞骨架是各种细胞质蛋白参与提供结构支持，细胞活力和维护细胞体积和形状的一个网络。

（三）白内障的分子遗传学病变

1. 晶状体发育异常

晶状体发育异常可导致晶状体的缺损或白内障。晶状体分化不仅由晶状体细胞本身所调节，也依赖环境因素，下列3个方面的病变可引起晶状体的异常[10]：①直接导致晶状体细胞分化障碍的突变；②直接干扰晶状体细胞分化的突变，例如晶状体异常分化的组织诱导剂；③干扰胚胎，眼和晶状体环境的因素如机械、物理和化学因素，营养和代谢异常以及感染等，可以直接或间接影响晶状体。

（1）直接导致晶状体细胞分化障碍的突变：其典型例子是 Nakano 小鼠白内障。此鼠在出生后3周发生点状晶状体混浊，混浊的表现与晶状体水化及 Na^+ 的增加一致。13天的胚胎显示 Na^+-K^+-ATP酶减少50%，可能是与晶状体的 Na^+-K^+-ATP酶的失活有关，系突变影响了离子泵功能，晶状体细胞不能分化成正常功能的细胞。另一个例子是墨西哥蝾螈，它有一种无眼突变，当无眼突变的视泡移植到正常野生型的上皮的模型中，可见晶状体形成及发育，然而当这种视泡移植到突变的上皮模型中则没有晶状体的形成，表明发育晶状体细胞的上皮有缺陷。

（2）间接影响晶状体细胞核的突变：Fidget突变的小鼠视泡由于有丝分裂减少及由此造成的与外胚层接触障碍或接触延迟，结果出现无眼球或小眼球。根据Silver和Hughes的研究，该病变系两组织的接触之间有一层中胚层细胞褶，在正常野生型中，虽然同样有这样的细胞褶的出现但经历程序化死亡（凋亡）后消失，然而，这些细胞在突变鼠中不会死亡或消失，它们的增殖导致来自视杯的小晶状体原基细胞异位，最终出现无眼球。

（3）干扰晶状体环境的因素：许多情况下，尤其是在人类中，环境变化可直接或间接干扰晶状体细胞分化，包括一些机械性干扰，物理和化学试剂，营养和代谢异常以及感染等。需要注意的是大部分的异常出现在生命的早期，而且对这些因素的最大易感性发生于胚胎的发育早期，例如，人胚胎对风疹病毒高度敏感，如妊娠的头3个月母体感染可引起先天性白内障，但在后期易感性减低。放射损伤主要作用于晶状体上皮细胞和年幼的纤维，年幼的晶状体纤维细胞不能正常分化和朝着晶状体后部转移而形成混浊。

2. 晶状体蛋白病变

α、β、γ晶状体蛋白均为遗传性突变的靶蛋白，已发现这些蛋白基因的突变可导致蛋白质结构异常和晶状体混浊[4,7,8]，从而引起先天性白内障。

α晶状体蛋白突变与人的常染色体显性白内障（autosomal dominant cataract，ADC）有关。在α晶状体亚单位R116C错义突变（第116位上的精氨酸由半胱氨酸取代）的先天性白内障家庭成员中，报道表明有板层中央核混浊，而在30岁左右成人时发生的皮质性和后囊下白内障中，R116C突变与伴侣样作用降低有关。CRYAA基因位于21q22.3的染色体上，已发现该突变在常染色体显性遗传性核性白内障的家庭成员共分离，家系显示有明显的变异，在10个累及的成员中5个患有与白内障相关的小角膜，这表明α晶状体蛋白在正常的眼前节发育中也可能起着一个非常重要的作用[11]。α晶状体亚单位1号外显子的161 G＞C颠换突变导致的R54P错义突变被报道与常染色体显性缝性遗传性白内障有关。该突变导致相应位点的疏水性增加，与其他的晶状体蛋白所显示的一样，疏水性与晶状体蛋白的活动性相关。增加疏水相互作用可以降低其溶解度或导致异常折叠从而导致白内障的发生[12]。近年CRYAA基因的L139P、R54L、R12C错义突变被报道与核性先天性白内障有关[13~15]，其中R54L突变的生物信息学分析表明，晶状体蛋白的第54位氨基酸是高度保守的，R54L变异引起局部的疏水性增加，导致核性白内障的形成。还有报道一种单纯性常染色体显性后极白内障的家系，染色体定位于11q22-q22.3的CRYAB基因位点上，在所有受影响的家庭成员中有一个缺失突变（450delA），以及一个异常蛋白质的产生[16]。近年发现一种在αB晶状体蛋白基因的P20R突变亦可导致常染色体显性遗传先天性后极性白内障的发生。使用在线程序ProtScale和PyMOL分析数据显示变异改变了αB晶状体蛋白的溶解度和稳定性从而导致了白内障的发生[17]。

β晶状体蛋白基因的突变也可引起人类先天性常染色体显性白内障。三个不同的先天性常染色体显性白内障家族的致病原因定位于22q11染色体上的 *CRYBB2* 的基因区，尽管它们种族背景不同，表型有所不同，但具有相同的突变[18~20]。一个家族表现为蓝点状白内障，另一个家族表现为粉状核混浊，第3个家族表现为蓝点状白内障和明显的缝性白内障。同样的突变引起不同的表现型，提示其他的基因改变，或者更少可能的是，环境因素影响着表型。*CRYBB2* 是晶状体里面最丰富的晶状体蛋白，因此在维持晶状体的透明性上起着关键的作用。大多数已发现的 *CRYBB2* 突变是错义突变。已发现的 *CRYBB2* 基因的R188H错义突变是组氨酸残基取代第188位的精氨酸，经预测该变异可导致相邻残基的构象发生显著变化，并导致氢键模式的改变。推测位于β4片层的突变位点，因为额外的氢键形成损害了CRYBB2蛋白的二聚化，导致晶状体混浊从而引起前轴胚胎核性白内障的发生[21]。大量的该基因位点的突变分别被发现与天蓝色、核性、板层、后囊下、冠状及全白内障相关（表4-2-1）[22~24]。同样的，在无遗传学关系的2个家族的染色体17q11.2上的 *CRYBA1* 基因的同一部位上的2个不同的剪切位点突变也导致不同的表现型。一个突变（G474A）与有明显晶状体缝的核性白内障共分离，另一个（G474C）与伴有不同的晶状体缝性混浊的粉尘状白内障共分离[25,26]。*CRYBA1* 基因的G91del突变被发现与显性核性白内障的发病相关。Reddy等人研究 *CRYBA1* 的G91del突变的致病机制，发现了突变蛋白引发有缺陷的折叠和溶解性降低，从而导致白内障的发生[27]。另外 *CRYBA1* 的c.215+1G＞A突变导致剪接供体的消失导致引起常染色体显性遗传性层状白内障[28]。有研究对一个3代的印度白内障家系进行分析研究，该家系的遗传模式呈常染色体显性遗传，致病位点定位于染色体17q11-12上，所有患者均表现为同时存在的双侧板层以及缝性白内障。尽管混浊的程度不同，但基因突变都是在βA3/A1晶状体蛋白基因的保守结合点的一个单碱基变化[29]。

γ晶状体蛋白的突变，如 *CRYGC* 和 *CRYGD* 上的突变也可以导致单纯性先天性常染色体显性白内障。据报道 *CRYGC* 基因的突变与核性粉状和板层白内障有关[30,31]，*CRYGD* 突变则可以出现更多的表型变异，如青少年发作的粉状（R14C）、蓝点状（P23T）、棱镜状（R36S）、珊瑚样（R58H）、核性（W156）和板层（P23T）白内障。在体外对突变的 *CRYGD* 多肽的功能研究证明，R14C和R58H多肽水溶性降低而易于结晶。R14C γD-晶状体蛋白和野生型多肽表现出同样的二级和三级结构，显示这些蛋白的伸展对白内障的发生无关紧要[32,33]。中央粉末状的（coppock cataract）核性板层白内障（指的是在胚胎核），定位于染色体2上的γ晶状体蛋白基因群。人类的γE基因是一个假基因，在基因的第二个外显子有一个失活的启动子和一个终止密码子，正常时它并不表达，如果异常情况下表达的话，蛋白质将终止在第一个球形区。在"coppock-like"白内障，γE基因的启动子区的突变导致基因的活化，这样截短的产物以一个高于正常10倍的水平表达，此升高的水平达到γD晶状体蛋白的30%，这也是第一个人类疾病与假基因活化相关的报道[34]。

3. 非晶状体蛋白病变

除晶状体蛋白外，其他参与晶状体结构的一些重要成分，如膜转运蛋白，细胞骨架蛋白等蛋白基因的突变也可导致白内障的发生[4,7,8]。

（1）膜转运蛋白（membrane transport proteins）：晶状体的透明特性是组织结构高度有序的结果，然而这些结构的维持依赖于水合作用和单个细胞容积的控制。晶状体内的大多数细胞都依赖无氧糖酵解来满足能量需求。然而，在晶状体深部的晶状体纤维不能通过被动扩散获得足够的营养，因此他们依赖运输系统来提供营养并且将代谢产物运输到晶状体表面。而各种各样的膜转运蛋白就承担着这样的任务，它们的变异则可能导致白内障的出现。

目前已经报道的主要通道有水通道蛋白（MIP）、间隙连接通道蛋白（连接素）、Na⁺-K⁺-ATP泵以及葡萄糖载体蛋白，而水通道蛋白和间隙连接通道蛋白已被证实与人类白内障有关。

（2）水通道蛋白（aquaporin 0，AQP0）或主要内在蛋白（major intrinsic protein，MIP）：在成熟的晶状体内最多的连接膜蛋白是晶状体的主要内在膜蛋白（MIP26或AQP0），由染色体上12q12上的一个基因编码。MIP是水通道蛋白的一个成员，属于一种普遍存在的细胞膜水转运蛋白家族的一员，涉及快速的水跨膜运动。MIP只是表达于末期分化的纤维细胞（即眼晶状体的主要细胞类型）。

有多种不同的突变已经被证实可引起白内障。其中一种突变的家族有多形的白内障表型并伴有非进行性的点状晶状体混浊，这些混浊局限在中央和周围板层伴有不均匀的极性混浊。一种突变的家族有不同的错义突变（E134G），表现不同的非进行性的板层白内障的表型。这两种突变均导致水通道的一个关键部分的氨基酸改变，并且影响水转运功能。由E134G突变所引起的板层表型很难单纯用水转运障碍来解释，MIP可能在晶状体的发育中有另外的尚未发现的作用。体外功能分析推断，可能由于内质网合成蛋白时出现蛋白错误折叠，突变蛋白实际上并没有与细胞膜相接触。此外，突变明显干扰了野生型蛋白的靶作用，因而可以解释突变引起的显性负效应[35, 36]。其他突变还有MIP的外显子供体剪接位点突变c.606+1G＞A，错义或无义突变D150H、Y219、G215D、R113X、R33C及G165D分别引起核性、皮质点状、后极性、进行性点状、Y形缝合白内障合并点状皮质混浊、全白内障和板层白内障等[37~43]。

（3）连接素（connexins）：连接素为一些组织中细胞交流所需要的间隙连接蛋白质。晶状体的一个特征是晶状体纤维细胞之间的广泛低阻间隙连接系统，使晶状体组织能够作为多核体行使功能。细胞间的间隙连接使离子、第二信使以及代谢产物得以循环和交流，并且保持晶状体纤维蛋白内环境的稳定。

属于连接素多基因家族的结构蛋白构成了间隙连接的细胞间通道，六个连接蛋白分子组装构成一个连接子，然后与邻近的细胞组成一个完整的细胞间通道。晶状体有三个特殊的连接素（CX）基因（CX43、CX46和CX50）的表达，位于染色体1q22-23的CX50是第一个被证实与常染色体显性遗传伴核性粉状白内障相关的基因，另外还有报道十余个核性粉状白内障家族有CX46突变，目前为止大多数的CX46或CX50突变的家族都具有相同的表型（即核性粉状），但其他的表型如珊瑚状、带状粉、颗粒状、点状、后极和全白内障亦有报道（表4-2-1）。这说明尽管这些转运膜蛋白都是低水平的表达，但它们对正常的晶状体胚胎发育还是很重要的[44~71]。

（4）细胞骨架蛋白（cytoskeletal proteins）：晶状体细胞的结构框架由细胞质内的细胞骨架和胞质中的晶状体蛋白的相互作用所决定。晶状体细胞具有微丝，微管以及中间丝。由肌动蛋白分子组成的微丝蛋白构成细胞骨架，便于细胞形态的维持，加强细胞与细胞之间的联系，并且限定细胞膜的间隔。微管蛋白决定细胞内运输和细胞器的分布。中间丝蛋白能帮助晶状体细胞应对晶状体调节温度等生理应激。这其中典型的蛋白为串珠状丝结构蛋白2（beaded filament structural protein 2，BFSP2）。由于串珠丝是晶状体纤维特异性的细胞骨架结构，因此这些复合物的成分构成是很好的研究先天性白内障的候选基因。在这种复合物中发现有2种中间丝蛋白（串珠状丝结构蛋白2，晶状体丝蛋白）与晶状体球蛋白相互作用。在常染色体显性遗传白内障的3个家族中，晶状体混浊与位于染色体上的 *BFSP2* 基因突变有关，其中一个家族表现为青少年发作的进行性板层白内障，有两个患者还有先天性的核性白内障，第二个突变主要引起患者出生后的粉状和轮辐状皮质混浊[72]。第三个突变主要引起患者常染色体显性遗传性粉状白内障合并缝状混浊[73]。

（5）发育调节器（developmental regulators）：晶状体的发育是由多种基因以及基因产物在时间和空间上的相互作用共同协调所决定。参与这个复杂过程的基因包括转录因子和扩散生长因子。转录因子基因的突变构成了一定程度的前节发育障碍，*MAF*、*HSF4*、*PITX3* 等被表明与单纯性白内障的发病有关。

1）*MAF*：它是一个基本区域亮氨酸拉链转录因子，表达于小鼠的晶状体基板和原始晶状体纤维中，在晶状体基板和视泡接触后，*MAF* 结合到位于晶状体蛋白基因和 *PITX3* 基因的启动子上的 *MAF* 反应元件上。Jamieson 及同事报道了一个常染色体显性遗传的青少年发作的粉状白内障，其染色体16q23上 *MAF* 基因出现R288P替代。5个患者中有2个伴随小角膜，1个有虹膜缺损，因此证明 *MAF* 在眼前节发育中具有更多的作用[74]。

2）热休克转录因子4（heat shock transcription factor 4，*HSF4*）：热休克转录因子4与大小两种热休克蛋白有关。其中小的热休克蛋白，如 αB晶状体球蛋白和热休克蛋白27（Hsp 27），被认为具有分子伴侣作用而不具有ATP依赖性；大的热休克蛋白具有ATP依赖性，并且具有重折叠变性蛋白和防止新生成的蛋白错误折叠的功能。在显性的板层白内障家族的患者中有报道 *HSF4*（16q22）的DNA结合区的4个错义突变，三个表现为双侧先天性白内障，另一个表现为小家族的显性遗传性单侧白内障[75]。在显性的皮质棒状混浊和核彩色圆点混浊的白内障家系的患者中亦有 *HSF4*（16q21-q22）的DNA结合区的错义突变K23N报道。*HSF4* 的错义突变L174P在常染色体隐性遗传性先天性白内障家系中亦见报道。另外 *HSF4* 基因的L174P与R111C错义突变被报道分别与常染色体隐性及显性先天性白内障有关[76~78]。

3）*Pitx3*：Pitx3基因是一个同源框（homebox）基因，近来鉴定的鼠同源的 *pitx3* 属于同源框基因的一个家族，即 *PITX/RIGE* 家族。*PITX/RIGE* 的成员在眼的发育中起着作用，尽管 *PITX3* 本身的作用还有待阐明。*PITX3* 突变导致常染色体显性先天性白内障和前节间叶细胞增殖不良（ASMD）。研究发现，在染色体10q23-26区域独立的17个碱基的插入突变导致无义变异，引起先天性后极性白内障[79]。Semina 及其同事在一例先天性常染色体显性完全性白内障家族中发现，在染色体上的 *PITX3* 基因有G41A错义突变。在这个小家族中，在相对保守的区域存在S13N替换并且与疾病表型分离，这个基因的突变也与白内障和前节发育不全有关[80~82]。最近有研究者发现543delG突变导致羧基末端产生127个额外的残基，这种 *PITX3* 基因的突变影响蛋白质的羧基末端的同源结构域的外部，引起常染色体隐性遗传的先天性白内障[83]。

4）*PAX6*：*PAX6*基因编码一种眼发育需要的蛋白质，它在神经管，发育的前脑区、眼、垂体等有表达，Pax6蛋白质也为晶状体球蛋白基因表达所需要，也是一个同源框基因。*Pax6*突变导致无虹膜及白内障，特点为虹膜发育不全，黄斑中央凹缺损，以及晶状体移位和视神经发育不良等异常[84]。近年在一个三代无虹膜及先天性进展性白内障中国人家族检测出基因编码区杂合子c.307c＞T的无义突变，该突变存在于一个高度保守的区域，导致该区域的精氨酸密码子为终止密码子替代（R103X）[85]。

5）*EPHA2*（receptor tyrosine kinase gene）：*EPHA2*基因编码一个976个氨基酸的跨膜酪氨酸激酶受体。EPHA2蛋白有包含配体结合结构域，富含半胱氨酸结构域和两个纤连蛋白结构域，一个跨膜区的细胞外区域和由一个跨膜区、酪氨酸激酶结构域、α基（SAM）和PDZ结构域组成的胞内区[86]。EphA2与它的配体Ephrin-A5、Ephrin-A1相互作用带来双向信号转导。这种信号在细胞黏附和细胞排斥中起着重要的作用[87]。在晶状体中的这种信号的干扰可能是白内障发展的根本原因。EPHA2在人类和小鼠晶状体中表达与晶状体纤维细胞中的连接蛋白表达在同一部位[88,89]。*EphA2*和*ephrin-A5*基因敲除小鼠逐渐出现白内障从而证明EPHA2信号传导在维持哺乳动物晶状体[90]透明度和架构方面的重要性[91,92]。*EPHA2*基因的P584L错义突变导致常染色体显性核性及全白内障表型的发生，该突变改变了蛋白质跨膜区的一个高度保守的氨基酸。核性和全白内障表型提示*EPHA2*在原发性纤维细胞形成中的关键作用。此外，其在皮层纤维细胞中的高表达[93,94]，并与老年性皮质性白内障基因相关的SNP有关联提示其在二级/皮质纤维细胞中的作用，包括在生命后期中的作用。*EPHA2*基因的罕见变异导致迟发性皮质或包膜下白内障的发现也支持这一观点。因此，*EPHA2*在维持晶状体透明性方面全程起着重要的作用[95]。该基因的P584、R890C、T940I、D942fs+C71、D942fs+C71、G948W、A959T、I976Hfs*37和V972GfsX39变异分别在不同的家系中表现为常染色体显性核性、后极、全白内障、包膜下、皮质及带状白内障的表型[96~104]。

6）*UNC45B*：*UNC45B*是分子共伴侣负责Ⅱ型肌球蛋白的正确组装且在成肌细胞融合和肌节组织中有一定的作用。UNC-45蛋白家族中，一个亚型（unc-45）由无脊椎动物的基因组编码，两种异构体unc45a和unc45b由脊椎动物的基因组编码。unc45a广泛表达，而unc45b在横纹肌中高表达。UNC-45的肌肉肌球蛋白分子伴侣活性蛋白是依赖于Hsp90作为分子共伴侣的。UNC-45拥有三个功能和结构域。N末端含有三个重复TPR模体及参与和HSP90蛋白形成稳定的络合物。C端由UCS域（Unc-45、Cro1和She4）组成，与真菌蛋白具同源性，参与在发芽、内吞作用和细胞分裂中分子的分离。研究发现*UNC45B*基因的R805W变异可导致常染色体显性遗传性青少年白内障[105]。

7）*COL4A1*：*COL4A1*（NM_001845）和*COL4A2*（NM_001846）编码Ⅳ型胶原，存在于几乎所有的细胞基底膜，且跨物种高度保守，分别包括52和48个外显子。它们被头对头安排在人类13号染色体的相对链上，由127个核苷酸分隔，包含一个共享的、双向的启动子，需要额外的元素来控制组织的特异性和蛋白质表达水平[106]。Ⅳ型胶原包含三个主要区域：一个氨基末端的7S域，参与分子间交联和大分子组织，和一个高度保守的，中央三螺旋结构域和一个羧基末端，非胶原域亦即球状结构域负责启动异源三聚体组装[107]。在一个中国白内障家系发现*COL4A1*基因的G782A突变导致常染色体显性非综合征型核性先天性白内障。

8）*WFS1*基因（Wolfram Syndrome 1）：*WFS1*基因表达产物Wolframin是疏水性四聚体蛋白，两个末端具有九个跨膜片段和大的亲水区。以前的研究已经表明，Wolframin是内质网膜嵌入蛋白[108]。定位在内质网表明，Wolframin在膜转运，分泌，内质网钙稳态的处理和/或监管方面有生理调节作用。干扰或重载这些功能诱导内质网应激反应，包括细胞凋亡[109]。*WFS1*基因突变导致常染色体隐性遗传Wolfram综合征[110]。Wolfram综合征（WFS）于1938年由Wolfram和Wagener首先描述，是一种严重的神经退行性疾病，主要表现为青少年糖尿病，视神经萎缩（OMIM 222300）。通过全基因组连锁分析在一爱尔兰血统的四代人家族，发现疾病相关的常染色体显性遗传先天性核性白内障致病基因定位于染色体4p16.1。通过对*WFS1*编码区和内含子–外显子边界的测序，确定了一个替代突变A1385G存在于外显子8，该突变引起错义突变E462G。这是该基因突变导致一个孤立的核性先天性白内障发病的首次报道。这些结果表明，膜转运蛋白wolframin在晶状体发育中的重要作用。

（6）其他基因：

OPA1、*HMX1*、*TUBA1A*等基因被发现与白内障合并其他眼部或全身疾病相关。

视神经萎缩1基因（*OPA1*）是一种多功能蛋白位于线粒体内膜，调节许多重要的细胞功能，包括线粒体融合，线粒体DNA的维护和细胞凋亡[111]。*OPA1*基因突变与常染色体显性遗传性视神经萎缩相关。20%的患者有眼外症状。除了这些显性的情况下，只有少数综合征病例报告迄今为止被报道与复合杂合子*OPA1*突变有关，暗示为隐性或半显性遗传模式。全基因组测序发现，一对新型的复合杂合突变：p.L620fs*13（c.1857–1858delinsT）和p.R905Q（c.G2714A）与隐性遗传性视神经萎缩、感觉运动神经病变和白内障家系发病有关[112]。

1）*HMX1*：*HMX*基因编码一类含有同源结构域的感觉器官发育所必需的转录因子，从胚胎发育的早期阶段就开始表达。对一个三代罹患先天性白内障、眼前段发育不全，和视网膜营养不良的家系进行遗传分析发现纯合子c.650A＞C；p.（Gln217Pro）错义突变发生在高度保守的同源结构域的H6家族同源盒1（*hmx1*）基因。蛋白质的建模预测，该变异对蛋白质折叠和/或稳定性可能有不利影响。在体外分析表明，该突变对蛋白质的表达没有影响，但对功能有不利影响[113]。

2）*TUBA1A*：*TUBA1A*基因编码alpha–1A微管蛋白，该蛋白在微管的功能和稳定中有重要作用。研究发现*TUBA1A*基因的808G＞T错义突变除了引起眼睛异常包括小眼畸形和先天性白内障外，还与脑畸形有关[114]。

3）FTL铁蛋白轻链基因：该基因编码铁蛋白的光亚基。铁蛋白是在原核和真核生物细胞内主要的储铁蛋白。它是由24个亚基的重和轻铁蛋白链组成。铁蛋白亚基组成的变化可能会影响在不同组织中铁的吸收和释放率。铁蛋白的一个主要功能是在一种可溶性和无毒的状态下储存铁。轻链蛋白基因缺陷与多种神经退行性疾病和高铁血症白内障综合征有关。铁蛋白轻链基因突变c.–167 C＞T被发现与一澳大利亚大家庭的遗传性高铁血症–白内障综合征有关[115]。

4）*KCNJ13*：该基因编码内向整流钾通道蛋白质家族的一个成员。这个家族的成员形成离子通道，让K⁺进入细胞。编码的蛋白质属于低信号通道电导蛋白的一个亚科，对钾离子浓度有很低的依赖性。这个基因突变与雪花玻璃体视网膜变性有关。不同的剪切导致多样的转录子。研究表明 *KCNJ13* 的隐性突变导致玻璃体–视网膜发育不良以及早期白内障。用新一代基因测序分析该类患者的 *KCNJ13* 基因显示一个新纯合子错义突变（c.359T＞C; p.Ile120Thr［NM_002242.4］），且与该疾病的表型共分离。上述研究表明少年或成年早期发病的白内障表现为先天性玻璃体–视网膜营养不良合并显著的视盘上纤维化和成团的后极部色素沉着是一种独特的表型，表明存在隐性的 *KCNJ13* 突变[116]。

　　5）*LEPREL1*：*LEPREL1* 基因也可以称作 prolyl 3–hydroxylase 2（*P3H2*）。该基因编码 2–氧代戊二酸依赖的双加氧酶家族中的脯氨酰羟化酶中的一员。这些酶在胶原链装配、稳定性和通过催化脯氨酸残基的翻译后 3–羟基化的交联中起着关键的作用。这个基因的突变与非综合征性高度近视白内障和玻璃体视网膜变性有关，该基因的表达下调可能在乳腺癌中发挥作用。已观察到该基因选择性剪接基因可编码多个亚型。对罹患家族性晶状体半脱位和/或青少年晶状体混浊的一个近亲家系的四姐妹进行研究发现 *LEPREL1* 基因的纯合子隐性基因突变。该家系的遗传分析表明，表型与一种隐性纯合子突变 *LEPREL1*（c.292delC; p.Gly100Alafs*104）共分离。最近，在两个家系中，这个基因的隐性突变与轴性近视和早发性白内障有关，一些受影响的家系成员也有晶状体异位和/或术后视网膜脱离的现象。隐性 *LEPREL1* 基因突变可作为晶状体半脱位鉴别诊断的一部分。相关的表型是非综合征性且与其他原因引起的晶状体异位相区别。除外还表现为青少年晶状体混浊，轴性近视，和对眼内手术后视网膜脱离的易感性[117]。

表4-2-1　遗传性白内障突变位点及相应表型

基因	部位	序列改变	氨基酸改变	晶状体表型
CRYAA	21q22.3	C413T	R116C	核性/小角膜
		G62A	R21Q	板层儿童白内障
		T416C	L139P	核性，外周的，点状的
		246_248delCGC	117delR	常染色体显性遗传先天性绕核性白内障
		G161T	R54L	核性
		C61T	R21W	白内障和小角膜
		G161C	R54P	常显 Y 型缝状
		G62A	R21Q	双侧板层儿童白内障
		G347A	R116H	新型白内障，小角膜
		350_352delGCT	R117H, Y118del	N/A
		G292A	G98R	双侧片状和点状白内障 双侧片状和点状白内障
		C34T	R12C	核性，轴向伸长小角膜

基因	部位	序列改变	氨基酸改变	晶状体表型
CRYAB	11q22–22.3	450delA	移码	后极性珊瑚状
		未知	R120G	后极性白内障
		C59G	P20R	后极
		C205T	R69C	N/A
CRYBA1	17q11.1–12	G474A	剪切位点	核性/缝性
		G474C	剪切位点	粉状/后缝性
		G215+1A	剪切位点 abolished	板层
		272_274delGAG	G91del	核性
		279–281delGAG	ΔG91	核性
CRYBA1/ A3		590–591delAG		核性
		IVS3+2T→G	剪切位点	核性
		G→T	剪切位点	缝性
CRYBA4		g.27021485* #	Y67N	N/A
		T206C	L69P	小眼球
		T281C	F94S	层状
		G225T	G64W	核性，小角膜
CRYBB1	22q11	G658T	G220X	粉状（核性或皮质性）
		g.G27008082A* # GAC > AAC	D85N	核性
		g.G27008112A*# GAA > AAA	E75K	核性
		g.A26997943G*# GAA > AAA	E155K	核性
		C387A	S129R	核性
		C667T	Q223X	核性
		T682C	S228P	核性
		G698A	R233H	核性
		T757C	X253RextX27	核性

基因	部位	序列改变	氨基酸改变	晶状体表型
CRYBB2	22q11.2	C475T	Q155X	蓝点状
		C475T	Q155X	核性（粉状）
		C475T	Q155X	点状/蓝点状/缝性
		G465C	W151C	进展性膜性
		C428T	S143F	核性 常染色体显性遗传性先天性层状和双侧性白内障
		G563A	R188H	前轴胚胎核性 前轴胚胎核性白内障
			Q6Q	板层
		C5T	A2V	后囊下
		G54A	K18KfsX17	带状
		T62A	I21N	核性
		C92G	S31W	冠状
		G177C	W59C	全白内障
		A383T	D128V	核性/环状皮质
		G436A	V146M	核性/小角膜
		G452C	W151C	中央核性
		C463T, C471T	Q155X	天蓝色
		G607A	V187M	核性/斜视
CRYGB	2q33-37	g.67delG g.167delC g.20-22 GGT > AAA	内含子缺失	板层/前极性/全
CRYGC	2q33-35	A13C	T5P	粉状（麻点状）
		123-128ins	52个新氨基酸	核性（粉状）
		C502T	R168W	板层
		G129C		核性

续表

基因	部位	序列改变	氨基酸改变	晶状体表型
		124delT	C42Afs*60	
		G471A	W157X	核性/小角膜
		G143A	R48H	粉状
CRYGD	2q33-35	C43T	R14C	进行性点状（粉状）
		C70A	R23T	板层/蓝点状
		C109A	R36S	棱晶状
		C176A	R58H	蓝点状
		C470A	W156X	中央核性
		C70A	P24T	珊瑚形/片状/束状
		C301T	Q101X	核性
		309_310insA	E104fsX4	核性
		G403T	E135X	核性
		451_452insGACT	Y151*	核性
		C418T	R140X	核性后极
		C70A	P23T	珊瑚状
		C109A	R36S	结晶性 核性外周皮层
		G106C	A36P	核性
		C43T	R15C	斑点状/珊瑚状
		C43A	R15S	珊瑚状
		G110C	R37P	核性
		T127C	W43R	核性
		C168G	Y56X	核性
		G181T	G61C	珊瑚状
		C229A	R77S	前极/冠状
		A320C	E107A	核性
		C418T	R140X	核性
		G470A	W156X	核性

续表

基因	部位	序列改变	氨基酸改变	晶状体表型
CRYGS			G57W	粉状
		A77G	D26G	中心性粉状
MIP（AQP0）	12q12	C413G	T138R	多形性
		A401G	E134G	板层
		G448C	D150H	皮质点状
		C657G	Y219*	后极性
		G644D	G215D	进行性点状
		C337T	R113X	Y-缝性/皮质点状
		G606+1A	MIP基因编码的mRNA 3号外显子缺失	核性
		1号外显子 C＞T点突变	R33C	全白内障 皮质
		G494A	G165D	板层
CX50	1q21-25	C262T	S88P	核性（粉状）
		C144A	E48K	核性（粉状）
		T741G	1247M	核性（粉状）
		C175G	P59A	核性（板层粉状）
		G227A	R76H	核性（板层粉状）
		426_440delGCTGGAGGGAC	143_147delLEGTL	核性
		G139A	D47N	核性，外周的，点状的
		T131C	V44A	核性保留缝隙
		C829T	H277Y	核性（粉状）
		C218T	S73F	核性
		A125C	E42A	粉状
		C268T	L90F	核性
		T20C	L7P	核性
		A293C	H98P	核性

续表

基因	部位	序列改变	氨基酸改变	晶状体表型
		C264A	P88T	全白内障
		G139C	D47H	核性（带状粉状）
		G649A	V196M	常隐 N/A
		C658T	P199S	N/A
		G84A	V28V	常显 N/A
		G601A	E201K	核周
		G139A	D47N	核性/外周皮层/点状
		G136A	G46R	全白内障
		C116G	T39R	全白内障
CX46（GJA3）	13q11-13	A188G	N65S	核性（粉状）
			1137insC	核性（粉状）
		C560T	P187L	核性（粉状）
			N188T	核性
		A143G	E48G	
		G428A	G143E	核性
		A163G	N55D	
			M1V	
		C589T	P197S	N/A
		1361insC	A397GfsX71	珊瑚状
		G427A	G143R	科波克样
		T616A	F206I	常染色体显性先天性白内障
		A563T	N188I	珊瑚状
		1143-1165del23	381fs*48	核性（点状）双边点状核性白内障
		C176T	P59L	核性点状
		G5A	G2D	粉后极性
		G7T	D3Y	带状粉

续表

基因	部位	序列改变	氨基酸改变	晶状体表型
		T32C	L11S	蚂蚁蛋
		C56T	T19M	后极
		G82A	V28M	全白内障前囊
		C96A	F32L	核性（粉状）
		G98T	R33L	颗粒胚胎样
		G130A	V44M	核性（点状）
		G134C	W45S	核性
		G139A	D47N	核性
		C226G	R76G	全白内障
		G227A	R76H	核片状粉末
		C260T	T87M	珍珠盒
		C559T	P187S	核性（粉状）
BFSP1		G1042A	D348N	核性
BFSP2	3q21-22	C859T	R287W	板层（青少年发作的）
			delE233	粉状/轮辐状
	粉状（缝）	G335A	G112E	粉状（缝）
PITX3	10q24-25	G38A	S12N	全白内障
		543delG	羧基末端产生127个额外的残基	N/A
MAF	16q23.2	G1670C	R288P	青少年发作的/小角膜/眼组织缺损
			Q303L	白内障/小角膜/虹膜缺损
HSF4	16q22		A20D	双侧板层
			187V	单侧板层
		T348C	L115P	板层
		C362T	R120C	板层和不定形态的
		T521C	L174P	常染色体隐性先天性白内障

续表

基因	部位	序列改变	氨基酸改变	晶状体表型
		C331T	R111C	常染色体显性先天性白内障
	16q21-q22	G69T	K23N	皮质层上杆状混蚀和核性点、状混蚀
EPHA2		C1751T	P584L	核性
		C2668T	R890C	后极
		C2819T	T940I	后极
		G2826-9A	D942fs+C71	全白内障/核性
		G2842GT	G948W	后极
		G2875A	A959T	包膜下/皮质
		2915_2916delT	V972GfsX39	后极
UNC45B		C2413T	R805W	青少年白内障
COL4A1		G2345C	G782A	核性
EPHA2		2925dupC,	I976Hfs*37, an erroneous C-terminal extension of 35 amino acids	带状
WFS1	4p16.1.	A1385G	E462G	核性
OPA1		1857-1858delinsT	L620fs*13	隐性遗传性视神经萎缩、感觉运动神经病变和白内障
		G2714A	R905Q	隐性遗传性视神经萎缩、感觉运动神经病变和白内障
FTL		-C167T		遗传性高铁蛋白血症白内障综合征
TUBA1A			G808T	小眼畸形和先天性白内障
染色体异常			47,XXY核型	前极性
HMX1		A650C	Q217P	眼耳综合征
RGS6		1369-1G＞C		先天性白内障，精神发育迟滞，小头畸形

基因	部位	序列改变	氨基酸改变	晶状体表型
KCNJ13		T359C	I120T	玻璃体视网膜营养不良，全白色白内障（右眼），后皮质晶状体混浊（左眼）
LEPREL1		C13T	Q5X	高度近视/白内障
PAX6		C307T	R103X	无虹膜/先天性进行性白内障

4. 染色体异常引起的白内障

染色体异位引起的白内障已有报道，通常伴有其他眼部及全身异常，因为异位破坏的可能不止一个基因。有报道在染色体2p22和16p13之间的相对异位引起常染色体显性遗传先天性白内障。先天性前极白内障有染色体3和18的不平衡的异位，而另一常染色体显性遗传前极白内障家系与染色体2和14的平衡异位有关[118, 119]。而染色体核型异常如47,XXY亦与先天性白内障有关[120]。

三、白内障的遗传

（一）常染色体显性遗传（autosomal dominant，AD）

其特点为遗传病基因位于常染色体上，性质是显性的，遗传与性别无关，男女发病机会均等，患者双亲之一为患者，绝大多数为杂合子，患者同胞中约有1/2为患者，患者子代中约有1/2为患者，每代都可出现患者。

有血缘关系，大多数无综合征的遗传性白内障为常染色体显性遗传，但也可见X性连锁及常染色体隐性遗传。在有高度血缘关系的人群，如南印度，常染色体显性遗传也比常染色体隐性遗传常见得多。

（二）常染色体隐性遗传（autosomal recessive，AR）

一种性状或遗传病基因位于常染色体上，其性质是隐性的，即在杂合状态下不能表现出相应症状。患者双亲不发病但肯定是携带者；子女中出现患者、携带者、健康人的概率分别为1/4、1/2、1/4；患者同胞中约有1/4患病，且男女患病机会均等；患者表现型正常的同胞，有2/3的可能性为携带者；患者子女中，一般不发病，不出现连续传递现象。多为单纯或隔代遗传；近亲结婚时，子女中发病风险增加。

Pras等在有AR粉状白内障的伊拉克的犹太人家庭，发现了19q13.4上的LIM2基因有一突变，表现为白内障晚期发作，影响的成员平均40岁出现症状。在一波斯犹太人伴先天性常染色体隐性白内障的家庭也发现了一个CRYAA突变（W9X）[121, 122]。

（三）性连锁遗传（X-link）

当致病基因位于X染色体上，杂合时并不发病，称X连锁隐性遗传（XR）。系谱中男性患者远多于女性患者，双亲无病，即父亲正常，母亲为携带者时，儿子有1/2机会患病；女儿无患病风险，但有1/2为携带者。当致病基因位于X染色体上，且为显性，杂合时即发病，称为X连锁显性遗传（XD）。系谱中女性患者多于男性患者，约为2：1；患者双亲中一方患病；由于交叉遗传，男性患者的女儿全部患病，儿子都正常；女性患者的子女，将有1/2发病；可见到连续几代中都有患者，即连续传递现象。

单纯的X连锁性白内障罕见，如Mance-Horan syndrome（MHS）综合征为一罕见的系统性疾病，为完全性白内障，累及的男性患者伴有小眼球，小角膜，明显的牙异常，耳翼前倾和听力障碍等[123]。一种X连锁白内障心脏综合征定位于Xp22上的NHS位点上，2/3受影响的男孩有心脏异常。X连锁异卵型通常显示无症状的轻度晶状体混浊，经常涉及晶状体缝。

（四）多基因遗传病（polygenic inheritance)

多基因遗传又称多因素遗传（multifactorial inheritance），是由多个基因的累加效应引起的遗传性状，一般与环境因素共同作用，所导致的疾病称多基因遗传病（简称多基因病）或多因素遗传病。因有遗传因素在内，故发病呈家族倾向，患者亲属的患病率高于群体患病率，但不符合孟德尔遗传规律，即同胞中的患病率远比1/2或1/4低，只有1%～10%，多基因遗传病的发病风险与遗传度密切相关。根据群体患病率、遗传度和患者一级亲属患病率之间的关系，可以估计多基因病的发病风险率。大多数先天性畸形如无脑儿，大多数先天性心脏病，脊柱裂和其他神经管缺损，以及许多常见的成人疾病如癌症、高血压、冠心病、痛风、精神分裂症、抑郁症及糖尿病等，不是单纯由单基因突变或染色体异常所引起的疾病，这些疾病都是由多个基因和环境因素共同作用的结果，属于多因素遗传病。年龄相关性白内障也是一种多基因遗传病。

（五）基因型和表型的关系

尽管遗传性白内障有明显的形态类型，实际上所有的形式都有遗传学的异源性，例如17q24位点和CRYBB2的遗传突变家族都发生蓝点状白内障。同一基因的突变可引起不同的表型（等位异源性），例如CRYBA1突变引起核性和粉尘状白内障；CRYBB2突变（Q155X）与不同的家族的蓝点状和核性白内障有关；CRYGD突变引起粉尘，核性，板层，蓝点状和结晶状白内障。这些基因在发育晶状体的表达方式与不同表型的混浊部位并不一致。环境，或更可能是其他的遗传变更剂，在特定的家庭最终的表型中起作用。遗传变更剂在小鼠遗传性白内障的作用现已被阐明，可能将来的研究会发现人基因上有许多这样的变更剂。

（六）遗传咨询

为了对单纯性遗传性白内障的病人提供遗传学咨询，建立疾病的遗传方式是必要的，由此获得详细的家族史及对所有的危险个体进行裂隙灯检查也是重要的。疾病表现的变异非常常见，即使正常视力的家庭成员都可能有轻度的晶状体混浊，单纯的先天性白内障病例需要对父母和兄妹进行检查。常染色体显性遗传可以通过家族史中男性对男性的传播或男女发病有同等的概率来得知。常染色体隐性遗传应当考虑是否有亲缘关系，某些受影响的儿童双亲父母并未患病等。家族中严重受影响的男性和轻度受影响的女性，应当考虑X-性连锁隐性遗传。在建立遗传方式后，对有遗传性白内障的成人咨询他们将来小孩的遗传危险性，会是相对简单明了的事，然而对于那些早期发作的和没有家族史的白内障病人遗传咨询可能要复杂一些，如果白内障是单侧的则将来孩子受累的概率可能小一些，而双侧的则相对要高些，但确切的危险因素难以定量。许多成年患者可能由于童年时代多次手术且视力结局很差，他们可能对将要让自己的孩子有同样的经历有所保留，咨询时应当让他们知道现在白内障手术的进展和光学的处理已使视力结局大大改善，已不需要多次手术。而对于没有白内障的父母，如没有相关的白内障和白内障家族史，生出一个白内障的后代后通常考虑其后的子女患白内障的可能性，但是在这种情况下，再次发生的概率也是非常小的。

四、分子遗传学研究方法

（一）基因定位

对大样本家系资料进行基因组扫描和连锁分析以确定其基因定位，再在定位区内寻找疾病相关候选基因，是目前研究先天性白内障疾病相关基因的主要思路之一。

基因诊断可分为两类：一类是直接检查致病基因本身的异常。它通常使用基因本身或紧邻的DNA序列作为探针，或通过PCR扩增产物，以探查基因有无突变、缺失等异常及其性质，这称为直接基因诊断，它适用已知基因异常的疾病。另一类是基因间接诊断，当致病基因虽然已知但其异常尚属未知时，或致病基因本身尚属未知时，也可以通过对受检者及其家系进行连锁分析，以推断前者是否获得了带有致病基因的染色体。

连锁分析是基于紧密连锁的基因或遗传标记通常一起传给子代，因而考察相邻DNA是否传递，从而可以间接地判断致病基因是否传递给子代。连锁分析多使用基因组中广泛存在的各种DNA多态性，特别是基因突变部位或紧邻的多态性位点作为标记。如果多态标记与待定基因位于不同染色体上或同一染色体的较远位置，可能发生重组而不能连锁，则它们向子代传递过程中将出现非连锁，即"连锁平衡"，反之，如果该标记与待定基因位于同一染色体且相距较近，他们重组的可能越少，则它们在传递过程中就不会自由分离，而呈现"共分离"（consegregation），即"连锁不平衡"。为有效地连锁疾病基因与标记基因，必须能够不含糊地追踪标记等位基因的双亲来源。为达到此目的，标记必须是高度的多态性。早先的标记研究使用蛋白质或抗原如血液组（ABO，Rh，Duffy，haptoglobin）。然而这些标记使用有限，因为蛋白位点并没有足够的多态性。随着限制性酶的发现，这些就被限制性片段长度多态性标记（RFLPs）取代，随后又较大程度地被2~12个碱基对重复序列单位组成的微卫星标记所代替。微卫星DNA（microsatellite DNA）广泛分布于原核、真核生物基因组中，约占人类基因组的10%，其基本构成单位（核心序列）为1-6bp呈串联重复排列而成的序列[124]。已发现的微卫星约覆盖了人类基因组估计长度的90%，具有种类多、分布广，呈高度多态性，分型方法简便，易用PCR方法检测等生物学功能而成为一种有效的新的遗传标记在人类基因图谱发展及人类基因组多样性研究中起着重要作用。单核苷酸多态性（single nucleotide polymorphisms，SNPs）是DNA多态性的一种，指DNA序列中单碱基的差异，由于其数目多、分布广泛且相对稳定，成为继第一代限制性片段长度多态性标记、第二代微卫星标记后的第三代基因遗传标记。因此，SNPs已成为当前人类基因组研究的重要领域[125]。

家系连锁分析方法通过假定遗传模式来决定标记位点是否与疾病位点连锁。目前最常用的是Lods（Log odds score，Lods）法，即两位点呈连锁的概率与不呈连锁的概率比的对数值，Lod值等于3代表连锁的概率是不连锁的概率的1000倍，一般认为Lods＞1支持连锁，Lods＜-2否定连锁，Lods＞3肯定连锁，Lods介于-2与3之间则需增加家系材料。目前有 Linkage 和 LIPED 等软件可进行两点和多点连锁分析，计算程序有 Linkage，MENDEL，MapMaker。例如 MRCS 综合征（microcornea，rod-cone dystrophy，cataract，和 posterior staphyloma，MRCS）为常染色显性遗传性疾病，影响的个体有双侧小角膜，粉尘样的晶状体混浊，杆—锥细胞萎缩和后巩膜葡萄肿，使用定位代表基因方法，提示该病连锁到 11q13（在真性小眼球的遗传间隙 NNO1），在这个区的代表基因（*ROM1*）被筛选。使用微卫星标记基因分型排除代表基因的遗传连锁，在排除与其他代表位点的连锁后，一个阳性的 Lods 计分在 NNO1 位点的 D11S1765 标记中获得[126,127]。

（二）mRNA 水平研究

除了遗传流行病学的研究，许多直接的实验方法已被用于年龄相关性白内障的遗传性研究。一个鉴定基因产物的方法是在 mRNA 水平上看这些产物在白内障晶状体是增高或减低。晶状体上皮含有晶状体绝大多数的保护，代谢，渗透和其他的调节系统。它是晶状体唯一的含核组织，因而可对白内障反应以及白内障损伤作出基因水平的反应。通过检查晶状体上皮基因的表达变化，了解这些基因作为白内障的结果是活化或抑制。如果白内障刺激诱导晶状体上皮相关基因的表达增加或减少，表明这些基因可能与白内障形成有关，而这些基因可由 RT-PCR 和最新出现的 DNA 微阵列分析。例如，年龄相关性白内障中编码金属硫蛋白 II a（metallothionein II a）和骨连接蛋白（osteonectin）（也叫 SPARC，分泌的酸性蛋白质富含半胱氨酸）的 mRNA 增加，而那些蛋白磷酸酶 2A 调节亚单位和一些核糖体蛋白质包括 L21、L15、L13a 和 L7a 减少[128~130]。尽管目前我们对 SPARC 的功能了解较少，但知道它在细胞损伤中增加。相似地，蛋白磷酸酶 2A 调解亚单位与晶状体上皮细胞分化减少一致。而核糖体蛋白的减少可以说明蛋白质的合成减少。这些活性蛋白质的异常表达可引起白内障，此证据之一是缺乏 SPARC 的鼠会发生白内障。

尽管上述发现为了解个别基因在年龄相关性白内障的作用提供了线索，但并未阐明相关基因群的表达变化，以及描述与年龄相关性白内障改变相关的功能通道。为证实这些通路，近来的研究寻求在染色体水平上使用 DNA 微弹头技术在白内障晶状体上皮细胞鉴定基因表达的其他全部成分。这些方法已鉴定了上百种年龄相关性白内障相关基因的表达水平异常[131,132]。表达增加的基因包括：转录因子 SP1，骨调节蛋白（osteomodulin），氯离子通道蛋白-3（chloride channel protein-3，CLC-3），Na^+、K^+ 转运多肽 β1 和 Ca^{2+} 转运 ATP 酶。表达减低的晶状体上皮相关基因包括 αA 晶状体蛋白，谷胱甘肽过氧化酶，多核糖体亚单位，HSP27，Na^+、K^+-aATP 酶和转羟乙醛酶。2/3 以上的基因在白内障中表达减低，说明基因表达减低为白内障损伤的结果。白内障中基因表达增加可能说明，一定基因的功能聚集可能与转录控制，离子和细胞质运输，蛋白质及细胞外基质的代偿作用有关；而白内障转录减少可能与蛋白质合成，氧化防御，热休克/伴侣活性有关。另一鉴定与代谢或调节在白内障起重要作用的基因的方法是检查在遇氧化后晶状体细胞 mRNA 的改变。其中有一种研究方法使用人 SRA04/01 细胞暴露于一定剂量的 H_2O_2，在凋亡、坏死和血浆诱导产生的功能组基因中，分离出来 1000 多种对氧化急性反应的基因[133]。这些基因的许多属于以前与晶状体氧化相关和其他系统相关包括编码 DNA 修复蛋白，抗氧化防御系统，分子伴侣，蛋白质生物合成等。部分特殊例子表明在氧化中起重要作用的包括谷胱甘肽 S 转移酶，硫氧化蛋白还原酶 B 和过氧化物还原酶，经鉴定的基因包括 *HSP40* 和 *ORP150* 等。第二种鉴定氧化反应基因的方法包括将 SV40 转染的 αTN4-1 鼠晶状体细胞，用 H_2O_2

处理后选择抵抗氧化的细胞，继而鉴定过度表达以适应 H_2O_2 处理的基因。采用差异显示（Differential display）和 RT-PCR 技术，结果显示抗氧化剂和细胞防御酶的 mRNA 表达上调，过氧化氢抗性细胞中过氧化氢酶的表达升高 14 倍；谷胱甘肽过氧化物酶，铁蛋白和 αB 晶状体蛋白上调 2 倍，内质网钙结合蛋白（reticulocalbin）上调 6 倍。αA 晶状体蛋白表达抑制 5 倍，而醛糖还原酶和线粒体基因表达产物没有变化。[134]。

上述这些方法并不直接鉴定突变时引起或与白内障相关的基因，而且由于不能区分那些引起白内障的遗传变异而受到限制，此外，mRNA 水平是测量晶状体上皮细胞，在年龄相关性白内障中，除了后囊下白内障外，混浊趋向于发生在皮质和核。因而，此方法检查的基因表达变化只能反映白内障晶状体上皮组织的状态。

（三）动物模型

常用于研究白内障的实验动物有小鼠和大鼠，实验动物模型中小鼠模型有着实验动物易于饲养，实验样本易于得到，实验可广泛开展和小鼠与人类同源性较高的优点。鼠动物模型为研究活体白内障及人类白内障提供强有力的证据，对鉴定儿童白内障基因有十分重要的指导意义。

Emory 鼠白内障是一类晚期出现的晶状体混浊，可作为人类老年性白内障的动物模型。它作为常染色体显性遗传有一个典型的发生过程。晶状体混浊早在 6~8 个月出现，有白内障的家族史。该模型是一种很好的观察药物与其他因素引起的白内障的动物模型。

目前在分子遗传学上对白内障进行研究的常用动物模型方法有：转基因技术及基因敲除技术。

转基因模型常用小鼠和大鼠。转基因技术（transgenic technique）通常是将外来基因转入其体内成为其基因组的一部分，先将需引入的基因分离出来并设计使其携带适当片段，然后将这段基因注入受精卵，最后把导入基因后的受精卵植入假孕鼠子宫，使其发育成胚胎和个体，这样可在胚胎期和出生后观察目的基因在整体上的表达。转基因技术所产生的动物称转基因动物（transgenic animal）。将突变了的晶状体球蛋白基因转基因到动物胚胎，然后引起晶状体及晶状体球蛋白发育成异常，这是先天性白内障的动物模型常用方法。Cheng-Da Hsu 等[135] 使用转基因鼠的实验方法是从编码组氨酸标记的 αA 蛋白的序列中使用基因特殊引物，扩增 DNA 片段，PCR 扩增产物克隆到有 BamHI 位点的 PIVS2 启动子中，此载体含有 αA 晶状体蛋白的 409bp 的启动子，$CRYAA^{WT}$ 转基因构建由位点直接突变完成核酸变化，以恢复第 116 位精氨酸的野生型序列。2 个转基因构建的编码序列和启动子组成由 DNA 测序。此外，用 SmaI I 和 Acc I 消化从载体释放的序列转基因片段注射到受精的 B6CBA F 杂交的胚胎，子代由 PCR-基因分型分析筛选决定有无成功转基因的出现。结果发现，在鼠的晶状体纤维细胞中有转基因的直接表达，在所有 $CRYAA^{R116C}$ 转基因的 3 种鼠中有不同程度的晶状体缺损，主要异常包括后皮质白内障和后缝状缺损。对照 $CRYAA^{WT}$ 转基因动物并无显著异常。

$CRYGC$ 的一个 5bp 片段以前被报道与人的常染色体显性遗传性白内障相关。一个 5bp 突变了的人 γC 晶状体蛋白转基因到小鼠，开始小鼠发育正常，到 21 天出现不同程度的变性和空泡。第 6 周发现大的空裂和全面的变性[136]。

基因敲除（gene knock out）是指对一个结构已知但功能未知的基因，从分子水平上设计实验，将该基因去除或用其他顺序相近基因取代，然后从整体观察实验动物，推测相应基因的功能。ALDH 为一大家族，已发现 ALDH3 为角膜主要的可溶性蛋白质，ALDH1 为晶状体的一种主要 ALDH，他们对于防止紫外线光损伤脂质过氧化有重要的保护作用。Lassen 等将小鼠的 *ALDH3* 和 *ALDH1* 敲除，发现基因敲除的老鼠发生角膜异常及前、后囊下点状白内障[137]。

Tang 等在 129 α3*Cx46* 基因敲除鼠上发现，在其生后 2 周发生明显的核性白内障，而在 129 α3*Cx46* 和 *Calpain 3* 双基因敲除的鼠直到生后 7-8 周才发生白内障，白内障的表现不同于单基因敲除的核性白内障而表现为粉状混浊并散布于整个晶状体。这表明 129 α3*Cx46* 基因敲除鼠的 γ-晶状体球蛋白的清除依赖于钙蛋白酶，由于缺乏钙蛋白酶引起的钙离子在双基因敲除的晶状体中浓度升高，不足以引起白内障，后期发生的白内障可能是其他蛋白酶活化的结果[138]。

尽管人和鼠的同源性较高，但发生的白内障有一定的区别，白内障的表型也有差异，而且能在动物诱导的晶状体变异并不一定能在人身上出现，在人类出现的基因突变性白内障也并不一定能在动物体内诱导。故试验设计时应充分考虑动物和人之间的种属差异。

五、常见白内障的分子遗传学基础

（一）老年性白内障

晶状体蛋白本身足以引起其凝聚时，通常发生先天性白内障。当仅仅是对环境变化如光，高血糖或氧化损伤等敏感性增高可能就与老年性白内障有关。因此，先天性白内障倾向于孟德尔形式，并以高外显率遗传。而年龄相关性白内障倾向于多因素，由多基因和环境因素影响表型[1]。

年龄相关性白内障可能是婴儿期晶状体发育正常，在儿童期仍然透明，然而到了 40 岁以后，一些可见的混浊开始在晶状体出现。像前面提到的，晶状体混浊至少部分是由于环境对晶状体蛋白质或细胞的损伤积累所致。随着年龄，晶状体蛋白经历广泛的变化，其中许多因素像氧化，渗透压或其他损伤可使白内障加重。对于晶状体蛋白，这些变化包括蛋白溶解，二硫化物桥键增加，天冬氨酸和谷氨酸脱酰胺，天冬氨酸残基外消旋，磷酸化，非酶促糖化，氨基甲酰化等。上述变化不仅在体时可被观测，还可能被离体诱导。相反，一些变化似乎并不引起白内障反而保护晶状体免受损伤。晶状体蛋白是这种累积损伤的明显靶器官，虽然它们不是唯一的靶器官。因此当 β 和 γ 晶状体蛋白在一个人一生中由于损伤慢慢聚集时，它们将失去参与细胞间分子活动的能力，即使此时仍然为可溶性状态。当这些晶状体球蛋白开始变性或沉淀时，α 晶状体蛋白开始与这些变性蛋白结合，此作用也称伴侣样活性。与 α 晶状体蛋白结合的 β 和 γ 晶状体蛋白仍然保持着可溶性但对光的通透性降低，α 晶状体蛋白似乎并不恢复它们靶蛋白的属性和把它们释放到细胞质，而是一直像伴侣样以复合体形式结合，当以可溶性形式存在时，他们的体积不断增大直到足以引起光散射。当 α 晶状体蛋白被更多的 β 和 γ 晶状体蛋白结合，此复合体便在晶状体细胞内沉积，形成我们所知的随年龄增加在白内障存在的不可溶性蛋白质颗粒。明显地，晶状体的不可溶性蛋白之所以不可溶是因为变性。有大量的资料显示老年性白内障中的不可溶性蛋白质不仅是变性和交叉连接，而且有大蛋白分子裂变的相对短肽，甚至有以淀粉样存在。可能大量的不稳定或沉淀的晶状体蛋白，或其他蛋白质的存在，损害晶状体细胞，最终与白内障形成有关。这不仅直接与由蛋白凝集引起的光散射有关，同时也与细胞代谢的破坏和细胞结构的损伤有关。鼠白内障动物模型的晶状体蛋白突变已证实了这一点。

白内障流行病学强烈提示氧化，尤其是光氧化，是年龄相关性白内障的危险因素。还提示代谢途径中的关键酶在维持晶状体的还原环境在年龄相关性白内障的重要性。其中之一是谷胱甘肽-S转移酶，该酶在晶状体含量较高，可能对白内障的形成有作用。硫醇转移酶已显示在晶状体的上皮细胞氧化中反应性增加，可能也是一个需要考虑的病因基因。

（二）先天性白内障

晶状体蛋白突变为先天性单纯性白内障主要的原因，像前面提到的 α，β，γ 晶状体蛋白的突变。多种晶状体蛋白基因突变被报道与儿童白内障有关，这些基因突变已被定位于染色体上的不同部位（见表4-2-1）[139]。除晶状体蛋白之外，上述的膜转运蛋白，细胞骨骼蛋白以及发育调节器等突变也可引起不同程度的先天性白内障。研究的关键是每个突变是如何引起晶状体纤维破裂，从而导致临床明显的混浊的。研究结果提示，白内障的形成是突变的蛋白质由于可溶性降低而发生自发性晶状体化的结果，而膜转运蛋白基因的突变引起的水和离子转运障碍可能是导致晶状体混浊的原因。

伴有眼部或全身异常的先天性白内障通常为胚胎发育时多部位多系统多基因的受累，或发育基因的受累。如 *PAX6*、*CHX10* 与小眼球相关；*PITX2*、*FOXC1* 和 *MAF* 与眼前节发育不良相关；除白内障外，还有眼部及全身其他异常的表现。双侧白内障没有家族史的儿童要由一个医学遗传学家或儿科医师检查以便排除与白内障相关的多系统疾病。常染色体显性遗传粉状白内障-高铁蛋白血症白内障综合征（HHCS）为19q13.3-13.4上的铁蛋白质上的铁反应元素突变[140]。铁蛋白是一种铁离子储存蛋白质，保护组织免受自由铁的氧化损害。HHCS病人，除视力障碍外没有相关的临床症状。家族中的所有先证者从不可解释的高铁血蛋白血症，或血常规的检查从有轻度的缺铁性贫血得知。眼科医师需要懂得，常染色体显性遗传性核性白内障的儿童和青少年可能有乳糖激酶的缺损。17q24上乳糖激酶基因的突变可能与染色体显性遗传的核性白内障相似。由于该疾病的病人通常无系统症状，白内障可以在儿童时发生表现为明显的核性内障，乳糖激酶的缺失可通过降低的红细胞乳糖激酶活性得知。

六、展望

先天性遗传性白内障大多数与基因突变有关，而且被发现是染色体的多个基因的突变，即同一种先天性白内障可能有不同的基因突变，而同一基因突变可以引起不同类型的白内障。如何在染色体上定位致病基因，在父母妊娠时进行染色体检查及疾病预测，这将是今后白内障分子遗传学研究的重点。

年龄相关性白内障是目前为止世界上最常见的致盲性疾病。尽管已知年龄相关性白内障具有环境危险因素，但它也有明显的遗传因素存在。乳糖激酶和谷胱甘肽转移酶——这2个基因已被证明为年龄相关性白内障的遗传因素。与先天性白内障相关的基因，可能也为年龄相关性白内障提供一些相关信息，这些信息与年龄相关性白内障发生的危险因素一起为白内障病因学提供更多的有用资料。由于年龄相关白内障发病机制非常复杂，是多因素综合作用的结果，寻找单一因素来阐明其发病过程和寻找单一因子干预白内障形成是不现实的。α 晶状体蛋白分子伴侣功能减弱或丧失与白内障发病密切相关，是否可以通过保

护或者模拟 α 晶状体蛋白分子伴侣功能，减少由于老化过程中的翻译后修饰以及环境中理化因子对其功能的影响，从而平衡晶状体的正常代谢，维持透明性；同时，研究发育早期的易被翻译后修饰的晶状体蛋白质以及晶状体上皮细胞信号传导的关键环节，寻找干预因子，将为白内障的防治提供崭新的研究思路。而且，白内障被认为是与神经系统退行性疾病等发病相似的一类构象性疾病，对这些疾病及彼此联系的深入研究，有可能更好地阐明与年龄相关性白内障等一类疾病的发病机制，并寻找到作用更明确的治疗方法。

尽管白内障手术效果极佳，但由于数量大而不可能对所有的白内障患者都施行手术，故白内障仍然是首位盲目的原因。如果白内障推迟 10 年发作，对白内障摘除术的需求也将会减半。所以，了解白内障的遗传学基础以研究开发新的药物或新的方法去预防或延迟遗传性和年龄相关性白内障的发生，是眼科白内障研究者们的重要课题。

（蔡素萍　肖天林）

参 考 文 献

1. Hejtmancik JF, Kantorowb M. Molecular genetics of age-related cataract[J]. Experimental Eye Research, 2004, 79(1): 3-9.

2. Leske MC, Chylack LT Jr, Wu SY. The lens opacities case-control study. Risk factors for cataract. Arch Ophthalmol, 1991, 109(2): 244-251.

3. Hammond CJ, Duncan DD, Snieder H, et al. The heritability of age-related cortical cataract: The twin eye study. Invest Ophthalmol Vis Sci, 2001, 42(3): 601-605.

4. Reddy MA, Francis PJ, Berry V, et al. Molecular genetic basis of inherited cataract and associated phenotypes. Survey of Ophthalmology, 2004, 49(3): 300-315.

5. Wirth MG, Russelleggitt IM, Craig JE, et al. Aetiology of congenital and paediatric cataract in an Australian population[J]. Br J Ophthalmol, 2002, 86(7): 782-786.

6. Rahi J S, Dezateaux C, Rahi J S, et al. Measuring and interpreting the incidence of congenital ocular anomalies: lessons from a national study of congenital cataract in the UK. Invest Ophthalmol Vis Sci, 2001, 42(7): 1444-1448.

7. Kannabiran C, Balasubramanian D. Molecular genetics of cataract. India J Ophthalmol, 2000, 48(1): 5-13.

8. Francis PJ, Moore AT. Genetics of childhood cataract. Current Opinion Ophthalmology, 2004, 15: 10-15.

9. Moore AT. Understanding the molecular genetics of congenital cataract may have wider implications for age related cataract. Br J Ophthalmol, 2004, 88(1): 2-3.

10. George Duncan . Mechanisms of cataract formation in the human lens. Academic press Inc, (London) LTD. 111 Fifth Avenue New York, New York, 10003, p9-41.

11. Litt M, Kramer P, Lamorticella DM, et al. Autosomal dominant congenital cataract associated with a missense mutation in the human alpha crystalline gene CRYAA. Human Mol Genet, 1998, 7(3): 471-474.

12. Su D, Guo Y, Li Q, et al. A novel mutation in CRYAA is associated with autosomal dominant suture cataracts in a Chinese family. Mol Vis, 2012, 18(18): 3057-3063.

13. Javadiyan S, Craig J E, Souzeau E, et al. Recurrent mutation in the crystallin alpha A gene associated with inherited paediatric cataract[J]. Bmc Research Notes, 2016, 9(1): 1-8.

14. Yang Z, Su D, Li Q, et al. A R54L mutation of CRYAA associated with autosomal dominant nuclear cataracts in a Chinese family. Curr Eye Res, 2013, 38(12): 1221-1228.

15. Raju I, Abraham EC. Congenital cataract causing mutants of α A-crystallin/sHSP form aggregates and aggresomes degraded through ubiquitin-proteasome pathway. PLos One, 2011, 6(11): e28085.

16. Berry V, Francis P, Reddy MA, et al. Alpha-B crystalline gene (CRYAB) mutation causes dominant congenital posterior polar cataract in humans. Am J Hum Genet, 2001, 69(5): 1141-1145.

17. Xia XY, Wu QY, An LM, et al. A novel P20R mutation in the alpha-B crystallin gene causes autosomal dominant congenital posterior polar cataracts in a Chinese family. BMC Ophthalmol, 2014,14(1): 1-7.

18. Gill D, Klose R, Munier FL, et al. Genetic heterogeneity of the Coppock-like cataract: a mutation in CRYBB2 on chromosome 22q11.2. Invest Ophthalmol Vis Sci, 2000, 41(1): 159-165.

19. Litt M, Carrero-Valenzuela R, LaMorticella DM, et al. Autosomal dominant cerulean cataract is associated with a chain termination mutation in the human beta-crystallin gene CRYBB2. Hum Mol Genet, 1997, 6(5): 665-668.

20. Vanita, Sarhadi V, Reis A, et al. A unique form of autosomal dominant cataract explained by gene conversion between β-crystallin B2 and its pseudogene. J Med Genet, 2001, 38(6): 392-396.

21. Weisschuh N, Aisenbrey S, Wissinger B, et al. Identification of a novel CRYBB2 missense mutation causing congenital autosomal dominant cataract. Mol Vis, 2012, 18(20): 174-180.

22. Chen W, Chen X, Hu Z, et al. A missense mutation in CRYBB2 leads to progressive congenital membranous cataract by impacting the solubility and function of β B2-crystallin. PLoS One, 2013, 8(11): e81290.

23. Faletra F, D' Adamo A P, Pensiero S, et al. A novel CRYBB2 missense mutation causing congenital autosomal dominant cataract in an Italian family. Ophthalmic Genet, 2013, 34(1-2): 115-117.

24. Kumar M, Agarwal T, Kaur P, et al. Molecular and structural analysis of genetic variations in congenital cataract. Mol Vis. 2013, 19(2): 2436-2450.

25. Bateman JB, Geyer DD, Flodman P, et al. A new beta A1-crystallin splice junction mutation in autosomal dominant cataract. Invest Ophthalmol Vis Sci, 2000, 41(11): 3278-3285.

26. Kannabiran C, Rogan PK, Olmos L, et al. Autosomal dominant zonular cataract with sutural opacities is associated with a splice mutation in the betaA3/A1-crystallin gene. Mol Vis, 1998, 4(4): 21.

27. Sun W, Xiao X, Li S, et al. Mutation analysis of 12 genes in Chinese families with congenital cataracts. Mol Vis, 2011, 17(238-39): 2197-2206.

28. Beyer E C, Lisa E, Berthoud V M. Connexin Mutants and Cataracts. Frontiers in Pharmacology, 2013, 4: 43.

29. Padma T, Ayyagari R, Murty JS, et al. Autosomal dominant zonular cataract with sutural opacities localized to chromosome 17q11-12. Am J Hum Genet, 1995, 57(4): 840-845.

30. Ren Z, Li A, Shastry BS, et al. A 5-base insertion in the gamma C-crystallin gene is associated with autosomal dominant variable zonular pulverulent cataract. Hum Genet, 2000, 106(5): 531-537.

31. Santhiya ST, Shyam MM, Rawlley D, et al. Novel mutations in the gamma-crystallin genes cause autosomal dominant congenital cataracts. J Med Genet, 2002, 39(5): 352-358.

32. Pande A, Pande J, Asherie N, et al. Crystal cataracts: human genetic cataract caused by protein crystallization. Proc Natl Acad Sci USA, 2001, 98(11): 6116-6120.

33. Pande A, Pande J, Asherie N, et al. Molecular basis of a progressive juvenile-onset hereditary cataract. Proc Natl Acad Sci US, 2001, 97(5): 1993-1998.

34. Lubsen NH, Renwick JH, Tsui LC, et al. A locus for a human hereditary cataract is closely linked to the gamma-crystallin gene family. Proc Natl Acad Sci USA, 1987, 84(2): 489-492.

35. Berry V, Francis P, Kaushal S, et al. Missense mutations in MIP underlie autosomal dominant 'polymorphic' and lamellar cataracts linked to 12q. Nat Genet, 2000, 25(1): 15-17.

36. Francis P, Chung JJ, Yasui M, et al. Functional impairment of lens aquaporin in two families with dominantly inherited cataracts. Hum Mol Genet, 2000, 9(15): 2329-2334.

37. Zeng L, Liu W, Feng W, et al. A novel donor splice-site mutation of major intrinsic protein gene associated with congenital cataract in a Chinese family. Mol Vis, 2013, 19(12): 2244-2249.

38. Shentu X, Miao Q, Tang X, et al. Identification and Functional Analysis of a Novel MIP Gene Mutation

Associated with Congenital Cataract in a Chinese Family. PLoS One, 2015, 10(5): e0126679.

39. Song Z, Wang L, Liu Y, et al. A novel nonsense mutation in the MIP gene linked to congenital posterior polar cataracts in a Chinese family. PLoS One, 2015, 10(3): e0119296.

40. Ding X, Zhou N, Lin H, et al. A novel MIP gene mutation analysis in a Chinese family affected with congenital progressive punctate cataract. PLoS One, 2014, 9(7): e102733.

41. Yu Y, Yu Y, Chen P, et al. A novel MIP gene mutation associated with autosomal dominant congenital cataracts in a Chinese family. BMC Med Genet, 2014, 15(1): 6–6.

42. Kumari SS, Gandhi J, Mustehsan MH, et al. Functional characterization of an AQP0 missense mutation, R33C, that causes dominant congenital lens cataract, reveals impaired cell-to-cell adhesion. Exp Eye Res, 2013, 116(5): 371–385.

43. Senthil KG, Kyle JW, Minogue PJ, et al. An MIP/AQP0 mutation with impaired trafficking and function underlies an autosomal dominant congenital lamellar cataract. Exp Eye Res, 2013, 110(5): 136–141.

44. Devi RR, Vijayalakshmi P. Noval mutations in GJA 8 associated with autosomal dominant congenital cataract and microcorna. Mol Vis, 2006, 12: 190–195.

45. Shiels A, Mackay D, Ionides A, et al. A missense mutation in the human connexin 50 gene (GJA8) underlies autosomal dominant "zonular pulverulent" cataract, on chromosome 1q. Am J Hum Genet, 1998, 62(3): 526–532.

46. Yu Y, Wu M, Chen X, et al. Identification and functional analysis of two novel connexin 50 mutations associated with autosome dominant congenital cataracts. Sci Rep, 2016, 6: 26551.

47. Min HY, Qiao PP, Asan, et al. Targeted Genes Sequencing Identified a Novel 15 bp Deletion on GJA8 in a Chinese Family with Autosomal Dominant Congenital Cataracts. Chin Med J (Engl), 2016, 129(7): 860–867.

48. Liang C, Liang H, Yang YU, et al. Mutation analysis of two families with inherited congenital cataracts. Mol Med Rep, 2015, 12(3): 3469–3475.

49. Zhu Y, Yu H, Wang W, et al.Correction: A novel GJA8 mutation (p.V44A) causing autosomal dominant congenital cataract. PLoS One, 2015, 10(5): e0125949.

50. Chen C, Sun Q, Gu M, et al. A novel Cx50 (GJA8) p.H277Y mutation associated with autosomal dominant congenital cataract identified with targeted next-generation sequencing. Graefes Arch Clin Exp Ophthalmol, 2015, 253(6): 915–924.

51. Yang Z, Li Q, Ma X, et al. Mutation analysis in Chinese families with autosomal dominant hereditary cataracts. Curr Eye Res, 2015, 40(12): 1225–1231.

52. Mackay DS, Bennett TM, Culican SM, et al. Exome sequencing identifies novel and recurrent mutations in GJA8 and CRYGD associated with inherited cataract. Hum Genomics, 2014, 8(1): 19.

53. Ge XL, Zhang Y, Wu Y, et al. Identification of a novel GJA8 (Cx50) point mutation causes human dominant congenital cataracts. Sci Rep, 2014, 4(4): 4121.

54. Wang Q, Fu Q, Zhu Y, et al. A novel connexin 50 gene (gap junction protein, alpha 8) mutation associated with congenital nuclear and zonular pulverulent cataract. Mol Vis, 2013, 19(2): 767–774.

55. Ponnam SP, Ramesha K, Matalia J, et al. Mutational screening of Indian families with hereditary congenital cataract. Mol Vis, 2013,19(2): 1141–1148.

56. Su D, Yang Z, Li Q, et al. Identification and functional analysis of GJA8 mutation in a Chinese family with autosomal dominant perinuclear cataracts. PLoS One, 2013, 8(3): e59926.

57. Wang L, Luo Y, Wen W, et al. Another evidence for a D47N mutation in GJA8 associated with autosomal dominant congenital cataract. Mol Vis, 2011, 17: 2380–2385.

58. Sun W, Xiao X, Li S, et al. Mutational screening of six genes in Chinese patients with congenital cataract and microcornea. Mol Vis, 2011, 17: 1508–1513.

59. Schadzek P, Schlingmann B, Schaarschmidt F, et al. Data of the molecular dynamics simulations of

mutations in the human connexin46 docking interface. Data Brief, 2016, 7(C): 93−99.

60. Li B, Liu Y, Liu Y, et al. Identification of a GJA3 Mutation in a Large Family with Bilateral Congenital Cataract. DNA Cell Biol, 2016, 35(3): 135−139.

61. Yuan L, Guo Y, Yi J, et al. Identification of a novel GJA3 mutation in congenital nuclear cataract. Optom Vis Sci, 2015, 92(3): 337−342.

62. Hu Y, Gao L, Feng Y, et al. Identification of a novel mutation of the gene for gap junction protein α 3 (GJA3) in a Chinese family with congenital cataract. Mol Biol Rep, 2014, 41(7): 4753−4758.

63. Kumar M, Agarwal T, Kaur P, et al. Molecular and structural analysis of genetic variations in congenital cataract. Mol Vis, 2013, 19(2): 2436−2450.

64. Lin H, Li J, Wang M, et al. Mutation screening of three Chinese families with genetic epilepsy with febrile seizures plus. Neuroscience Letters, 2011, 500(2): 123−128.

65. Zhou D, Ji H, Wei Z, et al. A novel insertional mutation in the connexin 46 (gap junction alpha 3) gene associated with autosomal dominant congenital cataract in a Chinese family. Mol Vis, 2013, 19(7): 789−795.

66. Zhang L, Qu X, Su S, et al. A novel mutation in GJA3 associated with congenital Coppock−like cataract in a large Chinese family. Mol Vis, 2012, 18(220−25): 2114−2118.

67. Wang KJ, Zhu SQ. A novel p.F206I mutation in Cx46 associated with autosomal dominant congenital cataract. Mol Vis, 2012, 18: 968−973.

68. Zhang X, Wang L, Wang J, et al. Coralliform cataract caused by a novel connexin46 (GJA3) mutation in a Chinese family. Mol Vis, 2012, 18: 203−210.

69. Zhou Z, Hu S, Wang B, et al. Mutation analysis of congenital cataract in a Chinese family identified a novel missense mutation in the connexin 46 gene (GJA3). Molecular Vision, 2010, 16: 713−719.

70. Guo Y, Yuan L, Yi J, et al. Identification of a GJA3 mutation in a Chinese family with congenital nuclear cataract using exome sequencing[J]. Indian Journal of Biochemistry & Biophysics, 2013, 50(4): 253−8.

71. Yao K, Wang W, Zhu Y, et al. A novel GJA3 mutation associated with congenital nuclear pulverulent and posterior polar cataract in a Chinese family. Hum Mutat, 2011, 32(12): 1367−1370.

72. Conley YP, Erturk D, Keverline A, et al. A Juvenile−oneset, progressive cataract Locus on chromosome 3q21−q22 is associated with a missense mutation in the beaded filament structural protein−2. Am J Hum Genet, 2000, 66(4): 1426−1431.

73. Liu Q, Wang KJ, Zhu SQ. A novel p.G112E mutation in BFSP2 associated with autosomal dominant pulverulent cataract with sutural opacities. Curr Eye Res, 2014, 39(10): 1013−1019.

74. Jamieson RV, Perveen R, Kerr B, et al. Domain disruption and mutation of the bZIP transcription factor, MAF, associated with cataract, ocular anterior segment dysgenesis and coloboma. Hum Mol Genet, 2002, 11(1): 33−42.

75. Bu L, Jin Y, Shi Y, et al. Mutant DNA−bingding domain of HSF4 is associated with autosomal dominant lamellar and Marner cataract. Nat Genet, 2002, 31(3): 276−278.

76. Behnam M, Imagawa E, Chaleshtori AR, et al. A novel homozygous mutation in HSF4 causing autosomal recessive congenital cataract. J Hum Genet, 2016, 61(2): 177−179.

77. Liu L, Zhang Q, Zhou LX, et al. A novel HSF4 mutation in a Chinese family with autosomal dominant congenital cataract. J Huazhong Univ Sci Technolog Med Sci, 2015, 35(2): 316−318.

78. Lv H, Huang C, Zhang J, et al. A novel HSF4 gene mutation causes autosomal−dominant cataracts in a Chinese family. G3 (Bethesda), 2014, 4(5): 823−828.

79. Burdon KP, McKay JD, Wirth MG, et al. The PITX3 gene in posterior polar congenital cataract in Australia. Mol Vis, 2006, 12(42−45): 367−371.

80. Vanita B, Francis P J, Quincy P, et al. A novel 1−bp deletion inPITX3causing congenital posterior polar

cataract[J]. Mol Vis, 2011, 17(140): 1249–1253.

81. Berry V, Yang Z, Addison PK, et al. Recurrent 17 bp duplication in PITX3 is primarily associated with posterior polar cataract (CPP4). J Med Genet, 2004, 41(8): e109.

82. Semina EV, Ferrell RE, Mintz–Hittner HA, et al. A novel homeobox gene PITX3 is mutated in families with autosomal–dominant cataracts and ASMD. Nat Genet, 1998, 19(2): 167–170.

83. Ye X, Zhang G, Dong N, et al. Human pituitary homeobox–3 gene in congenital cataract in a Chinese family. Int J Clin Exp Med, 2015, 8(12): 22435–22439.

84. Puschel AW, Gruss P, Westerfield M. Sequence and expression pattern of pax6 are highly conserved between zebrafish and mice. Development, 1992, 114: 643–651.

85. Jin C, Wang Q, Li J, et al. A recurrent PAX6 mutation is associated with aniridia and congenital progressive cataract in a Chinese family. Mol Vis, 2012, 18: 465–470.

86. Pasquale EB. Eph receptors and ephrins in cancer: bidirectional signalling and beyond. Nat Rev Cancer, 2010, 10(3): 165–180.

87. Miao H, Wang B. Eph/ephrin signaling in epithelial development and homeostasis. Int J Biochem Cell Biol, 2009, 41(4): 762–770.

88. Jun G, Guo H, Klein BE, et al. EPHA2 is associated with age–related cortical cataract in mice and humans. PLoS Genet, 2009, 5(7): e1000584.

89. Cooper MA, Son AI, Komlos D, et al. Loss of ephrin–A5 function disrupts lens fiber cell packing and leads to cataract. Proc Natl Acad Sci USA, 2008, 105(43): 16620–16625.

90. Tan W, Hou S, Jiang Z, et al. Association of EPHA2 polymorphisms and age–related cortical cataract in a Han Chinese population. Mol Vis, 2011, 17(172–74): 1553–1558.

91. Son A I, Cooper M A, Sheleg M, et al. Further analysis of the lens of ephrin–A5–/– mice: development of postnatal defects. Mol Vis, 2013, 19(3): 254–266.

92. Cheng C, Gong X. Diverse Roles of Eph/ephrin signaling in the mouse lens. PLoS One, 2011, 6(11): e28147.

93. Jun G, Guo H, Klein BE, et al. EPHA2 is associated with age–related cortical cataract in mice and humans. PLoS Genet, 2009, 5(7): e1000584.

94. Shi Y, De M A, Bennett T, et al. A role for epha2 in cell migration and refractive organization of the ocular lens. Invest Ophthalmol Vis Sci, 2012, 53(2): 551–559.

95. Dave A, Laurie K, Staffieri S E, et al. Mutations in the EPHA2 gene are a major contributor to inherited cataracts in South–Eastern australia. PLoS One, 2013, 8(8): e72518.

96. Xia XY, Wu QY, An LM, et al. A novel P20R mutation in the alpha–B crystallin gene causes autosomal dominant congenital posterior polar cataracts in a Chinese family. Bmc Ophthalmology, 2014, 14(1): 1–7.

97. Shentu XC, Zhao SJ, Zhang L, et al. A novel p.R890C mutation in EPHA2 gene associated with progressive childhood posterior cataract in a Chinese family. Int J Ophthalmol, 2013, 6(1): 34–38.

98. Zhang T, Hua R, Xiao W, et al. Mutations of the EPHA2 receptor tyrosine kinase gene cause autosomal dominant congenital cataract. Hum Mutat, 2009, 30(5): E603–611.

99. Guo H, Miao H, Gerber L, et al. Disruption of EphA2 Receptor Tyrosine Kinase Leads to Increased Susceptibility to Carcinogenesis in Mouse Skin. Cancer Research, 2006, 66(14): 7050–7058.

100. Dave A, Martin S, Kumar R, et al. EPHA2 mutations contribute to congenital cataract through diverse mechanisms. Mol Vis, 2016, 22: 18–30.

101. Shiels A, Bennett TM, Knopf HL, et al. The EPHA2 gene is associated with cataracts linked to chromosome 1p. Mol Vis, 2008, 14(241): 2042–2055.

102. Bu J, He S, Wang L, et al. A novel splice donor site mutation in EPHA2 caused congenital cataract in a Chinese family. Indian Journal of Ophthalmology, 2016, 64(5): 364–368.

103. Kaul H, Riazuddin S A, Shahid M, et al. Autosomal recessive congenital cataract linked to EPHA2 in a consanguineous Pakistani family. Molecular Vision, 2010, 16(58−59): 511−517.

104. Reis LM, Tyler RC, Semina EV. Identification of a novel C−terminal extension mutation in EPHA2 in a family affected with congenital cataract. Mol Vis, 2014, 20(2): 836−842.

105. Hansen L, Comyn S, Mang Y, et al. The myosin chaperone UNC45B is involved in lens development and autosomal dominant juvenile cataract. Eur J Hum Genet, 2014, 22(11): 1290−1297.

106. Haniel A, Welge−Lüssen U, Kühn K, et al. Identification and characterization of a novel transcriptional silencer in the human collagen type IV gene COL4A2. J Biol Chem, 1995, 270(19): 11209−11215.

107. Kuo DS, Labelle−Dumais C, Gould DB. COL4A1 and COL4A2 mutations and disease: insights into pathogenic mechanisms and potential therapeutic targets. Hum Mol Genet, 2012, 21(R1): R97−R110.

108. Takeda K, Inoue H, Tanizawa Y, et al. WFS1 (Wolfram syndrome 1) gene product: predominant subcellular localization to endoplasmic reticulum in cultured cells and neuronal expression in rat brain. Hum Mol Genet, 2001, 10(5): 477−484.

109. Hofmann S, Philbrook C, Gerbitz KD, et al. Wolfram syndrome: structural and functional analyses of mutant and wild−type Wolframin, the WFS1 gene product. Hum Mol Genet, 2003, 12(16): 2003−2012.

110. Strom TM, Hörtnagel K, Hofmann S, et al. Diabetes insipidus, diabetes mellitus, optic atrophy and deafness (DIDMOAD) caused by mutations in a novel gene (Wolframin) coding for a predicted transmembrane protein. Hum Mol Genet, 1998, 7(13): 2021−2028.

111. Lenaers G, Hamel C, Delettre C, et al. Dominant optic atrophy. Orphanet J Rare Dis, 2012, 7(1): 46.

112. Lee J, Jung SC, Hong YB, et al. Recessive optic atrophy, sensorimotor neuropathy and cataract associated with novel compound heterozygous mutations in OPA1. Mol Med Rep, 2016, 14(1): 33−40.

113. Gillespie RL, Urquhart J, Lovell SC, et al. Abrogation of HMX1 function causes rare oculoauricular syndrome associated with congenital cataract, anterior segment dysgenesis, and retinal dystrophy. Invest Ophthalmol Vis Sci, 2015, 56(2): 883−891.

114. Myers KA, Bello−Espinosa LE, Kherani A, et al. TUBA1A Mutation Associated With Eye Abnormalities in Addition to Brain Malformation. Pediatr Neurol, 2015, 53(5): 442−4.

115. Yazar S, Franchina M, Craig JE, et al. Ferritin light chain gene mutation in a large Australian family with hereditary hyperferritinemia−cataract syndrome. Ophthalmic Genet, 2016, 38(2): 171−174.

116. Khan AO, Bergmann C, Neuhaus C, et al. A distinct vitreo−retinal dystrophy with early−onset cataract from recessive KCNJ13 mutations. Ophthalmic Genet, 2015, 36(1): 79−84.

117. Khan AO, Aldahmesh MA, Alsharif H, et al. Recessive mutations in LEPREL1 underlie a recognizable lens subluxation phenotype. Ophthalmic Genet, 2015, 36(1): 58−63.

118. Hittner HM, Kretzer FL, Antoszyk JH, et al. Variable expressivity of autosomal dominant anterior segment mesenchymal dysgenesis in six generations. Am J Ophthalmol, 1982, 93(1): 57−70.

119. Yokoyama Y, Narahara K, Tsuji K, et al. Autosomal dominant congenital cataract and microphthalmia associated with a familial t(2; 16) translocation. Hum Genet, 1992, 90(1−2): 177−178.

120. Nur BG, Altıok−Clark Ö, İlhan HD, et al. Bilateral congenital cataracts in an infant with Klinefelter syndrome. Turk J Pediatr, 2014, 56(5): 546−550.

121. Pras E, Levy−Nissenbaum E, Bakhan T, et al. A missense mutation in the LIM2 gene is associated with autosomal recessive presenile cataract in an inbred Iraqi Jewish family. Am J Hum Genet, 2002, 70(5): 1363−1367.

122. Pras E, Frydman M, Levy−Nissenbaum E, et al. A nonsense mutation (W9X) in CRYAA causes autosomal recessive cataract in an inbred Jewish Persian family. Invest Ophthalmol Vis Sci, 2000, 41(11): 3511− 3515.

123. Bixler D, Higgins M, Hartsfield J Jr. The Nance−Horan syndrome: a rare X−linked ocular−dental trait with

expression in heterozygous females. Clin Genet, 1984, 26(1): 30–35.

124. 邓昊，何云贵，夏家辉. 微卫星荧光标记基因组扫描. 生命科学研究, 2000, 4(2): 19–24+31.

125. 王娟. 人类基因组SNPs的研究现状及应用前景. 生命科学, 2006, 18(4)：397–401.

126. Reddy M A, Francis P J, Berry V, et al. A clinical and molecular genetic study of a rare dominantly inherited syndrome (MRCS) comprising of microcornea, rod–cone dystrophy, cataract, and posterior staphyloma. Br. J. Ophthalmol, 2003, 87(2): 197–202.

127. Michaelides M, Urquhart J, Holder G E, et al. Evidence of genetic heterogeneity in MRCS (microcornea, rod–cone dystrophy, cataract, and posterior staphyloma) syndrome. Am J Ophthalmology, 2006, 141(2): 418–420.

128. Kantorow M, Horwitz J, Carper D. Up–regulation of osteonectin/SPARC in age–related cataractous human lens epithelia. Molecular Vision, 1998, 4: 17.

129. Kantorow M, Kays T, Horwitz J, et al. Differential display detects altered gene expression between cataractous and normal human lenses. Invest. Ophthalmol Vis Sci, 1998, 39(12): 2344–2354.

130. Zhang W, Hawse J, Huang Q, et al. Decrease expression of ribosomal proteins in human age–related cataract. Invest. Ophthalmol. Vis. Sci, 2002, 43(1): 198–204.

131. Ruotolo R, Grassi F, Percudani R, et al. Gene expression profilling in human age–related nuclear cataract. Mol Vis, 2003, 9(63–6): 538–548.

132. Hawse R, Hejtmancik FJ, Huang Q, et al. Identification and functional clustering of global gene expression differences between human age–related cataract and clear lenses. Mol Vis, 2003, 9(6): 515–537.

133. Goswami S, Sheet NL, Zavadil J, et al. Spectrum and range of oxidative stress responses of human lens epithelial cells to H2O2 insult. Invest Ophthalmol Vis Sci, 2003, 44(5): 2084–2093.

134. Carper D, John M, Chen Z, et al. Gene expression analysis of an H2O2–resistant lens epithelial cell line. Free Radic Biol Med, 2001, 31(1): 90–97.

135. Hsu CD, Kymes S, Petrash J. A transgenic mouse model for human autosomal dominant cataract. Invest Ophthalmol Vis Sci, 2006, 47(5): 2036–2044.

136. Yao W, Theendakara V, Sergeev Y, et al. A Transgenic Mouse Model of the Human γ C–Crystallin 5bp Duplication Cataract. 2006, anunal arvo meeting Poster # 4103/B613.

137. Lassen N, Bateman BJ, Estey T, et al. Cataract Phenotype in Aldh1a1–/–/aldh3a1–/– Double Knockout Mice, 2006, ARVO meeting Poster# 4105/B615.

138. Tang Y, Liu X, Zoltoski RK, et al. Calpain 3 disruption delays cataract formation in the 129 α 3 Cx46 KO mouse lens, 2006, anunal arvo meeting Poster # 4107/B617 .

139. Ionides AC, Berry V, Mackay DS, et al. A locus for autosomal dominant posterior polar cataract on chromosome 1p. Hum Mol Genet, 1997, 6(1) : 47–51.

140. Mumoford AD, Vulliamy T, Lindsay J, et al. Hereditary hyperferritinemia–cataract syndrome: two novel mutations in the L–ferritin iron–responsive element. Blood, 1998, 91(1): 367–368.

第三节 白内障模型

一、概述

实验动物学是生命科学研究的基础和重要支撑。探讨危害人类健康的各类疾病的发病机制和治疗药物的许多实验研究都需要通过实验动物来完成的。老年性白内障是老年人视力丧失的主要原因，它是一种衰老相关疾病，发病进程长而缓慢，至今仍未完全弄清其发病机制。此外，老年性白内障的治疗，除手术摘除联合人工晶状体植入以外，迄今为止未能找到确实有效的药物预防及延缓白内障的发生发展。晶状体混浊发生发展的过程长，不易在人体上观察，也不能活检，但是在各种哺乳动物中晶状体的器官发生和生物学特性非常类似，种属间差异相对较小，故在动物模型及实验室模型中研究白内障是我们用于理解人类白内障发生机制的最基本方法。当前取得的有关晶状体生理学、生物化学的一系列研究成果都离不开实验动物。本章将对当前实验研究中的白内障动物模型及实验室培养中常用的诱导模型进行综述。

二、常见白内障模型

（一）化学物质诱发的白内障

1. 硒性白内障模型 硒性白内障模型在不同种类的大鼠上都能较容易诱导产生，其生化特征与人类老年性白内障有很多相似之处，如谷胱甘肽（glutathione，GSH）下降、Ca^{2+}水平升高、水不溶性蛋白增加、水溶性蛋白减少等。目前，硒性白内障为老年性白内障最常用的动物模型之一。

（1）诱发方法：取14天左右的雌雄Sprague Dawley大鼠，一次性皮下注射Na_2SeO_3 30 $\mu mol/kg$，3～5天内即有严重核混浊，15～30天皮质逐步出现混浊，注射后6周至4个月，核混浊坚硬，皮质混浊也更明显。口服大量硒或经常低剂量注射硒，都能诱发白内障。不同种的大鼠对形成硒性白内障所需量的敏感度不同。

（2）发病机制及相关研究动态：Shearer[1]等指出，硒性白内障的形成可能是因为晶状体上皮细胞的蛋白质受亚硒酸盐的氧化，DNA合成下降，内环境受损，使钙从玻璃体进入晶状体核部；David LL[2]认为硒氧化巯基也可能导致Ca^{2+}–ATP酶失活或打开膜上离子通道致使钙调素Ⅱ降解α–晶状体蛋白和β–晶状体蛋白，部分晶状体蛋白的降解产物又转为不溶性蛋白和光散射性的聚合物。最近Matsushinma[3]等认为硒性白内障的晶状体混浊初期，细胞骨架蛋白的降解作用也非常重要。研究表明，随晶状体混浊的开始，不溶性蛋白的增加与某些蛋白的迅速丧失有关，这些蛋白的分子量为42kDa、55kDa、57kDa和235kDa，能分别与细胞骨架蛋白肌动蛋白、微管蛋白、波形蛋白及膜收缩蛋白的抗体发生反应，但这些蛋白的性质并未明确。他们用一种强抗氧化剂泛硫乙胺（pantethine）处理硒性白内障120小时，能拮抗细胞骨架蛋白丢失，防止βB1–晶状体蛋白降解，使晶状体保持透明。

Boyle DL[4]等人用共焦显微镜及特异性脂质膜探针（DiI）的方法对各种不同类型的过视细胞质膜的改变进行研究，共焦显微镜能够扫描至0.5 μm的组织层面，可以排除聚焦点上下、面的荧光，可对活组织和固定厚度的组织进行光学切片，排除由于物理切片造成的人为因素，并可通过三维重建对组织的实时观测。DiI是一种阳离子荧光染料，能特异性标记细胞膜上的脂质，当在水中时，这种探针只感微弱的荧光或不感光，而与细胞膜结合时有很高的荧光。该研究的目的就是筛选最接近人类白内障发生中空泡形成过程的白内障动物模型，应用共焦显微镜及特异性细胞脂质膜荧光探针DiI，可以将硒性白内障晶状体的中空泡形成的时间进程与晶状体混浊的时间进程结合起来。和其他白内障动物模型相比分析，硒性白内障与人类白内障的发生最为接近。

2. 萘性白内障模型　萘性白内障模型在大鼠和小鼠中均可成功建立，是老年性白内障常用的动物模型之一。

（1）诱发方法：活体注射萘的常用剂量为500～2000mg/kg，隔天注射一次，可迅速诱发白内障。但由于每隔一天给予1g/kg萘所致的全身毒性造成实验大鼠的存活期短（第6周大鼠存活率为50%，第9周几乎全部死亡），不利于实验研究，Nagata-M[5]等在Brown-Norway大鼠上构建一种进展缓慢的萘诱导白内障模型，这种动物模型存活时间长。方法为首次给予0.5g/kg，一周后，每周1次或2次通过胃管给予10%总量为1g/kg的萘，晶状体的混浊缓慢并表现出剂量依耐性，而动物的存活率在30周后仍可达到60%～70%。大多数萘性白内障的模型都是在活体上构建的，这样的研究费事费时，并且由于萘的代谢引起的全身毒性使研究复杂化。为了直接研究萘在晶状体代谢中的作用，Xu GT[6]建立了培养晶状体的萘性白内障模型方法：将晶状体暴露于含萘-1，2-二氢二醇（naphthalene-1,2-dihydrodiol，ND）的培养基中，一定时间后分析一些参数，包括GSH水平、蛋白二硫化合物、晶状体蛋白的SDS-PAGE凝胶电泳、Na^+-K^+-ATP酶的活性对萘代谢的检测。结果表明，形态及生化变化类似与那些注射萘的大鼠，同活体中类似，因此这种模型可用于研究萘性白内障发生的机制。

（2）发病机制及相关研究动态：萘性白内障也是通过氧化机制导致晶状体混浊。萘在体内经肝转化为1，2-羟基化合物，晶状体中萘-1，2-二氢二醇氧化成萘醌[7]。Wells-PG、Wilson-B[8]的研究认为具有多环芳香烃的萘能够被细胞色素P450生物活化成亲电子的环氧化物中间产物，随后被代谢成萘醌，这种代谢的中间产物能够与晶状体的组织紧密连接形成氧化应激或产生脂质过氧化物，因此诱发了白内障的形成。如果在注射萘之前先给予这些大鼠细胞色素P450的抑制剂SKF525A（二苯基丙基乙酸和β-二乙基氨基乙酯）和美替拉酮（metyrapone）及抗氧化剂咖啡酸、VitE等处理，则萘诱导的白内障发生率下降，而如果给予细胞色素P450诱导剂苯巴比妥（phenobarbital）和GSH损耗剂DEM（二乙基顺丁烯二酸），则白内障的发生率升高。

醛糖还原酶（aldose reductase，AR）是一种二氢二醇脱氢酶（dihydrodiol dehydrogenase），能催化萘-1，2-二氢二醇（ND）氧化为萘醌（naphthoquinone, NQ）。近来研究者较关注AR在萘性白内障发生中的作用，为此还建立了一些复杂的动物模型。Lee AY[9]在转基因动物模型中构建醛糖还原酶过度表达小鼠与正常小鼠对照，用ND诱导白内障的发生过程。将从AR转基因小鼠取出的晶状体放入含ND的培养基中，所诱导的白内障发生、发展更快也更严重，这说明ND诱导的白内障的发生与晶状体的醛糖还原酶水平相关。进一步研究表明，醛糖还原酶可能是ND诱导的白内障的发生过程中ND代谢的关键酶。

Lou MF[10]为了了解是否醛糖还原酶在萘性白内障发生中加强了它在糖性白内障发生的作用，建立了一种新的双重白内障模型，用于评价醛糖还原酶抑制剂的作用。方法为同时给予大鼠高含量的半乳糖和萘或将晶状体离体培养在有高浓度的半乳糖和萘的培养皿中。结果发现在10mg/kg·d剂量，醛糖还原酶抑制剂（aldose reductase inhibitor，ARI）AL01576和AL04114都能完全防止萘性白内障的所有细胞形态和生化的改变，AL01576在抑制萘性白内障方面表现出级联反应，并且在大于10mg/kg·d剂量时，其可作为白内障发生后的治疗剂。在这一双重白内障模型中醛糖还原酶抑制剂 tolrestat 能防止半乳糖诱导的皮质性白内障，但对萘性的核周白内障没有防护作用，相反 AL01576 能防止两种白内障的形成。半乳糖醇、还原型谷胱苷肽的水平与形态学的变化有很好的一致性，其防止白内障的机制可能是通过抑制 ND 转换成1,2-二羟基萘（1,2-dihydroxynaphthalene）。

3. BSO 白内障模型　丁基硫菫亚胺（buthionine sulfoximine，BSO）是一种谷胱甘肽生物合成的抑制剂，发育过程中的晶状体对谷胱甘肽的缺乏有高度敏感性，给新生鼠注射 BSO 将导致白内障的发生，此模型是用以研究谷胱甘肽的功能的较好模型[11]。

（1）诱发方法：无论大小鼠都能通过 BSO 注射而诱导白内障的发生。通常在新生大鼠出生后2～10天，给予腹腔内注射3mmol/kg BSO 连续3～5天，数天后白内障迅速形成。注射的剂量和次数各有不同[12]，但对注射后的大小幼鼠的存活寿命无明显影响，并且也无其他的长期副作用。相反在成年鼠上给予同等剂量的丁硫氨酸-亚砜亚胺（L-Buthionine-S-R-Sulfoximine，L-BSO）则很少产生白内障，但却常常导致鼠的后腿瘫痪，精子生成障碍及死亡[13]，Calvin HI[14] 还将出生后7天的小鼠的晶状体取出放入4mm BSO 的培养皿中培养48小时，结果只有轻微的白内障样改变。Calvin HI[14] 也报道在晶状体取出培养前先给小鼠活体一次性腹腔注射 BSO（4nmol/mg），将在3天内使晶状体的 GSH 下降90%以上，但无明显的白内障改变。不过，处死动物取透明晶状体，于37℃的 HL-1 培养基（加入表皮生长因子、胰岛素和 Ca^{2+}，以及有或无 BSO）培育（29±1）小时后，出现混浊，类似于在活体上的形态和生化改变。

（2）发病机制及相关研究动态：BSO 通过抑制 γ-谷氨酰半胱氨酸合成酶（gamma-glutamylcysteine synthetase）的合成，从而造成晶状体抗氧化能力的严重损伤，导致白内障发生[15]。通常在注射 L-BSO 24小时后，晶状体的 GSH 量就能显著下降90%以上。Calvin HI 给出生7天的小鼠连续多次注射 BSO，注射2天后可以看到晶状体早期的异常，晶状体的 GSH 下降了99%，注射后24小时内，白内障发生前晶状体内 Na^+ 和 Ca^{2+} 升高，而 K^+ 下降，晶状体 Na^+ 和 K^+ 水平出现明显的反转，Na^+ 升高程度超过 K^+ 下降的程度，因而认为在白内障形成中存在渗透压机制。随着晶状体水合作用的增强，并伴有 Ca^{2+} 升高，大量的细胞外液进入晶状体细胞。BSO 性白内障可能是研究 GSH 在维持正常晶状体的阳离子平衡和透明性方面作用的很好的活体动物模型[16]。

褪黑激素（melatonin）是一种新的自由基清除剂，在 BSO 白内障鼠模型中，被认为能防止新生鼠白内障的形成。Abe M 在新生大鼠出生后2天，给予腹腔内注射 BSO 3mmol/kg，连续3天，白内障发生率达100%（18/18），GSH + GSSG（glutathione disulfide，氧化型谷胱甘肽）即总谷胱甘肽下降97%。另一组如果同时给予褪黑激素，4mg/kg 腹腔内注射，白内障的发生率仅为6.2%（1/15），谷胱甘肽下降的水平比前者低得多。褪黑激素对白内障形成的抑制作用可能是由于其作为自由基的清除剂或者是由于其能刺激谷胱甘肽的合成[17]。在研究外源性褪黑激素对 BSO 诱导的新生鼠白内障的形成及脂质过氧化物酶的作用中，同样证实了褪黑激素能有效防止新生鼠白内障的形成[15]。Maitra I 等人在 BSO 动物模型上研究 α-硫辛酸（alpha-lipoic acid）防止白内障的作用。该药是一种强抗氧化剂，研究发现给予 α-硫辛酸25mg/kg，有60%的动物不出现明显的白内障，其主要的生化机制是 α-硫辛酸增加了谷胱甘肽、抗坏血酸盐和维生素 E 的量，而这些成分在 BSO 诱导的白内障小鼠显著下降。给予 α-硫辛酸还能恢复经 BSO 处理的动物的晶状体的谷胱甘肽过氧化酶、过氧化氢酶和抗坏血酸、自由基还原酶的活性。但并不影响谷胱甘肽还原酶和超氧化物歧化酶的活性。他们认为 α-硫辛酸能够代替 GSH 的部分功能，如维持较高水平的抗坏血酸，间接参与维生素 E 的再循环等[18]。Ohtsu A[19] 则用 Brown Norway 大鼠 BSO 白内障模型研究 γ-谷氨酰半胱氨酸合成酶乙酯（gamma-glutamylcysteine ethyl ester）的抗白内障作用。发现 γ-谷氨酰半胱氨酸乙酯通过提高晶状体合成谷胱甘肽水平的能力，能显著减少白内障的发生。Takashi 的实验也表明 γ-谷氨酰半胱氨酸乙酯能穿透生物膜，作为一种极好的谷胱甘肽生物合成的先驱药物，从而发挥抗白内障作用。

4. H_2O_2 诱导的白内障模型　晶状体代谢能产生 H_2O_2，也能通过抗氧化系统分解 H_2O_2，实验室培养的晶状体在 H_2O_2 诱导下也将发生白内障。H_2O_2 诱导的白内障模型的建立及对其生化机制的研究，进一步证实氧化应激是导致白内障发生的生化机制之一[20]。

（1）H_2O_2 诱导方法：根据不同的实验目的要求，将动物晶状体放入含不同浓度的 H_2O_2 培养基中培养，1~3 天逐渐形成皮质型白内障。

（2）相关研究进展：既往的研究表明，在衰老过程中，人眼晶状体蛋白谷胱甘肽混合二硫化合物（PSSG）积聚，还原型 GSH 水平下降，这种变化在白内障发生时更为明显。实验室常用 H_2O_2 诱导白内障的发生来研究 PSSG、PSSP（晶状体蛋白间二硫化合物）、GSH 等在晶状体混浊过程中的变化。

Lou MF 用 0.6 mmol/L H_2O_2 诱导的鼠白内障模型研究 GSH 和 PSSG 的动力学变化，结果在暴露于 H_2O_2 3 天后 GSH 损耗迅速广泛发生，这种变化在晶状体的皮质和核性部分的分配是较均衡的。PSSG 水平迅速增加并在 3 天内持续发展。年龄在鼠眼晶状体对氧化应激的反应中的作用甚微[21]。Cui-XL[22] 最近报道将大鼠晶状体取出后置于含 0.5 mmol/L H_2O_2 的培养基，每隔 24 小时对其生化及组织形态学进行检测。培养 24 小时后，晶状体表现为广泛的生化损害，但形态学的变化却非常轻微。这些损害包括 GSH 减少，PSSG 升高，但无PSSP 形成。当将晶状体暴露于 H_2O_2 中长达 96 小时后检测上述指标，则有 PSSP 形成积聚，蛋白的溶解性下降以及晶状体混浊的产生。

Wang GM[23] 分析了 PSSG、巯基转移酶（TTase）与白内障发生的关系，因需大量组织用于进行各种生化研究，便用猪眼晶状体代替鼠眼晶状体。大部分猪眼晶状体对 H_2O_2 氧化的反应类似于鼠眼晶状体，除了需要较高浓度的 H_2O_2 才能达到同一结果，D_{50}（GSH 50% 的损害率）在猪眼中需 1.5 mmol/L 浓度的 H_2O_2（鼠眼为 0.5 mmol/L）。由于 H_2O_2 存在时，聚集的 PSSG 被自发的去掉巯基，这种情况类似于鼠眼和人眼的白内障模型，而晶状体蛋白-胱氨酸（PSSC）则没有明显变化。在既往的研究中已表明，白内障模型中 PSSG 的形成要先于 PSSP 的形成，当 H_2O_2 去除后，升高的 PSSG 自发减低到正常水平，为了检验是否巯基转移酶参与了这一恢复过程，Wang GM 检测了 PSSG 和 TTase 在 H_2O_2 诱导的白内障模型中的关系。研究表明一般情况下 TTase 活性和 GSH 的耗竭及 PSSG 的升高是一致的。基于晶状体 TTase 和 PSSG 的紧密关系，可以推测 TTase 可能调控 PSSG 并维持其在一个较低的浓度。这种修复过程可促进恢复晶状体的透明性。

另外一些实验利用人 beta-actin 启动子，构建过氧化氢酶 cDNA 表达载体，用之转染两个永生化的晶状体上皮细胞系，即小鼠 alpha TN4-1 和兔晶状体上皮系 N/N 1003A。在 alpha TN4-1 的细胞过氧化氢酶增了 3.4 倍，而 N/N 1003A 细胞增加了 38 倍。令人惊奇的是，在加入 300 mmol/L H_2O_2 的培养中，降解细胞外 H_2O_2 的能力并无显著改变，但抵抗

H_2O_2 对细胞的氧化应激能力显著增强。在未转染的细胞中，非蛋白巯基（NP-SH）和甘油醛磷酸脱氢酶（GDP）显著下降，在转染细胞中这些参数基本保持正常。他们认为增加过氧化氢酶活性可防止由于 H_2O_2 氧化损害导致的白内障[24]。Li DW、Spector A[25] 则从分子水平研究 H_2O_2 白内障发生的原因。研究发现兔晶状体上皮系 N/N1003A 在 150～250 mmol/L H_2O_2 培养60分钟后，*c-jun* 和 *c-fos* mRNAs 迅速上调35～70倍，*c-myc* mRNA 表达水平增加2～5倍，通过激活蛋白-1（AP-1）基因位点转入报道基因检测到在 H_2O_2（最适诱导浓度150 mmol/L）的诱导下，AP-1 的转录活性也上调，研究表明可调节晶状体的各种调控基因的表达，从而影响生存活力，进而影响了细胞的正常功能。

（二）糖性白内障模型

研究表明，无论是在直接用半乳糖饲养诱导的糖尿病性白内障，还是糖尿病鼠的后代发生的先天性糖性白内障，其晶状体醛糖还原酶（AR）的活性均增强，水分聚集，导致白内障发生。目前应用此类动物模型的研究成果可推测人类糖尿病性白内障形成的机制是通过山梨醇积聚的渗透机制造成的[26]。

1. **半乳糖诱导的糖性白内障**　诱发方法：通常用半乳糖诱导糖性白内障的产生。一般在饮食中给予10%～50%半乳糖饲养大鼠可诱发白内障的发生。在其他动物如猪和狗也可诱导白内障产生。在实验室离体培养的晶状体中用半乳糖诱导白内障。Meydani M[27] 的观察表明，10%～30%半乳糖饲养诱导的鼠白内障有剂量和时间依赖性，可作为进一步研究白内障发生的时序变化的动物模型。

2. **链脲菌素诱导的糖性白内障**　诱发方法：链脲菌素诱导的糖尿病性鼠的晶状体表现为相对急性的白内障形成过程。Kojima M 等5～7周的 Sprague-Dawley、Brown Norway、Wistar 大鼠分别给予静脉内注射70 mg/kg 链脲菌素，能诱发白内障、SD 和 WIS 大鼠最初的白内障样改变是在周边部形成水样空泡及围绕前 Y-缝的弥漫性混浊，Brown Norway 大鼠最初的白内障样改变为 Y-缝分裂、水隙及点状空泡。三种品系大鼠的醛糖还原酶的活性无明显差异，但在 Brown Norway 大鼠山梨醇脱氢酶的活性比 SD 和 WIS 大鼠高。由此认为7周的 Brown Norway 大鼠更适合做实验性糖尿病性白内障模型[28]。

3. **WBN/Kob 自发性糖尿病动物模型大鼠**　WBN/Kob 大鼠是一种大约出生一年后自发发生糖尿病的动物模型。在糖尿病发生一年后出现糖尿病性白内障，还常伴有高血糖、肾病和神经病变。用激光拉曼光谱检测到该模型鼠晶状体只在浅层皮质部分水含量显著增加，白内障形成表现相对慢性[29]。先天性糖尿病 KK 黄鼠是另一种糖尿病性白内障的动物模型，该鼠晶状体在2个月时基本正常，第4个月时上皮细胞出现坏死，6个月时浅层皮质纤维肿胀，8个月时上皮细胞核内包涵体增多，较晚期的皮质纤维间出现浓密染色细胞，细胞质肿胀，10个月时细胞开始萎缩。这一动物模型表现出在浅层皮质区缓慢进展的白内障，而这一过程与人眼糖尿病性白内障很相似[30]。

4. **糖性白内障模型的相关研究动态**　过去由于多元醇的积聚而导致的渗透机制的改变在糖尿病性白内障和半乳糖饲养的白内障模型中已进行了大量详尽的研究，但模型中多元醇的大量积聚与 AR 缓慢的动力学变化之间的差异尚未得到满意的解释，也说明在哺乳动物中多元醇的形成机制尚未完全弄清。在用实验性糖尿病模型研究糖性白内障的发病机制中的一些实验表明 AR 主要存在于晶状体上皮细胞，不足以充分解释大量的山梨醇在晶状体皮质纤维的积聚导致晶状体肿胀和形成渗透性白内障。在成年糖尿病白内障中，与非糖尿病的老年性白内障的变化类似，山梨醇的水平较低，因此渗透机制造成白内障发生的危险性更小，其他的机制包括糖基化和氧化应激也起到一定的作用。最近Secchi EF[32]利用新的技术方法对AR的活性进行检测。利用AR需3-氟-3-脱氧-D-半乳糖（3-fluoro-3-deoxy-D-galactose，3-FDGal）及其代谢产物做底物的特性，用3-FDGal作探针联合^{19}F磁共振（NMR）光谱仪检测完整晶状体和培养的晶状体上皮细胞AR的活性。结果发现以3-FDGal做底物时AR的活性要高于D-半乳糖做底物时的活性。

Kubo E[33]研究糖性白内障与自由基分子的关系，在给予25%和50%半乳糖诱导的白内障鼠，用电子旋转共振仪（ESR）检测晶状体中自由基的产生，在浅层皮质白内障，二甲基吡啶N-氧化物（5,5'-dimethyl-1-pyrroline-N-oxide，DMPO）旋转诱捕可直接检测到羟自由基（·OH）。如果给予了AR抑制剂SNK-860，则羟自由基可完全被抑制。羟自由基的形成与糖性白内障的早期发生相关，由于多元醇的积聚，产生的羟自由基可能加速了晶状体纤维细胞膜的损害，因而在早期白内障发生中羟自由基可能有重要作用。

在糖性白内障药物研究中，近来开始注意到用山梨醇脱氢酶抑制剂可能能用以防止糖尿病性白内障的形成。在半乳糖饲养的糖性白内障模型中，山梨醇脱氢酶抑制剂由于改变了与多元醇代谢相关的氧化还原过程，从而有助于延缓糖尿病并发症的发生。但Kador PF[34]在比较山梨醇脱氢酶抑制剂与ARI在糖性白内障中的作用时，结果表明糖性白内障是由于AR催化细胞内多元醇的积聚，ARI可以抑制糖性白内障的发生，而山梨醇脱氢酶抑制剂无此作用。另外Varma SD[35]在给予含30%半乳糖饮食的幼鼠，30天后所有大鼠都出现核性混浊，但若在饮食中增加了2%的丙酮酸钠，则白内障的发生明显延迟，其机制可能是丙酮酸钠可通过维持钠离子的正常浓度梯度，抑制蛋白质糖基化（glycation），降低组织水合作用，维持较高的ATP，从而防止晶状体细胞膜的损害。丙酮酸钠作为组织正常代谢产物可能是无毒性的，可以进一步研究其在防止糖尿病和半乳糖血症的并发症中的药理作用。Yokoyama T[36]的实验认为如果在含有30mmol/L半乳糖培养基中加入2～20μmol/L曲格列酮（troglitazone），一种新的抗白内障药物，则晶状体赤道部的空泡形成、晶状体内的半乳糖醇积聚和脂质过氧化物形成将明显受到抑制。在同样给予半乳糖饲养的小鼠曲格列酮后，其白内障的发生也受到一定程度的抑制。Sasaki T[37]等人用半乳糖诱导的实验室培养的鼠晶状体作模型，药物新戊酸酯（HDMF）有显著的防止白内障发生的作用，而且这种新戊酸酯有更强的亲脂作用，更易穿透角膜。这种新戊酸酯可以抑制自然发生白内障鼠（ICR/f）的晶状体混浊。

（三）紫外线（UV）诱导的白内障模型

流行病学研究认为皮质型白内障与阳光照射相关，而且主要是紫外线（UV），另外人们很早就用紫外线建立了一些离体和在体的白内障动物模型。长期以来人们认为紫外线造成晶状体蛋白结构的改变导致白内障发生，但具体机制并不清楚。下面是近年来研究人员利用UV照射诱导白内障的形成，然后从不同方面对晶状体进行的研究。

1. **诱导方法** 一般的方法是将不同波长的紫外线照射动物，照射剂量和时间按不同的实验有不同的设计。1976年，Pitts用295～315nm的紫外线在兔眼上诱导产生了皮质性和后囊下白内障。1991年，Zigman用300～400nm的紫外线连续照射大鼠2周，导致晶状体皮质和后囊下混浊，因该区段比较接近到达眼内的长波紫外线，所以是较好的紫外线白内障动物模型。有学者将晶状体蛋白匀浆后用紫外线照射也产生了类似白内障晶状体蛋白的变化。

2．相关研究进展

（1）UV照射后晶状体的蛋白质改变：Sommerburg O在实验中分别用280nm、300nm和350nm单色光照射晶状体蛋白，比较了晶状体蛋白的易感性。晶状体蛋白的物理特性变化经荧光光谱测定及SDS-PAGE电泳分析，研究认为这三种不同波长的UV照射并不增加蛋白分解的易感性，但UVA（320～400nm）和UVB（280～320nm）照射后明显增强了蛋白交联[38]。Jung WT将大鼠经300～320nm的紫外线照射后（剂量为0.1mJ/cm^2），研究UV照射后晶状体蛋白的改变，发现晶状体蛋白的三级结构由于氨基酸的外消旋作用而被损害，造成的晶状体蛋白三级结构异常，这可能导致晶状体的光学特性改变[39]。UV照射还可导致α-晶状体蛋白的分子伴侣活性的丧失，而α-晶状体蛋白具有保护其他晶状体蛋白和一些酶在应激状态下的积聚，经研究α-晶状体蛋白能抑制在UV照射下其他晶状体蛋白的积聚作用，作者认为α晶状体蛋白保护其他晶状体蛋白分子伴侣作用的丧失可能是长期UV照射下人类白内障发生的原因[40]。另外，Rafferty NS研究了UV照射对晶状体上皮细胞骨架蛋白的作用。对培养的兔眼晶状体上皮细胞用波长（365±45）nm间断照射累积6小时，总剂量达13.5～54.4 J/cm^2，这一剂量只是比生理水平轻微到中度增高。实验表明微管蛋白对UVA最为敏感且易于解聚，其次是肌动蛋白，而波形蛋白几乎不受影响。研究认为UVA照射造成的对细胞骨架成分的损害也可能损害上皮细胞导致白内障的发生[41]。

（2）晶状体中的光敏物质：较早人们就知道晶状体含有一些载色基团，是很强的光敏物质，与晶状体老化过程中晶状体核的颜色改变有关。Dhir P的研究认为人类晶状体含有许多光敏物质能吸收大于300nm的光线，特别是UVA（320～400nm）。犬尿氨酸（Kyn）和3-羟基苯犬尿氨酸（HK），两个已知的光敏物质在晶状体蛋白光氧化改变中有显著作用。另外晶状体蛋白离体照射表明，色氨酸残基对由于UVB（280～320nm）照射造成的光氧化比UVA更敏感，但由于大多数UVB被角膜吸收，晶状体特别是晶状体核很少接受到UVB。如果光氧化在晶状体核颜色的改变或核性白内障的发生中起作用，那么必然有光敏反应的增强。应用晶状体色氨酸缺陷的突变体经UV照射，研究光氧化作用，结果表明不只是UVA对色氨酸有光氧化作用，在HK或Kyn存在时UVA对其他一些氨基酸都有敏感的光氧化产生，虽然小于UVB直接照射的光氧化作用[42]。Garner B[43]在人类晶状体中用高效液相色谱分析（HPLC）法从羟基苯犬尿氨酸（3-OHKG）分离了一新的荧光基团，它的脱氨基异构体4-（2-amino-3-hydroxyphenyl）-4-oxobutanoic acid O-glucoside是已知的UV过滤组分。

（3）其他研究进展：Li WC、Spector A[44]对经UVB照射的大鼠晶状体上皮细胞的生存能力进行了研究。培养的大鼠晶状体经8 J/s/m^2 UVB照射60分钟可诱发晶状体上皮细胞的凋亡。凋亡细胞首先出现在赤道部，进而向中央发展。即使在照射后继续培养的晶状体，上皮细胞仍持续发生凋亡，24小时后几乎所有晶状体上皮细胞经凋亡的方式死亡。并且和这种凋亡相关的原癌基因*c-fos*大量上调。晶状体的混浊随晶状体细胞的死亡首先在赤道部进而向中央发展。Reddy GB用UVB照射不同年龄鼠眼晶状体，分析了能量代谢中的数种酶（己糖激酶、磷酸果糖激酶、异柠檬酸脱氢酶、苹果酸脱氢酶）的动力学作用，3～12个月的大鼠晶状体匀浆被UVB照射（300nm，100mW/cm^2），光诱导的变化可能对晶状体，特别是老年晶状体的透明性产生影响[45]。Dillon J[46]的研究表明人类晶状体对光线吸收的特点有显著的年龄相关性，年轻的晶状体主要吸收 UVA，随年龄增长在 320～550nm 的吸收增加。对晶状体不同层面的病理切片还发现，这种吸收特点的变化也发生在晶状体从表层到中央及核性区。研究发现所有能到达晶状体表面的光线的能量中 UVB 是最少的，在老年晶状体蛋白吸收 UVA 和可见光比 UVB 大 2 个能量级，因此 Dillon J 认为排除 UVA 和可见光在人类皮质性白内障形成中的作用是不成熟的观点。

（四）激素性白内障模型

长期局部或全身使用激素类药物，不仅引起激素性青光眼，还可导致白内障，这种激素性白内障通常早期为晶状体后囊的彩色结晶样改变，进而发展成皮质性白内障，但发病的机制并不清楚。临床上许多疾病需要长期大量应用类固醇激素，如肾移植、自身免疫性疾病等。激素性白内障是长期应用类固醇药物的一个常见并发症，因此人们很早就通过在实验室培养的晶状体中加入类固醇激素诱导晶状体的混浊，建立了激素性白内障模型，用以研究其病理机制。下面简介激素性白内障模型的诱导方法及病理机制。

1. 诱导方法　诱发方法很多，可以从 Wistar 大鼠取出晶状体后即放入已含有甲泼尼龙（MP）的培养基中，形成实验性白内障模型。也可以在小鸡上给予肾上腺糖皮质激素诱导白内障。Shui YB[50] 为了在活体鼠眼中诱导产生类似于人眼白内障形态改变的实验性类固醇白内障，局部或全身给予醋酸强的松龙 12 个月并加入低剂量的 X 线照射。具体方法将 Brown-Norway 大鼠随机分 3 组，第 1 组无类固醇，第 2 组每天给予 1% 总量为 1.0mg/kg 的滴剂，第 3 组肌内给予注射 0.8～1.0mg/kg 的类固醇，所有动物的右眼都给予 X 线照射（2 Gy）。在类固醇处理组，最初的晶状体改变是 3 个月后 Y 缝的分裂和光散射密度的轻度增加，10 个月后前后浅皮质出现混浊，X 线给予组，混浊更为显著。长期局部或全身给予类固醇能成功的诱导类似于人眼类固醇性白内障的晶状体形态学改变。低剂量的 X 线能作为一伴发因素加速混浊的形成，这一新的模型可用于类固醇白内障的研究。

2. 发病机制及相关研究进展　Ohta Y[47] 从 6 周的 Wistar 大鼠取出晶状体后即放入已含有 1.5mg/ml 甲泼尼龙（MP）的 TC-199 培养基中（包含 pH7.4 的重碳酸盐缓冲液、10% 的胎牛血清、0.1ml 的混合抗生素、5.6mmol/L 的葡萄糖），置于 37℃ 培养 24 小时后，即可诱导形成早期的晶状体赤道部皮质的混浊,48 小时后进一步发展至整个晶状体皮质的混浊。该白内障模型的晶状体的脂质过氧化物酶及 Na^+/K^+ 比例增加，而 GSH 和 GAPDH（一种氧化应激的敏感指标）及 $Na^+-K^+-ATPase$ 活性有轻度下降。当在培养基中加入维生素 E 处理后，发现上述一些指标的变化被不同程度的抑制，从而阻止白内障的发生，进一步的研究也认为维生素 E 防止 MP 诱导的白内障的发生是抗氧化损害和保护膜的功能。Mayman 等人曾用地塞米松诱导培养中的小牛晶状体导致白内障的形成。他们认为，白内障发生的机制可能是激素通过对细胞膜上 $Na^+-K^+-ATPase$ 活性的影响造成这一阳离子泵的损害，从而影响了细胞内离子流动的平衡。

Nishigori[48] 等人曾报道在给予 15 天的小鸡糖皮质激素后出现一过性的白内障现象，他们认为该白内障形成的生化机制与氧化应激的损害相关，但没有报道晶状体细胞的细微结构变化。Uga S[49] 在发育的小鸡用肾上腺糖皮质激素诱导的白内障进行了形态学的研究。他们给予 15 天小鸡氢化可的松琥珀酸钠后，分别在 12、24、30、48、72 和 96 小时后取出晶状体放入 4% 的戊二醛，用扫描电镜，透射电镜检测，在给予肾上腺糖皮质激素 12～24 小时后小鸡晶状体赤道部弓形区出现含电子密集的细胞质的晶状体纤维，在

30～48小时后在相应于混浊区出现大量不同大小的空泡。96小时后空泡消失，但在这期间赤道部晶状体上皮细胞形态不规则。暂时性的混浊是由于围绕晶状体核的晶状体纤维细胞之间出现不同规则的空泡所致。

三、先天性白内障动物模型

先天性白内障是婴幼儿视力损害的最主要原因，因为其发病机制与晶状体发育分化相关，故发病机制也相当复杂。鼠基因序列与人类具有极高的同源性，且繁殖力强，是构建人类疾病模型的理想动物。此外，鼠类动物模型易于在活体中实时观察白内障的发生和进展过程，监测晶状体衰老自然进程，并且易于进行分子生物学的基础研究，以及研究白内障干预药物的作用。目前已经构建了一批先天性遗传性白内障的鼠类动物模型，广泛应用于白内障的发生机制和干预研究。这些小鼠模型包括Emory小鼠、Nakano小鼠、Philly小鼠、Fraser小鼠、Lop-2，Lop-3，Nop小鼠、Swiss Webster小鼠、Balb/c-nct/nct小鼠和SAM-R/3小鼠。在大鼠模型包括Shumiya白内障大鼠（SCR）、BUdR、ICR、Sprague-Dawley、Wistar、WBN/Kob和Brown Norway大鼠等[51]。由于先天性白内障小鼠模型的品系较多，并且很多机制不明，下面仅对常用数种模型的近期研究作一简介。

（一）Emory小鼠白内障模型

Emory小鼠出生数月以后晶状体才逐渐发生混浊。研究认为Emory小鼠有早发和迟发两个亚型，将他们混合用于研究，造成研究结果有很大的可变性。Kuck-JF认为Emory小鼠迟发型遗传性白内障模型是老年性白内障的理想模型[52]，对其已进行了包括组织学、染色体、晶状体蛋白、酶、氨基酸和离子转移、膜蛋白（包括 MP24 和 MP26）等分析。Emory小鼠晶状体内无明显的渗透性改变，而且至今尚未发现一种单独的代谢损害机制导致白内障的特异性损害。这与老年性白内障病理发生有一致性。Shi-S等人定量检测了Emory小鼠中几种主要蛋白质的mRNAs的表达量。结果表明随着年龄增长和白内障的发生，αA-晶状体蛋白，$\beta B1$-晶状体蛋白，γ-晶状体蛋白，晶状体主要膜相关蛋白（ MP26 ）和醛糖还原酶的mRNAs的量都下降，在早发型的白内障品系，下降的更明显，最显著的变化是 MP26 mRNA，在对白内障有抗性的品系其能维持较高的浓度[53]。

一般认为Emory小鼠白内障发生仍然是由于氧化损害。Varma-SD分析了Emory小鼠白内障的晶状体中氨基酸羰基（carbonyls）和脂肪酸的改变。Emory小鼠晶状体细胞膜有非特异性损害，显然导致了氨基酸漏出。由于2,4-二硝基苯肼形成腙，蛋白质的氧化较明显，另有明显的脂质氧化，油酸下降及酮酸的产生。VitE能减少脂质氧化[54]。另外氧化应激造成了一些缺陷蛋白合成[55]。研究认为Emory小鼠白内障的发生伴有明显的衰老变化，有衰老增快的组织改变。因而Emory小鼠也是很好的研究衰老的动物模型。一些实验观察发现饮食中限制卡路里可增加Emory小鼠平均和最大寿命，并阻碍老年性病理改变，如晶状体的混浊。有人认为这一现象的可能原因是，限制卡路里可能增强了机体组织抗氧化的能力。Taylor A[56]限制Emory小鼠饮食中热量的摄入，以对该鼠寿命及白内障发生和程度的影响进行研究。实验发现在限制组白内障的发生要晚于对照组，近11个月才出现白内障并且晶状体混浊程度明显减轻，22个月后限制组晶状体中GSH的水平比对照组高48%，但Gong X等[57]用Emory小鼠做动物模型，限制饮食中热量的量为对照组的40%，检测两组晶状体和肝肾等组织的一些抗氧化酶活性如超氧化物歧化酶（SOD）、谷胱甘肽过氧化酶（GPx）、谷胱甘肽还原酶（GR）和过氧化氢酶，结果表明晶状体和其他组织中这些抗氧化酶活性的降低是年龄相关性，而与饮食中热量的摄取量无明显相关，这一研究认为减少热量摄入组 Emory 小鼠寿命的增长和白内障发生的减缓，不是通过抗氧化酶活性增强来实现的。

（二）Calpain 相关的大鼠白内障模型

Inomata M[58] 培育的 SCR 白内障大鼠模型（Shumiya cataract rat）的白内障发生机制被研究认为与钙激活中性蛋白酶（calpain）活性相关。SCR 鼠在 11～12 周，晶状体的核及核周部分自发发生混浊。检测发现 SCR 鼠晶状体的一些晶状体蛋白和细胞骨架蛋白的蛋白分解显著增强，随年龄增长晶状体中钙浓度比对照组显著增高，钙激活中性蛋白酶的自溶产物也增加。为了提供钙激活中性蛋白酶在晶状体的蛋白水解修饰作用中的直接证据，Inomata M[58] 制备了一些特异性地针对由于钙激活中性蛋白酶的作用导致的晶状体蛋白的水解产物的抗体，并且用 Western blotting 和免疫组化染色分析在白内障发生中他们的降解情况，结果表明钙激活中性蛋白酶参与了晶状体的蛋白（至少 αA 晶状体蛋白、βB1 晶状体蛋白）的水解修饰。钙激活中性蛋白酶对这些蛋白作用的水解产物在 SCR 鼠 8 周时产生并随年龄增多有作用，而且还发现 βB1 晶状体蛋白初为水溶性蛋白，由于钙激活中性蛋白酶的蛋白水解被转换成不溶性。在离体实验中由于用钙激活中性蛋白酶对晶状体蛋白水解，其 α 晶状体蛋白的类分子伴侣作用明显减弱；在活体中，由于钙激活中性蛋白酶导致蛋白水解而混浊的晶状体，其 α-晶状体蛋白的分子伴侣活性明显下降。免疫组化研究也揭示钙激活中性蛋白酶介导的 α-晶状体蛋白蛋白水解区和预定发展成晶状体混浊的部位是一致的。这些结果说明钙激活中性蛋白酶的活性增强可能在白内障发生中导致了晶状体的混浊。

Tomohiro M[59] 建立的 UPL 大鼠遗传性白内障模型中，用免疫组化研究也证实钙激活中性蛋白酶介导的 α-晶状体蛋白的蛋白水解与白内障发生相关。UPL 大鼠是一种显性遗传性白内障模型，其纯合子为早发型白内障，杂合子为迟发型白内障。在早发型的晶状体，其胎儿期晶状体纤维有异常的展长，在出生后一周就有 α-晶状体蛋白的水解产物，这一研究表明在 UPL 大鼠的白内障形成中发生了中性蛋白酶介导的 α-晶状体蛋白水解，并且中性蛋白酶在晶状体完全混浊的发生中是一重要因素。应用针对被钙激活中性蛋白酶水解的 α-晶状体蛋白产物的特异性抗体，在两种白内障晶状体中对这些产物进行定位，免疫反应只检测到迟发型白内障成熟期变性的晶状体纤维有钙激活中性蛋白酶水解的阳性产物。

（三）Nakano 小鼠白内障模型

Nakano 小鼠是一种先天性遗传性白内障模型，Takehana M 等人的研究表明，最主要病理变化是晶状体 $Na^+-K^+-ATPase$ 的缺失或不足。在白内障形成前，由于 $Na^+-K^+-ATPase$ 的不足，晶状体的 Na^+ 和 K^+ 的水平有一系列的变化，Ca^{2+} 的数量也突然发生变化，而且 Ca^{2+} 浓度比任何其他白内障模型中都高，其他的生化变化同晶状体的混浊是一致的，包括谷胱甘肽和 ATP 的下降、上皮细胞的蛋白多糖的生物合成活性的下降以及晶状体纤维细胞 gap 连接通道的渗透性下降。其他一些研究表明正是由于 $Na^+-K^+-ATPase$ 活性的下降导致了一系列的关键的晶状体代谢参数的变化，最终 Nakano 小鼠生后 30 天晶状体混浊[60]。

（四）The Philly 小鼠白内障模型

Philly 小鼠是 β-晶状体蛋白缺失性突变先天性白内障的动物模型。晶状体蛋白的异常可引起晶状体的混浊，Philly 等人在一种先天性白内障小鼠模型中首先发现其 β2-晶状体蛋白蛋白发生异常，现已将这种由于 β2 晶状体蛋白异常而导致的先天性白内障小鼠称之为 Philly 小鼠。进一步从正常小鼠和病变鼠中将编码 β 晶状体蛋白的基因克隆并进行序列分析，正常鼠 βB2-cDNA 有 756 个长度的核苷酸，开放阅读框架中 618 个核苷酸，在 Philly 小鼠中开放阅读框架内 12 个核苷酸缺失，导致了 4 个氨基酸的缺失。氨基酸的缺失发生在—COOH 端，该处是形成蛋白质 3 级结构的关键区域，这一残端的缺失使得 β-晶状体蛋白发生异常，并最终导致 βB2-晶状体蛋白结构的不稳定，而这种异常的 βB2-晶状体蛋白是晶状体发生混浊的原因[61]。

（五）白内障晶状体破裂鼠模型（RLC鼠）

RLC 鼠为一种新的遗传性白内障模型，Iida F 和 Song CW 分别在各自的实验室建立了这种突变鼠白内障模型的品系。尽管这种少见的白内障模型在人类中没有发现直接的同源性疾病，但这种突变鼠是一种分析白内障发生的遗传研究的有力工具，并可用于研究维持晶状体透明的机制[62]。Iida F[62] 的研究表明，最初的组织学变化是晶状体的不规则肿胀，变性以及深部皮质的晶状体纤维碎片形成，并导致 45～100 天后晶状体后极囊膜的破裂。随着晶状体的破裂，晶状体核移位，偶有进入前房。遗传分析是常染色体单基因隐性遗传，他们命名这种基因为 rlc，而这一品系鼠称为 RLC。研究同时还表明，在 rlc 和 nct 没有等位性与连锁性（nct 为另一遗传性白内障鼠 Nakano cataract 小鼠的突变基因），Iida F 已成功地在实验室将 RLC 鼠保持了 20 代。rlc 突变已固定有先天的遗传背景。Song CW[63] 的研究中白内障发生无性别差异，组织学上 3～4 个月晶状体皮质出现空泡形成，并且逐渐分散到整个晶状体，随后晶状体破裂，偶有晶状体核掉入玻璃体腔。他们的研究也表明这种白内障的发生是常染色体隐性基因遗传，并将这一突变基因暂时命名为 lr2。

四、转基因白内障模型

当前在白内障动物模型的研究中，比较重要的进展是一系列有价值的转基因鼠动物模型的建立，它不仅使某些基因在晶状体组织能高度特异性表达，并且可以采用分子技术敲除某些特定基因，为此提供了许多阐明基因及其产物在体内作用的方法，并且这些方法进一步证实了某些生长因子、酶等与晶状体发育、分化及白内障的发病关系，为疾病的治疗提供了理论基础，转基因动物技术是目前构建先天性白内障动物模型最好的实验方法，因而当前许多实验室利用转基因鼠来研究先天性白内障[64]。

基本方法是将重组的外源 DNA 引入孕卵（或构建打靶载体导入 ES 细胞）后，经植入假孕鼠子宫，培育转基因鼠；应用基因工程操作在晶状体组织表达转基因产物，这些转基因产物可能通过抑制晶状体上皮细胞向晶状体纤维细胞的分化以及抑制晶状体纤维细胞的脱核而导致白内障的发生，也可以直接通过干扰晶状体蛋白基因的表达调控，导致晶状体蛋白的异常。

（一）转入生长因子的小鼠白内障模型

成纤维细胞生长因子（FGFs）在眼组织发育中有重要作用，能诱导细胞增殖、移行、分化。目前已成功地建立了用 aA-cry 启动子在晶状体中靶向表达不同 FGFs 的转基因鼠。

这些FGFs包括FGF1~4及FGF7~9[65~67]。应用转基因技术的研究表明这些FGFs家族的不同成员在晶状体细胞的分化中有相互交叠的作用。许多的FGFs成员都能导致眼球发育异常及晶状体透明性丧失，如FGF1、FGF3、FGF4、FGF7、FGF8等。晶状体细胞对不同的FGFs的反应表明它们都激活了同一或者相互交叠的下游信号通道。FGF-1是FGF因子家族的最基本成员，并且也是唯一能够激活所有FGFs受体（FGFRs）的因子。转基因鼠的晶状体高表达FGFs可使整个晶状体上皮细胞出现提早分化。

尽管FGF以浓度依赖方式诱导晶状体上皮细胞的增殖、分化、迁移，但FGF分子并不是唯一调控眼发育过程中晶状体极性和生长的因子。血小板源性生长因子（PDGF）在晶状体的正常发育分化中也有重要作用。为了更好的研究活体中PDGF对晶状体发育的影响，Reneker LW[68,69]成功地构建了转基因鼠（这些转基因鼠均出现晶状体缺陷导致白内障），非转基因鼠与其相对照。活体中PDGF-A水平正常时作为LEC的增生因子，PDGF-A水平增高加强了增殖作用，但显然也诱导了部分晶状体纤维细胞分化通路。PDGF-A转基因鼠表现出与晶状体纤维细胞病理改变相关联的白内障的发生。Srinivasan Y[70]等人构建了TGF-β1转基因鼠，在转入TGF-β1的转基因鼠中，TGF-β1过度表达诱导的白内障变化类似于发生在其他组织伤口愈合的病理改变。出现的前囊下白内障，类似于通常发生在其他组织的瘢痕。这些只在晶状体组织特异性高表达TGF-β1的转基因鼠还出现了一些其他眼症，如角膜混浊等，这从另一方面说明晶状体的正常发育对其他眼组织的正常发育至关重要。另外新近研究较多的BMP7因子也是TGF-β超家族成员。BMP7突变与多种发育缺陷密切相关，可致晶状体发育障碍及视网膜色素缺失，采用基因敲除的BMP7缺失的转基因鼠的实验研究认为，这一生长因子能够调控许多组织形态发生过程，BMP7是晶状体早期形成所必需的生长因子。Jena N[71]及Karsenty G[72]都分别成功地建立了BMP7敲除的转基因鼠，用于研究BMP7在眼发育中的作用机制。

（二）细胞骨架蛋白基因异常表达的小鼠白内障模型

波形蛋白（vimentin）和结合蛋白（desmin）都是细胞骨架蛋白，它们主要在晶状体上皮细胞内表达，是主要的细胞内骨架成分之一，与晶状体的分化有关。用转基因技术研究细胞骨架成分在晶状体发育中的作用表明，Vimentin在晶状体的过度表达使得晶状体纤维细胞脱核及细胞形态变化受阻，纤维融合及细胞膜动力学发生了变化。晶状体过度表达Desmin的转基因鼠也可观察到类似的情况。由于Vimentin在晶状体中的过度表达，转基因小鼠出现皮质混浊且这种白内障出现的鼠龄与Vimentin表达水平相关。转基因动物使外源的Vimentin基因处于一种类似生理的环境中，受到各种细胞内反式调节因子、细胞外激素及胚胎发育环节等因素的作用，为人们探讨Vimentin的编码基因*VIM*基因表达调控提供了理想的实验体系。近几年来，用基因敲除技术构建的*VIM*基因敲除的转基因小鼠，对全面阐明Vimentin的功能有重要推进作用。实验中*VIM*基因的缺失有可能改变核染色体的结构，并将导致细胞核的消失及纤维网状结构的重排。因此正确的细胞蛋白的表达、聚集以及相互作用对晶状体纤维细胞终末分化是非常重要的，改变这一进程将导致白内障的形成。

维持晶状体内细胞的代谢活性，依赖于独特的离子流动信号网，将内在成熟纤维与周边形成的新的分化纤维及上皮细胞联系在一起的gap连接通道，在晶状体纤维细胞之间、纤维与上皮细胞（LEC）、LEC与LEC之间形成，并被认为是上述信号通道网络主要的组成部分。资料表明，白内障的形成与晶状体内离子平衡变化密切相关，特别是Ca^{2+}的自稳定在蛋白分解酶的激活中有重要作用，而gap连接通道可能是晶状体纤维细胞钙离子转移的主要通道[73~75]。

桥联连接（gap）通道由两个连接蛋白（connexin）半通道亚单位a3（Cx46）与a8（Cx50）组成，两个亚单位定位在两个相邻细胞的浆膜上。目前已构建的pa3GZK打靶载体，用电穿孔胚胎干细胞（ES）等方法建立Cx46基因敲除的转基因鼠。尽管Cx46基因敲除对晶状体形成的早期及晶状体纤维分化的早期阶段无明显影响，但纯合子转基因鼠最后发展成与晶状体蛋白分解相关的核性白内障。在Cx46基因敲除鼠中可观察到晶状体蛋白分解，最终导致了白内障发生。这种转基因鼠模型与研究人类白内障发生的潜在相关性被近来的一些报道所支持。

（三）醛糖还原酶基因高表达的小鼠白内障模型

醛糖还原酶（AR）活性升高，一直被认为是糖尿病性白内障及其他并发症的病因，但具体机制并不清楚，一些观点仍受到争论，在活体中使用醛糖还原酶抑制剂，其作用也并不肯定。Lee AY、Chung SK[76]等人为对这一问题进行深入研究，应用转基因鼠技术，在晶状体上皮细胞过度表达AR，发现这些转基因鼠易发展成糖尿病性及半乳糖性白内障。研究表明，转基因鼠过度表达AR后，谷胱甘肽（GSH）的水平显著下降，并伴随脂质过氧化物（丙二醛，malondialdehyde，MDA）升高，而对照组的非转基因鼠则无此情况。研究发现，葡萄糖通过多元醇通路代谢导致葡萄糖在晶状体代谢的改变是这些晶状体组织中的氧化应激产生的主要原因。AR是糖代谢多元醇通路上第一个酶，将葡萄糖还原为山梨醇，AR在这一过程中可能因为耗损还原型辅酶Ⅱ（triphosphopyridine nucleotide，NAPDH）而对氧化应激的产生起作用，而NAPDH是GSH再生所必需的。山梨醇脱氢酶是多元醇通路上第二个酶，将山梨醇转化成果糖，这一步骤由于耗损NAD^+导致更多的葡萄糖通过旁路（多元醇通路）代谢，因而对氧化应激的产生也起了一定的作用。另外当转基因鼠中山梨醇脱氢酶存在缺失性突变时，则山梨醇大量积聚，能加速了糖尿病性白内障的发生。由此认为在慢性糖尿病性白内障发生的机制的研究中，多元醇通路上产生的氧化应激的作用可能是白内障发生的原因。但在急性的糖尿病，氧化机制作用甚微[76]。

细胞内渗透应激被认为与糖尿病性白内障的进展相关，尽管组织渗透剂（包括肌醇和山梨醇等）的积聚被认为能通过维持渗透平衡，保护晶状体，但渗透失衡在糖尿病性白内障发生中的生理意义并不太清楚（例如由于细胞内过度积聚山梨醇造成的高渗应激）。一些实验室的研究明确了晶状体上皮细胞（而不是晶状体纤维）具有渗透补偿机制，而晶状体纤维相对易于遭受渗透损害。为了证实这一假说，Cammarata PR等[77]建立了在晶状体纤维细胞中过度表达肌醇协同运输基因的转基因鼠品系。组织学分析在胚胎期15.5天，晶状体弓形区新分化的晶状体纤维以及中央区囊膜下纤维出现明显肿胀，而晶状体上皮细胞的形态基本正常。结果表明晶状体纤维的肿胀、白内障的发生与转基因鼠晶状体纤维的转bSMIT基因的表达程度及晶状体内肌醇的含量是一致的。由于转基因后导致的肌醇的过度积聚，被转染的晶状体纤维（肿胀的晶状体纤维）不能正常进行水的渗透调节，因而导致渗透性损害。

（四）其他转基因白内障动物模型

为了研究谷胱甘肽过氧化物酶（GSHPx）分解H_2O_2的特性，Spector A、Reddy VN等人还建立了GSHPx敲除的及GSHPx过度表达的转基因鼠，这些转基因动物进一步证实了晶状体中抗氧化酶的作用。研究结果表明：在GSHPx-1转基因鼠中，GSHPx活性上升3~4

倍；杂合子 *GSHPx-1* 基因敲除鼠的 GSHPx-1 的活性较正常下降 40%～50%；纯合子基因敲除鼠的 GSHPx-1 水平几乎消失或极低（不到正常水平的 3%）。对转基因或基因敲除鼠观察 3～4 个月，基本表现正常，其晶状体发育也基本正常，将其晶状体切除提取后分别置于含 100～300 μmol/L 的 H_2O_2 的培养基中，发现无论 GSHPx-1 活性是显著增加还是显著下降，其对 H_2O_2 代谢能力的影响均较小。检验在 *GSHPx-1* 转基因鼠中 GSHPx-1 每微克蛋白的活性，其在晶状体上皮及晶状体皮质中的分布较均匀（晶状体上皮中 GSHPx-1 的活性大约为晶状体皮质的 1.7 倍），但是谷胱甘肽还原酶（glutathione reductase，GSR）在转基因鼠的晶状体上皮细胞的活性却为皮质的 8～10 倍，过氧化氢酶（catalase）也集中在晶状体上皮细胞。实验认为 GSHPx-1 及过氧化氢酶有协同作用，*GSHPx-1* 基因被敲除或 GSR 受抑制，catalase 仍能保护组织免受 H_2O_2 氧化。GSHPx-1 和 catalase 是两种清除 H_2O_2 的酶，有研究认为每种酶都有重要的特性和不可替代的功能，但各种酶之间的平衡也是抗氧化最适效果所必需的。既往的资料提示 GSHPx-1 比 catalase 更为重要，但显然在抗氧化和防止白内障发生中，GSHPx-1、catalase 和超氧化物歧化物都很重要[78～79]。

从目前的研究来看，一些基因在晶状体组织的高度特异性表达的转基因鼠的建立，将有助于在活体上充分阐明这些基因的结构功能。例如在 α*A*-晶状体蛋白启动子下过度表达 *bcl-2*[80] 能够通过抑制纤维细胞脱核，干扰正常纤维细胞分化而导致白内障的发生。高表达 *bcl-2* 的转基因鼠，*p53* 缺失的基因敲除鼠等为探讨 *bcl-2* 与 *p53* 等基因在凋亡的诱导与抑制过程中的作用机制提供了一个理想的活体研究模式[80]。

另外，谷氧还蛋白 2（glutaredoxin 2，*Grx2*）基因敲除小鼠 5 月龄时可出现晶状体核的混浊，在 8 月龄时混浊由核向外层皮质进展，于 16 月龄时整个晶状体混浊。Grx2 在调控线粒体内硫醇/二氧化物氧化还原中发挥重要作用，基因缺陷后，小鼠晶状体 GSH 于 7 月龄和 16 月龄时其水平下降了 33% 和 80%，PSH 水平下降了 25% 和 30%，而 PSSG 和 PSSC 水平明显上升，累积后引起核性白内障。*Grx2* 基因敲除小鼠成为人核性白内障较好的动物模型。

五、结语与展望

白内障发病机制非常复杂，是多因素综合作用的结果，长期的研究中已建立了多种白内障模型。尽管有许多白内障模型用于模拟人类晶状体混浊发生发展的过程，但目前仍然没有一个完全理想的白内障模型，能确切地接近人晶状体发生白内障时的细胞学及生化学的改变，用来研究人类白内障的发病机制及筛选抗白内障药物。但是，正是在对上述多种多样的白内障模型的研究，更加深入地拓展了我们对白内障的病理机制的认识，一些重要理论的确立也是通过动物模型才得以证实。随着研究的进展，新的模型也在不断出现和发展。同时一种新的模型建立，常常意味着一种新的学术理论的发现和确立，也可能是我们走向揭开疾病奥秘的关键的第一步。

（何 嫦 吴开力）

参 考 文 献

1. Shearer TR, Shih M, Azuma M, et al. Precipitation of crystallins from young rat lens by endogenous calpain. Exp Eye Res, 1995, 61(2): 141-150.

2. David LL, Shearer TR. Beta−crystallins insolubilized by calpain II in vitro contain cleavage sites similar to beta−crystallins insolubilized during cataract. FEBS Lett, 1993, 324（3）: 265−270.

3. Matsushima H, David LL, Hiraoka T, et al. Loss of cytoskeletal proteins and lens cell opacification in the selenite cataract model. Exp Eye Res, 1997, 64(3): 387−395.

4. Boyle DL, Blunt DS, Takemoto LJ. Confocal microscopy of cataracts from animal model systems: relevance to human nuclear cataract. Exp Eye Res, 1997, 64(4): 565−572.

5. Nagata M, Murano H, Kojima M, et al. A mild progression type of naphthalene−induced cataract in Brown−Norway rats. Ophthalmic Res, 1995, 27 Suppl 1: 34−38.

6. Xu GT, Zigler JS, Lou MF. Establishment of a naphthalene cataract model in vitro. Exp Eye Res, 1992, 54(1): 73−81.

7. Xu GT, Zigler JS, Lou MF. The possible mechanism of naphthalene cataract in rat and its prevention by an aldose reductase inhibitor (ALO1576). Exp Eye Res, 1992, 54(1): 63−72.

8. Wells PG, Wilson B, Lubek BM. In vivo murine studies on the biochemical mechanism of naphthalene cataractogenesis. Toxicol Appl Pharmacol, 1989, 99(3): 466−473.

9. Lee AY, Chung SS. Involvement of aldose reductase in naphthalene cataract. Invest Ophthalmol Vis Sci, 1998, 39(1): 193−197.

10. Lou MF, Xu GT, Zigler S, et al. Inhibition of naphthalene cataract in rats by aldose reductase inhibitors. Curr Eye Res, 1996, 15(4): 423−432.

11. Martensson J, Steinherz R, Jain A, et al. Glutathione ester prevents buthionine sulfoximine−induced cataracts and lens epithelial cell damage. Proc Natl Acad Sci U S A, 1989, 86(22): 8727−8731.

12. Calvin HI, Medvedovsky C, David JC, et al. Rapid deterioration of lens fibers in GSH−depleted mouse pups. Invest Ophthalmol Vis Sci, 1991, 32(6): 1916−1924.

13. Calvin HI, Medvedovsky C, Worgul BV. Near−total glutathione depletion and age−specific cataracts induced by buthionine sulfoximine in mice. Science, 1986, 233(4763): 553−555.

14. Calvin HI, Zhu G, Wu J, et al. Progression of mouse buthionine sulfoximine cataracts in vitro is inhibited by thiols or ascorbate. Exp Eye Res, 1997, 65(3): 341−347.

15. Li ZR, Reiter RJ, Fujimori O, et al. Cataractogenesis and lipid peroxidation in newborn rats treated with buthionine sulfoximine: preventive actions of melatonin. J Pineal Res, 1997, 22(3): 117−123.

16. Calvin HI, von Hagen S, Hess JL, et al. Lens GSH depletion and electrolyte changes preceding cataracts induced by buthionine sulfoximine in suckling mice. Exp Eye Res, 1992, 54(4): 621−626.

17. Abe M, Reiter RJ, Orhii PB, et al. Inhibitory effect of melatonin on cataract formation in newborn rats: evidence for an antioxidative role for melatonin. J Pineal Res, 1994, 17(2): 94−100.

18. Maitra I, Serbinova E, Trischler H, et al. Alpha−lipoic acid prevents buthionine sulfoximine−induced cataract formation in newborn rats. Free Radic Biol Med, 1995, 18(4): 823−829.

19. Ohtsu A, Kitahara S, Fujii K. Anticataractogenic property of gamma−glutamylcysteine ethyl ester in an animal model of cataract. Ophthalmic Res, 1991, 23(1): 51−58.

20. Cui XL, Lou MF. The effect and recovery of long−term H_2O_2 exposure on lens morphology and biochemistry. Exp Eye Res, 1993, 57(2): 157−167.

21. Lou MF, Xu GT, Cui XL. Further studies on the dynamic changes of glutathione and protein−thiol mixed disulfides in H_2O_2 induced cataract in rat lenses: distributions and effect of aging. Curr Eye Res, 1995, 14(10): 951−958.

22. Cui−XL J−Ocul−Pharmacol−Ther, 1998 Oct, 14(5): 437−445.

23. Wang GM, Raghavachari N, Lou MF. Relationship of protein−glutathione mixed disulfide and thioltransferase in H_2O_2−induced cataract in cultured pig lens. Exp Eye Res, 1997, 64(5): 693−700.

24. Yang Y, Spector A, Ma W, et al. The effect of catalase amplification on immortal lens epithelial cell lines. Exp

Eye Res, 1998, 67(6): 647-656.

25. Li DW, Spector A. Hydrogen peroxide-induced expression of the proto-oncogenes, c-jun, c-fos and c-myc in rabbit lens epithelial cells. Mol Cell Biochem, 1997, 173(1-2): 59-69.

26. Siman M. Congenital malformations in experimental diabetic pregnancy: aetiology and antioxidative treatment. Minireview based on a doctoral thesis. Ups J Med Sci, 1997, 102(2): 61-98.

27. Meydani M, Martin A, Sastre J, et al. Dose-response characteristics of galactose-induced cataract in the rat. Ophthalmic Res, 1994, 26(6): 368-374.

28. Kojima M, Sasaki K. Reinvestigation of streptozotocin induced diabetic cataract as a standard experimental model. Nippon Ganka Gakkai Zasshi, 1993, 97(3): 324-332.

29. Toshima S, Miyazaki H, Mizuno A. Raman study of the lenses of spontaneously-occurring and streptozotocin-induced diabetic rats. Jpn J Ophthalmol, 1990, 34(4): 436-441.

30. Lu G, Uga S, Miyata M, et al. Histopathological study of congenitally diabetic yellow KK mouse lens. Jpn J Ophthalmol, 1993, 37(4): 369-378.

31. Bron AJ, Sparrow J, Brown NA, et al. The lens in diabetes. Eye, 1993, 7 (Pt 2): 260-275.

32. Secchi EF, Lizak MJ, Sato S, et al. 3-Fluoro-3-deoxy-D-galactose: a new probe for studies on sugar cataract. Curr Eye Res, 1999, 18(4): 277-282.

33. Kubo E, Miyoshi N, Fukuda M, et al. Cataract formation through the polyol pathway is associated with free radical production. Exp Eye Res, 1999, 68(4): 457-464.

34. Kador PF, Inoue J, Secchi EF, et al. Effect of sorbitol dehydrogenase inhibition on sugar cataract formation in galactose-fed and diabetic rats. Exp Eye Res, 1998, 67(2): 203-208.

35. Varma SD, Devamanoharan PS, Rutzen AR, et al. Attenuation of galactose-induced cataract by pyruvate. Free Radic Res, 1999, 30(4): 253-263.

36. Yokoyama T, Yoshida Y, Inoue T, et al. Inhibition of galactose-induced cataractogenesis by troglitazone, a new antidiabetic drug with an antioxidant property, in rat lens culture. J Ocul Pharmacol Ther, 1999, 15(1): 73-83.

37. Sasaki T, Yamakoshi J, Saito M, et al. Synthesis of 4-hydroxy-3(2H)-furanone acyl derivatives and their anti-cataract effect on spontaneous cataract rats (ICR/f). Biosci Biotechnol Biochem, 1998, 62(11): 2145-2154.

38. Sommerburg O, Ullrich O, Sitte N, et al. Dose-and wavelength-dependent oxidation of crystallins by UV light-selective recognition and degradation by the 20S proteasome. Free Radic Biol Med, 1998, 24(9): 1369-1374.

39. Jung WT, Rho SH, Park WC. Racemization of lens crystalline constituents in UV-induced cataract evaluated by chiral GC/MS spectroscopy. Ophthalmic Res, 1996, 28 Suppl 2: 26-31.

40. Lee JS, Liao JH, Wu SH, et al. alpha-Crystallin acting as a molecular chaperonin against photodamage by UV irradiation. J Protein Chem, 1997, 16(4): 283-289.

41. Rafferty NS, Rafferty KA, Zigman S. Comparative response to UV irradiation of cytoskeletal elements in rabbit and skate lens epithelial cells. Curr Eye Res, 1997, 16(4): 310-319.

42. Dhir P, Akhtar NJ, Sun TX, et al. Photooxidized products of recombinant alpha A-crystallin and W9F mutant. Photochem Photobiol, 1999, 69(3): 329-335.

43. Garner B, Vazquez S, Griffith R, et al. Identification of glutathionyl-3-hydroxykynurenine glucoside as a novel fluorophore associated with aging of the human lens. J Biol Chem, 1999, 274(30): 20847-20854.

44. Li WC, Spector A. Lens epithelial cell apoptosis is an early event in the development of UVB-induced cataract. Free Radic Biol Med, 1996, 20(3): 301-311.

45. Reddy GB, Bhat KS. UVB irradiation alters the activities and kinetic properties of the enzymes of energy metabolism in rat lens during aging. J Photochem Photobiol B, 1998, 42(1): 40-46.

46. Dillon J, Zheng L, Merriam JC, et al. The optical properties of the anterior segment of the eye: implications for cortical cataract. Exp Eye Res, 1999, 68(6): 785-795.

47. Ohta Y, Okada H, Majima Y, et al. Anticataract action of vitamin E: its estimation using an in vitro steroid

cataract model. Ophthalmic Res, 1996, 28 Suppl 2: 16–25.

48. Spector A, Wang GM, Wang RR, et al. The prevention of cataract caused by oxidative stress in cultured rat lenses. I. H_2O_2 and photochemically induced cataract. Current eye research, 1993, 12(2): 163–179.

49. Uga S, Nishigori H, Ishikawa S. Morphological study on glucocorticoid–induced cataract in developing chick embryo. Graefes Arch Clin Exp Ophthalmol, 1994, 232(7): 415–420.

50. Shui YB, Kojima M, Sasaki K. A new steroid–induced cataract model in the rat: long–term prednisolone applications with a minimum of X–irradiation. Ophthalmic Res, 1996, 28 Suppl 2: 92–101.

51. Tripathi BJ, Tripathi RC, Borisuth NS, et al. Rodent models of congenital and hereditary cataract in man. Lens Eye Toxic Res, 1991, 8(4): 373–413.

52. Kuck JF. Late onset hereditary cataract of the emory mouse. A model for human senile cataract. Exp Eye Res, 1990, 50(6): 659–664.

53. Shi S, Bekhor I. Profile of messenger RNA decay in the Emory mouse lens in cataractogenesis and in aging. Exp Eye Res, 1992, 55(4): 629–636.

54. Varma SD, Devamanoharan PS, Mansour S, et al. Studies on Emory mouse cataracts: oxidative factors. Ophthalmic Res, 1994, 26(3): 141–148.

55. Kuck JF. Late onset hereditary cataract of the emory mouse. A model for human senile cataract. Exp Eye Res, 1990, 50(6): 659–664.

56. Taylor A, Lipman RD, Jahngen–Hodge J, et al. Dietary calorie restriction in the Emory mouse: effects on lifespan, eye lens cataract prevalence and progression, levels of ascorbate, glutathione, glucose, and glycohemoglobin, tail collagen breaktime, DNA and RNA oxidation, skin integrity, fecundity, and cancer. Mech Ageing Dev, 1995, 79(1): 33–57.

57. Gong X, Shang F, Obin M, et al. Antioxidant enzyme activities in lens, liver and kidney of calorie restricted Emory mice. Mech Ageing Dev, 1997, 99(3): 181–192.

58. Inomata M, Nomura K, Takehana M, et al. Evidence for the involvement of calpain in cataractogenesis in Shumiya cataract rat (SCR). Biochim Biophys Acta, 1997, 1362(1): 11–23.

59. Tomohiro M, Aida Y, Inomata M, et al. Immunohistochemical study of calpain–mediated alpha–crystallin proteolysis in the UPL rat hereditary cataract. Jpn J Ophthalmol, 1997, 41(3): 121–129.

60. Takehana M. Hereditary cataract of the Nakano mouse. Exp Eye Res, 1990, 50(6): 671–676.

61. Chambers C, Russell P. Deletion mutation in an eye lens beta–crystallin. An animal model for inherited cataracts. J Biol Chem, 1991, 266(11): 6742–6746.

62. Iida F, Matsushima Y, Hiai H, et al. Rupture of lens cataract: a novel hereditary recessive cataract model in the mouse. Exp Eye Res, 1997, 64(1): 107–113.

63. Song CW, Okumoto M, Mori N, et al. A new hereditary cataract mouse with lens rupture. Lab Anim 1997; 31(3): 248–53. Song–CW et, al Lab–Anim, 1997 Jul, 31(3): 248–253.

64. Williams SC, Altmann CR, Chow RL, et al. A highly conserved lens transcriptional control element from the Pax–6 gene. Mech Dev, 1998, 73(2): 225–229.

65. Robinson ML, Ohtaka–Maruyama C, Chan CC, et al. Disregulation of ocular morphogenesis by lens–specific expression of FGF–3/int–2 in transgenic mice. Dev Biol, 1998, 198(1): 13–31.

66. Lovicu FJ, Overbeek PA. Overlapping effects of different members of the FGF family on lens fiber differentiation in transgenic mice. Development, 1998, 125(17): 3365–3377.

67. Stolen CM, Jackson MW, Griep AE. Overexpression of FGF–2 modulates fiber cell differentiation and survival in the mouse lens. Development, 1997, 124(20): 4009–4017.

68. Reneker LW, Overbeek PA. Lens–specific expression of PDGF–A alters lens growth and development. Dev Biol, 1996, 180(2): 554–565.

69. Reneker LW, Overbeek PA. Lens–specific expression of PDGF–A in transgenic mice results in retinal astrocytic

hamartomas. Invest Ophthalmol Vis Sci, 1996, 37(12): 2455–2466.

70. Srinivasan Y, Lovicu FJ, Overbeek PA. Lens–specific expression of transforming growth factor beta1 in transgenic mice causes anterior subcapsular cataracts. J Clin Invest, 1998, 101(3): 625–634.

71. Jena N, Martin–Seisdedos C, McCue P, et al. BMP7 null mutation in mice: developmental defects in skeleton, kidney, and eye. Exp Cell Res, 1997, 230(1): 28–37.

72. Karsenty G, Luo G, Hofmann C, et al. BMP 7 is required for nephrogenesis, eye development, and skeletal patterning. Ann N Y Acad Sci, 1996, 785: 98–107.

73. Gong X, Li E, Klier G, et al. Disruption of alpha3 connexin gene leads to proteolysis and cataractogenesis in mice. Cell, 1997, 91(6): 833–843.

74. Gong X, Agopian K, Kumar NM, et al. Genetic factors influence cataract formation in alpha 3 connexin knockout mice. Dev Genet, 1999, 24(1–2): 27–32.

75. Lee AY, Chung SK, Chung SS. Demonstration that polyol accumulation is responsible for diabetic cataract by the use of transgenic mice expressing the aldose reductase gene in the lens. Proc Natl Acad Sci U S A, 1995, 92(7): 2780–2784.

76. Lee AY, Chung SS. Contributions of polyol pathway to oxidative stress in diabetic cataract. Faseb J, 1999, 13(1): 23–30.

77. Cammarata PR, Zhou C, Chen G, et al. A transgenic animal model of osmotic cataract. Part 1: over–expression of bovine Na+/myo–inositol cotransporter in lens fibers. Invest Ophthalmol Vis Sci, 1999, 40(8): 1727–1737.

78. Spector A, Yang Y, Ho YS, et al. Variation in cellular glutathione peroxidase activity in lens epithelial cells, transgenics and knockouts does not significantly change the response to H_2O_2 stress. Exp Eye Res, 1996, 62(5): 521–540.

79. Spector A, Kuszak JR, Ma W, et al. The effect of photochemical stress upon the lenses of normal and glutathione peroxidase–1 knockout mice. Exp Eye Res, 1998, 67(4): 457–471.

80. Fromm L, Overbeek PA. Inhibition of cell death by lens–specific overexpression of bcl–2 in transgenic mice. Dev Genet, 1997, 20(3): 276–287.

第四节　晶状体功能基因组学

一、概述

晶状体为富有弹性、形似双凸透镜的透明体，是眼屈光介质的重要组成部分。晶状体由囊膜、上皮细胞层、晶状体纤维三部分构成，赤道部有晶状体悬韧带附着。

晶状体囊膜是机体最厚的基底膜，由晶状体上皮细胞和纤维产生。囊膜结构呈纤维板层样，富含Ⅳ型胶原蛋白，也有Ⅰ型和Ⅲ型胶原及细胞外基质成分，包括层粘连蛋白（laminin）、纤连蛋白（fibronectin）、硫酸肝素蛋白聚糖（heparan sulphate proteoglycan）和内功素（entactin）。晶状体上皮细胞位于晶状体前囊膜下，为一层立方上皮细胞，向赤道侧延伸则趋于柱状细胞，然后逐渐拉长，于赤道部分化成晶状体纤维，后囊下没有上皮细胞。晶状体纤维由上皮细胞分化形成，该过程发生于赤道部。晶状体纤维是透明晶状体的主要组成部分，从赤道部向核部移行过程中，纤维细胞的核和其他细胞器逐渐退化消失。

表浅的纤维含较多细胞器，且其合成晶状体蛋白的活性高，以使晶状体蛋白持续更新。深层成熟的纤维表现为均质性，无活跃的生理活性表现。晶状体不同部位具有独特的生理功能。

晶状体上皮细胞繁殖维持晶状体在一生中持续增长。晶状体平均每年增长约0.023mm，重量增加约1.32mg，出生时晶状体重65.6mg ± 1.9mg，60～70岁时达230.1mg ± 3.1mg。成人前极中央区晶状体上皮细胞密度男性平均为5009/mm²，女性为5781/mm²，中央区较外围的细胞密度低，细胞连接紧密，大小相近，排列规则[1, 2]。中央区上皮细胞大多属于G_0期细胞，保持有丝分裂的能力，当细胞受到刺激后，能再次分裂增殖。

功能基因组学利用结构基因组学提供的信息，应用大规模实验研究及生物信息学方法，高通量地注释基因组所有编码产物的生物学功能，在整体水平上全面系统地分析全部基因的功能。近年来利用功能基因组学方法对晶状体进行的研究，从整体上对晶状体的生理活性及其病理相关的分子改变进行研究，将有利于阐明维持晶状体透明性的生理机制和寻找预防白内障发生的有效方法。上皮细胞是晶状体代谢最活跃的部位，除维持晶状体生理活性和保持晶状体持续生长外，对晶状体发生混浊，产生白内障时也有非常重要的作用。下面就上皮细胞的转录组和晶状体的蛋白质组进行介绍。

二、晶状体上皮细胞转录组

通常同一种生物组织表达几乎相同的一套基因以维持其组织特征性。在人类数以万计的基因中，只有部分基因转录成mRNA分子，转录后的mRNA能被翻译生成蛋白质的也只占整个转录组的40%左右。转录组就是转录后的所有mRNA的总称，从分析真正编码蛋白质的mRNA出发，检测细胞在某一功能状态下所含mRNA的类型与拷贝数，进而探索特定组织或细胞在特定状态下发生的生物活性改变。晶状体内，仅在其上皮细胞和赤道部表浅的纤维存在基因转录和翻译产生蛋白质，针对晶状体上皮细胞的转录组的研究已积累了一定的理论基础。

利用已有的晶状体ESTs（expressed sequence tags，表达序列标签，EST代表着一段表达基因序列）数据库中的资料，对其代表的基因进行分析，可见晶状体上皮细胞中存在的可编码蛋白质的mRNA具有一定的规律性（表4-4-1）[3, 4]。利用GO（gene ontology）分类中对不同来源的ESTs所代表的基因进行生物过程（biological process）的分类，可见晶状体上皮细胞中比较活跃的生物过程主要有转录（及其调节基因）、信号转导（包括胞内信号/G-蛋白）、蛋白质合成/修饰（磷酸化、折叠）/降解（包括泛素循环）、代谢（包括脂类）、转运（包括电子转运/蛋白质/离子）、细胞黏附/周期/增殖、凋亡、发育（包括表皮、感觉器官/眼）等。不同来源的人晶状体上皮细胞发生转录的基因的种类绝大部分是一致的，但在人和小鼠之间的差异则大一些。对晶状体中ESTs所代表的基因进行分子功能（molecular function）分析，可见发生转录的基因的分子功能主要包括：结合（与离子、核酸、蛋白质相结合）、催化活性（水解酶、连接酶、氧化还原酶和转移酶）、信号转导活性、结构分子（核糖体、晶状体、细胞骨架成分）、转录调节与翻译活性、转运活性的各种分子（图4-4-1）。

表4-4-1　不同来源晶状体上皮细胞中mRNA主要生物功能分类的比较*

生理功能	百分构成			
	Hs068 (2082)[#]	Hs020 (1391)	Hs012 (680)	Ms113 (142)
DNA依赖的转录调节	13.45	14.09	12.79	13.38
转录	11.43	12.08	9.71	12.68
信号转导	8.84	8.12	6.62	3.52
蛋白质合成	8.31	8.55	15.15	4.23
未知生物功能	8.31	7.84	6.32	4.93
蛋白质氨基酸磷酸化	7.44	7.84	2.94	
细胞黏附	7.20	3.45	2.65	
细胞内信号级联放大	5.91	5.82	2.50	
代谢	5.76	4.31		
转运	5.62	5.61	3.53	11.97
蛋白质折叠	5.09	4.39	5.74	2.82
电子传递	4.85	4.96	2.50	
凋亡	3.94	3.45	2.65	
细胞周期	3.79	3.74	2.94	3.52
细胞增殖	3.79	3.38	1.91	
蛋白质转运	3.55	3.95	3.53	3.52
发育	3.55	4.82	2.79	2.82
蛋白水解	3.27	2.08	2.21	
离子转运	2.83	3.09	1.91	3.52
小GTP酶介导信号转导	2.74	3.02	2.65	
表皮发育	2.74			
神经系统发育	2.64	2.80	2.06	
泛素通路	2.59	2.37	2.35	6.34
同种细胞黏附	2.59			
细胞运动	2.55	2.08	1.91	
胞内蛋白转运	2.55	1.87	2.21	2.82
免疫应答	2.50			2.35
脂类代谢	2.31	2.37		
DNA复制	2.26	2.01		
G蛋白偶联受体信号通路	2.21	2.66		1.76
经细胞周期进程调节	2.30	3.09		
视觉	1.94			3.52
细胞分化	2.23			

*文库资料分别为NEIBANK的NbLib0068(dbEST human lens unnormalized, 2942条)、NbLib0020 (human lens normalized, 1822条)、NbLib0012(Washington University human fetal lens unnormalized, 878条)和NbLib0113 (mouse lens Y2H unnormalized, 189条);基于GO(Gene Ontology)的生物功能(biological process)分类在www.biorag.org完成;

#括号内数值为参与分类分析的基因数目

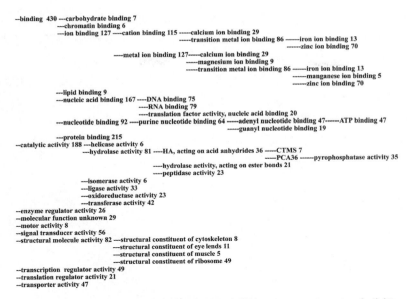

图4-4-1 人晶状体上皮细胞基因分子功能（molecular function）分析

NEIbank中EST库（NbLib0012）的已鉴别基因共561条，经GO(Gene Ontology)行分子功能分析，对主要分子功能分级排列结果

以往的研究较多涉及晶状体上皮细胞的糖代谢、离子代谢、细胞周期变化、细胞分化、对损伤的反应与修复等，它们的活性在晶状体上皮细胞的不同区域是有差别的[5]。利用基因芯片直接检测晶状体上皮细胞中央区与周边区之间转录组的差异，发现差异表达的基因有明显的功能聚类现象，涉及基因类别主要为细胞周期、MAPK信号通路、钙离子信号通路、TGFβ信号通路、核糖体（ribosome）蛋白、细胞骨架蛋白、黏附结合蛋白（adherens junction）、糖酵解和糖原合成等（图4-4-2）。这些结果与不同晶状体上皮细胞所承担的生理功能是一致的。通过比较不同区域、不同生理或病理状态下晶状体上皮细胞转录组的差别，有利于更全面认识其生命活动的分子机制。

通过寡核苷酸芯片检测及聚类分析，Hawsea比较了年轻（平均32岁）、年老（平均64岁）和白内障晶状体（平均73岁）的基因表达谱，以期找出特征于白内障而非老年性变化的基因[6]。与年轻晶状体比，老年晶状体上皮细胞中上调或下调2倍及以上的转录本分别是182和547个。而与老年透明晶状体比，白内障晶状体上皮细胞中上调和下调分别有412和919个。同时，白内障与老年晶状体细胞中仅有3个基因（*SPARCL1*，*OPCML*，*FXYD6*）表现相同的变化趋势，而大部分表达变化并不重叠，年老和形成白内障都能使这3个基因表达降低。这也说明白内障晶状体的基因表达变化是特征于白内障形成的。

比较已发表的5个对人或鼠的正常、白内障、再生和发育晶状体的不同研究，在获得的1346个差异表达基因中，可观察到细胞骨架（51个）、氧化（39个）、蛋白酶（44个）、转录因子（92个）、生长因子/细胞因子（17个）、细胞凋亡（24个）等基因功能类别[7]。其中特征性调节改变的相关基因主要体现在：晶状体蛋白-热休克蛋白（晶状体的主要结构部分，有保护性的抗氧化和分子伴侣性能）；细胞色素（与应激、氧化、细胞色素氧化酶有关。晶状体中有较丰富的细胞色素，可能与光致氧化应激有关）；转录因子（晶状体内存在许多转录因子。它们中许多也作为看家基因存在于不同组织中，如：ATF4、拮抗凋亡转录因子、bHLH转录因子、通用转录因子Ⅱ和Ⅲ、转录延伸因子）；免疫（晶状体无血管，不存在执行免疫功能的蛋白。当白内障手术切除晶状体纤维后，激活EMT，出现许多像补体类能活化炎症的蛋白质）；生长因子（能结合特定受体和激活下游级联反应的一些小分子蛋白）；金属蛋白酶/组织蛋白酶（晶状体有大量的细胞外基质，持续更新，并通过维持适当的蛋白质比例来发挥分子转运变换效应）；胶原蛋白（晶状体有些细胞外基质的主要成分是不同类型的胶原蛋白，它们组成囊袋的一部分，是保持晶状体完整性必不可少的）；核糖体蛋白（晶状体终生生长，需要蛋白质合成，老年白内障时核糖体蛋白基因下调）。

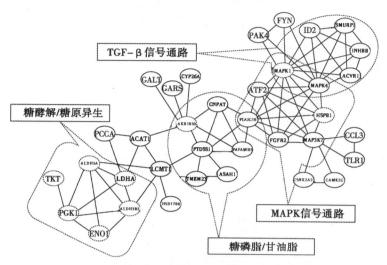

图4-4-2　周边区与中央区晶状体上皮差异转录基因的相互关系分析

取中央区和周边区牛晶状体上皮细胞，经提取RNA、扩增、探针标记、杂交、扫描和分析等步骤，完成基因芯片检测，找出两个区域间差异转录的基因，通过KEGG数据库搜索找出这些差异基因之间的关系并绘制成关系图。图中虚线圈出4个代表性的功能通路：A: TGF-β 信号通路（TGFbeta signaling pathway）；B: 糖酵解/糖原异生（glycosis/gluconeogenesis）；C: MAPK信号通路（MAPK signaling pathway）；D: 糖磷脂/甘油脂（glycosphingolipid/glycerolipid）。与中央区细胞基因比较，周边区表达上调的基因用实线，下调的用点线环标示

三、晶状体蛋白质组学

晶状体为机体中蛋白质含量最高的器官，其蛋白质含量占湿重的33%，是普通组织的2倍，但绝大部分为晶状体蛋白。如前所述，晶状体上皮细胞在维持晶状体的正常生理功能和代谢中有非常重要的作用，含有许多结构和功能蛋白质，但相对于晶状体蛋白来说，这些蛋白质的含量很少。在对晶状体开展的蛋白质组学研究中，分别对上皮细胞与晶状体实质进行分析，前者有助于在蛋白质水平上了解晶状体上皮细胞在晶状体发生生理状态或病理改变时的分子功能变化，阐明其可能的机制；后者则有助于观察以晶状体蛋白为主的各种蛋白质在老化和白内障形成过程中的变化，尤其有助于研究晶状体蛋白分子的各种修饰变化。另外，也有针对特征组分和功能的蛋白质组研究，如先行晶状体纤维膜分离，后行膜蛋白组分析。

针对晶状体中晶状体蛋白（crystallin）的研究早已明确其主要种类（表4-4-2）和二维电泳表达谱（图4-4-3），已在电泳图谱上得到并鉴定了哺乳动物晶状体的许多晶状体蛋白。晶状体蛋白在二维电泳的分布有其特点，但依其年龄和物种类型等的不同而不同。

年轻晶状体因其晶状体蛋白修饰少而斑点数较少，分布形态也较规则；人晶状体蛋白的二维电泳图谱较鼠等动物要复杂，斑点更多。目前多使用蛋白质组学方法来研究晶状体蛋白合成、修饰以及与白内障相关的蛋白质变化。通过对晶状体上皮细胞的蛋白质组的研究，可见其蛋白质表达谱在二维电泳图谱上呈现数以千计的蛋白质斑点，并含许多维持细胞功能代谢的蛋白质分子，包括酶蛋白、膜蛋白等。

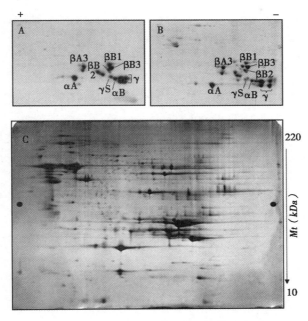

图4-4-3 二维电泳分析晶状体蛋白质

上：牛（A）和小鼠（B）晶状体蛋白有相似的分布图。牛或小鼠晶状体经匀浆、离心，提取可溶性蛋白质，等电聚焦用pH 3～10的两性介质（ampholine），SDS-PAGE用12%凝胶（7cm×8cm×0.1cm），考马斯亮蓝染色。通过质谱鉴定主要蛋白质斑点并标示。下（C）：牛晶状体上皮细胞的二维电泳图。附有上皮细胞的晶状体囊膜的经剪碎、匀浆、离心，提取可溶性蛋白质，等电聚焦用IPG胶条（pH3-10,24cm），SDS-PAGE用10%凝胶（26cm×20cm×0.1cm），考马斯亮蓝染色

晶状体的可溶性蛋白质中90%是晶状体蛋白。根据分子量大小、电荷和免疫学特性，哺乳动物的晶状体蛋白主要有α、β、γ晶状体蛋白三种类型[1,5,8]。它们分属于小热休克蛋白（α晶状体蛋白）和β/γ晶状体蛋白两个超家族。人晶状体中至少有13类晶状体蛋白（表4-4-2）。α晶状体蛋白属于HSP20蛋白家族，具有分子伴侣作用（molecular chaperon），对维持晶状体的透明性和折光效应有非常重要意义。以往人们也试图通过光散射和生物信息学方法研究晶状体内发挥上述生物效应的分子空间结构，但由于α晶状体蛋白的表观多分散性（seemingly polydispe）而难以实现，直到最近人们才知道α晶状体蛋白的三、四级结构。αB晶状体蛋白是由24个亚单位组成的球状寡聚体，αA晶状体蛋白除有24个亚单位外，还有更小或更大的聚合体存在[9,10]。β晶状体蛋白有同、异二聚体或更复杂的多聚体，依赖于N-末端延伸臂的相互作用保持β晶状体蛋白寡聚体结构的稳定性。γ晶状体蛋白则以单体存在。在β/γ-晶状体蛋白家族中，每个单体蛋白的两个结构域由β结构折叠成四个非常相似的希腊钥匙模体（Greek key motifs）。晶状体蛋白基因异常能导致各种类型的先天性白内障，甚或神经肌肉系统疾病。

表 4-4-2 人晶状体蛋白基本参数

晶状体蛋白	基因	UniGene	定位	SWISS_PROT 号	Mt	理论 pI	序列长度	相关疾病	组成与结构
α A	CRYAA, CRYA1, HSPB4	Hs.184085	21q22.3	P02489	19909	5.77	173	白内障（MIM:123580, 604219）	HSP20蛋白家族；与CRYAA和SP28形成更大的聚合体
α B	CRYAB, CRYA2	Hs.408767	11q22.3-q23.1	P02511, O43416	20159	6.76	175	神经肌肉疾病（MIM:608810; 608810）	HSP20蛋白家族；与CRYAB和SP28形成更大的聚合体
β A3 [A1, δ4, δ7, δ8]	CRYBA1, CRYB1	Hs.46275	17q11.2	P05813, Q13633	25150	5.82	215	白内障（CCZS）	β/γ-晶状体蛋白家族，4个β/γ 'Greek key'，组成的2个结构域，同、异二聚体或更复杂的多聚体
β A2	CRYBA2	Hs.415790	2q34-q36	P53672, Q9Y562	22096	5.94	197		同上
β A4	CRYBA4	Hs.57690	22q11.2-q13.1| 22q12.1	Q4VB22, P53673, Q6ICE4	22374	5.83	196	白内障（MCOPCT4, MIM:610425）	同上
β B1	CRYBB1	Hs.37135	22q11.2| 22q12.1	P53674	28023	8.59	252		同上
β B2	CRYBB2, CRYB2A	Hs.373074	22q11.2-q12.1 22q11.23	P43320, Q9UCM8	23380	6.50	205	白内障（CCA2, CSPC, CCL）	同上
β B3	CRYBB3	Hs.533022	22q11.2-q12.1 22q11.23	Q9UH09, P26998, Q92965	24230	5.99	211	白内障（CATCN2）	同上
γ S	CRYGS, GRYG8	Hs.376209	3q25-qter	P22914	21007	6.44	178		β/γ-晶状体蛋白家族，4个β/γ 'Greek key'，组成的2个结构域，单体
γ A	CRYGA, CRYG1	Hs.122566	2q33-q35	P11844	20893	8.05	174		同上
γ B	CRYGB, CRYG2	Hs.248102	2q33-q35	Q17RB5, P07316, Q53ST2	20908	6.88	175		同上
γ C	CRYGC, CRYG3	Hs.72910	2q33-q35	P07315	20879	6.88	174	白内障（CCL, MIM:604219）	同上
γ D	CRYGD, CRYG4	Hs.546247	2q33-q35	Q99681, P07320, Q53R51	20738	7.00	174	白内障（CCA3, CACA, MIM: 604219; 123690）	同上

由于晶状体蛋白在晶状体老化过程中不能更新，容易发生翻译后的修饰（如糖基化），导致多聚体的损害和蛋白质水溶性的下降。晶状体蛋白常见的翻译后修饰有：N或C侧降解（degradation）、脱酰胺（deamidation）、甲基化（methylation）、外消旋（racemization）、磷酸化（phosphorylation）、氧化（oxidation）、乙酰化（acetylation）、氨甲酰化（carbamylation）、二硫键（disulfide bond）形成、糖化（glycosylation）等。晶状体蛋白的 N- 末端发生特异性切割，产生几个切割产物[1]。已观察到晶状体蛋白在人一生中有50%脱酰胺作用，磷酸化作用则发生在出生早期，随后一生中磷酸化的比例不再变化，糖基化则随年龄改变。多种晶状体蛋白在老化过程中能发生S-甲基化和与谷胱甘肽结合（glutathionylation），使游离巯基减少。这些翻译后的修饰可能改变晶状体蛋白的溶解性，与质膜相连以αA和βB1晶状体蛋白最多，也有较丰富的αB、βA3、βA4、βB2、βS、γC和γD晶状体蛋白[11]。蛋白质组学方法有助于更广泛深入地探讨各种晶状体蛋白的翻译后修饰作用，可促进白内障发病机制的研究。

除晶状体蛋白外，通过对晶状体质膜的分析也发现其丰富的蛋白质组成[11]。在对制备的晶状体质膜行LC-ESI/MS/MS分析后共鉴定了951种蛋白，其中包括379个完整的膜和膜相关蛋白。这些蛋白的功能类别和信号通路包括：糖代谢（糖酵解途径、磷酸戊糖途径、丙酮酸代谢）、蛋白酶体、细胞间交流及信号（GTP结合蛋白、缝隙连接、黏着斑）、谷胱甘肽代谢和肌动蛋白调节。预测分析许多蛋白位于大分子复合物（285个）和细胞骨架（133个），只有215个蛋白（23%）定位于胞质。跨膜预测分析表明在178个蛋白质分子至少有一个跨膜螺旋。

有关晶状体蛋白质组学的分析，以各种分离与生物质谱鉴定相结合为最常见方法。二维凝胶电泳、液相色谱是经典的分离技术，MALDI-TOF-MS和LC-MS/MS是目前多数研究工作采用的鉴定技术。这些技术与应用于其他组织细胞的蛋白质组学方法是一样的。但在对晶状体的蛋白质组研究中，不仅不同种属、不同年龄以及不同病理状态的晶状体所获结果不一样，同一晶状体不同部位的组织样本也是明显不同。由于晶状体在一生中持续生长，晶状体内的晶状体蛋白不断更新，翻译后修饰的变化持续存在，故在晶状体不同部位的蛋白质表现也明显不同。对晶状体中央部和周边部上皮细胞的转录组和蛋白质组进行比较，可见MAPK、TGFβ信号通路及糖酵解通路存在明显差异。利用微切割技术将晶状体皮质和核分成多个独立的区域，或将晶状体的混浊区与透明区分开，进行比较蛋白质组学研究，将大大提高差异蛋白/特征蛋白的发现。结合传统的生化方法分离晶状体蛋白，如分离水溶性和尿素溶性蛋白、分子筛层析分离α、β和γ晶状体蛋白，有利于开展晶状体蛋白翻译后修饰的研究。

四、结语与展望

晶状体作为一个生物学组织，其特殊的生物学表现（如透明无血管、高折光系数、高蛋白含量、蛋白分子不能更新、组织类型相当单纯等）和人类白内障高发病率，长期吸引着众多眼科学和基础生物科学工作者对其进行研究。近年来，针对晶状体开展的功能基因组研究大大促进我们在分子水平对晶状体的生理和病理表现的全面认识，但无论是在晶状体来源、样本取材、分析方法或结果分析等方面，尚有待改进和提高。随着人们认识水平的提高，以及高通量高灵敏度分析技术的应用，人们必将对晶状体功能基因组有更进一步认识，而且，利用以晶状体为模型的研究，也将促进对其他生物组织/过程的认知。

（吴开力　柳夏林）

参考文献

1. Albert DM, Jakobiec FA. Principles and practice of ophthalmology (basic sciences). 3rd ed. W. B. Sauclers company. Philadelphia, 2008, 1291–1374.

2. Forrester JV, Dick AD, McMenamin PG, et al. The Eye: basic sciences in practice. 2nd edition. London: Harcout publishers lit. London, 2002.

3. Wistow G, Bernstein SL, Wyatt MK, et al. Expressed sequence tag analysis of adult human lens for the NEIBank Project: over 2000 non-redundant transcripts, novel genes and splice variants. Mol Vis, 2002, 8: 171–184.

4. 网络资源. http://www. ncbi. nlm. nih. gov/; http://neibank. nei. nih. gov/; http://www. ebi. ac. uk/databases/; http://www. biorag. org/; http://www. geneontology. org/.

5. 吴开力，潘苏华. 晶状体生理与生化//李凤鸣. 中华眼科学（上册）. 第3版. 北京：人民卫生出版社，2005, 227–241.

6. Hawse JR, Hejtmancik JF, Horwitz J, et al. Identification and functional clustering of global gene expression differences between age-related cataract and clear human lenses and aged human lenses. Exp Eye Res, 2004, 79: 935–940.

7. Sousounis K, Tsonis PA. Patterns of gene expression in microarrays and expressed sequence tags from normal and cataractous lenses. Hum Genomics, 2012, 6: 14.

8. Hoehenwarter W, Klose J, Jungblut PR. Eye lens proteomics. Amino Acids, 2006, 30: 369–389.

9. Peschek J, Braun N, Franzmann TM, et al. The eye lens chaperone alpha-crystallin forms defined globular assemblies. Proc Natl Acad Sci U S A, 2009, 106: 13272–13277.

10. Braun N, Zacharias M, Peschek J, et al. Multiple molecular architectures of the eye lens chaperone alphaB-crystallin elucidated by a triple hybrid approach. Proc Natl Acad Sci U S A, 2011, 108: 20491–20496.

11. Wang Z, Han J, David LL, et al. Proteomics and phosphoproteomics analysis of human lens fiber cell membranes. Invest Ophthalmol Vis Sci, 2013, 54: 1135–1143.

第五章　视网膜和葡萄膜疾病

第一节　视网膜色素变性的分子遗传学

一、概述

遗传性视网膜病变影响了全世界数百万的人群，视网膜色素变性（retinitis pigmentosa，RP）占了这些患者的一半，RP是一组以进行性感光细胞以及色素上皮细胞功能丧失为共同病理表现的遗传性视网膜变性疾病，为单基因遗传性疾病，是20～64岁人群的主要致盲原因之一。RP早期以夜盲为主要特征，进而出现视野向心性缺损，其眼部检查特征主要包括：眼底视网膜骨细胞样色素沉积、视盘蜡黄、视网膜血管变细、视网膜电流图a波及b波异常降低甚至消失以及视野缺损。在青少年时期就可以出现症状，到40～50岁就会发生严重的视力损害。多中心研究数据表明在不同遗传亚型的45岁以上RP患者中，52%的患者视力在20/40或以上，69%的患者视力在20/70以上，25%的患者视力在20/200以下，只有0.5%的患者无光感。世界各国统计的发病率为1/3000～1/5000，国内统计发病率为1/3784，在西方国家累及约1/5000～2/5000的新生儿；男女患者比例为3∶2。RP无明显的种族特异性，但是某些特定基因突变导致的RP可能发生在有血缘关系的人群中（比如与USH3基因相关的Ⅲ型Usher综合征，虽然少见，但常发生在芬兰人和德系犹太人中）。据估计世界约有150万人患有RP，其中中国人约占1/4，且呈逐年上升趋势，是遗传性视觉损害和盲目的最常见原因之一。

RP根据有无全身症状分为综合征RP及非综合征RP。在非综合征RP中按遗传方式不同可分为常染色体显性遗传（autosomal dominant retinitis pigmentosa，ADRP）（20%～25%）、常染色体隐性遗传（autosomal recessive retinitis pigmentosa，ARRP）（15%～20%）、X染色体连锁遗传（X-linked retinitiS pigmentosa，XLRP）（10%～15%）、双基因突变遗传（digenic RP）及线粒体遗传（mitochondrial RP）。此外大约有30%～40%的RP患者无明确的家族史，称之为散发性RP（sporadic retinitis pigmentosa，SRP）。20%～30%的RP患者会伴有非眼部疾患，属于综合征型RP，最常见的是Usher综合征和Bardet-Biedl综合征。非综合征型RP和综合征型RP的发病率见表5-1-1。

表 5-1-1　不同类型的 RP 的发病率 *

类型	亚型	发病率（%）
非综合征型 RP	常染色体显性遗传 RP	20～25
	常染色体隐性遗传 RP	15～20
	X 染色体连锁遗传 RP	10～15
	Leber 先天性黑矇	4
	双基因突变遗传 RP	极少见
综合征型 RP	Usher 综合征	10
	Bardet-Biedl 综合征	5

*表格来源于 RetNet 数据库，http://www.sph.uth.tmc.edu/retnet/，获取于 2016 年 6 月

　　1990 年，Dryja 等在 148 名散发 RP 患者的突变筛查中首次发现其中 17 人都有视紫红质蛋白（Rhodopsin，*RHO*）的基因突变，这一发现揭开了有关 RP 分子遗传学研究的序幕，在此后的几十年时间里，该领域发展迅速，RP 发生的分子遗传基础逐渐被人们认识和理解。到目前为止，通过连锁分析或候选基因筛选已经确定了近百种基因与 RP 有关（表 5-1-2，图 5-1-1），已经发现九十多个基因与非综合征型 RP 相关，包括 23 个 ADRP、39 个 ARRP 和 5 个 XLRP 相关基因；综合征型 RP 中，17 个基因与 Bardet-Biedl 综合征相关，16 个基因与 Usher 综合征相关（表 5-1-2），但由于 RP 具有较大的遗传异质性和表型异质性，主要表现为：①遗传异质性：同一基因可能导致相同的疾病表型；②等位基因异质性：不同的疾病可导致每个基因变异；③表型异质性：同一基因的不同突变可能产生不同的疾病表型；④临床异质性：不同个体同一基因的变异可能产生不同的临床后果，即使在同一家族成员中表现也不相同。RP 的异质性导致了表型和基因型关系复杂，所以目前仍然存在大约 40% 的 RP 患者基因无法定位，可能存在其他未知的 RP 致病基因位点。而对于临床医生来讲，则可能混淆患者的诊断。幸运的是，当前分子技术的发展可识别潜在的基因和变异或突变，可在临床诊断上增加一个分子遗传学诊断。在近十年中，高密度及高通量技术的发展使得基因检测方法的效率呈数量级增长。在接下来的内容中，我们将概述不同类型 RP 相关致病基因的研究进展情况。

表 5-1-2　RP 致病基因和位点 *

RP 类型	总基因和位点数	已识别基因数
常染色体显性遗传 RP	23	22
常染色体隐性遗传 RP	39	36
X 染色体连锁遗传 RP	5	2
Bardet-Biedl 综合征	19	17
Usher 综合征	16	13

*表格来源于 RetNet 数据库，http://www.sph.uth.tmc.edu/retnet/，获取于 2016 年 6 月

D. Graph

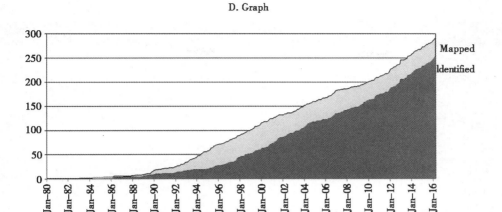

图5-1-1　1980～2016年研究确认的与遗传性视网膜疾病相关的基因*

*图片来源于RetNet数据库，http://www.sph.uth.tmc.edu/retnet/，获取于2016年6月

二、非综合征型视网膜色素变性

（一）常染色体显性遗传（ADRP）

常染色体显性遗传通常是最轻微的类型，发病的平均年龄在20～30岁，也有在50岁后发病的病例，约占所有RP病例的15%～20%。在遗传咨询中，一些在家族成员未知情况下的表型轻微的散发病例，且年龄较大的患者应该怀疑为ADRP。

随着1990年Dryja发现ADRP的第1个突变基因以来，到目前为止，研究已鉴定了23个ADRP的致病基因及1个连锁区域（RP63）。这些基因在功能上主要涵盖了光传导级联反应、视网膜发育、蛋白质分子伴侣及降解、细胞结构、光感受器细胞外节段结构和Pre-mRNA剪切等多个方面。现将在ADRP患者中所占比例较高的突变基因列表（表5-1-3）简单介绍如下：

表5-1-3　常染色体显性遗传视网膜色素变性相关基因

基因编号	基因名称	基因定位	编码因子
604695	ARL3	10q24.32	ADP核糖基化样因子3
613194	BEST1	11q12.3	Bestrophin氯离子通道蛋白
114760	CA4	17q23.2	碳酸酐酶Ⅳ
602225	CRX	19q13.32	锥杆ocx样感光同源框转录因子
607921	FSCN2	17q25.3	肌动蛋白束蛋白
268000	GUCA1B	6p21.1	鸟苷酸环化酶激活蛋白1B
142600	HK1	10q22.1	己糖激酶1
146690	IMPDH1	7q32.1	肌苷酸脱氢酶1
268000	KLHL7	7p15.3	Kelch样蛋白7
268100	NR2E3	15q23	核受体2型E3组

续表

基因编号	基因名称	基因定位	编码因子
162080	*NRL*	14q11.2	视网膜神经lucine拉链
607301	*PRPF3*	1q21.2	Pre-mRNA剪切因子3
607795	*PRPF4*	9q32	Pre-mRNA剪切因子4
268000	*PRPF6*	20q13.33	Pre-mRNA剪切因子6
600059	*PRPF8*	17p13.3	Pre-mRNA剪切因子8
606419	*PRPF31*	19q13.42	Pre-mRNA剪切因子31
179605	*PRPH2*	6p21.1	Peripherin2蛋白
268000	*RDH12*	14q24.1	视黄醇脱氢酶12
180380	*RHO*	3q22.1	视紫红质蛋白
180721	*ROM1*	11q12.3	视网膜外段膜蛋白1
180100	*RP1*	8q12.1	视网膜色素变性基因蛋白1
180104	*RP9*	7p14.3	视网膜色素变性基因蛋白9
204100	*RPE65*	1p31.2	65kD视网膜色素上皮蛋白
607292	*SEMA4A*	1q22	信号蛋白4A
610359	*SNRNP200*	2q11.2	小核糖体核蛋白200kD
602637	*SPP2*	2q37.1	分泌磷酸化蛋白2
609923	*TOPORS*	9p21.1	精氨酸/丝氨酸结合丰富的拓扑异构酶Ⅰ蛋白

注：表格来源于RetNet数据库，https://sph.uth.edu/retnet/，获取于2016年6月

1. 视紫红质基因（rhodopsin，*RHO*）

（1）定位与结构：*RHO*是最早发现的RP致病基因，自1990年Dryja发现第1种突变，到目前已发现100多种致病突变，占ADRP病例的30%～40%[1]。RHO位于3q21-q24，基因长度为6952bp，含有5个外显子，编码含有348个氨基酸的视杆细胞特异性的视紫红质蛋白。

（2）表达与作用：视紫红质蛋白是视杆细胞的主要视色素，是由视蛋白和11-全顺式视黄醛组成的复合物，在视觉传导通路上将光信号转变为神经冲动中具有重要作用，可激发光级联反应。11-全顺式视黄醛吸收光源后转化为11-全反式视黄醛，形成中间状态的视紫红质Ⅰ、Ⅱ，中间状态的视紫红质Ⅱ激活G蛋白偶联受体，启动视觉信号级联传导通路。而突变的RHO蛋白会启动光感受器细胞的死亡，是导致RP的主要原因[2]。研究表明，*RHO*基因突变会引起相关氨基酸的改变，从而导致视紫红质蛋白的错误折叠，最终引起视杆细胞死亡，另一种机制认为突变的视紫红质蛋白不能有效地从视杆细胞的内段转移到外段，最终影响视杆细胞功能，同时，*RHO*基因突变也会影响G蛋白耦联活化以及RHO蛋白在细胞间的交易传递[3]。

（3）突变相关研究：至今发现的100多种*RHO*突变，90%以上为错义突变，其中90%为单个碱基置换的点突变，少数为微小缺失或插入突变，一般突变范围不超过20个碱基

对。1990年Dryja等对148例ADRP患者进行基因筛查，首先报道了17例患者存在Pro23His位点突变，突变率为11.5%，Pro23His突变是第1个发现的 *RHO* 致病突变[4]。在美国的ADRP患者中，Pro23His是 *RHO* 基因突变的最常见类型，占到5%，但在其他人群中的比例稍低。*RHO* 基因第347密码子可能是另一个突变的高发位点，目前已报道的这一密码子的突变类型有3种，Pro347Arg、Pro347Leu、Pro347Ser，其中Pro347Leu最常见，在ADRP检出率约为3.6%，仅次于Pro23His[5]。另有研究认为在中国人群的ADRP患者中，*RHO* 的突变率相对较低。另外，*RHO* 突变也会引起常染色体隐性遗传RP和常染色体显性先天性静止性夜盲[1]。

2. Peripherin2蛋白基因（Peripherin2，*PRPH2*）

（1）定位与结构：*PRPH2* 过去称为视网膜慢变性基因（retinal degeneration slow，*RDS*），1991年由爱尔兰的Frarar等和美国的Kajiwara等同时报道，占ADRP的5%～9.5%[6]，位于6p21.2～p12.3，含有3个外显子，编码由346个氨基酸组成分子量约39kDa的视锥、视杆细胞外节段膜盘上的跨膜糖蛋白。

（2）表达与作用：该膜盘边缘蛋白在视锥、视杆细胞中均有表达，包括了4个由该蛋白自身结合形成的同源寡聚体、同源四聚体的混合物以及与其他膜蛋白（ROM1）结合的异四聚体复合物，含有4个跨膜疏水区，在细胞质侧有1个环，在膜盘内侧有2个环，其C端在胞内与细胞骨架结构相连接，对捕获光子及维持膜盘结构的稳定及更新起重要作用[6]。

（3）突变相关研究：随着Kajiwara等通过对139例日本ADRP患者的研究，首次报道了3例 *PRPH2* 基因突变类型：Pro219Ile，Pro216Leu和Leu185Pro[7]。到目前为止，HGMD统计发现了123种突变，其相应的临床表现各异。这种突变多数为错义突变，少数为无义突变、整码突变和移码突变。而张丰生等报道的83例ADRP家系先证者中及崔云等报道的15个ADRP家系及55例散发患者均未检测到 *PRPH2* 基因突变[8]，这可能表示 *PRPH2* 基因不是导致我国RP的主要原因。同时，*PRPH2* 基因突变还可引起隐性RP和进展性黄斑变性[6]。此外，*PRPH2* 基因突变绝大多数是以单基因突变致病，但也有呈双基因形式突变致病，这将在 *ROM1* 基因突变中继续讨论。双基因的遗传方式可能是RP存在高散发型、高度的临床异质性等特点的原因之一。值得一提的是，*PRPH2* 基因突变的一个重要特点就是疾病表型的多样化。许多不同位点上的突变可导致相似的临床表现；而有些同一位点的突变在不同家系之间甚至同一家系内却有不同的临床表现。2015年，Manes.G等[9]对法国310个ADRP家族进行了 *PRPH2* 基因突变的筛查，发现在法国人群中，*PRPH2* 基因突变约占ADRP的10.3%。同时，在一些累及黄斑的病人中，视力可正常，可轻度下降，也可能严重下降。而在一些轻度的ADRP患者中，却发现其视网膜周边部可有少许点状萎缩以及黄斑回避。另有一部分病变局限在视盘周围的病人，其家人却存在有全视网膜的色素变性。

3. 视网膜色素变性基因（retinitis pigmentosa 1，*RP1*）

（1）定位与结构：*RP1* 又称氧调节蛋白1（oxygen-regulated protein-1，*ORP1*），占ADRP的5%～10%，位于8q12.1，含有4个外显子，编码由2156个氨基酸组成的视网膜光感受器细胞特异性蛋白。

（2）表达与作用：该蛋白在光感受器细胞胞体及内节段表达，但其具体作用机制尚不清楚。*RP1* 蛋白含有1个可能的跨膜结构域和1个亮氨酸拉链结构域，有与果蝇中光感受器细胞形态形成必需的bif蛋白同源的序列，推测 *RP1* 蛋白有与bif蛋白类似的功能，在神经视网膜或光感受器细胞神经成分的发育、结构维持和代谢方面起主要作用[10]。RP1基因表达受视网膜内含氧量的调节，主要参与光感受器细胞内外节之间蛋白转运和维持纤毛结构。2002年，Liu等[11]研究显示，该蛋白是一种微管相关性蛋白，形成光感受器轴丝的一部分，并且对光感受器轴丝的长度及稳定性具有调控作用，为光感受器细胞外节盘形成正常结构所必需，并在视紫红质转运至外节过程中发挥重要作用，对光感受器细胞的功能有重要影响。

（3）突变相关研究：1999年，Pierce等[12]和Sullivan等[13]用不同的方法同时找到了RP1的致病基因并克隆；同时，Pierce报道了在南美ADRP病人中RP1基因突变（Arg677X），导致其编码的氨基酸在第676个氨基酸处提前终止，比需合成的氨基酸数量少1480个，该位点突变的发生率较高，约为ADRP的3%，为第3个频发的突变位点（第1是RHO基因的Pro23His突变，约为9%；第2是RHO基因的Pro347Leu突变，为4%）。他们还发现了2个引起移码和提前终止密码的突变。2000年，Payne等[14]通过对266名英国患者及1个巴基斯坦家族分析，证实了21种RP1基因突变会引起某些功能丧失，7种RP1基因突变导致异常氨基酸出现，其中一部分突变可能为致病原因，这些基因缺失或插入片段多位于第4号外显子的5'端。这些突变均可导致信使mRNA过早出现终止密码，使蛋白质缩短而致病，但疾病表型却很不相同；一些为迟发型，一些为速发型。RP1基因突变导致ADRP已在4个人种的多样人群中被证实，许多突变已单独发现多例，其中可能就存在致病基因突变，这有待于进一步研究。同时，RP1基因突变也可导致ARRP。Riazuddin等[15]在巴基斯坦人ARRP家系中，鉴定了c.4703delA、c.5400delA、c.1606insTGAA三种突变，它们都导致截短的RP1蛋白。突变发生在BIF序列之前或蛋白末段，截短蛋白导致RP1功能缺失，以隐性方式遗传。而在BIF序列当中或之后的突变蛋白有害效应，以显性方式遗传。之后Khaliq等[16]的报道进一步证实了RP1基因突变与ARRP之间的关系。RP1基因突变所致的ADRP患者临床表现个体差异较大。发病年龄从6岁到30岁不等，视力下降缓慢，多可保存较好的中心视力，另外尚可见到无症状的突变携带者。此外，研究发现，在RP1基因突变导致的ARRP患者中，存在较高的近视发病率，这与RP2基因突变或者RPGR基因突变导致的XLRP患者中近视的发病率相当[17]，这提示我们，在遇到伴有近视的ARRP患者时，可考虑进行RP1基因突变的分析。

4. Pre-mRNA剪切因子31基因（Pre-mRNA processing factor 31，PRPF31）

2001年，Vithana等[18]确定PRPF31为RP11的致病基因，占ADRP的1% ~ 8%，位于19q13.42，包括14个外显子，编码一个由499个氨基酸组成的蛋白质（Pre-mRNA剪切因子），在RNA剪接体的形成中介导蛋白-RNA互相作用。PRPF31基因突变将阻止tri-snRNP的形成和Pre-mRNA剪切，造成光感受器细胞损害。PRPF31突变引起的ADRP外显率较低。有趣的是，不只有PRPF31这一种Pre-mRNA剪切因子会引起ADRP，PRPF3（RP18）和PRPF8（RP13）分别在1%和3%的ADRP病例中被发现。

5. 锥杆同源框蛋白基因（Cone-rod homeobox protein，CRX）
CRX约占ADRP的1%，位于19q13.3，包含4个外显子，编码一条含299个氨基酸的多肽链，属于转录因子，对维持光感受器的功能非常重要。CRX基因突变会阻断蛋白质在光感受器细胞核内的传送，影响它与NRL基因结合，导致光感受器细胞中的一些蛋白转录功能障碍，引起多种视网膜变性类疾病，例如视锥-视杆营养不良、Leber先天性黑矇等。

6. 视网膜外段膜蛋白1基因（Retinal outer segment membrane protein 1，*ROM1*）

*ROM1*位于11q13，包含3个外显子，编码一个由351个氨基酸组成的特异性光感受器外节膜蛋白，该蛋白只存在于视杆细胞外节膜盘的边缘区。*ROM1*以同型二聚体与*PRPH2*的同型二聚体结合，在光感受器外加膜盘边缘形成四聚体复合物，从而构成视杆细胞外节膜盘的重要结构成分。1994年Kajiwara等[19]发现*PRPH2*基因上的错义突变（Leu185Pro）和*ROM1*基因上的无义突变Leu114（1bp ins）或Gly80（1bp ins）组成的双杂合突变类型可导致RP，这是第一个关于双基因遗传的报道。这种遗传方式后来被Dryia等[20]证实，并发现*PRPH2*基因Leu185Pro和*ROM1*基因Gly113Glu共同引起ADRP。一般*ROM1*基因的突变多与*RDS*基因的3个突变（Arg13Trp，Leu185Pro，Leu45Phe）同时存在才可以引起遗传性RP。单独的*ROM1*突变很少引起ADRP，其原因可能是1个*PRPH2*分子可与另一个*ROM1*分子组成二聚体，以维持膜盘的扁平结构。

7. 肌苷酸脱氢酶1基因（Inosine 5'-monophosphate dehydrogenase 1，*IMPDH1*）

*IMPDH1*位于7q31.3-q32，包括14个外显子，主要有3种选择性的剪切体，编码1个由514个氨基酸组成的次黄嘌呤核苷酸脱氢酶，是视网膜特异性表达的选择性剪切体，主要表达在光感受器细胞内节与突触末端，并且在多个物种中结构均高度保守。研究发现该蛋白可能在光感受器细胞的环核苷酸代谢中发挥重要作用。突变的蛋白错误折叠和积聚可能是造成人类视网膜色素变性的主要原因。*IMPDH1*在ADRP患者中的突变率约为2%，并且极少数Leber先天性黑矇患者与该基因的突变相关，最常见的突变为Asp226Asn[21]。

（二）常染色体隐性遗传视网膜色素变性（ARRP）

ARRP往往在青少年期发病，病情较重，但比XLRP患者轻，占所有RP病例的20%~25%。需要注意的是，该型RP有较高的异质性，在发病年龄和临床表现等方面的变异度较大。目前已鉴定有39个ARRP致病基因和3个连锁区域，但每个基因所占的比例均较低。研究已发现在这些致病基因中，有近594个突变的位点。而实验技术的不断进展，也为我们发现*RPE65*、*PDE6*和*USH2A*等主要致病基因序列中全部的编码区提供了可能。现将其中致病率较高的致病基因列表（表5-1-4）并介绍如下：

表5-1-4 常染色体隐性遗传视网膜色素变性相关基因

基因编号OMIM	基因名称	基因定位	编码因子
601690	*ABCA4*	1p22.1	ATP结合盒转运体
615900	*AGBL5*	2p23.3	ATP/GDP结合样蛋白1
268000	*ARL6*	3q11.2	ADP-核糖基因子样6
暂无	*ARL2BP*	16p13.3	ADP-核糖基因子样结合蛋白2
209901	*BBS1*	11q13	BBS1蛋白
268000	*BBS2*	16q13	BBS2蛋白
268000	*BEST1*	11q12.3	Bestrophin 1
268000	*C2ORF71*	2p23.2	2号染色体开放读码框71
268000	*C8ORF37*	8q22.1	8号染色体开放读码框37
608381	*CERKL*	2q31.3	神经酰胺激酶样蛋白

续表

基因编号OMIM	基因名称	基因定位	编码因子
268000	CLRN1	3q25.1	Clarin-1蛋白
268000	CNGA1	4p12	杆状cGMP门控通道 α 亚基
600724	CNGB1	16q13	杆状cGMP门控通道 β 亚基
604210	CRB1	1q31.3	Crumbs同源物1
608614	CYP4V2	4q35.2	细胞色素P450 4V2
268000	DHDDS	1p36.11	脱氢长醇二磷酸合成酶
605584	DHX38	16q22.2	DEAH box多肽38
暂无	EMC1	1p36.13	ER膜蛋白复合物亚基1
602772	EYS	6q12	Spacemaker同源物
268000	FAM161A	2p15	161个相似序列成员家族A
612303	GPR125	4p15.2	G蛋白偶联受体125
268000	HGSNAT		
268000	IDH3B	20p13	NAD（+）特异性异柠檬酸脱氢酶3
614620	IFT140	16p13.3	鞭毛内运输蛋白140
616394	IFT172	2p33.3	鞭毛内运输蛋白172
268000	IMPG2	3q12.3	间机制蛋白多糖
613344	KIAA1549	7q34	KIAA1549蛋白
268000	KIZ	20p11.23	Kizuna中心体蛋白
613341	LRAT	4q32.1	卵磷脂视黄醇酰基转移酶
268000	MAK	6p24.2	雄性生殖细胞相关激酶
604705	MERTK	2q13	C-MER原癌基因受体络氨酸激酶27
251170	MVK	12q24.11	甲羟戊酸激酶
268000	NEK2	1q32.3	NIMA相关性激酶2
601724	NEUROD1	2q31.3	神经分化蛋白1
268000	NR2E3	15q23	核受体亚家族2E3
613750	NRL	14q11.2	神经视网膜亮氨酸拉链蛋白
180071	PDE6A	5q33.1	cGMP磷酸二酯酶6 α 亚基
180072	PDE6B	4p16.3	cGMP磷酸二酯酶6 β 亚基
180073	PDE6G	17q25.3	cGMP磷酸二酯酶6 γ 亚基
606822	POMGNT1	1p34.1	O-甘露糖N-乙酰氨基葡萄糖转移酶1
610598	PRCD	17q25.1	渐进式杆锥变性蛋白质
604365	PROM1	4p15.32	Prominin1蛋白
268000	RBP3	10q11.22	视黄醇结合蛋白3
613769	RGR	10q23.1	视网膜色素上皮G蛋白偶联受体

续表

基因编号OMIM	基因名称	基因定位	编码因子
610445	*RHO*	3q22.1	视紫红质蛋白
180090	*RLBP1*	15q26.1	视黄醛结合蛋白1
603937	*RP1*	8q12.1	视网膜色素变性蛋白1
608581	*RP1L1*	8p23.1	视网膜色素变性样蛋白1
613794	*RPE65*	1p31.2	视网膜色素特异性蛋白65
268000	*SAG*	2q37.1	S抗原
268000	*SLC7A14*	3q26.2	SLC7A14
268000	*SPATA7*	14q31.3	精子发生相关蛋白7
268000	*TTC8*	14q32.11	Tetratricopeptide重复域8
600132	*TULP1*	6p21.31	Tubby样蛋白1
268000	*USH2A*	1q41	Usherin蛋白
268000	*ZNF408*	11p11.2	锌指蛋白408
268000	*ZNF513*	2p23.3	锌指蛋白513

注：表格来源于*RetNet*数据库，https://sph.uth.edu/retnet/获取于2016年6月

1. 环鸟甘酸磷酸二酯酶基因（cGMP phosphodiesterase，*PDE6*）

（1）定位与结构：*PDE6*是主要存在于视杆细胞在光传导通路中起主要作用的酶之一。*PDE6*复合物由2个同源催化亚基（α和β）和2个相同的调节亚基（γ）组成，分别由*PDE6A*、*PDE6B*、*PDE6G*基因编码，*PDE6*基因约占ARRP的8%[1]。其中，*PDE6A*基因：占ARRP患者的3%~4%，位于5q31.2-q34，含有22个外显子，编码1个含860个氨基酸组成的蛋白质，即*PDE6α*亚基；*PDE6B*基因：在ARRP患者中4%~5%，位于4p16.3，含有22个外显子，编码由854个氨基酸组成的蛋白质，即PDE6β亚基；*PDE6G*基因：2010年确定为ARRP的致病基因，位于17q25.3，含有5个外显子，其中外显子1无编码功能，编码由87个氨基酸组成的蛋白质，即*PDE6*亚基。

（2）表达与作用：*GMP-PDE*主要表现在视锥和视杆细胞膜，通过水解作用调控cGMP的水平，从而控制光感受器，而细胞内cGMP的水平在光传导级联反应中起重要作用。研究认为，*PDE*基因的突变使*PDE*酶活性降低或完全丧失，从而阻断了其对cGMP的水解，导致光感受器细胞外节cGMP的浓度持续增高，光传导级联反应持续激活，这被认为是光感受器细胞死亡的原因。

（3）突变相关研究：在对*PDE6B*基因突变的研究中发现，当突变不能使酶活性完全丧失时，则出现低浓度的cGMP，从而引起显性遗传的先天性静止性夜盲，而不是RP。同时，低表达的*PDE6*酶被认为是视锥-视杆细胞营养不良的原因，猜测其可能和钙离子的转运相关[1]。还有研究显示，*PDE6*基因杂合子突变的携带者更易受西地那非、他达那非等药物的影响，从而引起视力的下降。之前研究显示，*PDE6G*的基因敲除小鼠发生了视网膜变性，但是在RP患者中还未发现*PDE6G*与*PDE6D*基因突变。直到2010年，Dvir.L等

在阿拉伯的1个家系中发现了存在于*PDE6G*的纯合子单碱基变化（c.187+1G＞T），从而确认了*PDE6G*为ARRP的致病基因之一[22]。

2. 杆状cGMP门控通道基因（cyclic nucleotide gated channel，*CNG*）

（1）定位与结构：*CNG*在非综合征的ARRP患者中的基因突变率约为4%。包括杆状cGMP门控通道α亚基和杆状cGMP门控通道β亚基，分别由*CNGA1*基因和*CNGB1*基因编码。其中，*CNGA1*基因位于4p12，包括有13个外显子，编码分子量为63kDa的*CNG*亚基；*CNGB1*基因位于16q13，含有36个外显子，编码由1245个氨基酸组成的分子量约240kD的cGMP-门控通道的β亚基。Zhong等在2002年报道了cGMP门控蛋白由3个α和1个β亚基所组成[23]，更新了对该蛋白组成的认识。

（2）表达与作用：研究发现cGMP-门控通道蛋白主要表达于视锥和视杆细胞的外节段的胞膜，参与控制光感受器细胞内的cGMP水平，在光传导级联反应中发挥重要作用。最近的研究显示，在cGMP-门控通道蛋白运输至视杆细胞的外节胞膜的过程中，锚定蛋白-G是必需的，但其具体作用机制尚待研究[24]。

（3）突变相关研究：对于*CNGA1*，已发现的突变主要有Glu761Ter，Lys139Ter，Ser316Phe等，对于*CNGB1*，2001年在法国的1个ARRP家系中发现了Gly993Val突变，该突变位于编码cGMP-门控通道β亚基的环核苷酸结合区[25]。Ivs32Ds、Pro530Arg是新近被发现的*CNGB1*基因突变。随着越来越多的*CNG*基因突变的发现，我们将对这一基因的作用机制有进一步的了解。

3. 视网膜色素上皮65基因（retinal pigment epithelium 65，*RPE65*）

（1）定位与结构：*RPE65*突变占ARRP病例的2%，该基因位于1p31.2，含有14个外显子，编码由533个氨基酸组成的相对分子质量为65kD的视网膜色素上皮蛋白。

（2）表达与作用：该蛋白广泛地特异性表达于视网膜色素上皮，能结合全反式视黄醛，并异构化及水解成11-顺式视黄醛，在维生素A的视循环及视色素的再生中起关键性作用。同时具有吞噬光感受器细胞脱落盘膜等重要生理功能，参与光信号的转导过程[26]。*RPE65*的功能异常可导致视网膜中视紫红质含量降低，相当于视网膜长期处于暗环境中。

（3）突变相关研究：HGMD统计已发现了有134个突变。Aguirre等[27]在1998年首次描述了一种患有先天性静止性夜盲的狗，携带有4bp的*RPE65*缺失突变，这为*RPE65*基因功能的研究提供了很好的动物模型。包括自然发生的伯瑞犬和基因敲除的小鼠等动物模型的建立将使我们对该基因在病理、生物化学、遗传、结构、功能及治疗等多个方面做进一步的研究。值得一提的是，*RPE65*基因突变在隐性遗传Leber先天黑矇（Leber congenital amaurosis，LCA）的发生中有重要作用，占LCA病例的6%~16%[28]。同时也正被用于治疗LCA基因治疗的安全性和疗效研究。该研究通过在视网膜下层注入含有*RPE65* cDNA的腺病毒相关载体来观察其安全性和疗效。研究初期有一定进展，正在招募更多的受试者进入研究的下一阶段[26]。

4. Usherin蛋白基因（Usher syndrome type-2A，*USH2A*） *USH2A*位于1q41，含有72个外显子，但因为外显子21可以选择性的剪接，所以可编码长短两种蛋白。*USH2A*基因突变是导致ARRP的最常见原因，10%~15%的ARRP患者存在*USH2A*基因突变。其中大多数突变集中在最初发现的第21号外显子上，其中c.2299delG是最常见的突变类型，约占所有突变的16%，因为该基因为Usher综合征的最主要致病基因，所以其具体情况我们将在下文Usher综合征中进行讨论。

5. Crumbs同源物1基因（Crumbs homolog 1，*CRB1*） *CRB1*位于1q31–q32，含有12个外显子，编码由949个氨基酸组成的跨膜蛋白，与果蝇的crumbs有同源性，这可能与细胞间的相互作用有关。2003年，Jacobson等发现该基因突变的患者会出现视网膜横断面的显著增厚，分层不明显，构造很像未发育成熟的视网膜。因此，推测*CRB1*基因的突变可能破坏了正常视网膜的发育，而没有导致光感受器细胞发生变性[29]。临床上，该型患者症状较重，主要表现为夜盲发生较早，进行性视野损失；患者常在20岁之前就失明。*CRB1*基因的突变与多种常染色体隐性遗传的视网膜病变相关，如ARRP伴PPRPE（微动脉旁视网膜色素上皮残留），ARRP伴Coats样渗出性血管病变，不伴发PPRPE的早发性RP与LCA。同时在ADRP中*CRB1*的突变约占1%，在LCA中约占13%。

6. ATP结合盒转运体基因（ATP binding cassette subfamily A member 4，*ABCA4*） *ABCA4*位于1p22.1–p21，含有50个外显子，编码2272个氨基酸的*rim*蛋白（*Rmp*），属于ABC转运体超家族成员，广泛在光感受器细胞高水平表达，可能参与与视杆细胞功能相关的功能分子的主动运输。由于某些*ABCA4*突变患者中RPE细胞中有脂褐质聚集，推测*ABCA4*可能参与视黄醇类分子在视杆细胞核RPE间转运，但机制尚不清楚。有趣的是，*ABCA4*在视杆细胞外节特异性的表达，而*ABCA4*基因突变在表型上主要受累的是视锥细胞，表明存在视杆细胞到视锥细胞的控制系统。目前，已有多种突变被报道，包括无义突变，剪切位点突变等。*ABCA4*突变不仅可引起ARRP，而且可导致Stargardt病（STAD1）、眼底黄色斑点症（FFM）、锥杆细胞营养不良（CRD）和老年性黄斑变性（AMD）等多种遗传性视网膜病变。值得注意的是，不同突变分别导致视锥和视杆细胞功能的缺陷，表明同一基因的不同突变通过相对独立的系统分别引发视锥和视杆细胞的变性。Schmidt在AMD患者中筛查*ABCA4*基因突变时，却在正常人群中发现*ABCA4*基因有很高的多态性，提示需重新审视*ABCA4*基因突变与眼病的关系[30]。

（三）性连锁遗传视网膜色素变性（XLRP）

XLRP发病较早，常在10岁之前就出现症状，发展快，病情严重，许多并发高度近视，部分患者可合并精子异常、听力障碍及呼吸系统缺陷等，预后最差，在RP病例中所占比例为10%~15%。XLRP携带者可出现不同程度的RP临床表现：眼底可见后极部视网膜出现尘状黑色反光的毯层改变，或有RPE节段状、伞形或不规则萎缩，部分可见视网膜内色素团块，视野检查可发现与眼底病变部位相对应的视野缺损或暗点。全视野ERG是检出XLRP携带者的重要检查，可表现为不同程度视杆细胞反应或视锥细胞反应的振幅降低，峰时延长。目前已鉴定3个基因OFD1（*RP23*）、*RP2*、*RPGR*及3个连锁区域（*RP6*，*RP24*及*RP34*）可导致XLRP。现简单列表（表5-1-5）介绍如下：

表5-1-5 X连锁遗传视网膜色素变性相关基因

基因编号OMIM	基因名称	基因定位	编码因子
	OFD1	Xp22.2	Oral–facial–digital综合征蛋白1
312600	*RP2*	Xp11.23	视网膜色素变性基因蛋白2
300029	*RPGR*	Xp11.4	视网膜色素变性GTP酶调节器

注：表格来源于*RetNet*数据库，https://sph.uth.edu/retnet/. 获取于2016年6月

1. 视网膜色素变性基因蛋白2（Retinitis pigmentosa 2，*RP2*）

（1）定位与结构：*RP2* 为XLRP的一种亚型，在欧洲和北美地区占XLRP的10%～15%[31]，位于Xp11.23，有5个外显子，编码1个由350个氨基酸组成的相对分子为40kD的蛋白因子。

（2）表达与作用：因该基因的外显子2部分编码区与辅因子C同源，而辅因子C是β微管蛋白正确折叠所必需的，故认为该因子与β微管蛋白折叠的最后阶段有关。同时，微管又有维持细胞结构和胞内信息的传导功能。α与β微管蛋白在光感受器细胞、神经细胞以及视网膜神经胶质细胞表达。RP2蛋白在各个组织有广泛表达。因此认为RP2的发病机制可能与错误折叠的光感受器或特异性神经元微管蛋白同工异构体堆积有关，从而导致了进行性细胞死亡。最近研究表明，视网膜色素变性蛋白RP2（a GTPase activation protein，*GAP*）定位于睫状体基体并与感光细胞纤毛上的中心粒关联。这种定位依赖于*N*端酰基化。RP2也可定位在高尔基体和光感受器的皱褶上，这表明RP2能调节囊泡交换和出入。他们研究了*RP2*损耗的影响及中心粒周边囊泡运输中Arl3（Q71L）活跃组成的表达。Kif3a，一个纤毛转换传送成分（IFT），对滋养纤毛和在光感受器上纤毛管道中蛋白的运输有重要作用。与Kif3a和Arl3的损耗类似，RP2的损耗导致了高尔基网状结构的解体。因此，研究者认为，Arl3对RP2的调节，对于维持高尔基的内聚、促进囊泡运输和转入以及将附近蛋白通过纤毛连接转运到光感受器基底膜的机制中扮演了重要角色[32]。

（3）突变相关研究：1998年，Schwahn等[33]利用PCR-SSCP检测了38例XLRP患者，发现6例有基因缺陷，包括错义突变、无义突变、移码突变、缺失突变等形式，如*RP2*基因第1个外显子存在的LNE1插入的突变，Gln26Ter、Ser6Del、Tyr151Ter、Arg118His和第151位密码子1-bpDel。随后，Rosenberg等[34]在丹麦人*RP2*基因上发现了3个突变：Gln26stop、Arg118His和Ser6Del。有报道RP2蛋白*N*末端的酰化作用对于该蛋白从细胞内膜定位到浆膜是必需的，*RP2*的Ser6Del突变就是干扰了RP2蛋白至浆膜的移位而导致XLRP。刘立等在2个中国家系中检测到*RP2*基因第2个外显子第358密码子出现同一无义突变，导致编码精氨酸的遗传密码CGA变为终止密码TGA而发病。目前在人类*RP2*基因共发现10余种突变，大多数突变都发生在第1、2外显子上，由此推测*RP2*亲水性强的*N*端在XLRP中起着重要作用[35]。

2. 视网膜色素变性GTP酶调节因子基因（Retinitis pigmentosa GTPase regulator，*RPGR*）

（1）定位与结构：即*RP3*基因，位于Xp11.4，长度为58 395bp，含有20个外显子，编码1020个氨基酸组成的约113kDa的蛋白质，在人体各种组织中均有表达。

（2）表达与作用：视网膜色素变性GTP酶调节因子能对Ran-GTP起调节作用，从而影响很多细胞代谢过程。该蛋白的氨基端包含有6个高度保守的串联重复顺序，每个重复单位由52～54个氨基酸组成，只是第1个只保留了最后的13个氨基酸。该串联重复顺序与染色体固缩调控因子（*RCC1*）有同源性，因此把这段称为*RCC1*相似结构域（RCC1-like domain，*RLD*）。*RCC1*是一种鸟苷酸交换因子（guanine nucleotide exchange factor，*GEF*），可促进GDP与Ras相关核蛋白（Ras-related nuclear protein，*RAN*）解离和GTP与Ran的结合，因而推测*RPGR*可能与*RCC1*一样，是一种新的GEF，起调节相关的GTP酶作用。*RPGR*蛋白的羧基端是一串酸性氨基酸残基，连有一个异戊二烯位点，这个位点可能是一个GTP酶调节因子的膜锚定蛋白结合位点。研究发现*RLD*与cGMP PDE δ亚基相互作用。由于 δ 亚基被认为对催化亚基 α β 的膜整合和胞质化具有调控功能，所以推测 *RPGR* 突变可能使 cGMP PDE δ 亚基或其他蛋白转运、定位紊乱而导致细胞凋亡。

（3）突变相关研究：对 *RPGR* 区域进行分析，发现其存在错义突变、无义突变、剪切位点突变及一个或几个外显子缺失。该基因有多种选择性的剪接体，最初发现的剪接体含有 19 个外显子，编码 815 个氨基酸组成的蛋白，随后在一些新的剪接体中又发现了一些新的外显子。早期对于 XLRP 的定位研究表明，70% ~ 80% 的 XLRP 患者定位于 *RP3* 位点，但是当证实 *RP3* 的致病基因为 *RPGR* 后，却只在 20% ~ 30% 的 XLRP 患者中发现了 *RPGR* 突变，出现了突变筛查与定位不符的现象。直到 2000 年，Vervoort 等[36] 对 *RPGR* 基因表达进行研究时，发现了 1 个新的剪接体，该剪接体含有 1 个新的外显子 ORF15，它是原来的外显子 15 及一部分内含子 15 序列构成的，长度为 1706bp，含有大量嘌呤重复序列，编码富含谷氨酸的氨基酸序列。其中，约 80% 的 *RPGR* 突变位点位于 ORF15，从而解释了之前突变筛查与定位不符的现象。RPGR-ORF15 剪接体主要表达于光感受器细胞连接纤毛的基体以及精子鞭毛的轴丝上，在微管组装及初级纤毛转运调节中发挥作用。对 RPGR-ORF15 的突变筛查，证实 ORF15 是 1 个突变热点。迄今为止，已报道了超过 200 种突变，其中大多数位于 ORF15 外显子，此外还有几个大片段缺失的报道。*RPGR* 突变多发生在单纯性 XLRP 患者中，但在锥细胞营养不良、锥杆细胞营养不良、X 连锁的萎缩性黄斑变性、X 连锁的 RP 伴耳聋及反复呼吸道感染患者中也有该基因的突变。

3. **口面指综合征Ⅰ蛋白基因（Oral-facial-digital syndrome Ⅰ，*OFD1*）** 之前已报道 *OFD1* 基因突变会引起对男性致死的口面指综合征Ⅰ型，过度生长综合征 2 型（Simpson-Golabi-Behmel syndrome type 2）和 Joubert 综合征等疾病。Tom R. Webb 等在 2012 年对 1 个 XLRP 家族进行研究，利用基因组测序技术，首次发现了 *OFD1* 位于内含子区的移码突变 p.N313fsX330。并发现光感受器对 *OFD1* 蛋白表达量的下降具有特异的敏感性，这为 XLRP 的发病机制提供了新的参考。通过比较之前发现的 *CEP290* 基因的内含子突变所引起的 LCA，推测这些存在突变的综合征性纤毛病理基因的表达量的下降在视网膜变性疾病的发病机制中可能普遍存在[37]。

三、综合征型视网膜色素变性

综合征型 RP 除视网膜病变外，还可伴随听力丧失、前庭功能障碍、躯干性肥胖、多趾畸形、认知功能障碍等表现，以 Usher 综合征和 Bardet-Biedl 综合征（Bardet-Biedl syndrome，BBS）较为常见。下面篇幅就以上两个综合征的分子遗传学研究进展进行分别阐述。

（一）Usher 综合征

Usher 综合征是一类常染色体隐性遗传病，除非综合征型 RP 的临床表现外，还伴随听力丧失，部分病例合并前庭及平衡功能障碍。其临床表现型各异，按其发病时间、病情严重程度分为 3 型。其中Ⅰ型最为严重，表现为重度先天性耳聋、前庭反射消失、青春期前发病进展性 RP；Ⅱ型表现为中到重度耳聋、前庭功能丧失及晚发型 RP；Ⅲ型表现为渐进性耳聋、RP 发病年龄不定、前庭反应功能呈可变性。通常早期患者因视杆细胞功能退变，可导致夜盲及周边视野缺损，随着病情进展，视锥细胞受累，可导致中心视力丧失甚至致盲[38]。

目前对Usher致病基因的研究已取得巨大进展，有研究表明：耳蜗鞭毛细胞及视网膜光感受器细胞功能缺陷是导致Usher综合征的主要原因。目前已有多篇国内外文献对其可能的致病基因、发病机制及可能的基因治疗方案进行报道。

迄今为止已有16个基因位点被证实与Usher综合征相关（表5-1-6），其中9个与Ⅰ型相关，3个与2型相关，2个与Ⅲ型相关，还有2个尚未分型，共确证13个基因（6个Ⅰ型，3个Ⅱ型，2个Ⅲ型，1个usher修饰基因及1个非典型USH基因），USHI型有*MYO7A*（肌球蛋白VIIa）[28]，*USH1C*（harmonin），*CDH23*（钙黏着蛋白230），*PCDH15*（原钙黏着蛋白15，*USH1G*（SANS，scaffold protein containing ankyrin repeats and sam domain）及*CIB2*（钙及整合素结合蛋白2）。USH2型有*USH2A*（usherin）、*GPR98*（G蛋白偶联受体98）及*DFNB31*。USH3型有*CLRN1*（Clarin-1）及*HARS*。而且，最近刚发现一USH修饰蛋白PDZD7及不典型USH基因*CEP250*。其中，部分携带突变HARS基因的病人除听力下降、视网膜病变外还可表现为精神错乱，这可能为另一种更少见的综合征。携带纯合子*CEP250*无义突变的不典型Usher综合征患者表现为早发的听力丧失及中度视网膜病变。这两者均含有C2或f71杂合子无义突变。尽管C2或f71已确证为视网膜色素变性常染色体隐性遗传基因，但其杂合突变是否参与不典型Usher综合征的发病尚有待进一步研究[39]。

除参与Usher综合征外，有9个基因的不同突变也被报道参与了其他的独立疾病。如：*MYO7A*不同突变可导致Ⅰ型USH，非综合征性隐性遗传听力丧失（*DFNB2*），非综合征性显性遗传性听力丧失（*DFNA11*）及非典型性Usher综合征；而*USH1C*、*CDH23*、*PCDH15*、*CIB2*及*DFNB31*的不同突变型可导致USH或者非综合征性隐性遗传听力丧失（*DFNB*），*USH2A*突变可导致患者出现Ⅱ型Usher或非综合征性视网膜色素变性，*GPR98*基因则可导致Ⅱ型USH或者癫痫。至少4种USH1基因：*MYO7A*、*CDH23*、*PCDH15*及*USH1C*表现出明确的表观遗传学特性。无意义基因突变、编码移位及结合位点变异导致的USH1蛋白截断是出现Ⅰ型USH的原因，而结合位点遗漏及错义编码仅出现*DFNB*。而且大多数USH基因具有多个不同空间结构的结合亚型，这些USH结合亚型具有不同的细胞学功能，因此不同基因区的突变造成不同USH结合亚型破坏最终导致不同的临床表现型[40]。

表5-1-6　USH基因位点及编码蛋白功能

USH类型	基因位点	基因名称	蛋白名称	预测功能
USH1	USH1B	*MYO7A*	Myosin Ⅶ a	放线肌动蛋白
	USH1C	*USH1C*	harmonin	PDZ支架蛋白
	USH1D	*CDH23*	Cadherin23	细胞附着
	USH1E	*N/A*	N/A	未知
	USH1F	*PCDH15*	Protocadberin 15	细胞附着
	USH1G	*USH1G*	SANS	支架蛋白
	USH1H	*N/A*	N/A	未知
	USH1J	*CIB2*	CIB2	钙离子及整合素黏合物
	USH1K	*N/A*	N/A	未知
USH2	USH2A	*USH2A*	usherin	细胞附着

USH类型	基因位点	基因名称	蛋白名称	预测功能
	USH2C	*GPR98*	VLGR1(aka GPR98，MASS1)	G蛋白耦合受体
	USH2D	*DFNB31*	Whirlin	PDZ支架蛋白
USH3	USH3A	*CLRN1*	Clarin-1	离子通道亚单位
N/A	N/A	*PDZD7*	PDZD7	PDZ支架蛋白

1. Usher综合征Ⅰ型　致病位点和基因：目前已经定位的与Ⅰ型相关的位点有8个，分别为USH1B、USH1C、USH1D、USH1E、USH1F、USH1G、USH1H和USH1J；已经克隆的致病基因有6个，分别为*MYO7A*、*USH1C*、*CDH23*、*PCDH15*、*USH1G*和*CIB2*（见表5-1-6）。突变类型多样，包括错义、无义，剪接、基因重排、插入和缺失导致移码等突变。

*MYO7A*基因位于*11q13.5*，含49个外显子，编码2215个氨基酸。*MYO7A*编码的肌球蛋白（myosin）Ⅶa主要表达于视网膜色素上皮细胞（retinal pigment epithelium，RPE）、光感受器细胞和内耳。*MYO7A*头部结构保守，和肌动蛋白微丝一起迁移，尾部是发散的，便于和不同的向肌动蛋白微丝移动的大分子结构联系在一起。它的功能是参与RPE色素移行和吞噬光感受器细胞外节碎片；还参与视蛋白纤毛的转运过程和内耳感觉细胞静纤毛的形成。*MYO7A*突变小鼠及斑马鱼的光感受器细胞中均可发现视紫红质转运至外界盘膜延迟。肌球蛋白Ⅶa转运视紫红质主要依靠与血影蛋白抗体βV的直接结合，后者为视紫红质、驱动蛋白Ⅱ及动力蛋白复合体的衔接蛋白。另外，光刺激后*MYO7A*突变小鼠转导蛋白自外节盘膜运动自内节盘膜时间延迟、阈值升高。由此可见，肌球蛋白Ⅶa在RPE细胞及光感受器细胞的蛋白及细胞器转运中起到了很重要的作用。各种*MYO7A*突变小鼠及斑马鱼组织生理学研究中的研究结果不尽相同，估计与实验所涉及的不同种类种属、基因背景、视网膜着色程度及光照强度不同有关。视网膜电流图ERG作为一个非侵入性检查，可通过光刺激后检测出a波及b波，分别代表视网膜光感受器细胞及内层视网膜神经元功能，Myo7a4626SB/4626SB、Myo7a816SB/816SB、Myo7a7J/7J、Myo7a8J/8Jand、Myo7a9J/9突变小鼠及myo7aaty229d/ty229d突变斑马鱼均在ERG检查中出现a、b波波幅降低，但光敏度正常，Myo7a4626SB/4626SB突变白化小鼠则表现出年龄相关性b波波幅降低，光敏度下降及光复敏时间延长。myo7aaty229d/ty229d突变斑马鱼因光感受器细胞丢失表现为中度视网膜退行性病变，而几乎所有Myo7a突变小鼠未出现视网膜退行性病变。光照刺激可在Myo7ash1-11J/sh1-11J小鼠中诱导视网膜退行性病变，而Myo7a4626SB/4626SB小鼠不能会出现。通过腺病毒或慢病毒将Myo7a cDNA引入突变小鼠RPE及光感受器细胞可治疗由此出现的视网膜异常，这也表明Myo7a突变可对应特定的遗传表现型。大部分Usher综合征Ⅰ型患者发病是由*MYO7A*基因的突变引起的，突变分布于基因全长[41]。

*USH1C*基因位于11p15.1，含28个外显子，编码17 000个氨基酸。*USH1C*编码的harmonin蛋白表达于视网膜的光感受器细胞层和内耳毛细胞的静纤毛，其亚型分布于光感受器细胞不同的亚细胞结构，可能参与光感受器细胞外节肌动蛋白细胞骨架相关的蛋白质网络或复合体的装配过程。

　　*CDH23*基因位于10q22.1，含69个外显子，编码3354个氨基酸。*CDH23*编码的cadherin23蛋白表达于内耳毛细胞的静纤毛和视网膜光感受器层[8]。Cadherin23和harmonin蛋白是跨膜复合体的一部分，将静纤毛连接成束状，因此，错误的复合体形成会破坏静纤毛束的形成，从而导致耳聋的发生。*PCDH15*基因位于10q21.1，含33个外显子，编码1955个氨基酸。

　　*PCDH15*编码的protocadherin15蛋白表达于视网膜的神经纤维层。此外，在成人的视网膜外界膜、光感受器细胞内节、脑、肺和肾组织也表达，在胎儿脑和耳蜗也有表达。

　　*USH1G*基因位于17q25.1，含3个外显子，编码460个氨基酸。*USH1G*编码的*SANS*蛋白表达于耳蜗顶端区、前庭毛细胞和光感受器细胞，但在静纤毛和RPE细胞不表达。*CIB2*基因位于15q25.1，含5个外显子，编码210个氨基酸。

　　*CIB2*基因编码的*CIB2*钙结合蛋白主要表达于内耳毛细胞以及视网膜的光感受器细胞和RPE。*CIB2*是钙整合蛋白家族成员之一，含3个EF-结构域，可剪接形成3种异构体。对维持毛细胞和视网膜光感器功能起重要作用。在不同的细胞中，*CIB2*参与ATP介导的钙信号反应。

　　在与Usher综合征Ⅰ型相关的5个致病基因中，*MYO7A*是最主要的致病基因，在不同的人群中，突变比例高达29%~50%。其次是*CDH23*，突变比例为19%~35%，再次是*PCDH15*，突变比例为11%~19%，而且这些突变中大多数是基因重排，*USH1C*和*USH1G*各占7%[4, 12]。在法国和西班牙的Usher综合征Ⅰ型患者中，没有发现*USH1G*致病突变，推测在特定的人群中存在奠基者效应。例如，在阿卡迪亚法裔加拿大人中检测到*USH1C*的c.216G > A突变，目前在其他人群中没有发现该突变。*CIB2*是单纯性耳聋的常见致病基因，最近发现其突变可以引起Usher综合征[42]。

　　2. Usher综合征Ⅱ型　致病位点和基因：目前已定位的与Ⅱ型相关的位点有3个，分别为USH2A、USH2C、USH2D；每个位点克隆的致病基因分别为*USH2A*、*GPR98*和*DFNB31*。突变类型多样，包括错义、无义，剪接、插入和缺失导致移码等突变。

　　*USH2A*基因是Usher综合征Ⅱ型的最主要致病基因，位于*1q41*，含72个外显子，编码5202个氨基酸。*USH2A*编码的usherin蛋白表达于视网膜的RPE、光感受器细胞、耳蜗和一些组织的基底膜。*USH2A*表达A和B两种异构体，在视网膜主要表达的是异构体B。异构体B的胞外区很长，有多个重复的功能域，而这些功能域常见于细胞连接蛋白和胞外基质蛋白；在细胞质的C-端，有一个PDZ结合基序。异构体A是异构体B *N*-端的1546个氨基酸的片段。Usherin蛋白在细胞连接方面发挥重要功能。

　　*GPR98*基因又称VLGR1基因或MASS1，位于*5q14.3*，含90个外显子，编码6306个氨基酸。*GPR98*编码的蛋白主要表达于视网膜光感受器细胞、内耳、大脑和脊髓组织。在人类，*GPR98*有a、b、c三种异构体，在视网膜和内耳表达的主要是异构体b。异构体b具有G蛋白偶联受体B家族的结构域，如蛋白水解酶位点和跨膜结构域，在信号转导方面发挥功能。*GPR98*的C-端也有PDZ结合基序，位于突触较长的胞外区的层粘连蛋白球状结构域和多串联排列的Calx-β结构域，这两个结构域分别在细胞连接和与低亲和力的钙离子结合方面发挥功能。

　　*DFNB31*基因位于*9q32*，含12个外显子，编码1133个氨基酸。*DFNB31*编码的whirlin蛋白主要表达于视网膜光感受器细胞和内耳。*DFNB31*表达长、*N*-端和*C*-端3种异构体。

在视网膜主要表达的是长异构体，长异构体包含3个PDZ结构域和一个脯氨酸富集区，在特定亚细胞的多重蛋白复合体组装方面发挥重要作用。

在与Usher综合征Ⅱ型相关的3个致病基因中，*USH2A*是最主要的致病基因，突变比例高达55%～90%，所发现的突变中，c.2299delG是最常见的，在欧洲人群*USH2A*突变中占45%，而热点突变c.2299delG并未在中国人群中发现。*GPR98*突变所占比例不是很高，为3%～5.6%。*DFNB31*突变所占比例更低。*USH2A*突变不仅可引起Usher综合征Ⅱ型，还可以引起非综合征性RP，例如p.C759F和p.G4647R可引起非综合征性隐性遗传RP。临床表型取决于whirlin蛋白C-末端截断的程度，双重杂合子突变p.Q103X和c.837+1G＞A可引起Usher综合征Ⅱ型，而突变p.R778X和c.2423delG可引起非综合征性耳聋。在日本人中，检测到了剪接突变c.8559-2A＞G和*USH2A*的热点突变。近年新发现的USH2修饰基因*PDZD7*是whirlin的同源基因，突变可引起Usher综合征或单纯性耳聋。携带*USH2A*突变的同胞比较，同时还携带*PDZD7*突变p.R56PfsX的患者视网膜变性更为严重。Usher综合征Ⅲ型临床特点：发病率低，RP症状发生年龄不定，感音神经性耳聋多发生在10～30岁之间，为语后性耳聋，最初发病时，听力损伤与Ⅱ型患者相似，但之后呈渐进性加重趋势。约一半患者前庭功能减退[43]。

3. Usher综合征Ⅲ型　致病位点和基因：目前已定位的与Ⅲ型相关的位点有2个，即USH3A和USH3B，已经克隆的致病基因为*USH3A*。

*USH3A*基因又称*CLRN1*，位于3q25.1，含3个外显子，编码232个氨基酸。*USH3A*编码的跨膜蛋白clarin-1表达于视网膜光感受器细胞、听觉和嗅觉系统的感觉上皮。*USH3A*基因突变引起的表型可与Usher综合征Ⅰ型和Ⅱ型相似。虽然Usher综合征Ⅲ型所占比例很小，但在芬兰人和德系犹太人中，均有40%患者是分别由USH3A突变c.300T＞C和c.143T＞C引起的，可见存在显著的奠基者效应[44]。

综上所述，Usher综合征是一个无法治疗的常染色体隐性遗传病。病患可表现为不同程度听力、视力及前庭功能损失。目前，已有13种基因被确证与其发病有关。这些基因编码蛋白具有不同的细胞功能，包括细胞内转运，多蛋白复合物组成，细胞黏着及细胞信号传导。内耳鞭毛蛋白以及usher蛋白复合体合成、转运及功能实现的分子水平作用机制仍需要进一步研究，以此为今后的临床治疗提供依据及方向。

（二）BBS综合征

Bardet-Biedl综合征（Bardet-Biedl syndrome，BBS，也称为Laurence-Moon-Bardet-Biedl综合征）是一种常染色体隐性遗传病，临床典型特征包括视网膜色素变性、先天性肥胖、多指趾畸形、性腺功能减退、智力发育迟缓及肾脏异常，甚至可能伴随全身各系统病变：如哮喘、嗅觉听力丧失糖尿病等。该病发病率位于1∶59 000至1∶60 000之间，中东地区发病率高达1∶13 500，且肾功异常是导致患者死亡的主要原因之一。患者7～8岁时即出现夜盲，平均失明年龄为15.5岁，非典型的视网膜色素上皮细胞营养不良及早期黄斑受累是其特征性眼底改变[45,46]。

BBS的诊断主要依据上述六个典型临床表现，此外还有11个次要特征，包括语言表达能力缺陷，斜视或散光或白内障、短指/趾或并指/趾畸形，发育延迟，多尿或多饮，共济失调或协调平衡能力差、下肢痉挛，糖尿病、牙齿排列过挤或缺齿或高弓形腭，右心室肥大或先天性心脏病、肝纤维化。具有以上6个主要特征中4项或具有3个主要特征加2个次要特征这即可诊断为BBS。

经典的BBS呈常染色体隐性遗传，但近年的研究发现BBS还以三等位基因遗传及复杂的非孟德尔方式遗传。三等位基因遗传是指BBS表型的形成需要一个BBS等位基因的隐性纯合突变结合另一个BBS基因的杂合突变。在BBS1、BBS2、BBS3、BBS4、BBS6、BBS7和BBS10基因中存在三等位基因遗传，甚至四等位基因遗传模式，这些都属于寡基因遗传模式。而且大量研究显示，这第三或第四等位基因突变对于疾病的发生和外显起到修饰作用，或可能存在多位点的多个基因突变，对表型的形成起到抑制或促进作用。虽然对于BBS遗传模式有了一些新的探讨，但现在认为BBS遗传仍以孟德尔常染色体遗传为主，占到总BBS的80%，其余与寡等位基因遗传及复杂非孟德尔遗传模式相关，而寡等位基因遗传模式的70%与BBS2、BBS4及BBS6相关[46]。

迄今已发现有19个Bardet-Biedl综合征的致病基因（表5-1-7）。

表5-1-7　现有已报道的BBS基因类型及突变数量

BBS基因	OMIM	突变数量	突变类型			
			错义/无义	拼接	插入/截除	复合体重组
BBS1	209901	76	37	19	18	2
BBS2	606151	70	42	13	15	–
ARL6	608845	16	11	2	3	–
BBS4	600374	35	19	5	11	–
BBS5	603650	20	12	2	6	–
MKKS	604896	53	44	1	8	–
BBS7	607590	31	16	4	10	1
TTC8	608132	15	4	5	6	–
PTHB1	607968	34	16	6	11	1
BBS10	610148	87	53	1	43	–
TRIM32	602290	1	1	–	–	–
BBS12	610683	57	36	–	21	–
MKS1	609883	4	3	–	1	–
CEP290	610142	4	1	–	3	–
WDPCP	613580	2	1	1	–	–
SDCCAG8	613524	14	5	2	7	–
LZTFL1	606568	3	2	–	1	–
BBIP1	613605	1	1	–	–	–
IFT27	615870	1	1	–	–	–

BBS1基因（OMIM 209901）位于11q13，开放阅读框长度有3370bp，由17个外显子构成，含有593个密码子。BBS1、BBS2、BBS7蛋白推测具有β螺旋结构域，该结构域是一

种常见的模体结构，与多种结构相关，该基因在组织中广泛表达，包括胚胎组织、睾丸组织、视网膜及脂肪组织、心脏、骨骼肌、胰腺组织，尤其肾脏组织表达最高，并且在人类和鼠类中高度保守，*BBS1*蛋白细胞定位于基体及纤毛。2002年Mykytyn运用定位克隆策略确定了*BBS1*基因，发现该基因的错义突变是BBS常见的发病原因。*BBS1*是最常见的致病基因，占到所有BBS的23%~56%。Katsanis收集了大量的北美及欧洲后裔的BBS家系进行连锁分析，发现40%左右的BBS发病与*BBS1*基因有关，*BBS1*也被认为是白种BBS患者的主要致病基因，而这一比例在高加索人中占到20%~30%。在秀丽隐杆线虫中，BBS基因仅在纤毛细胞中表达且限局于移行区。*BBS1*等位变异可在不同时期不同信号通路上产生不同影响。作为BBS复合体的重要元素。*BBS1*与*BBS2*、*BBS4*、*BBS7*、*BBS8*、*BBS9*及*BBS18*共同组成BBS复合体。后者通过提高Rab8-GTP水平在促进纤毛生物合成中起中心作用。另外，*BBS1*在瘦素受体信号传导通路中亦起到很好的作用。*BBS1*基因的突变有缺失、插入、错义、无义突变等多种类型，迄今共报道了76种突变类型。在*BBS1*相关的BBS患者中约80%致病原因是*BBS1*的点突变（c.1169T＞G，Met390Arg）[47]。

*BBS2*基因（MIM 615981）位于16q21，有一个2163碱基对的开放阅读框，包括17个外显子，表达蛋白含721个氨基酸残基。*BBS2*蛋白的三维空间结构推测的结果表明，该蛋白N末端存在一个卷曲的结构域，可能与蛋白-蛋白相互作用有关。作为BBS复合体的组成成分，*BBS2*也在促进纤毛生物合成中起作用，在组织中有广泛表达，包括脑、肾脏、肾上腺及甲状腺。8%~16%左右BBS的发生于*BBS2*基因突变相关，任何*BBS2*基因序列改变均可通过阻碍BBS复合体的正常功能，诱导肥胖及视网膜病变，迄今共有70个突变类型报道，包括点突变、变异突变、缺失突变等[48]。

*BBS3*基因（MIM 600151）也叫*ARL6*，位于3p12-p13，包括9个外显子，表达蛋白含186个氨基酸残基。*ARL6*基因属于*ARF*（ADP-ribosylation factor）家族的成员，而*ARF*蛋白家族则是Ras超家族的一部分。*ARL6*在红细胞生成素诱导的红细胞分化过程中转录上调，在*IL-6*诱导的巨噬细胞分化过程中转录下调，这说明*ARL6*可能参与造血分化。*ARL6*在脑和肾脏中高表达，而在其他组织中低表达。*ARL6*蛋白与异源三聚体构成的通道蛋白SEC61p的亚基SEC61ß之间有相互作用，该蛋白在纤毛功能发挥中起作用，并且与纤毛组织中的一些蛋白具有同源性。迄今已报道*ARL6*的16种突变类型有错义、无义突变。Fan等发现同时有*BBS1*的M390R纯合突变和*BBS3*杂合突变的患者，症状较仅有*BBS1*的M390R纯合突变的患者严重[49]。

BBS4（MIM 615982）位于*15q22.3-q23*，由16个外显子构成，519个密码子。该基因几乎在所有组织都有表达，包括胎儿组织、视网膜、脂肪组织和肾脏。*BBS4*含有至少10个TPR结构域，参与蛋白-蛋白相互作用。主要分布于初级纤毛基部小体及中心粒随体。是主要作用于细胞液及纤毛细胞微管运输系统动力蛋白的装载修饰蛋白。*BBS4*蛋白与多种系的*O*-连接-*N*-乙酰氨基葡萄糖转移酶有高度同源性。已知*O*-连接-*N*-乙酰氨基葡萄糖转移酶在信号转导中发挥重要作用，而且该蛋白包含有一个潜在的TPR模体（tetratricopeptide repeat motif），大部分含有该模体的蛋白质都与多蛋白复合体密切相关，而TPR模体在分子伴侣，细胞周期，转录和蛋白转运复合体功能发挥中有重要作用。2011年，Mykytyn首先发现了一个*BBS4*错义突变，1%~3%的BBS发病与*BBS4*相关。*BBS4*等位突变表型包括肥胖、视网膜色素变性，精子鞭毛功能丧失及嗅觉丧失。迄今共有35种

突变类型报道[50]。

BBS5（MIM 615983）位于*2q31.1*，有12个外显子。*BBS5*蛋白是纤毛及鞭毛组织中的一种高度保守组分，其表达蛋白参与纤毛及鞭细胞起源，并参与构成BBS复合体，可能和*BBS1*蛋白有相互作用，证实*BBS5*基因为Bardet-Biedl综合征的致病基因。迄今已发现突变类型包括无义突变、插入、缺失及剪切位点突变等20种突变类型，与该基因突变相关的BBS病例占总患者的3%左右。*BBS5*蛋白含有DM16重复模体，功能未知[51]。

BBS6（MIM 605231）又叫*MKKS*基因，位于*20p12*，有6个外显子，推测有一个含有570个氨基酸的开放阅读框，并在组织中广泛表达。*BBS6*蛋白与Ⅱ类伴侣素有同源性，*MKKS*蛋白的三维结构模型表明，*MKKS*基因的错义突变可能位于该蛋白的高度保守区域内，该保守区域与ATP水解促进蛋白质折叠相关，分子伴侣的重要的生理作用即是控制蛋白质的正确折叠，通过与蛋白暴露的疏水键结合，使受损的蛋白质避免形成无功能的不溶的包涵体或被细胞质内的蛋白酶水解。迄今已发现的53种突变类型包括无义、错义及缺失等，BBS患者中约4%~5%与*BBS6*位点连锁，其突变还可导致Mckusick-Kaufman综合征[52]。

BBS7（MIM 615984）位于*4q27*，含19个外显子及672氨基酸的开放阅读框，该基因的2.7kb的转录产物在大多数人类组织中都有低水平或适度的表达。含有6叶β螺旋结构域，该蛋白与*BBS2*蛋白有252个氨基酸相同，推测*BBS1*、*BBS2*与*BBS7*可能属于一个蛋白质的亚家族。*BBS7*参与构成BBS复合体，在秀丽隐杆线虫，如*BBS7*或*BBS8*等BBS复合体缺失可诱导IFT-A及IFT-B亚结构的缺失最终致病。在*BBS*患者中已发现了31种突变类型，包括*BBS7*基因的错义及缺失突变[53]。

BBS8（MIM 615985），也叫*TTC8*（肽重复序列结构域）位于*14q32.1*，含15个外显子，编码531氨基酸，亦参与合成BBS复合体，因其在结构上与BBS4相似，含有8个TPR结构域可能参与蛋白-蛋白相互作用，2003年，Ansley将BBS4基本分解为8个相互重叠的片段，用这些片段在人类基因组草图上寻找相似的表达标签序列，发现了一个理论上的*TTC8*基因，后证实该基因有3个选择剪切体，并在组织中广泛表达，并在一个BBS家系中发现了*TTC8*基因的纯合突变，证实了*TTC8*基因为BBS的致病基因，并且这些患者都有一种节纤毛缺陷性疾病内脏倒位。突变的类型主要有编码区和剪切位点的错义突变和缺失等15种突变类型。*BBS8*基因的突变与1%~2%BBS发生相关。BBS8蛋白包含有与纤毛的形成和移动有关的原核pilF结构域，位于一些纤毛样结构中（如视网膜的连接纤毛及肺部柱状上皮细胞）。而BBS8蛋白在细胞中位于中心体及基体，可与一种在纤毛形成中发挥作用的PCM1蛋白相互作用。

BBS9（MIM 615986），也叫*PTHB1*，位于*7p14*，含23个外显子，编码887个氨基酸，多于成年人心脏、骨骼肌、肺、肝脏、肾脏、胎盘、大脑及胎儿肾脏中表达，亦参与BBS复合物形成。是参与纤毛生发核心蛋白的主要7种蛋白之一。迄今共有34种突变报道，包括剪接、插入、错义、无义、剪切突变及复杂混合突变。

*BBS10*基因（MIM 615987），是*BBS10*的致病基因，位于*12q21.2*。含2个外显子，编码723个氨基酸。类属于Ⅱ型伴侣蛋白家族，参与开启伴侣蛋白合成。因其带有ATP水解结构域，约16%BBS患者可查出多位点多等位*BBS10*基因突变。迄今共87种突变类型报道：包括点突变、插入突变、剪切突变、剪接位点突变等[54]。

BBS11（MIM 615988）也叫*TRIM32*，位于*9q33.1*，表达于脂肪组织，含2个外显子，编码652个氨基酸。*TRIM32*是*TRIM*家族，后者均含有指环结构、B-盒子及缠绕模体结构。*TRIM32*具有E3泛素连接酶活性，使其细胞骨架齿轮作用更加明显。有研究报道该基因突变可诱发肌肉营养障碍发生。迄今突变类型仅有错义突变一种被明确发现。

BBS12（MIM 615989）位于*4q27*，含有两个外显子，编码710个氨基酸，与*BBS6*和*BBS10*具有同源性，这三个基因共同定义了一个新的Ⅱ类分子伴侣超家族的分支，可能参与蛋白的折叠组装，它们的突变占到了总的BBS患者的1/3。在斑马鱼中沉默任何一个基因的表达，都会出现原胚形成过程中移动障碍，同时沉默三个基因的表达则会出现严重缺陷的胚胎，在两个定位于*BBS12*位点的吉普赛BBS家系患者及14个不同遗传背景的BBS患者中发现了*BBS12*基因的致病性突变，*BBS12*突变相关患者在所有BBS患者中约占到5%[55]。

BBS13（MIM 16990）也叫*MKS1*（Meckel-Gruber syndrome 1），位于*17q23*，含18个外显子，编码559个氨基酸多肽含保守B9结构域，MKS蛋白主要分布于基部小体及初级纤毛，线虫的*MKS*蛋白也含有B9保守结构域，也同哺乳动物一样分布于基部小体及初级纤毛，有研究报道*MKS1*协同其他蛋白一起作用于纤毛发生早期阶段。目前，仅4种突变形式被证实：包括复合杂交变异及截除突变。

BBS14（MIM 615991）也叫*CEP290*（centrosomal protein of 290kD），位于*12q21.3*，含54个外显子，编码2481个氨基酸。*CEP290*多表达于肾小管上皮纤毛细胞及光感受细胞连接纤毛的基部小体及中心微粒体出。有报道指出*CEP290*与另一纤毛蛋白PCM-1（中心粒随体蛋白）有相互作用，*CEP290*与*PCM-1*结合形成复合体，并附着于微管中心粒随体处。*CEP290*似乎对维持细胞质微管系统的完整性起重要作用。而且，*CEP290*及*PCM-1*对纤毛生成及靶向诱导GTPaseRab8向纤毛细胞膜定向运动起重要作用，*CEP290*突变与包括BBS在内的多种纤毛疾病相关。目前仅有4个突变类型导致BBS，包括错义、缺失等。

BBS15（MIM 615992）也叫*C2ORF86/WDPCP*，位于*2p15*，含12个外显子，编码332个碱基对，目前仅有一个突变类型报道：错义突变。

BBS16（MIM 615993）也叫*SDCCAG8*（serologically defined colon cancer antigen 8）*1q43-q44*，含18个外显子，转录2632个碱基对，SDCCAG8附着于视网膜色素上皮细胞中心体附近，*SDCCAG8*突变家系中可不出现多指趾畸形。目前，共14种突变类型报道：错义、无义、插入及截除突变。

BBS17（MIM 615994）也叫*LZTFL1*（leucine zipper transcription factor like 1）：位于*3p21.31*。编码亮氨酸拉链转录因子样蛋白1，含10个外显子，转录4073个碱基对，LZTFL1广泛存在于各种细胞质内，重要的BBS纤毛转运及Sonic hedgehog（SHH）信号通路负调节因子。目前仅3个突变类型报道：包括点突变及截除突变。

BBS18（MIM 615995）也叫*BBIP1*，位于*10q25.2*，编码BBS交互蛋白1（BBIP1），含4个外显子，转录约2057个碱基对，主要作用于纤毛生发及维持胞质微管系统稳定。目前仅一种无义突变报道[56]。

BBS19（MIM 615996）也叫纤毛内转运蛋白27（*IFT27*），位于*22q12*，含1028个碱基对，由两个分别含约6个及11个多肽的大蛋白复合体组成，主要作用于细胞分化及胞质循环。目前仅一种错义突变类型报道[57]。

四、结语与展望

RP的诊断在临床上并不困难，可根据患者典型的临床症状、眼底表现及相关的视觉电生理检测的结果做出临床诊断，但由于RP在遗传和临床表型上有高度的异质性，导致基因检测困难，这就需要基因检测与临床数据结合，进行基因型和表型的分析，同时也需要未知基因的不断发现。目前先进高效的遗传分析技术如变性高效液相色谱法和高通量、大规模平行测序的新一代测序技术（Next-Generation Sequencing，NGS）的迅速发展，使得测序费用减低，测序时间相应缩短，筛选多个基因突变成为可能。Bowne SJ等已经成功运用NGS技术检测来自21个ADRP的家庭在"共同"基因突变队列的反相选定，对其中9000多个变异序列进行确认和分析，以评估致病的可能性，表明NGS技术是一种能针对异质性单基因遗传疾病的快速、新颖、有效的检测方法，可为RP诊断和遗传咨询提供基础，甚至可为基因克隆与诊断、基因组学及个性化医药提供有效的手段和路径。

RP的基因诊断可能会改变其临床诊断，也可能会引发基因型和表型的异质性问题，例如，至少8%临床上怀疑常染色体显性遗传RP的家庭实际上存在X连锁遗传RP的基因突变。和BBS或者Usher综合征相关的基因突变也可引起非综合征型RP。遗传性视网膜疾病的诊断关键的就是协调临床表型、家族史和基因检测的结果。

确定RP疾病相关基因的最终目的是想将其应用于RP患者的基因治疗，目前已成功应用腺病毒载体、腺相关病毒载体和慢病毒载体将正常基因导入RP动物模型，以扭转或推迟由于基因突变导致的病理改变。由于RP的异质性，可使用不同的策略针对靶退化细胞，比如将核酶导入*RHO*基因P23H突变的鼠中，发现其视网膜赤道部视杆细胞中基因表达相当明显。也有科学家将腺病毒载体注射于野生型*PDE6B*突变的RP小鼠的视网膜下，可延长感光细胞的存活时间。对于人体基因治疗方面，研究者将携带*RPE65*基因cDNA的重组腺相关病毒载体注射在Leber先天性黑蒙患者的视网膜下，3个月的临床结果显示患者的视觉灵敏度显著增加，少数有明显的微视野和暗适应视野视觉功能的改善，为*RPE65*基因治疗临床研究提供了进一步的基础和支持。基因治疗最终会成为RP治疗的根本方法，而对突变基因的定位和鉴定、基因的生物学功能以及RP突变所造成的分子病理机制的深入认识是进行基因治疗的关键所在。

（李　迅　辛　梅　张美霞）

参考文献

1. Ferrari, Di Iorio, Barbaro, et al. Retinitis pigmentosa: genes and disease mechanisms. Current genomics, 2011, 12: 238-249.
2. Green ES, Menz MD, La V, et al. Characterization of rhodopsin mis-sorting and constitutive activation in a transgenic rat model of retinitis pigmentosa. Investigative ophthalmology & visual science, 2000, 41: 1546-1553.
3. Krebs M P, Holden DC, Joshi P, et al. Molecular mechanisms of rhodopsin retinitis pigmentosa and the efficacy of pharmacological rescue. Journal of molecular biology, 2010, 395: 1063-1078.
4. Dryja TP, Mcgee TL, Reichel E, et al. A point mutation of the rhodopsin gene in one form of retinitis pigmentosa. Nature, 1990, 343: 364-366.
5. Dryja TP, Mcevoy JA, Mcgee TL, et al. Novel rhodopsin mutations Gly114Val and Gln184Pro in dominant retinitis pigmentosa. Investigative ophthalmology & visual science, 2000, 41: 3124-3127.

6. Dryja TP, Hahn LB, Kajiwara K, et al. Dominant and digenic mutations in the peripherin/RDS and ROM1 genes in retinitis pigmentosa. Investigative ophthalmology & visual science, 1997, 38: 1972–1982.

7. Kajiwara K, Hahn LB, Mukai S, et al. Mutations in the human retinal degeneration slow gene in autosomal dominant retinitis pigmentosa. Nature, 1991, 354: 480–483.

8. 庄文娟，盛迅伦，常染色体显性遗传视网膜色素变性的相关基因研究概况．国际眼科杂志，2004, 4: 868–872.

9. Manes G, Guillaumie T, Vos WL, et al. High prevalence of PRPH2 in autosomal dominant retinitis pigmentosa in France and characterization of biochemical and clinical features. American journal of ophthalmology, 2015, 159: 302–314.

10. 张馨方，盛迅伦．视网膜色素变性的相关基因研究进展．国际眼科杂志, 2006, 6: 654–657.

11. Liu Q, Zhou J, Daiger S, et al. Identification and subcellular localization of the RP1 protein in human and mouse photoreceptors. Investigative ophthalmology & visual science, 2002, 43: 22–32.

12. Bowne SJ, Liu Q, Sullivan L S, et al. Why do mutations in the ubiquitously expressed housekeeping gene IMPDH1 cause retina–specific photoreceptor degeneration? Investigative Ophthalmology & Visual Science, 2006, 47: 3754–3765.

13. Sullivan LS, Heckenlively J R, Bowne S J, et al. Mutations in a novel retina–specific gene cause autosomal dominant retinitis pigmentosa. Nature genetics, 1999, 22: 255–259.

14. Payne A, Vithana E, Khaliq S, et al. RP1 protein truncating mutations predominate at the RP1 adRP locus. Investigative Ophthalmology & Visual Science, 2000, 41: 4069–4073.

15. Riazuddin SA, Zulfiqar F, Zhang Q, et al. Autosomal recessive retinitis pigmentosa is associated with mutations in RP1 in three consanguineous Pakistani families. Investigative Ophthalmology & Visual Science, 2005, 46: 2264–2270.

16. Khaliq S, Abid A, Ismail M, et al. Novel association of RP1 gene mutations with autosomal recessive retinitis pigmentosa. Journal of medical genetics, 2005, 42: 436–438.

17. Chassine T, Bocquet B, Daien V, et al. Autosomal recessive retinitis pigmentosa with RP1 mutations is associated with myopia. British Journal of Ophthalmology, 2015, 99: 1360–1365.

18. Vithana E N, Abusafieh L, Allen M J, et al. A human homolog of yeast pre–mRNA splicing gene, PRP31, underlies autosomal dominant retinitis pigmentosa on chromosome 19q13. 4 (RP11). Molecular cell, 2001, 8: 375–381.

19. Kajiwara K, Berson EL, Dryja TP, et al. Digenic retinitis pigmentosa due to mutations at the unlinked peripherin/RDS and ROM1 loci. Science, 1994, 264: 1604–1608.

20. Yamamoto S, Sippel KC, Berson EL, et al. Defects in the rhodopsin kinase gene in the Oguchi form of stationary night blindness. Nature genetics, 1997, 15: 175–178.

21. Bowne SJ, Sullivan LS, Mortimer SE, et al. Spectrum and frequency of mutations in IMPDH1 associated with autosomal dominant retinitis pigmentosa and leber congenital amaurosis. Investigative ophthalmology & visual science, 2006, 47: 34–42.

22. Dvir L, Srour G, Abu RR, et al. Autosomal–recessive early–onset retinitis pigmentosa caused by a mutation in PDE6G, the gene encoding the gamma subunit of rod cGMP phosphodiesterase. The American Journal of Human Genetics, 2010, 87: 258–264.

23. Zhong HN, Molday LL, Molday RS, et al. The heteromeric cyclic nucleotide–gated channel adopts a 3A: 1B stoichiometry. Nature, 2002, 420: 193–198.

24. Kizhati K, Baker SA, Arshavsky VY, et al. Ankyrin–G Promotes Cyclic Nucleotide–Gated Channel Transport to Rod Photoreceptor Sensory Cilia. Science, 2009, 323: 1614–1617.

25. Bareil C, Hamel C, Delague V, et al. Segregation of a mutation in CNGB1 encoding the β –subunit of the rod cGMP–gated channel in a family with autosomal recessive retinitis pigmentosa. Human genetics, 2001, 108: 328–334.

26. 李幼萍，杨正林. 视网膜色素变性的分子遗传学研究进展. 中华医学遗传学杂志，2015, 32: 280-283.

27. Aguirre GD, Baldwin V, Pearce KS, et al. Congenital stationary night blindness in the dog: common mutation in the RPE65 gene indicates founder effect. Molecular vision, 1998, 4: 23.

28. Morimura H, Fishman GA, Grover SA, et al. Mutations in the RPE65 gene in patients with autosomal recessive retinitis pigmentosa or leber congenital amaurosis. Proceedings of the National Academy of Sciences, 1998, 95: 3088-3093.

29. Jacobson SG, Cideciyan AV, Aleman TS, et al. Crumbs homolog 1 (CRB1) mutations result in a thick human retina with abnormal lamination. Human Molecular Genetics, 2003, 12: 1073-1078.

30. Schmidt S, Postel EA, Agarwal A, et al. Detailed analysis of allelic variation in the ABCA4 gene in age-related maculopathy. Investigative ophthalmology & visual science, 2003, 44: 2868-2875.

31. Veltel S, Wittinghofer A. RPGR and RP2: targets for the treatment of X-linked retinitis pigmentosa? Expert opinion on therapeutic targets, 2009, 13: 1239-1251.

32. Evans RJ, Schwarz N, Nagel WK, et al. The retinitis pigmentosa protein RP2 links pericentriolar vesicle transport between the Golgi and the primary cilium. Human Molecular Genetics, 2010, 19: 1358-1367.

33. Schwahn U, Lenzner S, Dong J, et al. Positional cloning of the gene for X-linked retinitis pigmentosa 2. Nature genetics, 1998, 19: 327-332.

34. Rosenberg T, Schwahn U, Feil S, et al. Genotype-phenotype correlation in X-linked retinitis pigmentosa 2 (RP2). Ophthalmic genetics, 1999, 20: 161-172.

35. 李春霞，盛迅伦. X-连锁遗传视网膜色素变性相关基因研究概况. 眼科新进展，2008, 28: 867-871.

36. Vervoort R, Lennon A, Bird AC, et al. Mutational hot spot within a new RPGR exon in X-linked retinitis pigmentosa. Nature genetics, 2000, 25: 462-466.

37. Webb TR, Parfitt DA, Gardner JC, et al. Deep intronic mutation in OFD1, identified by targeted genomic next-generation sequencing, causes a severe form of X-linked retinitis pigmentosa (RP23). Human Molecular Genetics, 2012, 21: 3647-3654.

38. Ferrari S, Di Iorio E, Bararo V, et al. Retinitis pigmentosa: genes and disease mechanisms. Current Genomics, 2011, 12: 238-249.

39. Yang J. Usher syndrome: genes, proteins, models, molecular mechanisms, and therapies. In Hearing Loss. Naz S (Ed.), Intech Open Access, Croatia, 2012, 293-328.

40. Kremer H, Wijk EW, Marker T, et al. Usher syndrome: molecular links of pathogenesis, proteins and pathways. Human Molecular Genetics, 2006, 15: 262-270.

41. Riazuddin S, Belyantseva IA, Giese AP, et al. Alterations of the CIB2 calcium- and integrin-bindingprotein cause Usher syndrome type 1 and nonsyndromic deafness DFNB48. Nature Genetics, 2012, 44: 1265-1271.

42. Schultz JM, Bhatti R, Madeo AC, et al. Allelic hierarchy of CDH23 mutations causing non-syndromic deafness DFNB12 or Usher syndrome USH1D in compound heterozygotes. Journal Medical Genetics, 2011, 48: 767-775.

43. Phillips JB, Vastinsalo H, Wegner J, et al. The cone-dominant retina and the inner ear of zebrafish express the ortholog of CLRN1, the causative gene of human Usher syndrome type 3A. Gene Expression Patterns Gep, 2013, 13: 473-481.

44. Héon E, Westall C, Carmi R, et al. Ocular phenotypes of three genetic variants of Bardet-Biedl syndrome. American Journal of Medical Genetics Part A, 2005, 132A: 283-287.

45. Azari AA, Aleman TS, Cideciyan AV, et al. Retinal disease expression in Bardet-Biedl syndrome-1 (BBS1) is a spectrum from maculopathy to retina-wide degeneration. Investigative Ophthalmology & Visual Science, 2006, 47: 5004-5010.

46. M. Álvarez-Satta, S. Castro-Sánchez, Pereiro I, et al. Overview of Bardet-Biedl syndrome in Spain: identification of novel mutations in BBS1, BBS10, and BBS12, genes. Clinical Genetics, 2014, 86: 601-602.

47. Fedick A, Jalas C, Abeliovich D, et al. Carrier frequency of two BBS2 mutations in the Ashkenazi population.

Clinical Genetics, 2014, 85: 578–582.

48. Pretorius PR, Aldahmesh MA, Alkuraya FS, et al. Functional analysis of BBS3A89V that results in non-syndromic retinal degeneration. Human Molecular Genetics, 2011, 20: 1625–1632.

49. Mykytyn K, Braun T, Carmi R, et al. Identification of the gene that, when mutated, causes the human obesity syndrome BBS4. Nature Genetics, 2001, 28: 188–191.

50. Alhamed MH, Lennep CV, Hynes AM, et al. Functional modeling of a novel mutation in BBS5. Cilia, 2014, 3 (1): 1–16.

51. Katsanis N, Beales PL, Woods MO, et al. Mutations in MKKS cause obesity, retinal dystrophy and renal malformations associated with Bardet–Biedl syndrome. Nature Genetics, 2000, 26: 67–70.

52. Shin SJ, Kim M, Chae H, et al. Identification of compound heterozygous mutations in the BBS7 gene in a Korean family with Bardet–Biedl syndrome. Annals of Laboratory Medicine, 2015, 35: 181–184.

53. Agha Z, Iqbal Z, Azam M et al. A novel homozygous 10 nucleotide deletion in BBS10 causes Bardet–Biedl syndrome in a Pakistani family. Gene, 2013, 519: 177–181.

54. Dulfer E, Hoefsloot LH, Timmer A, et al. Two sibs with Bardet–Biedl syndrome due to mutations in BBS12: no clues for modulation by a third mutation in BBS10. American Journal of Medical Genetics Part A, 2010, 152A: 2666–2669.

55. Scheidecker S, Etard C, Pierce NW, et al. Exome sequencing of Bardet–Biedl syndrome patient identifies a null mutation in the BBSome subunit BBIP1 (BBS18). Journal Medecine Genetics, 2014, 51: 132–136.

56. Daniels AB, Sandberg MA, Chen J, et al. Genotype–phenotype correlations in Bardet–Biedl syndrome. Archives of Ophthalmology, 2012, 130: 901–907.

第二节 视网膜干细胞与视网膜移植

一、概述

视网膜是眼球后部一层很薄但又非常复杂的结构，它贴于眼球后壁部，神经纤维跨越视网膜表面，经由视神经到达出口，用以传递来自视网膜感受器的冲动。视网膜含有可以感受光的视杆细胞和视锥细胞，在眼内将光转化为神经信号。这些信号经视网膜上的其他神经细胞处理后演化为视网膜神经节细胞的动作电位。视网膜神经节细胞的轴突组成视神经。视网膜不但有感光的作用，在视觉中也有重要作用。在形态形成的过程中，视网膜和视神经是从脑中延伸出来的。组织学上将视网膜分为10层，由外向内分别为：色素上皮层、光感受器层（视锥、视杆细胞层）、外界膜、外颗粒层、外丛状层、内颗粒层、内丛状层、神经节细胞层、神经纤维层和内界膜[1,2]。

视网膜（彩图5-2-1）的主要神经细胞包括：

1. 神经节细胞（ganglion cell） 位于视网膜最内层，是较大的多极神经元。节细胞体积较大，核大而着色浅，轴突很长，在视网膜内集中于眼球后极，形成视神经乳头穿过巩膜筛板出眼球，构成视神经。节细胞也有两种类型：一种为大的节细胞，其树突与多个双极细胞形成突触；另一个为较小的节细胞，位于黄斑处，只与一个双极细胞联系，该双极细胞也仅与一个视锥细胞联系，从而构成一对一的视觉通路，这是一种精确的视觉传导。

2. **无轴突细胞（amacrine cell）**　在脊椎动物视网膜内丛状层水平，进行横向神经联系的细胞。核位于内核层最内层，突起均向内侧伸出，之后便横向展开，与双极细胞、神经等细胞或其他无足细胞形成复杂的突触联系。

3. **水平细胞（horizon cell）**　水平细胞是视网膜中起连接作用的细胞，它们负责传输从视网膜来的信号，最重要的作用是调整光线的强弱。一共有三种类型的细胞，分别是H1、H2和H3。

4. **视锥细胞（cone photoreceptor cell）**　人体每个眼球的视网膜内约有650万个视锥细胞，多分布在黄斑处，向周围则逐渐减少。视锥细胞体积较大，核大而色浅，轴突末梢膨大如足状，可与一个或多个双极细胞形成突触，树突为锥体形，称视锥。光敏感度低，强光刺激才能引起兴奋，但具有分辨颜色的能力。大多数哺乳动物和人的视网膜内具有能感受红光、绿光和蓝光的三种视锥细胞，分别感受不同的颜色。这3种视锥细胞，包含不同的视紫蓝质分子，绿视锥细胞450～675nm（红～蓝），530nm（绿光）；蓝视锥细胞，455nm（蓝光）；红视锥细胞，625nm（橙色光）。如缺少感受红光的细胞，则不能分辨红色，称红色盲，其他亦然。

5. **视杆细胞（rod photoreceptor cell）**　人体每个眼球的视网膜内约有1.25亿个视杆细胞，视杆细胞体积较小，核圆形染色较深，其轴突末梢不分支呈球型，与双极细胞形成突触，其树突呈细杆，称为视杆。含有视紫红质分子，具有弱光敏感，一个光量子可引起一个细胞兴奋，5个光量子就可使人眼感觉到一个闪光，不能分辨颜色。当维生素A缺乏时，视紫红质合成不足，则患夜盲症。

6. **双极细胞（bipolar cell）**　可以分为两类。一类其树突只与一个视细胞形成突触；另一类的树突可与多个视细胞形成突触。与双极细胞同居一层内的还有两种横向联系的神经元：水平细胞（horizontal cell），胞体靠近视细胞层，向外侧发出数条短且成簇的树突和一条细长的轴突，水平细胞可与多个视细胞和双极细胞形成三联体突触复合体，相邻水平细胞之间有电突触；无长突细胞（amacrine cell）的胞体为锥体形，较大，靠近节细胞层，向内侧发出一个或多个突起，与双极细胞轴突、节细胞的树突及胞体均可形成突触。这两种细胞在视网膜内参与形成局部环路，可能在视觉调节中起抑制作用。

7. **神经胶质细胞**　视网膜中还存在大量神经胶质细胞。在人视网膜中，主要有以下三种神经胶质细胞。①放射胶质细胞（Müller细胞）：目前所知该细胞是视网膜中数量最多的神经胶质细胞，其胞核位于双极细胞层，胞体向内、外两侧延伸，沿途向周围发出许多放射状突起，相互连成网架，填充在各神经元之间。Müller细胞的外侧端在互视细胞内节之间彼此相互连接形成外界膜。细胞的内侧端伸至视网膜的最内层，相互连接形成内界膜。Müller细胞具有支持、保护、营养和绝缘等作用。②星形胶质细胞（astrocyte）：存在于哺乳动物视网膜的有血管区。在无血管区如位于视网膜神经纤维层（nerve fibre layer，NFL）、视网膜神经节细胞层（ganglion cell layer，GCL）和内丛状层（inner plexiform layer，IPL），是视盘中的主要胶质细胞类型。③小胶质细胞（microglia）：是视网膜中最小的神经胶质细胞，是一种免疫细胞，具有吞噬作用，数量变化很大。较为特殊的是，在兔的视网膜中，由于髓质射线（medullary rays）的存在，还有第四种神经胶质细胞——少突胶质细胞（oligodendrocyte），而在人类，少突胶质细胞包裹视网膜神经节细胞伸出的轴突，形成视神经髓鞘。

二、视网膜的发育

视网膜上不同种类的神经细胞为秩序分布，在胚胎发育过程中，如何能形成这种有秩序的空间分布对于眼和视网膜的发育至关重要。研究表明，眼和视网膜的发育与形成受多种基因调控，不同的基因决定了视觉系统发育的不同结构。目前有报道认为，动物的眼睛在空间和时间上是由不同组织和不同分化的细胞镶嵌而形成的[3,4,5]。

视网膜的发生与视杯有关，视杯分为内、外两层（图5-2-2）。视杯外层在发育中形成视网膜色素上皮（retinal pigment epithelium，RPE）层，并始终保持为单细胞层。内层结构与脑泡壁类似，以后分化形成视杆细胞、视锥细胞、双极细胞和节细胞等[6]。人胚胎4周时，细胞内开始出现色素颗粒，至第5周时细胞内则充满色素。视杯内层急剧进行细胞增殖，最终分化成视网膜感觉部。两层之间暂时留有一空隙，不久两者贴近，形成潜在间隙。视网膜内层分化成视网膜感觉部后，黄斑区从第7~8个月开始分化，直到胎儿出生后6个月才发育完成。

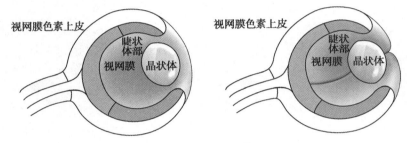

图5-2-2 早期发育视杯结构图
视杯经过一系列的形状改变，形成两层的视杯。内层发育成视网膜，外层发育成视网膜色素层

目前研究比较清楚的是小鼠和大鼠的视网膜发育。小鼠在刚出生时，视网膜的发育是不完善的，直到生后第二周感光细胞层才发育完善。大鼠在刚出生时，视网膜发育也未完善，约有2/3的细胞是未分化的神经母细胞，大约16天时，视网膜才基本发育完善。

视网膜神经节细胞是视网膜中分化最早的神经元，经过增殖、分化逐渐发育成熟，具有高度分化的特点，出生后一般不再进行有丝分裂，青光眼时视功能不可逆性损害的主要原因就是视网膜神经节细胞受损后不可再生。

在视网膜的发育中至少三种信号转导途径是必需的。成纤维细胞生长因子（fibroblast growth factor，FGF）信号是视网膜发育必需的[9]，活化素（activin）是视网膜色素层发育必需的[10]，骨形成蛋白（bone morphogenetic protein，BMP）和Wnt是睫状肌上皮细胞发育必需的[11]。

三、视网膜干细胞

干细胞（stem cells）是原始的未特化细胞，它保留了特化出其他细胞类型的潜能。这一能力使得干细胞能够充当身体的修复系统，只要生物还活着，干细胞就可以补充损伤和死亡的细胞。干细胞可分为胚胎干细胞（embryonic stem cell，ESC）和成体干细胞如造血干细胞、骨髓间充质干细胞、神经干细胞、肌肉干细胞、成骨干细胞、内胚层干细胞和视网膜干细胞等。医学研究者认为干细胞有可能通过修复特定的组织或生长器官从而为人类提供新的疾病治疗手段，目前这种研究也称为再生医学。视网膜曾被认为是无法再生的，事实上，是因为成年后我们很难获得新的神经细胞来弥补原有的细胞损伤。通过对病患注射干细胞并对干细胞进行分化诱导，则有可能使视网膜全部或部分恢复损伤的功能。如何获得视网膜干细胞以及促使干细胞分化成为人类视网膜的各类细胞是目前研究的重点，这给一些视网膜及视神经疾病的治疗带来了曙光。

（一）胚胎视网膜干细胞

胚胎视网膜干细胞是指胚胎时期视网膜中包含着的一些在体内和体外都具有干细胞分化潜能的细胞，这些细胞除可增殖并表达神经外胚层标记外，还具有多向分化潜能：如在特定条件下它还可以分化成光感受器细胞。这说明此干细胞可以用作细胞移植来治疗视网膜疾病。移植后的干细胞表达了光感受器细胞特有的标记，这进一步说明视网膜干细胞具有分化成光感受器细胞的能力。现在体外培养视网膜干细胞的技术已经很成熟，他们在体外培养容易形成神经球（图5-2-3），许多实验室正在利用体外培养的技术来拿到大量的视网膜干细胞用于科学研究[13]。体外培养的视网膜干细胞向视杆细胞、无长突细胞、双极细胞、节细胞和Müller细胞分化[14]。利用胚胎干细胞在体外进行大量扩增，并诱导其分化为具有神经细胞特性的细胞，将其与视网膜神经节细胞或视网膜光感受器细胞等进行融合，获得全新的既能在体外扩增又具有神经节细胞或光感受器细胞特性的子代细胞，不失为视功能保护研究的一条新途径。

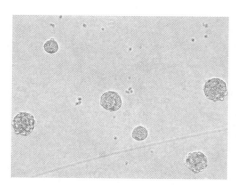

图5-2-3 体外培养的视网膜干细胞
（易于形成球形结构）

（二）成年视网膜干细胞

以前人们一直认为成年哺乳动物视网膜没有再生功能，但Tropepe等发现在成年小鼠眼内存在干细胞，为视网膜再生提供了依据[15]。其实人、鼠和牛的视网膜中都存在着对损伤的自身修复起关键作用的干细胞，但这种细胞始终处于"休眠状态"，以至于难以发现。色素睫状缘细胞充当了这一角色，它在体外可分化成视网膜特殊类型的细胞。它在分裂再生过程中产生的新细胞可以被培养成修复视网膜所需要的许多特定细胞，如视杆细胞、双极细胞和Müller细胞。成年视网膜干细胞分布于有色素的睫状缘而不存在于RPE，表明这些细胞与其他非哺乳类脊椎动物胚胎的眼具有同源性。成体干细胞与胚胎干细胞相比，成体干细胞容易从自体采集，避免了胚胎干细胞移植所面临的伦理学纠纷，而且自体移植不存在免疫排斥反应，适合临床应用，因而成体干细胞成为近几年干细胞移植领域的另一主要研究对象[16,17]。

（三）视网膜神经干细胞

在人胚胎及成体中枢神经系统中已证实视网膜干细胞的存在。成年鸟类视网膜中度损伤后，部分再生的细胞则来源于Müller细胞，而鱼类、两栖类视网膜周边部睫状体边缘带的细胞也具备视网膜干细胞的特征，现已发现哺乳类的视网膜也具有这种细胞。最近

Carter等人发现从成年人视网膜筛选出来的CD133细胞，具有视网膜干细胞类似性质[18]。由于视网膜干细胞具备自我更新能力及多分化潜能，有望用于退行性神经疾病如视网膜色素变性、老年黄斑变性、晚期青光眼等的细胞替代治疗或药物、基因治疗的载体。

四、其他来源的干细胞在视网膜研究中的应用

（一）骨髓来源的干细胞

由于成体视网膜干细胞来源有限，所以选择易获取的骨髓干细胞治疗视网膜疾病是目前研究的另一重点课题。骨髓干细胞大体分为五类：骨髓单个核细胞群、骨髓基质干细胞、造血干细胞、边缘干细胞群和特殊细胞群等[19]。骨髓中含有可分化为外周循环血细胞的造血干细胞早已为人们所认可。研究表明，骨髓中还存在一种可以向多种非造血细胞分化的干细胞。在特定的环境下可以分化成软骨细胞、成骨细胞、成纤维细胞、脂肪细胞、心肌细胞、肝细胞、神经元及星形胶质细胞等。它们还可以形成对造血干细胞生长有支持作用的滋养层，而骨髓中复杂的支持结构也起源于这群细胞，因此又被称为骨髓基质细胞。后来，人们发现它们还可以分化成多种间质样的细胞，故又将其称为骨髓间充质干细胞（bone marrow derived mesenchymal stem cell，MSCSs）。体外诱导MSCSs向视网膜分化的实验报道越来越多。MSCSs能够在视网膜下存活并能与原视网膜结构相融合，但实验不能判断形成的视网膜样结构是否具有神经细胞的特性，以及这种结构是否能够建立正确的神经传导的联系。若能证明新形成的视网膜具有感光功能，MSCSs将成为视网膜移植高纯度、具有发育潜能的视细胞供体，在视网膜变性疾病及视神经病变治疗中将有广泛的应用潜力。

日本研究学者Inoue等发现[20]，MSCS分泌的因子有助于延迟体外培养的大鼠视网膜感光细胞的凋亡；若将MSCS注入大鼠的视网膜下腔中，可以延缓视网膜的变性，还可以保存视网膜的一些视功能。提示MSCS很可能为视网膜变性疾病的细胞替代疗法提供很有用的细胞来源。

Otani等人发现[21]，从小鼠骨髓中提取的一类特殊干细胞，可以使鼠的视网膜生长出新的血管。这一成果给治疗多种可能导致失明的人类眼疾带来了新希望。研究中发现，取自实验鼠骨髓的干细胞被注入鼠眼后，会附着在视网膜内的星形细胞上，与鼠眼内部已有的血管结构相结合形成新血管，这对鼠眼内由于血管退化导致的缺血性病理改变起到了改善作用。另外，美国研究者Tomita等比较了移植到视网膜的骨髓干细胞和视网膜干细胞，发现它们两者具有相似的性质，都能分化为眼睛视网膜组织[22]。可以预见，随着对骨髓干细胞研究的深入，骨髓干细胞必将在视网膜治疗和组织工程领域扮演举足轻重的角色。

（二）诱导的多潜能干细胞（induced pluripotent stem cells，iPSCs）

Takahashi等[23]通过基因重组技术，将4种基因（*Oct3/4*、*Sox2*、*c-Myc*、*Klf4*）导入小鼠成纤维细胞中，从而得到iPSCs。这样的细胞有和胚胎干细胞一样的分化潜能，并且没有免疫排斥的问题，解决了胚胎干细胞难以获取的问题。随着技术的改进，iPSCs的构建已经不再需要*c-Myc*基因，有效地解决了iPSCs的致瘤性问题。Osakada等[24]使用3个因子（*Oct3/4*、*Sox2*、*Klf4*）来源的iPSCs，在体外通过添加视黄醇和牛磺酸等小分子的方法，成功诱导出了视网膜光感受器细胞。Lamba等[25]则使用了人成纤维细胞来源的iPSCs，在体外成功诱导得到了视网膜光感受器细胞，并移植入小鼠视网膜中，发现这些

细胞可以很好地与受体视网膜整合，并表达视紫红质（rhodopsin）。Buchholz等[26]则发现，使用另外 4 个因子（*Oct4*、*Sox2*、*Nanog*、*Lin28*）来源的 iPSCs 可以向 RPE 细胞分化，而且 iPSCs 分化而来的 RPE 细胞无论从基因和蛋白的表达方面，还是对光感受器细胞外节膜盘的吞噬能力方面，与人胚胎来源的 RPE 细胞和 ESCs 分化而来的 RPE 细胞相差不大。Carr 等则使用人成纤维细胞来源的 iPSCs 向 RPE 细胞诱导分化，诱导后的细胞不仅在形态上与 RPE 细胞相类似，同时也表达了 RPE 细胞的标志物，而且在移植到 RP 大鼠模型后还具有吞噬光感受器细胞膜盘的功能。Carr 等[27]在体外将 iPSCs 诱导分化成了光感受器细胞和神经节细胞。这些研究结果表明，iPSCs 可以分化为各种视网膜细胞，为视网膜疾病的干细胞治疗提供了实验基础。

五、视网膜移植的免疫学

防止免疫排斥反应的发生是视网膜移植成功的重要环节，移植组织的免疫原性和移植部位的遗传性免疫学特性是影响免疫排斥反应的两大因素。

免疫排斥反应发生的强弱与移植物的免疫原性有关。视网膜急性排斥反应主要是通过迟发型超敏性 T 细胞（delayed type hypersensitivity T lymphoctye，TDTH）介导的迟发型超敏反应和细胞毒性 T 淋巴细胞（cytotoxic lymphocyte，CTL）介导的细胞毒效应来发挥作用。TDTH 的效应作用受到主要组织相容性复合体（major histocompatibility complex，MHC）Ⅱ类基因产物的限制。正常时 RPE 细胞表达 MHC Ⅰ类分子，不表达 MHC Ⅱ类分子，故视网膜组织具有较低的免疫原性。但移植产生的细胞因子（如 α-干扰素）诱导 RPE 表达 MHC Ⅱ类分子，刺激体内生成致敏的 TDTH。视网膜移植后表达的 MHC Ⅰ类和Ⅱ类分子以及 Minor HC 传递外来组织进入的信号，激活受体 CD4 的 TDTH 和 CD8 CTL 介导的细胞毒效应来排斥移植物，其中 MHC 系统占主导地位。

美国一项研究表明人类胚胎干细胞（human embryonic stem cells，hESCs）具有独特的免疫"豁免"特权（immune-privileged），这提示来源于胚胎干细胞的细胞或者器官移植手术可能不会发生排斥反应，因而也许可以减少甚至不需要采取免疫抑制手段[28]。在小鼠活体内移植的未分化的 hESCs 不会引起移植排斥的特定免疫反应，尤其是 hESCs 不会引起小鼠炎性中性粒细胞的浸润。这和移植其他人类细胞的情况不同。在体外实验中，未分化的 hESCs 和部分分化的 hESCs 都不会诱导 T 细胞的增殖。这项研究对 hESCs 移植治疗具有重要意义。研究表明未分化的 hESCs 能局部预防免疫排斥反应，而未分化和部分分化的 hESCs 都不能引起典型的免疫排斥反应。这可能意味着经过特殊处理防止增殖的未分化 hESCs 可以用来保护由 hESCs 分化的细胞移植。

六、组织工程

通过组织工程学技术，理论上可以将视网膜干细胞在人为条件下诱导、分化和培养为任何一种视网膜细胞或组织。将培养成功的细胞组织进行体内移植，则可以完美地修复或替代缺损的组织器官。利用 hESCs 高效培养视网膜细胞是一项新技术，这一成果有助于推动视网膜疾病治疗研究。

美国研究人员用 hESCs 成功培育出了视网膜细胞，该技术有望用于治疗视网膜退化造成的失明。研究人员说，在实验室培育过程中，胚胎干细胞分化形成一团团细胞，在这些细胞中可清晰辨别出 RPE 细胞。这是视网膜中一种对眼睛的光感受器非常重要的细胞，其损坏会导致视力下降乃至失明。将培育出的 RPE 细胞移植给患者，有可能使他们重见光明[29]。

日本研究人员 Osakada 等用"Dkk-1"和"Lefty-A"的两种细胞信号抑制因子，诱导 hESCs 高效分化成视网膜干细胞，对其继续培养可生成多角形 RPE 细胞[30]。此外专家发现，在使用上述诱导方法时向培养液中添加牛磺酸和维生素 A 酸并延长培养时间，可使 hESCs 中的 20%～30% 转化成视锥细胞和视杆细胞。

科学家很早以前就发现视网膜内大量存在一种放射胶质细胞，并认为这些细胞可以保护视网膜组织不受损害。近年来有研究显示，放射胶质细胞有时候会表现出类似干细胞的特质，能够重新分裂并分化成为其他类型的细胞[31]。当视网膜受到毒性损伤后，放射胶质细胞会出现增殖，同时去分化并开始表达视网膜干细胞相关转录因子，最终部分增殖的 Müller 细胞可分化为视网膜神经元。此外，英国科学家 Lawrence 等成功把人放射状胶质细胞分化为视网膜细胞，并大量繁殖，还向患有视网膜疾病的大鼠体内移植放射状胶质细胞，这些细胞分化为健康视网膜细胞，使视网膜功能恢复[32]。

七、视网膜移植的实验研究

视网膜移植是近年来发展起来的一门神经生物移植技术，这一技术应用于眼科临床可治疗许多视网膜退行性变性疾病。视网膜移植中供体的选择至关重要，可选用视网膜组织块、神经上皮层、光感受器或 RPE 细胞。通过移植干细胞，使其整合入视网膜各层并诱导其增殖分化为目标细胞，补充缺失的视网膜神经元，重建视网膜功能，将给不可逆性致盲眼病患者复明带来希望。

英国科学家 MacLare 等为盲鼠移植视网膜干细胞，成功使小鼠重见光明[33]。研究人员从 3～5 天大的幼鼠眼中取出视网膜光感受器细胞前体细胞，将它们移植进失明的小鼠眼中。研究人员为这些盲鼠的每只眼睛移植了大约 50 万个细胞前体，其中 300～1000 个前体发育成光感受器细胞后，成功连通负责传递视觉信号的视神经。研究人员将接受过细胞移植的小鼠放到光照下。他们发现，小鼠瞳孔会在光照下缩小。同时，对小鼠视网膜电活动的检测发现，移植后的光感受器细胞会将信号传输给视神经，视神经则最终将信号传送到大脑视觉中心。研究首次证明，移植后的光感受器细胞能自我调整，与视神经连通实现视网膜与大脑视觉中心的正常联络。

采集干细胞的时间可能会给干细胞疗法和移植的成功与否带来完全的不同的影响。研究者发现使用早期视网膜干细胞来产生新的光感受器的成功率比较低，因为这些干细胞不能整合到新的环境里或者是发展成光感受器细胞。在一项研究中，研究人员们在发育晚期采集干细胞并且将他们移植到光感丧失的成熟大鼠体内。结果提示，在发育期一个特定的时间段可以成功地进行移植从而恢复失明大鼠的视力。在这一时间段里采集的细胞能够与成熟的视网膜形成新的连接，而且能够增进失明大鼠对光的反应[34,35]。

但干细胞移植也存在很大的障碍。成年哺乳动物包括人类的中央神经系统组织的移植，能力非常有限，因为移植后的视网膜干细胞会受到神经胶质疤（glial scar）的阻碍，不能移动到受损视网膜，并且也会阻止中枢神经系统中的神经轴突的再生。这个密集的伤痕组织会阻挡外来细胞，所以移植相当困难。研究人员发现一种可以辨认和使干细胞可进入受损视网膜的关键分子 – 基质金属蛋白酶（matrix metalloproteinase，MMP）2，MMP2 可以分解视网膜外表面的屏障，在移植的同时注射MMP2，视网膜干细胞移植的成功率非常高[36]。另外，视网膜移植后的存活率和分化也是另外的影响因素[37]。

将脑干细胞移植到眼睛内（图5-2-4），然后诱导这些干细胞分化为视网膜特定的细胞是移植的另外一个思路[38]。美国科学家Van Hoffelen等成功的将从小鼠大脑分离的神经干细胞移植到小鼠视网膜中，这些干细胞不但整合到视网膜中，而且分化为视网膜特定细胞。俄国科学家Pak等分离得到人大脑神经干细胞，并移植到兔子中进行研究[39]。实验兔的视网膜被激光损伤后，科研人员向受伤了的视网膜的不同位置各点滴6百万神经干细胞液，然后通过显微镜在不同阶段观察视网膜的再生和恢复状况。实验发现，移植到视网膜上的干细胞在30天内保持了良好的生命力，不会发生任何变异，并积极地在视网膜受伤的区域自由移动，最终促进了受伤的视网膜再生和恢复。另外，实验发现，最好将神经干细胞直接点滴在视网膜下的组织中，这样可减少对视网膜的损伤，保证干细胞在受伤的视网膜区自由移动。

美国科学家Lamba等[40]成功在体外诱导hESCs先变成视网膜干细胞，然后再诱导视网膜干细胞变成视觉细胞，最后成功移植到小鼠视网膜中，最后通过功能检测，发现小鼠视觉具有一定程度的恢复，这项技术具有非常重要的意义，为视网膜移植提供了另外的细胞来源。

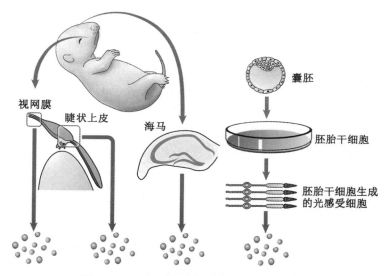

图5-2-4　用于视网膜移植的供体来源细胞

直接从成体视网膜或睫状体上皮细胞培养得到视网膜干细胞用于移植，或从胚胎干细胞诱导得到视网膜干细胞或视觉细胞用于移植[3]

八、视网膜移植的临床研究

干细胞移植为治疗视网膜疾病的临床研究带来了希望[40, 41]，但是还有细胞获取的问题。研究发现，利用出生后3~7天小鼠的发育期获取的干细胞进行移植，移植成功率最大，因为这个时期的干细胞是已经"程序化"的。如果将这一假想用于人类，这意味着要从3~6月孕期的胎儿或流产胎儿中获取细胞，所以几乎是不可行的。不过，近期的研究提示可能在适当的环境下从人类的胚胎干细胞分裂中产生这样的细胞。

目前胚胎干细胞移植在眼科的应用尚处于实验研究阶段，其在视网膜变性疾病及视神经病变治疗中的应用潜能渐成为研究的热点[42]。微环境中各种因素影响胚胎干细胞的分化发育，多种细胞因子对干细胞的生存、增殖和分化具有重要的调控作用，可以形成跨细胞效应；细胞与细胞之间的相互作用对干细胞命运的调控也具重要意义。而细胞间直接作用对胚胎早期发育形成三胚层的过程的调节作用尤为突出[43,44]。

另外，还有一些研究试图利用动物干细胞移植到人眼中。加拿大多伦多大学的科学家们在研究中发现，人的视网膜干细胞是可以重生的。科学家们进行了将小鼠和小鸡的视网膜向人体移植的手术实验，并获得了圆满成功。这种手术实验是全世界第一次，它的成功可谓是意义非常。科学家表示，我们所移植的视网膜是动物生长初期的视网膜，这种视网膜细胞的结构与人体视网膜细胞基本相似，其生长发育所需要自然条件和其他方面的因素也基本一致，可以说是人体视网膜良好的代替品。据介绍，当动物们的眼睛完全发育成熟后，就不再适合向人体移植了，因为它们的视网膜细胞结构已经定型了。年幼的动物们的视网膜干细胞在移植到人体后，与人体本身依然存活的视网膜干细胞一起发育，就可以分裂出健康的新的视网膜细胞，使人们重见光明。科学家们计划在不久的将来把这项研究成果应用于临床试验，主要将用于治疗色素性视网膜炎和视网膜斑点恶化等病症。

九、结语与展望

当前视觉科学研究领域及眼科临床存在的主要难题包括青光眼、视网膜黄斑疾病等的视功能保护和有效治疗以及缺乏适当的移植组织材料治疗眼底疾病等。而随着干细胞和组织工程学研究的推广，越来越多的研究人员已经认识到干细胞作为一种细胞供体用于治疗视网膜疾病的潜能。干细胞移植及再生是治疗某些眼底病的可行方法，但生长存活必须在适宜的微环境中进行，还需一些生长因子的作用，同时还要抑制光感受器细胞的丢失[45]。随着分子生物学的进展，可以利用调控基因的方法，促进细胞的生长发育，使其恢复功能。近几年兴起的CRISPR-Cas9技术是一种来源是细菌获得性免疫的由RNA指导*Cas*蛋白对靶向基因进行修饰的技术。在其发现后的短短几年内，就已经被应用于世界各地的实验室，有可能取代干细胞成为治疗视网膜疾病的新手段。当然，在临床应用之前，还需做大量的研究工作。

（焦建伟 睢瑞芳）

参 考 文 献

1. Altshuler D, Turner D, Cepko C. Specification of cells type in the vertebrate retina. In Development of the Visual System (ed. Lam M and Shatz C), Cambridge: MIT Press, 1991, 37-58.

2. Land M F, Nilsson D E. Animal Eyes. Animal, 2002, 4(2): 295-302.

3. Lamba D, Karl M, Reh T. Neural Regeneration and Cell Replacement: A View from the Eye. Cell Stem Cell, 2008, 2: 538-549.

4. Asami M, Sun G, Yamaguchi M, et al. Multipotent cells from mammalian iris pigment epithelium. Developmental Biology, 2007, 304: 433-446.

5. Banin E, Obolensky A, Idelson M, et al. Retinal incorporation and differentiation of neural precursors derived

from human embryonic stem cells. Stem Cells, 2006, 24: 246–257.

6. Lamb TD, Collin SP, Pugh EN Jr. Evolution of the vertebrate eye: opsins, photoreceptors, retina and eye cup. Nature Reviews Neuroscience, 2007, 8: 960–976.

7. Cayouette M, Poggi L, Harris WA. Lineage in the vertebrate retina. Trends in Neurosciences, 2006, 29: 563–570.

8. Caldwell MA. Recent advances in neural stem cell technologies. Trends in Neurosciences, 2001, 24: 72–74.

9. Vinothkumar S, Rastegar M, Takamiya R, et al. Sequential and cooperative action of Fgfs and Shh in the zebrafish retina. Developmental Biology, 2008, 314: 200–214.

10. Sakami P, Etter P, Reh TA. Activin signaling limits the competence for retinal regeneration from the pigmented epithelium. Mechanisms of Development, 2008, 125: 106–116.

11. Liu S, Xu Y, Wang C, et al. Ciliary margin transdifferentiation from neural retina is controlled by canonical Wnt signaling. Developmental Biology, 2007, 308: 54–67.

12. Jiao J, Chen DF. Induction of neurogenesis in nonconventional neurogenic regions of the adult central nervous system by niche astrocyte–produced signals. Stem Cells, 2008, 26: 1221–1230.

13. Rietze RL, Reynolds BA. Neural stem cell isolation and characterization. Methods Enzymol, 2006, 419: 3–23.

14. Xu ME, Sunderland BL, Coles A, et al. The proliferation and expansion of retinal stem cells require functional Pax6. Developmental Biology, 2007, 304: 713–721.

15. Tropepe BL, Coles BJ, Chiasson DJ, et al. Retinal stem cells in the adult mammalian eye, Science, 2000, 287: 2032–2036.

16. Haynes T, Del Rio–Tsonis K. Retina repair, stem cells and beyond. Current Neurovascular Research, 2004, 1: 231–239.

17. Das AV, James J, Rahnenfuhrer J, et al. Retinal properties and potential of the adult mammalian ciliary epithelium stem cells. Vision Research, 2005, 45: 1653–1666.

18. Carter DA, Dick AD, Mayer EJ. CD133[+] adult human retinal cells remain undifferentiated in Leukaemia Inhibitory Factor (LIF). BMC Ophthalmol, 2009, 9: 1–18.

19. Hung SC, Chen NJ, Hsieh SL, et al. Isolation and characterization of size–sieved stem cells from human bone marrow. Stem cells, 2002, 20: 249–258.

20. Inoue J, Iriyama A, Ueno S, et al. Subretinal transplantation of bone marrow mesenchymal stem cells delays retinal degeneration in the RCS rat model of retinal degeneration. Experimental Eye Research, 2007, (85): 234–241.

21. Otani A, Kinder K, Ewalt K, et al. Bone marrow–derived stem cells target retinal astrocytes and can promote or inhibit retinal angiogenesis. Nature medicine, 2002, 8: 1004–1010.

22. Tomita M, Mori T, Maruyama K, et al. A comparison of neural differentiation and retinal transplantation with bone marrow–derived cells and retinal progenitor cells. Stem Cells, 2006, 24: 2270–2278.

23. Takahashi K, Yamanaka S. Induction of pluripotent stem cells from mouse embryonic and adult fibroblast cultures by defined factors. Cell, 2006, 126: 663–676.

24. Osakada F, Jin ZB, Hirami Y, et a1. In vitro differentiation of retinal cells from human pluripotent stem cells by small–molecule induction. Journal of Cell Science, 2009, 122(Pt 17): 3169–3179.

25. Lamba DA1, McUsic A, Hirata RK, et al. Generation, purification and transplantation of photoreceptors derived from human induced pluripotent stem cells. PLoS One, 2010, 5(1): e8763.

26. Buchholz DE, Hikita ST, Rowland TJ, et a1. Derivation of functional retinal pigmented epithelium from induced pluripotent stem cells. Stem Cells, 2009, 27: 2427–2434.

27. Carr AJ, Vugler AA, Hikita ST, et al. Protective effects of human iPS–derived retinal pigment epithelium cell transplantation in the retinal dystrophic rat. PLoS One, 2009, 4(12): e8152.

28. Li L, Baroja ML, Majumdar A, et al. Human embryonic stem cells possess immune–privileged proper–ties. Stem Cells, 2004, 22: 448–456.

29. Lund RD, Wang S, Klimanskaya I. Human embryonic stem cell-derived cells rescue visual function in dystrophic RCS rats. Cloning and Stem Cells, 2006, 8: 189-199.

30. Osakada F, Ikeda1 H, Mandai M et al. Toward the generation of rod and cone photoreceptors from mouse, monkey and human embryonic stem cells. Nature Biotechnology, 2008, 26: 215-224.

31. Takeda M, Takamiya A, Jiao JW, et al. alpha-aminoadipate induces progenitor cell properties of Müller glia in adult mice. Investigative Ophthalmology & Visual Science, 2008, 49: 1142-50.

32. Lawrence JL, Singhal S, Bhatia B. MIO-M1 cells and similar müller glial cell lines derived from adult human retina exhibit neural stem cell characteristics. Stem Cells, 2007, 8: 2033-2043.

33. MacLaren RE, Pearson RA, MacNeil A, et al. Retinal repair by transplantation of photoreceptor precursors. Nature, 2006, 444: 203-207.

34. Reh TA. Neurobiology: right timing for retina repair. Nature, 2006, 444: 156-157.

35. Temple S. The development of neural stem cells. Nature, 2001, 414: 112-117.

36. David MC, Jim AR, James ET. Survival and differentiation of cultured retinal progenitors transplanted in the retinal space of the rat. Biochemical & Biophysical Research Communications, 2000, 268: 842-846.

37. Van Hoffelen SJ, Young MJ, Shatos MA, et al. Incorporation of murine brain progenitor cells into the developing mammalian retina. Investigative Ophthalmology & Visual Science, 2003, 44: 426-434.

38. Pak NV, Podgornyi OV, Aleksandrova MA, et al. Transplantation of cultured human neural stem cells in rabbits with experimental laser-induced damage to the retina. Bulletin of Experimental Biology & Medicine, 2004, 138: 525-528.

39. MacLaren RE, Pearson RA. Stem cell therapy and the retina. Eye, 2007, 21: 1352-1359.

40. Lamba DA, Gust J, Reh TA. Transplantation of human embryonic stem cell-derived photoreceptors restores some visual function in Crx-deficient mice. Cell Stem Cell, 2009, 4: 73-79.

41. Tsonis PA, Jang W, Del Rio-Tsonis K, et al. A unique aged human retinal pigmented epithelial cell line useful for studying lens differentiation in vitro. International Journal of Developmental Biology, 2001, 45: 753-758.

42. Yu D, Silva GA. Stem cell sources and therapeutic approaches for central nervous system and neural retinal disorders. Neurosurgical Focus, 2008, 24: E11.

43. Zietlow R, Lane EL, Dunnett SB, et al. Human stem cells for CNS repair. Cell Tissue Res, 2008, 331: 301-322.

44. Lamba DA, Karl MO, Ware CB, et al. Efficient generation of retinal progenitor cells from human embryonic stem cells. Proceedings of the National Academy of Sciences of the United States of America, 2006, 103: 12769-12774.

45. Nishiguchi KM, Nakamura M, Kaneko H, et al. The role of VEGF and VEGFR2/Flk1 in proliferation of retinal progenitor cells in murine retinal degeneration. Investigative Ophthalmology & Visual Science, 2007, 48: 4315-4320.

第三节　视网膜母细胞瘤的分子遗传学研究进展

一、概述

视网膜母细胞瘤（retinoblastoma，RB）是婴幼儿最常见的眼内恶性肿瘤，其发生率仅次于白血病，占小儿恶性肿瘤的第二位[1]。RB的发生无明显性别差异。90%的患儿在3

岁前发病，可单眼或双眼受累，双眼可先后或同时罹患。RB可发生于双生子，多数双眼、少数单眼发病。同卵双生子的一致率（80.00%）明显大于异卵双生子的一致率（11.11%）。RB在新生儿中的发生率[2~4]，Yanoff报道为1∶20 000；Shields报道为1∶15 000；我国潘作新等报道青岛为1∶21 000；王国民等报道上海为1∶11 800。全世界每年约有9000例新发病例，近年来RB的发病率有逐渐升高的趋势[5]。

随着诊断治疗技术水平的提高，RB患者死亡率降低及后裔数量逐渐增多。在美国、日本等发达国家，RB患儿的生存率可达到95%，90%以上的患儿拥有至少一只具有视功能的眼睛[6]。但在全世界范围内，RB患儿平均生存率仅有50%。RB的死亡率在不同的国家和地区有着明显的差异，这可能与各地区经济、医疗、教育水平等因素有关。我国地域广阔，人口众多，RB患儿分散，我国RB患儿的生存率，尤其是眼球保留率与世界发达国家之间存在有较大差距[7]。

RB可分为遗传型和非遗传型。遗传型占35%~45%，又分为有家族史及散发两种。有家族史者由患病双亲或基因突变携带者遗传所致，为常染色体显性遗传，不完全外显，表现度在80%~90%之间，常从父母中的一方传给患者。这种类型的RB发病年龄小，68%累及双眼，常为多灶性，易发生除本病外第二恶性肿瘤。遗传型中的散发型是由正常双亲的生殖细胞突变所致，一个家庭中由于新的遗传突变而产生第一个患者，约15%散发单眼病例是遗传型[8]。因此，遗传型RB的不同表现度包括：双侧视网膜完全不受累，一眼视网膜完全不受累以及双眼为中心肿瘤的病灶之间的视网膜不受累。80%表现度系指80%的遗传型患者至少有一只眼内存在一个肿瘤病灶。非遗传型RB占55%~65%，系患者视网膜母细胞发生突变所致，故发病年龄较迟，多为单眼、单灶、无阳性家族史，染色体检查未发现异常，存活者不会将疾病传给后代，不易发生第二恶性肿瘤。

除遗传型和非遗传型RB外，尚存在第三种类型RB，即染色体缺失型RB，约占5%[9]。最主要的特点为13号染色体长臂缺失（13q–综合征），如合并长臂1区4带缺失则可发生RB，反之则不发生RB，故认为13q14带是RB的基因位点。此型患者除RB外，还伴有智力障碍及全身发育异常，如小头畸形、身材矮小、肌张力低、耳畸形、眉弓突出、宽鼻梁、球形鼻尖、嘴大、上唇薄、人中长、牙齿发育不良、高腭弓、腭裂、拇指异常、先天性心脏病及肝胆肾畸形等。眼部异常包括：眶距宽、反蒙古型睑裂、小眼球、虹膜发育异常等。13q14也是醋酶D（EsD）的位点，以及放射性损伤后组织修复功能的可能位点。由于组织中只含有一个功能性EsD基因，13q14缺失患者的EsD活性下降50%[10]。

关于RB的发病机制有多种假说，其中以Knudson的"二次突变论"为多数学者所采纳[11]。该假说认为一个正常细胞需要经过两次突变才能演变成肿瘤细胞。第一次恶变可以发生于亲代生殖细胞，亦可发生于子代的某个体细胞。发生于亲代生殖细胞者，由此形成的子代所有细胞（包括生殖细胞）均携带有该突变，可以遗传给再下一代，属于遗传型；发生于子代体细胞（视网膜母细胞）者，其他体细胞（包括生殖细胞）不含有该突变，属于非遗传型。遗传型患者所有的体细胞均已含有一次突变，其视网膜任何一个细胞只要再发生一次突变即可发生恶性转化，因而有早发、多发及易发生第二恶性肿瘤的特点。非遗传型者两次突变同时发生于同一个视网膜母细胞的几率极小，故发病迟、单眼发病，且不易产生第二恶性肿瘤。

在上述假说的基础上，Comings发展了Knudson的观点，进一步提出了"隐性突变"

的假说[11]。视网膜母细胞突变的实质是某种抑制RB形成的基因失活，即*RB1*基因。*RB1*两个等位基因中的一个发生突变，另一个正常等位基因仍能抑制细胞恶性转化。只有当两个等位基因均发生突变，使其正常的抑制作用丧失后，才能发生恶变。故*RB1*基因又被称为肿瘤抑制基因。RB是第一个与抑癌基因失活有关的人类恶性肿瘤。

二、*RB1*基因

RB细胞遗传学染色体的研究包括RB患者外周血淋巴细胞、RB实体瘤细胞以及RB细胞系染色体等方面。文献报道部分RB患者体细胞染色体中存在-13、13q14⁻及13q16⁻，最小缺失片段为13q14.1-q14.3，部分RB患者为13q14⁻嵌合体[12]。RB患者的肿瘤细胞均存在染色体数目及结构变化。肿瘤细胞染色体畸变是肿瘤组织遗传物质改变在细胞水平上比较真实和直接的反映。实体瘤标本多取自晚期，染色体变化多种多样，有多个细胞系各有不同核型，但总有几种非随机甚至是高度特异性的改变，如-13、i（6p）、+1q3，-16、-17、+1q、21p⁻，+17q、+1q、-16、-13或13q⁻共同的染色体改变，认为13号染色体长臂1区4带的缺失与RB的形成密切相关[13~16]。Hong等[17]利用PCR和直接序列分析技术分析了RB易感位点的基因组DNA结构，结果表明*RB1*基因定位于13号染色体长臂1区4带，全长约200kb，有27个外显子，26个内含子，并发表了该位点的DNA序列，其中有200bp的紧邻外显子的内含子序列。至于16号染色体是否为第二次打击的靶点，尚不明确。此外，RB肿瘤细胞染色体中存在双微体（DM）、均染区（HSR）及异常区（ABR）被认为是癌基因扩增的表现。

有关学者利用*Rb*基因4.7kb cDNA克隆的3.8kb和0.9kb两个片段作为探针，对RB肿瘤及RB细胞株进行Southern印迹分析，发现RB中*Rb*基因突变率为30%~40%。常见的突变类型包括无杂交条带的纯合型缺失、杂交条带密度减少的半合型缺失以及杂交条带大小异常的部分缺失[18]。Yandell等[19]利用PCR和直接序列分析技术对10例Southern印迹无异常发现的RB肿瘤、RB细胞株、膀胱癌细胞株和小细胞性肺癌细胞株进行了分析，发现均有外显子或拼接子的点突变或1bp小缺失。10例中有5例的异常改变发生在21~24个外显子区域，提出该区域可能是*Rb*基因重组的多发部位。邓应平等[20]对6例RB第22~23外显子序列进行了分析，其中3例在该区内存在点突变或1bp的缺失，提示*Rb*基因22~23外显子是*Rb*基因突变的好发部位。

Hogg等[21]应用聚合酶链反应—单链构象多态（polymerase chain reaction single-strand conformation polymorphism，PCR-SSCP）联合序列分析法检测10例RB肿瘤标本全部27个外显子，结果显示6例存在*RB1*基因的结构异常，除缺失改变外，单一或几个碱基插入、单一碱基置换、mRNA拼接位点的改变等均为*RB1*基因的突变形式。这些变化最终均导致*RB1*基因所编码的蛋白质的生物学性状改变，使其失去对视网膜细胞生长、分化的负反馈调解作用，使细胞处于无限制地生长状态，导致视网膜母细胞瘤的发生。PCR-SSCP联合序列分析法不仅是*RB1*基因突变检测快速简便的方法，并且可对遗传病例家族成员进行一次突变基因携带者的筛选。

近年来，很多研究集中在*RB1*基因及其蛋白产物上。DNA肿瘤病毒癌蛋白（如AdsEIA、SV₄₀LT、HPV-E7）转化细胞可能是通过结合到*RB1*基因上并使之失活[22]。有学者通过蛋白质亲和层析实验发现*RB1*基因可结合到至少7个分子量为26~150 kDa的核蛋白上，且此7个细胞蛋白与 $RB1$ 上的同一区域存在相互作用。另外发现 $P110Rb$ 参与细胞分裂和分化调节，$P110Rb$ 的磷酸化与去磷酸化与细胞周期相关，未磷酸化蛋白质有抗癌作用，磷酸化后则失去抗癌作用[23]。尚有研究证明 $RB1$ 与转录有关，细胞转录因子 E_2F 与 SPI 直接或间接与 $RB1$ 结合[24]。$RB1$ 同时也调控其他癌基因，如 c-fos、myc 及 TGF-β_1。Huang HJ[25] 和 Takahashi R[26] 分别对 RB 基因缺失的 RB 细胞株 WERI-Rb27、骨肉瘤细胞株 SAO92、膀胱癌细胞株 HTBq 等进行了 RB 基因转染，发现 RB 基因的显性表达导致了细胞形态学改变及体外附着生长特性逆转，并改变了 RB 基因缺失细胞株的裸鼠致瘤性，证实了 RB 基因对肿瘤表达有抑制作用，其在 RB 癌变机制中起着关键作用。

除 RB 中存在 $RB1$ 基因异常外，多种恶性肿瘤如成骨肉瘤、小细胞性肺癌、乳腺癌、膀胱癌、胃癌及鼻咽癌等也发现存在 Rb 基因异常[27~29]，包括结构、转录及蛋白产物的异常，而且异常检出率及异常形式与 RB 中相似，提示 Rb 基因不仅与 RB 的形成有关，而且与多种恶性肿瘤相关。对 Rb 基因的研究，不仅对研究 RB 的形成机制、RB 患者发生第二恶性肿瘤、其他恶性肿瘤，而且对研究许多主要的细胞过程，如细胞分裂周期及分化等均具有重大的意义。陈大年等[30] 将含正常人 Rb cDNA 全长序列的逆转录病毒载体 DOLRB 引入 Rb 基因几乎完全缺失的乳腺癌细胞 MDAMB468。Rb 基因在该细胞内得到表达，使其生长速度下降50%，软琼脂克隆形成能力完全受到抑制，裸鼠体内致瘤性部分受抑制，而且证实 Rb 基因可阻止细胞由 G_1 向 S 期转变。他们又将正常人 Rb cDNA 重组反转录病毒载体 DOLRB 转入 Rb 基因缺失的人肝癌细胞 SMMC7221，发现 Rb 基因可导致约75%的肝癌细胞死亡，25%的肝癌细胞则因外源性 Rb 基因突变失活而继续存活。

虽然对 Rb 基因的结构及功能等方面已进行了较深入的研究，但是单纯的 $RB1$ 基因失活并不足以引发 RB[31]。例如，有 RB 遗传易感性的人并不一定形成 RB，且 $RB1^{+/-}$ 鼠不产生 RB 而形成特有的脑肿瘤，$RB1^{-/-}$ 鼠的 $RB1$ 基因缺失更易引起细胞凋亡而非导致 RB 形成。因此除了 $RB1$ 基因外，还存在其他基因参与了 RB 的形成。既往的基因组核型分析及比较基因组杂交研究（CGH）也证明了此点，RB 中存在多种基因改变，包括染色体 1q32、2p24、6p22 增益以及 13q、16q22-24 缺失。相关的癌基因包括 $MDM4$（$MDMX$）[32]、$KIF14$[33]、$MYCN$[34]、DEK、$E2F3$[35] 及肿瘤抑制基因 $CDH11$[36]（表5-3-1，表5-3-2）。

表5-3-1　RB 相关癌基因及肿瘤抑制基因

基因名称	基因类型	染色体定位	突变类型	突变率（%）
驱动蛋白家族成员14（$KIF14$）	癌基因	1q32.1	增益	50
小鼠双微体4，人类同源基因（$MDM4$）	癌基因	1q32.1	增益	65
骨髓细胞瘤病毒相关基因（$MYCN$）	癌基因	2p24.3	增益/扩增	13~34（增益）3~30（扩增）
DEK 癌基因	癌基因	6p22.3	增益	40~54
E2F转录因子3（$E2F3$）	癌基因	6p22.3	增益	70
成骨细胞钙黏蛋白11（$CDH11$）	肿瘤抑制基因	16q21	缺失	58
miR-17~92	癌基因	13q32	增益	15
脾酪氨酸激酶（SYK）	癌基因	9q22	过表达	NA

表5-3-2 RB相关基因及基因表达

基因名称	染色体定位	突变类型	突变率（%）
glioma amplified on chromosome 1 protein（GAC1）	1q32	增益	NA
SET and MYND domain containing 3（SMYD3）	1q44	增益	NA
centrosomal protein170kDa（CEP170）	14q23	增益	NA
SIX homeobox 1（SIX1）	14q23	增益	NA
SIX homeobox 4（SIX4）	14q23	增益	NA
mucin 1（MUC1）	1q12-q25.3	增益	22
myeloid cell leukemia sequence 1（MCL1）	1q12-q25.3	增益	22
SHC（Src homology 2 domain containing）transforming protein 1（SHC1）	1q12-q25.3	增益	22
S-phase kinase associate dprotein 2, E3 ubiquitin protein ligase（SKP2）	5p15.33	增益	NA
nucleotide-binding oligomerization domain, leucine rich repeat andBIR domain containing 1（BIRC1）	5q13.2	增益	NA
v-ets erythroblastosisvirusE26癌基因homolog1（ETS1）	11q24.3	缺失	11
ADP-ribosylation factor like tumor suppressor protein 1（ARLTS1）	13q13.2-q22.3	缺失	11
cylindromatosis（turbantumor syndrome）（CYLD）	16q12.1-q21	缺失	11
tenascin XB（TNXB）	6p21.3	增益	41
paired box 6（PAX6）	11p13	增益	16
Wilms tumor 1（WT1）	11p13	增益	25
mutL homolog 3（MLH3）	14q24.3	增益	25
tumor protein 73（TP73）	1p36	缺失	8
cell adhesion molecule1（IGSF4）	11q23	缺失	8
checkpoint withforkheadand ring finger domains, E3ubiquitin protein ligase（CHFR）	12q24.33	缺失	16

续表

基因名称	染色体定位	突变类型	突变率（%）
cadherin 13（CDH13）	16q24.2	缺失	8
tumor protein 53（TP53）	17p13.1	缺失	8
GATA binding protein5（GATA5）	20q13.33	缺失	8
phosphatidylinositol-4, 5-bisphosphate 3-kinase, catalytic subunit alpha（PI3KCA）		上调	
v-akt murine thymomaviraloncogene homolog 1（AKT1）		上调	
FK506 binding protein12-rapamycin Associatedprotein（FRAP1）		上调	
ribosomal protein S6kinase, 70kDa, polypeptide 1（RPS6KB1）		上调	
cell division cycle 25homolog A（CDC25A）		上调	
chromosome 17 openreading frame 75（C17orf75）		上调	
v-erb-b2 erythroblastic leukemia viral oncogenehomolog 3（ERBB3）		上调	
LATS, large tumorsuppressor, homolog2（LATS2）		下调	
checkpoint withforkhead and ring finger domains, E3ubiquitin protein Ligase（CHFR）		下调	
breast cancer 1, early onset（BRCA1）			
breast cancer 2, early onset（BRCA2）			
aryl hydrocarbonreceptor（AHR）		在肿瘤/正常组织中表达各异的功能基因群	
ataxia telangiectasiamutated（ATM）			
polo-like kinase（PLK）			
E2F transcriptionfactor（E2F）			
checkpoint kinase 1（CHK1）			

NA: not available，未知

三、*MDM4*-小鼠双微体4，人类同源基因（1q32.1）

MDM4是一种核蛋白，其转录激活结构域与p53结合，从而抑制p53活性。它也可以结合并抑制MDM2的E3泛素连接酶活性，介导p53的降解[37]。研究发现*MDM4*基因的扩增和过表达存在于多种肿瘤，包括胶质母细胞瘤、皮肤黑色素瘤、骨肉瘤、乳腺癌和结直肠癌；且更常见于野生型p53的肿瘤[38]。与胎儿视网膜相比，65%的RB中存在*MDM4*基因的扩增和过表达[39]，这就可以解释p53通路失活却不伴有TP53基因的遗传改变。

MDM4功能分析表明，在*Rb1*、*Rbl1*（p107）基因敲除的小鼠中，MDM4能促进肿瘤发生，用小分子nutlin-3治疗移植瘤小鼠，阻止p53与MDM2/4结合，从而抑制肿瘤生长[39]。在RB模型结膜下注射nutlin-3后显示出一定的疗效，主要是调控p53依赖的细胞凋亡[40]。最近的研究表明，相较于正常视网膜组织，只有一小部分RB中存在MDM4 mRNA和蛋白过表达[41]，提示p53信号通路失活还存在其他机制，如肿瘤抑制蛋白p14ARF缺失[42]。

四、*KIF14*-驱动蛋白家族成员14（1q32.1）

*KIF14*是胞质分裂最后阶段必不可少的纺锤体驱动蛋白[43]。50%以上的原发性RB中存在*KIF14*过表达。在大部分视网膜细胞瘤中，1q32是继*RB1*基因缺失后最常见的异常核型，提示*KIF14*可能是一个M3事件[33,44]。通过荧光原位杂交技术（FISH）进行基因特异性分析发现，*KIF14*增益存在于所有RB，而*MDM4*增益只存在于少部分RB。这说明*KIF14*作为一个潜在的致癌基因，在促进RB发生发展中发挥了重要作用[45]。1q基因增益同时存在于许多其他类型的肿瘤，包括乳腺癌、肺癌、肝癌、食管癌、乳头状肾细胞癌、胶质母细胞瘤、卵巢癌、脑膜瘤等[46]。*KIF14*增益也存在于SV40 TAg-RB小鼠模型[47]，在人类RB实体瘤中*KIF14*呈低度扩增[33]。

KIF14 mRNA不仅在TAg-RB模型中呈过表达[48]，在其他肿瘤中也存在类似现象[49,50]。有关乳腺癌、肺癌、卵巢癌的报道均指出*KIF14*与肿瘤预后相关[51]。持久或短暂敲减*KIF14*基因可显著抑制肿瘤细胞系增殖、迁移及形成集落，提示*KIF14*在肿瘤的形成和进展中起着至关重要的作用[52]。近来的研究表明*KIF14*与Radil以一种特异方式相互作用，*KIF14*调控Radil-Rap1a在细胞膜上的活性，促进细胞的黏附和迁移，利于乳腺癌细胞转移[52]。综上，*KIF14*是促进多种癌症发生发展的重要基因，为特定致癌蛋白相互作用导致的治疗失败提供了新的机会[53]。

1q基因在RB发生发展中的作用目前仍存有争议。*MDM4*和*KIF14*位于染色体*1q32.1*，距离小于4 Mbp。一些学者通过高分辨率定量PCR检测1q25.3-1q41的5个序列标记位点，在RB和乳腺癌1q31.3-1q32.1.18中发现了3.06 MBP的MRG[33]。这个区域包含*KIF14*，但不包含*MDM4*。其他学者通过CGH证实RB中存在MRG，包含*MDM4*和*KIF14*。以上两项研究表明在MRG中存在*MDM4*基因，而*KIF14*位于局部MRG[54,55]。

五、*MYCN*-*v-myc*骨髓细胞瘤病毒相关基因，神经母细胞瘤来源（2p24.3）

*MYCN*基因编码N-Myc蛋白，是一种调控细胞周期基因表达的转录因子，可促进细胞

增殖[56]。*MYCN*基因在多种神经外胚层起源的肿瘤种呈过表达，包括神经母细胞瘤、视网膜母细胞瘤、胶质母细胞瘤、髓母细胞瘤、横纹肌肉瘤、小细胞肺癌等，且与神经母细胞瘤预后相关[57~60]。研究证实*MYCN*基因在Y79细胞系及约3%的视网膜母细胞瘤中过表达[61]。

通过与其他四个国际临床试验中心的合作，Rushlow等[62]发现了一个具有野生型*Rb1*基因的RB子集，以及一个具有全长子集的功能pRb蛋白，同时证实了*MYCN*基因的过表达（28~121拷贝；Rb1$^{+/+}$，MYCNA）。这部分RB约占总RB的1%，具有相对稳定的基因组序列。Rb1$^{+/+}$、Rb1$^{-/-}$、Rb1$^{+/-}$三种类型的肿瘤中*MYCN*基因表达量差异不大。在2例RB组织中发现仅*MYCN*基因轻度扩增，而既往研究检测到RB1$^{-/-}$的RB和神经母细胞瘤中同时存在*MYCN*、*NAG*和*DDX1*基因扩增[63]。

在15例Rb1$^{+/+}$，MYCNA的RB组织中，3例表现为17号染色体长臂异常（17q21.3–qter或17q24.3–qter增益），2例表现为11q缺失[62]。这两个位点的异常也常见于神经母细胞瘤，但很少见于RB1$^{-/-}$型的RB。其他位点的异常还包括14q和18q增益，及11p缺失。MYCNA型的单侧RB在组织学上与神经母细胞瘤相似（大核仁），发病年龄（4~5个月）相较RB1$^{-/-}$的单侧非遗传型RB（27个月）更早[9]。*MYCN*基因的发现有着重要的临床意义，改变了既往RB是单纯由于RB1等位基因缺失所致的传统观点。由于MYCNA型的RB仅存在*MYCN*基因扩增，预示着这类患儿发生进展和继发第二肿瘤的风险较小，在今后有望通过*MYCN*基因靶向治疗来挽救视力。

六、*DEK*和E2F转录因子3（*E2F3*）

*DEK*基因和E2F转录因子3（*E2F3*）均位于染色体*6p22.3*，*DEK*基因是一种染色质重塑因子和组蛋白分子伴侣，*E2F3*是一种pRB转录调节因子，在细胞周期调控中起关键作用。RB染色体6P区域的基因大量增益和过表达，表现为一个等臂染色体6p[31]。然而，通过光谱核型分析和多色显带分析在RB细胞系6P区域检测到基因重排和易位，提示染色体6p增益，*DEK*基因和*E2F3*基因的活化还存在其他机制[64]。

虽然增益和过表达共存很常见[65]，但也可见到某种基因增益单独发生的情况。在一些RB中检测到特异性*DEK*基因增益，但*E2F3*基因仅发生双倍复制[45]。RB中*E2F3*增益的比例（70%）较*DEK*（40%）高，与TAg–RB小鼠模型中的情况相似[47]。此外，一些证据表明*E2F3*对*DEK*进行转录调控，使这些癌基因的表达调控进一步复杂化[66]。*DEK*基因和*E2F3*在多种肿瘤的发生发展中均发挥着重要作用。*DEK*作为一种核孔蛋白融合基因（Nup214）在多种肿瘤中过度表达，首次发现于急性髓系白血病（AML）[67]，随后在黑色素瘤、肝癌、脑肿瘤、乳腺癌等肿瘤中有相同发现[68]。此外，*DEK*过表达可以赋予肿瘤细胞干细胞样特性，促进肿瘤进展和化疗耐药[69]，证实*DEK*是一个重要的致癌基因。*E2F3*基因在膀胱癌、前列腺癌、肺癌、乳腺癌中增益和过度表达，siRNA介导*E2F3*沉默后肿瘤细胞的增殖能力明显降低[70,71]。这说明*E2F3*失活有望成为一种新的肿瘤基因治疗方法。

七、*CDH11*–Cadherin 11（16q21）

CDH11（又称为成骨细胞钙黏蛋白）编码Ⅱ型经典钙黏蛋白，是一种介导钙依赖性细胞黏附的膜蛋白，在骨骼的发育和维持中发挥着重要作用。*CDH11*缺失在骨肉瘤中很常

见，并与肿瘤的侵袭和转移密切相关[72,73]。研究还发现*CDH11*是浸润性乳腺导管癌、小叶癌的一个潜在肿瘤抑制基因，并参与转移性神经胶质瘤的发生发展[74,75]。在许多不同的肿瘤细胞株中*CDH11*启动子发生甲基化且被有效抑制，说明了*CDH11*在肿瘤发生中的作用[76]。此外，在黑色素瘤和头颈部肿瘤的转移细胞株中发现了*CDH11*启动子超甲基化，进一步印证了*CDH11*表达缺失促进肿瘤转移的假设[77]。有关学者研究发现58%的RB受试者中存在染色体16q热点缺失，并把微小残留病（minimal residual leukemia,MRL）缩小到*CDH11*基因。同时检测了*CDH11*在TAg-RB小鼠模型中的表达，证实了许多TAg-RB肿瘤中存在*CDH11*基因缺失[47]。

随后，Laurie等在p107、pRb和p53蛋白功能性失活的转基因小鼠模型中研究发现，*CDH11*表达缺失与视神经侵犯相关[78]。将TAg-RB小鼠与*CDH11*基因缺失的小鼠杂交，发现肿瘤形成率明显降低，已形成的肿瘤中细胞增殖加快，而凋亡标志物的表达显著减少[79]。这些结果表明，*CDH11*可以抑制视网膜母细胞瘤的发生和发展，至少对于鼠模型是这样。然而，Gratias等人通过比较基因组杂交发现RB中除16q22缺失外，16q24也发生杂合性缺失，MRL包含潜在的肿瘤抑制因子*CDH13*[80]。这些基因区域的缺失也与RB眼内播种有关，提示或许*CDH13*可能是RB中除*CDH11*之外的重要的肿瘤抑制基因。

（李 彬）

参考文献

1. Knudson AG Jr. Mutation and cancer: statistical study of retinoblastoma. Proc Natl Acad Sci USA, 1971, 68: 820–823.

2. ShieldsJA. The diagnosis and treatment of retinoblastoma. Trans Pa Acad Ophthalmol Otolaryngol, 1980, 33(1): 9–18.

3. 潘作新，石珍荣，孙为荣，仇宜解. 视网膜母细胞瘤116例的临床和病理分析. 青岛医学院学报，1981, 3: 1–7.

4. 王国民. 视网膜母细胞瘤的遗传咨询. 实用眼科杂志, 1989, 7(7): 414–418.

5. Kivela T. The epidemiological challenge of the most frequent eye cancer: retinoblastoma, an issueof birth and death. Brit J Ophthalmol, 2009, 93: 1129–1131.

6. Parulekar M V. Retinoblastoma–current treatment and future direction. Early Hum Dev, 2010, 86(10): 619–625.

7. 李彬. 关于在我国建立视网膜母细胞瘤规范化诊疗模式必要性的思考. 中华眼科杂志, 2012, 48(11): 961–964.

8. Rushlow D, Piovesan B, Zhang K, et al. Detection of mosaic RB1 mutations in families with retinoblastoma. Hum Mut, 2009, 30: 842–851.

9. Dimaras H, Kimani K, Dimba EA, et al. Retinoblastoma. Lancet, 2012, 379: 1436–1446.

10. Sparkes RS, Murphree AL, Lingua RW, et al. Gene for hereditary retinoblastoma assigned to human chromosome 13 by linkage to esterase D. Science, 1983, 219(4587): 971–3.

11. Comings DE. A general theory of carcinogenesis. Proc Natl Acad Sci USA, 1973, 70: 3324–3328.

12. Murphree AL, Gomer CJ, Doiron DR, et al. Recent developments in the genetics and treatment of retinoblastoma. Birth Defects Orig Artic Ser, 1982, 18(6): 681–7.

13. BenedictWF, Banerjee A, Mark C, et al. Nonrandom chromosomal changes in untreated retinoblastomas. Cancer

Genet Cytogenet, 1983, 10(4): 311-33.

14. WorkmanML, Soukup SW. Chromosome features of two retinoblastomas. Cancer Genet Cytogenet, 1984, 12(4): 365-70.

15. GardnerHA, Gallie BL, Knight LA, et al. Multiple karyotypic changes in retinoblastoma tumor cells: presence of normal chromosome No. 13 in most tumors. Cancer Genet Cytogenet, 1982, 6(3): 201-11.

16. 区宝祥，卓子兰，梁启万. 视网膜母细胞瘤实体瘤的13号染色体. 遗传与疾病, 1986, 3(4): 199-202.

17. HongFD, Huang HJ, To H, et al. Structure of the human retinoblastoma gene. Proc Natl Acad Sci USA, 1989, 86(14): 5502-6.

18. Zajaczek S, Jakubowska A, Górski B, et al. Frequency and nature of germline Rb-1 gene mutations in a series of patients with sporadic unilateral retinoblastoma. Eur J Cancer, 1999, 35(13): 1824-7.

19. YandellDW, Dryja TP. Detection of DNA sequence polymorphisms by enzymatic amplification and direct genomic sequencing. Am J Hum Genet, 1989, 45(4): 547-55.

20. 邓应平，顾健人，蒋惠秋，等. 视网膜母细胞瘤Rb基因表达. 中华医学遗传学杂志, 1994, 11(1): 16-18.

21. Hogg A, Onadim Z, Baird PN, et al. Detection of heterozygous mutations in the RB1 gene in retinoblastoma patients using single-strand conformation polymorphism analysis and polymerase chain reaction sequencing. Oncogene, 1992, 7(7): 1445-51.

22. Ludlow JW, DeCaprio JA, Huang CM, et al. SV40 large T antigen binds preferentially to an underphosphorylated member of theretinoblastoma susceptibility gene product family. Cell, 1989, 56(1): 57-65.

23. Livingston DM, DeCaprio JA, Ludlow JW. Does the product of the RB-1 locus have a cell cycle regulatory function? Princess Takamatsu Symp, 1989, 20: 187-190.

24. Chellappan SP, Hiebert S, Mudryj M, et al. The E2F transcription factor is a cellular target for the RB protein. Cell, 1991, 65(6): 1053-1061.

25. Huang HJ, Yee JK, Shew JY, et al. Suppression of the neoplastic phenotype by replacement of the RB gene in human cancer cells. Science, 1988, 242(4885): 1563-1566.

26. Takahashi R, Hashimoto T, Xu HJ, et al. The retinoblastoma gene functions as a growth and tumor suppressor in human bladder carcinoma cells. Proc Natl Acad Sci U S A, 1991, 88(12): 5257-5261.

27. Niederst MJ, Sequist LV, Poirier JT, et al. RB loss in resistant EGFR mutant lung adenocarcinomas that transform to small-cell lung cancer. Nat Commun, 2015, 6: 6377.

28. Jönsson G, Staaf J, Vallon-Christersson J, et al. The retinoblastoma gene undergoes rearrangements in BRCA1-deficient basal-like breast cancer. Cancer Res, 2012, 72(16): 4028-4036.

29. Constância M, Seruca R, Carneiro F, et al. Retinoblastoma gene structure and product expression in human gastric carcinomas. Br JCancer, 1994, 70(5): 1018-1024.

30. 陈大年，张晓玮，罗成仁. 视网膜母细胞瘤基因治疗的实验研究. 中华医学遗传学杂志, 1999, 16(4): 211-215.

31. Corson TW, Gallie BL. One hit, two hits, three hits, more? Genomic changes in the developmentof retinoblastoma. Genes Chromosomes Cancer, 2007, 46: 617-634.

32. Zielinski B, Gratias S, Toedt G, et al. Detection of chromosomal imbalances in retinoblastoma by matrix-based comparative genomic hybridization. Genes Chromosomes Cancer, 2005, 43: 294-301.

33. Corson TW, Huang A, Tsao MS, et al. KIF14 is a candidate oncogene in the 1q minimal region of genomic gain in multiple cancers. Oncogene, 2005, 24: 4741-4753.

34. Bowles E, Corson TW, Bayani J, et al, Gallie BL. Profiling genomic copy number changes in retinoblastoma beyond loss of RB1. Genes Chromosomes Cancer, 2007, 46: 118-129.

35. Orlic M, Spencer CE, Wang L, et al. Expression analysis of 6p22 genomic gain in retinoblastoma. Genes

Chromosomes Cancer, 2006, 45: 72–82.

36. Marchong MN, Chen D, Corson TW, et al. Minimal 16q genomic loss implicates cadherin–11 in retinoblastoma. Mol Cancer Res, 2004, 2: 495–503.

37. Marine JC, Jochemsen AG. Mdmx and Mdm2: brothers in arms? Cell Cycle, 2004, 3: 900–904.

38. Wade M, Li YC, Wahl GM. MDM2, MDMX and p53 in oncogenesis and cancer therapy. Nat RevCancer, 2012, 13: 83–96.

39. Laurie NA, Donovan SL, Shih CS, et al. Inactivation of the p53 pathway in retinoblastoma. Nature, 2006, 444: 61–66.

40. Laurie NA, Shih CS, Dyer MA. Targeting MDM2 and MDMX in retinoblastoma. Curr CancerDrug Targets, 2007, 7: 689–695.

41. Guo Y, Pajovic S, Gallie BL. Expression of p14ARF, MDM2, and MDM4 in humanretinoblastoma. Biochem Biophys Res Commun, 2008, 375: 1–5.

42. To KH, Pajovic S, Gallie BL, et al. Regulation of p14ARF expression by miR–24: apotential mechanism compromising the p53 response during retinoblastoma development. BMC Cancer, 2012, 12: 69.

43. Gruneberg U, Neef R, Li X, et al. KIF14 and citronkinase act together to promote efficient cytokinesis. J Cell Biol, 2006, 172: 363–372.

44. Corson TW, Zhu CQ, Lau SK, et al. *KIF14* messenger RNA expression is independently prognostic for outcome in lung cancer. Clin Cancer Res, 2007, 13: 3229–3234.

45. Dimaras H, Khetan V, Halliday W, et al. Loss of *RB1* induces non–proliferative retinoma: increasing genomic instability correlates with progression to retinoblastoma. Hum Mol Genet, 2008, 17: 1363–1372.

46. Thériault BL, Corson TW. KIF14 (kinesin family member 14). Atlas Genet Cytogenet OncolHaematol, 2012, 16: 695–699.

47. Pajovic S, Corson TW, Spencer C, et al. The TAg–RB murine retinoblastoma cell of origin hasimmunohistochemical features of differentiated Muller glia with progenitor properties. Invest Ophthalmol Vis Sci, 2011, 52: 7618–7624.

48. Madhavan J, Mitra M, Mallikarjuna K, et al. KIF14 and E2F3 mRNA expression in human retinoblastoma and itsphenotype association. Mol Vis, 2009, 15: 235–240.

49. Markowski J, Oczko–Wojciechowska M, Gierek T, et al. Gene expression profileanalysis in laryngeal cancer by high–density oligonucleotide microarrays. J Physiol Pharmacol, 2009, 60(Suppl 1): 57–63.

50. Markowski J, Tyszkiewicz T, Jarzab M, et al. Metal–proteinase ADAM12, kinesin 14 and check point suppressor 1 as new molecular markers of laryngeal carcinoma. Eur ArchOtorhinolaryngol, 2009, 266: 1501–1507.

51. Theriault BL, Pajovic S, Bernardini MQ, et al. Kinesin family member 14: an independent prognostic marker and potential therapeutic target for ovarian cancer. Int J Cancer, 2012, 130: 1844–1854.

52. Ahmed SM, Theriault BL, Uppalapati M, et al. KIF14negatively regulates Rap1a–Radil signaling during breast cancer progression. J Cell Biol, 2012, 199: 951–967.

53. Basavarajappa HD, Corson TW. KIF14 as an oncogene in retinoblastoma: a target for novel therapeutics? Future Med Chem, 2012, 4: 2149–2152.

54. Ganguly A, Nichols KE, Grant G, et al. Molecular karyotype of sporadic unilateral retinoblastoma tumors. Retina, 2009, 29: 1002–1012.

55. Mairal A, Pinglier E, Gilbert E, et al. Detection of chromosome imbalances in retinoblastoma by parallel karyotype and CGH analyses. Genes Chromosomes Cancer, 2000, 28: 370–379.

56. Woo CW, Tan F, Cassano H, et al. Use of RNA interference to elucidate the effect of MYCN on cell cycle in neuroblastoma. Ped Blood Cancer, 2008, 50: 208–212.

57. Barr FG, Duan F, Smith LM, et al. Genomic and clinical analyses of 2p24 and 12q13–q14 amplification in alveolar rhabdomyosarcoma: a report from the Children's Oncology Group. Genes Chromosomes Cancer, 2009,

48: 661–672.

58. Salido M, Arriola E, Carracedo A, et al. Cytogenetic characterization of NCI–H69 and NCI–H69AR small cell lung cancer cell lines by spectral karyotyping. Cancer Genet Cytogenet, 2009, 191: 97–101.

59. Fix A, Lucchesi C, Ribeiro A, et al. Characterization of amplicons in neuroblastoma: high–resolution mapping using DNA microarrays, relationship with outcome, and identification of overexpressed genes. Genes Chromosomes Cancer, 2008, 47: 819–834.

60. Moreau LA, McGrady P, London WB, et al. Does *MYCN* amplification manifested as homogeneously staining regions at diagnos is predict a worse outcome in children with neuroblastoma? A Children's Oncology Group study. Clin Cancer Res, 2006, 12: 5693–5697.

61. Schwab M, Alitalo K, Klempnauer KH, et al. Amplified DNA with limited homology to myc cellular oncogene is shared by human neuroblastoma cell lines and a neuroblastoma tumour. Nature, 1983, 305: 245–248.

62. Rushlow DE, Mol BM, Kennett JY, et al. Characterisation of retinoblastomas without *RB1* mutations: genomic, gene expression, and clinical studies. Lancet Oncol, 2013, 14(4): 327–34.

63. Weber A, Imisch P, Bergmann E, et al. Coamplification of *DDX1* correlates with an improved survival probability in children with *MYCN*–amplified human neuroblastoma. J ClinOncol, 2004, 22: 2681–2690.

64. Paderova J, Orlic–Milacic M, Yoshimoto M, et al. Novel 6 prearrangements and recurrent translocation breakpoints in retinoblastoma cell lines identified by spectral karyotyping and mBAND analyses. Cancer Genet Cytogenet, 2007, 179: 102–111.

65. Grasemann C, Gratias S, Stephan H, et al. Gains and overexpression identify *DEK* and *E2F3* as targets of chromosome 6p gains in retinoblastoma. Oncogene, 2005, 24: 6441–6449.

66. Carro MS, Spiga FM, Quarto M, et al. DEK expression is controlled by E2F and deregulated in diverse tumor types. Cell Cycle, 2006, 5: 1202–1207.

67. von Lindern M, Fornerod M, van Baal S, et al. Thetranslocation (6; 9), associated with a specific subtype of acute myeloid leukemia, results in the fusion of two genes, dek and can, and the expression of a chimeric, leukemia–specific dek–canmRNA. Mol Cell Biol, 1992, 12: 1687–1697.

68. Privette Vinnedge LM, Ho SM, et al. The DEK oncogene is atarget of steroid hormone receptor signaling in breast cancer. PloS One, 2012, 7: e46985.

69. Privette Vinnedge LM, Kappes F, Nassar N, et al. Stacking the DEK: From chromatintopology to cancer stem cells. Cell Cycle, 2013, 12(1): 51–66.

70. Vimala K, Sundarraj S, Sujitha MV, et al. Curtailing overexpression of E2F3 in breast cancer using siRNA (E2F3)–based gene silencing. Arch Med Res, 2012, 43: 415–422.

71. Olsson AY, Feber A, Edwards S, et al. Role of E2F3expression in modulating cellular proliferation rate in human bladder and prostate cancer cells. Oncogene, 2007, 26: 1028–1037.

72. Kashima T, Nakamura K, Kawaguchi J, et al. Overexpression of cadherins suppresses pulmonary metastasis of osteosarcoma in vivo. Int J Cancer, 2003, 104: 147–154.

73. Kawaguchi J, Takeshita S, Kashima T, et al. Expression and function of the splice variant of the human cadherin–11 gene in subordination to intact cadherin–11. J BoneMineral Res, 1999, 14: 764–775.

74. Roylance R, Gorman P, Papior T, et al. A comprehensive study of chromosome 16q in invasive ductal and lobular breast carcinoma using array CGH. Oncogene, 2006, 25: 6544–653.

75. Delic S, Lottmann N, Jetschke K, et al. Identification and functional validation of CDH11, PCSK6 and SH3GL3 as novel glioma invasion–associated candidate genes. Neuropathol Appl Neurobiol, 2012, 38: 201–212.

76. Li L, Ying J, Li H, et al. The human cadherin 11 is a pro–apoptotic tumor suppressor modulating cell stemness through Wnt/beta–catenin signaling and silenced in common carcinomas. Oncogene, 2012, 31: 3901–3912.

77. Carmona FJ, Villanueva A, Vidal A, et al. Epigenetic disruption of cadherin–11 in human cancer metastasis. J

Pathol, 2012, 228: 230–240.

78. Laurie N, Mohan A, McEvoy J, et al. Changes in retinoblastoma cell adhesion associated with optic nerveinvasion. Mol Cell Biol, 2009, 29: 6268–6282.

79. Marchong MN, Yurkowski C, Ma C, et al. Cdh11 acts as a tumor suppressor in a murine retinoblastoma model by facilitating tumor cell death. PLoS Genet, 2010, 6: e1000923.

80. Gratias S, Rieder H, Ullmann R, et al. Allelic loss in a minimal region on chromosome 16q24 is associated with vitreous seeding of retinoblastoma. Cancer Res, 2007, 67: 408–416.

第四节 糖尿病视网膜病变

一、概述

糖尿病视网膜病变（diabetic retinopathy，DR）是糖尿病常见的微血管并发症之一，也是一种世界范围内主要的致盲性眼病[1]。其病理改变包括视网膜毛细血管周细胞减少或消失，微动脉瘤形成，基底膜增厚，血 – 视网膜屏障（blood–retina barrier，BRB）破坏，毛细血管闭塞，内皮细胞增生及新生血管生成。由此引起典型的DR临床表现包括：视网膜微动脉瘤、视网膜出血、棉絮斑、硬性渗出、黄斑水肿、毛细血管无灌注区形成，最终导致增生性玻璃体视网膜病变、牵拉性视网膜脱离等。长期以来，国内外学者对DR进行了大量临床及基础研究，目前认为，慢性高血糖是DR微血管并发症的主要原因。高血糖介导多种分子途径的激活，导致了视网膜微血管损伤及血 – 视网膜屏障破坏，促进了血管渗漏和缺血导致的视网膜新生血管生成，形成非增生性糖尿病视网膜病变（non–proliferative diabetic retinopathy，NPDR）和增生性糖尿病视网膜病变（proliferative diabetic retinop–athy，PDR）。关于高血糖如何引起微血管病变，相关的假说有：多元醇 – 肌醇代谢异常，糖基化终末产物的形成增加，蛋白激酶C亚型的激活，己糖胺途径的增加等[2]。这些途径（图5-4-1）诱导氧化应激反应、炎症反应、视网膜细胞凋亡，导致血管通透性增加、血管阻塞、局部缺血等神经血管损害。同时，这些反应将导致血管生成因子和炎症因子的上调，它们相互协调，通过一个复杂的过程共同参与DR的发生与发展。

二、糖尿病视网膜病变发病机制分子生物学研究进展

（一）DR的生物化学机制

糖尿病患者糖代谢紊乱是导致视网膜微血管系统损害的主要原因。目前对其导致DR的发病机制有多种假说。

1. 多元醇 – 肌醇代谢异常 高糖状态下，葡萄糖代谢的多元醇通路被激活。此途径由醛糖还原酶（aldose reductase，AR）和山梨醇脱氢酶（sorbitol dehydrogenase，SDH）共同参与，醛糖还原酶是此途径的限速酶。高糖时，醛糖还原酶活性增加，过量的葡萄糖首先在AR催化下，以还原型辅酶Ⅱ（NADPH）为辅酶被还原为山梨醇，其后山梨醇在SDH作用下，以氧化型辅酶I（NAD+）为辅酶被氧化为果糖。目前研究认为，此途径致病

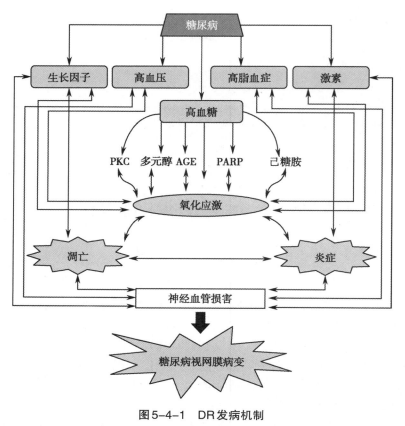

图 5-4-1 DR发病机制

（Safi S Z, Qvist R, Kumar S et al. Molecular mechanisms of diabetic retinopathy, general preventive strategies, and novel therapeutic targets. Biomed Res Int, 2014: 801269）

机制如下：山梨醇及果糖代谢缓慢且不易透过细胞膜弥散因而导致对微血管的渗透压损伤；山梨醇的激活同时抑制磷酸己糖旁路，引起细胞内肌醇减少导致Na^+、K^+-ATP酶活性下降，DNA活性下降及周细胞死亡；葡萄糖在还原过程中消耗大量NADPH因此加剧机体的氧化损伤；山梨醇在氧化过程中使胞质中NADH/NAD+比值增进，抑制了3-磷酸甘油醛脱氢酶（gylceraldehyde-3-phosphate dehydrogenase，GAPDH）的活性，增加了磷酸丙糖的浓度从而使甲基乙二醛和甘油二酯的形成增加，后两者是一种糖基化终末产物（advanced glycation end products，AGEs）的前体，从而激活蛋白激酶C途径[3,4]。

2. 细胞内糖基化终末产物（AGEs）的过量产生 葡萄糖的自由醛基与蛋白质N端氨基酸侧链反应形成3-脱氧葡萄糖酮醛，其进一步与蛋白质发生非酶性糖基化反应，形成一系列共价及交联产物称为AGEs。高血糖是细胞内及基质AGEs形成的启动因素，并引起AGEs在内皮细胞、周细胞以及基底膜的大量堆积。AGEs直接改变细胞内蛋白质结构和功能，导致内皮细胞功能紊乱，毛细血管通透性增进；可导致血管壁增厚，引起血管结构及功能改变；引起低氧诱导因子-1α蛋白增加堆积可增加血管内皮生长因子（vascular endothelial growth factor，VEGF）产生，引起血管新生；可增加细胞间黏附因子-1（Intercellular adhesion molecule，ICAM-1）mRNA的表达，导致白细胞淤滞，血-视网膜屏障的破坏；产生氧化应激，加重缺血缺氧并导致微血栓形成；攻击DNA和核蛋白，影响mRNA的表达，导致基因突变和基因表达错误；对视网膜神经节细胞的致凋亡作用，引起Muller细胞的结构、功能改变[5~7]。近年来发现，在毛细血管周细胞及内皮细胞中均有糖基化终末产物受体（receptor for advanced glycation end products，RAGE）的表达。RAGE是免疫球蛋白超家族成员，是一种跨膜受体，AGEs受体复合物可诱导活性氧（reactive oxygen species，ROS）产生并激活了转录因子NF-κB，激活多个信号转导通路，从而改变炎症及免疫等一系列相关基因的表达，最终导致DR的发生[8]。

3. **甘油二酯－蛋白激酶C（diacylglycerol-protein C，DAG-PKC）途径的激活** 高血糖致糖分解中间产物磷酸二羟丙酮增加，其可通过从头合成途径还原为3-磷酸甘油并逐步酰化而成为甘油二酯。甘油二酯作为第二信使进一步激活蛋白激酶C。蛋白激酶C是一大组结构相关酶，激活的PKC可通过多种机制参与DR形成：如β型PKC可上调VEGF等相关因子的表达，导致视网膜血管通透性增高，促进微动脉瘤及视网膜新生血管形成[9~11]。治疗研究发现，应用PKC抑制剂选择性药物能有效抑制视网膜前及视盘新生血管形成，证实PKC与DR相关[12]；PKC使内皮素-1（endothelin-1，EF-1）表达增强，引起视网膜血管收缩，组织缺血，血液凝滞，血流缓慢；提高TGF-β表达，使基底膜增厚；PKC抑制Na$^+$，K$^+$-ATP酶活性，促进血栓形成；可使诱导型NOS（inducible NOS，iNOS）生成增加，损伤周细胞和内皮细胞[13]。（图5-4-2）

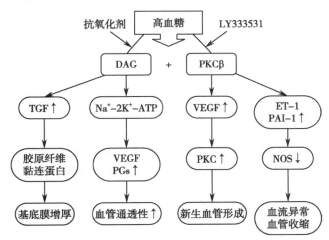

图5-4-2 甘油二酯－蛋白激酶C途径的激活

4. **己糖胺（氨基己糖）途径（hexosamine biosynthesis pathway，HBP）的增加** 氨基己糖途径的限速酶为6-磷酸-谷氨酰胺果糖氨基转换酶（glutamine：fructose 6 phosphateamidotransferase，GFAT）。高糖状态下，升高的葡萄糖进入此途径：6-磷酸果糖在GFAT催化下形成6-磷酸葡萄糖氨基，此后快速代谢为二磷酸尿苷-N-乙酰葡萄糖胺。葡萄糖胺升高会加重胰岛素抵抗，及可以阻断高血糖诱导的转化生长因子（transforming growth factor α、β1，TGF-α、β1）和纤溶酶原激活因子抑制物（plasminogen activator inhibitors-1，PAI-1）转录的增加，导致糖尿病多种并发症的发生[14]。

5. **氧化应激（oxidative stress）** 糖尿病时机体处于氧化应激状态，以上所述高血糖所致的一系列糖代谢异常均可导致使视网膜内活性氧（ROS）产生增加，大量ROS成分积聚于视网膜，对组织造成慢性损伤。正常情况下，体内存在的抗氧化物质主要有超氧化物歧化酶（SOD）、过氧化氢酶（CAT）、谷胱甘肽过氧化物酶（GSH-Px）及非酶类系统（维生素 C/E，巯基化合物）等，病理状态下，由于 ROS 生成与清除不平衡，抗氧化与促氧化失衡，导致 ROS 活动过度，进一步激活下游信号通路，破坏细胞内生物大分子，攻击视网膜膜蛋白及细胞内酶系统。DR 的发生过程是氧化应激与其他各损伤因素相互促进发展的过程。首先，在多元醇途径中由于 AR 的产生消耗大量 NADPH，使得 GSH 生成减少，ROS 生成增加；其次，蛋白质非酶糖基化通路中，AGEs/RAGE 系统激活 PKCδ 依赖的 NADPH 氧化酶，激活级联的信号蛋白，造成氧化还原失衡，产生大量 ROS。此外，长期高血糖状态使细胞内积聚大量的 3-磷酸甘油醛，进一步诱导 ROS 的产生，并引发 DNA 修复酶（PARP）积聚，同时，PARP 又可激活 PKC 信号转导途径、增加 AGEs 的产生[15]。

此外 1 型和 2 型糖尿病的大型临床研究结果显示，与常规血糖控制比较，早期强化血糖控制能减少微血管和大血管并发症的发生率和进展。另一方面，常规血糖控制组即使转变为接受强化血糖控制后，之前常规血糖控制导致的血管损伤仍然持续存在。这种持续性的负面效应被定义为"代谢记忆（metabolic memory）"或"高糖记忆（hyperglycemic memory）"。研究显示氧化应激、糖基化终产物（AGEs）和表观遗传学修饰可能涉及 DR 代谢记忆现象[16]。

（二）炎症反应

与 DR 在早期糖尿病动物模型中，研究人员发现视网膜中存在与炎症反应一致的分子变化及结构异常，随后的研究证实在 DR 时视网膜内确实存在炎症反应[17]。

1. C 反应蛋白　C 反应蛋白（C-reactive protein，CRP）为非特异性的炎症反应标志物，研究报道，CRP 的水平在糖尿病状态下持续升高。研究表明，CRP 在糖尿病尚未发病时已升高，可预警 2 型糖尿病的发生[18]。研究发现 2 型糖尿病患者血浆中 CRP 的升高是导致血管内皮损伤的因素之一，且在糖尿病的微血管并发症中起致病作用。合并 DR 的糖尿病患者血浆中 CRP 和可溶性 ICAM-1 的浓度显著高于未合并 DR 的糖尿病患者，提示炎症活动和血管内皮功能紊乱密切相关，并参与 DR 的发生发展[19]。近年来大量研究表明，CRP 刺激视网膜血管内皮细胞产生氧自由基，氧化脂质代谢产物增多引起局部炎症，继而导致血管内皮细胞功能障碍或直接损伤内皮细胞产生视网膜的微血管病变，最终导致 DR 的发生[20]。

2. 视网膜血管内皮生长因子（VEGF），细胞间黏附因子-I（ICAM-1）

（1）VEGF 家族：VEGF 家族包括 VEGF-A、VEGF-B、VEGF-C、VEGF-D、VEGF-E、VEGF-F、胎盘生长因子（placenta growth factor，PGF）（图 5-4-3）。VEGF-A 即通常所说的 VEGF。人 VEGF-A 基因位于染色体 6p21.3，长度为 14kb，含 8 个外显子和 7 个内含子，编码形成 34～45kDa 的同源二聚体糖蛋白。VEGF-A 基因 mRNA 转录时可剪切成 5 种异构体，根据其氨基酸链的长短命名为：VEGF-A121、VEGF-A145、VEGF-A165、VEGF-A189 和 VEGF-A206。异构体之间的溶解性差异取决于它们与细胞外基质中肝素的结合活性。VEGF-A189 和 VEGF-A206 与肝素结合紧密，几乎完全与细胞外基质结合，无可溶性；VEGF-A165 具有较弱的肝素结合活性，部分与细胞外基质结合，部分可溶解分泌至细胞外；VEGF-A121 不与肝素结合，具有可溶性，易自由扩散。体外研究证实异构体的生物学活性与其溶解性密切相关。近年发现因 C 末端不同尚有一类"VEGFXXXb"形式的显性失活异构体，它们能与VEGF受体结合但不能完全激活受体。研究显示在血管新生组织中VEGF165b下调，在缺氧诱导视网膜小鼠中VEGF165b能抑制视网膜新生血管形成。

在眼内，视网膜血管内皮细胞、周细胞、视网膜神经节细胞、RPE细胞、muller细胞及感光细胞均有VEGF表达。VEGF-A是重要的血管形成调节因子，VEGF-B。VEGF-B具有促进内皮细胞增生的作用，可在局部促进血管生长与肿瘤生长也有密切关系，VEGF-C和VEGF-D可诱导癌组织新生血管和新生淋巴管中生成，VEGF-E与VEGF-A具有相似的功能但不产生伴随的炎症作用，是靶向治疗DR的新途径。PGF单独作用弱，与VEGF-A结合可促进内皮细胞有丝分裂，诱导新生血管形成。

（2）VEGF受体家族：VEGF受体（VEGF receptors，VEGFR）家族包括：VEGFR-1/fms样酪氨酸激酶（fms-like tyrosine kinase-1，Flt-1）；VEGFR-2/含激酶插入区受体（kinase insert domain containing receptor，KDR）/胎肝激酶（fetal liver kinase-1，Flk-1）；VEGFR-3/Flk-4及神经纤维网蛋白-1（neuropilin-1，NRP-1）；神经纤维网蛋白-2（neuropilin-2，NRP-2）。VEGFR-1，VEGFR-2及VEGFR-3均属酪氨酸激酶型受体，含有7个细胞外免疫球蛋白区，1个跨膜区及1个细胞内酪氨酸激酶区，VEGF与VEGFR结合，导致VEGFR酪氨酸激酶自身磷酸化，并激活其下游的一系列蛋白，发挥生物学功能，如激活磷脂酰胆碱特异性磷脂酶C，后者水解磷脂酰肌醇二磷酸，产生二脂酰甘油（diacylglycerol，DAG）和肌醇三磷酸（inositol 1,4,5-trisphosphate，IP3），进而可激活胞质内蛋白激酶C。VEGFR-1主要分布于血管内皮细胞周细胞，其具有双重作用，在内皮细胞对VEGFR-2有负调节作用，在周细胞中通过酪氨酸激酶方式刺激新生血管生成；VEGFR-2主要分布于血管内皮细胞，是VEGF发挥功能的主要受体；VEGFR-在胚胎期表达于血管和淋巴管内皮细胞，在成人仅表达于淋巴管内皮细胞；NRP-1和NRP-2分布于神经轴突及血管内皮细胞，NRP-1是VEGF165的特异性受体，通过增加VEGF165于VEGFR-2的亲和力加强VEGF的生物学效应，实验证实在早产儿视网膜病变模型小鼠中NRP-1与VEGFR-2共同表达于视网膜新生血管。

（3）VEGF及受体生物学效应：VEGF-A可结合于VEGFR-1，VEGFR-2；VEGF-B与PGF仅与VEGFR-1结合；VEGF-C/VEGF-D可与VEGFR-2，VEGFR-3结合；VEGF-E与VEGFR-2结合（图5-4-3）。

VEGF是一种旁分泌和自分泌生长因子与受体结合后通过一系列信号转导通路产生相应的生物学效应[21~25]（图5-4-4）。

1）促进内皮细胞迁移、增殖，新生血管生成：VEGF是一种特异性内皮细胞有丝分裂原，通过旁分泌与内皮细胞内受体结合，可诱导内皮细胞生长增殖，促进内皮细胞迁移，诱导其侵入胶原中形成管腔结构，产生新生血管。多个研究表明VEGF的表达与组织中新生血管的数量有密切关系。

2）提高血管通透性：VEGF是目前已知的最强的血管渗透剂，研究表明VEGF诱导紧密连接蛋白和ZO-1的快速磷酸化，增加内皮特异性抗原PAI-1，引起血—视网膜屏障（blood-retinal barrier，BRB）的损害，同时增加ROS的产生，导致毛细血管通透性增强，血浆蛋白（主要是纤维蛋白原）外渗，凝结成纤维凝胶，为成纤维细胞、内皮细胞等移动侵入提高了最佳的基质，最终形成新生血管网。

3）改变细胞外基质（extra-cellular matrix，ECM）：VEGF可诱导内皮细胞基因的活化

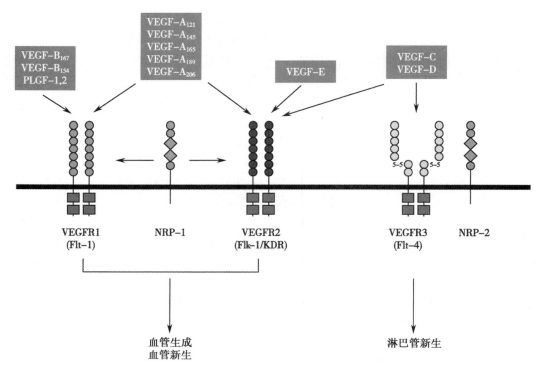

图5-4-3　VEGF及其受体（Hicklin DJ, Ellis LM. J Clin Oncol. 2005; 23: 1011–1027.)

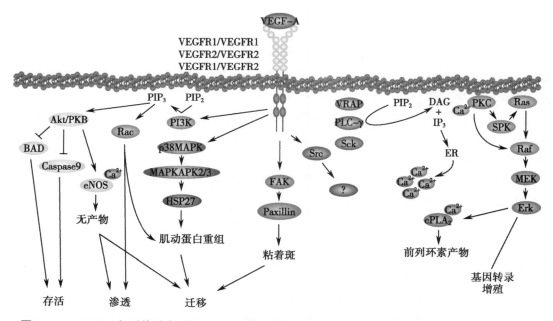

图5-4-4　VEGF与受体结合后通过一系列信号转导通路产生相应的生物学效应（J.S. Penn a, A. Madan b, R.B. Caldwell c,et,al. Progress in Retinal and Eye Research 2008;7 :331– 371）

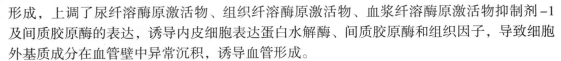

形成，上调了尿纤溶酶原激活物、组织纤溶酶原激活物、血浆纤溶酶原激活物抑制剂 -1 及间质胶原酶的表达，诱导内皮细胞表达蛋白水解酶、间质胶原酶和组织因子，导致细胞外基质成分在血管壁中异常沉积，诱导血管形成。

4）上调细胞间黏附因子 -l（ICAM-1）表达：很多研究表明 VEGF 可以通过增加 ICAM-1 的表达启动炎症反应系统，增加血管内白细胞的滚动，黏附，形成血栓、白细胞瘀滞，激活释放多种活性因子，如 ROS、溶酶体酶血小板活化因子等，造成内皮细胞功能损伤、血管壁破坏、血管缓慢、血栓形成、视网膜局部缺血缺氧、新生血管等。研究发现 DR 早期即可出现细胞间黏附因子表达增加及白血病数量增多，有报道观察到 DR 大鼠白细胞黏附聚集的部位与视网膜毛细血管阻塞及内皮细胞水肿部位一致，说明白细胞黏附亦可导致 DR 晚期的病变[26]。

5）增加内皮细胞对葡萄糖的转运：葡萄糖转运载体（glucose transporter-1，GLUT-1）特异性在视网膜内屏障的内皮细胞、视网膜外屏障的色素上皮细胞表达。研究发现 VEGF 通过 PKC 途径调节 GLUT-1 由细胞质转移到细胞膜，从而使内皮细胞葡萄糖转运增加。糖尿病的最早期阶段，视网膜内屏障的 GLUT-1 密度即已增加，使细胞内的葡萄糖水平升高，并通过上述多种糖代谢异常刺激下的可能途径导致 DR 的进展。

（4）VEGF 及受体表达的调节因素

1）缺氧：缺氧主要通过活化 VEGF 基因转录，提高 VEGF mRNA 稳定性及上调 VEGF 表达对其进行调控。Aiello 等在缺氧的条件下培养视网膜色素上皮细胞（RPE）和内皮细胞 4 小时，Northern 杂交表明，VEGF mRNA 表达增加，缺氧 18 小时后人视网膜色素上皮（retinal pigment epithelium，RPE）VEGF mRNA 增加 16 倍。

缺氧诱导因子 -1（hypoxia-inducible factor-1，HIF-1）是缺氧条件下体内的一种异源二聚体核转录因子，由 HIF-1α 和 HIF-1β 组成。HIF-1α 是唯一的调节亚单位，常氧情况下 HIF-1α 与缺氧诱导因子抑制因子结合而被降解；缺氧条件下由于降解通路被阻断，HIF-1α 迅速与 HIF-1β 聚合形成有活性的 HIF-1 二聚体从而调节下游基因的表达。缺氧状态下 HIF-1 可与 VEGF 5' 端的低氧反应元件（hypoxic response elements，HRE）结合，活化 VEGF 的启动子，使 VEGF 的转录和表达增强[27]。

体外实验发现，在低氧下培养的人脐静脉内皮细胞中，VEGFR-2 的表达并不增加，这与整体实验的结果并不一致，说明 VEGFR-2 表达的上调可能通过一个低氧组织释放的旁分泌因子或转录后机制介导；而 VEGFR-1 的表达增加，可能是由位于其启动子中的低氧增强子元件直接介导上调产生的[22]。

2）胰岛素：研究发现胰岛素在治疗早期可促进 DR 的进展。其原因之一可能与胰岛素能使内皮细胞内 VEGF121 和 VEGF165 的 mRNA 表达上调有关。推测其调节机制主要包括：启动阶段胰岛素通过增强 VEGF 启动子活性增加视网膜神经节细胞、Müller 细胞、RPE 细胞内 VEGF mRNA 的表达；转录水平，胰岛素可通过形成 HIF-1α ARNT 复合体增强 VEGF mRNA 转录及表达；胰岛素可通过酪氨酸磷酸化受体激活 NF-κB 途径介导对 VEGF mRNA 的上调。

3）血管紧张素 Ⅱ（angiotensin，Ang Ⅱ）：近年来研究发现 Ang Ⅱ 在眼内亦可合成并在高糖环境下被活化。在对牛视网膜内皮细胞的研究中发现 Ang Ⅱ 可使 VEGFR-2 mRNA 的表达大量增加，且呈时间和剂量依赖性，但并不改变其结合力及半衰期[25]。此外有报道给糖尿病大鼠服用 AT Ⅱ 的 AT12R 拮抗剂如 losartan 能阻断这一作用并延缓 DR 进展。说明

AngⅡ能通过激活VEGF基因转录刺激视网膜血管内皮细胞增生及新生血管生成。

4）其他细胞生长因子：目前发现的许多细胞生长因子均可影响VEGF的表达，如碱性成纤维生长因子（bFGF）；转化生长因子（TGF-β1）、胰岛素样生长因子（IGF-1）、血小板衍生因子、表皮生长因子（epidermal growth factor，EGF）、白细胞介素-1a（Interleukin-1a，IL-1a）、白细胞介素-6（Interleukin-6，IL-6）等均可上调VEGF mRNA表达；肿瘤坏死因子-α（TNF-α）、内源性抑制因子K5（kringle-5）、色素上皮衍生因子（pigment epithelium-derived factor，PEDF）等则可下调VEGF mRNA表达。

（5）VEGF与DR：DR的基本病理改变包括微血管系统损害（周细胞缺失，内皮细胞及血流动力学异常）导致的血管通透性增加、黄斑水肿，进一步出血渗出，血管闭塞、新生血管形成及纤维化等一系列病变。VEGF的表达增加导致的产生的促进内皮细胞分裂、增加血管通透性、诱发新生血管形成等生物学活性在DR的发生、发展过程中起重要作用（图5-4-5）。多项国内外DR与血清VEGF水平的相关性研究结果显示，血清VEGF水平与糖尿病病程具有显著正相关性且糖尿病病程越长，血清VEGF水平越高[28]。此外增殖型糖尿病视网膜病变（proliferative diabetic retinopathy，PDR）血清VEGF水平高于非增殖型糖尿病视网膜病变（non-proliferative diabetic retinopathy，NPDR）说明DR程度越重，增殖性改变越明显，则血清VEGF水平越高。

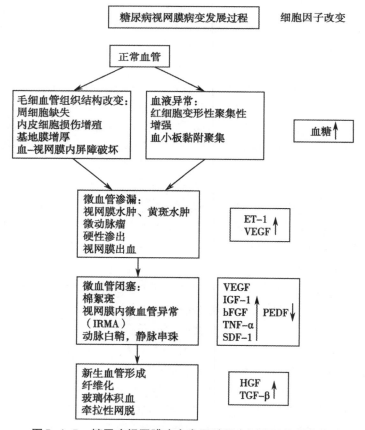

图5-4-5 糖尿病视网膜病变发展过程中细胞因子改变情况

（6）VEGF受体激酶抑制剂包括蛋白激酶C(PKC）抑制剂：研究发现选择性激酶抑制剂PKT787能阻止VEGF受体磷酸化，进而阻断VEGF信号通路，阻止新生血管生成。在缺氧诱导的缺血性视网膜病变鼠模型中，PKT787能完全抑制视网膜新生血管的形成；在激光诱导的脉络膜新生血管鼠模型中PKT787能明显抑制脉络膜新生血管形成，部分抑制发育中视网膜新生血管形成。

VEGF通过激活PKC通路发挥其生物学效应，因而应用蛋白激酶C抑制剂可选择性阻断VEGF细胞内的信号转导通路，从而抑制新生血管形成，减缓DR的进展。目前研究的蛋白激酶C抑制剂包括CGP41251、PKC421、LY333531等。

3. 趋化因子及黏附分子 作为炎症反应标志物的趋化因子和黏附分子，在DR患者血循环中的浓度明显升高，其中研究较多的有ICAM-1、血管细胞黏附分子-1（vascular cell adhesion molecule-1，VCAM-1）和单核细胞趋化蛋白-1（monocyte chemoattractant protein 1，MCP-1）。在炎症的刺激下，趋化因子及黏附分子表达上调，使白细胞从血循环中趋化到局部趋化因子和黏附分子高表达的部位黏附和聚集。白细胞黏附聚集于视网膜血管壁之后加速周细胞的死亡、内皮细胞的损伤、血管通透性增加，从而导致渗漏形成。研究表明这些因子不仅在血循环中浓度升高，在眼内的表达也明显上调。DR患者血清和玻璃体中ICAM-1、MCP-1的浓度升高，且玻璃体中MCP-1水平与DR的活动度相关[29]。DR患者尸眼中ICAM-1和MCP-1均呈强阳性表达，即使未患DR的糖尿病患者视网膜内层也有MCP-1阳性表达。由此可见，视网膜趋化因子和黏附分子的表达与DR的发生发展密切相关。

4. 白细胞介素（IL） IL是免疫细胞间相互作用的重要细胞因子，它在传递信息，激活与调节免疫细胞，介导T细胞和B细胞活化、增生与分化及在炎症反应中起重要作用。视网膜色素上皮（retinal pigment epithelium，RPE）细胞对炎症应激较敏感，过度分泌IL-1β、IL-6、IL-8可能是炎症相关视网膜疾病病理进展中重要的潜在因素。糖尿病状态下，IL-lβ具有趋化单核细胞和中性粒细胞、刺激RPE移行、促进新生血管形成、刺激胶质细胞和成纤维细胞增生等活性。动物实验证实在高糖环境下，牛视网膜血管内皮细胞中IL-1β表达上调，添加外源性IL-1β后，能激活核因子κB（nuclear factor kappa B，NF-κB）通路和半胱天冬酶-3（caspase-3）通路，且这种效应随着葡萄糖浓度的升高而增强；加入IL-1β受体拮抗剂后，上述改变明显受到抑制。另外，DR患者血清及玻璃体液中IL-1β水平高于糖尿病无DR患者和正常人[30]。IL-6在免疫性疾病和免疫调节等多方面发挥重要作用，是炎症反应的促发剂。IL-8是具有趋化能力的重要细胞因子，能刺激中性粒细胞、T细胞和嗜性粒细胞的趋化，促进中性粒细胞脱颗粒，释放蛋白酶，损伤内皮细胞，使微循环中血流淤滞、组织坏死。DR患者血浆和玻璃体中IL-6、可溶性IL-6受体（soluble interleukin-6 receptor，slL-6R）、IL-8浓度均升高，且与DR严重程度有关；血浆IL-6浓度与DR引起的黄斑水肿相关[31]。研究提示，IL-6和IL-8在DR的发生发展过程中起重要作用，且DR眼中的IL-6和IL-8并非来源于血循环，而是由眼内局部表达分泌后渗漏至血中，进一步在DR发生发展中产生作用[32]。

5. 肿瘤坏死因子-α（TNF-α） TNF-α是一种单核细胞因子，主要由活化的单核细胞或巨噬细胞产生。人TNF-α基因位于第6对染色体，大小为2.76kb，包括4个外显子和3个内含子。TNF-α包含156个氨基酸残基及1个糖基化位点，其生物活性态为三聚体。具有杀伤肿瘤细胞，抗感染、免疫调节和致炎等作用。TNF-α 受体 TRNFR 包括 p55 和 p75 两类，不同细胞表达的数量和比例不同。TRNFR 还可分为膜结合型 mTRNFR 及可溶型 sTRNFR。sTRNFR 随 TNF 释放而释放对 TNF-α 具有双向调节作用，高浓度时抑制 TNF-α 活性，低浓度时则促进其活性增加。

国内外均有实验证实 DR 患者血清中 TNF-α 含量明显高于正常组，且 PDR 组亦高于 NPDR 组，提示血清高表达 TNF-α 与 DR 病程进展恶化有关，常预示 DR 预后不良。另有研究显示通过检测 PDR 患者眼内玻璃体中 TNF-α 水平的变化，糖尿病视网膜病变由非增殖期向增殖期转变进行疗效监测。

TNF-α 对 DR 的作用机制主要如下[33,34]：

（1）血-视网膜屏障（blood retinal barrier，BRB）的损伤：高血糖的环境下一系列代谢异常，造成视网膜毛细血管结构和功能损害，使视网膜处于缺血缺氧状态并打破了视网膜血管生长因子和抑制因子间的平衡，促使血管生成因子 TNF-α 增加。TNF-α 分布于血管内皮细胞 RPE 细胞表面，可使视网膜血管内皮细胞和 RPE 细胞的紧密连接开放而致 BRB 损伤。进而引起血管渗透性增加等一系列病理变化过程促使 DR 从非增殖性状态向增殖期转变。

（2）引起视网膜新生血管：TNF-α 存在于 PDR 患者纤维血管膜浸润细胞、视网膜血管内皮细胞及细胞外基质中，是视网膜 RPE 细胞培养中最有利分有丝分裂原之一。TNF-α 含量增加可导致视网膜血管通透性增高，视网膜血管血流受累，通过激活促凝血酶原，抑制抗凝蛋白 C 旁路及合成纤溶激活剂抑制物等作用，刺激血小板和内皮细胞释放血小板源生长因子样有丝分裂原或血小板源生长因子血管外引起基质过量产生和血管内皮细胞的增殖，最终导致眼内新生血管形成，促进 PDR 的发生。

（3）诱导细胞凋亡：TNF-α 与受体结合后具有直接杀伤细胞诱导神经元死亡作用此外及还可通过其他通过生长因子如胰岛素生长因子-1（IGF-1）和胰岛素受体直接侵入细胞内底物。

（4）诱导炎症反应：近年来研究显示 DR 的发生发展中多种炎症因子的参与具有重要作用。TNF-α 属炎症前细胞因子。许多学者认为 DR 是一种慢性长程炎症反应。在病变起始阶段，炎症细胞因子如 TNF-α、IL-1、IL-6 等促使血管内皮细胞表达黏附分子异常，增多的细胞因子使小胶质细胞活化，从而刺激炎症循环而使白细胞增加黏附。聚集，移行，同时释放细胞毒性物质如自由基及蛋白水解酶导致血管通透性改变及内皮细胞损伤是我发以致血管破坏，导致微血栓形成。

（5）作用于血小板：TNF-α 可诱导血小板释放血管活性分子并刺激血小板和内皮细胞释放血小板活性生长因子样有丝分裂原，血小板源性生长因子并刺激表达细胞间黏附分子（ICAM-1），促使白细胞与内皮细胞的黏附聚集。研究发现 PDR 患者的血清中血小板表达 TNF-α、TNF-R 及 ICAM-1 水平升高，说明 TNF-α 可作为糖尿病微血管并发症病程发展中血小板异常的重要标志。

（6）激活小胶质细胞：有研究表明细胞因子细胞因子如 TNF、IL-1B、IL-6 等在对小胶质细胞的活化中起作用，TNF 可降低小胶质细胞中 cAMP 水平而直接激活小胶质细胞。活化的小胶质细胞进一步释放前炎症细胞因子及趋化因子，参与 DR 病变的代谢反应及炎症反应。

6. **胰岛素样生长因子-1（IGF-1）** IGF是一种具有胰岛素样作用的多肽类生长因子，在成人称为IGF-1，在胎儿称为IGF-2。IGF-1基因位于12q，长度为70kb，含有至少6个外显子。IGF-1分子量为7.5kDa，含70个氨基酸，通过与IGF21受体结合发挥生物学作用。IGF-1与受体结合需要通过IGF结合蛋白（IGF-binding protein，IGFBP）参与调节。IGFBP有六种形式，IGFBP-1能调节血清游离IGF-1浓度，IGFBP-3则是血液中含量最多作用最强的结合蛋白。大部分研究提示DR患者血清中IGF-1水平增高，而患者眼内玻璃体IGF-1水平也是增高的。进一步研究发现仅发生增生性病变时，循环中IGF-1水平才升高。因此可以认为血清IGF-1水平增高是DR进入增生期的主要标志之一。

目前认为其参与新生血管形成及纤维增殖引起DR的机制有[35,36]：

（1）激活VEGF：IGF-1与受体结合后激活可通过激活丝裂原活化蛋白激酶（mitogen-activated protein kinase，MAPK）途径，激活VEGF促新生血管形成。糖尿病患者IGF-1水平由于生长激素抵抗而降低，抑制VEGF的活性，DR进展相对缓慢。早期应用胰岛素后血糖迅速降低，IGF-1水平升高进而刺激VEGF活性增加，使临床上出现DR的暂时性进展加速。

（2）促进细胞增生、分化，抑制视网膜内皮细胞凋亡：研究发现IGF-1可通过PKC/PI3K介导的信号转导通路促进小牛视网膜细胞增殖，体外实验亦发现IGF-1可阻断C-Jun N-末端激酶（c-Jun N-terminal kinase，JNK）活性对人视网膜内皮细胞起保护作用避免起凋亡。实验证明敲除内皮细胞中IGF-1受体小鼠新生血管形成减少，与DR相关缺氧导致的VEGF，内皮型一氧化氮合成酶（endothelial constitutive nitric oxide synthase，eNOS）及内皮素（endothelin-1，ET-1）表达减少其机制可能为蛋白激酶B（Akt）减少，PI3K/Akt信号途径减弱，内皮细胞凋亡增加，新生血管形成减少。

（3）诱导周细胞死亡：研究发现IGF-1与周细胞表达IGF-1受体结合，使周细胞去极化，激活钙通透性非选择性阳离子通道（non-selective cation channel，NSC），引起Ca^{2+}内流，细胞内Ca^{2+}积聚导致周细胞死亡，使其抑制内皮细胞增生作用减弱，促进新生血管形成。

7. **间质衍生因子（SDF）** SDF-1是新近发现的一组小的分泌型炎症性细胞因子，又称CXCL12，属于α组趋化因子家族。其基因位于10号染色体长臂编码89个氨基酸。SDF-1受体CXCR4是G蛋白偶联的7次跨膜受体，由352个氨基酸组成的，其分子量为48kDa。它广泛分布于多种类型的组织干细胞，也表达于血管内皮细胞，视网膜色素上皮细胞等多种成熟细胞中。

SDF-1可促进新生血管生成与PDR关系密切，其作用机制可能如下[37]：

（1）促进血管内皮祖细胞的增殖和移行：SDF-1与出生后血管发生密切相关。目前研究发现发现造血干细胞（hematopoietic stem cell，HSC）可以演变为血管内皮祖细胞（endothelial progenitor cells，EPC），后者在缺血缺氧组织中与各种细胞因子和趋化因子如SDF-1、黏附分子等作用可最终形成新生血管。研究表明SDF-1上调血管内皮细胞黏附分子表达，促进EPC在局部滞留，又下调内皮细胞间紧密连接蛋白，增加血管通透性，促使EPC迁移、游离出血管这说明SDF-1还有破坏血视网膜内屏障的作用。这不但可促进新生血管的形成，也可能是造成糖尿病视网膜病变视网膜渗出、黄斑水肿的原因。体外研究证实明早期的血管内皮细胞即可以持续合成分泌SDF-1。造血干细胞上SDF-1与CXCR4

合成后在HIF-1诱导下能促进血管内皮祖细胞的移行和增殖还可使表达CXCR4（+）、VEGFR（+）的造血细胞保持持续的促血管生成作用状态，进而加快缺血器官的血管重建。

（2）与VEGF的协同作用：研究表明缺氧诱导下，VEGF和SDF-1均呈现明显的高表达，提示SDF-1与VEGF可能存在着某种相关性。VEGF致新生血管大鼠模型中发现血管周围成纤维细胞的SDF-1水平也有显著升高并且给予CXCR4拮抗剂后新生血管形成减少。进一步研究表明SDF-1与VEGF具有生成新生血管的协调作用，两者构成了一条旁分泌环路。SDF-1能刺激VEGF在内皮细胞中表达，而VEGF则能上调内皮细胞中CXCR4的浓度从而加强SDF-1的表达。两者相互作用共同构成内皮细胞形态发生和生成新生血管的必要调控因子。

（3）SDF-1聚集视网膜星形胶质细胞：有研究指出SDF-1还可能召集视网膜星形胶质细胞使其作为血管新生的支架，而促进视网膜新生血管的形成。

8. 碱性成纤维细胞生长因子（bFGF） 碱性成纤维细胞生长因子（bFGF）属于成纤维细胞生长因子家族，具有强烈的促细胞增殖分化能力。多种视网膜细胞如RPE、视网膜光感受器细胞可合成bFGF。bFGF含157个氨基酸，是一种阳离子多肽。其编码基因位于第4号染色体，包含2个内含子，长度>38kb。bFGF受体（FGFR）为糖蛋白受体，具有配基特异性，bFGF与受体结合后激活受体酪氨酸激酶，通过蛋白磷酸化激活一系列信号转导系统发挥其生物学作用。

bFGF能促进血管内皮细胞及成纤维细胞的有丝分裂，同时能诱导分泌多种纤溶酶原激活物及多种蛋白酶，诱导毛细血管内皮细胞侵入胶原基质形成类血管样结构，加之造成血管狭窄和闭塞，加重了DRP的血循环障碍，最终导致新生血管形成。在PDR患者玻璃体内可以检测到VEGF和bFGF[38]。近年来在氧诱导的缺血性视网膜病变小鼠模型中发现bFGF本身不足以引起视网膜新生血管形成，提示bFGF可能通过对VEGF的协同作用的刺激血管生成。

9. 一氧化氮（NO） NO是内皮细胞在体内释放的一种气体自由基，在体内由一氧化氮合酶（nitric oxide synthase，NOS）催化精氨酸产生。NO广泛存在于全身各种组织中，作为第二信使和神经介质通过激活鸟苷酸环化酶（guanylate cyclase，GC），使环磷酸鸟苷（cyclic guanosine monophosphatec，GMA）水平升高发挥多种生理作用：如细胞信息传递和细胞毒作用，维持血管张力，调节血压等。

NO是一种具有双重作用的细胞因子，在生理状态下神经元型NOS（neuronal NOS，eNOS）和内皮型NOS（endothelial NOS，nNOS），合成基础需要大量的NO，具有细胞保护作用；病理状态下，诱导型NOS（inducible NOS，iNOS）催化合成非生理浓度的大量NO，则具有细胞毒作用。

研究发现DR患者早期NO升高引起视网膜血流加快，血管通透性增加，血管内皮损伤，其原因可能与多种细胞因子如肿瘤坏死因子-α（TNF-α）、白介素-1（IL-1）及VEGF参与对其调节有关。研究表明，VEGF可用过三条信号转导途径（调节钙离子浓度、PI3K-AKT及PKC）上调NOS及ICAM-1，使NO表达增加。过量NO可通过超氧化产生的超氧亚硝酸盐而破坏DNA双链结构，引起对视网膜组织的细胞毒性和损伤作用，导致视网膜周细胞丧失；使铁硫中心的酶和含巯基的多肽失活，从而抑制线粒体功能和DNA合成；造成血管内皮细胞损伤，血—视网膜屏障破坏，此外NO还与红细胞内含铁酶类相结合，使Fe^{2+}氧化为Fe^{3+}，氧的转运发生障碍，红细胞变形能力减低，微血栓形成，组织缺氧加重；诱导视黄醛神经细胞的凋亡使DR加重[39, 40]。

DR晚期，NO含量减少，NO对DR的保护作用减弱，加重病变的发展。

10. 蛋白酶类　近来研究显示，基质金属蛋白酶（matrix metalloproteinases，MMP）在自身和获得性免疫中发挥了主要的调控作用[41, 42]。炎症趋化因子中的趋化因子配体（chemo-tactic factor ligands，CCL）或单核细胞化学吸引蛋白质家族的一些族类被MMP分解，使其成为扩大炎症的活化分子，同时MMP促进了白细胞的聚集，是肿瘤相关性炎症的重要组成部分，因此MMP在DR发病机制中起重要作用。在DM动物模型中，MMP-2和MMP-9水平在视网膜中上升。研究发现DM动物中的血管渗漏显著增加，MMP抑制剂可以减少血管渗漏。DR中MMP通过分解紧密连接蛋白，导致紧密连接复合物破坏，提高了血管通透性。研究显示，相对于NDR，MMP-9在DR玻璃体内水平更高。高血糖激活AGE、ROS、炎症因子，增加MMP的表达和活性，DR中MMP-9、MMP-2明显增加，加速了视网膜毛细血管细胞的凋亡。

11. 补体、HLA　补体在机体免疫系统中可发挥重要作用，包括炎性反应、各类感染以及免疫机制。其效应途径包括经典途径、旁路途径以及选择途径。实验发现补体主要参与DR病程中的白细胞的黏附效应、增加视网膜血管的通透性、促进微循环血栓的生成、诱发内皮细胞出现凋亡等[43, 44]。在DR患者脉络膜的毛细血管中发现血管壁上含量增加的C5-9，由STZ诱导的糖尿病大鼠的视网膜上，也发现CD55以及CD59的表达下调，而后二者是补体抑制剂。在PDR患者的玻璃体中，研究发现选择路径中的B因子以及经典路径中的C4表达均下降。DR患者血清中的IgA、BF、C3、C4等均表现为增加，而IgM在正常人群血清中则相对较低。在PDR患者的增生膜和玻璃体中，均发现CD4和CD8，相反DR患者和糖尿病患者的血清中则表现为CD4、CD8含量下降的现象，提示细胞免疫出现紊乱。人类白细胞抗原（HLA）是近年来关注的热点，有研究显示，HLA-DR3、DR4、DQ等与2型DM患者遗传因素保持一致。HLA-DR3/4 DQ8已发现可与B细胞的免疫机制呈现明显一致性；HLA-DR4因其具有变异易感性，常作为PDR患者的遗传标志。

12. Toll样受体　免疫炎症反应的发生和放大需要抗原递呈。糖尿病发病过程中，其糖基化终末产物（AGEs）的沉积，使视网膜小胶质细胞和视网膜色素上皮细胞等都具有抗原递呈细胞的特性。TLRs是一种模式识别受体，具有激活抗原提呈细胞的潜在免疫调节能力，TLRs信号通路激活后可产生大量前炎性因子，并诱导周围的细胞产生趋化因子或黏附分子，激活包括Th细胞在内的炎性反应细胞，从而调节机体Th细胞的平衡，使机体处于长期炎症反应状态。TLR介导的固有免疫机制被认为参与了T2DM的发病机制中[45, 46]。研究发现在T2DM的胰岛素抵抗靶器官如骨骼肌和脂肪组织中TLR2及TLR4的表达升高。其可能机制是糖尿病可以引起特定靶器官中TLR2及TLR配体的敏感性增加从而诱导免疫细胞中TLR的高表达。在糖尿病肾病患者的肾脏中发现了高表达的TLR2及其相关配体，并且其下游通路也处于高度激活状态。而Rudofsky在相关研究中发现TLR4的某些基因型与2型糖尿病视网膜病变密切相关。有关TLRs对糖尿病视网膜病变的直接证据见于Buraczynska的临床研究，他们发现TLRs是早期DR发病的独立危险因子。以上研究均提示，固有免疫中TLRs的激活在DR的发病中起着重要作用。

13. T辅助细胞 T细胞作为机体内免疫系统的核心，在免疫炎症反应中发挥着重要作用，T细胞的活化与各种炎症性疾病有着密切关系，近年来，T细胞亚群失衡与糖尿病的关系成为了糖尿病领域的研究热点。当特异性抗原刺激抗原提呈细胞后，处于前体状态的T淋巴细胞（Th0），可根据产生细胞因子种类和功能不同，分为Th1、Th2、Th17等不同亚群。Th细胞相互调节，互相抑制以维持机体的免疫平衡，一旦这种平衡被破坏，将会导致疾病的产生。Th细胞调节失衡及其细胞因子促进细胞免疫反应，导致眼内组织自身免疫破坏，视网膜损伤凋亡，可能是DR炎症免疫机制的中心环节。分泌IL-17的CD4+T细胞（即Th17细胞）是近年来发现的一个独特的Th细胞亚群。Th17细胞通过表达的IL-17、IL-23、IL-22和TNF-α等相关的细胞因子，在多种慢性炎症及自身免疫性疾病的发生发展中具有重要调节作用。最近一项研究发现T2DM患者PBMCs中IL-17表达上调，提示T2DM患者存在体内的Th17细胞的调节失衡。我们的研究亦发现IL-17及IL-23mRNA水平在DR中上调，PDR患者PBMCs中IL-22水平显著升高，且DR患者外周血中Th17细胞比例增加，提示DR可能是Th17细胞参与调节的自身免疫反应性疾病[47]。

除Th17细胞外，IL-22亦可由Th22细胞亚群分泌，Th22细胞也是近年来新发现的一类CD4+细胞亚群，其特征是分泌IL-22和TNF-α。Th22在炎症反应中的作用也被大量研究证实。Th22可能通过分泌IL-22参与了DR的免疫调节机制。另一方面，研究发现IL-22在机体自身损伤修复中的纤维增殖过程中起到了关键作用，Th22细胞除分泌IL-22外，还可分泌成纤维细胞生长因子如FGF-1、FGF-5、FGF-10、CCL7、CCL15和CCL23等多种趋化因子，这些因子的协同作用可以促使使内皮细胞增殖、迁移，加快新生血管生成和促进伤口的愈合。PDR作为DR发展的进展阶段，以难以控制的新生血管生成所致的纤维增殖甚至继发牵拉性视网膜脱离为特征。因此，IL-22可能通过促纤维增殖形成的作用参与了PDR的发生和发展，今后可作为抑制PDR纤维化的一个潜在靶点。此外，Th22细胞还具有促进炎症反应的作用，IL-22还可以增强TNF的信号转导，使炎症反应进一步放大。我们推测Th22细胞分泌IL-22进入到眼内并通过以上机制促进了DR的产生和发展。

14. 相关信号通路及转录因子

（1）Ras-raf信号通路：蛋白间的相互作用或氧化应激等因素可以激活通路。通过下游的信号级联调节细胞增殖和凋亡，还可以通过调节转录因子介导的炎症相关因子的改变。Ras-raf通路介导了糖尿病视网膜血管内皮细胞的凋亡，激酶抑制剂可以抑制视网膜内皮细胞凋亡和新生血管的生成，进而延缓糖尿病视网膜病变的发展[48]。

（2）Wnt信号通路：Wnt信号分子是一组富含半胱氨酸的糖蛋白，它们与靶细胞上的受体（卷曲蛋白）或低密度脂蛋白受体相关蛋白相互作用，通过细胞内信号通路调控靶基因的表达，称为Wnt信号通路。糖尿病患者中，低氧状态或高血糖直接激活Wnt通路，进而引起β连锁蛋白（p-catenin）的积累，介导DR早期的一系列炎症反应。糖尿病模型研究发现，Wnt通路的特异性抑制剂（dickkopf homolog 1）可以改善视网膜的炎症反应、血管渗漏和视网膜新生血管的形成，同时可以减少活性氧的生成[49]。

（3）Notch信号通路：Notch信号通路在新生血管形成过程中起着重要的调控作用，其成为抗血管治疗的一个新靶点。研究表明，Notch信号通路参与了视网膜血管的形成发展和新生血管相关性眼病的发生。目前，DR的Notch信号通路靶向治疗尚有待进一步研究，但是，Notch信号通路对DR的调控机制已经得到了证实，如Notch通过调节内皮细胞对

VEGF的反应性增加了新生血管的形成和再灌注，并介导了内皮细胞、周细胞的相互作用及其凋亡[50]。

（4）转录因子：在糖尿病中，所有细胞外和细胞内通路最终都通过转录因子来发挥调节作用，其中转录因子NF-κB和AP-1尤为重要[51]。MAPK信号通路激活NF-κB和AP-1进而介导了细胞外基质蛋白的合成，另外，氧化应激和AGE也可以激活NF-κB，AP-1。临床实验表明，曲安奈德通过抑制NF-κB，AP-1的活性发挥其对DR患者的保护作用，如降低血管渗透性。

（三）视网膜细胞凋亡

高糖激发的视网膜应激反应，包括过度糖基化、低氧、谷氨酸聚集、氧化应激、炎性反应、神经胶质性增生等，这些应激反应，通过多元醇通路、AGE通路、PKC通路、氨基己糖通路、氧化应激通路，最终经线粒体、死亡受体和内质网，激活细胞凋亡三大通路，诱导视网膜细胞凋亡，如血管内皮细胞或周细胞的凋亡引起周细胞与内皮细胞的比例失调，血-视网膜内屏障功能下降，引起血管渗漏（如黄斑水肿）和炎性反应，加剧胶质细胞增生和诱导神经元细胞凋亡。另外，高糖应激通过传递效应，引起神经元和胶质细胞的变性损伤，视网膜吞噬和清除能力下降，细胞间质酸性物质堆积，加上代偿性分泌的相关细胞因子，反作用于血管内皮细胞和周细胞，引起细胞凋亡，损坏血-视网膜屏障功能。最近对DR的保护性研究也证实，在早期DR中，促红细胞生成素在减少视网膜神经元细胞凋亡的同时，视网膜微血管渗漏也明显减少。可见，视网膜神经细胞的损伤和血-视网膜屏障功能的破坏相互促进、交互影响，最终加剧神经元细胞凋亡，引起视功能下降[52~57]。

1. **线粒体通路** 线粒体通路是最主要的凋亡通路，是凋亡的"调节中枢"，决定细胞走向凋亡抑制或死亡。大量ROS的产生激活线粒体内膜非特异的通透性转运孔开放，H⁺和呼吸链作用的底物等外流入膜间腔，造成线粒体外膜上跨膜电位崩溃和线粒体基质内的高渗状态，最终引起线粒体肿胀、线粒体外膜破裂，凋亡诱导因子、核酸内切酶G等从破裂的外膜释放入胞质，其中细胞色素c与胞质中凋亡蛋白酶活化因子-1、procaspase-9结合形成凋亡复合体（apoptosome），随后caspase-9和caspase3相继被激活，激活后的caspase3通过灭活抗凋亡相关蛋白（如Bcl-2）或激活caspase激活的DNA酶（caspase activated DNase，CAD），CAD进入核内，降解DNA，导致细胞凋亡。同时，氧化应激还通过激活Bax和Bak，引起线粒体内膜非特异的通透性转运孔开放，加速凋亡进程；而Bcl-2、Bcl-xL则能抑制Bax和Bak，起到抗凋亡作用。大量研究已证实，在早期DR中，线粒体通路中促凋亡信号的上调，或抗凋亡信号的下调，导致DR的发生和发展，而抑制凋亡关键因子，可起到延缓DR进展的作用。如：使用ROS清除剂（如谷胱甘肽），拮抗氧化应激反应，起到了抑制DR进展的作用；采用PARP抑制剂PJ34抑制PARP的活性，明显抑制了DR引起的视网膜细胞凋亡；Mohr等利用广谱caspase抑制剂zVAD-fmk干预高糖培养的Müller细胞后，Müller细胞的凋亡明显减少。最新的研究发现，针对DR视网膜细胞保护性治疗的药物促红细胞生成素，可通过上调大鼠视网膜细胞Bcl-xL表达和下调Bax的表达，起到抗凋亡的作用。

2. **死亡受体通路** 死亡受体通路是通过细胞膜上的死亡受体，接受同源配体后，启动细胞内凋亡信号通路，诱导细胞凋亡的过程。越来越多的证据表明，死亡受体通路在早期DR中也起重要作用。Yamashiro等研究发现，发病2周的糖尿病大鼠视网膜中，血管内皮细胞的凋亡伴随Fas和FasL表达上调，导致血小板聚集和血—视网膜屏障破坏。在早期DR患者捐献的眼球中发现，Fas在凋亡的视网膜神经节细胞中表达上调，而FasL在胶质细胞中表达上调，说明胶质细胞对视网膜神经节细胞的凋亡可能有诱导作用。Joussen等研究发现，利用TNF-α抑制剂etanercept可抑制早期DR大鼠视网膜细胞的凋亡，延缓DR的进展，而在长期的观察中，他们利用TNFR-1和TNFR-2表达缺陷的小鼠，高浓度半乳糖喂养诱导糖尿病，同样观察到DR视网膜中血管内皮细胞和周细胞凋亡明显减少。

3. **内质网应激通路**　高糖、低氧、氧化应激等长期高糖应激引起的相关信号引起胞内内质网应激反应，激活非折叠蛋白反应和内质网Ca^{2+}信号释放两条通路，通过级联反应，诱导细胞凋亡。近年的研究显示，内质网应激通路诱导的细胞凋亡在早期DR中发挥重要作用，如Li等通过体内外研究发现糖尿病大鼠发病后1、3、6个月，mRNA水平上CHOP和VEGF表达明显上调，利用高糖及波动血糖培养的人视网膜血管内皮细胞3天后，CHOP在蛋白及mRNA水平上的表达明显上调，视网膜血管内皮细胞凋亡增加。

三、糖尿病性视网膜病变治疗研究进展

DR是糖尿病这种全身系统性疾病的严重眼部并发症，防治DR首先应严格控制血糖，消除高血压、高血脂、贫血等危险因素，定期检查眼底。目前内外对DR的治疗展开了大量的基础及临床研究，其主要治疗手段包括：药物、激光光凝、玻璃体视网膜手术及中医中药的治疗。

（一）药物治疗

随着对DR发病机制的深入认识，针对其致病环节的药物治疗也逐步丰富[58]。

1. **醛糖还原酶抑制剂**　目前对应用醛糖还原酶抑制剂（aldose reductase inhibitor，ARI）对DR的防治已进行了10余年的研究，其治疗效果尚有争议。对糖尿病大鼠和狗模型的治疗显示ARI能够延缓其视网膜毛细血管病变的发生，但也有研究显示尽管ARI可完全抑制山梨醇的产生但确对周细胞缺乏保护作用。ARI主要有两类：螺旋己内酰脲类（Sorbinil、M-16209、SNK-860、Melbosorbinil）和羧酸类（Torestat、Epalrestat、Alrestatin）。天然来源的ARI存在于一些中草药中。

AR基因也是与DR相关基因的研究热点。在抑制AR的基因表达的研究显示AR的Z-2等位基因可能为其激活因子，Z+2等位基因则为其抑制因子，提示了DR治疗的新途径。

2. **DG-PKC系统抑制剂**　如前所述，目前研究的蛋白激酶C（PKC）抑制剂包括CGP41251、PKC421、LY333531等。研究显示CGP41251可通过抑制PKC异构体活性显著抑制实验鼠CNV发生；目前口服PKC421的药物临床实验已进入Ⅲ期，虽然实验证明该药物确能阻止VEGF诱导的DR病变进展，但由于其毒性大，特异性差，仍有待于进一步的研究；Ruboxistaurin（RBX，LY333531）为β型PKC异形体选择抑制剂，可竞争性抑制βPKC及βPKC异形体，从而阻断VEGF所致的内皮细胞的增生，血管通透性增加及新生血管的形成。糖尿病视网膜病变大鼠模型证实中，玻璃体内注射和口服PKC-β抑制剂后，VEGF介导的渗透性的增加被抑制达95%以上。此外在猪视网膜分支静脉阻塞的模型中LY333531证实能明显抑制视网膜前及视盘新生血管发展。一项多中心，随机双盲对照

临床实验正在进行中，已对该药在中重度NDR进展及黄斑水肿进行疗效观察发现大剂量LY333531能使中度视力丧失发生率下降35%。一项28天药物研究证明RBX（16mg bid口服）有较好的安全性和耐受性，且能改善视网膜的血流动力学异常。

此外，D-α-生育酚（D-alpha-tocopherol）可通过减少DG的产生或降低其活性抑制DAG-PKC激活。临床实验表明它能够改善视网膜微循环血流动力学及视网膜毛细血管微结构。

3. AGEs抑制剂

（1）氨基胍（aminoguanidin，AG）：氨基胍是一种非酶糖基化抑制剂，可与活性的3-脱氧葡萄糖酮醛反应，从而阻断糖基化终末产物的形成，抑制毛细血管基底膜的增厚和毛细血管通透性的增加，同时可减少周细胞的丧失，清除自由基，防治脂质氧化，抑制氧化应激引起的细胞凋亡。动物实验证实AG能阻止DR的进展，美国已开展了多中心的临床实验。但是氨基胍同时也抑制了大量其他重要通路，尤其是抑制了内皮细胞依赖性一氧化氮合成酶（eNOS）产生一氧化氮（NO）导致了高血压的发生。

（2）其他抑制AGEs形成的药物：OPB-9195，PTB-胶联破坏物，（DPTC）（ALT-711），这些复合物可能以打断AGEs蛋白交联的复合物降低已经产生AGEs的组织浓度，减轻年龄相关的心肌硬化，逆转高血糖相关的动脉膨胀。

含氮二膦酸盐（minodronate）可通过抑制（ROS），阻断AGEs及其受体途径，最终抑制AGEs形成。小分子G蛋白-Rac为血管NADPH氧化酶复合体的核心成分，研究发现其能抑制G蛋白-Rac异戊烯化，可能成为一种新型的耐受性好的AGEs抑制剂。

其他抑制AGEs形成的药物还有可溶性AGE受体（sRAGE）及抗RAGE抗体等。

4. 抗氧化剂

糖尿病时，机体处于氧化应激状态，随着体内氧化活性产物增加，抗氧化防御机制下调，细胞膜蛋白质发生脂质过氧化，进而引起DR发生。抗氧化剂可有效抑制DR毛细血管周细胞损伤；可抑制细胞凋亡蛋白酶和核因子-κB（NF-κB）的活化；阻止视网膜代谢和组织病理学异常。研究显示，应用年龄相关性眼病研究（age-related eye disease study，AREDS）发现其同样能阻止DR在糖尿病鼠模型的进展，提示抗氧化营养素具有在DR防治中的应用前景。

此外氧化应激同时参与VEGF mRNA的调节。有研究表明，抗氧化剂taurine能减弱VEGF的mRNA上调，DL-α-lipoicacid能阻止这种上调同时应用这两种抗氧化剂，可使VEGF的mRNA减少1.4倍。

5. 抗新生血管药

（1）抗血管内皮生长因子（VEGF）相关药物[59]：

1）VEGF受体嵌合蛋白：Pegap tanib sodium（Macugen）是美国FDA于2005年批准的一种抗VEGF适体，是一种合成的能与细胞外VEGF特异性结合的RNA复合物，可以有效地抑制细胞外VEGF活性。Pegap tanibsodium玻璃体内注射用于治疗糖尿病性黄斑水肿已进入Ⅱ期临床试验，其结果表明Pegap tanibsodium治疗组预后视力较好且中心视网膜厚度明显改善。

2）重组人抗VEGF单克隆抗体：VEGF单克隆抗体能高度特异地与VEGF上抗原决定簇结合，阻断了VEGF与血管内皮细胞上的受体结合，从而抑制了血管内皮细胞增生、新生血管的形成。VEGF单克隆抗体不但具有高度特异性、均一性，而且对正常成熟的血管无影响、毒性低、产生耐药性的可能性小，具有良好的前景，是目前国内外研究抑制新生血管药物的热点。Ranibizumab（Lucentis）是重组人抗VEGF单克隆抗体片段（rhu-Fab V2）于2006年6月获得FDA批准后正式上市。Ranibizumab可以和VEGF已知的多种异构体结合，并且能够穿透内界膜，玻璃体注射可以到达视网膜下间隙，减少血管渗漏和血管形成。研究表明，玻璃体腔内注射Ranibizumab能稳定或提高DR患者的矫正视力，减轻黄斑水肿。另一种重组人抗VEGF单克隆抗体Bevacizumab（Avastin）属于处方外用药，仅有北京、上海及广州的个别医院批准使用。

3）VEGF受体诱饵重组融合蛋白：Aflibercept（阿柏西普，商品名VEGF Trap-Eye）是VEGF受体诱饵重组融合蛋白，能有效地阻止VEGF-A、VEGF-B及PlGF所有亚型的活性，其亲和力是Ranibizumab的140倍，能有效地抑制新生血管的生成。2011年Aflibercept被FDA批准用于湿性AMD的治疗。一项多中心、随机、双盲、Ⅱ期临床试验[60]，将221名DME患者随机分为5组，其中4组玻璃体内注射不同剂量、不同给药间隔的Aflibercept，黄斑激光光凝治疗作为对照组。其结果证明Aflibercept组最佳矫正视力及视网膜中央厚度较对照组相比明显改善。目前旨在评价Aflibercept治疗DME的有效性和安全性的两项Ⅲ期临床试验已经启动。此外，我国自主研发VEGF受体与人免疫球蛋白Fc段基因重组的融合蛋白康柏西普（Conbercept）也于2013年上市，最新的康柏西普Ⅲ期临床试验结果表明，在疗效方面，康柏西普初始3个月给药1次/月，绝大部分视网膜病变患者的视力得到明显提高[61]。

4）靶向VEGF的RNA干扰治疗：研究指出利用RNA干扰（RNAi）技术制备针对VEGF及其受体的siRNA可获得对VEGF基因表达的特异性抑制且作用持续时间更长。目前抗VEGF RNAi治疗AMD的临床试验正在进行中。Bevasiranib是一种siRNA，是第一个用于治疗湿性AMD的siRNA药物[62]。它通过干扰mRNA，引起转录后沉默产生VEGF基因的表达，减少VEGF的生成，但不能影响已有的VEGF蛋白。有研究发现，在荷兰黑带兔玻璃体内注Bevasiranib后，在玻璃体、虹膜、视网膜内均检测出Bevasiranib，其中玻璃体内浓度最高。Bevasiranib的安全性已得到临床研究支持。因此推测，Bevasiranib将作为抗VEGF药物广泛应用于PDR及DME的治疗。

（2）色素上皮衍生因子（pigment epithelium-derived factor，PEDF）相关药物[33~35]：PEDF是视网膜色素上皮细胞（RPE）生成的一种蛋白质，属于丝氨酸蛋白酶抑制剂超家族，具有神经保护及神经营养作用，亦被认为是目前发现血管生成最有效的天然抑制因子。其抑制新生血管形成机制可能与新生血管形成的平衡失调有关。在缺氧诱导的视网膜新生血管大鼠模型中发现，VEGF：PEDF比值改变与新生血管形成呈正相关，证实PEDF作为血管抑制剂参与调节视网膜新生血管形成。研究显示PEDF可促进活化的血管内皮细胞凋亡，亦可作用与细胞黏附分子抑制血管内皮细胞增生活性。

目前直接应用PEDF治疗新生血管性眼病的研究尚处于临床前阶段。用人重组PEDF（最低有效剂量2.2mg/kg）治疗缺血诱导的视网膜新生血管小鼠模型，发现PEDF的抑制VEGF诱导视网膜血管内皮增殖和移行，抑制视网膜新生血管形成，具有高效性、特异性及安全性。但缺点是需要长期反复注射。PEDF的眼内局部基因治疗则可避免此种不利。研究显示玻璃体腔内注射以腺病毒为载体的PEDF，即Ad（GV）PEDF能够显著抑制早产性视网膜病模型所造成的新生血管化达45%~95%。此外以腺相关病毒（AAV）作为载体的 PEDF 亦能有效抑制脉络膜及视网膜新生血管形成。

（3）金属蛋白酶抑制剂：新生血管形成过程中，内皮细胞通过产生蛋白水解酶选择性降解血管基底膜及细胞外基质进而通过血管基底膜浸润、迁移进入邻近细胞外间质最后形成新生血管芽。在此过程中特异性细胞外基质金属蛋白酶（matrix metalloproteinase，MMPs）和基质金属蛋白酶组织抑制剂（tissue inhibitor of metalloproteinase，TIMPs）的平衡失调改变了蛋白水解酶的活性而引起内皮细胞侵袭。此外还有研究表明 MMPs 能通过降解细胞外基质释放更多的 VEGF，VEGF 又通过对 VEGFR-1 受体的调节激活 MMPs 表达从而启动新生血管形成的正反馈调节通路。

Batimastat 是一种相对分子量小于 600 的人工合成 MMPs 广谱抑制剂。实验证实它可有效抑制缺氧诱导的小鼠视网膜新生血管并可降低 MMP-2 和 MMP-9 的表达[63]。

（4）内皮抑素：内皮抑素（endostatin，ES）是一种内源性血管生成抑制因子，是胶原蛋白 X Ⅷ 的水解多肽。研究发现 ES 能通过抑制内皮细胞的增殖和迁移抑制 VEGF 等诱导的血管生成。其作用机制可能如下[64]：ES 可通过改变抗凋亡蛋白 bcl-2 的表达调节细胞凋亡；ES 被内皮细胞内吞后使衔接蛋白 Shb 磷酸化，形成具有酪氨酸活性的复合物诱导内皮细胞 G_1 期阻滞至凋亡；可抑制 c-myc 的表达抑制内皮细胞移行；可与金属蛋白酶前体蛋白结合形成稳定的复合体，阻止基质金属蛋白酶的激活。

自 1997 年 ES 首次报道发现至今，对其抑制新生血管疗效作用一直存在争议。近年有报道采用玻璃体腔注射方法行脂质体介导的内皮抑素基因转移可以在一定程度上抑制缺氧诱导的小鼠视网膜新生血管生长，但 ES 通过基因途径用于临床治疗仍较困难，尚需投入大量研究。

（5）血管抑素，K5：血管抑素（angiostain，AS），K5（kringle-5）均是纤溶酶原水解后产生的具有抑制血管增生作用的小分子片段。AS 包含纤溶酶原 kringle 区内的 1-4 个联环结构域，实验证实 AS 中各联环结构具有不同的抗血管增生活性，能特异性抑制血管内皮细胞增殖。而单独的 K5 片段则被证实为最有效的抑制内皮细胞增殖和迁移的纤溶酶原片段[65]。AS 和 K5 可能具有相似的抗血管增殖机制：能与内皮细胞上整合素等细胞黏附因子结合，抑制内皮细胞增殖；K5 能作用于细胞周期调控因子，使细胞周期 G_1 期阻滞，诱导内皮细胞凋亡；能抑制 bFGF 诱导的内皮细胞迁移；K5 能通过抑制 HIF-1 及 p42/p44MAPK 活性下调 VEGF 表达同时提高 PEDF 表达；K5 可抑制炎症细胞分泌各种细胞因子及促血管生成因子表达如：VEGF、TNF、IL-2 等。

重组 AS 皮下注射用于增生性视网膜病变鼠模型的实验证实 AS 对视网膜新生血管形成具有强大的抑制作用，此后采用 HIV 病毒载体重组 AS 及腺病毒载体 AS 引入视网膜血管新生疾病动物模型的治疗均表明有很好的作用。体外实验发现 AS 能选择性地增强光动力学治疗诱导的牛视网膜毛细血管内皮细胞凋亡，而对色素上皮细胞则无此增强作用使其损伤减至最小。

K5 的治疗研究尚处于动物实验阶段。在缺氧诱导的视网膜新生血管大鼠模型中采用玻璃体腔内注射 K5 可有效预防及减轻新生血管形成。在兔眼角膜碱烧伤治疗实验发现，K5 的治疗作用具有剂量依赖性。

（6）干扰素：干扰素（interferon，IFN）对血管内皮细胞有较强的抑制作用，而且是生物制剂，毒性低、容易取得、对正常成熟的血管影响小。是首先进入临床的新生血管抑制剂，有较好的临床应用前途。

6. **类固醇药物** 大量研究报道，玻璃体腔内注射糖皮质激素对糖尿病视网膜病变可以起到抑制炎症反应，减少白细胞停滞和血管渗漏，减轻黄斑水肿、抑制纤维血管增生的作用[66]。近期一项玻璃体内注射氟羟泼尼松龙对糖尿病弥漫性黄斑水肿的开放性前瞻性研究发现患者视力明显恢复，黄斑中心厚度明显下降，黄斑水肿有明显改善。其发挥作用机制可能为可通过抑制 VEGF，抑制血管高渗透性的增加及阻止新生血管形成，一方面研究发现糖皮质激素可增加 Occludin 及 ZO-1 的表达，从而阻止 RBR 的损害。

但玻璃体内注射糖皮质激素引发的并发症仍不容忽视，包括眼压升高、玻璃体积血、眼球穿通、视网膜动脉阻塞、白内障、视网膜脱离等，有报道指出通过 Tenon 囊下注射也能对 DME 起到治疗作用，并且能减少其产生的副作用。

7. **非甾体类抗炎药（NSAIDs）** 研究发现炎症反应参与了 DR 的进展。大剂量阿司匹林可减缓轻、中度 DR 微血管瘤的进展。阿司匹林可通过降低炎性细胞因子表达、抑制视网膜毛细血管细胞凋亡等途径防治大鼠 DR。其他 NASIDs 如美洛昔康、水杨酸钠、磺胺吡啶等亦可抑制炎症反应[67]。因此，抑制炎症病变药物可成为治疗 DR 的思路。

8. **肾素-血管紧张素系统（renin-angiotensin system，RAS）抑制剂** 研究指出用血管紧张素转化酶抑制剂（angiotensin-converting enzyme inhibitors，ACEI）治疗的病人其玻璃体 VEGF 水平低于那些未用 ACEI 治疗者，同时发现在 PDR 患者中玻璃体内的血管紧张素2（AT Ⅱ）和 VEGF 水平之间有明显联系。在糖尿病动物模型中的观察进一步证实了 ACEI 和 AT Ⅱ 受体拮抗剂（AT Ⅱ receptor antagonist，ARB）确能减少视网膜内面新生血管的产生。目前正在进行关于 RAS 抑制剂对糖尿病视网膜病变作用的临床试验包括：DIRECT 和 ADVANCE，前者采用 AT Ⅱ 受体拮抗剂坎地沙坦（candesartan）；后者采用格列齐特联合用 ACEI 和钙离子通道阻滞剂，可望证实 RAS 抑制剂对 DR 的临床作用疗效。

9. **生长抑素类似物** 糖尿病人中视网膜局部缺血缺氧组织能释放大量生长因子如 VEGF，IGF-1 和 PDGF；他们在 PDR 的产生及发展中起着重要作用。目前对有几种生长抑素类似物（包括善得定及一些长效生长抑素类似物如：奥曲肽、lanreotide 和 sandostatin）对糖尿病视网膜病的治疗有小样本的临床研究，但其结果并不一致。此外，生长激素受体拮抗剂（growth hormone receptor antagonist，GHRA）Pegvisomant 也已产生，相信能通过降低 IGF-1 水平减轻视网膜病变。

10. **抗血小板药物** 糖尿病视网膜病变中血小板活性和聚集性增加及血栓素 A2 的产生增加，可使内皮细胞血小板黏附，微血栓形成。目前对一些抗血小板聚集药物如（阿司匹林、双嘧达莫和噻氯匹啶）的大规模临床研究显示，尽管其确能减少 DR 中微动脉瘤的增加，但临床意义并不显著且因剂量较大，导致粒细胞减少的副作用明显。

11. **组胺受体拮抗剂** DR 时炎症介质异常，视网膜组胺的释放明显增多。组胺可降低视网膜内皮细胞紧密结合蛋白的表达，可使小动脉扩张，小静脉内皮细胞收缩进而导致血管通透性增强，造成黄斑水肿产生。因此，应用组胺 H_1 和 H_2 受体拮抗剂相信可以降低视网膜血管渗透性。目前主要用于临床实验的组胺受体拮抗剂包括阿司咪唑和雷尼替丁。

12. 营养神经药物 研究发现DR病变早期，视网膜已明显存在大量神经元细胞的丢失，提示神经元病变是DR的重要组成部分。目前报道用于DR的神经营养药物包括：米诺环素，可降低炎症细胞因子表达合减少小胶质细胞反应性从而减少视网膜神经细胞凋亡；脑源性神经生长因子，其通过玻璃体内注射可保护无长突细胞；大麻二酚（cannabidiol，CBD），可使视网膜ICAM-1、TNF-α、VEGF表达减少，降低血管通透性及明显减少神经细胞的凋亡，从而减轻DR的视网膜神经毒性。

13. 褪黑素（MLT） 研究通过予STZ诱导的糖尿病小鼠腹腔内注射MLT10mg/（kg·d），30天后检测其视网膜中脂质过氧化指标丙二醛（MDA）水平发现，经MLT治疗的糖尿病小鼠MDA水平低于对照组，故提出MLT在控制DR方面具有正向效应[68]。有研究表明，MLT可逆转慢性及急性炎症，对视网膜细胞发挥保护效应。研究发现，在体外高血糖及IL-1β能诱导人视网膜内皮细胞及人色素上皮细胞表达VEGF、ICAM-1等炎症因子，而MLT可下调其表达，提示MLT参与DR炎症过程，阻断视网膜炎症反应，从而改善DR。

14. 促红细胞生成素（Epo）抑制剂 PDR发病过程中Epo是独立于VEGF的促视网膜新生血管形成的因子。玻璃体腔注射Epo阻断剂可抑制小鼠视网膜血管新生，减轻DR小鼠玻璃体内皮细胞增生[69]。因Epo对视神经及光感受器有保护作用，故盲目使用Epo抑制剂可能会加重光感受器凋亡；Epo抑制剂能否作为DR的治疗用药还有待进一步研究。

（二）激光光凝术

随着近年激光技术的迅速发展，视网膜激光光凝术已成为治疗NPDR及抑制新生血管生长的主要治疗手段。研究表明视网膜激光光凝术能稳定视网膜水肿的发展，有效降低视网膜新生血管出血，继而引起的玻璃体积血的危险，使患者严重视力减退的危险性下降50%~60%。能减少PDR的并发症如虹膜红变，玻璃体积血，增生性玻璃体视网膜病变（proliferative vitreoretinopathy，PVR）等[70, 71]。

1. 激光光凝治疗DR的机制

（1）破坏了外层视网膜的感光细胞，降低其新陈代谢；破坏视网膜色素上皮细胞，视网膜色素上皮外屏障遭到破坏，使营养物质可直接由脉络膜弥散进入视网膜，改善视网膜营养。

（2）光凝术后形成的视网膜瘢痕使视网膜变薄，使原来只供应视网膜外层的脉络膜毛细血管的氧向视网膜扩散更容易，缓解了视网膜的缺氧。

（3）封闭视网膜内扩张的毛细血管或微血管瘤，减少渗漏，从而减轻视网膜水肿。

（4）破坏了毛细血管无灌注区等缺血缺氧组织，抑制了血管生长因子的合成和释放，促使抑制血管增生的PEDF表达进而阻止了新生血管的生成和促进已形成的新生血管消退。

（5）破坏耗氧量高的视网膜光感受器，代之为耗氧量低的胶质瘢痕组织，使残留的视网膜组织供氧供血改善，减少视网膜的耗氧量。

（6）使视网膜毛细血管基地膜LAMIN蛋白降低，促进毛细血管内皮细胞分裂，改善视网膜内屏障功能。

2. 种类

（1）氩绿光：穿透力强，被血红蛋白及视网膜色素上皮（RPE）高度吸收，不为叶黄素吸收，因此黄斑中心神经纤维不易受损，多用于全视网膜光凝。

（2）氩黄光：被血红蛋白高度吸收，散射小，可有效穿过混浊的屈光介质，不被黄斑区叶黄素不吸收，可保护黄斑区内层视网膜。用于局部视网膜光凝，如黄斑区光凝，适于治疗黄斑水肿、新生血管。

（3）氩红光：血红蛋白对其不吸收，可穿透血液、脉络膜深层。适于玻璃体积血及视网膜、脉络膜出血多的血管疾病。

近年来阈下微脉冲半导体激光及图形扫描激光光凝（patterned scanning laser photocoagulation，PASCAL）等新技术也逐步应用于DR的激光治疗。

3. 方法　对于DR的激光治疗方法主要包括：

（1）局灶性光凝：适用于NPDR中有大量微动脉瘤并引起视网膜黄斑水肿者。可采用黄光或绿光局灶性光凝微动脉瘤及其他渗漏灶。一般对距黄斑中心500～3000μm范围内的微动脉瘤需予治疗。曝光时间≤0.15s。距黄斑中心500μm以内，光斑直径选用50～75μm；距黄斑中心500μm以外，光斑直径选用75～100μm。如随访黄斑水肿视力<0.5且中心凹周围毛细血管良好者可对距中心300μm的微动脉瘤做治疗。

（2）融合性光凝：对周边部少量的扁平新生血管可直接做局部融合光凝及对无灌注区作扇形光凝。时间0.1～0.15秒，光斑直径200～1000μm，以覆盖整个新生血管并超过边界500μm。不能直接光凝视盘或邻近视盘的新生血管以及突起的周边部新生血管，以免造成视神经损伤或继发CNV引起出血。

（3）弥散性光凝

1）全视网膜光凝PRP（视盘上、下、鼻侧外1DD到赤道壶腹部）：是治疗DR的最常用方法。时间0.2秒，光斑直径200～500μm，后极部用小光斑，赤道部用大光斑。先从下方视网膜开始分次完成，光斑1500～2000个，间隔1个光斑间隙，可减少黄斑水肿，渗出性视网膜脱离等并发症的发生。

2）轻度全视网膜光凝mild PRP（周边部或赤道部范围内环形光凝，广大后极部不光凝）：适用于以渗漏为主，以视网膜水肿为主要表现者。光斑间隔较PRP大，共600～800个光斑分1～2次完成。

3）超全视网膜光凝E-PRP（除颞上下血管弓3～6mm直径的黄斑区外尽量至周边部）。适用于严重缺血的DR患者，其光斑分布更加密集。

（4）黄斑格栅样光凝：适用于黄斑水肿。范围为中心凹外500～3000μm内，时间0.1秒，光斑直径100～200μm。其治疗黄斑水肿机制包括：破坏外层光感受器使视网膜氧分压增高视网膜小动脉自主调节性收缩，动脉阻力增加，静脉压下降，血管扩张缓解，血管内液体向组织间的渗出减少，黄斑水肿减轻；破坏RPE，引起视网膜毛细血管内皮增殖，帮助修复内层血-视网膜屏障；选择性损伤无功能的视网膜色素上皮，增强血-视网膜外屏障功能，有利于液体流向脉络膜。一般对伴有临床意义的黄斑水肿的DR患者应待黄斑水肿治疗消退后再作PRP；但对严重PDR患者则可采用ETDRS（early treatment diabetic retinopathy study）提出的方案，在局灶性治疗黄斑水肿的同时联合PRP。

（三）玻璃体视网膜手术

DR发展到晚期成为增生性DR，因视网膜新生血管引起玻璃体积血和视网膜水肿及机化条索牵拉视网膜引起视网膜脱离等病变，严重影响患者功能。目前手术治疗成为晚期增殖性视网膜病变最主要的治疗手段。

玻璃体切除术能清除新生血管出血导致的玻璃体积血及已分解物质；能去处机化膜，松解解除玻璃体视网膜牵拉，使脱离的视网膜复位，甚至去除内界膜，维持眼球正常形态及部分视功能，最终提高视力的目的。研究发现成功的玻璃体切除术后 DR 患者的新生血管可不再发展[72~74]。随着技术发展，由 20G 到 23G、25G 玻璃体切割系统的转变，23G、25G 与 20G 玻璃体切割系统器械相比，器械尺寸更细更小、术后切口有自闭性、对切结膜损失更小、术后不适更少、恢复更快的优点。

最近发现玻璃体手术联合内界膜剥除能够减轻黄斑水肿[75]，其机制可能为剥除黄斑前膜后，黄斑区前牵引解除，黄斑区水肿的压力减轻；视网膜缺血区的缺氧状态得以缓解，黄斑区微循环改善，内层视网膜血液及细胞外液能顺利流出；同时玻璃体手术清除了玻璃体腔内的新生血管因子和炎症因子，减少血管渗漏。此外，也有学者采取玻璃体手术联合曲安奈德或眼内注射抗 VEGF 类药物和术中全视网膜光凝联合的方法来治疗，同样取得令人满意的效果[76]。

（四）中医治疗糖尿病性视网膜病变研究进展

现代中医根据近代消渴病因病机研究的进展，结合眼部病变发生发展过程认为 DR 为本虚标实、虚实夹杂之证，以阴虚燥热为基础，以瘀血贯穿始终，久病可致气阴两虚或阴阳两虚。目前针对由于 DR 的病因病机有多种治疗方法[77]：包括分型施治；专方治疗，单味中药有效成分的应用等均取得较好的疗效。一些单味药或中药提取物对 DR 的疗效都在动物实验及临床中得到证实：如川芎嗪可抑制糖尿病大鼠视网膜组织 AR 活性及降低 TPA 含量防治 DR 的发生；银杏叶的提取物达纳康（tanakan）能有效促进治疗糖尿病性视网膜病眼底出血的吸收。葛根素能降低血液黏稠度及血液高凝状态，有效增加微循环血流，改善视网膜缺血缺氧状况，对早期 DR 有较好的治疗作用；枸杞、丹参、刺五加叶皂甙能改变 SOD 活性、减轻氧自由基损伤、改善血流变，保护糖尿病大鼠视网膜组织氧化损伤的作用。

此外有关针灸治疗糖尿病视网膜病变的临床和实验资料指出针灸可降低血糖，改善异常视觉生理，减轻微血管病变，抑制细胞因子的释放，对 DR 也有很好的疗效。

四、结语与展望

糖尿病视网膜病变的病因及发病机制极其复杂，至今对其具体机制仍未完全阐明。目前研究多集中在多元醇－肌醇代谢通路异常，蛋白质非酶糖基化产物堆积，DG–PKC 途径活化，氧化应激，细胞因子、血管增生因子活性表达，炎症、免疫系统活化，血流动力学障碍等多因素的协同作用。随着对 DR 发病机制的不断深入研究针对相关机制的药物、激光、手术的综合治疗手段的运用也已不断完善。但目前尚未发现能够根治 DR 的药物。相信通过分子生物学的研究及对发病机制的深入理解，找到一种能够从根本上治愈 DR，控制 DR 的发生发展的药物，将会对 DR 的合理有效治疗开辟一条全新的道路。

（陈　卉　文　峰）

参考文献

1. Fong DS, Aiello LP, Ferris FL, 3rd, et al. Diabetic retinopathy. Diabetes Care, 2004, (10): 2540-2453.

2. Brownlee M. Biochemistry and molecular cell biology of diabetic complications. Nature, 2001, 414(6865): 813-820.

3. Lorenzi M. The polyol pathway as a mechanism for diabetic retinopathy: attractive, elusive, and resilient. Exp Diabetes Res, 2014, 2007(1): 61038.

4. Dagher Z, Park YS, Aanaghi V, et al. Studies of rat and human retinas predict a role for the polyol pathway in human diabetic retinopathy. Diabetes, 2004, 53(9): 2404-2411.

5. Anitha B, Sampathkumar R, Balasubramanyam M, et al. Advanced glycation index and its association with severity of diabetic retinopathy in type 2 diabetic subjects. J. Diabetes Complicat, 2008, 22(4): 261-266.

6. Mamputu J C, Renier G. Advanced glycation end-products increase monocyte adhesion to retinal endothelial cells through vascular endothelial growth factor-induced ICAM-1 expression: inhibitory effect of antioxidants. J Leukoc Biol, 2004, 75(6): 1062-1069.

7. Kandarakis S A, Piperi C, Topouzis F, et al. Emerging role of advanced glycation-end products (AGEs) in the pathobiology of eye diseases. Prog Retin Eye Res, 2014, 42(9): 85-102.

8. Wang X L, Yu T, Yan Q C, et al. AGEs Promote Oxidative Stress and Induce Apoptosis in Retinal Pigmented Epithelium Cells RAGE-dependently. J Mol Neurosci, 2015, 56(2): 449-460

9. Way KJ, Katai N, King GL. Protein kinase C and the development of diabetic vascular complications. Diabetic Medicine, 2002, 18(12): 945-959.

10. Omri S, Behar-Cohen F, Rothschild P R, et al. PKCzeta mediates breakdown of outer blood-retinal barriers in diabetic retinopathy. PLoS One, 2013, 8(11): e81600.

11. Song H B, Jun H O, Kim J H, et al. Suppression of protein kinase C-zeta attenuates vascular leakage via prevention of tight junction protein decrease in diabetic retinopathy. Biochem Biophys Res Commun, 2014, 444(1): 63-68.

12. Galvez M I. Protein kinase C inhibitors in the treatment of diabetic retinopathy. Review. Curr Pharm Biotechnol, 2011, 12(3): 386-391.

13. Geraldes P, King G L. Activation of protein kinase C isoforms and its impact on diabetic complications. Circ Res, 2010, 106(8): 1319-1331.

14. Nakamura M, Barber AJ, Antonetti DA, et al. Excessive hexosamines block the neuroprotective effect of insulin and induce apoptosis in retinal neurons. J Biol Chem, 2001, 276(47): 43748-43755.

15. Behl T, Kaur I, Kotwani A. Implication of oxidative stress in progression of diabetic retinopathy. Surv Ophthalmol, 2016, 61(2): 187.

16. Zhong Q, Kowluru R A. Epigenetic changes in mitochondrial superoxide dismutase in the retina and the development of diabetic retinopathy. Diabetes, 2011, 60(4): 1304-1313.

17. Adamis A P, Berman A J. Immunological mechanisms in the pathogenesis of diabetic retinopathy. Semin Immunopathol, 2008, 30(2): 65-84.

18. Preciado-Puga M C, Malacara J M, Fajardo-Araujo M E, et al. Markers of the progression of complications in patients with type 2 diabetes: a one-year longitudinal study. Exp Clin Endocrinol Diabetes, 2014, 122(8): 484-490.

19. Sasongko M B, Wong T Y, Jenkins A J, et al. Circulating markers of inflammation and endothelial function, and their relationship to diabetic retinopathy. Diabet Med, 2015, 32(5): 686-691.

20. Lim L S, Tai E S, Mitchell P, et al. C-reactive protein, body mass index, and diabetic retinopathy. Invest Ophthalmol Vis Sci, 2010, 51(9): 4458-4463.

21. Behl T, Kotwani A. Exploring the various aspects of the pathological role of vascular endothelial growth factor (VEGF) in diabetic retinopathy. Pharmacol Res, 2015, 99: 137–148.

22. Choudhuri S, Chowdhury I H, Das S, et al. Role of NF–kappaB activation and VEGF gene polymorphisms in VEGF up regulation in non–proliferative and proliferative diabetic retinopathy. Mol Cell Biochem, 2015, 405(1– 2): 265–279.

23. Rodrigues M, Xin X, Jee K, et al. VEGF secreted by hypoxic Muller cells induces MMP–2 expression and activity in endothelial cells to promote retinal neovascularization in proliferative diabetic retinopathy. Diabetes, 2013, 62(11): 3863–3873.

24. Izuta H, Matsunaga N, Shimazawa M, et al. Proliferative diabetic retinopathy and relations among antioxidant activity, oxidative stress, and VEGF in the vitreous body. Mol Vis, 2010, 16(16): 130–136.

25. Williams B. Angiotensin II. VEGF, and diabetic retinopathy. Lancet, 1998, 351(9105): 837–8.

26. Zhu Y, Zhang X L, Zhu B F, et al. Effect of antioxidant N–acetylcysteine on diabetic retinopathy and expression of VEGF and ICAM–1 from retinal blood vessels of diabetic rats. Mol Biol Rep, 2012, 39(4): 3727–3735.

27. Yan H T, Su G F. Expression and significance of HIF–1 alpha and VEGF in rats with diabetic retinopathy. Asian Pac J Trop Med, 2014, 7(3): 237–240.

28. Wang J, Chen S, Jiang F, et al. Vitreous and plasma VEGF levels as predictive factors in the progression of proliferative diabetic retinopathy after vitrectomy. PLoS One, 2014, 9(10): e110531.

29. Dong N, Li X, Xiao L, Wang B, Chu L. Upregulation of retinal neuronal MCP–1 in the rodent model of diabetic retinopathy and its function in vitro. Invest Ophthalmol Vis Sci, 2012, 53(12): 7567–7575.

30. Mao C, Yan H. Roles of elevated intravitreal IL–1beta and IL–10 levels in proliferative diabetic retinopathy. Indian J Ophthalmol, 2014, 62(6): 699–701.

31. Yoshida S, Kubo Y, Kobayashi Y, et al. Increased vitreous concentrations of MCP–1 and IL–6 after vitrectomy in patients with proliferative diabetic retinopathy: possible association with postoperative macular oedema. Br J Ophthalmol, 2015, 99(7): 960–966.

32. Koskela U E, Kuusisto S M, Nissinen A E, et al. High vitreous concentration of IL–6 and IL–8, but not of adhesion molecules in relation to plasma concentrations in proliferative diabetic retinopathy. Ophthalmic Res, 2013, 49(2): 108–114.

33. Behl Y, Krothapalli P, Desta T, et al. Diabetes–enhanced tumor necrosis factor–alpha production promotes apoptosis and the loss of retinal microvascular cells in type 1 and type 2 models of diabetic retinopathy. Am J Pathol, 2008, 172(5): 1411–1418.

34. Paine S K, Sen A, Choudhuri S, et al. Association of tumor necrosis factor alpha, interleukin 6, and interleukin 10 promoter polymorphism with proliferative diabetic retinopathy in type 2 diabetic subjects. Retina, 2012, 32(6): 1197–1203.

35. Triebel J. Role of IGF–1 and glycaemic control in diabetic retinopathy. Eur J Clin Invest, 2012, 42(7): 805–806.

36. Genovese S, Riccardi G. The role of modulation of GH/IGF–I axis in the development of diabetic proliferative retinopathy. J Endocrinol Invest, 2003, 26(8 Suppl): 114–116.

37. Sameermahmood Z, Balasubramanyam M, Saravanan T, et al. Curcumin modulates SDF–1alpha/CXCR4– induced migration of human retinal endothelial cells (HRECs). Invest Ophthalmol Vis Sci, 2008, 49(8): 3305– 3311.

38. Song E, Dong Y, Han L N, et al. Diabetic retinopathy: VEGF, bFGF and retinal vascular pathology. Chin Med J (Engl), 2004, 117(2): 247–251.

39. Sharma S, Saxena S, Srivastav K, et al, Khanna V K. Nitric oxide and oxidative stress is associated with severity of diabetic retinopathy and retinal structural alterations. Clin Experiment Ophthalmol, 2015, 43(5): 429–436.

40. Toda N, Nakanishi–Toda M. Nitric oxide: ocular blood flow, glaucoma, and diabetic retinopathy. Prog Retin Eye Res, 2007, 26(3): 205–238.

41. Kowluru R A, Zhong Q, Santos J M. Matrix metalloproteinases in diabetic retinopathy: potential role of MMP-9. Expert Opin Investig Drugs, 2012, 21(6): 797-805.

42. Yang J, Fan X H, Guan Y Q, et al. MMP-2 gene polymorphisms in type 2 diabetes mellitus diabetic retinopathy. Int J Ophthalmol, 2010, 3(2): 137-140.

43. Muramatsu D, Wakabayashi Y, Usui Y, et al. Correlation of complement fragment C5a with inflammatory cytokines in the vitreous of patients with proliferative diabetic retinopathy. Graefes Arch Clin Exp Ophthalmol, 2013, 251(1): 15-17.

44. Birinci A, Birinci H, Abidinoglu R, et al. Diabetic retinopathy and HLA antigens in type 2 diabetes mellitus. Eur J Ophthalmol, 2008, 12(2): 89-93.

45. Xu Y, Jiang Z, Huang J, et al. The association between toll-like receptor 4 polymorphisms and diabetic retinopathy in Chinese patients with type 2 diabetes. Br J Ophthalmol, 2015, 99(9): 1301.

46. Rajamani U, Jialal I. Hyperglycemia induces Toll-like receptor-2 and -4 expression and activity in human microvascular retinal endothelial cells: implications for diabetic retinopathy. J Diabetes Res, 2014, 2014: 790902.

47. Chen H, Wen F, Zhang X, et al. Expression of T-helper-associated cytokines in patients with type 2 diabetes mellitus with retinopathy. Mol Vis, 2012, 18(25-28): 219-226.

48. Wang B, Wang F, Zhang Y, et al. Effects of RAS inhibitors on diabetic retinopathy: a systematic review and meta-analysis. Lancet Diabetes Endocrinol, 2015, 3(4): 263-274.

49. Zhao L, Patel S H, Pei J, et al. Antagonizing Wnt pathway in diabetic retinopathy. Diabetes, 2013, 62(12): 3993-3995.

50. Arboleda-Velasquez J F, Primo V, Graham M, et al. Notch signaling functions in retinal pericyte survival. Invest Ophthalmol Vis Sci, 2014, 55(8): 5191-5199.

51. Mitamura Y, Okumura A, Harada C, et al. Activator protein-1 in epiretinal membranes of patients with proliferative diabetic retinopathy. Diabetologia, 2006, 49(1): 209-211.

52. Jiang N, Chen X L, Yang H W, et al. Effects of nuclear factor kappaB expression on retinal neovascularization and apoptosis in a diabetic retinopathy rat model. Int J Ophthalmol, 2015, 8(3): 448-452.

53. Park S W, Yun J H, Kim J H, et al. Angiopoietin 2 induces pericyte apoptosis via alpha3beta1 integrin signaling in diabetic retinopathy. Diabetes, 2014, 63(9): 3057-3068.

54. Mustapha N M, Tarr J M, Kohner E M, et al. NADPH Oxidase versus Mitochondria-Derived ROS in Glucose-Induced Apoptosis of Pericytes in Early Diabetic Retinopathy. J Ophthalmol, 2010, 2010(1): 746-978.

55. Zhang X, Lai D, Bao S, et al. Triamcinolone acetonide inhibits p38MAPK activation and neuronal apoptosis in early diabetic retinopathy. Curr Mol Med, 2013, 13(6): 946-958.

56. Barber A J, Gardner T W, Abcouwer S F. The significance of vascular and neural apoptosis to the pathology of diabetic retinopathy. Invest Ophthalmol Vis Sci, 2011, 52(2): 1156-1163.

57. Huang H, Gandhi J K, Zhong X, et al. TNFalpha is required for late BRB breakdown in diabetic retinopathy, and its inhibition prevents leukostasis and protects vessels and neurons from apoptosis. Invest Ophthalmol Vis Sci, 2011, 52(3): 1336-1344.

58. Uemura A. Identification of novel drug targets for the treatment of diabetic retinopathy. Diabetes Metab J, 2013, 37(4): 217-224.

59. Jeganathan V S. Anti-angiogenesis drugs in diabetic retinopathy. Curr Pharm Biotechnol, 2011, 12(3): 369-372.

60. Keating G M. Aflibercept: A Review of Its Use in Diabetic Macular Oedema. Drugs, 2015, 75(10): 1-8.

61. Li X, Xu G, Wang Y, et al. Safety and efficacy of conbercept in neovascular age-related macular degeneration: results from a 12-month randomized phase 2 study: AURORA study. Ophthalmology, 2014, 121(9): 1740-1747.

62. Garba A O, Mousa S A. Bevasiranib for the treatment of wet, age-related macular degeneration. Ophthalmol Eye Dis, 2010, 2(2): 75-83.

63. Das A, McLamore A, Song W, et al. Retinal neovascularization is suppressed with a matrix metalloproteinase inhibitor. Arch Ophthalmol, 1999, 117(4): 498–503.

64. Bai Y, Zhao M, Zhang C, et al. Anti–angiogenic effects of a mutant endostatin: a new prospect for treating retinal and choroidal neovascularization. PLoS One, 2014, 9(11): e112448.

65. Ma J, Li C, Shao C, et al. Decreased K5 receptor expression in the retina, a potential pathogenic mechanism for diabetic retinopathy. Mol Vis, 2012, 18(35–37): 330–336.

66. Jin E, Luo L, Bai Y, et al. Comparative effectiveness of intravitreal bevacizumab with or without triamcinolone acetonide for treatment of diabetic macular edema. Ann Pharmacother, 2015, 49(4): 387–397.

67. Sahoo S, Barua A, Myint K T, et al. Topical non–steroidal anti–inflammatory agents for diabetic cystoid macular oedema. Cochrane Database Syst Rev, 2015, 2(8): CD010009.

68. Zephy D, Ahmad J. Type 2 diabetes mellitus: Role of melatonin and oxidative stress. Diabetes Metab Syndr, 2015, 9(2): 127–131.

69. Mitsuhashi J, Morikawa S, Shimizu K, et al. Intravitreal injection of erythropoietin protects against retinal vascular regression at the early stage of diabetic retinopathy in streptozotocin–induced diabetic rats. Exp Eye Res, 2013, 106(16): 64–73.

70. Yun S H, Adelman R A. Recent developments in laser treatment of diabetic retinopathy. Middle East Afr J Ophthalmol, 2015, 22(2): 157–163.

71. Luo D, Zheng Z, Xu X, et al. Systematic review of various laser intervention strategies for proliferative diabetic retinopathy. Expert Rev Med Devices, 2015, 12(1): 83–91.

72. Guthrie G, Magill H, Steel D H. 23–gauge versus 25–gauge vitrectomy for proliferative diabetic retinopathy: a comparison of surgical outcomes. Ophthalmologica, 2015, 233(2): 104–111.

73. Meleth A D, Carvounis P E. Outcomes of vitrectomy for tractional retinal detachment in diabetic retinopathy. Int Ophthalmol Clin, 2014, 54(2): 127–139.

74. Yoshida S, Kubo Y, Kobayashi Y, et al. Increased vitreous concentrations of MCP–1 and IL–6 after vitrectomy in patients with proliferative diabetic retinopathy: possible association with postoperative macular oedema. Br J Ophthalmol, 2015, 99(7): 960–966.

75. Yamamoto K, Iwase T, Ushida H, et al. Changes in retinochoroidal thickness after vitrectomy for proliferative diabetic retinopathy. Invest Ophthalmol Vis Sci, 2015, 56(5): 3034–3040.

76. Zhang Z H, Liu H Y, Hernandez–Da Mota S E, et al. Vitrectomy with or without preoperative intravitreal bevacizumab for proliferative diabetic retinopathy: a meta–analysis of randomized controlled trials. Am J Ophthalmol, 2013, 156(1): 106–115 e2.

77. 相萍萍，王旭. 中医药治疗糖尿病视网膜病变研究进展. 中华中医药杂志，2014, 29(3): 813–815.

第五节　Norrie 病

一、概述

Norrie 病（Norrie disease，ND，OMIM 310600）是一种由视网膜病变引起的先天性双眼失明并导致眼球萎缩的遗传性疾病。丹麦眼科医师 Gordon Norrie 于 1927 年首次报告该病并将其命名为"先天性眼球萎缩"。1933 年他报道了该病的家族发病情况，发现一个家族的两代人中有8名男性患者，认为该病仅男性患病。30年后Mette Warburg发现该病具有家族遗传史，并对ND患者进行了全面的体格检查，详尽描述了该病的表现型，同时正式将该病命名为"Norrie病"。

Norrie病是一种十分罕见的X连锁隐性遗传病，发病率约为1/100 000[1]。该病绝大多数为男性患病，女性携带者大多表现正常，但也有极少数例外，表现出典型的Norrie病改变，其发病机制可能是非随机化或不利的X染色体失活[2]。一般男性患者的子女均不发病，弟弟50%发病，妹妹不发病。

Norrie病患者大多出生时即双目失明，白瞳症是最早的临床表现之一，疾病的晚期通常会出现眼球萎缩。患者双眼可出现多种先天性异常，包括角膜混浊，浅前房，虹膜前、后粘连、萎缩，瞳孔缘色素外翻，对光反射消失，晶状体混浊，晶状体后灰黄色纤维血管团块形成，玻璃体积血，玻璃体血管残留和永存原始玻璃体，视网膜色素上皮增生，视网膜发育不良、皱褶或脱离，视网膜血管扩张、增殖，部分视网膜无血管。其中最严重的视网膜病变是灰黄色纤维血管团块的形成，因其形似肿瘤，所以被称为"假神经胶质瘤"，常在患者出生后几个月内形成，最终可使患者完全失明[3]。

对ND患者眼球的组织学切片显示，神经视网膜内、外核层均明显变薄，结构紊乱，神经节细胞的数目严重减少，某些残余的神经节细胞移位至内丛状层[4]。由于大部分组织学资料是从那些疑似视网膜母细胞瘤的患者行眼球摘除后获得的，因此它反映的大多为ND的晚期改变。对ND患者的电生理检查，可观察到视网膜电图负向的b波，提示视网膜内层组织有明显的缺失[5]。

除了眼部症状以外，ND患者其他器官的表现型也极其复杂，即使是来自同一个家族的患者其眼外症状也不尽相同。约50%的患者会出现精神障碍、智力发育迟缓。至少有40%的患者幼童时期出现进行性感音神经性听力丧失[3]。少数患者出现生长发育迟缓，性腺发育不全，癫痫发作，小头畸形，免疫缺陷，以及其他系统的异常。

结合ND特征性的临床表现、病理学改变以及家族遗传史，85%的患者可通过检测出ND蛋白（Norrie disease protein，NDP）基因编码区独特的点突变来确诊。约15%的患者可能出现ND基因及其临近区域的基因缺失或亚显微缺失[3]。该病的鉴别诊断包括视网膜母细胞瘤，早产儿视网膜病变（retinopathy of prematurity，ROP），永存原始玻璃体增生症，Coats病，青年性视网膜劈裂症，以及家族性渗出性玻璃体视网膜病变（familial exudative vitreoretinopathy，FEVR）等。

Norrie病患者的视力预后不良，目前也没有十分有效的治疗方法。可采取的预防措施包括遗传咨询和产前诊断。

二、Norrie病的分子遗传学发病机制

（一）ND基因的位点、结构与分布

研究者通过对ND患者染色体缺失的识别以及基因连锁分析，将有缺陷的ND基因定位于Xp11.4[3]，与染色体标记位点DXS7（Xp11.3）、DXS426（Xp11.4-p11.23）以及单胺氧化酶MAO（MAOA和MAOB）基因紧密相邻[6,7]，在X染色体短臂上的顺序依次为端粒-DXS7-MAO-ND-DXS426-着丝粒[7]。

通过定位克隆技术分离出来的人 ND 基因，大小为 28kb[3, 8]，包括 3 个外显子和 2 个内含子。外显子 1 编码遗传信息中的 5' 非编码区，不参与翻译过程，其序列内有一段 CT 重复区域，可能涉及基因的表达[8, 9]。外显子 2 和 3 的部分基因含有编码 Norrie 蛋白（NDP）的编码区，即开放读码框（open reading frame，ORF），长度为 399bp，编码一个含 133 个氨基酸的蛋白质[6, 8]。其中，外显子 2 包含 ORF 最初的 58 个密码子，外显子 3 则包含剩下的 75 个密码子以及一个 917bp 的 3' 非编码区[3]。

小鼠和人的基因组同源性很高，研究者常利用小鼠模型研究 ND 基因的功能，使用包括 Cybb、Otc、DXHX676h、Maoa 以及 Pfc 在内的 X 染色体标记定位小鼠的 NDP 基因（Ndp），并对该基因进行分子克隆研究其特性。研究显示，小鼠的 Ndp 基因亦临近 Maoa 基因，位于 X 染色体上 Cybb 到 Pfc 之间的片段上，位序为 Otc–DXHXs676h-(Ndp，Maoa)-(Pfc，Timp)，与人类 X 染色体上的顺序是一致的。两个物种基因的跨度也很相似，小鼠为 29kb，人类为 28kb，且均有 3 个外显子和 2 个内含子。小鼠 2 个内含子的大小与人类的十分接近，而且两者在外显子 2 和 3 之间的外显子–内含子交界序列完全一致[8]。小鼠的 ORF 为 393bp，也是由第 2、3 个外显子编码形成的，其中外显子 2 比人类少了 6 个核苷酸，导致其基因产物比人类少了 2 个氨基酸，使原本的信号肽发生了改变[10]。两个物种完整的 ND 基因有高达 81% 的同源性，而 ORF 更是有 91% 的同源性。对小鼠 Ndp 基因的分析，也支持了 NDP 多肽的结构域由外显子 3 编码的说法。由外显子 3 编码的多肽序列与人类的同源性为 99%，而由外显子 2 编码的序列仅有 88% 的同源性[8]。此外，由外显子 3 编码的结构域表现出与黏蛋白样蛋白，von Willebrand 因子和即早基因家族成员的结构域有很高的同源性[10, 11]。

研究显示 ND 基因在很多组织中均有表达，包括眼、耳和脑[11, 12]。ND 基因产物在小鼠、兔和人视网膜的外核层（outer nuclear layer，ONL）、内核层（inner nuclear layer，INL）以及神经节细胞层（ganglion cell layer，GCL）三层结构中均有高水平表达，在兔的小脑颗粒层、海马、嗅球、嗅上皮、大脑皮质、上皮细胞以及小鼠耳蜗螺旋神经节细胞中亦有显著表达[13]。Ndp 基因异常的小鼠，表现出视网膜神经节细胞数量的减少，INL、感光细胞层局灶性紊乱以及视网膜血管的畸形，提示该基因产物可能在视网膜各层的分化和维持过程中起到了重要的作用[12]。此外，ND 基因在脑和耳蜗螺旋神经节细胞中的表达也对目前尚未明确的智力发育迟缓和耳聋的研究有重要的价值。ND 基因产物的电脑模型提示其与转化生长因子 β 十分相似，可能在脑、耳和视网膜内均有多样化作用[13]。

（二）ND 基因的突变

由于对 ND 基因组结构的成功破解，使得用单链构象多态性（single strand conformation polymorphism, SSCP）技术对 ND 患者的基因突变进行筛查成为可能。由于该基因的编码序列仅 399bp，可以使用 2 个含有完整开放读码框的 PCR 片段直接测序，从而有效地分析该基因的突变[7]。

自 1992 年发现 ND 基因后，研究者已发现大量与 ND 相关的突变，包括 X 染色体畸变和 ND 基因突变。其中已经报道过的 X 染色体结构的变异包括一个易位，46XX，t（X;10），一名女婴 X 染色体短臂与 10 号染色体之间发生了部分片段的交换[14]；一个倒位，inversion（X）（p11.4q22），Xp11.4 到 Xq22 之间的片段倒置[15]；以及数个缺失[11]。已发现的 ND 基因突变包括 70 多种的点突变、移码突变和缺失突变[7, 16]，其中大多数点突变表现为错义突变和无义突变，少数为剪接位点突变[7]。超过60%的ND患者出现ND基因的点突变，约20%患者的父母有ND基因的缺失[6]。虽然ND基因突变的类型很多，但突变的位点大多都位于外显子3[16,17]。也曾有报道指出，某些ND患者没有出现ND基因的突变，这可能是由于误诊、拟表型或是其他基因作用所致。除此之外，ND基因的突变同样也可出现在X连锁家族性渗出性玻璃体视网膜病变（X-linked familial exudative vitreoretinopathy，XL-FEVR），ROP和Coats病患者中[7,18~20]。迄今为止已发现的ND基因突变，超过75种与ND表现型有关，10余种与XL-FEVR有关，还有5种改变与ROP表现型有关[3,21~23]。目前与XL-FEVR相关的ND基因突变均为错义突变[20,24~26]。

除了眼部症状，至少有1/3以上的ND患者会出现不同程度的眼外症状，如智力发育迟缓和进行性听力丧失等，症状的多样性充分反映了ND基因突变的多效性[27]。这些症状表现在单个患者，以及来自同一个家族中的不同患者都是变化各异的，说明遗传和环境等多种病因可能均在该病的发病过程中起到了重要的作用。有研究显示部分患者还存在性功能障碍，小头畸形和其他系统的异常，这可能是伴随的临近基因缺失所致[28]。

对ND的家系研究发现，有2个出现数名典型ND眼球畸形患者的家族，ND基因突变位点均为L61F（第61位亮氨酸Leu被苯丙氨酸Phe取代）[27,29]，其中一个家族3代人中的15名男性患者均伴发静脉功能不全。这种静脉功能不全的改变可能是ND基因突变多效性的一种表现，也可能是由另外一个极其靠近ND基因的基因突变引起的[7]。还有数个家族的突变位点为R38C（第38位精氨酸Arg被半胱氨酸Cys取代），但表现出来的症状轻重程度却各异。其中一个法国家庭表现出典型的ND改变[30]，而另一个西班牙家族中有一名基因突变者甚至没有出现任何XL-FEVR的症状，因此XL-FEVR很可能是ND基因突变的不完全外显引起的[3]。同样，在日本6个ND基因突变的家系研究中亦发现I18K、K54N、R115L、R97P和IVS2-1G→A五种点突变可以导致程度不同的视网膜玻璃体病变，有的个体出现典型的ND改变，而有的个体仅表现为FEVR[31]。一个中国家系报道了ND基因R115Term的点突变使该位点的精氨酸密码子转变成终止密码子，ND基因产物至少丢失了18个氨基酸，包括半胱氨酸残基和二硫键，因此蛋白质结构被改变，患者表现为典型的ND改变[32]。另外，在XL-FEVR患者的X染色体中还发现ND基因R121W（777C→T，第121位精氨酸Arg被色氨酸Trp取代）的点突变，而在ND患者中存在R121G（777C→G，第121位精氨酸Arg被甘氨酸Gly取代）的点突变，提示第121位精氨酸有着重要的作用，其突变引起的表现型取决于突变后氨基酸的类型[3]。

（三）与ND基因突变有关的疾病

除了典型的Norrie病，ND基因的突变也与X连锁隐性和散发性渗出性玻璃体视网膜病变，进展期早产儿视网膜病变（ROP，4B和5级）以及Coats病有关[7,33]。ND和EVR是2种已经确定可以由ND基因突变所致的病种，而ROP和Coats病仍需进一步证实究竟是否存在ND基因的突变，或仅仅只是种误诊。但可以肯定的是，相同的ND基因突变可以产生不同的表现型。这种现象也提示这类疾病的发病机制中有更多潜在的影响因素。

FEVR是一种以周边视网膜血管系统发育不全为特征的疾病，可表现为视网膜牵拉、渗出、玻璃体积血和视网膜脱离等改变。常染色体显性（autosomal dominant，AD）、常染色体隐性（autosomal recessive，AR）或X连锁的遗传形式均有过报道，在其中一部分X连锁遗传患者的染色体中检测到ND基因的突变[3,20,34]。XL-FEVR的眼部症状没有ND那么严重，受累的男性患者亦不伴有感音神经性听力丧失或智力发育迟缓[35]。

ROP是一种未成熟或低出生体重儿的视网膜增殖性病变，主要是由于未成熟儿视网膜发育不完善，在多种因素影响下，出现视网膜缺血，新生血管形成，导致增殖性视网膜病变和牵引性视网膜脱离。有研究显示，在进展期ROP患者的染色体中存在ND基因的错义突变。迄今为止，已有5种ND基因突变被发现与ROP的发病有关[3]。

Coats病主要表现为特发性视网膜毛细血管扩张伴视网膜内渗出和渗出性视网膜脱离，不伴有视网膜或玻璃体牵引。该病多为单眼发病，且好发于男性。有报道称一女性Coats病患者产下一Norrie病患儿，两人均携带ND基因的错义突变。还有研究发现一男性Coats病患者视网膜组织的体细胞突变，而在非视网膜组织内并未发现同类突变，提示Coats病可能是发育过程中视网膜内的Norrin蛋白局域性缺失所致，也证明了Norrin是维持正常视网膜血管发生发展的重要蛋白之一[19]。

比较这几种疾病的表现型和突变谱发现，ND基因第58位天冬酰胺代替赖氨酸（Lys58Asn）的点突变不仅可以表现出典型的ND症状，还可出现FEVR的眼底改变。此外，在密码子第121位，谷氨酰胺取代精氨酸（Arg121Gln）的点突变可以表现出典型的或轻度的ND改变；在同一位点，色氨酸取代精氨酸(Arg121Trp）可以表现出轻度的ND、FEVR或ROP改变，这3种具有临床差异的表现型均可由该同一点突变引起[7]。绝大多数第121位点突变引起的病变不是特别严重，但有一个例外，即一个西班牙家族6代人中有11个男性ND患者，他们生下来全部失明，且表现出最典型的ND症状，其ND基因的点突变方式均为Arg121Gln[36]。上述现象提示这个ND家族患病个体的发育过程可能有某些表观遗传因子参与，或者存在其他基因产物与ND蛋白发生了相互作用。

综上，ND、ROP和XL-FEVR更倾向于是同一种突变的不同临床表现形式，而非等位基因的不同变异体[6]。

三、Norrin的性质与作用

（一）Norrin的性质与分布

ND基因编码的ND蛋白（Norrin）是一种由133个氨基酸组成的分泌性蛋白，其N末端为24个氨基酸残基信号肽，C末端为富含半胱氨酸的结构域[6, 37]。其中位于密码子39、65、69、96、126和128的半胱氨酸负责形成半胱氨酸结，而三个位于密码子39和96，65和126，以及69和128之间的二硫键参与到Norrin的三级结构形成[22]。Norrin被发现在视网膜、耳和大脑中均有表达，在神经外胚层细胞-细胞的相互作用中起着某种作用[3]，还可能涉及细胞黏附和神经发育[13]。同源性分析显示Norrin与黏蛋白样蛋白，von Willebrand因子和即早基因一样都含有一个C端的半胱氨酸结基序[10, 11]。计算机三维重建氨基酸序列显示，Norrin与转化生长因子β（transforming growth factor β，TGF-β），神经生长因子（nerve growth factor，NGF），以及血小板衍生生长因子BB（platelet derived growth factor BB，PDGF-BB）的三级结构类似，提示它可能是生长因子中的一种，在脑、耳和视网膜的生长分化过程中有着多样化的作用[13, 37]。然而Norrin精确的生化功能至今仍不清楚。

在大小鼠和人类的视网膜中，Norrin mRNA在INL、ONL和GCL表达丰富，而在玻璃体、晶状体和视杆细胞外节等处没有分布[13]。

（二）Norrin 的作用途径

临床上发现部分视网膜血管发育不全的患者有 Frizzled-4（*FZD4*）基因的缺陷。之后通过定位克隆技术发现 AD-FEVR 的 2 个位点，分别与位于 11q13-23 上的 *FZD4* 基因和 *LRP5* 基因相对应[38]。*FZD4* 基因是哺乳动物 Wnt 受体基因，而 *LRP5* 是 Wnt 的辅助受体[34]。由于人类以及小鼠的 *ND* 基因和 *FZD4* 基因突变引起的视网膜和耳蜗内血管纹血管系统缺陷的表现型极其类似，进而发现 Norrin 和 Frizzled-4 是一对高亲和力的配体-受体对，两者以纳摩尔级亲和力绑定。Norrin 能通过与受体 FZD4 绑定，并与辅助受体 LRP5 以及相关的内在膜蛋白 Tspan12 共同作用，激活典型 Wnt/β-catenin 信号通路。这种 Norrin/Fz4/Lrp/Tspan12 信号在视网膜、内耳和小脑的血管内皮细胞发育过程中是必不可少的，并参与到视网膜神经节细胞的神经保护作用[3, 34, 39, 40]。缺乏 Norrin 或 FZD4 的小鼠表现出耳蜗血管纹进行性丧失，同时伴有进行性听力丧失[34]。还有研究发现 *LRP5* 突变可引起骨质疏松-假神经胶质瘤综合征[41]，在 *Lrp5*−/−（基因敲除）小鼠中也可观察到类似的表现型[42]。

最新的研究发现 Norrin 还是 Hedgehog（Hh）信号通路的候选靶基因，Hh 信号通路是中枢神经系统的神经前体细胞增殖的关键调控者，该信号系统的异常活化与脑部及其他组织的肿瘤形成有关[43]。Hh 通路被证实可以启动 Norrin 在视网膜祖细胞中的表达，Norrin 还是 Hh 通路下游必需的蛋白，促进出生后视网膜祖细胞的细胞周期再进入，这种祖细胞中的 Norrin 信号是独立于 Norrin 在血管内皮中的 Wnt/β-catenin 作用通路的，因此可能是解释 ND 患者出现神经系统缺陷的作用机制[44]。

（三）Norrin 对血管和神经细胞的调控作用

Ndp 基因敲除和敲入小鼠模型的构建为 Norrin 功能的研究提供了良好的平台和基础，目前关于 Norrin 的研究大多数是在这些小鼠模型中进行的。

在 *Ndp* 基因位点敲入标记酶人胎盘碱性磷酸酶（placental alkaline phosphatase，AP）编码序列基因（*Ndp^AP*）的小鼠，可通过免疫组化方法检测到中枢神经系统中 *Ndp^AP* 的广泛表达，包括前脑和中脑的星形胶质细胞，小脑的伯格曼胶质细胞，以及视网膜的 Müller 细胞。在发育期和成年小鼠耳蜗内，*Ndp^AP* 的表达与两个血管密集的区域紧密关联，即血管纹以及柯蒂氏器和螺旋神经节之间的毛细血管丛。这些研究都表明 Norrin 可能在视网膜和耳蜗的发育和/或稳态的维护具有重要的作用[45]。

在 *Ndp* 基因敲除小鼠可发现与 ND 患者相似的玻璃体视网膜病变，均表现为视网膜血管增殖、出血，视网膜脱离等，此外还伴有耳蜗血管纹的进行性丧失。*Ndp* 基因敲除小鼠视网膜病变的表现型各异，可以仅视网膜中的一层结构紊乱，也可表现为大部分视网膜全层细胞完全丧失[12]，还可能出现包括光感受器外节局灶性丧失，光感受器排列不规则，INL 排列紊乱且发育不良，以及 GCL 紊乱和丧失等视网膜形态学改变[46]，这些改变均可在 ND 患者的眼中观察到[4]。除此之外，*Ndp* 基因敲除小鼠的视网膜血管也会出现明显的病变，这种血管病变在整个视网膜都可观察到，但在视网膜各个层次以及不同年龄组中的表现不尽相同。

1. **Norrin 在视网膜血管中的作用**　*Ndp* 基因敲除小鼠的视网膜血管可能出现以下改变：①外丛状层（outer plexiform layer，OPL）和内丛状层（inner plexiform layer，IPL）的血管数量减少；②GCL 和神经纤维层（nerve fiber layer，NFL）间的血管数量增加；③出生后 14 天视网膜血管窗样孔洞形成；④血管突破内界膜（internal limiting membrane，ILM）；

⑤出生后玻璃体血管的存留超过20天[46]。

出生9天后的 *Ndp* 基因敲除小鼠出现的OPL和IPL血管数量减少以及GCL和NFL间的血管数量增加，提示Norrin可能参与调节视网膜内层血管的形成。穿透ILM的血管仅在小鼠出生14天之后才出现，提示这些现象可能是继发性的。玻璃体和视网膜微环境中生长因子的改变可能是造成血管内皮细胞孔洞形成的原因[46]。出生9天内的 *Ndp* 基因敲除小鼠，视网膜血管的数量和质量都与那些正常对照组的小鼠相似，脉络膜血管也表现正常。而视网膜中央动脉分支的改变仅从出生9天后开始，相当于对照组小鼠玻璃体血管开始退化以及内层视网膜血管开始增生的时期[47]。出生后14到21天的 *Ndp* 基因敲除小鼠眼中仍可观察到许多玻璃体血管的存在，而正常野生型鼠的玻璃体血管在这个阶段已完全退化，极少有例外[33]。反之，在 *Ndp* 基因敲除小鼠眼内导入外源性Norrin能促进玻璃体血管的退化[48]。因此有充分的理由假设Norrin具有调节视网膜血管形成的功能，包括玻璃体血管的退化和内层视网膜血管的萌芽。

Ndp 基因敲除小鼠还表现出表层视网膜血管网发育迟缓以及深层毛细血管网缺失。正常小鼠在出生后14天左右视网膜血管发育完全，但 *Ndp* 基因敲除小鼠从第5天起就表现出表层视网膜血管的发育迟缓，21天时视网膜血管覆盖率仍低于80%。另外，正常小鼠深层视网膜血管从第7天开始形成，而 *Ndp* 基因敲除小鼠的视网膜深层血管网几乎完全缺如，电镜显示血管可以从主干上形成分支，但管腔尚未形成时已闭锁。可见ND基因的突变，对视网膜深层血管网发育的影响比浅层血管严重得多，它可能选择性地作用于视网膜深层血管网形成晚期的某些细胞间信号转导过程[33]。

还有研究将外源性ND基因转基因表达的晶体和人皮肤微血管内皮细胞共培养，发现Norrin能刺激细胞的增殖。将晶体特异性的ND基因转入 *Ndp* 基因敲除小鼠中发现，晶体周围玻璃体血管的毛细血管数目明显增加，且结构正常，提示外源性ND基因转基因表达可以恢复正常视网膜血管的形成，且无异常血管或新生血管的形成[48]。

2. Norrin对视网膜神经节细胞的作用　除了参与血管生成，Norrin还被证实具有神经保护作用，这可能是ND患者出现癫痫或智力发育障碍等症状的原因[39]。在 *Ndp* 基因敲除小鼠模型上，可以观察到小鼠的眼球不仅出现玻璃体内的纤维团块，玻璃体血管退化延迟，还会出现广泛的视网膜神经节细胞的破坏，以及视网膜其他细胞的紊乱或变性[12]，说明Norrin对于视网膜神经节细胞的发育也可能起到了一定的作用。有研究显示Norrin转基因鼠神经节细胞的数量比 *Ndp* 基因敲除鼠多，甚至多于野生型鼠，因此外源性Norrin很可能有刺激神经节细胞生长的作用。同时外源性Norrin还能阻止神经节细胞进行性丧失，也证实了Norrin的神经营养和调节神经节细胞生长发育的作用[48]。

3. Norrin在其他器官中的作用　已有大多数研究显示 *Ndp* 基因敲除小鼠表现出来的眼内病变跟人类很相似，提示这种小鼠也适用于研究该病其他系统的异常。*Ndp* 基因敲除小鼠大约从出生后3月出现进行性听力丧失，这种听力丧失与ND患者非常相似，而对照组能够维持正常听力至少到出生后15个月。对耳蜗的组织学研究显示，最早的原发性细胞病理学改变出现在耳蜗血管纹，其他区域均为继发性改变。将 *Ndp* 基因敲除小鼠的耳蜗血管系统用荧光素染料染色后进行组织学研究显示，耳蜗血管的尺寸异常，且随着听力丧失的进展，超过半数的耳蜗血管丧失。这些现象都提示Norrin可能参与调节耳蜗及其血管形成[49]。

还有少数ND患者出现了静脉功能不全的表现[29]，尽管这种外周血管性疾病仅在一个大家族中有过报道，但也显示出Norrin在血管系统更宽广的作用[49]。另外，Norrin在生殖系统中的作用也受到了人们的关注，研究显示，ND基因缺陷鼠大多存在不孕的现象，推测可能是由于卵巢血管发育不良所致[50]。

尽管Norrin在血管形成过程中的具体作用仍需要我们进一步阐明，但在ND患者以及Ndp基因敲除鼠的眼和耳，以及外周血管系统中存在的血管异常都显示了Norrin在基础血管生理、血管周围组织连接以及维持血供中的重要作用。

四、结语与展望

Norrie病不仅具有遗传异质性，其临床表现也呈个体化、多样化的改变，除了ND基因的突变还可能涉及其他发病机制。了解ND基因的突变方式，掌握ND基因产物的生化特性，对于阐明ND的发病机制都是必需的。及早识别ND患者和携带者ND基因的分子缺陷可以提供家族其他成员充分的遗传咨询。除了引起Norrie病，ND基因的突变还与多种视网膜血管性疾病有关，对ND基因及其产物的研究也同样有助于对这些疾病的防治。

由于Norrin可能参与了血管的发生发展，并在其中起到很关键的作用，因此对Norrin的研究很可能对各种血管性疾病的治疗均有重要的意义。许多视网膜血管性疾病，如糖尿病性视网膜病变、年龄相关性黄斑变性等，是严重危害患者视功能的常见致盲眼病，且发病率逐年增加。新生血管的病理性生长是这类疾病的共同特征，最终会导致视网膜出血、脱离和瘢痕化。血管的新生是一个很复杂的过程，受到众多正负因子的调控，一旦两者失衡即可产生病理性血管，从而导致血管性疾病的发生。因此，控制这种疾病的发生发展就要从控制血管生成的各种调节因子入手。此外，由于视网膜血管是哺乳动物全身唯一可在直视下看到的血管，因此对视网膜血管的研究为全身各血管发育和重塑的研究奠定了基础。

目前对于Norrin的研究主要集中在动物实验观察ND基因缺陷引起的视网膜及各器官血管系统的形态和功能的改变，尚无体外细胞水平的研究。此外，对于Norrin是否参与到新生血管的形成过程，亦没有明确报道。针对这一研究领域的空白，我们希望能够通过体内和体外实验共同观察Norrin对动物模型本身以及体外培养血管内皮细胞生物学特性的影响，在血管形成，特别是新生血管形成中的作用。在此基础上深入探讨Norrin在视网膜血管生成以及视网膜新生血管发生发展中的作用，从而将其真正运用到治疗视网膜新生血管性疾病的临床实践中。

（唐罗生　曾杰西）

参考文献

1. Suarez-Merino B, Bye J, McDowall J, et al. Sequence analysis and transcript identification within 1. 5 MB of DNA deleted together with the NDP and MAO genes in atypical Norrie disease patients presenting with a profound phenotype. Hum Mutat, 2001, 17(6): 523.

2. Sims KB, Irvine AR, and Good WV. Norrie disease in a family with a manifesting female carrier. Arch Ophthalmol, 1997, 115(4): 517-519.

3. Riveiro-Alvarez R, Trujillo-Tiebas MJ, et al. Genotype- phenotype variations in five Spanish families with Norrie

disease or X−linked FEVR. Mol Vis, 2005, 11: 705−712.

4. Schroeder B, Hesse L, Bruck W, et al. Histopathological and immune− histochemical findings associated with a null mutation in the Norrie disease gene. Ophthalmic Genet, 1997, 18(2): 71−77.

5. Ruether K, van de Pol D, Jaissle G, et al. Retinoschisislike alterations in the mouse eye caused by gene targeting of the Norrie disease gene. Invest Ophthalmol Vis Sci, 1997, 38(3): 710−718.

6. Rivera−Vega MR, Chinas−Lopez S, Vaca AL, et al. Molecular analysis of the NDP gene in two families with Norrie disease. Acta Ophthalmol Scand, 2005, 83(2): 210−214.

7. Berger W. Molecular dissection of Norrie disease. Acta Anat (Basel), 1998, 162(2−3): 95−100.

8. Battinelli EM, Boyd Y, Craig IW, et al. Characterization and mapping of the mouse NDP (Norrie disease) locus (Ndp). Mamm Genome, 1996, 7(2): 93−97.

9. Kenyon JR, Craig IW. Analysis of the 5' regulatory region of the human Norrie's disease gene: evidence that a non−translated CT dinucleotide repeat in exon one has a role in controlling expression. Gene, 1999, 227(2): 181−188.

10. Meindl A, Berger W, Meitinger T, et al. Norrie disease is caused by mutations in an extracellular protein resembling C−terminal globular domain of mucins. Nat Genet, 1992, 2(2): 139−143.

11. Chen ZY, Battinelli EM, Hendriks RW, et al. Norrie disease gene: characterization of deletions and possible function. Genomics, 1993, 16(2): 533− 535.

12. Berger W, van de Pol D, Bachner D, et al. An animal model for Norrie disease (ND): gene targeting of the mouse ND gene. Hum Mol Genet, 1996, 5(1): 51−59.

13. Hartzer MK, Cheng M, Liu X, et al. Localization of the Norrie disease gene mRNA by in situ hybridization. Brain Res Bull, 1999, 49(5): 355−358.

14. Ohba N, Yamashita T. Primary vitreoretinal dysplasia resembling Norrie's disease in a female: association with X autosome chromosomal translocation. Br J Ophthalmol, 1986, 70(1): 64−71.

15. Pettenati MJ, Rao PN, Weaver RG, Jr. , et al. Inversion (X)(p11. 4q22) associated with Norrie disease in a four generation family. Am J Med Genet, 1993, 45(5): 577−580.

16. Schuback DE, Chen ZY, Craig IW, et al. Mutations in the Norrie disease gene. Hum Mutat, 1995, 5(4): 285−292.

17. Chen ZY, Battinelli EM, Woodruff G, et al. Characterization of a mutation within the NDP gene in a family with a manifesting female carrier. Hum Mol Genet, 1993, 2(10): 1727−1729.

18. Shastry BS, Pendergast SD, Hartzer MK, et al. Identification of missense mutations in the Norrie disease gene associated with advanced retinopathy of prematurity. Arch Ophthalmol, 1997, 115(5): 651−655.

19. Black GC, Perveen R, Bonshek R, et al. Coats' disease of the retina (unilateral retinal telangiectasis) caused by somatic mutation in the NDP gene: a role for norrin in retinal angiogenesis. Hum Mol Genet, 1999, 8(11): 2031−2035.

20. Chamney S, Mcloone E, Willoughby C E. A mutation in the Norrie disease gene (NDP) associated with familial exudative vitreoretinopathy. Eye, 2011, 25(12): 1658.

21. Royer G, Hanein S, Raclin V, et al. NDP gene mutations in 14 French families with Norrie disease. Hum Mutat, 2003, 22(6): 499.

22. Wu WC, Drenser K, Trese M, et al. Retinal phenotype−genotype correlation of pediatric patients expressing mutations in the Norrie disease gene. Arch Ophthalmol, 2007, 125: 225−230.

23. Aponte EP, Pulido JS, Ellison JW, et al. A novel NDP mutation in an infant with unilateral persistent fetal vasculature and retinal vasculopathy. Ophthalmic Genet, 2009, 30: 99−102.

24. Johnson K, Mintz−Hittner HA, Conley YP, et al. X−linked exudative vitreoretinopathy caused by an arginine to leucine substitution (R121L) in the Norrie disease protein. Clin Genet, 1996, 50(3): 113−115.

25. Torrente I, Mangino M, Gennarelli M, et al. Two new missense mutations (A105T and C110G) in the norrin gene in two Italian families with Norrie disease and familial exudative vitreoretinopathy. Am J Med Genet, 1997, 72(2):

242–244.

26. Shastry BS, Hejtmancik JF, Trese MT. Identification of novel missense mutations in the Norrie disease gene associated with one X–linked and four sporadic cases of familial exudative vitreoretinopathy. Hum Mutat, 1997, 9(5): 396–401.

27. Berger W, van de Pol D, Warburg M, et al. Mutations in the candidate gene for Norrie disease. Hum Mol Genet, 1992, 1(7): 461–465.

28. Donnai D, Mountford RC, Read AP. Norrie disease resulting from a gene deletion: clinical features and DNA studies. J Med Genet, 1988, 25(2): 73–78.

29. Rehm HL, Gutierrez–Espeleta GA, Garcia R, et al. Norrie disease gene mutation in a large Costa Rican kindred with a novel phenotype including venous insufficiency. Hum Mutat, 1997, 9(5): 402–408.

30. Royer G, Hanein S, Raclin V, et al. NDP gene mutations in 14 French families with Norrie disease. Hum Mutat, 2003, 22(6): 499.

31. Kondo H, Qin M, Kusaka S, et al. Novel mutations in Norrie disease gene in Japanese patients with Norrie disease and familial exudative vitreoretinopathy. Invest Ophthalmol Vis Sci, 2007, 48: 1276–1282.

32. Deyuan Liu, Zhengmao Hu, Yu Peng, et al. A novel nonsense mutation in the NDP gene in a Chinese family with Norrie disease. Mol Vis, 2010, 16: 2653–2658.

33. Luhmann UF, Lin J, Acar N, et al. Role of the Norrie disease pseudoglioma gene in sprouting angiogenesis during development of the retinal vasculature. Invest Ophthalmol Vis Sci, 2005, 46(9): 3372–3382.

34. Xu Q, Wang Y, Dabdoub A, et al. Vascular development in the retina and inner ear: control by Norrin and Frizzled–4, a high–affinity ligand–receptor pair. Cell, 2004, 116(6): 883–895.

35. Fullwood P, Jones J, Bundey S, et al. X linked exudative vitreoretinopathy: clinical features and genetic linkage analysis. Br J Ophthalmol, 1993, 77(3): 168–170.

36. Fuentes JJ, Volpini V, Fernandez–Toral F, et al. Identification of two new missense mutations (K58N and R121Q) in the Norrie disease (ND) gene in two Spanish families. Hum Mol Genet, 1993, 2(11): 1953–1955.

37. Meitinger T, Meindl A, Bork P, et al. Molecular modelling of the Norrie disease protein predicts a cystine knot growth factor tertiary structure. Nat Genet, 1993, 5(4): 376–380.

38. Toomes C, Bottomley HM, Jackson RM, et al. Mutations in LRP5 or FZD4 underlie the common familial exudative vitreoretinopathy locus on chromosome 11q. Am J Hum Genet, 2004, 74(4): 721–730.

39. Seitz R, Hackl S, Seibuchner T, et al. Norrin mediates neuroprotective effects on retinal ganglion cells via activation of the Wnt/beta–catenin signaling pathway and the induction of neuroprotective growth factors in Muller cells. J Neurosci, 2010, 30: 5998–6010.

40. Junge HJ, Yang S, Burton JB, et al. TSPAN12 regulates retinal vascular development by promoting Norrin– but not Wnt–induced FZD4/betacatenin signaling. Cell, 2009, 139: 299–311.

41. Gong Y, Slee RB, Fukai N, et al. LDL receptor–related protein 5 (LRP5) affects bone accrual and eye development. Cell, 2001, 107(4): 513–523.

42. Kato M, Patel MS, Levasseur R, et al. Cbfa1–independent decrease in osteoblast proliferation, osteopenia, and persistent embryonic eye vascularization in mice deficient in Lrp5, a Wnt coreceptor. J Cell Biol, 2002, 157(2): 303–314.

43. McNeill B, Perez–Iratxeta C, Mazerolle C, et al. Comparative genomics identification of a novel set of temporally regulated hedgehog target genes in the retina. Mol Cell Neurosci, 2012, 49(3): 333–340.

44. McNeill B, Mazerolle C, Bassett EA, et al. Hedgehog regulates Norrie disease protein to drive neural progenitor self–renewal. Hum Mol Genet, 2013, 22(5): 1005–1016.

45. Ye X, Smallwood P, Nathans J. Expression of the Norrie disease gene (Ndp) in developing and adult mouse eye, ear, and brain. Gene Expr Patterns, 2011, 11(1–2): 151–155.

46. Richter M, Gottanka J, May CA, et al. Retinal vasculature changes in Norrie disease mice. Invest Ophthalmol Vis

Sci, 1998, 39(12): 2450–2457.

47. Connolly SE, Hores TA, Smith LE, et al. Characterization of vascular development in the mouse retina. Microvasc Res, 1988, 36(3): 275–290.

48. Ohlmann A, Scholz M, Goldwich A, et al. Ectopic norrin induces growth of ocular capillaries and restores normal retinal angiogenesis in Norrie disease mutant mice. J Neurosci, 2005, 25(7): 1701–1710.

49. Rehm HL, Zhang DS, Brown MC, et al. Vascular defects and sensorineural deafness in a mouse model of Norrie disease. J Neurosci, 2002, 22(11): 4286–4292.

50. Luhmann UF, Meunier D, Shi W, et al. Fetal loss in homozygous mutant Norrie disease mice: a new role of Norrin in reproduction. Genesis, 2005, 42(4): 253–256.

第六节　葡萄膜炎的分子生物学

一、概述

葡萄膜炎是一类常见的世界性致盲眼病，据统计，西方国家中因葡萄膜炎致盲者占10%~15%[1]。葡萄膜炎在我国致盲眼病中占第3~7位。葡萄膜炎过去主要是指葡萄膜本身的炎症，但由于葡萄膜与视网膜和玻璃体关系密切，炎症发生时往往相互蔓延，同时视网膜抗原是一类与葡萄膜炎相关的重要抗原，因此目前国际上多数学者认为葡萄膜炎是指发生于葡萄膜、视网膜、视网膜血管及玻璃体的炎症。根据解剖位置通常将葡萄膜炎分为前葡萄膜炎、中间葡萄膜炎、后葡萄膜炎和全葡萄膜炎。根据炎症的临床和组织学改变，将其分为肉芽肿性和非肉芽肿性葡萄膜炎。按照病因又可将其分为感染性和非感染性两大类。

近年来对葡萄膜炎的研究主要集中在非感染性葡萄膜炎，因此本章节主要阐述两种主要的非感染性葡萄膜炎Behcet病和Vogt-小柳原田综合征在免疫调节和免疫遗传学方面的最新研究进展。

Behcet病（Behcet's disease）和Vogt-小柳原田综合征（Vogt-Koyanagi-Harada syndrome，VKH）是非感染性葡萄膜炎的两种最重要的代表类型，也是我国最常见和致盲率较高的两种葡萄膜炎类型[2]。Behcet病是一种以复发性葡萄膜炎、口腔溃疡、皮肤损害和生殖器溃疡为特征的多系统受累的疾病，中枢神经系统、心血管、消化道、肾脏以及骨关节也常被累及。Behcet病在全世界范围内都有发生，主要集中在沿丝绸之路的中东和地中海地区。其中土耳其、伊拉克、伊朗、韩国、日本和中国都属于高发国家[3]。在我国，Behcet病好发于20~50岁男性，病程反复，多数患者表现为慢性、反复的双侧非肉芽肿性前葡萄膜炎、后葡萄膜炎或全葡萄膜炎。其中皮肤损害（78%）和生殖器溃疡（57.9%）是Behcet病患者最常见的眼外表现[4]。

Vogt-小柳原田综合征是一种由自身免疫介导的累及多器官的疾病，主要表现为双侧肉芽肿性葡萄膜炎，常伴有全身性的脑膜刺激征、听力障碍、白癜风、毛发变白或脱落等[5]。其发病机制尚不清楚，目前认为是一种T细胞介导的以全身色素细胞为靶细胞的自身免疫性疾病。Vogt-小柳原田综合征多好发于有色种族如亚洲人和美洲印第安人[5,6]。典型的Vogt-小柳原田综合征临床可分为四期，即前驱期（葡萄膜炎发病前1～2周内）、后葡萄膜炎期（葡萄膜炎发生后2周）、前葡萄膜受累期（发病后2周～2个月）和前葡萄膜炎反复发作期（发病2个月后）。此病眼部多表现为双侧弥漫性脉络膜炎、脉络膜视网膜炎、视盘炎和浆液性视网膜脱离，若得不到及时有效的处理，将出现尘状KP、前房闪辉、前房细胞等前葡萄膜炎改变，最终进展为复发性弥漫性肉芽肿性葡萄膜炎。除上述表现外，在疾病的不同时期，还可出现脑膜刺激征、耳鸣、脱发、毛发变白、白癜风等眼外表现[7]。这可能是由于自身免疫系统攻击机体不同部位黑色素细胞所致。

尽管Behcet病和Vogt-小柳原田综合征的病因和发病机制目前尚不完全清楚，但免疫系统的异常调节和免疫遗传易感性被认为是其主要的发病机制。研究证实，Th1细胞、Th17细胞和调节性T细胞及其相关分子在Behcet病和Vogt-小柳原田综合征的发生中起着至关重要的作用[8~10]。最近，日本和土耳其两个大型全基因组相关分析（genome-wide association study，GWAS）结果显示IL-10，IL-23R/IL-12RB2基因的单核苷酸多态性（single nucleotide polymorphism，SNP）与Behcet病的遗传易感性相关[11,12]，HLA-DR4和HLA-DRw53与Vogt-小柳原田综合征显著相关[13]，提示遗传因素与Behcet病和Vogt-小柳原田综合征的发病原因密切相关。

二、Th1/Th17细胞与Behcet病和Vogt-小柳原田综合征

（一）Th1细胞与Behcet病和Vogt-小柳原田综合征

Th1细胞是最早被发现参与自身免疫性疾病发病机制的一类辅助性T细胞，研究也证实Th1细胞在葡萄膜炎发生中起着重要作用。Th1细胞的关键转录因子T-bet及标记细胞因子IFN-γ在活动性Behcet病和Vogt-小柳原田综合征患者外周血中的表达显著升高[8,10]。也有报道Th1细胞的特异性细胞因子和趋化因子的表达水平在Vogt-小柳原田综合征和活动性Behcet病患者脑脊液中明显升高[14,15]。研究发现同正常对照者相比，Behcet病、Vogt-小柳原田综合征和HLA-B27相关性葡萄膜炎患者房水内IFN-γ的水平明显升高，同时Behcet病患房水内IFN-γ水平高于Vogt-小柳原田综合征和HLA-B27相关性葡萄膜炎患者[16]，说明IFN-γ在Behcet病的发病机制中扮演着更为重要的角色。

在实验性自身免疫性葡萄膜炎（experimental autoimmune uveitis，EAU）的动物模型中Th1细胞发挥着重要的致病作用，IL-12能够促进NK细胞和T细胞增殖，促进IFN-γ分泌，促进Th0向Th1细胞分化。研究发现给予IL-12的中和性单克隆抗体后可以阻止EAU的发生[17]。但也有报道指出IFN-γ在EAU中可能发挥着保护作用。在转基因鼠中发现过表达IFN-γ可加重EAU的病理过程[18]。但利用基因敲除或者中和抗体的方法来下调IFN-γ的表达却并没有抑制或者减轻EAU的发展，相反还加重了疾病的进展[19,20]。现已证实，IFN-γ在葡萄膜炎中的作用取决于疾病的不同时期和所采用的EAU动物模型。Th1细胞在光感受器间维生素A类结合蛋白（interphotoreceptor retinoid-binding protein，IRBP）多肽-脉冲树突状细胞（dendritic cell，DC）所诱导的EAU模型中发挥着重要的致病作用。而IL-17却在完全弗氏佐剂和IRBP所诱导的经典EAU模型中发挥致病作用[21]。

（二）Th17细胞与Behcet病和Vogt-小柳原田综合征

Th17细胞是近年来发现的CD4⁺辅助性T细胞亚群，Th17细胞分泌以IL-17为主的细

胞因子，在多发性硬化、类风湿性关节炎和系统性红斑狼疮等多种自身免疫性疾病中发挥重要作用。Th17细胞可优先分泌IL-17A、IL-17F、IL-21和IL-22。IL-17A通常也被称为IL-17，在变态反应和自身免疫应答中起着重要作用。IL-17F则主要参与的是黏膜宿主的防御机制[22]。目前尚无关于IL-17F参与葡萄膜炎发病机制的报道，因此对于IL-17F是否与人类葡萄膜炎和EAU相关仍需进一步研究。

多种研究表明，Th17细胞在Behcet病和Vogt-小柳原田综合征的发病中发挥着重要的作用。通过对Behcet病和Vogt-小柳原田综合征活动期患者、静止期患者和健康受试者的外周血细胞因子进行检测，发现Behcet病和Vogt-小柳原田综合征患者活动期内IL-17的含量显著增加，Behcet病活动期患者脑脊液中IL-17的含量也明显增加[9, 23, 24]。Th17细胞在葡萄膜炎中的关键作用在EAU动物模型中也得到证实。给予IL-17的单克隆中和抗体可阻止或逆转EAU模型的眼内炎症[25, 26]。将Th17细胞过继转移给缺乏INF-γ小鼠可诱发EAU[27]。这些结果表明，IL-17在自身免疫性葡萄膜炎中具有致病和促炎作用，阻断IL-17信号通路可能是Behcet病和Vogt-小柳原田综合征以及其他Th17细胞介导的自身免疫性疾病的一个治疗靶点。

IL-21是IL-2细胞因子家族的成员之一，可促进Th1和Th17细胞的分化，下调Treg细胞的数目。在慢性或复发性Vogt-小柳原田综合征活动期患者外周血单核细胞（peripheral blood mononuclear cells，PBMCs）中IL-21和IL-21mRNA水平明显升高。此外，体外实验也发现IL-21可显著促进IL-17的产生，却对INF-γ没有影响[28]。IL-21R基因敲除小鼠相较野生型小鼠而言对EAU有着更强的抵抗性，过继性转移IL-21R$^{-/-}$T细胞可显著减轻EAU的炎症反应[29, 30]。以上发现说明IL-21可通过促进Th1和Th17细胞的反应同时抑制调节性T细胞（Treg细胞）的发育促进葡萄膜炎的发生发展，也为葡萄膜炎的治疗提供了新的靶点。

IL-22是IL-10细胞因子家族的成员之一，最近报道发现IL-22参与了人类包括黏膜相关感染和肠道、皮肤、关节等的感染性疾病。IL-22在不同动物模型和疾病中表现出了不同的作用，其在实验性关节炎和实验性皮炎中发挥着致病作用而在炎症性肠病、实验性肝炎和胶原诱导性关节炎中却表现出了相应的保护作用，因此IL-22的生物学功能尚存在争议[31, 32]。研究发现Behcet病患者房水中IL-22所产生的T细胞克隆高于正常对照组，在活动期Behcet病患者中，PBMCs细胞培养上清中的IL-22含量显著高于静止期Behcet病患者、急性特发性前葡萄膜炎患者及正常人。同样，在活动期Behcet病患者中，CD4$^+$T细胞培养上清中的IL-22含量和IL-22$^+$CD4$^+$T细胞的比例显著高于静止期Behcet病患者及正常人，提示IL-22可能参与了Behcet病的发病[33]。然而，对小鼠葡萄膜炎模型的研究表明，IL-22可以通过产生能使致病性T细胞转化为Treg的调节性CD11b$^+$抗原呈递细胞来发挥抑制炎症发展的保护作用[34]。因此，IL-22在人类葡萄膜炎以及动物模型中的具体作用机制仍需要进一步的探索。

（三）Th1和Th17细胞的分子调节

Th1和Th17细胞的诱导和维持需要大量的分子参与调节。转化生长因子-β（transforming growth factor-β，TGF-β）和IL-6，广泛表达于树突状和上皮细胞等，是启动Th17细胞分化的主要分子[35, 36]。IL-23、IL-1β和IL-21由活化的DC、T细胞、巨噬细胞或炎症上皮细胞产生，可在IL-6和TGF-β1的参与下维持和加速Th17细胞的分化[35~37]。此外，信号转导及转录激活因子3（signal transducer and activator of transcription 3，STAT3）可介导Th17细胞的分化成熟，IL-12是Th1细胞分化的关键因子，IL-27则可促进Tr1细胞的调控同时抑制Th17细胞的分化。

IL-6是调节自身免疫和炎症反应的重要因子，现已证实其与Behcet病的活动性密切相关[38]，Vogt-小柳原田综合征患者房水内IL-6的水平显著升高且与房水内淋巴细胞的数量相关[39]。活动期Behcet病患者血清和受累神经系统脑脊液中的IL-6含量也明显上升[40,41]。有病例报道指出给予人源性抗IL-6R抗体（托珠单抗）可减轻难治性Behcet病患者的临床症状[42]。同临床观察结果一致，IL-6基因敲除的小鼠不能产生分化成熟的Th17细胞从而无法成功诱导EAU模型，系统给予IL-6R抗体同样可以通过抑制全身或局部的Th17细胞分化从而减轻EAU小鼠的炎症反应[43,44]。因此IL-6是参与Behcet病和Vogt-小柳原田综合征的重要细胞因子，调节IL-6的水平可能是Behcet病和Vogt-小柳原田综合征治疗的靶点之一。

IL-23是由p19和与IL-12共享的p40两个亚基组成，IL-23可作用于活化T细胞、记忆性T细胞和树突状细胞，产生IFN-γ和IL-12等细胞因子，在炎症性疾病、自身免疫性疾病的发病以及抗肿瘤和抗感染等方面发挥重要作用。在活动期Behcet病和Vogt-小柳原田综合征患者中，PBMCs细胞培养上清中的IL-23含量显著高于静止期患者及正常人[9,10]。IL-23被认为与Behcet病和Vogt-小柳原田综合征密切相关[45]。在EAU模型中发现IL-23是Th17细胞发挥效应不可或缺的因子，IL-23基因敲除小鼠或给予IL-23特异性抗体的小鼠都无法成功诱导EAU[27]。由此可见，IL-23/Th17在Behcet病和Vogt-小柳原田综合征的发生中起着重要作用。

IL-1β是Th17细胞分化过程中的一个关键促炎因子，最近的研究发现活动期Behcet病患者的肽聚糖或脂多糖所诱导的单核细胞源性巨噬细胞所产生的IL-1β水平明显升高[46]。相较骨关节炎患者而言，Behcet病患者关节滑液中的IL-1β含量更高[47]。而IL-1受体缺失的小鼠则完全无法诱导EAU[48]，提示IL-1β可能是参与Behcet病发生的关键因子。

IL-27是IL-12家族成员之一，由p28和与IL-35共享的EBI3两个亚基组成，可以抑制Th17细胞的分化和促进Tr1细胞的调节。研究发现活动期Vogt-小柳原田综合征患者PBMCs细胞培养上清中的IL-27p28mRNA及IL-27的含量显著低于静止期Vogt-小柳原田综合征患者和正常对照组，而EBI3mRNA的水平在三组中没有统计学差异。给予糖皮质激素治疗可提高IL-27的含量[49]。而在Behcet病患者血清内却发现IL-27的表达升高[50]。利用多种自身免疫性疾病的动物模型研究IL-27的功能发现，IL-27在实验性自身免疫性脑脊髓炎（experimental autoimmune encephalomyelitis，EAE）和CIA中发挥着保护作用[51,52]。在EAU模型中，IL-27在炎症高峰期表达升高。进一步的研究也证实IL-27可抑制视网膜内Th17迅速分化[53]。以上发现提示IL-27表达的升高可能有助于EAU模型中炎症的自限性。而关于IL-27是否能成为Behcet病和Vogt-小柳原田综合征的一个新的治疗靶点仍需要更进一步的临床和实验研究。

肿瘤坏死因子α（tumor necrosis factor-alpha，TNF-α）是多种炎症和自身免疫性疾病的重要促炎因子。活动性葡萄膜炎患者的眼内液体、血清和CD4+T细胞培养上清中以及Vogt-小柳原田综合征患者的房水中TNF-α含量都显著升高[16,54]。在EAU小鼠诱导期全身或局部使用TNF-α抑制剂依那西普可显著抑制炎症反应[55]。研究表明，TNF-α可以破坏视网膜色素上皮细胞的形态和屏障功能[56]。因此，TNF-α不仅参与了Behcet病和Vogt-小柳原田综合征的发病，也是临床中眼内自身免疫和炎症性疾病的治疗靶点。目前，临床试验中抗TNF-α抗体在Behcet病和Vogt-小柳原田综合征的治疗中已经取得一定疗效[57,58]。

其他一些免疫相关促炎因子如骨桥蛋白（osteopontin，OPN）、IL-7和瘦素等也被证实参与了Behcet病和Vogt-小柳原田综合征的发病机制。骨桥蛋白OPN是一种在人体内广泛存在的蛋白，OPN和IL-7均可通过促进Th17细胞反应参与葡萄膜炎的发生。研究发现，活动期Vogt-小柳原田综合征患者血清中OPN、IL-7和瘦素的水平显著高于静止期患者和正常人[59~62]。同临床研究发现一致，OPN可以加重EAU小鼠的炎症反应，而利用siRNA抑制OPN可显著抑制EAU的发生发展[63,64]。

1，25-二羟维生素D₃、miRNA155、IFN-α和IFN-β等在其他自身免疫反应疾病具有抗炎作用中的调节分子在Behcet病和Vogt-小柳原田综合征的发病中也发挥着重要的调节作用。1，25-二羟维生素D_3和miRNA155具有抑制Th17细胞反应的作用，而两者在Behcet病和Vogt-小柳原田综合征患者体内的含量均明显下降，说明其在Behcet病和Vogt-小柳原田综合征的发病中起着保护作用[65,66]。IFN-α主要由被病毒感染的体细胞分泌，具有抗病毒、抗增殖和调节免疫的作用。目前通过对IFN-α治疗Behcet病的研究进行分析发现其具有抑制Th17细胞反应和诱导调节性细胞因子IL-10表达的作用[67]。动物研究发现IFN-β可以通过抑制Th1和Th17细胞分化来抑制减轻EAU的炎症反应[68]。

三、Treg细胞与Behcet病和Vogt-小柳原田综合征

Treg细胞是一类控制机体自身免疫反应的T细胞亚群，能维持免疫系统对自身成分的耐受，使机体保持免疫稳态。这类细胞以表达Foxp3、CD25、CD4为细胞表型特征。截至目前发现的Treg细胞亚群主要有TGF-β分泌性Th3调节细胞、$CD8^+CD28^-$T细胞和NKT调节细胞等[69~71]，其中最主要的$CD4^+$调节性T细胞亚群是$CD4^+CD25^+FoxP3^+$Tregs和Tr1细胞。Foxp3是Treg细胞的标志性转录因子，2001年由Brunkow[72]首次报道，它特异性的表达于Treg细胞。Foxp3基因缺陷的小鼠体内缺乏Treg细胞，而在Foxp3基因过度表达的小鼠体内其$CD24^+CD25^+$和$CD4^+CD8^+$细胞也显示出免疫抑制功能[73]。人体内Foxp3基因的突变可能会导致自身免疫疾病的发生。

$CD4^+CD25^+FoxP3^+$Tregs细胞按照来源分为自然性Treg细胞（nTreg）和外周诱导产生的Treg细胞（iTreg）。研究发现，活动期Vogt-小柳原田综合征患者外周血中$CD4^+CD25^+$Treg和$CD4^+CD25^+Foxp3^+$Treg细胞的含量明显下降，同时$CD4^+CD25^+$Treg抑制$CD4^+CD25^-$T细胞增殖、分泌IFN-γ和IL-13的功能也显著下调[74]。结果提示$CD4^+CD25^+$Treg含量和功能的下调与Vogt-小柳原田综合征的活动性相关。但也有报道指出，活动期Vogt-小柳原田综合征患者外周血单核细胞中$CD4^+Foxp3^+$和$CD25^+Foxp3^+$T细胞以及FOXP3 mRNA的表达与非活动期患者和健康人群之间没有统计学差异[75]。结果的不一致可能是由于研究不同的Treg细胞亚型（nTreg或iTreg）所致。Behcet病患者体内的Treg细胞也明显减少，提示Treg细胞的减少可能与Behcet病的发病机制有关[76]。

Tr1细胞是由初始$CD4^+$T细胞分化而来的诱导型调节性T细胞，在体内或体外某些条

件下可以诱导初始CD4$^+$T细胞向Tr1细胞分化。这类细胞的特点是能够生成大量具有免疫抑制功能的IL-10。IL-10被认为是诱导Tr1分化的最主要因素,因此IL-10不仅是Tr1的效应分子,也是其诱导分化的调节因子[77]。IL-12家族的成员IL-27是新近发现的能够诱导Tr1分化的重要调节因子。人体CD46、CD3单克隆抗体也能够诱导初始CD4$^+$T细胞向Tr1细胞分化[78, 79]。相较非活动期Vogt-小柳原田综合征患者以及健康人群,活动期Vogt-小柳原田综合征患者体内IL-10水平明显降低,提示Tr1细胞功能的缺陷可能是Vogt-小柳原田综合征的发病原因之一[49]。

动物研究表明,Treg细胞参与了葡萄膜炎眼部炎症的消退。CD4$^+$CD25$^+$Treg细胞的增加与EAU的活动性密切相关,同时EAU小鼠体内的Treg细胞具有更强的抑制CD4$^+$CD25$^+$T细胞和减少IFN-γ分泌的能力[80]。复发性EAU小鼠体内Treg细胞的免疫抑制功能弱于单发EAU小鼠体内Treg细胞,提示疾病的复发性可能与眼内Treg细胞的功能和调节异常有关[81]。

四、Behcet病和Vogt-小柳原田综合征的遗传易感性

多数Behcet病为散发型,但也可出现家族聚集性发病[82]。Behcet病在全世界范围内都有发生,但主要集中在中东、远东和地中海地区,其分布与古代丝绸之路一致,因此也被称为"丝绸之路病"。其中土耳其、伊拉克、伊朗、韩国、日本和中国都属于高发国家[3]。虽然目前尚不确定其具体的病因及发病机制,但普遍认为环境因素、免疫反应及遗传因素均参与了葡萄膜炎的发生。各类因素在不同类型葡萄膜炎所起的作用各不相同。遗传背景在葡萄膜炎发生中的作用一直以来都受到研究者的重视。研究证实,人类白细胞抗原(human leukocyte antigen,HLA)与多种葡萄膜炎类型呈显著相关性,同时具有普遍性,不同地区、不同种族均证明了这种相关性,如HLA-B5、HLA-B51与Behcet病显著相关,这一结果在不同人种的研究中均得到证实[83, 84]。不同葡萄膜炎类型的发病率存在种族差异,如Vogt-小柳原田综合征更多发生于有色人种中,如拉丁美洲和亚洲人群[7],同时HLA-DR4和HLA-DQB被证实与此病呈正相关[85]。Behcet病和Vogt-小柳原田综合征的发病家族聚集性、地域种族分布差异性以及与HLA的密切相关性都说明遗传因素在其病因和发病机制中具有重要作用。近年来发现的与Behcet病和Vogt-小柳原田综合征的相关基因见表5-6-1、表5-6-2。

表5-6-1 Behcet病相关基因

基因	OR值	95%可信区间	种族来源
CCR1/CCR3	0.28	0.2 ~ 0.4	中国人
CCR5	2.37	1.1 ~ 5.1	意大利人
CD40	1.98	1.38 ~ 2.83	中国人
CPVL	2.26	1.47 ~ 3.45	土耳其人
eNOS	1.88	1.27 ~ 2.49	土耳其人
	3.2	1.4 ~ 7.3	韩国人
	1.26	2.13 ~ 3.62	突尼斯人

续表

基因	OR值	95%可信区间	种族来源
ERAP1	4.56	2.88 ~ 7.22	土耳其人
FCRL3	0.7	0.5 ~ 0.9	中国人
ICAM1	1.26	2.13 ~ 3.62	突尼斯人
	4.2	1.9 ~ 9.3	意大利人
IL1β	3.63	1.23 ~ 12.97	土耳其人
IL-4	3.40	1.72 ~ 7.12	土耳其人
IL-6	3.5	1.2 ~ 10.0	韩国人
IL-10	1.20	1.02 ~ 1.40	伊朗人
	1.45	1.34 ~ 1.58	土耳其、阿拉伯、希腊、英国、韩国、日本人
	1.45	1.32 ~ 1.60	日本、土耳其、韩国人
IL-12B	1.8	1.0 ~ 3.3	日本人
IL-18	1.48	1.10 ~ 1.97	土耳其人
IL23R-IL12RB2	1.51	1.27 ~ 1.78	伊朗人
	1.28	1.18 ~ 1.39	土耳其人
	1.35	0.95 ~ 1.91	日本、土耳其、韩国人
	1.86	1.39 ~ 2.49	中国人
IRF-1	3.71	1.778 ~ 7.770	韩国人
KIAA1529	2.04	1.45 ~ 2.88	土耳其人
LOC100129342	1.84	1.32 ~ 2.58	土耳其人
MCP1	1.51	1.05 ~ 2.17	中国人
MDR1	3.03	1.41 ~ 6.54	土耳其人
MIF	1.46	1.19 ~ 1.79	中国人
miR-146a	1.33	1.17 ~ 1.52	中国人
MMP2	0.6	0.44 ~ 0.87	韩国人
MMP9	0.371	0.152 ~ 0.905	韩国人
MTHFR	1.70	1.23 ~ 2.35	土耳其人
NRAMP1	1.88	1.21 ~ 2.93	土耳其人
PDGFRL	0.59	0.49 ~ 0.72	中国人
Protein Z	6.8	2.6 ~ 17.9	土耳其人
PTPN22	2.4	1.2 ~ 4.7	英国人、中东人
SLC11A1	0.60	0.37 ~ 0.95	韩国人

续表

基因	OR 值	95% 可信区间	种族来源
STAT3	1.712	1.238 ~ 2.369	中国人
STAT4	1.45	1.3 ~ 1.6	中国人
	1.27	1.17 ~ 1.37	土耳其人
TGFBR3	0.617	0.441 ~ 0.863	中国人
TLR4	1.96	1.26 ~ 3.26	韩国人
	1.67	1.08 ~ 2.60	日本人
TNF-α	1.68	1.10 ~ 2.56	摩洛哥人
	3.08	1.73 ~ 5.47	伊朗人、阿塞拜疆人、土耳其人
TNFAIP3	2.03	1.65 ~ 2.49	中国人
TREM-1	2.723	1.285 ~ 5.770	韩国人
UBAC2	1.5	1.2 ~ 1.7	中国人
UBASH3B	1.71	1.23 ~ 2.38	土耳其人
VDR	1.89	1.32 ~ 2.71	突尼斯人
VEGF	0.10	0.011 ~ 0.875	韩国人

表5-6-2 Vogt-小柳原田综合征相关基因

基因	OR 值	95% 可信区间	种族来源
CTLA4	0.762	0.631 ~ 0.922	中国人
JAK1	0.71	0.61 ~ 0.83	中国人
OPN	1.830	1.200 ~ 2.789	中国人
IL-17F	1.52	1.13 ~ 2.06	中国人
STAT4	1.777	1.126 ~ 2.807	中国人
TNFAIP3	1.6	1.3 ~ 1.9	中国人

（一）Th1细胞信号通路相关遗传变异

信号转导及转录激活因子4（signal transducer and activator of transcription 4，*STAT4*），属于转录因子中STAT家族成员之一，是Th1细胞分化成熟的关键转录因子。在对来自中国汉族人群的379例Vogt-小柳原田综合征患者和414例健康对照者的研究中发现*STAT4*基因rs7574865位点TT基因型的频率在Vogt-小柳原田综合征患者体内显著升高[86]。利用GWAS对149例Behcet病患者和951位正常对照者进行易感基因的筛选，结果显示*STAT4*基因的rs897200位点与该病的遗传易感性显著相关。功能学研究发现，携带rs897200位点

AA基因型正常人体内 *STAT4* 和IL-17的水平显著高于携带其他基因型的正常人，同时携带有AA基因型的Behcet病患者的临床症状也更为严重[87]。*STAT4* 基因与Behcet病的遗传易感相关性在土耳其人群的研究中也得到印证[88]。

C-C趋化因子受体1（C-C chemokine receptor type 1，CCR1）和趋化因子受体3（CCR3）对Th1细胞的活化和聚集有重要作用。在对中国汉族和土耳其人群的研究中发现，CCR1/CCR3与Behcet病遗传易感性相关[88, 89]。功能学研究发现携带风险基因型的正常人体内单核细胞迁移和CCR1/CCR3的mRNA水平显著升高[88]。

TNF-α 是多种炎症和自身免疫性疾病的重要促炎因子，不仅参与了Behcet病和Vogt-小柳原田综合征的发病，也是临床中眼内自身免疫和炎症性疾病的治疗靶点[58]。Meta分析结果提示TNF-α 的基因多态性与多个种族的Behcet病都显著相关[90~92]。

蛋白质酪氨酸磷酸酶（protein tyrosine phosphatases，PTPs）家族具有调节多种重要信号分子的磷酸化的功能，PTPs家族的2个成员T细胞蛋白酪氨酸磷酸酶（T cell protein tyrosine phosphatase，TC-PTP）和淋巴特异性蛋白酪氨酸磷酸酶（lymphoidprotein tyrosine phosphatase，LYP）均对T细胞的活化有负性调控作用。*PTPN2* 和 *PTPN22* 分别编码这2种蛋白。通过对汉族人群的407例Behcet病患者和679例正常对照者的研究发现，*PTPN2* 基因的rs1893217位点与Behcet病的遗传易感有显著的相关性[93]。另一项对Vogt-小柳原田综合征的研究也发现，*PTPN22* 基因的rs2488457位点与Vogt-小柳原田综合征的遗传易感性相关[94]。

（二）Th17细胞信号通路相关遗传变异

一项对葡萄膜炎免疫学发病机制研究发现，Th17细胞（IL-23/IL-17通路）在Behcet病和Vogt-小柳原田综合征的发病中起着至关重要的作用[9, 10]。其信号通路的 *IL23R-IL12RB2*、*JAK1*、*STAT3*、*IL-1β*、*IL-6*、*IL17* 和 *OPN* 等基因的多态性都被认为与Behcet病和Vogt-小柳原田综合征相关。对中国汉族人群的338例Behcet病患者和407例匹配的正常对照者进行分析发现，*IL-23R* 基因rs17375018和rs11209032位点与Behcet病易感性显著相关[95]。GWAS研究结果也提示 *IL23R-IL12RB2* 与日本、土耳其和伊朗的Behcet病发生相关[11, 12, 96]。*JAK1* 基因rs2780815和rs3790532位点的多态性与Behcet病相关，rs310230和rs310236位点的多态性与Vogt-小柳原田综合征相关，而rs310241位点的多态性与Behcet病和Vogt-小柳原田综合征均显著相关[97, 98]。

我国杨培增团队利用建立的大样本量葡萄膜炎样本库，应用GWAS对1538例中国汉族Vogt-小柳原田综合征患者及匹配的5603例正常对照者的2 208 258个SNP进行了分析，发现2个新的Vogt-小柳原田综合征高易感基因区（5个基因）*IL23R-C1ORF141* 和 *ADO/ZNF365/EGR2*，并且这5个非HLA基因均在人虹膜组织中有表达[99]。这是首次从全基因组水平发现 *IL-23R* 是Vogt-小柳原田综合征的非HLA易感基因，也是我国在葡萄膜炎基础研究领域的重大突破。

OPN 是一种在人体内广泛存在的蛋白，可通过促进Th1和Th17细胞反应参与葡萄膜炎等炎症或免疫介导性疾病的发生。研究发现，活动期Vogt-小柳原田综合征患者血清中 *OPN* 的水平显著高于静止期患者和正常人，同时对 *OPN* 及其受体的8个SNP位点分析发现，rs4754位点TT基因型在Vogt-小柳原田综合征患者中的比例显著升高[61]。

（三）Treg 细胞信号通路相关遗传变异

Micro RNA（miRNA）是一类小分子内源性非编码RNA，可通过调节与个体免疫应答相关的基因表达，在复杂的免疫反应中发挥巨大的作用，参与如类风湿性关节炎、多发性硬化等多种自身免疫性疾病的发生[100]。MiR-146a是在Treg细胞表面广泛表达的一类miRNA，在多种免疫性疾病中具有负向调节固有免疫的功能。对中国汉族人群的809例Behcet病患者和613例Vogt-小柳原田综合征患者及其匹配的1132例正常对照者进行研究显示，miR-146a的rs2910164位点CC基因型、GC基因型和C等位基因与Behcet病的遗传易感性显著相关。功能学研究发现携带GG基因型的正常人PBMCs中成熟miR-146a基因的表达水平明显高于GC基因型和CC基因型，携带CC基因型的正常人PBMCs产生的IL-17和IL-1β远低于GC基因型和GG基因型[101]。MiR-182与Treg细胞的功能也密切相关，有研究发现miR-182基因rs76481776位点多态性与Behcet病和Vogt-小柳原田综合征的发生均有显著相关性，携带有rs76481776位点TT基因型或TC基因型的正常人体内活化的$CD4^+T$细胞内miR-182基因表达水平更高[102]。

五、固有免疫与Behcet病和Vogt-小柳原田综合征

感染因素也一直被认为与Behcet病和Vogt-小柳原田综合征的发病有关，多数Behcet病和Vogt-小柳原田综合征患者在前驱期之前都有细菌或病毒感染的临床表现[103,104]，提示感染可能是葡萄膜炎的诱发因素之一。DCs作为迄今所知的功能最强的抗原提呈细胞为机体防御感染提供了第一道防线。Toll样受体（toll-like receptors，TLRs）是固有免疫细胞表面表达的特征性模式识别受体，在DCs的分化和功能成熟中发挥着重要作用。DCs的TLR与TLR配体结合后，可以分泌一系列的炎性细胞因子，促进初始$CD4^+T$细胞向不同的$CD4^+T$细胞分化，包括Th1、Th17和Treg细胞。有研究发现，Behcet病患者TLR4表达的增加可能与PBMCs中血红素氧合酶-1的下调有关，并最终导致了炎症反应的扩大[105]。最新的一项研究表明，Behcet病患者的无论是PBMCs、$CD4^+T$细胞还是单核细胞的TLR2、TLR3、TLR4和TLR8水平均明显上调，同时利用TLR与已知配体LPS或PGN刺激活动期Behcet病患者的单核细胞可产生更多的炎性细胞因子IL-1β[106]。这些研究结果表明，TLR的高表达与Behcet病的发生相关，同时也为感染因素参与其发病机制提供了依据。有报道指出，Behcet病的病因也与DCs的调节异常有关[107]。DCs是固有免疫和适应性免疫的桥梁和纽带，其在识别机体"自己"和"非己"，维持免疫平衡方面具有重要作用，这也是自身免疫性疾病治疗的研究靶点之一[108]。

六、结语与展望

近年来，在对葡萄膜炎发病机制、分子免疫和遗传学方面的研究取得了重大进展。但许多研究仍局限于对葡萄膜炎发病机制的探索，尚缺乏将葡萄膜炎机制研究转化为药物开发、疾病防治等领域的研究。随着生物技术的进步和多中心、多团队临床试验的开展，将研究深入到葡萄膜炎发病机制的关键通路以及相关干预的层面将是未来的方向和重点。

（雷　博　郑仕洁）

参考文献

1. Wakefield D, Chang JH. Epidemiology of uveitis. Int Ophthalmol Clin, 2005, 45(2): 1−13.

2. Yang P, Zhang Z, Zhou H, et al. Clinical patterns and characteristics of uveitis in a tertiary center for uveitis in China. Curr Eye Res, 2005, 30(11): 943−948.

3. Evereklioglu C. Current concepts in the etiology and treatment of Behcet disease. Surv Ophthalmol, 2005, 50(4): 297−350.

4. Yang P, W Fang, Q Meng, et al. Clinical features of chinese patients with Behcet's disease. Ophthalmology, 2008, 115(2): 312−318 e4.

5. Moorthy RS, H Inomata, NA Rao. Vogt−Koyanagi−Harada syndrome. Surv Ophthalmol, 1995, 39(4): 265−292.

6. Sheu SJ. Update on uveomeningoencephalitides. Curr Opin Neurol, 2005, 18(3): 323−329.

7. Yang P, Y Ren, B Li, et al. Clinical characteristics of Vogt−Koyanagi−Harada syndrome in Chinese patients. Ophthalmology, 2007, 114(3): 606−614.

8. Li B, P Yang, H Zhou, et al. Upregulation of T−bet expression in peripheral blood mononuclear cells during Vogt− Koyanagi−Harada disease. Br J Ophthalmol, 2005, 89(11): 1410−1412.

9. Chi W, P Yang, B Li, et al. IL−23 promotes CD4+ T cells to produce IL−17 in Vogt−Koyanagi−Harada disease. J Allergy Clin Immunol, 2007, 119(5): 1218−1224.

10. Chi W, X Zhu, P Yang, et al. Upregulated IL−23 and IL−17 in Behcet patients with active uveitis. Invest Ophthalmol Vis Sci, 2008, 49(7): 3058−3064.

11. Mizuki N, A Meguro, M Ota, et al. Genome−wide association studies identify IL23R−IL12RB2 and IL10 as Behcet's disease susceptibility loci. Nat Genet, 2010, 42(8): 703−706.

12. Remmers EF, F Cosan, Y Kirino, et al. Genome−wide association study identifies variants in the MHC class I, IL10, and IL23R−IL12RB2 regions associated with Behcet's disease. Nat Genet, 2010, 42(8): 698−702.

13. Islam SM, J Numaga, Y Fujino, et al. HLA class II genes in Vogt−Koyanagi−Harada disease. Invest Ophthalmol Vis Sci, 1994, 35(11): 3890−3896.

14. Ben Ahmed M, H Houman, M Miled, et al. Involvement of chemokines and Th1 cytokines in the pathogenesis of mucocutaneous lesions of Behcet's disease. Arthritis Rheum, 2004, 50(7): 2291−2295.

15. Miyazawa I, T Abe, K Narikawa, et al. Chemokine profile in the cerebrospinal fluid and serum of Vogt− Koyanagi−Harada disease. J Neuroimmunol, 2005, 158(1−2): 240−244.

16. El−Asrar AM, S Struyf, D Kangave, et al. Cytokine profiles in aqueous humor of patients with different clinical entities of endogenous uveitis. Clin Immunol, 2011, 139(2): 177−184.

17. Yokoi H, K Kato, T Kezuka, et al. Prevention of experimental autoimmune uveoretinitis by monoclonal antibody to interleukin−12. Eur J Immunol, 1997, 27(3): 641−646.

18. Egwuagu CE, J Sztein, RM Mahdi, et al. IFN−gamma increases the severity and accelerates the onset of experimental autoimmune uveitis in transgenic rats. J Immunol, 1999, 162(1): 510−517.

19. Caspi RR, CC Chan, BG Grubbs, et al. Endogenous systemic IFN−gamma has a protective role against ocular autoimmunity in mice. J Immunol, 1994, 152(2): 890−899.

20. Fukushima A, T Yamaguchi, W Ishida, et al. Mice lacking the IFN−gamma receptor or fyn develop severe experimental autoimmune uveoretinitis characterized by different immune responses. Immunogenetics, 2005, 57(5): 337−343.

21. Damsker JM, AM Hansen, RR Caspi. Th1 and Th17 cells: adversaries and collaborators. Ann N Y Acad Sci, 2010, 1183: 211−221.

22. Iwakura Y, H Ishigame, S Saijo, et al. Functional specialization of interleukin−17 family members. Immunity, 2011, 34(2): 149−162.

23. Hamzaoui K, E Bouali, I Ghorbel, et al. Expression of Th−17 and RORgammat mRNA in Behcet's Disease. Med

Sci Monit, 2011, 17(4): CR227–234.

24. Geri G, B Terrier, M Rosenzwajg, et al. Critical role of IL–21 in modulating TH17 and regulatory T cells in Behcet disease. J Allergy Clin Immunol, 2011, 128(3): 655–664.

25. Peng Y, G Han, H Shao, et al. Characterization of IL–17+ interphotoreceptor retinoid–binding protein–specific T cells in experimental autoimmune uveitis. Invest Ophthalmol Vis Sci, 2007, 48(9): 4153–4161.

26. Zhang R, J Qian, J Guo, et al. Suppression of experimental autoimmune uveoretinitis by Anti–IL–17 antibody. Curr Eye Res, 2009, 34(4): 297–303.

27. Luger D, PB Silver, J Tang, et al. Either a Th17 or a Th1 effector response can drive autoimmunity: conditions of disease induction affect dominant effector category. J Exp Med, 2008, 205(4): 799–810.

28. Li F, P Yang, X Liu, et al. Upregulation of interleukin 21 and promotion of interleukin 17 production in chronic or recurrent Vogt–Koyanagi–Harada disease. Arch Ophthalmol, 2010, 128(11): 1449–1454.

29. Wang L, CR Yu, HP Kim, et al. Key role for IL–21 in experimental autoimmune uveitis. Proc Natl Acad Sci U S A, 2011, 108(23): 9542–9547.

30. Liu L, Y Xu, J Wang, et al. Upregulated IL–21 and IL–21 receptor expression is involved in experimental autoimmune uveitis (EAU). Mol Vis, 2009, 15: 2938–2944.

31. Sarkar S, X Zhou, S Justa, et al. Interleukin–22 reduces the severity of collagen–induced arthritis in association with increased levels of interleukin–10. Arthritis Rheum, 2013, 65(4): 960–971.

32. Sanjabi S, LA Zenewicz, M Kamanaka, et al. Anti–inflammatory and pro–inflammatory roles of TGF–beta, IL–10, and IL–22 in immunity and autoimmunity. Curr Opin Pharmacol, 2009, 9(4): 447–453.

33. Cai T, Q Wang, Q Zhou, et al. Increased expression of IL–22 is associated with disease activity in Behcet's disease. PLoS One, 2013, 8(3): e59009.

34. Ke Y, D Sun, G Jiang, et al. IL–22–induced regulatory CD11b+ APCs suppress experimental autoimmune uveitis. J Immunol, 2011, 187(5): 2130–2139.

35. Zhou L, Ivanov, II, R Spolski, et al. IL–6 programs T(H)–17 cell differentiation by promoting sequential engagement of the IL–21 and IL–23 pathways. Nat Immunol, 2007, 8(9): 967–974.

36. Veldhoen M, RJ Hocking, CJ Atkins, et al. TGFbeta in the context of an inflammatory cytokine milieu supports de novo differentiation of IL–17–producing T cells. Immunity, 2006, 24(2): 179–189.

37. Hunter CA. New IL–12–family members: IL–23 and IL–27, cytokines with divergent functions. Nat Rev Immunol, 2005, 5(7): 521–531.

38. Adam B, E Calikoglu. Serum interleukin–6, procalcitonin and C–reactive protein levels in subjects with active Behcet's disease. J Eur Acad Dermatol Venereol, 2004, 18(3): 318–320.

39. Norose K, A Yano, XC Wang, et al. Dominance of activated T cells and interleukin–6 in aqueous humor in Vogt–Koyanagi–Harada disease. Invest Ophthalmol Vis Sci, 1994, 35(1): 33–39.

40. Akman–Demir G, E Tuzun, S Icoz, et al. Interleukin–6 in neuro–Behcet's disease: association with disease subsets and long–term outcome. Cytokine, 2008, 44(3): 373–376.

41. Wang CR, CY Chuang, and CY Chen. Anticardiolipin antibodies and interleukin–6 in cerebrospinal fluid and blood of Chinese patients with neuro–Behcet's syndrome. Clin Exp Rheumatol, 1992, 10(6): 599–602.

42. Hirano T, N Ohguro, S Hohki, et al. A case of Behcet's disease treated with a humanized anti–interleukin–6 receptor antibody, tocilizumab. Mod Rheumatol, 2012, 22(2): 298–302.

43. Hohki S, N Ohguro, H Haruta, et al. Blockade of interleukin–6 signaling suppresses experimental autoimmune uveoretinitis by the inhibition of inflammatory Th17 responses. Exp Eye Res, 2010, 91(2): 162–170.

44. Yoshimura T, KH Sonoda, N Ohguro, et al. Involvement of Th17 cells and the effect of anti–IL–6 therapy in autoimmune uveitis. Rheumatology (Oxford), 2009, 48(4): 347–354.

45. Habibagahi Z, M Habibagahi, M Heidari. Raised concentration of soluble form of vascular endothelial cadherin and IL–23 in sera of patients with Behcet's disease. Mod Rheumatol, 2010, 20(2): 154–159.

46. Liang L, X Tan, Q Zhou, et al. IL–1beta triggered by peptidoglycan and lipopolysaccharide through TLR2/4 and ROS–NLRP3 inflammasome–dependent pathways is involved in ocular Behcet's disease. Invest Ophthalmol Vis Sci, 2013, 54(1): 402–414.

47. Pay S, H Erdem, A Pekel, et al. Synovial proinflammatory cytokines and their correlation with matrix metalloproteinase–3 expression in Behcet's disease. Does interleukin–1beta play a major role in Behcet's synovitis? Rheumatol Int, 2006, 26(7): 608–613.

48. Su SB, PB Silver, RS Grajewski, et al. Essential role of the MyD88 pathway, but nonessential roles of TLRs 2, 4, and 9, in the adjuvant effect promoting Th1–mediated autoimmunity. J Immunol, 2005, 175(10): 6303–6310.

49. Wang C, Y Tian, B Lei, et al. Decreased IL–27 expression in association with an increased Th17 response in Vogt–Koyanagi–Harada disease. Invest Ophthalmol Vis Sci, 2012, 53(8): 4668–4675.

50. Shen H, LP Xia, J Lu. Elevated levels of interleukin–27 and effect on production of interferon–gamma and interleukin–17 in patients with Behcet's disease. Scand J Rheumatol, 2013, 42(1): 48–51.

51. Fitzgerald DC, B Ciric, T Touil, et al. Suppressive effect of IL–27 on encephalitogenic Th17 cells and the effector phase of experimental autoimmune encephalomyelitis. J Immunol, 2007, 179(5): 3268–3275.

52. Pickens SR, ND Chamberlain, MV Volin, et al. Local expression of interleukin–27 ameliorates collagen–induced arthritis. Arthritis Rheum, 2011, 63(8): 2289–2298.

53. Amadi–Obi A, CR Yu, X Liu, et al. TH17 cells contribute to uveitis and scleritis and are expanded by IL–2 and inhibited by IL–27/STAT1. Nat Med, 2007, 13(6): 711–718.

54. Sugita S, Y Kawazoe, A Imai, et al. Inhibition of Th17 differentiation by anti–TNF–alpha therapy in uveitis patients with Behcet's disease. Arthritis Res Ther, 2012, 14(3): R99.

55. Busch M, D Bauer, M Hennig, et al. Effects of systemic and intravitreal TNF–alpha inhibition in experimental autoimmune uveoretinitis. Invest Ophthalmol Vis Sci, 2013, 54(1): 39–46.

56. Shirasawa M, S Sonoda, H Terasaki, et al. TNF–alpha disrupts morphologic and functional barrier properties of polarized retinal pigment epithelium. Exp Eye Res, 2013, 110: 59–69.

57. Khalifa YM, MR Bailony, NR Acharya. Treatment of pediatric vogt–koyanagi–harada syndrome with infliximab. Ocul Immunol Inflamm, 2010, 18(3): 218–222.

58. Cantini F, L Niccoli, C Nannini, et al. Efficacy of infliximab in refractory Behcet's disease–associated and idiopathic posterior segment uveitis: a prospective, follow–up study of 50 patients. Biologics, 2012, 6: 5–12.

59. Liu L, P Yang, H He, et al. Leptin increases in Vogt–Koyanagi–Harada (VKH) disease and promotes cell proliferation and inflammatory cytokine secretion. Br J Ophthalmol, 2008, 92(4): 557–561.

60. Chu M, P Yang, S Hou, et al. Behcet's disease exhibits an increased osteopontin serum level in active stage but no association with osteopontin and its receptor gene polymorphisms. Hum Immunol, 2011, 72(6): 525–529.

61. Chu M, P Yang, R Hu, et al. Elevated serum osteopontin levels and genetic polymorphisms of osteopontin are associated with Vogt–Koyanagi–Harada disease. Invest Ophthalmol Vis Sci, 2011, 52(10): 7084–7089.

62. Yang Y, X Xiao, F Li, et al. Increased IL–7 expression in Vogt–Koyanagi–Harada disease. Invest Ophthalmol Vis Sci, 2012, 53(2): 1012–1017.

63. Iwata D, M Kitamura, N Kitaichi, et al. Prevention of experimental autoimmune uveoretinitis by blockade of osteopontin with small interfering RNA. Exp Eye Res, 2010, 90(1): 41–48.

64. Kitamura M, K Iwabuchi, N Kitaichi, et al. Osteopontin aggravates experimental autoimmune uveoretinitis in mice. J Immunol, 2007, 178(10): 6567–6572.

65. Tian Y, C Wang, Z Ye, et al. Effect of 1, 25–dihydroxyvitamin D3 on Th17 and Th1 response in patients with Behcet's disease. Invest Ophthalmol Vis Sci, 2012, 53(10): 6434–6441.

66. Zhou Q, X Xiao, C Wang, et al. Decreased microRNA–155 expression in ocular Behcet's disease but not in Vogt Koyanagi Harada syndrome. Invest Ophthalmol Vis Sci, 2012, 53(9): 5665–5674.

67. Liu X, P Yang, C Wang, et al. IFN–alpha blocks IL–17 production by peripheral blood mononuclear cells in

Behcet's disease. Rheumatology (Oxford), 2011, 50(2): 293–298.

68. Sun M, Y Yang, P Yang, et al. Regulatory effects of IFN–beta on the development of experimental autoimmune uveoretinitis in B10RIII mice. PLoS One, 2011, 6(5): e19870.

69. Weiner HL. Induction and mechanism of action of transforming growth factor–beta–secreting Th3 regulatory cells. Immunol Rev, 2001, 182: 207–14.

70. Najafian N, T Chitnis, AD Salama, et al. Regulatory functions of CD8+CD28– T cells in an autoimmune disease model. J Clin Invest, 2003, 112(7): 1037–1048.

71. Taniguchi M, M Harada, S Kojo, et al. The regulatory role of Valpha14 NKT cells in innate and acquired immune response. Annu Rev Immunol, 2003, 21: 483–513.

72. Brunkow ME, EW Jeffery, KA Hjerrild, et al. Disruption of a new forkhead/winged–helix protein, scurfin, results in the fatal lymphoproliferative disorder of the scurfy mouse. Nat Genet, 2001, 27(1): 68–73.

73. Khattri R, T Cox, SA Yasayko, et al. An essential role for Scurfin in CD4+CD25+ T regulatory cells. Nat Immunol, 2003, 4(4): 337–342.

74. Chen L, P Yang, H Zhou, et al. Diminished frequency and function of CD4+CD25high regulatory T cells associated with active uveitis in Vogt–Koyanagi–Harada syndrome. Invest Ophthalmol Vis Sci, 2008, 49(8): 3475–3482.

75. Commodaro AG, JP Peron, J Genre, et al. IL–10 and TGF–beta immunoregulatory cytokines rather than natural regulatory T cells are associated with the resolution phase of Vogt–Koyanagi–Harada (VKH) syndrome. Scand J Immunol, 2010, 72(1): 31–37.

76. Nanke Y, S Kotake, M Goto, et al. Decreased percentages of regulatory T cells in peripheral blood of patients with Behcet's disease before ocular attack: a possible predictive marker of ocular attack. Mod Rheumatol, 2008, 18(4): 354–358.

77. Sabat R, G Grutz, K Warszawska, et al. Biology of interleukin–10. Cytokine Growth Factor Rev, 2010, 21(5): 331–344.

78. Astier AL, G Meiffren, S Freeman, et al. Alterations in CD46–mediated Tr1 regulatory T cells in patients with multiple sclerosis. J Clin Invest, 2006, 116(12): 3252–3257.

79. Murugaiyan G, A Mittal, R Lopez–Diego, et al. IL–27 is a key regulator of IL–10 and IL–17 production by human CD4+ T cells. J Immunol, 2009, 183(4): 2435–2443.

80. Sun M, P Yang, L Du, et al. Contribution of CD4+CD25+ T cells to the regression phase of experimental autoimmune uveoretinitis. Invest Ophthalmol Vis Sci, 2010, 51(1): 383–389.

81. Ke Y, G Jiang, D Sun, et al. Ocular regulatory T cells distinguish monophasic from recurrent autoimmune uveitis. Invest Ophthalmol Vis Sci, 2008, 49(9): 3999–4007.

82. Gul A, M Inanc, L Ocal, et al. Familial aggregation of Behcet's disease in Turkey. Ann Rheum Dis, 2000, 59(8): 622–625.

83. de Menthon M, MP Lavalley, C Maldini, et al. HLA–B51/B5 and the risk of Behcet's disease: a systematic review and meta–analysis of case–control genetic association studies. Arthritis Rheum, 2009, 61(10): 1287–1296.

84. Hou S, P Yang, L Du, et al. SUMO4 gene polymorphisms in Chinese Han patients with Behcet's disease. Clin Immunol, 2008, 129(1): 170–175.

85. Shi T, W Lv, L Zhang, et al. Association of HLA–DR4/HLA–DRB1*04 with Vogt–Koyanagi–Harada disease: a systematic review and meta–analysis. Sci Rep, 2014, 4: 6887.

86. Hu K, P Yang, Z Jiang, et al. STAT4 polymorphism in a Chinese Han population with Vogt–Koyanagi–Harada syndrome and Behcet's disease. Hum Immunol, 2010, 71(7): 723–726.

87. Hou S, Z Yang, L Du, et al. Identification of a susceptibility locus in STAT4 for Behcet's disease in Han Chinese in a genome–wide association study. Arthritis Rheum, 2012, 64(12): 4104–4113.

88. Kirino Y, G Bertsias, Y Ishigatsubo, et al. Genome–wide association analysis identifies new susceptibility loci for

Behcet's disease and epistasis between HLA-B*51 and ERAP1. Nat Genet, 2013, 45(2): 202-207.

89. Hou S, X Xiao, F Li, et al. Two-stage association study in Chinese Han identifies two independent associations in CCR1/CCR3 locus as candidate for Behcet's disease susceptibility. Hum Genet, 2012, 131(12): 1841-1850.

90. Touma Z, C Farra, A Hamdan, et al. TNF polymorphisms in patients with Behcet disease: a meta-analysis. Arch Med Res, 2010, 41(2): 142-146.

91. Radouane A, M Oudghiri, A Chakib, et al. SNPs in the TNF-alpha gene promoter associated with Behcet's disease in Moroccan patients. Rheumatology (Oxford), 2012, 51(9): 1595-1599.

92. Bonyadi M, Z Jahanafrooz, M Esmaeili, et al. TNF-alpha gene polymorphisms in Iranian Azeri Turkish patients with Behcet's Disease. Rheumatol Int, 2009, 30(2): 285-289.

93. Wu Z, H Chen, F Sun, et al. PTPN2 rs1893217 single-nucleotide polymorphism is associated with risk of Behcet's disease in a Chinese Han population. Clin Exp Rheumatol, 2014, 32(4 Suppl 84): S20-26.

94. Zhang Q, J Qi, S Hou, et al. A functional variant of PTPN22 confers risk for Vogt-Koyanagi-Harada syndrome but not for ankylosing spondylitis. PLoS One, 2014, 9(5): e96943.

95. Jiang Z, P Yang, S Hou, et al. IL-23R gene confers susceptibility to Behcet's disease in a Chinese Han population. Ann Rheum Dis, 2010, 69(7): 1325-1328.

96. Xavier JM, F Shahram, F Davatchi, et al. Association study of IL10 and IL23R-IL12RB2 in Iranian patients with Behcet's disease. Arthritis Rheum, 2012, 64(8): 2761-2772.

97. Hu K, S Hou, F Li, et al. JAK1, but not JAK2 and STAT3, confers susceptibility to Vogt-Koyanagi-Harada (VKH) syndrome in a Han Chinese population. Invest Ophthalmol Vis Sci, 2013, 54(5): 3360-3365.

98. Hou S, J Qi, Q Zhang, et al. Genetic variants in the JAK1 gene confer higher risk of Behcet's disease with ocular involvement in Han Chinese. Hum Genet, 2013, 132(9): 1049-1058.

99. Hou S, L Du, B Lei, et al. Genome-wide association analysis of Vogt-Koyanagi-Harada syndrome identifies two new susceptibility loci at 1p31. 2 and 10q21. 3. Nat Genet, 2014, 46(9): 1007-1011.

100. Li W, AA Saraiya, CC Wang. Gene regulation in Giardia lambia involves a putative microRNA derived from a small nucleolar RNA. PLoS Negl Trop Dis, 2011, 5(10): e1338.

101. Zhou Q, S Hou, L Liang, et al. MicroRNA-146a and Ets-1 gene polymorphisms in ocular Behcet's disease and Vogt-Koyanagi-Harada syndrome. Ann Rheum Dis, 2014, 73(1): 170-176.

102. Yu H, Y Liu, L Zhang, et al. FoxO1 gene confers genetic predisposition to acute anterior uveitis with ankylosing spondylitis. Invest Ophthalmol Vis Sci, 2014, 55(12): 7970-7974.

103. Sugita S, H Takase, T Kawaguchi, et al. Cross-reaction between tyrosinase peptides and cytomegalovirus antigen by T cells from patients with Vogt-Koyanagi-Harada disease. Int Ophthalmol, 2007, 27(2-3): 87-95.

104. Narikawa S, Y Suzuki, M Takahashi, et al. Streptococcus oralis previously identified as uncommon 'Streptococcus sanguis' in Behcet's disease. Arch Oral Biol, 1995, 40(8): 685-690.

105. Kirino Y, M Takeno, R Watanabe, et al. Association of reduced heme oxygenase-1 with excessive Toll-like receptor 4 expression in peripheral blood mononuclear cells in Behcet's disease. Arthritis Res Ther, 2008, 10(1): R16.

106. Liu X, C Wang, Z Ye, et al. Higher expression of Toll-like receptors 2, 3, 4, and 8 in ocular Behcet's disease. Invest Ophthalmol Vis Sci, 2013, 54(9): 6012-6017.

107. Pay S, I Simsek, H Erdem, et al. Immunopathogenesis of Behcet's disease with special emphasize on the possible role of antigen presenting cells. Rheumatol Int, 2007, 27(5): 417-424.

108. Harry RA, AE Anderson, JD Isaacs, et al. Generation and characterisation of therapeutic tolerogenic dendritic cells for rheumatoid arthritis. Ann Rheum Dis, 2010, 69(11): 2042-2050.

第七节　肿瘤相关性视网膜病变

一、概述

肿瘤相关性视网膜病变（paraneoplastic retinopathy，PR）主要包括癌症相关性视网膜病变（cancer-associated retinopathy，CAR）和黑色素瘤相关性视网膜病变（melanoma-associated retinopathy，MAR）。这是一类少见的、与肿瘤相关的视网膜疾病[1~3]。1976年Sawyer首次在三位癌症患者中发现了CAR。1984年，Gass报道了首例MAR。由于临床报道较少且临床表现不统一，同时原发肿瘤的症状较为严重而导致忽略眼部症状或者因为眼部症状不明显，易导致误诊和漏诊。因此，推断该病的发病率应远高于确诊病例。其发病机制尚不明确，同时也没有固定的治疗方案。目前认为PR是一种特殊的自身免疫疾病，可能是由肿瘤细胞诱导产生的自身抗体针对特定的视网膜抗原发生交叉免疫反应，导致视功能下降、视网膜电图（ERG）异常等临床表现[4]。

PR是一类与非眼部肿瘤密切相关的视网膜功能障碍。虽然PR的组织定位不同，但是其患者血清中都能检测到视网膜抗体[5]。具体的发病机制目前尚无统一的定论，但大多数学者倾向于自身免疫机制。肿瘤细胞表达异常蛋白诱导机体产生针对肿瘤的抗体，抗体经血循环并通过血视网膜屏障进入视网膜，与视网膜内特定抗原决定簇发生抗原抗体交叉免疫反应，引起视力下降等视功能障碍。自身抗体及视网膜抗原的存在是发生PR的两个重要的先决条件。此类疾病有如下特征：①患者血清中可检测到与视网膜组织相关的自身抗体；②自身抗体与视网膜感光细胞凋亡有关；③临床表现可以被免疫抑制剂缓解；④视网膜中有激活的免疫细胞；⑤肿瘤细胞中发现自身抗体蛋白。

二、癌症相关性视网膜病变

（一）癌症相关性视网膜病变

1. **发病机制**　原发肿瘤可起源于全身各部位，最常见的是小细胞肺癌，其次是妇科肿瘤（卵巢癌、子宫内膜癌、宫颈癌）、乳腺癌、前列腺癌、胸腺癌、甲状腺癌、胰腺癌、结肠癌和膀胱癌。精原细胞癌及恶性血液病（白血病、淋巴瘤）较为罕见。

自身免疫机制：多数CAR患者中自身抗体主要与视网膜细胞发生抗原抗体交叉反应，通过导致线粒体功能障碍导致视细胞凋亡[5,6]。近年来，通过蛋白质免疫印迹（Western Blot）技术在患者血清中可检测到超过15种不同的抗视网膜抗原的抗体，主要包括抗恢复蛋白抗体（anti-recoverin）、抗烯醇酶抗体（anti-enolase）、抗热休克蛋白抗体（anti-heat shock protein，anti-Hsc）、抗碳酸酐酶Ⅱ抗体（anti-carbonic anhydrase Ⅱ，anti-CA）、抗转导蛋白抗体（anti-transducin）、抗TULP-1（Tubby-like protein 1）、抗光感受器间视黄醇结合蛋白（anti-Interphotoreceptor retinoid-binding protein，anti-IRBP）、抗感光细胞特异性核受体抗体（anti-photoreceptor cell-specific nuclear receptor，anti-PNR）等。在血清学反应阳性的CAR患者中，可以检测到的常见自身抗体的比例大约为：抗烯醇化酶抗体30%、抗转导蛋白抗体17%、抗碳酸酐酶Ⅱ抗体14%、抗recoverin抗体10%。自身抗体的多样性以及抗体攻击视网膜组织的差异性可能是导致CAR具有不同临床表现的原因。目前研究得最多，且与CAR联系最紧密的是抗恢复蛋白（recoverin）抗体和抗烯醇酶（enolase）抗体。

正常情况下recoverin仅存在于脊椎动物的视杆细胞、视锥细胞和双极细胞中。它可与视紫红质蛋白激酶形成复合体，通过钙离子依赖方式抑制视觉感受器视紫红质的磷酸化，在维持光感受器正常功能中起着重要作用。Recoverin是一种与CAR密切相关的钙离子结合蛋白，一些肿瘤组织发生recoverin的异常表达，在被免疫细胞识别后机体产生针对这些肿瘤recoverin的特异性抗体[5,6]。抗体通过血液循环到达视网膜并通过非特异的内吞作用进入光感受器细胞内。这些抗体通过影响视网膜内recoverin的功能而增强视紫红质的磷酸化作用，诱导视网膜光感受器细胞的死亡，从而引起视细胞的功能障碍[7,8]。

人类编码recoverin的基因RCVRN已被定位于染色体17p13.1，这个区域的基因包含许多致癌基因，特别是p53。单个基因的突变可能导致p53的失活，从而增加相邻区域recoverin编码基因在肿瘤细胞中表达。

抗recoverin抗体如何通过血视网膜屏障仍是未解之谜。Recoverin相对分子质量为23kD，易于通过血视网膜屏障。然而通过给小鼠静脉注射抗recoverin抗体，发现这些抗体并不能通过血视网膜屏障。由此推断疾病的发生或许和肿瘤患者血管内皮生长因子（vascular endothelial growth factor，VEGF）水平较高有关。肿瘤细胞分泌的VEGF和胎盘生长因子（Placental growth factor，PLGF）可能通过消融血管内皮细胞和周细胞破坏血视网膜屏障，从而导致在疾病状态下出现血管渗漏，这时自身抗体可进入视网膜内，导致CAR的产生[9]。但是临床观察也发现，并非所有血清recoverin抗体阳性的肿瘤患者都会发生CAR。

2. 临床表现及眼科检查　CAR常见于老年人，平均年龄约为63岁，女性较多见，男女发病比例约为1∶2。临床表现以双眼无痛性、进行性视力下降为主，可伴有闪光感、色觉异常、视觉敏感度下降和中心暗点等症状。视杆细胞受损时可出现夜盲、暗适应延长、环形暗点、周边视野缺损等症状。典型的病例表现为视杆细胞和视锥细胞均受损。临床表现均为双眼受累，双眼可同时或先后发病，相隔1周至2个月。双眼视力下降可不对称，变化范围为无光感至0.8。从症状出现至失明经历1～19个月。约有一半的病例是在诊断恶性肿瘤前几周或几个月内出现，也有患者在发现原发恶性肿瘤之后才出现症状。

在疾病早期进行眼底检查时常无明显异常表现。随着病情进展，可出现视盘苍白，视网膜动脉变细，视网膜色素上皮变薄及斑驳样改变。少数病例在前房、玻璃体内可见少许浮游细胞。相干光断层成像（optical coherence tomography，OCT）显示出感光细胞层、外核层变薄，黄斑区萎缩，视网膜椭圆体带缺失等改变。ERG表现为在明适应和暗适应状态下双眼a波和b波峰值均明显下降并以a波下降为主。双眼均可有视野缺损，如环形暗点，周边视野缺损等，双眼改变不完全对称。荧光素眼底血管造影检查（FFA）及眼B超多无明显阳性发现。视觉功能障碍的程度多与自身抗体的种类相关。通过Western blot 或酶联免疫吸附试验（enzyme-linked immunosorbent assay，ELISA）可检测到自身抗体。

（二）黑色素瘤相关性视网膜病变

1. **发病机制** 有自身免疫疾病家族史的人群可能更易患 MAR。MAR 患者血清中通常可以检测到抗视网膜 ON- 双极细胞的抗体，MAR 患者中的自身抗体与视杆和视锥系统的 ON- 双极细胞发生交叉抗原抗体反应。视杆和视锥系统的 ON- 双极细胞是视网膜的第二级神经元，其功能是将视细胞产生视觉信号传递至视网膜节细胞层并进行初步的视觉信息编码。MAR 患者中视杆细胞和视锥细胞和 ON- 双极细胞之间发生视觉信号传导障碍，而视细胞和 OFF- 双极细胞间的信号转导则相对不受影响。将 MAR 患者血清 IgG 注入灵长类动物猴玻璃体内行 ERG 检查发现视杆和视锥系统 ON- 双极细胞反应下降，但 OFF- 双极细胞反应则不受影响，这些表现与 MAR 患者的 ERG 一致[10]。新近在 MAR 患者中发现的抗 TRPM1（transient receptor potential cation channel，subfamily M，member 1）抗体，可能是导致 ON- 双极细胞功能障碍的原因[11~13]。

视网膜第一级神经元视细胞和第二级双极细胞间的信号转导依赖于这两类细胞膜上的一些离子通道。TRPM1 是 TRP 通道超家族 M 亚家族中的一个亚基，构成主要调控 Ca^{2+} 等阳离子的离子通道。TRPM1 最早在脉络膜肿瘤中发现，可抑制肿瘤细胞的转移。在视网膜内，TRPM1 位于 ON- 双极细胞树突上，与代谢型谷氨酸受体 6（metabotropic glutamate receptor 6，mGluR6）在同一区域，是代谢型谷氨酸受体偶联离子通道下游的一个重要组成部分。TRPM1 与 mGluR6、G0α 共同组成一个复合体，这个复合体在视觉信号转导过程中介导 ON- 双极细胞的反应。

视觉传导通路中的二级神经元可分为 ON- 双极细胞通路和 OFF- 双极细胞通路，其中视杆系统仅有 ON- 通路。视杆和视锥系统 ON- 双极细胞树突上均表达代谢型谷氨酸受体 6（mGluR6）。而 OFF- 双极细胞树突上表达离子型谷氨酸受体（ionotropic glutamate receptors l，iGluRs）。视觉信号是通过光感受器的突触前膜释放谷氨酸实现的。双极细胞上的 mGluR6 和 iGluRs 对视细胞释放的谷氨酸产生两种截然相反的极化反应，即为双极细胞的 ON 和 OFF 反应。在暗处，光感受器的突触前膜持续释放谷氨酸，激活 ON- 双极细胞上的突触后膜 mGluR6，mGluR6 再通过链式反应激活 G0α，引起 TRPM1 通道关闭。光照时，光感受器突触前膜释放的谷氨酸减少，mGluR6 失活，接着 G0α 失活，引起 TRPM1 通道开放，阳离子发生内流，ON- 双极细胞去极化[13]。但是 G0α 怎样调控 TRPM1 通道的机制并不清楚。

在 MAR 时，光照下 ON- 双极细胞去极化功能下降，引起视觉功能障碍。ERG 检查可以发现 MAR 特征性的改变。因为视细胞的功能未受影响但双极细胞的功能出现障碍，因此暗适应 ERG 0.01 下降或熄灭，暗适应 ERG 3.0 表现为负波型，即：b 波波幅严重降低或消失，而 a 波正常或相对完好。同理，明适应 ERG 3.0 b 波波幅降低并且隐含期延长，而 a 波相对正常。行明适应 ERG ON-OFF 检查可发现 MAR 患者 ON 反应波幅下降或消失，但 OFF 反应相对正常。

2. **临床表现及眼科检查** MAR 常见于皮肤黑色素瘤，也可见于脉络膜、睫状体黑色素瘤，甚至脉络膜痣，以及来源于黏膜的黑色素瘤。患者多为老年人，有报道患者的平均年龄为 57.5 岁，男性多见。多数 MAR 患者在确立黑色素瘤诊断之后被发现，平均确诊时间约为3.6年。但部分患者可在确诊原发黑色素肿瘤之前出现症状。通常发病较急，数小时或数周后趋于稳定。双眼可同时或先后发病，症状相同，相隔时间多不超过两个月。因为视杆系统仅有ON-双极细胞，所以临床表现以夜盲为主。患者存在周边视野缺损，但患者的视力、色觉可正常。几乎所有患者均有夜盲和闪光感、幻视，夜盲和闪光、幻视可同时出现，也可先后发生。闪光、幻视的程度不稳定，但是夜盲严重而持久。视野检查可出现视野缩小、弓形视野缺损、中心或旁中心暗点。相干光断层成像检查早期视网膜结构及形态正常，晚期出现旁中心区域的内层视网膜变薄，内部出现高反射层。荧光素眼底血管造影及眼B超多无阳性发现。

早期眼底检查无明显异常表现。随着病情进展，可出现视网膜动脉变细，视网膜色素上皮层弥漫性萎缩。ERG表现具有特征性的视杆和视锥系统ON-双极细胞功能障碍，即b波波幅严重降低或消失，a波正常或相对完好或轻度减小。在患者血清中可检测到抗双极细胞抗体。

（三）其他特殊类型的肿瘤相关性视网膜病变

有学者认为肿瘤相关性卵黄状黄斑病变（paraneoplastic vitelliform maculopathy，PVM）及双侧弥漫性葡萄膜黑色素瘤增生（bilateral diffuse uveal melanocytic proliferation，BDUMP）也是特殊类型的肿瘤相关性视网膜病变。

1. 肿瘤相关性卵黄状黄斑病变 肿瘤相关性卵黄状黄斑病变[14,15]是全身性恶性肿瘤在转移病程中发生的视网膜卵黄状病变。发病率极低，多在发现原发疾病前几个月出现，常见于老年人，平均年龄约为59岁，无性别差异。临床表现有夜盲、视力下降、视物变形、虹视、闪光感、眩光。均为双眼受累，原发肿瘤多为单眼的脉络膜黑色素瘤。眼底检查形态各异，可表现为神经视网膜和色素上皮层的多发性橘黄色卵黄状病灶，常伴有黄斑区的视网膜脱离及视网膜下积液。荧光素眼底血管造影显示病灶遮蔽脉络膜背景荧光，可出现早期轻微的荧光，荧光渗漏少见。相干光断层成像（OCT）：感觉神经层与色素上皮层分离，高分辨率的相干光断层成像还可发现视网膜下液体及卵黄状物质的沉积、色素上皮层增厚。ERG及EOG表现多样性。血清中可检测到抗双极细胞抗体、抗视杆细胞外段蛋白（rod outer segment protein，ROS）抗体、抗过氧化物还原酶3（peroxiredoxin3，PRDX3）抗体、抗bestropin-1抗体、抗碳酸酐酶Ⅱ（carbonic anhydrase Ⅱ，CA Ⅱ）抗体和抗光感受器间视黄醇结合蛋白（interphotoreceptor retinoid binding protein，IRBP）抗体等。

2. 双侧弥漫性葡萄膜黑色素瘤增生 双侧弥漫性葡萄膜黑色素瘤增生以双侧的无痛性视力下降及典型的视网膜改变为特征。原发肿瘤女性多为妇女生殖道肿瘤（卵巢，子宫或子宫颈癌），男性多为肺癌，胰腺癌或结肠癌。常见于诊断原发疾病前几个月或几年。荧光素眼底血管造影：大量的窗样缺损，色素上皮肥大，遮蔽背景荧光。眼B超显示脉络膜增厚。相干光断层成像可见视网膜下积液，交替性色素上皮层不规则增厚及缺失。Gass等[16]描述BDUMP有5个诊断要点：①后极部基底视网膜色素上皮层有多个圆形或椭圆形、细微的红色斑块；②与这些斑块相对应的早期高荧光；③多个轻微隆起的有色素和无色素的葡萄膜黑色素肿瘤，葡萄膜弥漫性增厚；④渗出性视网膜脱离；⑤迅速发展的白内障。

（四）肿瘤相关性视网膜病变的诊断和治疗

患者有肿瘤或既往有肿瘤病史，结合眼部症状、眼科常规检查、ERG、以及血清中检测到抗视网膜抗原的抗体（CAR患者血清中为抗视网膜光感受器或抗神经节细胞的抗体，MAR患者血清中主要为抗视杆和视锥系统双极细胞抗体）可以诊断为PR。

PR的治疗主要以治疗原发疾病为主，同时也可针对眼部症状进行对症治疗。一般治疗效果不佳。对原发肿瘤进行的放疗、化疗和手术治疗不能改变PR患者视功能的预后。虽然去除了肿瘤细胞，但若视功能继续恶化表明自身抗体仍然存在、视网膜的炎症反应和细胞凋亡仍在继续。

针对PR的自身免疫发病机制，利用免疫抑制剂或降低自身抗体滴度的疗法有一定的效果[17, 18]。类固醇治疗对PR有一定疗效，有研究报道患者通过大剂量静脉注射甲泼尼龙后，视力和视野出现轻度至中度短暂的改善，但远期效果并不佳，患者仍出现严重的视力下降。泼尼松治疗不影响患者的存活时间，但免疫抑制治疗有加快肿瘤转移的副作用。因此通常采用低剂量和脉冲疗法，或球后注射局部用药，以尽量减少治疗的毒副作用。连续性检测血清自身抗体的滴度对于指导免疫治疗有一定的指导意义。

近年来出现了一些治疗PR的新方法，其中类固醇免疫调节疗法（steroid-sparing immunomodulatory therapy，IMT）取得一定效果[19]。应用的免疫抑制剂包括硫唑嘌呤、环孢菌素、吗替麦考酚酯，可单独或联合用药。针对B淋巴细胞的单克隆抗体疗法（阿仑单抗、利托昔单抗）等治疗CAR也取得了一定疗效[20, 21]。通过血浆分离置换法[22]（plasmapheresis，隔日一次，7次为一疗程）治疗伴随小细胞肺癌的CAR患者，发现该疗法可以降低针对视网膜和视神经自身抗体的滴度，但对患者的视力下降并无疗效。利用Tolpa Torf制剂10（Tolpa Torf preparation，TTP）[20]治疗CAR患者，发现能明显降低抗recoverin抗体的水平。也有应用注射免疫球蛋白、干扰素-β等的治疗手段，但疗效不确定。有学者使用钙通道阻滞剂如硝苯地平、尼伐地平等，可减轻大鼠视网膜细胞的凋亡且恢复部分ERG反应，但临床实验结果并不理想。

三、结语与展望

目前认为PR是一类自身免疫性疾病，虽对其机制有了一定的了解，但仍有许多未解之谜。视网膜组织存在哪些与肿瘤细胞相似的抗原？循环自身抗体如何通过血-视网膜屏障，如何选择性攻击相应的视网膜靶细胞？视网膜视细胞及双极细胞如何发生功能障碍并出现凋亡？这些问题都值得进行进一步研究。

（雷　博　刘　玉）

参考文献

1. 刘玉，雷博. 肿瘤相关性视网膜病变. 中华眼科杂志, 2012, 48(7): 653-656.

2. 刘娅利，张军军. 癌症相关性视网膜病变的自身免疫机制. 中华眼底病杂志, 2004, 20(4): 267-269.

3. 王雨生，严密. 癌症相关性视网膜病变. 中华眼底病杂志, 1997, 13(1): 60-62.

4. Adamus G. Latest updates on antiretinal autoantibodies associated with vision loss and breast cancer. Investigative ophthalmology & visual science, 2015, 56(3): 1680-1688.

5. Adamus G, Machnicki M, Seigel GM. Apoptotic retinal cell death induced by antirecoverin autoantibodies of cancer-associated retinopathy. Investigative ophthalmology & visual science, 1997, 38(2): 283-291.

6. Adamus G, Webb S, Shiraga S, et al. Anti-recoverin antibodies induce an increase in intracellular calcium,

leading to apoptosis in retinal cells. Journal of autoimmunity, 2006, 26(2): 146–153.

7. Bazhin AV, Savchenko MS, Shifrina ON, et al. Recoverin as a paraneoplastic antigen in lung cancer: the occurrence of anti–recoverin autoantibodies in sera and recoverin in tumors. Lung cancer (Amsterdam, Netherlands), 2004, 44(2): 193–198.

8. Shiraga S, Adamus G. Mechanism of CAR syndrome: anti–recoverin antibodies are the inducers of retinal cell apoptotic death via the caspase 9– and caspase 3–dependent pathway. Journal of neuroimmunology, 2002, 132 (1–2): 72–82.

9. Cao R, Cao Y. Cancer–associated retinopathy: a new mechanistic insight on vascular remodeling. Cell cycle (Georgetown, Tex, 2010, 9(10): 1882–1885.

10. Lei B, Bush RA, Milam AH, et al. Human melanoma–associated retinopathy (MAR) antibodies alter the retinal ON–response of the monkey ERG in vivo. Investigative ophthalmology & visual science, 2000, 41(1): 262– 266.

11. Xiong WH, Duvoisin RM, Adamus G, et al. Serum TRPM1 autoantibodies from melanoma associated retinopathy patients enter retinal on–bipolar cells and attenuate the electroretinogram in mice. PloS one, 2013, 8(8): e69506.

12. Shen Y, Rampino MA, Carroll RC, et al. G–protein–mediated inhibition of the Trp channel TRPM1 requires the Gbetagamma dimer. Proceedings of the National Academy of Sciences of the United States of America, 2012, 109(22): 8752–8757.

13. Koike C, Obara T, Uriu Y, et al. TRPM1 is a component of the retinal ON bipolar cell transduction channel in the mGluR6 cascade. Proceedings of the National Academy of Sciences of the United States of America, 2010, 107(1): 332–337.

14. Grunwald L, Kligman BE, Shields CL. Acute exudative polymorphous paraneoplastic vitelliform maculopathy in a patient with carcinoma, not melanoma. Arch Ophthalmol, 2011, 129(8): 1104–1106.

15. Sotodeh M, Paridaens D, Keunen J, et al. Paraneoplastic vitelliform retinopathy associated with cutaneous or uveal melanoma and metastases. Klinische Monatsblatter fur Augenheilkunde, 2005, 222(11): 910–914.

16. Gass JD, Gieser RG, Wilkinson CP, et al. Bilateral diffuse uveal melanocytic proliferation in patients with occult carcinoma. Arch Ophthalmol, 1990, 108(4): 527–533.

17. Powell SF, Dudek AZ. Treatment of melanoma–associated retinopathy. Current treatment options in neurology, 2010, 12(1): 54–63.

18. Sakamori Y, Kim YH, Okuda C, et al. Two cases of cancer–associated retinopathy combined with small–cell lung cancer. Japanese journal of clinical oncology, 2011, 41(5): 669–673.

19. Ferreyra HA, Jayasundera T, Khan NW, et al. Management of autoimmune retinopathies with immunosuppression. Arch Ophthalmol, 2009, 127(4): 390–397.

20. Espandar L, O'Brien S, Thirkill C, et al. Successful treatment of cancer–associated retinopathy with alemtuzumab. Journal of neuro–oncology, 2007, 83(3): 295–302.

21. Mahdi N, Faia LJ, Goodwin J, et al. A case of autoimmune retinopathy associated with thyroid carcinoma. Ocular immunology and inflammation, 2010, 18(4): 322–323.

22. Jaben EA, Pulido JS, Pittock S, et al. The potential role of plasma exchange as a treatment for bilateral diffuse uveal melanocytic proliferation: a report of two cases. Journal of clinical apheresis, 2011, 26(6): 356–361.

第八节　眼部色素细胞

一、葡萄膜色素细胞

（一）葡萄膜色素细胞概况

葡萄膜是由虹膜、睫状体和脉络膜组成的，由于富含色素及血管，因此又称之为葡萄膜或血管膜。在成熟个体中，葡萄膜中的色素细胞有两种，一种是来源于神经外胚层的色素上皮细胞，与视网膜色素上皮细胞的来源相同，主要分布于虹膜的后色素上皮层、睫状体色素上皮层。另一种是来源于胚胎神经嵴的黑色素细胞，与人体皮肤、头发中的黑色素细胞来源是相同的，主要分布于虹膜基质、睫状体基质、脉络膜大血管和中血管层。

在发育过程中，视泡内陷形成了双层结构，内层细胞主要发育为神经视网膜，外层细胞主要发育为视网膜色素上皮细胞，而内外层细胞相连接处主要发育为睫状体和虹膜。虹膜内色素上皮层由视杯的无色素上皮细胞延伸而来，在形成初期是没有色素的。胚胎发育第四个月，色素开始在内色素上皮层生成，直至第 8 个月色素充满全层。调控虹膜收缩、舒张的瞳孔括约肌和瞳孔开大肌，也是由色素上皮发育而来的。从胚胎发育的 13～14 周开始，虹膜的前色素上皮层发生去色素化，并逐渐分化为肌细胞。

葡萄膜中的黑色素细胞来源于神经嵴细胞。胚胎发育早期，神经沟愈合为神经管的过程中，神经沟边缘与表皮外胚层相延续的一部分神经外胚层细胞游离出来，形成左右两条与神经管平行的细胞索，位于表皮外胚层的下方，神经管的背外侧，称神经嵴（neural crest）。在视泡形成初期，神经嵴细胞就已经迁移并聚集在视泡周围。并随着眼球的发育成形，不断融入到眼球各部位的基质中去，其中一部分则在基质层中分化为黑色素细胞（melanocyte）。

（二）葡萄膜色素细胞的功能

葡萄膜色素细胞的功能主要是由细胞内的色素所决定。葡萄膜色素细胞中含有真黑素（eumelanin）和褐黑素（pheomelanin）两种色素。真黑素主要是由赖氨酸或多巴合成的，是构成色素上皮细胞色素的主要成分。褐黑素较真黑素颜色浅，带有微黄色，是多巴氧化过程中由半胱氨酸或谷胱甘肽作用下形成的。葡萄膜色素细胞的功能主要包括物理功能和生化功能两种，物理功能主要是为眼部成像提供光学暗室和光过滤，生化功能主要是抗氧化功能。

1. **视觉成像暗室**　眼球的矢状位可以观察到，从前往后依次由虹膜后色素上皮细胞、睫状体色素上皮细胞和视网膜色素上皮细胞共同构成了一个相对密闭的黑匣子，为视觉成像提供了光学暗室。从色素上皮细胞的色素构成来看，来源于神经外胚层的色素上皮细胞中，真黑素和褐黑素的比例在不同肤色的人种中均保持在一个较高的比例上，这也就使得整个"黑匣子"的颜色不受肤色的影响，均体现为较深的黑色，从而为视觉成像提供了一个稳定、可靠的黑暗环境。

2. **光过滤功能** 葡萄膜色素细胞的光过滤功能主要体现在对光辐射的吸收、过滤。葡萄膜色素细胞可吸收近红外、可见光和紫外线辐射，尤其对波长短的光线吸收能力强。虹膜后色素上皮和基质内的黑色素细胞吸收和阻挡了大量的可见光和紫外线辐射，从而保护眼球后段避免强光辐射的损伤。透过角膜、虹膜、晶状体到达视网膜的可见光和紫外线，一部分被感光细胞吸收刺激下游神经信号反应，一部分则被视网膜色素上皮细胞所吸收，此外还有很少量的光到达脉络膜，被脉络膜色素细胞吸收过滤。

此外，虹膜的颜色是由基质内的色素细胞中色素小体的结构和组成来决定的，并受到遗传的调控。当真黑素含量（真黑素/褐黑素比例）较大时，虹膜显示出棕色或暗棕色；当真黑素含量（真黑素/褐黑素比例）较小时，虹膜则显示出淡褐色、绿色、黄棕色甚至蓝色等较浅的颜色[1]。

3. **抗氧化保护作用** 脉络膜黑色素细胞具有抗氧化的功能，能够有效抑制氧自由基活性从而保护视网膜不受过度氧化损伤。处于眼后部的脉络膜含有丰富的血管系统，受到氧化损伤的风险比眼内其他部位要高。随着年龄的增长，色素细胞长期暴露于高度的氧化环境中，导致其抗氧化能力下降，甚至老化的色素会变为氧化剂加剧氧化过程，引起感光细胞的损伤最终导致视网膜疾病[2]。由于深肤色人种眼内的色素细胞具有更多的黑色素，其色素的保护作用时间会相对比较长，降低了年龄性视网膜病变的发病几率。

不论是真黑素还是褐黑素，都具清除自由基和抑制紫外线引起的脂类过度氧化的功能。这一功能取决于色素细胞内真黑素和褐黑素的比例，比例越高则抗氧化功能越强。可能是因为褐黑素与三价铁离子的复合物会刺激紫外线引起的脂类过度氧化，然而真黑素则不会。细胞和动物实验研究表明，具有较高真黑素水平的黑色素细胞能够有效的抵抗紫外线的直接辐照，同时还能够有效对抗辐照产生的氧自由基。总之，真黑素和褐黑素都具有保护作用，只是在特定环境下，褐黑素会转变为致病因素，当褐黑素比例增加时，其潜在危害也随之增加。

葡萄膜色素细胞的生化保护作用还体现在眼肿瘤的发生发展过程中。葡萄膜黑色素瘤是成年人种最常见的眼内恶性肿瘤之一，紫外线损伤或者体内合成的氧自由基是葡萄膜黑色素瘤恶性转移的主要诱因。研究表明，浅肤色人群具有较高的葡萄膜黑色素瘤患病几率，随着肤色的加深，这一几率逐渐降低[3]。而葡萄膜中的黑色素，尤其是睫状体和脉络膜中的黑色素能够有效的发挥紫外线过滤和反射功能，并保护黑色素细胞本身不被过度氧化从而降低其恶性转移的能力，抑制黑色素瘤的发生。这也解释了深肤色人种的眼肿瘤发生率低于浅色眼人种的原因。

二、视网膜色素上皮细胞

（一）视网膜色素上皮细胞发育

视网膜由视杯发育而来，包括色素上皮细胞层（retinal pigment epithelial，RPE）和神经视网膜层。

视网膜色素上皮层由视杯外层发育，由神经外胚叶发生，位于脉络膜毛细血管和光感受器细胞外节之间，为单层柱状细胞组成。其发育可分为两个阶段。首先，是视杯双层结构的形成，即RPE前体层和神经视网膜前体层。视杯内陷后，一侧神经上皮层的细胞发育为RPE，另一侧细胞则向神经视网膜进化，二者中间隔着一个比较小的腔隙，中间存在众多发挥相互作用的光感受器细胞外基质。这其中有些RPE发生的转录因子，早期最主要的决定因子为homeo domain-containing transcription factor（OTX2）和microphthalmia-associated transcription factor（MITF）[4]。第一阶段后期，神经视网膜层与RPE间相互作用逐渐增强，色素上皮细胞的面积和增生活性由周边部向后极部递增，胚胎第五周内开始出现黑素颗粒（melanosome）[5]。

在第二阶段，RPE和光感受器细胞都由前体细胞发育为有功能的单位。光感受器细胞前体开始伸展出外节（photoreceptor outer segments，POS），RPE延展它的微绒毛到视网膜下腔，逐渐包裹正在生长的POS。分化后期，RPE可形成两种类型的微绒毛结构，一类较长的微绒毛用于最大化RPE顶端的细胞表面促进上皮间转运，另一类较短的微绒毛主要用于POS的吞噬。因为黄斑处光感受器细胞含量较高，代谢较快，此处的RPE具有较高的吞噬和消化能力，酶活性较高，同时具有较高的黑色素含量，以用于更多光线的吸收。但是黄斑处RPE细胞的形态较小，直径只有14μm（周边RPE直径约有60μm）。因此，黄斑处的RPE看起来颜色更深一点[6]。

（二）视网膜色素上皮细胞与视觉功能

1. 概述 RPE在发挥视觉功能中起多种重要作用（彩图5-8-1），其任何一项功能出现问题，都会导致视网膜退行性病变，视觉功能丢失，或是致盲。

RPE是一单层细胞结构，细胞间的紧密连接可以阻止脉络膜血管中大分子物质进入视网膜，构成了血-视网膜屏障。作为色素细胞层，RPE可以吸收损害视网膜的光线[7]。RPE可以在视网膜下腔与脉络膜之间选择性转运营养和代谢物质，将视网膜下腔的离子、水、代谢终极产物转运入血液循环。RPE还可以产生一系列营养物质，诸如：葡萄糖、视循环物质和脂肪酸，并将此类营养物质最终转运给光感受器细胞，参与视觉循环。此外，RPE促使视网膜下腔的离子微环境稳定，从而保持光感受器细胞兴奋性[8]。RPE可以对光感受器细胞外节脱落的盘膜进行吞噬消化[9]，产生的视色素成分被重新转运至光感受器细胞接受光信号。此外，RPE可以分泌大量生长因子去维持脉络膜毛细血管内皮细胞和光感受器细胞间的微环境，还可分泌一些免疫抑制相关因子参与免疫赦免区域的构成[10]。

2. 光吸收作用

（1）吸收有害光线和防止光氧化损伤：RPE形成了一个类似照相机黑匣子的色素壁，吸收各类散射的光线。RPE有众多色素物质可吸收多种波长的光线，主要由黑素体中的黑色素完成[7]。各种波长的光线中，蓝光对RPE损害最为严重，因为它促进了褐质素对细胞的光氧化毒性作用[12]。然而，黑素体和蓝光吸收色素只摄取了60%的光线能量，说明还存在着其他未知的色素发挥作用。比如褐质素，其早期参与视网膜的光线吸收，随着年龄增加，它的浓度日益累积，逐渐对RPE产生细胞毒性。其次，RPE细胞含有大量的超氧化物歧化酶和过氧化氢酶，叶黄素，抗坏血酸，α-生育酚和β-胡萝卜素等抗氧化剂，可以防止光线刺激引起的氧化损伤[13]。

（2）光吸收作用改变与视网膜疾病：RPE对光线的吸收能力减弱是年龄相关性黄斑变性（age-related macular degeneration，AMD）发生的一个主要因素。氧化应激活性物质的堆积以及抗氧化物质的减少也被认为是AMD的病理机制之一。这些都源于RPE光吸收作用随年龄的改变。具体表现为RPE细胞密度逐渐降低，色素化程度出现改变，包括了黑素体的减少和褐质素的沉积[14]。随年龄改变的还有抗氧化物质的减少，比如α-生育酚等。

RPE细胞进一步代谢异常，出现了更多的褐质素和活性氧成分，最终促发视网膜神经元的丢失，视觉功能损害。

3. 上皮转运作用

（1）RPE在神经视网膜和脉络膜毛细血管间转运营养物质、离子和水：视网膜神经元和光感受器细胞在代谢过程中产生大量的水，眼压作用也导致了部分水由玻璃体腔运送到视网膜[15]。这就需要持续将水转运出视网膜区域。内层视网膜的水主要由Müller细胞进行转运，视网膜下腔的水则由RPE完成转运[16]。RPE具有离子转运上皮的结构特性，Na^+–K^+–ATP酶位于细胞的顶端，提供了上皮转运的能量，可以将视网膜下腔的水和离子转运到血液中[17, 18]。

RPE可以将葡萄糖以及营养物质由血液循环转运至光感受器细胞。RPE的顶端和底端具有大量的葡萄糖转运子（glucosetransporters，GLUT），GLUT1和GLUT3都在RPE细胞中高表达[19]。十二碳六烯酸（docosahexaenoic acid，DHA）是RPE的另一重要转运物质。神经元和光感受器细胞的细胞膜需要大量的DHA构成，而它不能由神经元自己生成。RPE以剂量依赖的方式产生DHA并将其转运至神经视网膜[20]。

（2）上皮转运的降低可导致退行病变：上皮转运的功能异常有可能进一步促进AMD病程进展。视网膜代谢过程中缺少氧和营养物质的供给会导致应激反应，可能导致脉络膜新生血管化，也是AMD最严重的并发症[21]。缺氧还会导致RPE分泌色素上皮衍生因子（pigment epithelium–derived factor，*PEDF*）的减少。*PEDF*是一类抗血管生成的蛋白，其缺乏会进一步促发脉络膜新生血管发生眼内出血[22]。Cl^-离子的上皮间转运是视循环所必须。在Cl^-离子转运通道损害的动物模型中，显示了视网膜退行性病变的表型[23]。

4. 视网膜微环境离子稳定作用

代偿缓冲视网膜下腔离子的改变：RPE不仅能通过上皮转运维持视网膜下腔的离子稳态，还能代偿离子成分的快速改变。视网膜下K^+浓度的降低促使RPE顶部胞膜的超级化[24]，从而激活K^+通道的内向整流。这类内向整流导致了RPE顶部胞膜和基底部胞膜周围K^+变化。正常情况下，基底部K^+的电导是较高的，视网膜下的K^+向脉络膜方向进行上皮转导[25]，当顶部K^+离子电导增高时又被转运回视网膜下腔，去补偿光刺激对K^+的消耗。

目前，RPE维持视网膜下腔内离子稳态的能力还没有与相关RPE或光感受器细胞的退行病变相联系。然而，视网膜下腔内离子缓冲能力可以被视网膜电图（ERG）所记录。ERG中的C波产生于RPE顶端K^+离子电导的增加，并和视网膜下腔K^+的代偿能力下降相关[26]。

5. RPE与视循环

（1）RPE与光感受器细胞间视黄醛的交换：光感受器细胞通过视循环将光信号转化为电信号进行传递[27]。视循环过程包括：光信号转导开始于光感受器细胞内视紫质对光信号的吸收，促进11–顺–视黄醛向全反–视黄醛的转化，全反–视黄醛代谢为全反–视黄醇并转运至RPE。在RPE细胞内，全反–视黄醇异构为11–顺–视黄醛，然后重新运输到光感受器细胞，参与下一轮视循环。此循环持续发生于RPE和光感受器细胞间以保证光感受器细胞的光反应性。

（2）视循环中的某些基因突变可导致视网膜遗传性病变：视循环中的某些基因突变导

致的视循环障碍可以引起RPE和光感受器细胞的退行性病变。比如*ABCA4*，其编码的蛋白如果全部功能缺失，可导致视网膜色素变性（retinitis pigmentosa，RP）发生[28]。但最常导致的还是stragards疾病，患者表现黄斑退化，很早出现视力丢失[29]。这种疾病被认为是RPE疾病，因为它起始于RPE的退化，尽管这个基因表达于光感受器细胞。ABCA4蛋白的功能下降影响了全反-视黄醇重新再生11-顺-视黄醛的能力，导致了全反-视黄醇的堆积，RPE在吞噬过程中吞到了含有大量异常堆积的物质，在吞噬体中形成了一类褐质素荧光团，对RPE具有细胞毒性，损害RPE，级联的导致光感受器细胞损害，最终导致视功能丢失[30]。

6. 吞噬功能

（1）RPE可吞噬光感受器细胞外节：光感受器细胞对光反应产生了大量的毒性物质和油脂，在细胞内部堆积。为了保证光感受器细胞的光感应性，POS每天都进行相应的更新，含有大量的自由基、光损伤蛋白质和油脂的盘膜不断产生、脱落，被RPE吞噬[31]（彩图5-8-2）。RPE通过吞噬POS对其消化并产生一些重要分子蛋白重新运输到光感受器细胞，比如视循环中的物质，DHA等。吞噬过程受到节律调节，人类每个光感受器细胞全部外节更新需要10天[32]。

吞噬需要POS结合到RPE的顶部细胞膜表面，然后识别相应信号激活第二信使。吞噬过程的调节蛋白包括CD36，Mertk，integrin受体等。其中MerTk的作用特别显著[33]。目前已知，MerTK、Axl和Tyro 3是酪氨酸激酶受体家族重要成员，介导的细胞吞噬功能在很多重要器官里发挥作用[34]。在视网膜主要由MerTK启动RPE细胞特异性吞噬。MerTK要发挥吞噬作用，需要其天然配体Gas6和ProteinS，通过其氨基端Gla结构域与POS的磷脂酰丝氨酸（PS）结合，其羟基端区域与RPE细胞MerTK受体结合，促进RPE细胞和PS之间形成连接，介导POS摄入，从而激活相关通路，启动吞噬[35, 36]。avβ5-integrin受体的激活可以促进MerTk发挥吞噬功能，POS与avβ5-integrin受体结合激活FAK通路，然后磷酸化MerTk，激活第二信使[37]。

（2）吞噬障碍与视网膜退行性病变：吞噬障碍可导致视网膜色素变性的发生。RCS大鼠（一类RP动物模型）的致病机制就是MerTK突变导致合成剪短、无功能的MerTk蛋白，最终导致吞噬功能丢失[38]。MerTK突变所致RP在人类也已发现，我们在临床中统计了MerTK突变所致的RP患者，约占所有RP患者中的1/60，主要表型是进行性视功能下降，从青少年时期发病，到40岁后出现严重视功能损害；编者同时观察到MerTK突变小鼠（Mer$^{-/-}$）在出生6~8周后开始出现视网膜病理变化，12~16周出现视网膜外核层的显著变薄。说明MerTK突变所致视网膜神经退行性病变是一个较长时期的病理过程。

（三）视网膜色素上皮细胞相关疾病的治疗进展

AMD以及某些类型RP的发病主要因素是RPE出现损伤，进一步导致光感受器细胞的丢失，从而引起视功能丧失。长期以来，临床上对此类疾病缺乏行之有效的治疗手段。近年涌现的基因治疗技术、干细胞替代治疗技术、缓释给药技术以及组织工程技术等，为上述疾病的治疗带来了新的曙光。

1. RPE基因治疗进展　从1990年世界第一例基因治疗临床试验获得批准，到2012年第一例基因药物GLYBERA在欧盟的上市，基因治疗经历了长足的发展，也成功进入临床转化阶段。截止到2014年，眼科疾病开展的基因治疗临床试验有28项[39]。其中Leber

先天性黑矇（Leber congenital amaurosis，LCA）的基因治疗取得了可喜成果。LCA是较严重的遗传性视网膜病变，相继发现了至少19个与本病相关的致病基因。其中*RPE65*基因特异表达于视网膜色素上皮细胞，所编码的蛋白质参与光信号的视循环。研究者应用重组的AAV载体技术将*RPE65*转入宿主视网膜色素上皮细胞，相继在小动物和大动物的疾病模型治疗实验中取得了成功，恢复了一定的视觉功能[40]。最终，成功地对LCA患者进行了小剂量基因治疗，开展了Ⅰ期临床试验，接受治疗的患者视力明显改善，开启了眼科遗传相关疾病基因治疗的新时代；接受治疗的患者随访最长时间已达到3年，仍保持一定视功能[41]。

视网膜色素变性的遗传学背景较为复杂，目前发现的相关致病基因已超过50个，其中与RPE相关的主要有*MerTK*基因的替代治疗。前期研究证实该基因的突变导致细胞吞噬过程中细胞骨架聚合异常，吞噬功能障碍[42]。如累及RPE细胞，则不能及时清除光感受器细胞的外节盘膜，导致光感受器细胞继发性凋亡，引发视网膜退行性病变。研究人员设计了携带RPE特异启动子的AAV2，成功在动物实验中进行了*MerTK*基因治疗[43]，并开展Ⅰ期临床试验（NCT01482195；clinicaltrails.gov），已进行了3个患者的治疗，并未出现不良事件。

2. RPE细胞替代治疗进展 临床曾经开展过黄斑转位手术以及自体RPE移植的治疗研究，虽取得一定治疗效果，但手术操作带来了较多的副作用以及并发症，同时，用于移植的自体RPE本身也携带基因缺陷，并不能发挥健康RPE的作用。因此，干细胞成为了较好的供体细胞来源。

胚胎干细胞（embryonic stem cells，ESC）在体外具有极强的增殖能力和较高的定向分化特性，在RPE的替代治疗方面已经进行了大量的研究。由ESC诱导形成的RPE不仅在形态和标志蛋白表达方面与成体RPE一致，也具有相似的生物学功能，ESC诱导来源的RPE（HESC-RPE）可分泌相关因子，包括PEDF和VEGF；同时，可以完成RPE重要的功能——吞噬光感受器细胞外节盘膜[44]。将HESC-RPE移植到视网膜色素变性大鼠模型（RCS）视网膜下，可较好地与宿主视网膜整合，促进光感受器细胞存活，改善视功能，并且可长时间保持治疗作用。在上述实验基础上，美国批准了该研究的临床Ⅰ期试验许可，应用HESC来源的RPE细胞移植对Stargardt病和AMD进行临床治疗，并在《柳叶刀》首次报道了初步结果：在给予HESC-RPE移植的4个月内，患者并未出现肿瘤和免疫排斥反应，移植细胞较好的存活并与宿主视网膜整合，视觉功能也有一定的改善[45]。两年后，该研究后续结果报告了18名患者经过干细胞治疗后，13名患者的视网膜色素增加，提示这些移植的细胞发挥了作用，其中10名患者视力明显提高。进一步验证了胚胎干细胞眼部的移植是安全的，而且这些细胞确实产生了一定视觉恢复功能[46]。

目前应用的细胞移植方式主要是通过视网膜下腔进行细胞悬液的注射。在注射过程中，移植细胞的定位不易控制，与宿主视网膜不易整合，易形成玫瑰花团样结构以及移植细胞存活率低。而复合三维支架的移植对此类问题有很大的益处。已有研究将人类ESC复合在细胞外基质Matrigel上进行培养，培育出人类ESC来源的视网膜色素上皮细胞片层。进一步应用其构建HESC来源RPE片层，移植入RCS大鼠视网膜下腔，结果发现对受损的视功能有所改善，且细胞存活维持一年以上[47]。目前该研究已成功进入临床试验阶段，将人类胚胎干细胞诱导分化后符合在聚酯纤维膜上，构建组织工程视网膜色素上皮细胞膜片，用于黄斑变性患者的治疗。

　　ESC 来源于异体，伦理学问题和异源性导致的免疫排斥难题极大限制了其应用前景。诱导多潜能干细胞（induced pluripotent stem cell，iPS）成为了 RPE 替代治疗的另一选择。它是通过将几个多能基因导入成体细胞，使其逆转为具有 ESC 特性的一类细胞再编程技术[48]。iPS 可以来自自体皮肤、毛囊甚至血液，不仅取材方便、无伦理学问题，同时由于所培养的细胞带有与供体一致的遗传信息，从而降低了免疫排斥性。已成功由人 iPS 细胞诱导分化出 RPE 样细胞，它们同样具有与成体 RPE 类似的形态、表达众多 RPE 的特异标志蛋白，可完成对光感受器细胞外节盘膜的吞噬等。在动物实验中也被证实具有保护光感受器细胞、提高视觉功能的作用[49]。2014 年，日本厚生劳动省批准了世界首例 iPS 细胞的临床试验，由 RIKEN 发育生物中心的 Tankahashi 负责，应用 iPS 来源的 RPE 细胞移植治疗 AMD，使眼科成为了 iPS 细胞应用的最前沿器官之一[39]。

（王宁利　张敬学　武　珅）

参考文献

1. Hu D N, Simon J D, Sarna T. Role of Ocular Melanin in Ophthalmic Physiology and Pathology. Photochemistry & Photobiology, 2008, 84: 639.

2. Galván I, Bonisoli-Alquati A, Jenkinson S, et al. Chronic exposure to low-dose radiation at Chernobyl favours adaptation to oxidative stress in birds. Functional Ecology, 2014, 28: 1387-1403.

3. Seema K, Pradeep V, Seema S, et al. Clinic opathologic characteristics of choroidal melanoma in a North Indian population: analysis of 10-year data. Int Ophthalmol, 2014, 34: 235.

4. Martı́nez-Morales JR, Dolez V, Rodrigo I, et al. OTX2 activates the molecular network underlying retina pigment epithelium differentiation. J BiolChem, 2003, 278: 21721-21731.

5. 杨培增. 眼科学. 第7版. 北京：人民卫生出版社，2012.

6. Boulton M. The role of melanin in the RPE. In: The Retinal Pigment Epithelium, edited by Marmor MF and Wolfensberger TJ. Oxford, UK: Oxford Univ. Press, 1998, p. 68-65.

7. BoultonM, Dayhaw-Barker P. The role of the retinal pigment epithelium: topographical variation and ageing changes. Eye, 2001, 15: 384-389.

8. Dornonville de la Cour M. Ion transport in the retinal pigment epithelium. A study with double barrelled ion-selective microelectrodes. ActaOphthal mol Suppl, 1993: 1-32.

9. Bok D. The retinal pigment epithelium: a versatile partner in vision. J Cell Sci Suppl, 1993, 17: 189-195.

10. Ishida K, Panjwani N, Cao Z, et al. Participation of pigment epithelium in ocular immune privilege. 3. Epithelia cultured from iris, ciliary body, and retina suppress T-cell activation by partially non-overlapping mechanisms. Ocul Immunol Inflamm, 2003, 11: 91-105.

11. Strauss O. The Retinal Pigment Epithelium in Visual Function. Physiol Rev, 2005, 85: 845-881.

12. Ben-Shabat S, Parish CA, Hashimoto M, et al. Fluorescent pigments of the retinal pigment epithelium and age-related macular degeneration. Bioorg Med Chem Lett, 2001, 11: 1533-1540.

13. Beatty S, Koh H, Phil M, et al. The role ofoxidative stress in the pathogenesis of age-related macular degeneration. SurvOphthalmol, 2000, 45: 115-134.

14. Feeney L. Lipofuscin and melanin of human retinal pigment epithelium. Fluorescence, enzyme cytochemical, and ultrastructural studies. Invest Ophthalmol Vis Sci, 1978, 17: 583-600.

15. Hamann S. Molecular mechanisms of water transport in the eye. Int Rev Cytol, 2002, 215: 395-431.

16. Marmor MF. Control of subretinal fluid: experimental and clinical studies. Eye, 1990, 4: 340-344.

17. Ostwald TJ, Steinberg RH. Localization of frog retinal pigment epithelium Na–KATPase. Exp Eye Res, 1980, 31: 351–360.

18. Marmorstein AD. The polarity of the retinal pigment epithelium. Traffic, 2001, 2: 867–872.

19. Ban Y, Rizzolo LJ. Regulation of glucose transporters during development of the retinal pigment epithelium. Brain Res, 2000, 121: 89–95.

20. Rodriguez de Turco EB, Parkins N, Ershov AV, et al. Selective retinal pigment epithelial cell lipid metabolism and remodeling conserves photoreceptor docosahexaenoic acid following phagocytosis. J Neurosci Res, 1999, 57: 479–486.

21. Klein R, Peto T, Bird A, et al. The epidemiologyof age–related macular degeneration. Am J Ophthalmol, 2004, 137: 486–495.

22. Dawson DW, Volpert OV, Gillis P, et al. Pigment epithelium–derived factor: apotent inhibitor of angiogenesis. Science, 1999, 285: 245–248.

23. Bosl MR, Stein V, Hubner C, et al. Malegerm cells and photoreceptors, both dependent on close cell–cellinteractions, degenerate upon ClC–2 Cl(–) channel disruption. EMBO, 2001, J 20: 1289–1299.

24. Oakley B II, Miller SS, Steinberg RH. Effect of intracellular potassium upon the electrogenic pump of frog retinal pigment epithelium. J Membr Biol, 1978, 44: 281–307.

25. La Cour M. The retinal pigment epithelium controls the potassiumactivity in the subretinal space. Acta Ophthalmol Suppl, 1985, 173: 9–10.

26. Linsenmeier RA, Steinberg RH. Mechanisms of hypoxic effects on the cat DC electro retinogram. Invest Ophthalmol Vis Sci27, 1986: 1385–1394.

27. Baehr W, Wu SM, Bird AC, et al. The retinoid cycle and retina disease. Vis Res, 2003, 43: 2957–2958.

28. Allikmets R. Simple and complex ABCR: genetic predisposition toretinal disease. Am J Hum Genet, 2000, 67: 793–799.

29. Allikmets R. A photoreceptor cell–specific ATP–binding transportergene (ABCR) is mutated in recessive Stargardt maculardystrophy. Nat Genet, 1997, 17: 122.

30. Radu RA, Mata NL, Bagla A, et al. Light exposurestimulates formation of A2E oxiranes in a mouse model of Stargardt's macular degeneration. Proc Natl Acad Sci USA, 2004, 101: 5928–5933.

31. Nguyen–Legros J, Hicks D. Renewal of photoreceptor outer segments and their phagocytosis by the retinal pigment epithelium. Int Rev Cytol, 2000, 196: 245–313.

32. Gao H, Hollyfield JG. Aging of the human retina. Differentialloss of neurons and retinal pigment epithelial cells. Invest Ophthalmol Vis Sci, 1992, 33: 1–17.

33. Feng W, Yasumura D, Matthes MT, et al. Mertk triggers uptake of photoreceptor outer segments during phagocytosis by cultured retinal pigment epithelial cells. J Biol Chem, 2002, 277: 17016–17022.

34. Lemke G. Biology of the TAM receptors. Cold Spring Harb Perspect Biol, 2013, 5(11): a009076.

35. Law AL, Parinot C, Chatagnon J, et al. Cleavage of Mer Tyrosine Kinase (MerTK) from the Cell Surface Contributes to the Regulation of Retinal Phagocytosis. J Biol Chem, 2015, 290(8): 4941–52.

36. Qingxian LU, Qiutang LI, Qingjun LU. Regulation of phagocytosis by TAM receptors and their ligands. Front Biol, 2010, 5(3): 227–237.

37. Finnemann SC. Focal adhesion kinase signaling promotes phagocytosisof integrin–bound photoreceptors. EMBO, 2003, J 22: 4143–4154.

38. D'Cruz PM, Yasumura D, Weir J, et al. Mutation of the receptor tyrosine kinase gene Mertk in the retinal dystrophic RCS rat. Hum Mol Genet, 2000, 9: 645–651.

39. Zhang JX, Wang NL, Lu QJ. Development of Gene & Stem Cell Therapy for Ocular Neuro degeneration. Int J Ophthal, 2015, 8(3): 622–630.

40. Pang JJ, Chang B, Kumar A, et a1. Gene therapy restores vision–dependent behavior as well as retinal structure

and function in a mouse model of RPE65 Leber congenital amaurosis. Mol Ther, 2006, 13(3): 565–572.

41. Jacobson SG, Cideciyan AV, Ratnakaram R, et al. Gene therapy for leber congenital amaurosis caused by RPE65 mutations: safety and efficacy in 15 children and adults followed up to 3 years. Arch Ophthalmol, 2012, 130(1): 9–24.

42. Tang Y, Wu S, Liu Q, et al. Mertk Deficiency Affects Macrophage Directional Migration via Disruption of Cytoskeletal Organization. PLoS ONE, 2015, 10(1): e0117787.

43. Conlon TJ, Deng WT, Erger K, et al. Preclinical potency and safety studies of an AAV2–mediated gene therapy vector for the treatment of MERTK associated retinitis pigmentosa. Hum Gene Ther Clin Dev, 2013, 24(1): 23–8.

44. Vugler A, Carr AJ, Lawrence J, et al. Elucidating the phenomenon of HESC–derived RPE: anatomy of cell genesis, expansion and retinal transplantation. ExpNeurol, 2008, 214(2): 347–361.

45. Schwartz SD, Hubschman JP, Heilwell G, et al. Embryonic stem cell trials for macular degeneration: a preliminary report. Lancet, 2012, 379(9871): 713–720.

46. Schwartz SD, Regillo CD, Lam BL, et al. Human embryonic stem cell–derived retinal pigment epithelium in patients with age–related macular degeneration and Stargardt's macular dystrophy: follow–up of two open–label phase 1/2 studies. Lancet, 2015, 385(9967): 509–16.

47. Vugler A, Carr AJ, Lawrence J, et al. Elucidating the phenomenon of HESC–derived RPE: anatomy of cell genesis, expansion and retinal transplantation. Exp Neurol, 2008, 214(2): 347–361.

48. Takahashi K, Yamanaka S. Induction of pluripotent stem cells from mouse embryonic and adult fibroblast cultures by defined factors . Cell, 2006, 126(4): 663–676.

49. Carr AJ, Vugler AA, Hikita S, et al. Protective effects of human iPS–derived retinal pigment epithelium cell transplantation in the retinal dystrophic rat. PLoS One, 2009, 4(12): e8152.

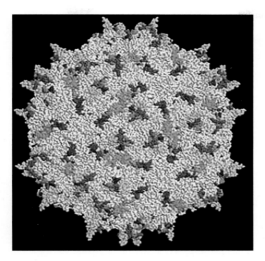

彩图 1-2-3　AAV 的分子模型，图中黄色标记的是蛋白质所组成的外壳，也称衣壳，它能被机体免疫系统所识别；红色和蓝色标记的区域是指病毒分子进化过程能在该部位发生改变

资料来源于 http://www.sciencedaily.com/releases/2006/02/060207231413.htm

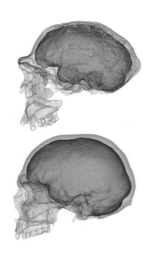

彩图 2-2-1　上图：原始人类的颅骨和眼眶形状；下图：现代人类的颅骨和眼眶形状 – 眼眶容量减少，上下眶缘同向弯曲

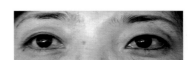

彩图 3-4-1　一例 I 型成骨不全患者，眼部表现为蓝色巩膜

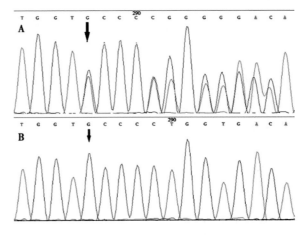

彩图 3-4-2　COL1A1 基因 PCR 扩增产物 DNA 测序图

A．患者：c.2329delG 突变；B．野生型 COL1A1 基因序列。箭头所示为核苷酸突变位点

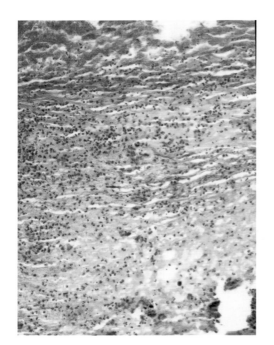

彩图3-3-7　烟曲霉菌接种3天，角膜基质密集炎性细胞浸润，胶原结构广泛破坏（HE染色，×100）

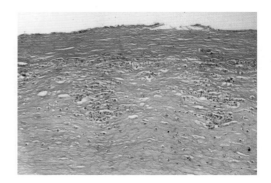

彩图3-3-8　白念珠菌接种3天，角膜浅中层炎性细胞浸润，浸润处基质胶原结构破坏（HE染色，×100）

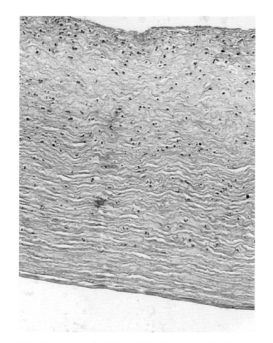

彩图3-3-9　茄病镰刀菌接种3天，角膜中可见炎性细胞均匀浸润，基质胶原结构基本完整，浅中基质层轻度水肿（HE染色，×100）

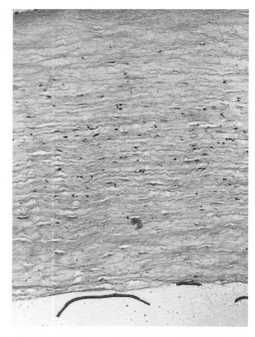

彩图3-3-10　黄绿青霉菌接种3天，角膜中可见散在炎性细胞浸润，基质胶原结构完整，未见明显水肿（HE染色，×100）

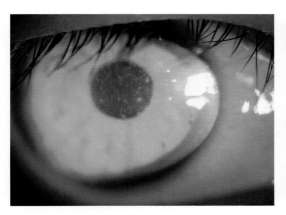

彩图3-4-1 一Reis-Bücklers角膜营养不良家系先证者眼表照片，携带TGFBI基因的Arg124Leu突变

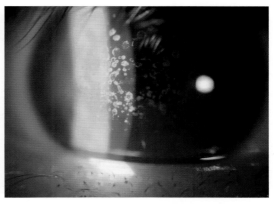

彩图3-4-2 一颗粒状角膜营养不良患者的眼表照片

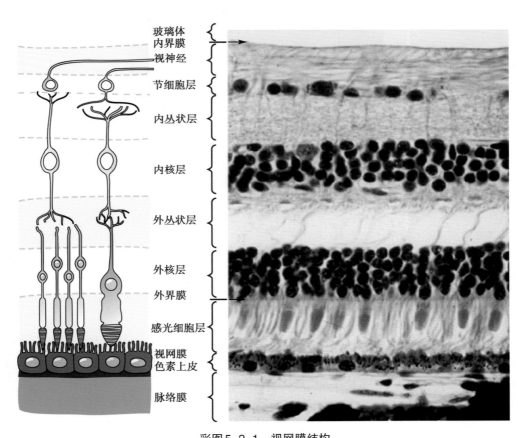

玻璃体
内界膜
视神经
节细胞层
内丛状层
内核层
外丛状层
外核层
外界膜
感光细胞层
视网膜色素上皮
脉络膜

彩图5-2-1 视网膜结构

视网膜包含神经节细胞、视锥细胞、视杆细胞、双极细胞、放射胶质细胞

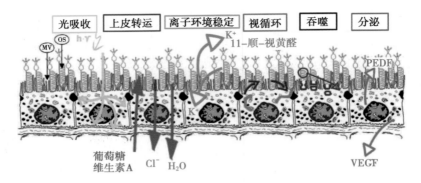

彩图5-8-1　视网膜色素上皮的生理功能[11]

MV：RPE细胞的微绒毛结构；OS：光感受其细胞外节

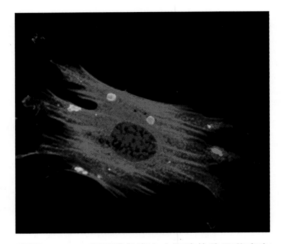

彩图5-8-2　视网膜色素上皮细胞体外吞噬试验

RPE细胞在体外培养过程中，给予分离出的光感受器细胞外节（POS）干预2小时后，可以观察到RPE将POS吞入细胞体内。蓝色：细胞核；红色：细胞骨架蛋白；绿色：光感受其细胞外节；Bar=15μm（图片来自北京眼科研究所　刘谦）

基础眼科学前沿

（下册）

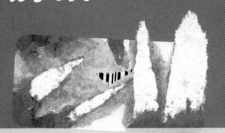

主　编　王宁利（首都医科大学附属北京同仁医院）　　刘旭阳（深圳市眼科医院）

副主编　王　云（深圳市眼科医院）　　　　　　　　　段宣初（中南大学爱尔眼科学院）

　　　　樊　宁（深圳市眼科医院）　　　　　　　　　张敬学（首都医科大学附属北京同仁医院）

编　者　（以姓氏拼音为序）

蔡素萍（深圳市眼科医院）　　　　　　　　　　　彭晓燕（首都医科大学附属北京同仁医院）

陈建苏（暨南大学医学院）　　　　　　　　　　　彭玉豪（美国北德州大学）

陈君毅（复旦大学附属眼耳鼻喉科医院）　　　　　申煌煊（中山大学中山眼科中心）

陈伟伟（首都医科大学附属北京同仁医院）　　　　石晶明（中南大学湘雅二医院）

陈有信（北京协和医院眼科）　　　　　　　　　　睢瑞芳（北京协和医院眼科）

池在龙（温州医科大学眼视光医院）　　　　　　　唐　莉（四川大学华西医院）

段宣初（中南大学爱尔眼科学院）　　　　　　　　唐罗生（中南大学湘雅二医院）

樊　宁（深圳市眼科医院）　　　　　　　　　　　王　云（深圳市眼科医院）

何　芬（深圳市眼科医院）　　　　　　　　　　　王景文（首都医科大学附属北京同仁医院）

焦建伟（美国哈佛大学）　　　　　　　　　　　　王宁利（首都医科大学附属北京同仁医院）

雷　博（重庆医科大学附属第一医院）　　　　　　王振刚（首都医科大学附属北京同仁医院）

李　彬（首都医科大学附属北京同仁医院）　　　　文　峰（中山大学中山眼科中心）

李　莹（北京协和医院）　　　　　　　　　　　　吴开力（中山大学中山眼科中心）

李仕明（首都医科大学附属北京同仁医院）　　　　肖天林（温州医科大学眼视光医院）

李伟力（爱视视觉科学研究所）　　　　　　　　　闫乃红（四川大学华西医院）

李晓红（四川大学华西药学院）　　　　　　　　　杨于力（重庆西南医院）

梁庆丰（首都医科大学附属北京同仁医院）　　　　于　磊（首都医科大学附属北京同仁医院）

刘海霞（武汉同济医院）　　　　　　　　　　　　曾庆延（武汉爱尔眼科医院）

刘旭阳（深圳市眼科医院）　　　　　　　　　　　张敬学（首都医科大学附属北京同仁医院）

柳夏林（中山大学中山眼科中心）　　　　　　　　张美霞（四川大学华西医院）

吕红彬（泸州医学院附属医院）　　　　　　　　　张秀兰（中山大学中山眼科中心）

罗清礼（四川大学附属华西医院）　　　　　　　　钟兴武（中山大学中山眼科中心）

马　嘉（昆明医学院附属第一医院）　　　　　　　钟　勇（北京协和医院）

马建民（首都医科大学附属北京同仁医院）　　　　钟一声（上海第二医科大学附属瑞金医院）

人民卫生出版社

图书在版编目（CIP）数据

基础眼科学前沿：全 2 册 / 王宁利，刘旭阳主编. —北京：人民卫生出版社，2017

ISBN 978-7-117-25701-5

Ⅰ. ①基… Ⅱ. ①王… ②刘… Ⅲ. ①眼科学 Ⅳ. ①R77

中国版本图书馆 CIP 数据核字（2018）第 000373 号

| 人卫智网 | www.ipmph.com | 医学教育、学术、考试、健康、购书智慧智能综合服务平台 |
| 人卫官网 | www.pmph.com | 人卫官方资讯发布平台 |

基础眼科学前沿
（上、下册）

主　　编：王宁利　　刘旭阳
出版发行：人民卫生出版社（中继线 010-59780011）
地　　址：北京市朝阳区潘家园南里 19 号
邮　　编：100021
E - mail：pmph @ pmph.com
购书热线：010-59787592　　010-59787584　　010-65264830
印　　刷：三河市宏达印刷有限公司（胜利）
经　　销：新华书店
开　　本：787×1092　　1/16　　总印张：50　　总插页：4
总 字 数：1216 千字
版　　次：2018 年 9 月第 1 版　　2018 年 9 月第 1 版第 1 次印刷
标准书号：ISBN 978-7-117-25701-5
定价（上、下册）：165.00 元

打击盗版举报电话：010-59787491　　E-mail：WQ @ pmph.com
（凡属印装质量问题请与本社市场营销中心联系退换）

前　言

若干年前，由刘旭阳教授等主编的《眼病的细胞和分子生物学基础》，着眼于"基础与临床相结合"，系统总结了2010年前，眼科领域在细胞生物学、分子遗传学和分子生物学方面的进展。在此后的一段时间里，此书对于眼科临床医生熟悉相关基础方面的研究工作，基础与临床相结合以及研究生的学习和科研等都起了一定的作用。

然而，我们注意到，最近几年在眼科基础方面的研究进展迅速，尤其是在交叉学科、整合医学方面的进展更是日新月异。很明显，现在我们如单纯停留在基础与临床相结合的阶段，已经无法概括目前眼科学的发展，也难以达到用一本书的形式来把这个学科面临的挑战、发展态势和前景介绍给读者。

这就是编写本书的初衷。然而，在我们计划编写本书之时，却感到不胜惶恐，因要在短短时间里、在字数有限的篇幅内反映当代进展极快、涉及面极广的眼病基础领域，我们深感责任重大。但令人欣慰的是，有幸邀请到我们十分敬重的同行来共同完成这一使命，而且他们在临床科研教学均十分繁忙的情况下，都给予了无条件的支持。本书的编委对近年来国内外眼科研究领域的进展有相当的了解，尤其是对那些专攻领域更为得心应手。

本书从眼科临床问题入手，以眼的细胞生物学、分子遗传学、分子免疫学及分子药理学这四个方面近年来的研究为主线，特别注重相关交叉学科，整合医学方面的进展，对眼科学的进展进行了较全面和系统的知识介绍。本书在编写过程中特别注意了在反映国内外近些年来眼科和视觉系统细胞和分子生物学方面新进展的同时，适度结合自己较为成熟的研究工作和成果。遗憾的是还有某些方面未能包括，只待有机会再版时，予以补充。相信此书的问世能让广大科研工作者尤其是眼科工作者从中受益，及时了解、熟悉眼科学的最新进展，更好地探讨眼部疾病的发病机制及其治疗方法，推动眼科研究领域朝更深更广的角度发展。

本书的编写、编辑和出版得到了人民卫生出版社的鼓励和指导，也得到了许多同事和研究生的帮助；同时还得到了深圳市医疗卫生"三名工程"的大力支持，在此一并致谢。

本书各章作者系国内多年来从事临床及基础研究相关领域的眼科专家，但限于知识水平和时间，疏忽、错漏之处在所难免，敬请专家、同行和广大读者批评指正。

王宁利　刘旭阳

目　录

上　册

第一章　概论 ·· 1

　第一节　眼病的细胞治疗 ··· 1

　　一、细胞治疗概述 ··· 1

　　二、干细胞研究的历史、分类和应用 ·· 3

　　三、眼病的细胞治疗 ··· 4

　　四、细胞治疗存在的问题和前景 ·· 8

　第二节　眼病的基因治疗 ··· 11

　　一、基因治疗概述 ··· 11

　　二、基因治疗在视网膜病变中的应用 ·· 36

　第三节　精准眼科医疗 ··· 67

　　一、概述 ··· 67

　　二、眼病遗传学基础 ··· 68

　　三、眼科药物遗传学 ··· 75

　　四、眼科医疗的个性化定制 ··· 78

　　五、结语与展望 ··· 85

　第四节　表观遗传学与眼病 ··· 86

　　一、表观遗传学的概念 ··· 86

　　二、表观遗传学的主要内容 ··· 88

　　三、表观遗传学与干眼 ··· 89

　　四、表观遗传学与角膜炎 ··· 91

　　五、表观遗传学与葡萄膜炎 ··· 93

　　六、表观遗传学与青光眼 ··· 95

　　七、表观遗传学与白内障 ··· 98

　　八、表观遗传学与近视 ··· 100

　　九、结语与展望 ··· 100

第二章　眼病研究的整合思考···103

　第一节　整合眼科学导论···103

　　一、眼科学发展面临的挑战···103

　　二、眼科学发展的机遇——整合医学概念的提出···103

　　三、整合眼科学建立的必要性和迫切性···105

　　四、整合眼科学平台的建设···106

　　五、小结···107

　第二节　关于近视眼的整体思考···109

　　一、概述···109

　　二、近距离工作与近视···109

　　三、户外活动与近视···111

　　四、近视与配戴眼镜···112

　　五、眼保健操与近视···113

　　六、近视是医学问题还是社会问题···114

　　七、人类的颅骨和功能进化：对近视的进化思考···116

　　八、结语与展望···116

　第三节　眼皮肤白化病的分子遗传学机制···119

　　一、概述···119

　　二、眼皮肤白化病的类型···119

　　三、白化病的细胞生物学基础···120

　　四、白化病的分子遗传学发病机制···122

　　五、治疗与预后···125

　第四节　成骨不全的眼部表现···128

　　一、概述···128

　　二、成骨不全的临床分型与眼部表现···128

　　三、成骨不全的分子遗传学研究···130

　第五节　伪装综合征···132

　　一、概述···132

　　二、原发性眼内淋巴瘤···132

　　三、视网膜母细胞瘤···133

　　四、葡萄膜恶性黑色素瘤···134

　　五、白血病···134

　　六、恶性肿瘤的眼内转移···135

　第六节　风湿免疫与眼病···136

　　一、眼睛的免疫学特点···136

　　二、从整体医学角度看风湿病与炎性眼病···137

　　三、炎性眼病与风湿免疫病···140

　　四、自身免疫病与炎性眼病···143

　　五、风湿眼病诊治中的多学科协作···147

第七节　副瘤综合征 ⋯⋯⋯⋯⋯⋯⋯⋯⋯⋯⋯⋯⋯⋯⋯⋯⋯⋯⋯⋯⋯⋯⋯152

　　一、概述 ⋯⋯⋯⋯⋯⋯⋯⋯⋯⋯⋯⋯⋯⋯⋯⋯⋯⋯⋯⋯⋯⋯⋯⋯⋯152

　　二、发病机制 ⋯⋯⋯⋯⋯⋯⋯⋯⋯⋯⋯⋯⋯⋯⋯⋯⋯⋯⋯⋯⋯⋯⋯⋯153

　　三、临床表现 ⋯⋯⋯⋯⋯⋯⋯⋯⋯⋯⋯⋯⋯⋯⋯⋯⋯⋯⋯⋯⋯⋯⋯⋯154

　　四、诊断 ⋯⋯⋯⋯⋯⋯⋯⋯⋯⋯⋯⋯⋯⋯⋯⋯⋯⋯⋯⋯⋯⋯⋯⋯⋯⋯154

　　五、治疗方案 ⋯⋯⋯⋯⋯⋯⋯⋯⋯⋯⋯⋯⋯⋯⋯⋯⋯⋯⋯⋯⋯⋯⋯⋯156

第八节　感染性眼病 ⋯⋯⋯⋯⋯⋯⋯⋯⋯⋯⋯⋯⋯⋯⋯⋯⋯⋯⋯⋯⋯⋯158

　　一、概述 ⋯⋯⋯⋯⋯⋯⋯⋯⋯⋯⋯⋯⋯⋯⋯⋯⋯⋯⋯⋯⋯⋯⋯⋯⋯158

　　二、眼内感染性疾病的病原学检测技术 ⋯⋯⋯⋯⋯⋯⋯⋯⋯⋯⋯⋯160

　　三、各类眼内感染性疾病的病原体检测手段 ⋯⋯⋯⋯⋯⋯⋯⋯⋯⋯163

　　四、总结与展望 ⋯⋯⋯⋯⋯⋯⋯⋯⋯⋯⋯⋯⋯⋯⋯⋯⋯⋯⋯⋯⋯⋯166

第九节　血液病与眼病 ⋯⋯⋯⋯⋯⋯⋯⋯⋯⋯⋯⋯⋯⋯⋯⋯⋯⋯⋯⋯⋯168

　　一、血液系统疾病简介 ⋯⋯⋯⋯⋯⋯⋯⋯⋯⋯⋯⋯⋯⋯⋯⋯⋯⋯⋯168

　　二、血液系统疾病常见的眼部表现 ⋯⋯⋯⋯⋯⋯⋯⋯⋯⋯⋯⋯⋯⋯168

　　三、常见血液病的眼部表现及治疗 ⋯⋯⋯⋯⋯⋯⋯⋯⋯⋯⋯⋯⋯⋯169

　　四、其他问题 ⋯⋯⋯⋯⋯⋯⋯⋯⋯⋯⋯⋯⋯⋯⋯⋯⋯⋯⋯⋯⋯⋯⋯172

　　五、小结 ⋯⋯⋯⋯⋯⋯⋯⋯⋯⋯⋯⋯⋯⋯⋯⋯⋯⋯⋯⋯⋯⋯⋯⋯⋯172

第三章　眼表疾病 ⋯⋯⋯⋯⋯⋯⋯⋯⋯⋯⋯⋯⋯⋯⋯⋯⋯⋯⋯⋯⋯⋯⋯174

第一节　角膜新生血管化和淋巴管化 ⋯⋯⋯⋯⋯⋯⋯⋯⋯⋯⋯⋯⋯⋯174

　　一、概述 ⋯⋯⋯⋯⋯⋯⋯⋯⋯⋯⋯⋯⋯⋯⋯⋯⋯⋯⋯⋯⋯⋯⋯⋯⋯174

　　二、角膜新生血管 ⋯⋯⋯⋯⋯⋯⋯⋯⋯⋯⋯⋯⋯⋯⋯⋯⋯⋯⋯⋯⋯174

　　三、角膜新生淋巴管 ⋯⋯⋯⋯⋯⋯⋯⋯⋯⋯⋯⋯⋯⋯⋯⋯⋯⋯⋯⋯190

　　四、结语与展望 ⋯⋯⋯⋯⋯⋯⋯⋯⋯⋯⋯⋯⋯⋯⋯⋯⋯⋯⋯⋯⋯⋯192

第二节　角膜相关移植与组织工程 ⋯⋯⋯⋯⋯⋯⋯⋯⋯⋯⋯⋯⋯⋯⋯195

　　一、概述 ⋯⋯⋯⋯⋯⋯⋯⋯⋯⋯⋯⋯⋯⋯⋯⋯⋯⋯⋯⋯⋯⋯⋯⋯⋯195

　　二、角膜结构及生物学特性 ⋯⋯⋯⋯⋯⋯⋯⋯⋯⋯⋯⋯⋯⋯⋯⋯⋯195

　　三、自然角膜供体 ⋯⋯⋯⋯⋯⋯⋯⋯⋯⋯⋯⋯⋯⋯⋯⋯⋯⋯⋯⋯⋯196

　　四、人工角膜假体 ⋯⋯⋯⋯⋯⋯⋯⋯⋯⋯⋯⋯⋯⋯⋯⋯⋯⋯⋯⋯⋯196

　　五、组织工程角膜 ⋯⋯⋯⋯⋯⋯⋯⋯⋯⋯⋯⋯⋯⋯⋯⋯⋯⋯⋯⋯⋯198

　　六、综合型移植角膜 ⋯⋯⋯⋯⋯⋯⋯⋯⋯⋯⋯⋯⋯⋯⋯⋯⋯⋯⋯⋯203

　　七、结语与展望 ⋯⋯⋯⋯⋯⋯⋯⋯⋯⋯⋯⋯⋯⋯⋯⋯⋯⋯⋯⋯⋯⋯204

第三节　真菌性角膜炎：微生物学和发病机制 ⋯⋯⋯⋯⋯⋯⋯⋯⋯⋯207

　　一、概述 ⋯⋯⋯⋯⋯⋯⋯⋯⋯⋯⋯⋯⋯⋯⋯⋯⋯⋯⋯⋯⋯⋯⋯⋯⋯207

　　二、真菌的病原学 ⋯⋯⋯⋯⋯⋯⋯⋯⋯⋯⋯⋯⋯⋯⋯⋯⋯⋯⋯⋯⋯207

　　三、真菌的分子生物学 ⋯⋯⋯⋯⋯⋯⋯⋯⋯⋯⋯⋯⋯⋯⋯⋯⋯⋯⋯209

　　四、真菌毒力与角膜真菌感染 ⋯⋯⋯⋯⋯⋯⋯⋯⋯⋯⋯⋯⋯⋯⋯⋯211

　　五、真菌感染对机体的影响 ⋯⋯⋯⋯⋯⋯⋯⋯⋯⋯⋯⋯⋯⋯⋯⋯⋯217

　　六、结语与展望 ⋯⋯⋯⋯⋯⋯⋯⋯⋯⋯⋯⋯⋯⋯⋯⋯⋯⋯⋯⋯⋯⋯218

第四节　角膜营养不良的分子遗传学特征 ………………………………………………… 222
　　一、概述 …………………………………………………………………………… 222
　　二、上皮和上皮下角膜营养不良 ………………………………………………… 224
　　三、前弹力层角膜营养不良 ……………………………………………………… 226
　　四、基质角膜营养不良 …………………………………………………………… 227
　　五、后弹力层及角膜内皮营养不良 ……………………………………………… 232
　　六、小结与展望 …………………………………………………………………… 234
第五节　角膜内皮移植的分子机制 …………………………………………………… 237
　　一、概述 …………………………………………………………………………… 237
　　二、角膜内皮细胞生理学 ………………………………………………………… 237
　　三、组织工程角膜内皮移植研究现状 …………………………………………… 238
　　四、体外诱导角膜内皮细胞分化发育的分子机制 ……………………………… 239
　　五、结语与展望 …………………………………………………………………… 242
第六节　角膜缘干细胞移植的分子机制 ……………………………………………… 245
　　一、角膜缘干细胞概述 …………………………………………………………… 245
　　二、角膜缘干细胞移植 …………………………………………………………… 247
　　三、角膜缘干细胞移植术后增殖分化调节机制 ………………………………… 249
　　四、结语与展望 …………………………………………………………………… 252
第七节　眼表疾病的分子生物学 ……………………………………………………… 257
　　一、概述 …………………………………………………………………………… 257
　　二、分子生物学在感染性眼表病病因分析中的应用 …………………………… 257
　　三、角膜损伤修复的分子生物学机制 …………………………………………… 259
　　四、角膜移植相关的分子生物学研究 …………………………………………… 260
　　五、角膜营养不良的分子生物学研究 …………………………………………… 262

第四章　晶状体疾病 ……………………………………………………………………… 265
第一节　年龄相关性白内障的分子细胞生物学 ……………………………………… 265
　　一、引言 …………………………………………………………………………… 265
　　二、晶状体的解剖及结构特点 …………………………………………………… 265
　　三、年龄相关性白内障的分子生物学特点 ……………………………………… 267
　　四、年龄相关性白内障的细胞生物学特点 ……………………………………… 273
　　五、展望 …………………………………………………………………………… 278
第二节　白内障的分子遗传学 ………………………………………………………… 281
　　一、概述 …………………………………………………………………………… 281
　　二、白内障的分子遗传学基础 …………………………………………………… 282
　　三、白内障的遗传 ………………………………………………………………… 299
　　四、分子遗传学研究方法 ………………………………………………………… 301
　　五、常见白内障的分子遗传学基础 ……………………………………………… 304
　　六、展望 …………………………………………………………………………… 305

第三节　白内障模型 312
一、概述 312
二、常见白内障模型 313
三、先天性白内障动物模型 321
四、转基因白内障模型 323
五、结语与展望 326
第四节　晶状体功能基因组学 330
一、概述 330
二、晶状体上皮细胞转录组 331
三、晶状体蛋白质组学 334
四、结语与展望 337

第五章　视网膜和葡萄膜疾病 339
第一节　视网膜色素变性的分子遗传学 339
一、概述 339
二、非综合征型视网膜色素变性 341
三、综合征型视网膜色素变性 351
四、结语与展望 360
第二节　视网膜干细胞与视网膜移植 363
一、概述 363
二、视网膜的发育 365
三、视网膜干细胞 365
四、其他来源的干细胞在视网膜研究中的应用 367
五、视网膜移植的免疫学 368
六、组织工程 368
七、视网膜移植的实验研究 369
八、视网膜移植的临床研究 370
九、结语与展望 371
第三节　视网膜母细胞瘤的分子遗传学研究进展 373
一、概述 373
二、RB1 基因 375
三、MDM4-小鼠双微体 4，人类同源基因（1q32.1） 379
四、KIF14-驱动蛋白家族成员 14（1q32.1） 379
五、MYCN-v-myc 骨髓细胞瘤病毒相关基因，神经母细胞瘤来源（2p24.3） 379
六、DEK 和 E2F 转录因子 3（E2F3） 380
七、CDH11-Cadherin 11（16q21） 380
第四节　糖尿病视网膜病变 385
一、概述 385
二、糖尿病视网膜病变发病机制分子生物学研究进展 385

　　三、糖尿病性视网膜病变治疗研究进展 ·· 400
　　四、结语与展望 ··· 407
　第五节　Norrie病 ·· 411
　　一、概述 ·· 411
　　二、Norrie病的分子遗传学发病机制 ·· 412
　　三、Norrin的性质与作用 ··· 415
　　四、结语与展望 ··· 418
　第六节　葡萄膜炎的分子生物学 ·· 421
　　一、概述 ·· 421
　　二、Th1/Th17细胞与Behcet病和Vogt-小柳原田综合征 ··························· 422
　　三、Treg细胞与Behcet病和Vogt-小柳原田综合征 ································· 425
　　四、Behcet病和Vogt-小柳原田综合征的遗传易感性 ······························· 426
　　五、固有免疫与Behcet病和Vogt-小柳原田综合征 ··································· 430
　　六、结语与展望 ··· 430
　第七节　肿瘤相关性视网膜病变 ·· 436
　　一、概述 ·· 436
　　二、癌症相关性视网膜病变 ··· 436
　　三、结语与展望 ··· 440
　第八节　眼部色素细胞 ··· 442
　　一、葡萄膜色素细胞 ··· 442
　　二、视网膜色素上皮细胞 ·· 443

下　　册

第六章　青光眼 ·· 451
　第一节　青光眼分子遗传学 ··· 451
　　一、概述 ·· 451
　　二、原发性开角型青光眼 ·· 452
　　三、原发性先天性青光眼 ·· 475
　　四、原发性闭角型青光眼 ·· 482
　　五、结语与展望 ··· 487
　第二节　从分子水平理解跨筛板压力差在青光眼视神经损伤中的作用 ··········· 492
　　一、概述 ·· 492
　　二、跨筛板压力差增大与视神经损害之间因果关系的验证 ······················ 493
　　三、跨筛板压力差增加造成青光眼性视神经损害的机制探讨 ··················· 494
　　四、结语与展望 ··· 498
　第三节　几种特殊类型的青光眼 ·· 502
　　一、原发性先天性青光眼 ·· 502
　　二、剥脱性青光眼 ··· 504

三、合并其他先天异常的发育性青光眼 ···505

四、色素性青光眼 ···506

五、总结 ···506

第四节　青光眼视神经损伤的发病机制 ···507

一、概述 ···507

二、青光眼视神经损伤 ···508

三、青光眼视神经损伤的发病机制 ···509

四、结语与展望 ···518

第五节　青光眼药物治疗的新方向 ···523

一、概述 ···523

二、降眼压的临床用药 ···525

三、降眼压药物的新进展 ···527

四、结语与展望 ···535

第六节　原发性急性闭角型青光眼是如何发生的 ···542

一、概述 ···542

二、急性闭角型青光眼发生的诱因 ···542

三、急性闭角型青光眼发生的解剖学基础（病理生理基础）···························547

四、急性闭角型青光眼发生的分子生物学基础 ···549

五、急性闭角型青光眼发生后的病理生理改变 ···552

六、结语与展望 ···554

第七节　青光眼遗传相关动物模型 ···558

一、概述 ···558

二、转基因小鼠模型 ···559

三、转基因大鼠模型 ···562

四、转基因斑马鱼模型 ···563

五、其他转基因动物模型 ···563

六、自发遗传模型 ···564

七、转基因模型的优势与劣势 ···565

八、结语与展望 ···565

第八节　滤过道抗瘢痕形成新策略的细胞和分子生物学机制及作用 ···········570

一、滤过泡瘢痕化形成的病理机制 ···570

二、细胞因子抑制剂抗滤过道瘢痕形成 ···571

三、基因水平的信号干扰 ···573

四、miRNA抗滤过道瘢痕形成的作用与机制 ···573

五、结语与展望 ···575

第九节　青光眼的血流变化 ···579

一、概述 ···579

二、眼部血管的自主调节 ···579

三、血管自主调节的作用机制 ···581

　　四、青光眼血管调节异常 ·· 582
　　五、眼部血流检测方法 ·· 583
　第十节　腺苷、腺苷受体与青光眼 ··· 590
　　一、腺苷和腺苷受体 ·· 590
　　二、腺苷、腺苷受体和房水生成 ·· 591
　　三、腺苷、腺苷受体和房水流畅系数 ··································· 593
　　四、腺苷、腺苷受体和眼压调节 ·· 593
　　五、腺苷、腺苷受体和神经保护 ·· 596
　　六、总结 ·· 597
　第十一节　非形觉传道路 ·· 599
　　一、形觉产生的解剖结构基础 ··· 599
　　二、寻找非形觉的光感受器 ··· 600
　　三、黑视素的发现 ··· 601
　　四、包含黑视素的视网膜神经节细胞具有内源性光感受性 ········· 601
　　五、黑视素为具有内源性光感受性的神经节细胞的感光色素 ······ 603
　　六、包含黑视素的视网膜神经节细胞的其他特性 ···················· 603
　　七、结语 ·· 604
　第十二节　自噬及其在各种青光眼模型中的作用 ····················· 606
　　一、概述 ·· 606
　　二、自噬在青光眼模型中的表现 ·· 608
　　三、自噬与凋亡 ··· 610
　　四、线粒体自噬 ··· 610
　第十三节　青光眼的生物标志物 ··· 614
　　一、遗传标志物 ··· 615
　　二、蛋白类标志物 ··· 615
　第十四节　眼压感受器作用机制的探索 ··································· 620
　　一、概述 ·· 620
　　二、机械敏感性离子通道和机械性感受器 ···························· 620
　　三、机械敏感性离子通道和眼压感受器 ······························· 620
　　四、机械敏感性离子通道和眼压调控新靶点 ·························· 621
　　五、结语与展望 ··· 622

第七章　神经眼科学 ··· 626
　第一节　Leber遗传性视神经病 ··· 626
　　一、概述 ·· 626
　　二、病理改变 ·· 627
　　三、分子遗传学机制 ·· 628
　　四、影响因素 ·· 637
　　五、研究进展 ·· 641

六、结语与展望 ·· 643

第二节　特发性视神经炎 ·· 648
一、视神经炎分类 ·· 648
二、特发性视神经炎流行病学特征 ·· 648
三、特发性视神经炎的临床表现与辅助检查 ································ 651
四、特发性视神经炎治疗进展 ·· 653

第三节　缺血性视神经病变 ·· 655
一、概述 ·· 655
二、前部缺血性视神经病变 ·· 656

第四节　中毒性视神经病变 ·· 665
一、概述 ·· 665
二、病理生理学及致病机制 ·· 666
三、病史、症状及体征 ·· 666
四、药物相关中毒性视神经病变 ·· 667
五、其他视神经中毒性病变 ·· 668

第八章　屈光不正 ·· 670
第一节　近视与青光眼 ·· 670
一、概述 ·· 670
二、高度近视合并POAG的流行病学 ······································ 671
三、高度近视和POAG的临床表现相关性 ·································· 672
四、近视合并POAG的病理结构基础 ······································ 673
五、分子生物学水平的发病机制探讨 ···································· 676

第二节　近视发病机制的蛋白质组学研究 ·································· 686
一、概述 ·· 686
二、近视研究动物模型的建立 ·· 686
三、近视发病机制的传统研究方法 ······································ 689
四、近视发病机制的蛋白质组学研究方法 ································ 693
五、问题和未来展望 ·· 699

第三节　准分子激光角膜屈光手术后的（角膜的）病理生理改变 ·············· 703
一、概述 ·· 703
二、角膜的生理特性 ·· 703
三、准分子激光角膜屈光手术后临床病理表现 ······························ 713
四、准分子激光手术后的角膜修复 ······································ 715
五、结语和展望 ·· 727

第四节　病理性近视 ·· 730
一、病因 ·· 730
二、发病机制 ·· 732
三、病理性近视相关并发症 ·· 734

四、治疗 ·· 736

第九章　眼外肌和眼眶 ·· 739
　第一节　眼外肌纤维化 ·· 739
　　一、概述 ·· 739
　　二、临床表现与分型 ·· 739
　　三、影像学特点 ·· 741
　　四、分子遗传学 ·· 741
　第二节　甲状腺相关眼病 ·· 745
　　一、病因及病理机制 ·· 746
　　二、临床表现 ··· 749
　　三、TAO病情评估标准 ·· 749
　　四、治疗 ·· 751
　第三节　特发性眼眶炎性假瘤 ·· 756
　　一、特发性眼眶炎性假瘤的病因及发病机制 ··· 756
　　二、临床表现 ··· 759
　　三、治疗 ·· 760
　第四节　免疫球蛋白G4与眼肿瘤眼眶病 ··· 763
　　一、IgG4的生物学特性 ·· 763
　　二、IgG4相关性疾病概述 ··· 763
　　三、IgG4与眼肿瘤眼眶病的研究 ·· 765

第六章 青 光 眼

第一节 青光眼分子遗传学

一、概述

青光眼是一种遗传异质性的综合神经退行性疾病，为世界第二大致盲疾病，其特点是造成视力逐渐缺失。神经退行性病变的特征表现为视网膜神经节细胞的丢失、视野典型性改变以及视神经的变性。眼压的升高是青光眼主要的危险因素。据估计，2010年全球青光眼患者人数达6050万，而到了2020年，青光眼患者将增加到7960万，中国地区青光眼患者将达600万[1]。根据病因，青光眼可分为原发性和继发性；根据前房的解剖结构，可分为闭角型和开角型；根据发病年龄，可分为婴儿型、青少年型及成人型。

青光眼常见的几种类型包括：①原发性开角型青光眼（primary open-angle glaucoma，POAG，OMIM137760）；②原发性先天性青光眼（primary congenital glaucoma，PCG，OMIM600975）；③原发性闭角型青光眼（primary angle-closure glaucoma，PACG）；④剥脱性青光眼（exfoliation glaucoma，XFG）。另外，遗传异质性发育障碍的疾病即眼前节发育不良（anterior segment dysgenesis，ASD）已经被报道与青光眼有关，包括Peters异常（Peters anomaly，PA，OMIM604229）、Rieger异常（Rieger anomaly，RA，OMIM80500 601499）、无虹膜（OMIM106210）、虹膜发育不良（OMIM308500）及房角发育不良（OMIM137600）。

青光眼不同类型的患病率因国家和地区、种族的不同而有显著的差异。POAG是欧裔和非裔人群中最常见的青光眼类型[2]，而在亚洲特别是中国人和蒙古人，PACG则是最主要的青光眼类型，发病率远远高于欧美国家[3]。但最近的一些流行病学研究资料显示，原发性青光眼的构成比正在发生变化，POAG的构成比逐渐增大[4]。青光眼是一种复杂的多因素疾病，遗传因素在大多数类型青光眼的发病机制中起重要作用，目前国内外关于青光眼的分子遗传研究已引起较多关注，特别是20世纪后期，随着基因组学及后基因组学的迅猛发展，一整套的序列和结构分析工具、注释工具、基因表达分析工具及专门的序列数据库软件的广泛应用，荧光标记核酸自动测序仪的普遍使用，全基因组关联研究（genome-wide association study，GWAS）、全外显子组测序、全基因组测序等新技术得到越来越多的应用，这为青光眼的分子遗传机制研究提供了新的方法学和途径。从而使我们更进一步了解青光眼的基因基础，并为青光眼治疗提供更有效的信息。

二、原发性开角型青光眼

原发性开角型青光眼是最常见的青光眼类型，全世界范围内有超过3500万人受到影响，多在40岁以后发病，占所有青光眼的60%～70%。POAG的特点是杯盘比进行性加大，相应地出现进行性的视野缺失，如果不治疗，会导致失明。POAG病人的亲属患该病的概率更大，表明该病可能受遗传因子影响，吸烟、糖尿病和近视也是其危险因子。

原发开角型青光眼根据眼压的高低可分为：高眼压性青光眼（high-tension glaucoma，HTG）和正常眼压（normal-tension glaucoma，NTG）或低眼压性青光眼[5]。HTG是指眼压持续高于22mmHg的青光眼，是最常见的POAG，NTG是指眼压在22mmHg以下的青光眼，约占POAG患者的30%。尽管两者眼压范围不一样，但HTG与NTG均可引起视神经节细胞凋亡。原发性开角型青光眼还可以根据发病年龄分为：青少年型原发性开角型青光眼（juvenile open-angle glaucoma，JOAG）和成年型原发性开角型青光眼。JOAG发病年龄为3～35岁，伴有高眼压、视野缺损及视盘损害，需要早期手术治疗，典型表现为常染色体显性遗传。而成年型原发性开角型青光眼一般在35岁以后才发病，且遗传方式更为复杂[6]。

原发性开角型青光眼有明显的遗传特征，但是，其遗传方式非常复杂，仅有约10%的病例表现为典型的孟德尔遗传模式，其他的则可能是多个遗传因素的相互影响，或者是遗传因素和环境因素的共同作用。因此，关于POAG遗传学的研究仍存在困难。

目前，被报道和POAG相关的基因位点至少有25个，其中14个基因位点被命名为*GLC1A-GLC1N*（表6-1-1）。在这些染色体位点中，有5个位点：1q23（*GLC1A*）、9q22（*GLC1J*）、20p12（*GLC1K*）、5q（*GLC1M*）、15q22-q24（*GLC1N*）与JOAG有关，而其他的位点和成人型的POAG有关[7,8]。被确定为POAG致病基因有：小梁网糖皮质激素诱导反应蛋白基因*myocilin*（*MYOC/GLC1A*）、视神经病变诱导反应蛋白基因*optineurin*（*OPTN/GLC1E*）以及色氨酸-天门冬氨酸重复序列36基因WD repeat domain 36（*WDR36/GLC1G*）。另外还有至少27个基因被报道与NTG或者POAG有关（表6-1-2），但它们在青光眼病因学中的作用仍存有争议[9]。

表6-1-1　POAG相关的基因位点

青光眼表型	基因位点	染色体定位	致病基因
JOAG /POAG	*GLC1A*	1q23	*MYOC*
POAG	*GLC1B*	2cen-q13	未知
POAG	*GLC1C*	3q21-q24	未知
POAG	*GLC1D*	8q23	未知
POAG	*GLC1E*	10p15-p14	*OPTN*
POAG	*GLC1F*	7q35-q36	未知
POAG	*GLC1G*	5q22.1	*WDR36*

续表

青光眼表型	基因位点	染色体定位	致病基因
POAG	*GLC1H*	2p16.3–p15	未知
POAG	*GLC1I*	15q11–q13	未知
JOAG	*GLC1J*	9q22	未知
JOAG	*GLC1K*	20p12	未知
POAG	*GLC1L*	3p21–p22	未知
JOAG	*GLC1M*	5q22.1–q32	未知
JOAG	*GLC1N*	15q22–q24	未知
POAG		19q12	未知
POAG		17q25	未知
POAG		14q11	未知
POAG		14q21	未知
POAG		17p13	未知
POAG		2p14	未知
POAG		2q33	未知
POAG		10p12	未知
POAG		2p15–16	未知
POAG		1p32	未知
POAG		10q22	未知

表6-1-2 已报道的与POAG相关的基因

基因	OMIM	染色体定位
Angiotensin Ⅱ receptor, type2（*AGTR2*）	300034	Xq22–q23
Atrial natriuretic peptide（*ANP*）	108780	1p36.2
Apolipoprotein E（*APOE*）	107741	19q13.2
Cyclin–dependent kinase inhibitor 1A（*CDKN1A*）	116899	6p21.2
E–cadherin（*CDH–1*）	192090	16q22.1
Cytochrome P450, subfamily Ⅰ, polypeptide 1（*CYP1B1*）	601771	2p22–p21
Endothelin receptor, type A（*EDNRA*）	131243	4q31.2

续表

基因	OMIM	染色体定位
Glaucoma-related pigment dispersion syndrome（*GPDS1*）	600510	7q35-q36
Glutathione S-transferase, mu-1（*GSTM1*）	138350	1p13.3
Heat-shock70kD protein 1A（*HSPA1A*）	140550	6p21.3
Insulin-like growth factor Ⅱ（*IGF2*）	147470	11p15.5
Interleukin 1-beta（*IL1β*）	147720	2q14
Mitofusin 1（*MFN1*）	608506	3q25-q26
Mitofusin 2（*MFN2*）	608507	1p36.2
5,10-methylenetetra-hydrofolate reductase（*MTHFR*）	607093	1p36.2
NCD adaptor protein 2（*NCK2*）	604930	2q12
Nitric oxid synthase 3（*NOS3*）	163729	7q36
Neuotrophin 4（*NTF4*）	162662	19q13.3
Oculomedin（*OCLM*）	604301	1q31.1
Noelin 2（*OLFM2*）	605291	19p13.2
Optic atrophy 1（*OPA1*）	605290	3q28-q29
Presenilin associated, rhomboid-like（*PARL*）	607858	3q27
Paraoxonase 1（*PON1*）	168820	7q21.3
Transporter, ATP-Binding Cassette, Major Histocompatibility Complex-1（*TAP1*）	170260	6p21.3
Toll-like receptor4（*TLR4*）	603030	9q32-q33
Tumor necrosis factor（*TNF*）	191160	6p21.3
Tumor protein p53（*TP53*）	191170	17p13.1

（一）*MYOC/TIGR* 基因与 POAG

小梁网诱导性糖皮质激素反应蛋白（trabecular meshwork induced glucocorticoid response protein，*TIGR*）基因的发现最初源于对激素性青光眼的观察。20世纪40年代发现糖皮质激素有抗炎作用后，很快被用于炎性眼病的治疗。Francois 等于1954年提出了皮质类固醇性青光眼即激素性青光眼的概念。此后陆续有报道提示激素（包括全身应用）与眼压升高及医源性青光眼的关系密切。有研究者分别通过群体观察证实局部使用激素一定时间后，可持续引起房水引流下降、眼压升高。此现象亦可出现于正常人群。根据眼部对局部使用激素引起的眼压反应不同，可将人群分为三类：高眼压反应者（占4%~6%），中度眼压反应者（约占1/3）及无反应者。由此推测眼部对激素的不同反应由一个隐性基因控制，并可遵循孟德尔遗传规律。除人类外，在兔、猫、狗及其他灵长类动物，同样观察到类似的激素性青光眼反应。在糖皮质激素诱发的开角型青光眼（glucocorticoid-induced glaucoma，GIG）研究中，研究表明局部使用皮质类固醇眼液的反应具有遗传性。敏感人群可能在使用皮质类固醇几小时后出现反应，有的可达几个月，甚至几年。而急性或慢性的糖皮质激素诱导的青光眼均对停用激素有效，但发病机制尚不清楚。

1. *MYOC/TIGR* 基因的克隆　Nguyen 等和 Polansky 等从地塞米松处理的小梁细胞中分离出 *TIGR* 基因。体外培养的小梁细胞用 500nmol/L 地塞米松处理 10 天后，提取 mRNA 合成 cDNA，将 cDNA 组装于噬菌体中建立该细胞的 cDNA 文库，并以一定密度铺于琼脂培养基上。将噬菌斑转移至 2 张硝酸纤维膜上，经碱变性等一系列处理后，分别用下列 2 种探针进行杂交筛选：①由正常小梁细胞提取的 cDNA；②由经地塞米松处理（500nmol/L，10 天）的小梁细胞提取的 cDNA。对阳性克隆差异表达的序列分析表明与地塞米松诱导有密切关系的克隆包括：① α_1-抗胰凝乳蛋白酶；②胰岛素样生长因子结合蛋白；③ *TIGR*。前两者为已知的激素诱导产物[10,11]。

同时，Kubata 等于 1997 年从人类视网膜 cDNA 文库中分离出与 *TIGR* 基本一致的基因，编码为 55kDa 酸性蛋白，该基因序列中存在与肌球蛋白的同源区，故命名为 *myocilin*[12]。后来又有研究者从人类睫状体 cDNAs 文库中分离出一组克隆，其中 *CBS-670* 与 *TIGR* 基因完全一致，其 mRNA 可表达于睫状体、虹膜、心脏及骨骼肌。该基因已先后从人类小梁细胞、视网膜及睫状体中分离，并可在多种组织中测出其表达，然而由激素诱导小梁细胞表达的 *TIGR* 基因有特殊性，即与青光眼密切相关；可在激素诱导下从微量表达到大量表达；分泌型糖蛋白，参与细胞外基质的形成。

2. *MYOC/TIGR* 基因的定位　Sheffield 等于 1993 年通过用短串联重复序列标记对 JOAG 家系进行连锁分析，首次将青光眼相关基因 *GLC1A* 定位于 lq21-q31[13]。此后约有 10 个家系的类似研究，亦将该基因位点定位于同一区域。Morissette 等研究了一家系，发现在 40 例患者中，包括 JOAG 和慢性开角型青光眼（chronic open-angle glaucoma，COAG），他们是 40 岁以后确诊的，6 例高眼压患者中，JOAG/COAG 与 1q23-25 上 7 个微卫星遗传标志紧密连锁，而 D1S196 到 D1S212 之间 12cM 的 14 个遗传标记，均可在 JOAG、COAG、高眼压症中发现，而在家族中年龄大于 35 岁的正常人中，只有 3 个携带者。因此 Morissette 等认为 *GLC1A* 基因与 JOAG、COAG 均有关[14]。Wiggs 等认为成人 POAG 一般在 50 岁以后发病，可能有其复杂的遗传规律，而不是单一模式，而 JOAG 的外显率很强，总是在 40 岁之前发病[15]。Brezin 等认为与 *GLC1A* 基因连锁和眼压的高低无关，与 *GLC1A* 连锁的家系，发生开角型青光眼的概率较大，同时青光眼所致的视神经病变相对严重[16]。Sunden 等对 2 个 JOAG 家系进行分析，通过对青光眼的表型与基因多态性位点进行研究，进一步将 *GLC1A* 定位于 1q 在遗传标记 DIS3665 与 DIS3664 之间更窄的区域内（3cM）[17]。

Stone 等根据酵母人工染色体序列标志目录图（yeast artificial chromosome sequence tagged site content mapping，YAC STS）和放射杂交图（radiation hybrid mapping）最后确定 3 个基因为青光眼致病候选基因：*TXGP1*、*APTILG1* 及 *TIGR*。通过对 JOAG 家系的突变研究，未发现 *APTILG1* 的突变，而通过同样的方法检测到 *TIGR* 基因的突变，从而证实 *TIGR* 基因为青光眼的相关基因。该基因最终被命名为 *MYOC*[18]。

3. *MYOC/TIGR*基因的结构和表达　*MYOC*基因由3个外显子和2个内含子组成，3个外显子分别由604、126以及782个碱基对组成，2个内含子将其分开。5kb的启动子区域含有多个与基因调控有关的反应元件，主要包括：①激活蛋白1（activator protein-1，*AP-1*）：*AP-1*为转录因子家族，含有*c-Fos*和*c-Jun*等早期反应基因。②*NF-kB*：*NF-kB*属于基因调节蛋白（转录因子）。该蛋白最初因可促使编码B淋巴细胞Kappa族免疫球蛋白基因的转录而得名。③切应力反应性元件（shear stress responsive element，*SSRE*）：近年有研究表明，内皮细胞的功能可在切应力的作用下发生变化，此与相关基因的表达变化有关。此类由切应力调节的基因在启动子区域含有一顺式作用元件即*SSRE*（如血管内皮细胞由血流切应力调节表达的基因）。④甲状腺激素反应元件（thyroid hormone elements，*TRE*）：甲状腺激素受体可与其结合，此与甲状腺激素在DNA转录水平上的作用有关。⑤糖皮质激素结合点。上述位于*TIGR*基因启动子区域的重要基元序列对*TIGR*基因表达的调控作用仍在研究中，推测这些结构与环境/遗传因素对*TIGR*基因的影响有密切关系。

*MYOC*基因的cDNA大小为2kb，其编码产物属于黏蛋白/糖蛋白（504个氨基酸），以糖基化和非糖基化两种形式存在，相对分子质量分别为66kDa和55kDa。其结构与功能特征包括：①亮氨酸拉链（leucine zipper，LZ）重复结构，与*MYOC*蛋白寡聚体形成有关；②糖胺聚糖启动点，与*MYOC*蛋白、糖胺聚糖及其他蛋白相互作用有关；③糖基化点，与*MYOC*蛋白翻译后处理有关；④信号序列，用于蛋白分泌；⑤硫酸乙酰肝素结合点，与细胞表面和周围环境相互作用有关。另外，还有透明质酸结合点；⑥在第三外显子区域存在与嗅素（olfactomedin）高度同源区。嗅素基因编码产物为嗅神经上皮细胞外基质的主要组成成分；⑦在N端存在与肌球蛋白重链同源区。

*MYOC*蛋白并非是以单体的形式存在。Fautsch等运用凝胶柱来鉴定前房中*MYOC*蛋白的存在形式，结果显示：*MYOC*蛋白是以一种相对分子质量为120~180kDa的复合物形式存在，*MYOC*蛋白间相互作用的区域主要位于第117~166个氨基酸的拉链区内[19]。

*MYOC*在眼部组织中广泛表达，除了在小梁细胞发现了*MYOC*基因，在睫状体中也分离出该基因的cDNA。目前已在角膜上皮、角膜内皮、角膜基质、房水、虹膜、巩膜、睫状肌、晶状体上皮、筛板、视网膜以及视神经等组织中发现了*MYOC*的表达。

4. *MYOC/TIGR*基因的突变研究　至今已报道了271个*MYOC*序列改变（截止到2015年6月）（参见myocilin allele specific phenotype database，www.myocilin.com）（表6-1-3），其中约40%为致病性突变，约90%位于第三外显子的嗅素同源区域。突变类型总结于表6-1-4。

表6-1-3　*MYOC*基因271个突变位点

基因位置	氨基酸改变	核苷酸改变	与青光眼关系
启动子	N/A	−2084g＞t	多态性
启动子	N/A	−1770g＞a	多态性
启动子	N/A	−1760ins_a	多态性

续表

基因位置	氨基酸改变	核苷酸改变	与青光眼关系
启动子	N/A	−1422g＞t	多态性
启动子	N/A	−1378ins_t	多态性
启动子	N/A	−1340del_a	多态性
启动子	N/A	−1333g＞a	多态性
启动子	N/A	−1081a＞g	多态性
启动子	N/A	−1000c＞g	多态性
启动子	N/A	−700_−699ins	多态性
启动子	N/A	−467gt＞ca	多态性
启动子	N/A	−387c＞t	多态性
启动子	N/A	−339gt11−19	多态性
启动子	N/A	−320c＞t	多态性
启动子	N/A	−315g＞a	多态性
启动子	N/A	−306g＞t	多态性
启动子	N/A	−306g＞a	多态性
启动子	N/A	−255t＞c	多态性
启动子	N/A	−241g＞a	多态性
启动子	N/A	−224t＞c	多态性
启动子	N/A	−190g＞t	多态性
启动子	N/A	−159t＞c	多态性
启动子	N/A	−153t＞c	多态性
启动子	N/A	−127t＞c	多态性
启动子	N/A	−126t＞g	多态性
启动子	N/A	−126t＞c	多态性
启动子	N/A	−92_−91del_ct	多态性
启动子	N/A	−83g＞a	多态性
启动子	N/A	−78t＞g	多态性
启动子	N/A	−77g＞a	多态性
启动子	N/A	−18c＞t	多态性

续表

基因位置	氨基酸改变	核苷酸改变	与青光眼关系
启动子	N/A	−8c＞t	多态性
1号外显子	Phe4Ser	11T＞C	多态性
1号外显子	Cys8Ter	24C＞A	青光眼致病突变
1号外显子	Cys9Ser	26G＞C	多态性
1号外显子	Gly12Arg	34G＞C	多态性
1号外显子	Pro13Leu	38C＞T	多态性
1号外显子	Pro13Pro	39T＞G	多态性
1号外显子	Pro16Leu	47C＞T	多态性
1号外显子	Ala17Ser	49G＞T	多态性
1号外显子	Val18Phe	52G＞T	多态性
1号外显子	Cys25SerfsTer65	56_72dup	青光眼致病突变
1号外显子	Gln19His	57G＞T	多态性
1号外显子	Cys25Arg	73T＞C	青光眼致病突变
1号外显子	Arg33Lys	98G＞A	多态性
1号外显子	Lys39Arg	116A＞G	多态性
1号外显子	Arg46Ter	136C＞T	多态性
1号外显子	Gln48His	144G＞T	意义未明
1号外显子	Val53Ala	158T＞C	青光眼致病突变
1号外显子	Ser55Thr	164G＞C	多态性
1号外显子	Asn57Asp	169A＞G	多态性
1号外显子	Ser69Ser	未明	多态性
1号外显子	Val70Val	210C＞T	多态性
1号外显子	Asn73Ser	218A＞G	多态性
1号外显子	Arg76Lys	227G＞A	多态性
1号外显子	Asp77Glu	未明	多态性
1号外显子	Arg82Cys	244C＞T	青光眼致病突变
1号外显子	Arg82His	245G＞A	多态性
1号外显子	Thr88Thr	未明	多态性

续表

基因位置	氨基酸改变	核苷酸改变	与青光眼关系
1号外显子	Arg91Ter	271C > T	青光眼致病突变
1号外显子	Leu95Pro	284T > C	多态性
1号外显子	Glu96Glu	288G > A	多态性
1号外显子	Gln101Gln	303A > G	多态性
1号外显子	Thr103Thr	309C > T	多态性
1号外显子	Ala108Gly	323C > G	多态性
1号外显子	Gln118Leu	353A > T	多态性
1号外显子	Gly122Gly	366C > T	多态性
1号外显子	Gly122Gly	366C > A	多态性
1号外显子	Thr123Thr	369C > T	多态性
1号外显子	Leu124Leu	372G > C	多态性
1号外显子	Arg125SerfsTer35	375delG	青光眼致病突变
1号外显子	Arg126Trp	376C > T	青光眼致病突变
1号外显子	Arg126Gln	377G > A	多态性
1号外显子	Arg128Trp	382C > T	多态性
1号外显子	Arg128Arg	384G > C	多态性
1号外显子	Gln134Gln	402A > G	多态性
1号外显子	Thr135Ile	404C > T	多态性
1号外显子	Thr140Ser	419C > G	意义未明
1号外显子	Ala141Ala	425C > T	多态性
1号外显子	Arg158Gln	473G > A	意义未明
1号外显子	Leu159Leu	477A > G	多态性
1号外显子	Gln161Arg	482A > G	多态性
1号外显子	Glu162dup	484_486dup	青光眼致病突变
1号外显子	Leu166Leu	498G > C	多态性
1号外显子	Arg168Arg	504G > A	多态性
1号外显子	Leu180Leu	未明	多态性
1号外显子	Gly183Ser	547G > A	多态性

续表

基因位置	氨基酸改变	核苷酸改变	与青光眼关系
1号外显子	Arg189Gln	566G＞A	多态性
1号内含子	N/A	604+13a＞c	多态性
1号内含子	N/A	604+14g＞a	多态性
1号内含子	N/A	604+16g＞t	多态性
1号内含子	N/A	604+19g＞c	多态性
1号内含子	N/A	604+50g＞a	多态性
1号内含子	N/A	604+228a＞t	多态性
2号外显子	Ser203Phe	608C＞T	多态性
2号外显子	Thr204Met	611C＞T	多态性
2号外显子	Thr204Thr	612G＞T	多态性
2号外显子	Asp208Glu	624C＞G	多态性
2号外显子	Thr209Asn	626C＞A	意义未明
2号外显子	Leu215Gln	644T＞A	青光眼致病突变
2号外显子	Leu215Pro	644T＞C	多态性
2号外显子	Lys216Lys	648G＞A	多态性
2号外显子	Glu218Lys	652G＞A	意义未明
2号外显子	Glu218Glu	654G＞A	多态性
2号外显子	Arg226Gln	677G＞A	多态性
2号外显子	Leu228Ser	683T＞C	意义未明
2号外显子	Glu230Lys	688G＞A	意义未明
2号外显子	Glu240Gly	719A＞G	意义未明
2号外显子	Thr243Thr	未明	多态性
2号内含子	N/A	730+3a＞g	多态性
2号内含子	N/A	730+35g＞a	多态性
2号内含子	N/A	730+172c＞a	多态性
2号内含子	N/A	731−73c＞t	多态性
2号内含子	N/A	731−23g＞a	多态性
3号外显子	Gly244Ser	730G＞A	多态性

基因位置	氨基酸改变	核苷酸改变	与青光眼关系
3 号外显子	Gly244Val	731G > T	多态性
3 号外显子	Cys245Tyr	734G > A	青光眼致病突变
3 号外显子	Gly246Arg	736G > A	青光眼致病突变
3 号外显子	Asp247Ter	739G > T	意义未明
3 号外显子	Val251Ala	752T > C	青光眼致病突变
3 号外显子	Gly252Arg	754G > A	青光眼致病突变
3 号外显子	Thr256Met	767C > T	多态性
3 号外显子	Ala260Ala	780A > G	多态性
3 号外显子	Glu261Lys	781G > A	青光眼致病突变
3 号外显子	Lys266Lys	798G > A	多态性
3 号外显子	Arg272Gly	814C > G	青光眼致病突变
3 号外显子	Arg272Ter	814C > T	意义未明
3 号外显子	Arg272Arg	816A > T	多态性
3 号外显子	Pro274Arg	821C > G	青光眼致病突变
3 号外显子	Lys275SerfsTer71	822delC	青光眼致病突变
3 号外显子	Thr285Met	854C > T	青光眼致病突变
3 号外显子	Thr285Thr	855G > T	多态性
3 号外显子	Trp286Arg	856T > C	青光眼致病突变
3 号外显子	Ile288Ile	864C > T	多态性
3 号外显子	Ile288Met	864C > G	多态性
3 号外显子	Thr290Ala	868A > G	多态性
3 号外显子	Thr293Lys	878C > A	多态性
3 号外显子	Thr293Thr	879G > A	多态性
3 号外显子	Arg296Cys	886C > T	青光眼致病突变
3 号外显子	Gln297His	893G > C	青光眼致病突变
3 号外显子	Glu300Lys	898G > A	青光眼致病突变
3 号外显子	Asp302Asp	906C > T	多态性
3 号外显子	Ile304Ile	未明	多态性

续表

基因位置	氨基酸改变	核苷酸改变	与青光眼关系
3号外显子	Gln309Gln	927G＞A	多态性
3号外显子	Ser313Phe	938C＞T	青光眼致病突变
3号外显子	Leu318Leu	952C＞T	多态性
3号外显子	Glu323Lys	967G＞A	青光眼致病突变
3号外显子	Thr325Met	974C＞T	多态性
3号外显子	Thr325Thr	975G＞A	多态性
3号外显子	Gly326Ser	976G＞A	青光眼致病突变
3号外显子	Val329Met	985G＞A	青光眼致病突变
3号外显子	Val329Val	未明	多态性
3号外显子	Ser331Thr	991T＞A	意义未明
3号外显子	Ser331Ser	未明	多态性
3号外显子	Ser331Leu	992C＞T	意义未明
3号外显子	Ser333Cys	997A＞T	多态性
3号外显子	Leu334Pro	1001T＞C	青光眼致病突变
3号外显子	Phe336Phe	1008C＞T	多态性
3号外显子	Gln337Ter	1009Cdel	青光眼致病突变
3号外显子	Gln337Glu	1009C＞G	青光眼致病突变
3号外显子	Gln337Arg	1010A＞G	青光眼致病突变
3号外显子	Asp338Asn	1014G＞A	青光眼致病突变
3号外显子	Ser341Pro	1021T＞C	青光眼致病突变
3号外显子	Arg342Gly	1024A＞G	多态性
3号外显子	Arg342Lys	1025G＞A	青光眼致病突变
3号外显子	Ile345Met	1035A＞G	青光眼致病突变
3号外显子	Arg346Thr	1037G＞C	青光眼致病突变
3号外显子	Tyr347Tyr	1041T＞C	多态性
3号外显子	Tyr347Ter	1041T＞G	青光眼致病突变
3号外显子	Thr351Thr	1053C＞T	多态性
3号外显子	Glu352Lys	1054G＞A	多态性

续表

基因位置	氨基酸改变	核苷酸改变	与青光眼关系
3 号外显子	Thr353Ile	1058C > T	多态性
3 号外显子	Ille360Asn	1079T > A	青光眼致病突变
3 号外显子	Pro361Ser	1081C > T	青光眼致病突变
3 号外显子	Gly362GlufsTer45	1085delG	青光眼致病突变
3 号外显子	Ala363Thr	1087G > A	青光眼致病突变
3 号外显子	Gly364Val	1091G > T	青光眼致病突变
3 号外显子	Gly367Arg	1099G > A	青光眼致病突变
3 号外显子	Gln368SerfsTer38	1100_1103delGACAinsT	青光眼致病突变
3 号外显子	Gln368Ter	1102C > T	青光眼致病突变
3 号外显子	Phe369Leu	1105T > C	青光眼致病突变
3 号外显子	Pro370Leu	1109C > T	青光眼致病突变
3 号外显子	Pro370Pro	1110G > A	多态性
3 号外显子	Tyr371Asp	1111T > G	青光眼致病突变
3 号外显子	Trp373Ter	1119G > A	青光眼致病突变
3 号外显子	Gly374Val	1121G > T	青光眼致病突变
3 号外显子	Thr377Met	1130C > T	青光眼致病突变
3 号外显子	Thr377Arg	1130C > G	青光眼致病突变
3 号外显子	Thr377Lys	1130C > A	青光眼致病突变
3 号外显子	Thr377Thr	未明	多态性
3 号外显子	Asp378Gly	1133A > G	青光眼致病突变
3 号外显子	Asp380His	1138G > C	青光眼致病突变
3 号外显子	Asp380Gly	1138G > C	青光眼致病突变
3 号外显子	Asp380Asn	1138G > A	青光眼致病突变
3 号外显子	Asp380Ala	1139A > C	青光眼致病突变
3 号外显子	Asp384Asn	1150G > A	青光眼致病突变
3 号外显子	Asp384Gly	1151A > G	青光眼致病突变
3 号外显子	Gly387Asp	1160G > A	青光眼致病突变
3 号外显子	Ser393Asn	1178G > A	青光眼致病突变

续表

基因位置	氨基酸改变	核苷酸改变	与青光眼关系
3号外显子	Ser393Arg	1179C > G	青光眼致病突变
3号外显子	Thr394Thr	1182C > T	多态性
3号外显子	Asp395Glu	1185T > G	多态性
3号外显子	Glu396dup	1186_1188dup	青光眼致病突变
3号外显子	Asp395_Glu396insAspPro	1187_1188insCCCAGA	青光眼致病突变
3号外显子	Glu396Glu	1188G > A	多态性
3号外显子	Lys398Arg	1193A > G	多态性
3号外显子	Gly399Val	1196G > T	青光眼致病突变
3号外显子	Gly399Asp	1196G > A	青光眼致病突变
3号外显子	Val402Ile	1204G > A	多态性
3号外显子	Leu403Leu	1209C > T	多态性
3号外显子	Leu413Leu	1239C > T	多态性
3号外显子	Glu414Lys	1240G > A	多态性
3号外显子	Arg422Cys	1264C > T	多态性
3号外显子	Arg422His	1265G > A	青光眼致病突变
3号外显子	Lys423Glu	1267A > G	青光眼致病突变
3号外显子	Ser425Ter	1274C > G	意义未明
3号外显子	Ser425Pro	1273T > C	青光眼致病突变
3号外显子	Val426Phe	1276G > T	青光眼致病突变
3号外显子	Val426Val	1278C > T	多态性
3号外显子	Ala427Thr	1279G > A	青光眼致病突变
3号外显子	Asn428Ser	1283A > G	多态性
3号外显子	Phe430Leu	1288T > C	青光眼致病突变
3号外显子	Cys433Arg	1297T > C	青光眼致病突变
3号外显子	Gly434Ser	1300G > A	青光眼致病突变
3号外显子	Gly434Gly	1303C > T	多态性
3号外显子	Tyr437His	1309T > C	青光眼致病突变
3号外显子	Thr438Ile	1313C > T	青光眼致病突变

续表

基因位置	氨基酸改变	核苷酸改变	与青光眼关系
3 号外显子	Thr438Thr	未明	多态性
3 号外显子	Val439Val	1317C > T	多态性
3 号外显子	Val439Val	1317C > G	多态性
3 号外显子	Ala445Val	1334C > T	多态性
3 号外显子	Asp446Tyr	1336G > T	多态性
3 号外显子	Ala447Thr	1339G > A	意义未明
3 号外显子	Ala447Val	1340C > T	意义未明
3 号外显子	Thr448Pro	1342A > C	青光眼致病突变
3 号外显子	Arg450Tyr	1348A > T	青光眼致病突变
3 号外显子	Asn450Asp	1348A > G	青光眼致病突变
3 号外显子	Tyr453MetfsTer11	1357delT	青光眼致病突变
3 号外显子	Thr455Lys	1364C > A	青光眼致病突变
3 号外显子	Gly458Asp	1373G > A	青光眼致病突变
3 号外显子	Ile465Met	1395C > G	青光眼致病突变
3 号外显子	Arg470Cys	1408C > T	青光眼致病突变
3 号外显子	Arg470His	1409G > A	多态性
3 号外显子	Tyr471Cys	1412A > G	青光眼致病突变
3 号外显子	Tyr473Cys	1418A > G	多态性
3 号外显子	Met476Arg	1427T > G	多态性
3 号外显子	Ile477Ser	1430T > G	青光眼致病突变
3 号外显子	Ile477Asn	1430T > A	青光眼致病突变
3 号外显子	Tyr479His	1435T > C	青光眼致病突变
3 号外显子	Asn480Lys	1440C > A	青光眼致病突变
3 号外显子	Asn480Lys	1440C > G	青光眼致病突变
3 号外显子	Pro481Thr	1441C > A	青光眼致病突变
3 号外显子	Pro481Ser	1441C > T	青光眼致病突变
3 号外显子	Pro481Arg	1442C > G	青光眼致病突变
3 号外显子	Pro481Leu	1442C > T	青光眼致病突变

续表

基因位置	氨基酸改变	核苷酸改变	与青光眼关系
3号外显子	Glu483Ter	1447G＞T	青光眼致病突变
3号外显子	Leu486Phe	1456C＞T	青光眼致病突变
3号外显子	Ala488Ala	1464C＞T	多态性
3号外显子	Trp489fs	1467insC	青光眼致病突变
3号外显子	Val495Ile	1483G＞A	多态性
3号外显子	Ile499Phe	1495A＞T	青光眼致病突变
3号外显子	Ile499Ser	1496T＞G	青光眼致病突变
3号外显子	Lys500Arg	1499A＞G	意义未明
3号外显子	Ser502Pro	1504T＞C	青光眼致病突变
N/A	*4g＞c		多态性
N/A	*20a＞g		多态性
N/A	*52g＞t		多态性
N/A	*73g＞c		多态性
N/A	*291a＞g		多态性
1q24.3_1q31.2del	N/A		意义未明
1q23_1q25del	N/A		多态性

表 6-1-4　*MYOC* 基因突变类型分布

突变类型	已知突变的比例
错义突变	83.2%
无义突变	6.9%
微小缺失（＜21bp）	4%
微小插入/缺失（＜21bp）	1%
微小插入（＜21bp）	5%

　　Stone 等发现位于 *GLC1A* 上的青光眼致病基因 *MYOC* 后，先后对 8 个 POAG 家系中的患者进行 *MYOC* 基因分析，结果显示 5 个家系存在 *MYOC* 基因突变，其中一 1q 连锁 JOAG 家系中 22 例青光眼患者均存在第 430 位密码子突变，酪氨酸变为组氨酸（Tyr430His）；2 个家系（其中 1 个为成人 POAG 家系）中 15 例患者存在第 357 位密码子突变，甘氨酸变为缬氨酸（Gly357Val）；另 2 个家系存在第 361 位密码子无义突变，谷氨酰胺变为终止密码

（Gln361Stop），*MYOC*基因编码产物C端截断136个氨基酸。3类突变均发生于*MYOC*基因的2个PCR扩增产物上，不包括基因全部。

为检测*MYOC*基因中上述突变的发生率，Stone等筛选了四组不同类型的人群进行比较，结果如下：①有家族史的青光眼组（*n*=227）：Gly357Val占0.9%，Gln361Stop占2.6%，Tyr430His占4.4%；②不加选择的POAG组（某一时期先后就诊的患者，*n*=103）：Gln361Stop占2.9%；③一般人群组（包括遗传性视网膜病患者等，*n*=380）：Gln361Stop占0.3%；④正常志愿者组（>40岁，无青光眼家族史，正常眼压者，*n*=91）：未发现突变（0%）。此外，在这四组人群中，2.5%～6.5%显示*TIGR*第340位密码子改变，但无氨基酸变化。

对不同种族的POAG家系和散发POAG患者的*MYOC*基因进行了突变筛选及序列分析，发现不同种族人群具有不同的*MYOC*基因突变谱。Adam等对8个法国POAG家系的调查发现了Pro370Leu、Ile477Ser、Asn480Lys、Ile499Phe与Gly246Arg等5个突变[20]。Fan等在我国香港一JOAG家系中发现了Cys245Tyr突变，该突变可导致*MYOC*蛋白不能正常分泌到细胞外，从而推测可引起眼压升高及JOAG[21]。Chen等对一JOAG家系进行突变研究，在所有患者中发现了Pro370Leu突变，20岁以上该突变的发病率为100%，其基因型与表现型符合该突变的典型特征[22]。Fingert等对来自高加索、澳大利亚、美国黑人、加拿大白人以及亚洲黄种人的1703例青光眼患者进行分析，发现有21个碱基突变可能致病，而最常见的突变为Gln368Stop，总突变率约为1.6%[23]。

*MYOC*基因启动子区域含有许多重要的基元序列。该区域基因突变或其他因素（包括反式作用元件）变化对*MYOC*基因的表达与调控有极为重要的意义。Nguyen等已在有明显遗传倾向的成人POAG家系中发现*MYOC*基因在启动子区域中的改变，这些变化可能使该区域某些基元序列对激素、氧化等刺激因素更加敏感，而导致*MYOC*基因的异常表达。启动子区域及其调节因子的异常，也可能与一些年龄相关性眼部改变及其对激素的反应有关。

5. *MYOC/TIGR*基因在POAG发病中的作用 尽管人体的眼部组织和非眼部组织均有*MYOC*基因的表达，但POAG是唯一报道与*MYOC*基因相关的表型。*MYOC*基因突变如何造成高眼压及POAG的机制目前尚不明确，但其突变致病的机制似乎并非由*MYOC*基因的单倍剂量不足和过表达所致，因为*MYOC*基因缺失和过表达的动物模型均未发生青光眼。那么*MYOC*基因的突变是通过何种途径造成POAG的呢？MYOC蛋白的功能目前尚不清楚。*MYOC*蛋白是分泌性蛋白，根据*MYOC*基因cDNA结构特点以及其在眼部的分布情况，推测*MYOC*蛋白可能通过以下几种途径参与POAG的发病过程。

（1）通过在小梁网聚集增加房水流出的阻力：*MYOC*蛋白除结合于细胞表面外，还可以与糖胺聚糖、透明质酸及其他一些糖蛋白（如纤维连接蛋白、层粘连蛋白等）相互结合形成无定型基质。该基质分布于小梁组织中，参与形成对房水流出的阻力。体外培养的小梁细胞在激素作用下，于培养液中出现大量修饰后*MYOC*蛋白。眼内在某种因素（环境/遗传）诱导下生成的这种蛋白或蛋白复合物亦可能分布于小梁网间隙及近管组织区域，而成为房水流出受阻、眼压升高的病理基础。因此，这种病变在一定（特异）的蛋白酶消化降解下有望得到改善。有研究表明：在动物眼内注射硫酸软骨素（黏蛋白）可使眼压升高，相应病理改变有小梁硬化、小梁网间隙变窄及小梁网中布满细胞外基质。而注射硫酸软骨素酶ABC、透明质酸酶等糖胺聚糖降解酶，可降解小梁组织中一些基质而使房水流出阻力下降。

Fautsch等将25μg重组*MYOC*蛋白注入离体人眼前房内，对照组分别注入热变性的重组*MYOC*蛋白或纯化的β-半乳糖苷酸，结果发现：注入重组的*MYOC*蛋白后2小时眼压开始升高，12小时内升至最高，眼压超过基线值的时间可持续48～72小时，房水流出阻力最大可增加94%，眼组织经72小时固定并行免疫组化检测，发现小梁网组织中重组的*MYOC*蛋白阳性表达；而对照组眼压升高不明显，房水的流出阻力仅增加12%。重组*MYOC*蛋白可能通过增加小梁网细胞外基质的沉积而增加房水流出的阻力，进而引起眼压升高[23]。

Filla等检测培养的人眼小梁细胞*MYOC*蛋白的表达，发现*MYOC*蛋白通过与纤维连接蛋白的肝素-Ⅱ区域相互作用，可以调节小梁细胞与细胞外基质的黏附，从而对小梁网的阻力产生影响[24]。Joe等认为突变的*MYOC*蛋白在小梁细胞内质网中聚积会导致内质网受压以及毒性作用，从而引起小梁细胞功能障碍，进而引起眼压升高[25]。

（2）*MYOC*蛋白可能通过影响葡萄膜-巩膜途径而对房水的外流产生影响：已证实*MYOC*蛋白在睫状肌表达，因此推测*MYOC*有可能通过影响睫状肌进而对房水经葡萄膜-巩膜途径外流产生影响。

（3）*MYOC*对视神经的影响：最初，人们认为*MYOC*是通过影响小梁网的功能而对青光眼的发病产生影响。随着深入的研究，发现*MYOC*还可能通过其他途径对青光眼的发病产生影响。Karali等发现*MYOC*蛋白在巩膜筛板、视神经、视网膜神经节细胞轴突以及星形胶质细胞中均有表达，推测*MYOC*可能在巩膜筛板对视神经轴突的功能及存活产生影响，进而在青光眼的发病过程中产生作用[26]。Swiderski等发现在视神经鞘、包围视神经的软硬脑膜及血管周围的组织中有*MYOC*的表达，认为*MYOC*有可能通过改变视神经的结构、代谢以及营养支持而增加视神经对青光眼损害的易感性，从而导致青光眼的视神经损害[27]。

（二）*OPTN*基因与POAG

*OPTN*基因是除*MYOC*基因外第二个发现的与POAG有关的基因，现在认为与NTG的发病关系密切。1998年Sarfarazi等确定了1个新的POAG致病基因位点*GLCIE*，位于10p14-p15[28]。Rezaie等报道了*GLC1E*基因位点上的*optineurin*（optic neuropathy inducing，*OPTN*）基因突变可能导致正常眼压性POAG，发现16.7%的遗传性的POAG患者可能伴有*OPTN*基因突变，并推测*OPTN*基因在视神经损害过程中可能起到保护作用[29]。

1. *OPTN*基因的发现和定位　Sarfarazi等对一青光眼家系进行研究，对家系中的成员进行了完整的遗传学调查与专科检查，发现该家系具有典型的青光眼视盘改变、视野损害、房角开放。未治疗时平均眼压为17.58mmHg，治疗后平均眼压为14mmHg，平均杯盘比0.78，为NTG，该家系的遗传方式为常染色体显性遗传。对该家族进行基因连锁分析，首先对已知的与青光眼发病相关的基因位点上的遗传标记筛查，未发现家系成员与这些标记存在连锁关系，对*MYOC*基因突变的筛查也未发现突变。后来发现该家系与10号染色体短臂上的短串联重复序列标记（short tandem repeat polymorphism，STRP）D10S1172存在连锁。进一步将 *GLCIE* 基因位点位于 D10S1729 和 D10S1664 之间的 21cM 区域内。经进一步分析，将候选基因的范围缩小到 5cM 的范围内（包含 5 个候选基因），在排除了其他基因后确定 *OPTN* 基因为导致 POAG 发病的致病基因之一[30]。

OPTN 基因曾被称为 *FIP2* 基因和 *NRP* 基因，2002 年经人类基因组组织命名委员会批准，Rezaie 等将其命名为 *OPTN*，其编码的蛋白产物命名为 optineurin。

2. ***OPTN* 基因的克隆**   *OPTN* 基因编码的 optineurin 蛋白被作为是 *FIP2*（14.7K-interacting protein）和 NEMO 相关蛋白（*NRP*），能与 Huntingtin、Ras 相关蛋白（*RAB8*）、转录因子ⅢA 等互相作用。

C 组人腺病毒 Ad 的 E3 区（Early region 3）编码多种肿瘤坏死因子 α（tumor necrosis factor alpha，*TNF-α*）抑制子，特别是一种 E3 14.7-kD 蛋白（E3-14.7K）。Li 等用 *E3-14.7K* 筛选 HeLa 细胞 cDNA 文库时发现了一种包含多个亮氨酸拉链结构的新蛋白，命名为 14.7k-interacting protein，即 FIP2。Schwamborn 等[31] 发现了一种与 NEMO 蛋白（NF-κB essential modulator）高度同源的蛋白，命名为 *NRP*（NEMO-related protein）。这种分子量为 67kDa 的蛋白，53% 与 NEMO 同源。试验还证实 *NRP* 的表达会被干扰素和 TNF-α 诱导，并在这两种因素的刺激下 NRP 的表达呈明显上调反应[32]。

3. ***OPTN* 基因的结构与表达**   *OPTN* 基因共由 16 个外显子组成，其中包括 13 个编码外显子和 3 个位于 5'-UTR（5' untranslated region）的非翻译外显子。其开放阅读框共有 2077bp，共编码 577 个氨基酸，编码蛋白产物大小为 66kDa。*OPTN* 基因的 5' 端共有 3 种不同的同族异构结合区，Genebank 序列号分别为 AF420371、AF420372 和 AF420373，但它们都有相同的开放阅读框。已经证实鼠的 *OPTN* 基因与人类的 *OPTN* 基因 78% 同源，共编码 584 个氨基酸。*OPTN* 基因结构中有 3 个已知的重要的功能域：位于 4、5 外显子的亮氨酸拉链结构；10、11 外显子的亮氨酸拉链和位于 optineurin 蛋白羧基末端的锌指结构。

研究证实 *OPTN* 基因广泛表达于人体各种组织和器官之中。已发现 *OPTN* 基因在人类的心脏、脑、胎盘、肝脏、骨骼肌、肾脏和胰腺中表达，在人类的小梁网、睫状体非色素上皮细胞、视网膜、肾上腺皮质、淋巴细胞及成纤维细胞中也有表达。Optineurin 蛋白富集于高尔基体，出现在不同种属的房水中，如人、猕猴、牛、猪、山羊、绵羊、猫、兔等，认为 optineurin 蛋白是一种分泌蛋白。

4. ***OPTN* 基因的突变研究**   目前已有许多 *OPTN* 基因突变的报道，2002 年 Rezaie 等在 54 个成年型 POAG（多为 NTG）家系中，通过单链构象多态性（single stranded conformation polymorphism，SSCP）分析 *OPTN* 基因突变，发现了 4 个突变，分别为 Glu50Lys、Premature stop（691-692 插入 AG）、Arg545Gln 和 Met98Lys。并将 Glu50Lys、Premature stop、Arg545Gln 确定为青光眼致病性基因突变，Met98Lys 确定为青光眼的高危多态性改变。Glu50Lys 发生在碱性亮氨酸拉链（basic leucine zipper，bZIP）基序，bZIP 基序与 DNA 的结合和蛋白的二聚作用有关；Premature stop 使终止信号提前出现，*OPTN* 蛋白缩短 76%，从而引起其功能丧失；Arg545Gln 的突变虽然不在蛋白区，但它邻近与转录因子有关的锌指基序。Met98Lys 在 bZIP 区，推测它为显性可疑突变。在这些家系中，16.7% 存在 *OPTN* 基因突变，13.5% 发现 Glu50Lys 突变，Arg545Gln 突变存在于 2.2% 的家系中。在患者及正常对照者中均发现 Met98Lys 突变，分别为 13.6% 和 2.1%[29]。

Tang等对日本165例POAG患者、148例NTG患者与196例正常人比较，发现在日本人中 *OPTN* 基因有12种单核苷酸多态性（single nucleotide polymorphism，SNP），未发现上述的 *OPTN* 基因突变，提示 *OPTN* 基因突变存在着种族差异性[33]。Leung等分析了119例散发的中国POAG患者与126位正常人，发现了 *OPTN* 基因16种序列改变（包括外显子突变9种，内含子突变7种），其中3个为已报道的变异：Thr34Thr、Met98Lys和Arg545Gln，13个是新发现的变异，包括：Thr49Thr、Glu103Asp、Val148Val、Pro199Pro、Thr202Thr、His486Arg、IVS6-5T＞C、IVS6-10G＞A、IVS7+24G＞A、IVS8+20G＞A、IVS13+21C＞G、IVS15+10G＞A和IVS15-48C＞A。其中Glu103Asp、Val148Val、His486Arg、IVS13+21C＞G仅在POAG患者中发现，Pro199Pro、Thr202Thr、IVS8+20G＞A仅在正常人中发现。IVS7+24G＞A与POAG有显著关联，虽然IVS7+24G＞A是非编码序列改变，但有可能影响mRNA的稳定性，从而影响 *OPTN* 蛋白的功能[34]。

Wiggs等则认为 *OPTN* 基因突变与成人POAG无关。对86例成人POAG和80例正常人进行 *OPTN* 基因突变分析，发现Met98Lys在9例（9%）POAG患者中发生了突变，而正常人中有10%的个体发生了突变，说明与NTG有关的 *OPTN* 基因突变与POAG无关，NTG不是POAG的特殊表现型[35]。其他研究表明，在JOAG患者中没有发现Met98Lys突变频率增加。同义突变和非编码区突变不导致密码子改变，但可影响mRNA的稳定性和蛋白功能。位于 *OPTN* 基因的Thr34Thr序列改变属同义突变，与POAG有明显相关性。

OPTN 基因的突变研究以及其与POAG的关系目前存在较大争议，许多遗传学家针对不同种族和不同家系的研究得出不同的结果。Fan等首先报道 *MYOC*、*OPTN* 和 *APOE* 之间可能存在基因-基因的相互作用[36]。Park等报道 *OPTN* 基因的高表达可以诱导 *MYOC* 基因的过度表达，这些研究为POAG的多基因致病机制假说提供了具体实验依据[37]。

5. ***OPTN* 基因在POAG发病中的作用**   *OPTN* 基因是第二个被确认为与POAG有关的基因。Optineurin蛋白的功能以及与青光眼发生的病理机制还不清楚。研究表明无论在体外的GST蛋白黏附测验，还是在体内的免疫沉淀试验都能观察到FIP2与 *E3-14.7K* 蛋白相互作用。*FIP2* 能引起E3-14.7K重新分布到细胞核的周围。实验中还发现FIP2的表达能被 *TNF-α* 诱导，并表现出时间依赖的方式。推测FIP2可能是TNF-α信号途径中一个重要的组成部分。

OPTN 基因E50K突变致病的相关分子机制还不清楚。有报道视神经蛋白可能与RAB8蛋白、肌球蛋白Ⅵ、铁传递蛋白受体相互作用。*OPTN* 基因负向调控TNF-α诱导的NF-κB信号通路的活化并影响细胞凋亡的阈值，*OPTN* 基因突变中E50K突变能增加视神经蛋白与固有免疫应答信号转导密切相关分子TANK结合激酶1（TANK-binding kinase 1，TBK1）的结合，促进其形成复合物，从而在影响细胞凋亡的同时发挥对 *TNF-α* 的调控作用。de Marco等认为，具有E50K突变的 *OPTN* 蛋白在视网膜神经节细胞（retinal ganglion cells，RGCs）中过度表达会抑制 *OPTN* 蛋白向细胞核内的运输及影响线粒体膜的完整性，从而在外界压力下导致细胞凋亡。E50K突变引起的视神经蛋白过度表达同样会引起人视网膜色素上皮（retinal pigment epithelium，RPE）细胞和RGC5细胞株中铁转运蛋白摄取的显著损害，从而造成蛋白转运缺陷[38]。E50K突变的转基因小鼠在发育过程中均出现细胞凋亡和视网膜变性，在RGCs中能够降低蛋白酶体的活性水平，增强细胞自我吞噬作用。总

之，*OPTN*可能增加RGCs对过早死亡的敏感性，这与*MYOC*基因引起高眼压和RGCs丢失不同。

体外培养小梁细胞，在地塞米松、模拟高眼压环境、TNF-α刺激条件下，*OPTN*基因表达明显增高，证实optineurin蛋白可能与视神经及小梁网保护以及维持眼压有关。Optineurin蛋白可与多种蛋白相互作用形成复合体，调节细胞膜的运输和细胞形态的形成。Rezaie等认为野生型optineurin蛋白通过TNF-α的信息传导通路发挥保护视神经的作用，在青光眼患者中，突变的optineurin蛋白正常保护作用消失，引起视力下降、视野缺损等一系列改变。Kamphuis等的报道则相反，认为optineurin蛋白在人小梁网的表达不随眼压升高而改变。在人眼的灌注模型中，24小时内灌注压从10mmHg升高到30mmHg，optineurin蛋白在小梁网的表达不随灌注压的升高而改变，故认为optineurin蛋白不参与眼压升高时的房水引流机制[39]。其他研究发现，*OPTN*基因在细胞胞吐作用和高尔基体形成过程中发挥重要作用，可能与fas配体介导的凋亡途径有关。

Optineurin蛋白为分泌型蛋白，其突变后optineurin蛋白的减少可能导致青光眼性视野缺损和视神经病变，也可能造成optineurin蛋白结构的变化而改变该基因的功能，从而使其拮抗凋亡的作用丧失，产生青光眼病理损害。

（三）*WDR36*基因与POAG

WDR36（WD repeat domain 36）是近年才发现的与POAG相关的新基因，位于*GLC1G*。

1. *WDR36*基因的发现和定位 2005年，Monemi等对POAG家系进行连锁分析，结果显示连锁范围位于5q21.3与5q31.3（D5S1466-D5S1480）之间，并在与先前研究结果结合的基础上，将POAG致病基因定位在*GLC1G*关键区域，位于5q21.3与5q22.1（D5S1466～D5S2051）约2Mb的区域之间。通过在GLC关键区域内对7个候选基因进行突变筛选，排除了其他6个基因后最终确定*WDR36*为一个新的POAG致病基因[40]。

2. *WDR36*基因的结构和表达 *WDR36*基因含有23个外显子，编码一个由951个氨基酸组成的蛋白。其结构至少有下列几个模序组成：①G-βWD40重复序列（guanine nucleotide binding protein-beta WD40 repeat）结构域；②Utp21特异性WD40联合假定结构域（Utp21-specific WD40 associated putative domain）；③细胞色素cd1-亚硝酸盐还原酶样（cytochrome cd1-nitrite reductase-like，C-terminal heme d1）结构域。该蛋白属于编码WD重复蛋白家族的成员之一，该家族在细胞周期、信号转导、细胞凋亡以及基因调控中起一定作用。Northern印迹技术发现，在人类的心脏、胎盘、肝脏、骨骼肌、肾脏和胰腺中含有5.9kb和2.5kb两种不同形式的mRNA转录体。反转录PCR实验显示，*WDR36*在人类的晶状体、虹膜、巩膜、睫状肌、睫状体、小梁网、视网膜和视神经均有表达。

3. *WDR36*基因的突变研究 在Monemi等的研究中，对130例POAG病例进行了*WDR36*全部基因组DNA的突变分析，共发现24个DNA序列改变。其中4个突变（Asn355Ser、Ala449Thr、Arg529Gln和Asp658Gly）发现于17个散发POAG患者，包括11个高眼压型青光眼（High tension glucoma，HTG）和6个NTG。同时*WDR36*基因的这4个突变位点在人类、黑猩猩、狗、大鼠和小鼠的物种中是保守的。Kramer等对一大家系进行了WDR36所有外显子的突变分析，发现的几个序列变异与Monemi等报道的一致，且在正常人群中也存在，因而均不是致病因素。由于仅检测外显子区域，可能新的和已知的SNP存在于该家系的供体和受体剪切位点，因此很可能改变WDR36基因的剪切方式。WDR36基因启动子区域的突变也可能是该POAG家系的致病原因。另外，该家系的青光眼发生，可能是由于该区域（5q21.2和5q22.1之间）中其他基因存在变异所致。

有研究者分析了一组美国HTG患者的WDR36序列改变情况，发现了32个WDR36序列变异（包括先前报道的"致病"和"可疑"变异），在POAG患者和正常对照中的变异率分别为17%和4%。该研究得出，尽管WDR36变异与疾病分布无一致性，但在相对严重的患者中序列变异更为多见。Weisschuh等对112名德国NTG患者进行了WDR36基因突变检测，其中Ala449Thr、Arg529Gln和Asp658Gly为已报道的致病突变，新发现了一个致病突变Pro31Thr，另外还发现了4个同义突变（Gln197Gln、Lys564Lys、Val714Val和Val727Val）和11个内含子多态性变异，该研究提示在德国人群中WDR36的序列改变可能只存在于NTG的少数病例中[41]。Miyazawa等[42]对日本136例HTG患者和103例NTG患者的研究共发现了20个序列变异，其中10个变异（Ile264Val、1494 + 90C > T、1494 + 143A > G、1609 + 89G > A、1775 + 89C > A、1965−30A > G、Val714Val、2170 + 217C > T、Val727Val和2518 + 60G > C）是已报道的。另外10个（Asp179Asp、Gln270Gln、Met283Arg、898 + 63C > G、1074 + 20C > T、Gly459Gly、1884 + 26C > G、Ser664Leu、Ser664Ser和Pro744Pro）是在该人群中新发现的。其中错义突变Ile264Val是一个普遍存在的序列变异，在HTG先证者和正常对照中均有发现。与正常对照组相比，Ile264Val错义突变频率在HTG患者中更高，而在NTG患者中却没有明显不同，提示WDR36基因突变可能与HTG的发病相关。Fan等[43]对来自台湾地区汉族人群的82例HTG患者、42例NTG患者、11例JOAG患者和77例正常对照的研究，发现了19个WDR36序列改变，其中8个为新发现的改变，包括2个错义突变（Leu240Val和Ile713Val）。其中3个HTG患者携带了新发现的致病性突变Ile713Val，表明WDR36基因在中国HTG患者中的突变率为3.7%。但该研究发现WDR36基因似乎与中国人的NTG和JOAG发病无关[41]。

另一方面，Hewitt等在249例POAG患者和217例正常对照中检测已报道的突变Asp658Gly，结果发现在POAG和正常对照中的改变率分别为1.6%和1.8%，因此认为Asp658Gly是一个中性序列变异。确定WDR36为青光眼的致病基因尚需更多的研究证据[44]。

4. **WDR36基因在POAG发病中的作用** Hauser等报道WDR36基因突变的POAG患者表型较无该基因突变者严重，提示WDR36基因序列改变可能只是影响了POAG的易感性而不是POAG的直接致病基因[45]。通过斑马鱼模型的研究发现，WDR36蛋白是酵母Utp21的同源蛋白质，在核加工18S rRNA过程中起重要作用，其功能缺失后激活小鼠p53应激反应通路，所以p53通路基因突变的共遗传可能对POAG患者的WDR36基因突变产生影响。研究表明，在正常眼压的转基因小鼠中发现WDR36基因突变可能直接影响RGCs的轴向生长并导致进行性视网膜退化，人小梁网细胞中WDR36基因缺失可能会延缓18S rRNA形成并造成小梁网细胞凋亡。

WDR36是WD40重复蛋白家族成员，WD重复蛋白家族中的成员参与细胞形成的各个过程，包括细胞周期的进展、转导、凋亡及基因调节。其功能以及在正常眼压性青光眼中的作用尚不清楚，但 *WDR36* 已经被证实参与 T 细胞的活化过程。研究提示某些青光眼患者可能发生依赖 IL22 的细胞免疫性改变。有假说提出，在人和小鼠青光眼模型中，T 细胞介导的反应参与青光眼相关的视神经退行性改变。为了更深入地了解 *WDR36* 在青光眼发生中所起的作用，有必要了解 IL22 对它的调控作用以及它与 T 细胞活性的关系。目前研究证明 *WDR36* 与 POAG 的形成与发展有关，关于 *WDR36* 基因突变与 POAG 发病关系的研究较少，而且不同的研究有不同的结果。*WDR36* 基因所编码蛋白的功能及其在 POAG 发病中的作用目前尚不清楚。

（四）*NTF4* 基因与 POAG

NTF4 基因位于 19q13.33 位点上，由 2 个外显子组成，编码 210 个氨基酸，*NTF4* 蛋白与神经细胞的存活有关，突变的 *NTF4* 基因可能导致神经营养因子功能的缺失。现已确定 *NTF4* 基因与 POAG 有关，但其突变频率较低，在中国 POAG 患者中约占 0.6%，在欧洲 POAG 患者中约占 1.7%。

2009 年一项研究报道，在欧洲人群中有 1.7% 的 POAG 患者存在 *NTF4* 基因突变，推测 *NTF4* 基因突变可能影响 *NTF4* 二聚体的稳定性或者影响 *NTF4* 二聚体与其受体 *TrkB* 的相互作用，提示该基因可能与青光眼发病有关，但尚无后续的研究支持该观点。一个相关的欧洲病例的研究发现，正常人比患病者存在有更多的 *NTF4* 基因非同义突变，印度的另一研究也发现了类似的结果。2010 年，有研究对中国 174 例 POAG 患者和 91 名正常人进行 *NTF4* 基因筛选，发现一例患者具有 *NTF4* 基因的新致病突变，证明 *NTF4* 基因突变在中国人群中是一种罕见的（约 0.6%）POAG 致病因素。2012 年，Chen 等对来自香港、汕头和北京的 720 例散发的 POAG 患者和 230 名正常人进行 *NTF4* 基因筛查，结果在 2 个患者中分别发现 Gly157Ala 和 Ala182Val 新致病突变，可见虽然 *NTF4* 基因与 POAG 发病相关，但其在中国人的突变频率很低[46]。目前，关于 *NTF4* 基因所编码的蛋白的功能及其在 POAG 发病中的作用尚不清楚[47]。

（五）新报道的 POAG 相关基因

随着大量数据库和 GWAS 这样有力的研究手段在青光眼分子遗传研究中的运用，将会发现并证明新的与 POAG 遗传相关的证据。第一个关于 POAG 的 GWAS 研究包含日本 827 例患者和 748 名正常人，但均未发现显著的遗传相关性，此后的一个日本 NTG 的 GWAS 研究包括 305 例 NTG 患者和 355 名正常对照者，发现 2 号染色体上 *SRBD1* 基因的内含子 SNP rs3213787 具有遗传相关性。该研究结果近来在日本其他 NTG 研究中得到多次验证，提示 *SRBD1* 基因在 NTG 中可能有重要作用。

1. **小凹蛋白基因** Thorleifsson 等对欧洲的 POAG 患者进行 GWAS 研究，发现在 7 号染色体长臂第 31 区有 1 个与 POAG 显著相关的 SNP rs4236601，此结果在高加索人和中国人的研究中得到证实。SNP rs4236601 位于小凹蛋白（caveolin，*CAV*）1 和 2 之间的基因间区域，*CAV1/CAV2* 在小梁网和 RGCs 中均有表达，产生的人 *CAV* 是细胞表面穴样内陷中的一种主要膜内在蛋白，包括 *CAV-1*、*CAV-2* 和 *CAV-3*，在保持细胞表面穴样内陷结构的完整性、小胞的运输、信号的传导、细胞内吞作用中起一定的作用。该基因突变为何与 POAG 敏感性相关仍不清楚，但研究表明 *CAV1/CAV2*、*OPTN* 以及 *MYOC* 基因似乎都与细胞内的囊泡运输有关[48]。也有研究未发现该突变与 POAG 的相关性，可能与研究中的样本量及人种不同有关。

2. **细胞周期素依耐性激酶抑制剂2B基因** 细胞周期素依耐性激酶抑制剂2B基因（cyclin dependent kinase inhibitor 2B，*CDKN2B*）位于9号染色体短臂第21区，编码*pl5INK4B*蛋白，后者是*CDK4*抑制剂（inhibitors of CDK4，*INK4*）蛋白家族的成员之一，可特异性地抑制细胞周期素依赖性激酶4（cyclin dependent kinase 4，*CDK4*）和细胞周期素依赖性激酶6（cyclin dependent kinase 6，*CDK6*）的催化亚单位。*pl5INK4B*蛋白由转化生长因子β（transforming growth factor-β，*TGF-β*）诱导表达，能诱导细胞周期G_1期抑制。一个GWAS研究视盘系数的实验首次发现*CDKN2B*基因与VCDR（vertical cup/disc ratio）相关，随后通过候选基因分析研究确定了其与POAG的患病风险相关[49]。Cao等[50]在加勒比黑人和西印度群岛人中证实*CDKN2B*基因与POAG相关，Liu等也在另一个GWAS研究中证实了这种相关性。目前的研究证实，该基因位点还与心肌梗死、颅内动脉瘤、糖尿病、乳腺癌、子宫内膜异位、神经胶质瘤等有关系，基于中国人群的研究也显示*CDKN2B*基因与2型糖尿病、心肌梗死等疾病相关。但该基因是如何参与人类不同疾病发病的机制至今仍不清楚。

3. **跨膜与卷曲螺旋域1基因** 跨膜与卷曲螺旋域1基因（transmembrane and coiled-coil domains 1，*TMCO1*）定位于高尔基体膜、内质网膜等，*TMCO1*基因位于1号染色体长臂第22~25区，编码1个相对分子质量为21 175的蛋白质，含有188个氨基酸。Xin等报道了*TMCO1*基因纯合突变导致的伴颅面部畸形、骨骼异常、智力迟钝综合征，研究发现*TMCO1*基因突变与POAG相关。不同种类的细胞，*TMCO1*基因编码的蛋白质可定位于高尔基体、内质网或者线粒体，可能在RGCs的凋亡中发挥作用[51]。

4. ***SIX6*基因** 一项研究报道14号染色体长臂第23区有与VCDR相关的突变，近来在2个单独的候选基因研究中发现同样位点与POAG患病风险相关，这些突变均位于*SIX1*和*SIX6*的基因间非编码区域。*SIX1*基因与果蝇的sine oculis基因同源，而sine oculis基因的突变则会导致视觉系统的发育不良，人类*SIX1*基因突变会导致耳聋和鳃-耳-肾综合征（OMIM 113650），*SIX6*基因突变则会导致鼠和人的眼球缺失，*SIX6*基因在发育中的视网膜和视神经均有表达。各项研究提示我们，*SIX6*和（或）*SIX1*基因可能与眼部发育有关并导致青光眼的发生[52]。

5. **基因拷贝数与POAG** 目前研究的基因多态性主要是SNPs和拷贝数变异。拷贝数变异是人类基因组内从1kb到多个Mb的DNA片段拷贝数的不同，包括DNA片段的删除、插入、复制和复合多位点的变异等类型。拷贝数变异在人类遗传疾病中扮演重要角色，它可能在遗传变异和物种进化方面比SNPs起着更重要的作用，是今后包括眼病在内的人类疾病的研究热点。Lehmann等于2000年应用FISH技术通过对1个6代常染色体显性遗传的青光眼家系进行调查，首次检测到*FOXC1*基因的突变，发现含有*FOXC1*基因的6p25染色体的复制可引起青光眼、虹膜发育不良等发育异常。对常染色体显性遗传的虹膜发育不良和早发青光眼2个家系进行研究，首次发现6p25重排导致的6p25间隙复制和缺失与眼部发育障碍共分离有关[53]。有研究表明，定位于4q25的*PITX2*基因的缺失联合*FOXC1*基因的复制导致的青光眼预后明显差于单独*FOXC1*基因变异所致的青光眼。Davis等研究表明，罕见的基因拷贝数的变化在POAG的形成中起作用，如*TULP3*基因片段的缺失、*TBK1*基因片段的复制。由此可见，伴随人类基因组计划的完成和相关分子遗传学技术在青光眼研究领域的应用，越来越多的POAG相关基因及突变位点被发现。同时，与某些临床特征相关的基因也陆续在POAG病例中报道，例如VCDR相关的*CDKN2B*基因和*ATOH7*基因，中央角膜厚度（central corneal thickness，CCT）相关的*ZNF469*、*COL5A1*、*AKAP13*、*COL8A2*、*AVGR8*基因，视盘面积相关的*TGFBR3*、*CARD10*、*CDC7*基因等，提示我们青光眼分子遗传研究中若POAG相关基因筛查无果，可考虑从其特殊的临床表型调查入手。

三、原发性先天性青光眼

原发性先天性青光眼（PCG）又称原发性婴幼儿型青光眼，多数患者出生时已存在前房角和小梁网的发育异常，通常在3岁以前发病，是年轻人致盲的主要原因之一。典型的临床表现是畏光、流泪、眼睑痉挛、角膜增大，以及混浊水肿、眼压增高、最终导致视神经萎缩。该疾病被认为是由于胚胎发育期眼球的前房角和小梁网的发育不良所致，不伴有其他眼球发育异常。如果不治疗，升高的眼压将很快导致轴突损失以及视力永久丧失。60%～80%的病例为双眼发病，男性的发病率比女性高（分别为65%与35%），主要表现为具有可变外显率的常染色体隐性遗传。

虽然普遍认为先天性青光眼呈常染色体隐性遗传，但有些现象仍不能得到完美的解释，例如先天性青光眼有明显的性别倾向，男性患者约为女性的2倍；患者的同胞及家族成员的患病率小于常染色体隐性遗传的理论值；同时一小部分家系出现连续相传的现象，所以关于该病的遗传模式仍存在争议。迄今为止人们通过典型家系的连锁分析，共找到三个与原发性先天性青光眼相关的基因位点*GLC3A*、*GLC3B*、*GLC3C*，其中已经确认*CYP1B1*是位于*GLC3A*位点上的致病基因，而在其他两个位点上仍未找到致病基因。Ali等报道*LTBP2*（Gene encoding latent transforming growth factor beta binding protein 2）的基因突变可导致PCG，该基因与*GLC3C*位点仅间隔1.3Mb[54]。还有报道*FOXC1*基因可能与PCG相关。

（一）*CYP1B1*基因与PCG

1. *CYP1B1*基因的发现和定位　细胞色素P4501Bl（cytochrome P4501B1，*CYP1B1*）是*CYP*超家族中家族1、亚家族B的唯一多肽，又称微粒体单加氧酶（microsomal monooxygenase）、异生素单加氧酶（xenobiotic monooxygenase）、芳香烃羟化酶（aryl hydrocarbon hydroxylase）、黄素蛋白联接单加氧酶（flavoprotein-linked monooxygenase）等，是一种亚铁血红素—硫醇盐单加氧酶，主要位于细胞的内质网、内质网膜和外周膜结构内。

1995年，Sarfarazi等用连锁分析从17个土耳其家系中得到第一个先天性青光眼基因位点*GLC3A*，并定位于2p21，D2S1788/ D2S1325与D2S1356之间的染色体区域，其中11个家系符合该位点。该研究中的患儿全部为6个月内首诊、双眼发病、不伴有任何其他先天发育异常且具有患病的同胞，多为近亲结婚后代[53]。随后Plasilova等又在7个吉普赛人PCG家系中证实了该位点。1997年Stoilov等基于当时的STSs和ESTs数据，联合应用STRs分子标记、YAC克隆筛选及放射性杂交等技术，首先确定*SPTBN1*、*hSOS1*、*PRKR*、*CYP1B1*、*SFRS7*为*GLC3A*的候选基因，然后通过直接测序、寻找与表型共分离的突变位点的方法，最终确定*CYP1B1*为PCG的致病基因[56]。

2. *CYP1B1*基因的结构和表达 *CYP1B1*基因定位于2p22.2，由三个外显子（371bp、1044bp和3707bp）和两个内含子（390bp和3032bp）组成（GenBank登记号为U56428），其转录子长度为5.1kb，编码区从第二外显子开始，编码的蛋白质长543个氨基酸，是一种膜结合蛋白。*CYP1B1*蛋白C端半侧具有细胞色素P450家族的保守核心结构（conserved core structures，CCS），包括四个螺旋束（helix bundles）（螺旋K、螺旋I、螺旋L和反平行螺旋E）、螺旋J、螺旋K、β折叠1、β折叠2、血红素结合域（heme-binding region）以及紧邻血红素结合域的曲折区域（meander region）。这些保守结构元件被认为参与了和血红素结合的重要功能。*CYP1B1*蛋白的N端为含有疏水氨基酸残端的跨膜区域，紧邻该区域的是富含脯氨酸的铰链区域（hinge region），该结构域具有保持跨膜区和胞质区的曲折柔韧性的能力。

*CYP1B1*可在全身多种组织中表达，如肾、心、脾、脑、肺、肝、骨骼肌、胸腺、肾上腺、睾丸、卵巢、子宫、乳腺、胎盘、小肠、大肠、淋巴结及外周血白细胞等，说明其在人类相关器官的分化、发育及功能行使中具有重要作用。

人眼中*CYP1B1* mRNA在虹膜和睫状体中的水平相对高于角膜、视网膜色素上皮和视网膜。免疫组化分析提示*CYP1B1*蛋白表达在人胎儿和成人眼中小梁网是缺失的，但是在睫状体非色素上皮细胞和视网膜中出现。不过也有证据表明，*CYP1B1*的转录产物在成年人的小梁网cDNA基因库中能测到。

一个与*CYP1B1*相似的蛋白在成年C57BL/6鼠中表达。这个蛋白也在角膜上皮、内部睫状上皮细胞、视网膜神经节细胞和内核层表达，在晶状体上皮细胞中也有细微的表达。相反，眼周间质来源的结构，如虹膜、角膜基质、外部睫状体上皮不表达该蛋白，而*CYP1B1* mRNA在FVB/N成年鼠的外部睫状体上皮有表达。有研究表明，在鸡胚眼发育过程中，包括从前节和视网膜前部，*CYP1B1*在内胚层、中胚层和外胚层衍生物中均有表达。

在鼠和人眼中都有*CYP1B1*的保守表达，在眼各个组织中的表达不同，胎儿眼中表达高于成人眼，在眼的功能和发育过程中起作用。睫状体上皮的*CYP1B1*的改变会导致重要内源性底物代谢的降低和缺失，从而引起发育缺陷。睫状体是产生房水的主要部位，分泌金属蛋白酶来参与生成调节因子，其作用是调整细胞外基质。因此在青光眼病人中，睫状体基因表达的突变可以直接导致眼压的异常升高，或者中断正常的小梁网发育过程从而间接地影响房水的流出。通过睫状体衍生调节因子的代谢作用参与这些过程，从而影响IOP。

*CYP1B1*可能是眼部发育相关的某种内源性底物的重要代谢酶，如花生四烯酸类物质经*CYP1B1*催化后的代谢产物通过抑制眼前节上皮细胞Na^+-K^+-ATP酶的活性，从而调节角膜透明性和房水分泌。其组织特异性与眼前节的形态发育及功能形成密切相关，从而可能参与PCG的发生发展。

3. *CYP1B1*基因的突变研究 *CYP1B1*自发现之日起，在各人种人群先天性青光眼的筛查中不断发现新的突变。与其他3个青光眼相关致病基因（*MYOC*、*OPTN*和*WDR36*）一样，*CYP1B1*的突变率在具有家族史的患者中明显高于散发病例。在家族性病例中，*CYP1B1*的突变率从100%（斯洛伐克吉普赛人）、92%（沙特阿拉伯）到55.6%（巴西）。对于散发病例*CYP1B1*的突变率则从41.7%（巴西）、37.5%（印度）、34%（摩洛哥）、33.3%（印度尼西亚)、22.3%(欧洲)到20%(日本)。

  *CYP1B1*绝大多数的致病突变为纯合突变或复合杂合突变,偶尔也有报道单纯杂合突变发病者。据统计*CYP1B1*的突变共有82个(表6-1-5)[57]。

  表6-1-5列出了从PCG、PA、RA和POAG病人中发现的82个变异,包括46个错义突变、10个无义突变、16个缺失、8个插入或(和)重复和2个同义突变。大约三分之一的突变是基因插入或者缺失造成的,说明*CYP1B1*对于复合事件有较高的易感性。在POAG,PA和RA病人中*CYP1B1*突变比最初想象的具有更宽范围的临床表型。在PCG中,通过遗传连锁分析和突变扫描,*CYP1B1*最初被定位于*GLC3A*上。研究表示*CYP1B1*是Peters异常的一个致病因素,在这些病人中有4个位点的突变(Trp57stop、Met1Thr、Pro118Thr和Arg368His)和一个缺失(g.7889-7910缺失,R355-A358缺失)。另有证据表明,*CYP1B1*在病理生理学机制上和PCG以及其他的眼前节发育不良是相同的。研究发现,Rieger's异常中存在*CYP1B1*基因的突变(Trp57stop、g.4832-4834缺失、g.4838-4840缺失和g.8037-8046重复)。在PCG和POAG分离的特定家系中,这两种形式的青光眼可能具有相同或重叠的*CYP1B1*介导的病理生理学机制。有研究揭示在同一个家系中PCG和POAG的变异和共存。此外,*CYP1B1*和*MYOC*变异的二基因遗传导致的表型出现在更多报道中,提示*CYP1B1*可能是*MYOC*基因的修饰因子。有趣的是,236个无关的法国高加索人POAG患者中的11个有*CYP1B1*的突变但*MYOC*基因没有突变。这些个体为青年或者中年发病,发病时间显著早于那些没有携带*CYP1B1*突变基因的病人。除了一个无义突变,所有的这些突变都可以在PCG病例中检测到。对印度人群的研究发现,200个POAG病人中的9个病人具有6个*CYP1B1*的突变。在这些突变中,其中1个是新发现的纯合突变(Arg523Thr),3个是以前在PCG病人中报道过的(Trp57Cys、Glu229Lys和Arg368His),2个是新发现的杂合突变(Ser515Leu和Asp530Gly)。在一个青少年发病的POAG家系中(缺少*MYOC*或*OPTN*突变)检测到了Arg523Thr,这个位点与疾病共分离,是一种常染色体隐性遗传方式。在这个研究中检测到了在*CYP1B1*区域中所有新发现的突变(Arg523Thr、Ser515Leu和Asp530Gly),没有包含PCG或其他眼前节发育不良中的错义突变。Chen等在一中国发育型青光眼家系中发现,两个*CYP1B1*的SNPs(Arg48Gly和372-12 C>T)在所有的病人中都被检测到,可能与*MYOC*基因的杂合突变Pro370Leu一起,对该家系的发育型青光眼共同作用。这些研究都提示*CYP1B1*在PCG和其他眼前节发育不良中起的致病作用比最初想象的更为重要,修饰POAG的病理发生过程,或者在一些条件下直接就是导致JOAG的主要原因[22]。

表6-1-5 青光眼和(或)眼前节发育不良个体中*CYP1B1*的突变基因

突变类型	外显子	核苷酸改变	蛋白改变	疾病	来源
错义突变	2	g.3807T→C	M1T	PA*	加拿大
	2	g.3888C→G	S28W	POAG	西班牙
	2	g.3947C→G	R48G	PCG	沙特阿拉伯,印度,日本
	2	g.3976G→C	W57C	PCG POAG	西班牙,印度

续表

突变类型	外显子	核苷酸改变	蛋白改变	疾病	来源
	2	g.3987G→A	G61E	PCG POAG	土耳其，沙特阿拉伯，科威特，西班牙
	2	g.4035T→C	L77P	PCG	沙特阿拉伯
	2	g.4046T→A	Y81N	POAG	法国，西班牙
	2	g.4155G→C	R117P	PCG	亚洲
	2	g.4157C→A	P118T	PA/no PCG	高加索
	2	g.4160G→T	A119S	PCG	沙特阿拉伯，日本
	2	g.4237G→T	Q144H	POAG	西班牙
	2	g.4238C→T	R145W	POAG	西班牙
	2	g.4370G→C	A189P	OHT	西班牙
	2	g.4380A→T	D192V	PCG	日本
	2	g.4383C→T	P193L	PCG	印度
	2	g.4397G→A	V198I	PCG	日本
	2	g.4430T→C	C209R	PCG	西班牙
	2	g.4449G→T	S215I	PCG	印度尼西亚
	2	g.4490G→A	E229K	PCG POAG	黎巴嫩，印度，法国，印度，西班牙
	2	g.4499G→C	G232R	PCG	法国
	2	g.4763G→T	V320L	PCG	日本
	2	g.4793G→T g.4794C→T	A330F	PCG	日本
	2	g.4793G→T	A330S	OHT	西班牙
	2	g.4838C→T	L345F	PCG	亚非
	3	g.7927G→A	V364M	PCG	日本
	3	g.7930G→T	G365W	PCG	美国
	3	g.7940G→A	R368H	PCG PA POAG	沙特阿拉伯，印度，巴西，科威特
	3	g.7957G→A	D374N	PCG	

续表

突变类型	外显子	核苷酸改变	蛋白改变	疾病	来源
	3	g.7983C→T	P379L	PCG	土耳其
	3	g.7996G→A	E387K	PCG	斯洛伐克，巴西，美国，加拿大，吉普赛人
	3	g.7999G→A	A388T	PCG	科威特
	3	g.8005C→T	R390C	PCG	厄瓜多尔，印度
	3	g.8005C→A	R390S	PCG	沙特阿拉伯
	3	g.8006G→A	R390H	PCG POAG	巴基斯坦，法国
	3	g.8033T→G	I399S	PCG	法国
	3	g.8062G→T	V409F	POAG	西班牙
	3	g.8104A→T	N423Y	PCG	法国
	3	g.8131G→C	L432V	PCG PA	土耳其，日本
	3	g.8147C→T	P437L	PCG	巴西
	3	g.8165C→G	A443G	PCG POAG OHT	巴西，法国，西班牙
	3	g.8168G→A	R444Q	PCG	日本
	3	g.8242C→T	R469W	PCG	沙特阿拉伯
	3	g.8333A→G	E499G	PCG	日本
	3	g.8381C→T	S515L	POAG	印度
	3	g.8405G→C	R523T	POAG	印度
	3	g.8426A→G	D530G	POAG	印度
无义突变	2	g.3860C→T	Q19X	PCG	巴西
	2	g.3929C→T	Q42X	PCG	德国
	2	g.3976G→A	W57X	PA PCG RA	加拿大，巴西
	2	g.4547C→T	Q248X	PCG	法国
	2	g.4645C→A	C280X	PCG	日本，科威特

续表

突变类型	外显子	核苷酸改变	蛋白改变	疾病	来源
	2	g.4646G→T	G281X	PCG	土耳其
	3	g.7900C→T	R355X	PCG	土耳其
	3	g8104A→T	N423Y	POAG	法国
	3	g.8139G→A	W434X	PCG	德国
	3	g.8167C→T	R444X	PCG	法国
缺失	2	g.3964delC	Fs	PCG	日本
	2	g.3979delA	Fs and 59X	PCG POAG	法国
	2	g.4238 4247del	Fs	PCG	沙特阿拉伯
	2	g.4081delC	Fs	PCG	土耳其
	2	g.4339delG	Fs	PCG	摩洛哥
	2	g.4340delG	51X	PCG	巴西，厄瓜多尔
	2	g.4356delG	A179R/X 17 aa downstream	PCG	墨西哥
	2	g.4611 4619del	S268 F270del	PCG POAG	沙特阿拉伯，法国，美国
	2	g.4635delT	L277X	PCG	墨西哥
	2	g.4832 4834del	Fs	RA	德国
	2	g.4838 4840del g.7899 7910del	L345del R355– A358del	RA PA	土耳其
	3	g.7901 7913del	fs and 422X	PCG POAG	土耳其，巴西，法国
	3	G7945delC	P370L / X 57 aa Downstream	PCG	墨西哥
	3	g.8182delG		PCG	西班牙，巴西，美国
	3	g.8214 8215del	Fs	PCG	巴西
插入和重复	2	g.3835insA	223X		印度
	2	g.3956insC	Fs	PCG	俄罗斯
	2	g.4306insT	Fs	PCG	土耳其
	2	g.4673insC	Fs	PCG	土耳其

续表

突变类型	外显子	核苷酸改变	蛋白改变	疾病	来源
	2	g.4776insAT	Fs	PCG	日本
	3	g.8037_8046dup	Fs	PCG RA	巴西，美国，英国，土耳其，德国
	3	g.8039_8048	T404S / X26 aa Downstream	PCG	墨西哥
	3	g.8240_8266dup	Fs	PCG	土耳其
沉默	3	g.4534G→C	V243V	PCG	日本
	3	g.8184T→C	D449D	PCG	日本

缩写：PA：Peters异常；POAG：原发性开角型青光眼；PCG：原发性先天性青光眼；RA：Rieger异常；OHT：眼内高眼压；X：终止密码子

最初研究表明，*CYP1B1*基因的突变呈现完全外显，但Bejjani等在沙特的病例筛选中发现*CYP1B1*基因的外显率大约仅为73%，因此推测可能另外存在非连锁于*GLC3A*的抑制基因。此后对突变体功能的研究证实，并非所有的突变均导致蛋白功能的完全丧失，有些突变仍可产生具有部分功能的蛋白[58]。

*CYP1B1*的突变大多位于富含脯氨酸的铰链区和保守核心区，从而影响到分子的正确折叠、与血红素结合的能力、形成复合物的稳定性、对底物的作用等。Panicker等比较了45位携带*CYP1B1*基因突变的先天性青光眼患者的基因型和表型的关系，发现在所有的突变中移码突变产生的表型最为严重，这可能是由于移码造成*CYP1B1*基因C端重要结构域的全部丢失，产生无功能的蛋白所致[59]。

*CYP1B1*的晶状体结构还没有被探明，但是可以根据许多P450的保守序列来推测。这些相似的模型提示*CYP1B1*错义突变会影响到P450酶高度保守和重要的功能区域。例如：与Trp57Cys、Gly61Glu、Gly365Trp、Pro379Leu、Arg390His、Glu387Lys、Pro437Leu和Arg469Trp有关的突变在铰链或保守编码蛋白区域会破裂。另一个研究提示Asp192Val、Ala330Phe、Val364Met和Arg444Gln的突变会导致*CYP1B1*蛋白有意义的结构改变。研究表明，野生型和突变型结构对应的8个PCG突变（Ala115Pro、Met132Arg、Gln144Pro、Pro193Leu、Glu229Lys、Ser239Arg、Arg368His和Gly466Asp）都可以发展为相应模型来进行研究。用这些模型来进行分子动力学模拟实验从而研究重要功能区的定时演变和结构性的时间平均值。

4. *CYP1B1*基因缺失鼠　为了研究*CYP1B1*在青光眼中的作用，Buters等于1999年建立了*CYP1B1*基因敲除鼠（*CYP1B1⁻/⁻*）。检查这些鼠眼，发现前节表现正常并没有青光眼的迹象。进一步研究证实13月龄的*CYP1B1⁻/⁻*鼠没有大体的异常，它们的眼压和其同窝生的野生型鼠没有显著的区别。但是电子显微镜下，*CYP1B1⁻/⁻*鼠的眼前节中的内眼房水系统有异常，这与PCG病人的情况相似。这些异常包括位于小梁网基底膜的发育异常，以及虹膜角膜粘连，虽然这些异常不一定和眼压升高有关。但最近的研究发现*CYP1B1⁻/⁻*鼠的眼压有一些升高，需要进一步深入研究这些基因敲除鼠眼压升高的原因[60]。

把 *CYP1B1* 突变鼠与酪氨酸酶缺失的背景鼠杂交，会导致更加严重的虹膜角膜房角的异常，提示酪氨酸酶（*TYR*）可能是房角缺陷的修饰基因。*TYR* 在黑色素合成过程中起关键作用，可能导致 Tyr- 缺失白化鼠。白化病人患 ASD 的可能性增加进一步说明了 TYR 在房角异常中的作用。有趣的是，*Tyr* 同时在另外一个 ASD 鼠模型（*Foxc1*+/-）中起到了修饰房角表型的作用，提示 *TYR* 不仅是 *CYP1B1* 缺失特有的。但是，对沙特阿拉伯人 *TYR* 染色体区域 11q13-q21 基因组 SNP 分析和 *TYR* 的序列分析提示，*TYR* 不是 *CYP1B1* 的修饰因子。对 *CYP1B1*-/-/*Tyr*-/- 双突变鼠用酪氨酸酶产物左旋多巴（L-dopa）治疗，可以减轻房角的异常。所以催化酪氨酸产生左旋多巴的酪氨酸羟化酶，可以扮演另外一个修饰因子。而且 *CYP1B1* 通过产生类视黄醇促进神经管嵴细胞酪氨酸羟化酶的表达来影响酪氨酸羟化酶的表达。*CYP1B1* 缺失鼠和 *CYP1B1* 白化鼠可以帮助阐明青光眼的分子机制。

（二）潜在转化生化生长因子结合蛋白2基因

曾有研究报道，潜在转化生化生长因子结合蛋白 2 基因（latent transforming growth factor beta binding protein 2，*LTBP2*）的突变可导致 PCG，随后该结果得到 Azmanov 等人的证实，已报道的 *LTBP2* 基因突变是移码突变或者无义突变。*LTBP2* 基因定位于 14q24，包含 36 个外显子，编码一种具有多个结构域的基质蛋白，编码的蛋白质长 1821 个氨基酸。*LTBP2* 基因的 N 端区域有黏着性位点，能与 beta1 和 alpha3 整合蛋白相互作用。*LTBP2* 基因是 TGF-β 潜在复合物成员之一，能与腓骨蛋白 5 绑定，对弹性纤维的组装具有调控作用。它也是微原纤维的结构组分，与细胞黏着有关。*LTBP2* 基因与青光眼的关系研究也开始引起关注[61]。

（三）叉头框C1基因

叉头框 C1（forkhead box C1，*FOXC1*）基因定位在人的 6p25，只有一段编码区，编码的蛋白质长 553 个氨基酸，该基因的功能尚未完全研究清楚，目前认为它在胚胎发育，包括眼发育过程中发挥调控作用，*FOXC1* 基因突变与眼前节发育不良相关。*FOXC1* 蛋白是转录因子叉头框家族中亚家族 *FOXC* 的成员之一，与其他转录因子一样含有 DNA 结合区、转录调节区和一些其他结构。*FOXC1* 蛋白的改变可引起 PCG 及 Peter 异常、虹膜房角发育不良综合征（iridogoniodysgenesis syndrome，IGDS）、Axenfeld-Rieger 综合征在内的多种表型。目前有关 *FOXC1* 基因的研究多集中在眼、上颌骨、头骨等组织的发育中以及 *FOXC1* 基因突变导致的眼病上。Nishimura 等报道了 1 例 *FOXC1* 基因缺失的 PCG 病例，Hong 等研究显示 *FOXC1*+/- 小鼠眼前节发育异常。近年也有许多 *FOXC1* 基因异常与青光眼或各类眼病综合征的相关报道[62]。

四、原发性闭角型青光眼

（一）概述

原发性闭角型青光眼（PACG），简称闭角型青光眼，是由于周边虹膜堵塞小梁网或与小梁网发生永久性粘连，房水外流受阻，引起眼压升高的一类青光眼。闭角型青光眼是中国乃至亚洲地区最常见的不可逆性致盲眼病，其致盲率约为原发性开角型青光眼（POAG）的 3 倍[5]。世界范围内闭角型青光眼患病人数约为 1570 万，其中 80% 以上位于亚洲[63]，

47.5%位于中国。预计2020年，亚洲闭角型青光眼患病人数约为1343万，2040年预计这一数字将上升为1751万[1]。PACG的发生率有明显的种族差异，亚洲人发生PACG的危险度高于其他人种，占全球PACG患者的87%，在中国的双侧盲青光眼患者中，PACG患者的比例约为91%[64]。然而，在PACG患病率逐年升高的情形下，PACG的早期诊断和治疗方法学研究进展仍然有限。

（二）原发性闭角型青光眼的发病危险因素

研究提示人种、性别、眼球解剖结构特征和屈光状态等均参与了闭角型青光眼的发病。闭角型青光眼发病的危险因素详见表6-1-6。其中最重要的解剖危险因素是前房角窄，而前房角的发育特征据研究同年龄、性别和种族相关[65~67]。

表6-1-6 原发性闭角型青光眼的发病危险因素

类别	危险因素
人种	因纽特人，亚洲人
性别	女性（女：男=3：1）
青光眼家族史	25.2%
屈光状态	远视性屈光不正
眼球解剖结构	前房角窄 眼轴短
	中央前房深度浅
	晶状体厚且相对位置靠前
	小角膜

研究报道表明，PACG患者一级亲属的发病率为普通人的6～9倍。Amerasinghe等研究发现，在中国PACG患者的兄弟姐妹中，具有房角狭窄解剖特征表现型的可能性约为50%，说明遗传因素是PACG的危险因素之一，其遗传方式主要为常染色体显性遗传或多基因遗传，但其致病基因尚不清楚[68]。

（三）原发性闭角型青光眼的分子遗传学研究进展

许多线索提示闭角型青光眼是一个由遗传和环境致病因子共同作用导致的复杂多因子遗传疾病。支持闭角型青光眼发病同遗传相关的证据如下：首先，不同人种之间的闭角型青光眼患病率有较大差异，白种人发病率为0.4%，中国人发病率为1.4%，爱斯基摩人的发病率约为2%～8%；其次，闭角型青光眼患者的一级亲属患病率要明显高于一般人群，为3.5～7倍；最后，浅前房和窄房角具有较高的遗传度，分别约为93%和49%[69]。

虽然迄今为止，尚无明确的闭角型青光眼致病基因被报道，但针对闭角型青光眼这种复杂的多因子遗传病，既往研究者应用候选基因研究（candidate gene studies）方法对50余个候选基因同闭角型青光眼之间的关联进行了分析，应用全基因组关联分析（genome-wide association study，GWAS）及数量性状位点（quantitative trait loci，QTL）研究的策略共定位了9个同闭角型青光眼发病相关的遗传位点。

1. 原发性闭角型青光眼的候选基因研究　在过去十年间，50余个候选基因被研究者用来验证同原发性前房角关闭疾病（primary angle closure disease，PACD）之间的关联，PACD疾病谱包括原发性闭角型青光眼（PACG）、原发性房角关闭（primary angle closure，PAC）和可疑原发性房角关闭（primary angle-closure suspect，PACS）。2016年，Shisong Rong等人对既往所报道的PACD的生物标志物进行了系统评价（systematic review）和荟萃分析（meta-analysis），最终证实来源于候选基因研究的5个基因同PACD的发病相关联，其中4个基因（*HGF*、*MFRP*、*MMP9*和*NOS3*）同PACG发病相关联，1个基因（*HSP70*）同PACD发病相关联[69]。

（1）POAG相关基因与PACG：由于PACG与POAG同为青光眼的亚型，二者在分子机制方面可能存在共同点，一些与POAG有关的基因也引起了研究者的关注。

1）*MYOC*基因与PACG：Aung等在中国人群中进行研究，但未发现*MYOC*基因突变与PACG之间的关联，但Jin等却发现*MYOC* rsl83532与中国汉族人群PACG发病风险增加相关[70]。

2）*CYP1B1*基因与PACG：Chakrabarti等发现*CYP1B1*基因在PACG患者中也存在突变，但与PACG之间的关联还需要进一步研究[71]；Abu-Amero等和在29例中东阿拉伯人PACG患者的核基因（*MYOC*、*OPTN*、*CYP1B1*、*WDR36*、*OPA1*和*OPA3*）中未找到青光眼相关基因的突变，提示这部分PACG人群的解剖因素在发病过程中的决定作用可能大于遗传因素。但该研究纳入的样本量较小，研究结果具有一定的局限性[72]。

3）*NTF4*、*Vav2/Vav3*基因与PACG：2010年在印度人群的141例POAG患者和111例PACG患者中未找到这3种基因与青光眼之间的关联。2013年，Awadalla等在106例尼泊尔PACG患者中发现*CYP1B1*和*NTF4*基因与PACG存在边缘相关性，后经校正后亦未得到证实[73]。有研究显示，*Vav2/Vav3*基因缺失鼠会出现前房角关闭及眼压升高，并逐渐发展为RGCs丢失和视神经结构和功能损害。另有研究发现，*Vav2/Vav3*基因的2个SNPs与日本人群POAG的发生相关，但是与印度人种POAG和PACG均无相关性[74]。

4）转脂蛋白E基因与PACG：转脂蛋白E（*APOE*）是中枢神经系统的主要载脂蛋白，可由Müller细胞合成后释放到玻璃体中再转运至视神经。研究者于2007年分别对中国东北地区POAG和PACG患者与*APOE*基因的相关性进行研究，发现*APOE*基因的2、4两种基因型与PACG的发生有关，但其后Al-Dabbagh等在沙特阿拉伯的患者中却未发现*APOE*基因与PACG之间的相关性[75]。

（2）眼球发育相关基因与PACG：PACG具有短眼轴、厚晶状体等解剖特征，一些研究者认为参与眼球组织生长调控的基因与PACG之间可能存在一定的关联。

1）基质金属蛋白酶-9与PACG：细胞外基质，尤其是基质金属蛋白酶（matrix metallopmteases，*MMPs*）在调节眼轴长度的发育方面起重要作用，其亚型*MMP-9*是一种Ⅴ型胶原蛋白酶。Wang等于2006年发现中国台湾人群*MMP-9*基因中的SNPs rs2664538与PACG有关联，发现二者间存在相关性[76]。2011年，Awadalla等在澳大利亚患者中发现SNPs rs17576和rs3918249与PACG发病间存在关联性[77]。2014年，Gao等仅发现*MMP-9* rs3918254可能为中国PACG患者的易感位点，rs3918249、rs3787268、rs17577则可能对中国汉族PACG患者并无明显影响[78]。因此，*MMP-9*基因与PACG之间究竟是否存在关联性及其关联的强弱等目前仍不明确。

2）肝细胞生长因子与PACG：肝细胞生长因子（hepatocyte growth factor, *HGF*）位于人类基因的7q21.1上，由18个外显子和17个内含子组成，参与角膜上皮、虹膜、小梁网、晶状体上皮和视网膜色素上皮的生成。最近，Chen等研究发现，*HGF*中的SNPs rs3735520与眼轴长度有关，可能与PACG相关。2011年，Awadalla等研究表明*HGF*基因的突变与尼泊尔人PACG有相关性，*HGF*中有4个SNPs与PACG有较强的相关性，分别是rs5745718、rs12536657、rs12540393和rs17427817[79]。2013年中国研究者验证了汉族PACG患者*HGF* rs5745718和rs1742817与降低PACG的发生风险存在关联，rs3735520则与其无关联[80]。

2. 原发性闭角型青光眼的GWAS研究　2012年，新加坡国立眼科中心Tin Aung和北京同仁医院王宁利作为共同通讯作者，在*Nature Genetics*杂志上发表文章，完成了世界上首例闭角型青光眼的两阶段GWAS研究，发现了三个闭角型青光眼易感位点，分别是rs11024102（*PLEKHA7*）、rs3753841（*COL11A1*）和rs1015213（*PCMTD1*和*ST18*）[81]。其中*PLEKHA7*、*COL11A1*和*PCMTD1*基因在构成房角的组织（例如角膜，虹膜和小梁网）中有表达，而*ST18*基因尽管在晶状体和角膜中有强表达，但在小梁网或虹膜组织中并没有表达。*PCMTD1*和*ST18*基因的功能目前研究得还不是很清楚。

*PLEKHA7*基因编码pleckstrin同源结构域－包含蛋白7（pleckstrin homology domain-containing protein 7），该蛋白对黏附连接（adherens junctions）的维持和稳定性至关重要[82]。在眼部，黏附连接和紧密连接（tight junction）通过提供房水流出的屏障，在闭角型青光眼相关的组织结构（例如睫状体，虹膜，房水流出系统和脉络膜）中发挥重要作用[83]，因此推测该基因在房角关闭的发病机制谱中扮演重要角色。

*COL11A1*基因编码胶原蛋白11两个α链中的一个，已知*COL11A1*基因的致病突变可以导致Marshall综合征、Stickler综合征2型或者Stickler-like综合征，这些综合征全部同眼、口腔颌面、听力和骨骼的异常发育有关[84]。同时，这些疾病的共同眼部特征之一就是非进展性的轴性近视，这可能是由于巩膜内异常的胶原基质所导致的。而闭角型青光眼患者的眼部通常表现为远视状态，有较短的眼轴和拥挤的前节解剖结构，因此推测同闭角型青光眼发病相关的*COL11A1*基因的多态性改变可导致同近视眼相反的临床表型。

2013年，Haihong Shi等人在232个中国汉族PAC患者和306个正常对照人群中，对之前GWAS所发现的三个闭角型青光眼易感位点进行了验证研究，发现三个易感位点尽管同PACG发病相关，但同PAC之间并无明显关联，同时三个易感位点同眼生物学参数（眼轴、前房深度和球镜度数）之间无明显关联[85]。

2013年，Mona S. Awadalla等人在澳大利亚（232个PACG病例，288个对照）和尼泊尔（106个PACG病例，204个对照）人群中对GWAS所发现的三个闭角型青光眼易感位点也进行了验证研究，证实三个位点均同PACG发病相关[73]。

2015年，Ping Shuai和Hua Bai等人通过系统评价和荟萃分析方法证实了*PLEKHA7* rs11024102同亚洲人群的PACG发病相关，而*COL11A1* rs3753841同高加索及亚洲人群的PACG均相关[86, 87]。

以上闭角型青光眼易感位点的发现固然具有里程碑式的意义，但尚不足以解释闭角型青光眼的全部发病原因。2016年*Nature Genetics*杂志发表了闭角型青光眼的

第二篇GWAS文章。新加坡Tin Aung和C.C.Khor以及中国北京王宁利作为共同通讯作者，在前期GWAS研究工作基础上，进一步扩大了样本规模，针对来自亚洲、欧洲、北美洲、南美洲和澳洲的23个国家的10 404例闭角型青光眼患者及29 343例正常对照个体进行了GWAS联合荟萃分析，再次验证了之前GWAS所发现的三个易感位点同闭角型青光眼发病相关，更重要的是发现了5个新的闭角型青光眼易感位点，分别是rs3816415（EPDR1），rs1258267（CHAT），rs736893（GLIS3），rs7494379（FERMT2）和rs3739821（DPM2和FAM102A）[88]。

EPDR1基因和FERMT2基因所编码的蛋白均参与细胞黏附过程，加之第一次闭角型青光眼GWAS所发现的PLEKHA7基因，共发现了三个闭角型青光眼易感基因参与了细胞黏附功能，提示细胞黏附在闭角型青光眼的分子发病机制中扮演重要角色。

CHAT基因编码胆碱乙酰转移酶（choline O-acetyltransferase），参与催化神经递质乙酰胆碱的生物合成，在瞳孔收缩过程中发挥作用。抗胆碱能药物通过瞳孔散大和随后发生的瞳孔阻滞诱发急性闭角型青光眼的发作[89]。由此可推测，影响乙酰胆碱代谢的基因发生碱基变异，是闭角型青光眼发病的风险因素。

至于GLIS3、DPM2和FAM102A基因同闭角型青光眼之间的关联，尚需要后续研究提供更多的证据。

3. 原发性闭角型青光眼的QTL研究 由于闭角型青光眼患者具有明显的眼部解剖学易感特征，因此QTL研究也在闭角型青光眼的遗传学研究中得到了成功的应用。

2014年PLOS Genetics杂志发表文章，新加坡Aung Tin和中国北京王宁利研究团队在5308例亚洲人群中通过GWAS研究方法发现了位于ABCC5基因内的一个序列多态性rs1401999与中央前房深度（ACD）相关联，后续的病例-对照研究也验证了该多态性改变可以增加闭角型青光眼的患病风险，从而证实与前房深度发育相关的基因确实与闭角型青光眼发病相关[90]。ABCC5基因编码多药耐药相关蛋白5，该蛋白在同闭角型青光眼发病相关的眼前节结构中表达，包括虹膜、睫状体和晶状体，但ABCC5基因同闭角型青光眼之间的关联机制目前还处于探索阶段。

闭角型青光眼QTL研究的成功提示我们，调控眼解剖参数或特征发育的基因可能也参与了闭角型青光眼的发病[91]。综上所述，我们总结了同闭角型青光眼及闭角型青光眼易感特征相关的基因，详见表6-1-7。

表6-1-7 同原发性闭角型青光眼及其易感特征相关的候选基因

基因	表型	来源	染色体位点
PLEKHA7、COL11A1、PCMTD1和ST18	PACG	GWAS	11p15、1p21、8q11.23
EPDR1、CHAT、GLIS3、FERMT2、DPM2和FAM102A	PACG	GWAS	7p14.1、10q11.2、9p24.2、14q22.1和9q34.13
ABCC5	PACG、前房深度	GWAS	3q27

基因	表型	来源	染色体位点
RSPO1、*C3orf26*、*LAMA2*、*GJD2*、*ZNRF3*、*CD55*、*MIP*、*ALPPL2*和*ZC3H11B*	眼轴长度调节	GWAS	1p34.3、3q12.1、6q22.33、15q14、22q12.1、1q32、12q13、2q37、1q41
MMP9	PACG	候选基因	20q13.12
MFRP	PACG；常染色体隐性遗传小眼球	候选基因	11q23.3
HGF	PACG和远视	候选基因	7q21.1
NOS3	PACG、前房深度	候选基因	7q36
HSP70	PACG	候选基因	19q13.42

（四）原发性闭角型青光眼的遗传学研究展望

闭角型青光眼是一类迟发性疾病，既往研究提示房角拥挤的人群中只有10%～22%的人会发展成闭角型青光眼，而其余的人只是"陪着看病"，他们并不会发展成闭角型青光眼。那么如何区分出到底哪些人才是真正的闭角型青光眼高危人群呢？确定更多的闭角型青光眼生物标志物（biomarker），开展闭角型青光眼的基因诊断和早期预警是研究的重点方向。

未来，应用候选基因研究、GWAS、QTL研究、连锁分析联合目标区域靶向高通量测序研究、模式动物研究和表观遗传学研究等综合策略联合先进的数据挖掘手段，相信会锁定更多的闭角型青光眼致病/易感基因。这些基因将在闭角型青光眼的分子诊断特别是高危人群的早期预警方面发挥重大作用，造福更多闭角型青光眼患者及家庭，并将最终帮助我们阐释闭角型青光眼房角关闭的分子发生机制。

五、结语与展望

随着人类遗传学的快速发展，无论是孟德尔单基因遗传还是多基因复合杂合遗传的青光眼，都有其遗传学相关的已知基因和未知基因。虽然我们不清楚这些基因的异常是如何导致青光眼的，这些遗传学的发现目前也不能应用于临床实践。但是，就目前的研究进展而言，越来越多的遗传学研究方法和技术运用于研究人类健康与疾病的发病机制，如GWAS、全外显子组测序、全基因组测序以及其他一些新的检测组织表达的方法、基因调控方法已开始运用于青光眼的研究。更好地利用这些方法去研究功能基因组学、基因表达、通路分析以及表观遗传学等将有助于探明青光眼的发病机制，为进一步实现在高危人群中的早期诊断、干预，以及将来的基因治疗奠定基础。

（闫乃红　刘旭阳　贾红艳）

参考文献：

1. Quigley HA, Broman AT. The number of people with glaucoma worldwide in 2010 and 2020. The British journal of ophthalmology, 2006, 90(3): 262–267.

2. Rotchford AP, Kirwan JF, Muller MA, et al. Temba glaucoma study: a population–based cross–sectional survey in urban South Africa. Ophthalmology, 2003, 110(2): 376–382.

3. Foster PJ, Oen FT, Machin D, et al. The prevalence of glaucoma in Chinese residents of Singapore: a cross–sectional population survey of the Tanjong Pagar district. Archives of ophthalmology, 2000, 118(8): 1105–1111.

4. Foster PJ, Johnson GJ. Glaucoma in China: how big is the problem? The British journal of ophthalmology, 2001, 85(11): 1277–1282.

5. Foster PJ, Buhrmann R, Quigley HA, et al. The definition and classification of glaucoma in prevalence surveys. The British journal of ophthalmology, 2002, 86(2): 238–242.

6. Ellong A, Ebana Mvogo C, Nyouma Moune E, et al. [Juvenile glaucoma in Cameroon]. Bulletin de la Societe belge d'ophtalmologie, 2007(305): 69–77.

7. Fan BJ, Wang DY, Lam DS, et al. Gene mapping for primary open angle glaucoma. Clinical biochemistry, 2006, 39(3): 249–258.

8. Wiggs JL, Allingham RR, Hossain A, et al. Genome–wide scan for adult onset primary open angle glaucoma. Human molecular genetics, 2000, 9(7): 1109–1117.

9. Fuse N. Genetic bases for glaucoma. The Tohoku journal of experimental medicine, 2010, 221(1): 1–10.

10. Rozsa FW, Shimizu S, Lichter PR, et al. GLC1A mutations point to regions of potential functional importance on the TIGR/MYOC protein. Molecular vision, 1998, 4: 20.

11. Polansky JR, Fauss DJ, Chen P, et al. Cellular pharmacology and molecular biology of the trabecular meshwork inducible glucocorticoid response gene product. Ophthalmologica Journal international d'ophtalmologie International journal of ophthalmology Zeitschrift fur Augenheilkunde, 1997, 211(3): 126–139.

12. Kubota R, Noda S, Wang Y, et al. A novel myosin–like protein (myocilin) expressed in the connecting cilium of the photoreceptor: molecular cloning, tissue expression, and chromosomal mapping. Genomics, 1997, 41(3): 360–369.

13. Sheffield VC, Stone EM, Alward WL, et al. Genetic linkage of familial open angle glaucoma to chromosome 1q21–q31. Nature genetics, 1993, 4(1): 47–50.

14. Morissette J, Cote G, Anctil JL, et al. A common gene for juvenile and adult–onset primary open–angle glaucomas confined on chromosome 1q. American journal of human genetics, 1995, 56(6): 1431–1442.

15. Wiggs JL, Haines JL, Paglinauan C, et al. Genetic linkage of autosomal dominant juvenile glaucoma to 1q21–q31 in three affected pedigrees. Genomics, 1994, 21(2): 299–303.

16. Brezin AP, Bechetoille A, Hamard P, et al. Genetic heterogeneity of primary open angle glaucoma and ocular hypertension: linkage to GLC1A associated with an increased risk of severe glaucomatous optic neuropathy. Journal of medical genetics, 1997, 34(7): 546–552.

17. Sunden SL, Alward WL, Nichols BE, et al. Fine mapping of the autosomal dominant juvenile open angle glaucoma (GLC1A) region and evaluation of candidate genes. Genome research, 1996, 6(9): 862–869.

18. Stone EM, Fingert JH, Alward WL, et al. Identification of a gene that causes primary open angle glaucoma. Science, 1997, 275(5300): 668–670.

19. Fautsch MP, Bahler CK, Jewison DJ, et al. Recombinant TIGR/MYOC increases outflow resistance in the human anterior segment. Investigative ophthalmology & visual science, 2000, 41(13): 4163–4168.

20. Adam MF, Belmouden A, Binisti P, et al. Recurrent mutations in a single exon encoding the evolutionarily conserved olfactomedin–homology domain of TIGR in familial open–angle glaucoma. Human molecular genetics, 1997, 6(12): 2091–2097.

21. Fan BJ, Leung DY, Wang DY, et al. Novel myocilin mutation in a Chinese family with juvenile–onset open–angle glaucoma. Archives of ophthalmology, 2006, 124(1): 102–106.

22. Chen X, Yan N, Yun H, et al. Sequence analysis of MYOC and CYP1B1 in a Chinese pedigree of juvenile glaucoma with goniodysgenesis. Molecular vision, 2009, 15: 1530–1536.

23. Fingert JH, Heon E, Liebmann JM, et al. Analysis of myocilin mutations in 1703 glaucoma patients from five different populations. Human molecular genetics, 1999, 8(5): 899–905.

24. Filla MS, Liu X, Nguyen TD, et al. In vitro localization of TIGR/MYOC in trabecular meshwork extracellular matrix and binding to fibronectin. Investigative ophthalmology & visual science, 2002, 43(1): 151–161.

25. Joe MK, Sohn S, Hur W, et al. Accumulation of mutant myocilins in ER leads to ER stress and potential cytotoxicity in human trabecular meshwork cells. Biochemical and biophysical research communications, 2003, 312(3): 592–600.

26. Karali A, Russell P, Stefani FH, et al. Localization of myocilin/trabecular meshwork––inducible glucocorticoid response protein in the human eye. Investigative ophthalmology & visual science, 2000, 41(3): 729–740.

27. Swiderski RE, Ross JL, Fingert JH, et al. Localization of MYOC transcripts in human eye and optic nerve by in situ hybridization. Investigative ophthalmology & visual science, 2000, 41(11): 3420–3428.

28. Sarfarazi M, Child A, Stoilova D, et al. Localization of the fourth locus (GLC1E) for adult–onset primary open–angle glaucoma to the 10p15–p14 region. American journal of human genetics, 1998, 62(3): 641–652.

29. Rezaie T, Child A, Hitchings R, et al. Adult–onset primary open–angle glaucoma caused by mutations in optineurin. Science, 2002, 295(5557): 1077–1079.

30. Sarfarazi M, Rezaie T. Optineurin in primary open angle glaucoma. Ophthalmology clinics of North America, 2003, 16(4): 529–541.

31. Schwamborn k, Weil R, Courtois G, et al. Phorbol Esters and Cytokines Regulate the Expression of the NEMO–related Protein, a Molecule Involved in a NF–B–independent Pathway [J]. Journal of Biological Chemistry, 2000, 275(30): 22780–22789.

32. Li Y, Kang J, Horwitz MS. Interaction of an adenovirus E3 14.7–kilodalton protein with a novel tumor necrosis factor alpha–inducible cellular protein containing leucine zipper domains. Molecular and cellular biology, 1998, 18(3): 1601–1610.

33. Tang S, Toda Y, Kashiwagi K, et al. The association between Japanese primary open–angle glaucoma and normal tension glaucoma patients and the optineurin gene. Human genetics, 2003, 113(3): 276–279.

34. Leung YF, Fan BJ, Lam DS, et al. Different optineurin mutation pattern in primary open–angle glaucoma. Investigative ophthalmology & visual science, 2003, 44(9): 3880–3884.

35. Wiggs JL, Auguste J, Allingham RR, et al. Lack of association of mutations in optineurin with disease in patients with adult–onset primary open–angle glaucoma. Archives of ophthalmology, 2003, 121(8): 1181–1183.

36. Fan BJ, Wang DY, Fan DS, et al. SNPs and interaction analyses of myocilin, optineurin, and apolipoprotein E in primary open angle glaucoma patients. Molecular vision, 2005, 11: 625–631.

37. Park BC, Tibudan M, Samaraweera M, et al. Interaction between two glaucoma genes, optineurin and myocilin. Genes to cells : devoted to molecular & cellular mechanisms, 2007, 12(8): 969–979.

38. De Marco N, Buono M, Troise F, et al. Optineurin increases cell survival and translocates to the nucleus in a Rab8–dependent manner upon an apoptotic stimulus. The Journal of biological chemistry, 2006, 281(23): 16147–16156.

39. Kamphuis W, Schneemann A. Optineurin gene expression level in human trabecular meshwork does not change in response to pressure elevation. Ophthalmic research, 2003, 35(2): 93–96.

40. Monemi S, Spaeth G, DaSilva A, et al. Identification of a novel adult–onset primary open–angle glaucoma (POAG) gene on 5q22.1. Human molecular genetics, 2005, 14(6): 725–733.

41. Weisschuh N, Wolf C, Wissinger B, et al. Variations in the WDR36 gene in German patients with normal tension glaucoma. Molecular vision, 2007, 13: 724–729.

42. Miyazawa A, Fuse N, Mengkegale M, et al. Association between primary open–angle glaucoma and WDR36 DNA sequence variants in Japanese. Molecular vision, 2007, 13: 1912–1919.

43. Fan B J, Wang D Y, Cheng C Y, et al. Different WDR36 mutation pattern in Chinese patients with primary open-angle glaucoma [J]. Molecular Vision, 2009, 15(65–70): 646–653.

44. Hewitt AW, Dimasi DP, Mackey DA, et al. A Glaucoma Case-control Study of the WDR36 Gene D658G sequence variant. American journal of ophthalmology, 2006, 142(2): 324–325.

45. Hauser MA, Allingham RR, Linkroum K, et al. Distribution of WDR36 DNA sequence variants in patients with primary open-angle glaucoma. Investigative ophthalmology & visual science, 2006, 47(6): 2542–2546.

46. Chen LJ, Ng TK, Fan AH, et al. Evaluation of NTF4 as a causative gene for primary open-angle glaucoma. Molecular vision, 2012, 18: 1763–1772.

47. Liu Y, Liu W, Crooks K, et al. No evidence of association of heterozygous NTF4 mutations in patients with primary open-angle glaucoma. American journal of human genetics, 2010, 86(3): 498–499.

48. Thorleifsson G, Walters GB, Hewitt AW, et al. Common variants near CAV1 and CAV2 are associated with primary open-angle glaucoma. Nature genetics, 2010, 42(10): 906–909.

49. Ramdas WD, van Koolwijk LM, Lemij HG, et al. Common genetic variants associated with open-angle glaucoma. Human molecular genetics, 2011, 20(12): 2464–2471.

50. Dan C, Jiao X, Xing L, et al. CDKN2B Polymorphism is Associated with Primary Open-Angle Glaucoma (POAG) in the Afro-Caribbean Population of Barbados, West indies [J]. Plos One, 2012, 7(6): e39278.

51. Xin B, Puffenberger EG, Turben S, et al. Homozygous frameshift mutation in TMCO1 causes a syndrome with craniofacial dysmorphism, skeletal anomalies, and mental retardation. Proceedings of the National Academy of Sciences of the United States of America, 2010, 107(1): 258–263.

52. Carnes MU, Liu YP, Allingham RR, et al. Discovery and functional annotation of SIX6 variants in primary open-angle glaucoma. PLoS genetics, 2014, 10(5): e1004372.

53. Lehmann OJ, Ebenezer ND, Jordan T, et al. Chromosomal duplication involving the forkhead transcription factor gene FOXC1 causes iris hypoplasia and glaucoma. American journal of human genetics, 2000, 67(5): 1129–1135.

54. Ali M, McKibbin M, Booth A, et al. Null mutations in LTBP2 cause primary congenital glaucoma. American journal of human genetics, 2009, 84(5): 664–671.

55. Sarfarazi M, Akarsu AN, Hossain A, et al. Assignment of a locus (GLC3A) for primary congenital glaucoma (Buphthalmos) to 2p21 and evidence for genetic heterogeneity. Genomics, 1995, 30(2): 171–177.

56. Stoilov IR, Costa VP, Vasconcellos JP, et al. Molecular genetics of primary congenital glaucoma in Brazil. Investigative ophthalmology & visual science, 2002, 43(6): 1820–1827.

57. Vasiliou V, Gonzalez FJ. Role of CYP1B1 in glaucoma. Annual review of pharmacology and toxicology, 2008, 48: 333–358.

58. Bejjani BA, Stockton DW, Lewis RA, et al. Multiple CYP1B1 mutations and incomplete penetrance in an inbred population segregating primary congenital glaucoma suggest frequent de novo events and a dominant modifier locus. Human molecular genetics, 2000, 9(3): 367–374.

59. Panicker SG, Reddy AB, Mandal AK, et al. Identification of novel mutations causing familial primary congenital glaucoma in Indian pedigrees. Investigative ophthalmology & visual science, 2002, 43(5): 1358–1366.

60. Buters JT, Sakai S, Richter T, et al. Cytochrome P450 CYP1B1 determines susceptibility to 7, 12-dimethylbenz[a]anthracene-induced lymphomas. Proceedings of the National Academy of Sciences of the United States of America, 1999, 96(5): 1977–1982.

61. Azmanov DN, Dimitrova S, Florez L, et al. LTBP2 and CYP1B1 mutations and associated ocular phenotypes in the Roma/Gypsy founder population. European journal of human genetics : EJHG, 2011, 19(3): 326–333.

62. Hong HK, Lass JH, Chakravarti A. Pleiotropic skeletal and ocular phenotypes of the mouse mutation congenital hydrocephalus (ch/Mf1) arise from a winged helix/forkhead transcriptionfactor gene. Human molecular genetics, 1999, 8(4): 625–637.

63. Wong TY, Loon SC, Saw SM. The epidemiology of age related eye diseases in Asia. The British journal of ophthalmology, 2006, 90(4): 506–511.

64. Cheng JW, Cheng SW, Ma XY, et al. The prevalence of primary glaucoma in mainland China: a systematic review and meta-analysis. Journal of glaucoma, 2013, 22(4): 301-306.

65. Cheng JW, Zong Y, Zeng YY, et al. The prevalence of primary angle closure glaucoma in adult Asians: a systematic review and meta-analysis. PloS one, 2014, 9(7): e103222.

66. Day AC, Baio G, Gazzard G, et al. The prevalence of primary angle closure glaucoma in European derived populations: a systematic review. The British journal of ophthalmology, 2012, 96(9): 1162-1167.

67. Sihota R, Lakshmaiah NC, Agarwal HC, et al. Ocular parameters in the subgroups of angle closure glaucoma. Clinical & experimental ophthalmology, 2000, 28(4): 253-258.

68. Amerasinghe N, Zhang J, Thalamuthu A, et al. The heritability and sibling risk of angle closure in Asians. Ophthalmology, 2011, 118(3): 480-485.

69. Rong SS, Tang FY, Chu WK, et al. Genetic Associations of Primary Angle-Closure Disease: A Systematic Review and Meta-analysis. Ophthalmology, 2016, 123(6): 1211-1221.

70. Jin X, Wang DJ, Qu LH, et al. Haplotype analysis of association of the MYOC gene with primary angle-closure glaucoma in a Han Chinese population. Genetic testing and molecular biomarkers, 2015, 19(1): 3-8.

71. Chakrabarti S, Devi KR, Komatireddy S, et al. Glaucoma-associated CYP1B1 mutations share similar haplotype backgrounds in POAG and PACG phenotypes. Investigative ophthalmology & visual science, 2007, 48(12): 5439-5444.

72. Abu-Amero KK, Morales J, Osman MN, et al. Nuclear and mitochondrial analysis of patients with primary angle-closure glaucoma. Investigative ophthalmology & visual science, 2007, 48(12): 5591-5596.

73. Awadalla MS, Thapa SS, Hewitt AW, et al. Association of genetic variants with primary angle closure glaucoma in two different populations. PloS one, 2013, 8(6): e67903.

74. Rao KN, Kaur I, Parikh RS, et al. Variations in NTF4, VAV2, and VAV3 genes are not involved with primary open-angle and primary angle-closure glaucomas in an indian population. Investigative ophthalmology & visual science, 2010, 51(10): 4937-4941.

75. Al-Dabbagh NM, Al-Dohayan N, Arfin M, et al. Apolipoprotein E polymorphisms and primary glaucoma in Saudis. Molecular vision, 2009, 15: 912-919.

76. Wang IJ, Chiang TH, Shih YF, et al. The association of single nucleotide polymorphisms in the MMP-9 genes with susceptibility to acute primary angle closure glaucoma in Taiwanese patients. Molecular vision, 2006, 12: 1223-1232.

77. Awadalla MS, Burdon KP, Kuot A, et al. Matrix metalloproteinase-9 genetic variation and primary angle closure glaucoma in a Caucasian population. Molecular vision, 2011, 17: 1420-1424.

78. Gao XJ, Hou SP, Li PH. The association between matrix metalloprotease-9 gene polymorphisms and primary angle-closure glaucoma in a Chinese Han population. International journal of ophthalmology, 2014, 7(3): 397-402.

79. Awadalla MS, Thapa SS, Burdon KP, et al. The association of hepatocyte growth factor (HGF) gene with primary angle closure glaucoma in the Nepalese population. Molecular vision, 2011, 17: 2248-2254.

80. Jiang Z, Liang K, Ding B, et al. Hepatocyte growth factor genetic variations and primary angle-closure glaucoma in the Han Chinese population. PloS one, 2013, 8(4): e60950.

81. Vithana EN, Khor CC, Qiao C, et al. Genome-wide association analyses identify three new susceptibility loci for primary angle closure glaucoma. Nature genetics, 2012, 44(10): 1142-1146.

82. Pulimeno P, Bauer C, Stutz J, et al. PLEKHA7 is an adherens junction protein with a tissue distribution and subcellular localization distinct from ZO-1 and E-cadherin. PloS one, 2010, 5(8): e12207.

83. Tian B, Geiger B, Epstein DL, et al. Cytoskeletal involvement in the regulation of aqueous humor outflow. Investigative ophthalmology & visual science, 2000, 41(3): 619-623.

84. Snead MP, Yates JR. Clinical and Molecular genetics of Stickler syndrome. Journal of medical genetics, 1999, 36(5): 353-359.

85. Shi H, Zhu R, Hu N, et al. An extensive replication study on three new susceptibility Loci of primary angle closure glaucoma in han chinese: jiangsu eye study. Journal of ophthalmology, 2013, 2013: 641596.

86. Shuai P, Yu M, Li X, et al. Genetic associations in PLEKHA7 and COL11A1 with primary angle closure glaucoma: a meta-analysis. Clinical & experimental ophthalmology, 2015, 43(6): 523-530.

87. Bai H, Liu H, Wang J, et al. A common genetic variant as an effect modifier for primary angle closure glaucoma. International journal of clinical and experimental medicine, 2015, 8(1): 883-889.

88. Khor CC, Do T, Jia H, et al. Genome-wide association study identifies five new susceptibility loci for primary angle closure glaucoma. Nature genetics, 2016, 48(5): 556-562.

89. Lachkar Y, Bouassida W. Drug-induced acute angle closure glaucoma. Current opinion in ophthalmology, 2007, 18(2): 129-133.

90. Nongpiur ME, Khor CC, Jia H, et al. ABCC5, a gene that influences the anterior chamber depth, is associated with primary angle closure glaucoma. PLoS genetics, 2014, 10(3): e1004089.

91. Cheng CY, Schache M, Ikram MK, et al. Nine loci for ocular axial length identified through genome-wide association studies, including shared loci with refractive error. American journal of human genetics, 2013, 93(2): 264-277.

第二节　从分子水平理解跨筛板压力差在青光眼视神经损伤中的作用

一、概述

　　青光眼是一组以视网膜神经节细胞（retinal ganglion cells，RGCs）及其轴突进行性丢失为特征的视神经变性疾病，主要表现为进行性的视神经损伤、萎缩和视野缺损，眼压增高为其主要危险因素[1]。青光眼主要分为原发性闭角型青光眼（PACG）和原发性开角型青光眼（POAG）两类。PACG主要因机械性房角关闭导致房水外流受阻、眼压升高损害视神经，其发病机制较为明确。随着我国社会经济的发展，人民生活方式改变，导致疾病谱发生很大变化，目前POAG已经成为我国最常见的不可逆性高致盲、高致残性眼病，占青光眼患者总数的74%，而其发病原因至今未明[2]。

　　传统观念认为，高眼压是青光眼视神经损害的高危因素。然而，在邯郸眼病研究中，我们发现POAG患者中约有83%为正常眼压性青光眼（normal tension glaucoma，NTG）[3]，在临床上，我们也观察到POAG患者中很大一部分为NTG。这些现象提示在青光眼的发生发展过程中存在着眼压之外的其他因素。随着对视觉科学探索的深入以及眼科与其他交叉学科的发展，我们对于青光眼这一传统意义上的眼科疾病的认识有了许多新的突破与发现。

　　作为第Ⅱ对脑神经，视神经连接着视网膜与大脑内的视觉中枢。视网膜神经节细胞的轴突在视盘和筛板处汇聚成视神经，来自鼻侧视网膜的神经纤维在视交叉处交叉到对侧，与来自对侧眼颞侧视网膜的神经纤维汇聚成视束，到达外侧膝状体（LGN），换元后发出的纤维构成视放射，与大脑视觉皮质的神经元构成突触联系。视神经是胚胎发生时间脑向外突出形成视器过程中的一部分，故其外面包有由三层脑膜延续而来的三层被膜，脑蛛网膜下腔也随之延续到视神经周围。作为整个视路的第一级神经元，视网膜神经节细胞和视神经为我们打开了一扇了解大脑运行秘密的窗口。

在神经系统中，某一级神经元的损伤可以引起与之有突触联系的另一级神经元结构和功能的改变，称为跨突触变性[4~6]。越来越多的证据显示青光眼的神经损害不仅局限于视网膜，同时可以累及包括视神经、视交叉、视束、外侧膝状体、视放射以及枕叶视皮质在内的整个视路。在啮齿类和灵长类青光眼动物模型中，持续的高眼压不仅可以导致视网膜神经节细胞的丢失，还可以引起接受损伤眼纤维投射的上丘脑（SC）或LGN相应层面的神经元发生萎缩和丢失，神经元的树突缩短、变粗，结构紊乱，树突的复杂性和树突野的范围显著降低[7~12]。在相同区域还观察到弥漫的胶质细胞增生反应[13~15]。接受损伤眼视觉信息输入的LGN层面和视皮质眼优势柱细胞色素氧化酶活性[16~18]、胆碱水平以及其他代谢物质的含量下降[19]，与突触可塑性相关的蛋白，如生长锥相关蛋白43（GAP43）的表达和分布发生明显改变[20]。同动物实验研究结果相一致，青光眼患者大脑标本的病理学研究发现其LGN和视皮质的厚度较正常人明显变薄，神经元横截面积变小[21,22]。结构和功能磁共振（MRI）在体研究结果显示青光眼患者存在LGN的萎缩，视束和视放射神经纤维的退行性改变，视皮质厚度明显降低[23~30]。王宁利教授团队首次发现青光眼患者供应后段视路的大脑中动脉和大脑后动脉存在血流动力学和血管反应性存在异常，同时其枕叶视皮质的血流灌注明显低于正常人，降低幅度与疾病的严重程度显著相关[31~33]。这些研究结果的发现是对青光眼经典认知的挑战和革新。对青光眼上位视觉中枢神经元损伤及其相关因素的研究不仅有利于我们更深入和全面的了解青光眼神经损伤的表现与机制，同时，秉持整体观念，关注整个视路神经元的保护和功能的调节也可能为青光眼的治疗带来新的突破。

视神经损伤与大脑存在紧密联系的另一方面则基于蛛网膜下腔与视神经周围鞘膜相连这一解剖结构，脑脊液成分或压力的改变可能在视神经周围发挥作用。王宁利教授团队创新性地提出跨筛板压力差的概念，并针对其在青光眼发生发展中的作用进行了系列研究，在青光眼发病机制方面提出新的理论。

二、跨筛板压力差增大与视神经损害之间因果关系的验证

北京市眼科研究所王宁利教授研究团队针对青光眼神经损伤的机制进行了系列研究[34~42]。前期研究中，课题组收集43例已作颅内压测量的原发性开角型青光眼患者（高眼压性青光眼29例、正常眼压性青光眼14例）和71例非青光眼患者进行对照研究[39]，发现正常眼压青光眼患者的颅内压低于高眼压型青光眼患者和正常对照组患者的颅内压。同时，研究发现，正常眼压性青光眼患者视神经蛛网膜下腔宽度明显窄于高眼压性青光眼患者和非青光眼对照组[43]，也证明了腰穿脑脊液压力与视神经蛛网膜下腔脑脊液压力是一致的。而从筛板的解剖结构来看，筛板前组织承受着眼压（introcular pressure，IOP）的作用，眼压对筛板产生向后的作用力；筛板后则承受着视神经蛛网膜下腔脑脊液压力的作用，它对筛板产生向前的作用力。筛板前眼压与筛板后视神经蛛网膜下腔脑脊液压力之间的差值形成"筛板压力差"（translamina-pressure difference，TLPD）。推测正常眼压青光眼患者这种偏低的颅内压可能导致了视神经蛛网膜下腔脑脊液压力的减低，使得筛板前眼压相对较高，跨筛板压力差增大，从而发生了青光眼压力相关性视神经损害。于是我们提出假说：既然高眼压可以增大筛板压力差，导致压力相关性视神经损害，那么有可能当筛板后视神经蛛网膜下腔脑脊液压力偏低时，筛板前眼

压相对较高，导致筛板压力差增大，从而发生同样的压力相关性视神经损害。为证实这一假说，我们用猕猴作为研究对象，人为建立猕猴慢性低颅压模型，造成跨筛板压力差增大，观察猕猴视神经变化，结果发现：在成功诱导猕猴慢性低颅压后 3～8 个月，猕猴出现视杯扩大、盘沿变窄、视网膜神经纤维层薄变及盘沿出血等青光眼样的视神经损害征象。从大动物模型角度，我们验证了低颅压所致跨筛板压力差增大与视神经损害之间的因果关系。

三、跨筛板压力差增加造成青光眼性视神经损害的机制探讨

那么，跨筛板压力差增加为什么会造成青光眼性视神经损害呢？目前关于 POAG 如何导致视神经损害的主流学说为机械损伤学说[44, 45]和血管缺血学说[46]。机械损伤学说认为，跨筛板压力差增高导致承重组织视盘（包括筛板、视盘周围巩膜、巩膜管）受到一定的负荷，组织发生后凹畸变，从而扭曲了穿行于筛板中的视神经，使其发生一系列生理应激反应，最终导致视网膜神经节细胞的凋亡[47]。血管缺血学说认为，眼部血液循环与绝大多数组织器官一样，具有自我调节功能（组织灌注情况与压力无关）[48, 49]，而青光眼患者的视盘血流自我调节功能则发生了失代偿[50, 51]。然而，这两种学说都无法完善解释跨筛板压力差增加如何造成青光眼性视神经损害。机械损伤学说试图用有限元法去解释跨筛板压力差增大对视盘生物力学特性的影响[47, 52, 53]。但相关研究均无法解释组织畸变及重塑是如何影响 RGCs 的功能的，其是否会导致 RGCs 的凋亡。血管缺血学说缺少实验证据的支持。临床上，眼压升高小于 10mmHg 就足以造成视神经病变，但这一压力值仍然在视盘血管自身调节范围之内[54, 55]。很难直接证明青光眼患者血流自身调节功能发生了改变[56]。即使青光眼患者的视盘灌注减少，也可能只是轴突丢失后需氧量减少的表现，而与血流自身调节功能失代偿无关。另外，眼压高于正常而无青光眼性视神经损害的患者，并不存在血流灌注的减少[57]。但目前机械损伤学说仍是被普遍认同的理论。

近期，Band 等[58]学者对跨筛板压力差及视神经轴索进行了数学建模，在模型中，眼球各参数（包括轴索半径、视神经半径、轴浆黏滞系数、轴索长度等）均依照实际情况取值。通过计算，作者认为眼压和颅内压的差值会使轴索外液体渗入到轴索内，在轴索内形成一个细胞内液被动流体通量（passive neuronal intracellular fluid flux，PNIFF）。当 PNIFF 足够大时，就会冲刷掉其周围聚集的 ATP，造成一种 ATP 流空效应。故我们推测，这种 ATP 的缺失会导致局部能量不足，进而干扰正常轴浆流运输，由于轴索无法维持神经元胞体与其轴突末梢之间的物质和信息传递，最终造成了 RGCs 的凋亡。

这里，轴浆流运输指的是囊泡被动力蛋白 dynein 和 kinesin 沿微管转运的过程。kinesin 负责顺向轴浆运输（由胞体到突触），dynein 负责逆向轴浆运输（由突触到胞体）。动力蛋白 dynein 和 kinesin 的运动需要靠 ATP 水解获得能量，而 ATP 主要是由线粒体产生的。轴浆流运输对神经元胞体与其轴突末梢之间的物质和信息传递至关重要。顺向轴浆运输主要负责将胞体新合成的物质传递给轴索及突触，包括各种神经递质、酶类和用来更新轴质的基质、神经丝及微管等结构蛋白[59]。逆向轴浆运输主要负责将轴突末端代谢产物和轴突末端通过入胞作用摄取的蛋白质、神经营养因子以及一些小分子物质等

由轴突末端运向胞体[60, 61]。故不论顺向还是逆向轴浆运输的阻滞都有可能造成RGCs的凋亡。

我们对这一模型进行了进一步推论，发现其计算出的结果与青光眼视神经损害的特点相吻合。首先，模型指出，在筛板水平，视神经对压力差的易损性取决于其在轴索中的位置，外围轴索的轴浆流运输最先被扰乱。这是由于在视神经中心跨过筛板的轴索，其细胞内压力几乎维持恒定，约等于眼压，故不会产生细胞内液流体通量。而在视神经周边跨过筛板的轴索，其细胞内压力会迅速降低，约等于颅内压，故会在轴索内形成一个细胞内液被动流体通量。这就解释了为什么青光眼患者周边视野及Bjerrum区最先受损[62~67]。模型计算结果还指出，轴索越粗，在压力差下产生的PNIFF就越大，对轴索内物质的冲刷作用就越强，故轴索也最易受到损伤，这也与许多青光眼动物模型结果相符[68~70]。

最值得我们关注的是，这一模型的关键参数并不是眼压值，而是眼压与颅内压的差值，即跨筛板压力差值。我们的前期临床试验已表明，跨筛板压力差与青光眼患者视野损害以及盘沿缺损程度相关，并且其相关性高于眼压或者脑脊液压力任何一个单独指标与视野损害程度以及盘沿缺损程度的相关性[35, 71]。这一模型的推论与我们的临床实验结果相符，进一步支持了我们的前期研究结果。但是，这一模型并没有强调筛板结构在视神经损伤中的重要作用，其只是单纯作为间隔两个压力腔的屏障，故跨筛板压力差增加这一单一因素就可能造成视神经损害，否定了之前机械学说所认为的跨筛板压力差增加导致筛板结构的后凹畸变，进而扭曲了穿行于筛板中的视神经是RGCs凋亡的原因。由此，本研究认为：跨筛板压力差增大是导致青光眼视神经损害的主要原因，且不同成因所致的跨筛板压力差增大均可能是通过影响视神经轴索轴浆流运输而造成视神经损害的（图6-2-1）。

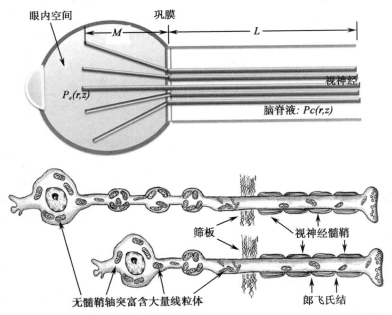

图6-2-1 视神经轴索贯穿于眼内腔与视神经蛛网膜下腔内，筛板前视神经承受眼压作用，筛板后视神经承受脑脊液压力作用，筛板两侧跨筛板压力差的改变影响着视神经轴索轴浆流运输及其内线粒体等细胞器的运动

目前，已有一些实验证据表明，高眼压性青光眼患者RGCs的顺向及逆向轴浆流运输均受到阻滞。Anderson和Hendrickson[32]用放射性亮氨酸作为示踪剂，发现眼压中度升高会阻断夜猴（Aotustrivirgatus）的顺向轴浆运输。之后有研究报道，食蟹猴的眼压轻度升高25mmHg[68]，长白猪的眼压升高40mmHg[63]，会使顺向和逆向轴浆运输均发生阻滞。由于动力蛋白dynein、线粒体及其他细胞器和轴浆内包涵体的堆积，这一区域的轴索发生了增粗膨大[62, 64, 66]。值得注意的是，在这些实验中，轴浆流运输不是沿视神经轴索被均匀阻滞，最严重的阻滞部位位于筛板附近，即筛板前到筛板后400μm的区域[63]，即跨筛板压力差变化最大处。然而，目前关于颅内压与RGCs轴浆流运输的关系的研究还趋于空白。临床上提出的以平衡跨筛板压力差为根据的青光眼治疗策略，仍基于回顾性和前瞻性的临床研究[72~74]，缺乏有力的直接证据。唯有通过动物实验才能阐明颅内压降低是否会影响轴浆流运输，进而造成视神经损害；阐明颅内压降低对轴浆流运输的影响是否与眼压升高对轴浆流运输的影响相同。

我们通过脑脊液引流术建立了急性颅压降低大鼠模型（彩图6-2-2）。BIOPAC生理信号测量系统所记录的颅内压值显示，大鼠在脑脊液引流手术前后，颅内压显著降低，从引流前9mmHg左右降低到3mmHg左右。我们每30分钟测量一次颅内压值，结果显示低颅压模型组大鼠的颅内压值均能一直维持在较低水平（图6-2-3）。

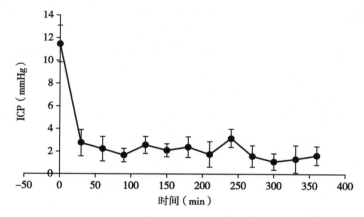

图6-2-3 大鼠脑脊液引流后颅内压连续监测结果

我们采用RITC玻璃体注射对低颅压组大鼠顺向轴浆流运输情况进行了检测，并与高眼压组做对比。结果显示低颅压组在从RPE-Bruch膜复合体连线至连线后450μm各处的RITC平均荧光强度均明显低于假手术组（two-way repeated-measures ANOVAs；$P<0.005$）。假手术组和正常对照组的RITC平均荧光强度在视神经各测量位置均无明显差异（two-way repeated-measures ANOVAs；$P>0.27$）。低颅压组和眼压升高低于平均动脉压25mmHg组的RITC平均荧光强度在视神经各测量位置均无明显差异（two-way repeated-measures ANOVAs；$P>0.18$），低颅压组和眼压升高40mmHg组的RITC平均荧光强度在视神经各测量位置也无明显差异（two-way repeated-measures ANOVAs；$P>0.35$）（彩图6-2-4，图6-2-5）。

我们采用上丘注射荧光金（fluoro-gold，FG；Biotium Inc.，Hayward，CA，USA）作为

追踪物的方法来检测低颅压组大鼠逆向轴浆流运输情况，并与高眼压组做对比。可见FG上丘注射6小时后，假手术组视网膜上所标记视网膜神经节细胞的数量、荧光强度与正常对照组大致相同，并无明显差别；低颅压组的FG荧光强度明显低于假手术组；低颅压组和眼压升高40mmHg组的FG阳性视网膜神经节细胞密度无明显差异（$P > 0.99$），低颅压组和眼压升高低于平均动脉压25mmHg组的FG阳性视网膜神经节细胞密度也无明显差异（$P > 0.26$）（彩图6-2-6）。

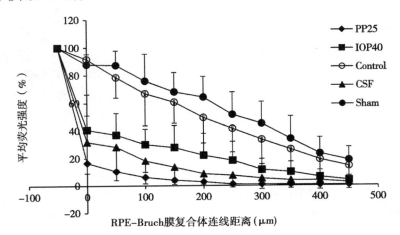

图6-2-5　RITC在从RPE-Bruch膜复合体连线至连线后450μm视神经段的平均荧光强度表达情况。PP25：眼压升高低于平均动脉压25mmHg组；IOP40：眼压升高40mmHg组；Control：正常对照组；CSF：低颅压组；Sham：假手术组。各测量位置的视神经RITC荧光强度均与紧邻内界膜后视盘区域平均荧光强度相比，以百分数形式表示。正常对照组和假手术组，低颅压组和眼压升高40mmHg组，低颅压组和眼压升高低于平均动脉压25mmHg组的RITC平均荧光强度在视神经各测量位置均无明显差异

本课题的研究结果表明，急性颅内压降低与急性眼压升高均会影响视网膜神经节细胞顺向、逆向轴浆流运输。

从细胞生物学的基本知识，我们可以发现，影响神经细胞轴浆转运的无外乎三个方面的因素：微管微丝、动力蛋白和能量供给。在轴浆转运中，顺向转运所使用的动力蛋白Kinesin主要负责将胞体新合成的物质传递给轴索及突触，包括各种神经递质、酶类和用来更新轴质的基质、神经丝及微管等结构蛋白；逆向转运使用的动力蛋白Dynein主要负责将轴突末端代谢产物和轴突末端通过入胞作用摄取的蛋白质、神经营养因子以及一些小分子物质等由轴突末端运向胞体。故我们试图进一步揭示低颅压动物模型中，轴浆转运关键蛋白的改变，并与高眼压模型比较。

我们利用免疫组织化学的方法，可以清晰地标记出动力蛋白Dynein和Kinesin在视网膜、视盘和视神经的分布情况。在正常对照组，动力蛋白Dynein均匀分布于视网膜、视盘和视神经。在低颅压组，绝大多数的动力蛋白Dynein分布在内层视网膜和视盘，只有少量的动力蛋白Dynein分布在视神经。这与高眼压组动力蛋白Dynein的分布变化基本一致（彩图6-2-7）。

在正常对照组，动力蛋白Kinesin均匀分布于视网膜、视盘和视神经。在低颅压组，只有少量的动力蛋白Kinesin分布在视神经。这与高眼压组动力蛋白Kinesin的分布变化基本一致（彩图6-2-8）。

上述研究结果为我们探讨降低颅压所致的跨筛板压力差增大能否导致青光眼视神经损害提供了非常重要的信息。近期，许多临床研究通过腰椎穿刺直接测量颅内压，或通过磁共振成像测量视神经蛛网膜下腔脑脊液宽度、将生理指标代入特定公式推算间接测量颅内压发现，正常眼压性青光眼患者的颅内压水平偏低。另外，在前期研究中，我们通过对猕猴进行腰池-腹腔脑脊液分流手术发现，猕猴在经历3~8个月的持续低颅压状态后，会出现视杯扩大、盘沿变窄及视网膜神经纤维层薄变。然而，在上述研究中我们始终不能明确这种低颅压所致的视神经病变是青光眼性的还是一种非特异性的视神经损伤。本课题研究发现，低颅压可引起与高眼压相似的视神经轴浆转运关键因素的变化，这至少说明低颅压所致的跨筛板压力差增大和高眼压所致的跨筛板压力差增大导致的视神经损伤有部分相同的作用机制。

四、结语与展望

综上所述，把青光眼视为一种压力相关的轴浆流运输障碍性疾病为其治疗打开了新的大门。在未来的治疗中，我们将不仅仅局限于传统的降眼压治疗，还应关注正常轴浆流运输功能的维持。

（王宁利 张绍丹）

参考文献

1. Kwon YH, Fingert JH, Kuehn MH, A, et al. Primary open-angle glaucoma. N Engl J Med, 2009, 360 (11): 1113-1124.

2. Quigley HA, Broman AT. The number of people with glaucoma worldwide in 2010 and 2020. Br J Ophthalmol, 2006, 90 (3): 262-267.

3. Shields MB. Normal-tension glaucoma: is it different from primary open-angle glaucoma? Curr Opin Ophthalmol, 2008, 19 (2): 85-88.

4. Gabilondo I, Martinez-Lapiscina EH, M, et al. Trans-synaptic axonal degeneration in the visual pathway in multiple sclerosis. Annals of neurology, 2014, 75 (1): 98-107.

5. Jindahra P, Petrie A, Plant GT. The time course of retrograde trans-synaptic degeneration following occipital lobe damage in humans. Brain, 2012, 135 (2): 534-541.

6. Vanburen JM. Trans-Synaptic Retrograde Degeneration in the Visual System of Primates. Journal of neurology, neurosurgery, and psychiatry, 1963, 26: 402-409.

7. Yucel Y, Gupta N. Glaucoma of the brain: a disease model for the study of transsynaptic neural degeneration. Progress in brain research, 2008, 173: 465-478.

8. Yucel YH, Gupta N, Zhang Q, et al. Memantine protects neurons from shrinkage in the lateral geniculate nucleus in experimental glaucoma. Archives of ophthalmology, 2006, 124: 217-225.

9. Yucel YH, Zhang Q, Gupta N, et al. Loss of neurons in magnocellular and parvocellular layers of the lateral geniculate nucleus in glaucoma. Archives of ophthalmology, 2000, 118: 378-384.

10. Yucel YH, Zhang Q, Weinreb RN, et al. Atrophy of relay neurons in magno- and parvocellular layers in the lateral geniculate nucleus in experimental glaucoma. Investigative ophthalmology & visual science, 2001, 42:

3216–3222.

11. Yucel YH, Zhang Q, Weinreb RN, et al. Effects of retinal ganglion cell loss on magno–, parvo–, koniocellular pathways in the lateral geniculate nucleus and visual cortex in glaucoma. Progress in retinal and eye research, 2003, 22: 465–481.

12. 孙刚，王净华，骏雪静，等. 慢性高眼压大鼠外侧膝状体神经元的损伤眼科新进展，2005，6: 522–524.

13. Sasaoka M, Nakamura K, Shimazawa M, et al. Changes in visual fields and lateral geniculate nucleus in monkey laser–induced high intraocular pressure model. Experimental eye research, 2008, 86: 770–782.

14. Wang X, Sam–Wah Tay S, Ng YK. Nitric oxide, microglial activities and neuronal cell death in the lateral geniculate nucleus of glaucomatous rats. Brain research, 2000, 878: 136–147.

15. Zhang S, Wang H, Lu Q, et al. Detection of early neuron degeneration and accompanying glial responses in the visual pathway in a rat model of acute intraocular hypertension. Brain research, 2009, 1303: 131–143.

16. Crawford ML, Harwerth RS, Smith EL, et al. Experimental glaucoma in primates: changes in cytochrome oxidase blobs in V1 cortex. Investigative ophthalmology & visual science, 2001, 42: 358–364.

17. Crawford ML, Harwerth RS, Smith EL, et al. Glaucoma in primates: cytochrome oxidase reactivity in parvo– and magnocellular pathways. Investigative ophthalmology & visual science, 2000, 41: 1791–1802.

18. Vickers JC, Hof PR, Schumer RA, et al. Magnocellular and parvocellular visual pathways are both affected in a macaque monkey model of glaucoma. Australian and New Zealand journal of ophthalmology, 1997, 25: 239–243.

19. Chan KC, So KF, Wu EX. Proton magnetic resonance spectroscopy revealed choline reduction in the visual cortex in an experimental model of chronic glaucoma. Experimental eye research, 2009, 88: 65–70.

20. Lam DY, Kaufman PL, Gabelt BT, et al Neurochemical correlates of cortical plasticity after unilateral elevated intraocular pressure in a primate model of glaucoma. Investigative ophthalmology & visual science, 2003, 44: 2573–2581.

21. Gupta N, Ang LC, Noel de Tilly L, et al. Human glaucoma and neural degeneration in intracranial optic nerve, lateral geniculate nucleus, and visual cortex. The British journal of ophthalmology, 2006, 90: 674–678.

22. Gupta N, Greenberg G, de Tilly LN, et al. Atrophy of the lateral geniculate nucleus in human glaucoma detected by magnetic resonance imaging. The British journal of ophthalmology, 2009, 93: 56–60.

23. Dai H, Mu KT, Qi JP, et al. Assessment of lateral geniculate nucleus atrophy with 3T MR imaging and correlation with clinical stage of glaucoma. Ajnr Am J Neuroradiol, 2011, 32: 1347–1353.

24. Hernowo AT, Boucard CC, Jansonius NM, et al. Automated morphometry of the visual pathway in primary open–angle glaucoma. Investigative ophthalmology & visual science, 2011, 52: 2758–2766.

25. Garaci FG, Bolacchi F, Cerulli A, et al. Optic nerve and optic radiation neurodegeneration in patients with glaucoma: in vivo analysis with 3–T diffusion–tensor MR imaging. Radiology, 2009, 252: 496–501.

26. Chen Z, Lin F, Wang J, et al. Diffusion tensor magnetic resonance imaging reveals visual pathway damage that correlates with clinical severity in glaucoma. Clinical & experimental ophthalmology, 2013, 41: 43–49.

27. El–Rafei A, Engelhorn T, Wärntges S, et al. Glaucoma classification based on visual pathway analysis using diffusion tensor imaging. Magn Reson Imaging, 2013, 31 (7): 1081–91.

28. Chang ST, Xu J, Trinkaus K, et al. Optic Nerve Diffusion Tensor Imaging Parameters and Their Correlation With Optic Disc Topography and Disease Severity in Adult Glaucoma Patients and Controls. J Glaucoma, 2013, 23 (8): 513–520.

29. Murai H, Suzuki Y, Kiyosawa M, et al. Positive correlation between the degree of visual field defect and optic

radiation damage in glaucoma patients. Jpn J Ophthalmol, 2013, 57: 257–262.

30. Dai H, Yin D, Hu C, et al. Whole–brain voxel–based analysis of diffusion tensor MRI parameters in patients with primary open angle glaucoma and correlation with clinical glaucoma stage. Neuroradiology, 2013, 55: 233–243.

31. Qing G, Zhang S, Wang B, et al. Functional MRI signal changes in primary visual cortex corresponding to the central normal visual field of patients with primary open–angle glaucoma. Investigative ophthalmology & visual science, 2010, 51: 4627–4634.

32. Zhang S, Xie Y, Yang J, et al. Reduced Cerebrovascular Reactivity in Posterior Cerebral Arteries in Patients with Primary Open–Angle Glaucoma. Ophthalmology, 2013, 120: 2501–2507.

33. Zhang S, Wang B, Xie Y, et al. Retinotopic Changes in the Gray Matter Volume and Cerebral Blood Flow in the Primary Visual Cortex of Patients with Primary Open Angle Glaucoma. Invest Ophthalmol Vis Sci, 2015, 56 (10): 6171–8.

34. Ren R, Wang N, Li B, et al. Lamina cribrosa and peripapillary sclera histomorphometry in normal and advanced glaucomatous Chinese eyes with various axial length. Invest Ophthalmol Vis Sci, 2009, 50 (5): 2175–2184.

35. Ren R, Jonas JB, Tian G, et al. Cerebrospinal fluid pressure in glaucoma: a prospective study. Ophthalmology, 2010, 117 (2): 259–266.

36. Ren R, Li B, Gao F, et al. Central corneal thickness, lamina cribrosa and peripapillary scleral histomorphometry in non–glaucomatous Chinese eyes. Graefes Arch Clin Exp Ophthalmol, 2010, 248 (11): 1579–1585.

37. Ren R, Zhang X, Wang N, et al. Cerebrospinal fluid pressure in ocular hypertension. Acta Ophthalmol, 2011, 89 (2): e142–148.

38. Ren R, Wang N, Zhang X, et al. Trans–lamina cribrosa pressure difference correlated with neuroretinal rim area in glaucoma. Graefe's Archive for Clinical and Experimental Ophthalmology, 2011: 1–7.

39. Ren R, Wang N, Zhang X, et al. Cerebrospinal fluid pressure correlated with body mass index. Graefes Arch Clin Exp Ophthalmol, 2012, 250(3): 445–446.

40. Jonas JB, Wang N. Association between arterial blood pressure, cerebrospinal fluid pressure and intraocular pressure in the pathophysiology of optic nerve head diseases. Clin Experiment Ophthalmol, 2012, 40 (4): e233–234.

41. Li Z, Yang Y, Lu Y, et al. Intraocular pressure vs intracranial pressure in disease conditions: A prospective cohort study (Beijing iCOP study). BMC Neurol, 2012, 12 (1): 66.

42. Wang N, Yang D, Jonas JB. Low cerebrospinal fluid pressure in the pathogenesis of primary open–angle glaucoma: epiphenomenon or causal relationship? The Beijing Intracranial and Intraocular Pressure (iCOP) study. J Glaucoma, 2013, 22 Suppl5: S11–12.

43. Wang N, Xie X, Yang D, et al. Orbital cerebrospinal fluid space in glaucoma: the Beijing intracranial and intraocular pressure (iCOP) study. Ophthalmology, 2012, 119 (10): 2065–2073. el.

44. Burgoyne CF, Downs JC. Premise and prediction–how optic nerve head biomechanics underlies the susceptibility and clinical behavior of the aged optic nerve head. J Glaucoma, 2008, 17 (4): 318–328.

45. Fechtner RD, Weinreb RN. Mechanisms of optic nerve damage in primary open angle glaucoma. Surv Ophthalmol, 1994, 39 (1): 23–42.

46. Yamamoto T, Kitazawa Y. Vascular pathogenesis of normal–tension glaucoma: a possible pathogenetic factor, other than intraocular pressure, of glaucomatous optic neuropathy. Prog Retin Eye Res, 1998, 17 (1): 127–143.

47. Burgoyne CF, Downs JC, Bellezza AJ, et al. The optic nerve head as a biomechanical structure: a new paradigm for understanding the role of IOP–related stress and strain in the pathophysiology of glaucomatous optic nerve

head damage. Prog Retin Eye Res, 2005, 24 (1): 39–73.

48. Dumskyj MJ, Eriksen JE, Dore CJ, et al. Autoregulation in the human retinal circulation: assessment using isometric exercise, laser Doppler velocimetry, and computer–assisted image analysis. Microvasc Res, 1996, 51 (3): 378–392.

49. Rassam SM, Patel V, Chen HC, et al. Regional retinal blood flow and vascular autoregulation. Eye (Lond), 1996, 10 (Pt 3): 331–337.

50. Flammer J, Orgul S. Optic nerve blood–flow abnormalities in glaucoma. ProgRetin Eye Res, 1998, 17 (2): 267–289.

51. Flammer J, Orgul S, Costa VP, et al. The impact of ocular blood flow in glaucoma. Prog Retin Eye Res, 2002, 21 (4): 359–393.

52. Sigal IA, Flanagan JG, Tertinegg I, et al. Finite element modeling of optic nerve head biomechanics. Invest Ophthalmol Vis Sci, 2004, 45 (12): 4378–4387.

53. Sigal IA, Flanagan JG, Ethier CR. Factors·influencing optic nerve head biomechanics. Invest Ophthalmol Vis Sci, 2005, 46 (11): 4189–4199.

54. Riva CE, Hero M, Titze P, et al. Autoregulation of human optic nerve head blood flow in response to acute changes in ocular perfusion pressure. Graefes Arch Clin Exp Ophthalmol, 1997, 235 (10): 618–626.

55. Pillunat LE, Anderson DR, Knighton RW, et al. Autoregulation of human optic nerve head circulation in response to increased intraocular pressure. Exp Eye Res, 1997, 64 (5): 737–744.

56. Weigert G, Findl O, Luksch A, et al Effects of moderate changes in intraocular pressure on ocular hemodynamics in patients with primary open–angle glaucoma and healthy controls. Ophthalmology, 2005, 112 (8): 1337–1342.

57. Hafez AS, Bizzarro RL, Lesk MR. Evaluation of optic nerve head and peripapillary retinal blood flow in glaucoma patients, ocular hypertensives, and normal subjects. Am J Ophthalmol, 2003, 136 (6): 1022–1031.

58. Band LR, Hall CL, Richardson G, et al. Intracellular flow in optic nerve axons: a mechanism for cell death in glaucoma. Invest Ophthalmol Vis Sci, 2009, 50 (8): 3750–3758.

59. Morgan JE. Circulation and axonal transport in the optic nerve. Eye (Lond), 2004, 18 (11): 1089–1095.

60. Quigley HA, McKinnon SJ, Zack DJ, et al. Retrograde axonal transport of BDNF in retinal ganglion cells is blocked by acute IOP elevation in rats. Invest Ophthalmol Vis Sci, 2000, 41 (11): 3460–3466.

61. Pease ME, McKinnon SJ, Quigley HA, et al. Obstructed axonal transport of BDNF and its receptor TrkB in experimental glaucoma. Invest Ophthalmol Vis Sci, 2000, 41 (3): 764–774.

62. Anderson DR, Hendrickson A. Effect of intraocular pressure on rapid axoplasmic transport in monkey optic nerve. Invest Ophthalmol, 1974, 13 (10): 771–783.

63. Balaratnasingam C, Morgan WH, Bass L, et al. Axonal transport and cytoskeletal changes in the laminar regions after elevated intraocular pressure. Invest Ophthalmol Vis Sci, 2007, 48 (8): 3632–3644.

64. Minckler DS, Bunt AH, Johanson GW. Orthograde and retrograde axoplasmic transport during acute ocular hypertension in the monkey. Invest Ophthalmol Vis Sci, 1977, 16 (5): 426–441.

65. Martin KR, Quigley HA, Valenta D, et al. Optic nerve dynein motor protein distribution changes with intraocular pressure elevation in a rat model of glaucoma. Exp Eye Res, 2006, 83 (2): 255–262.

66. Quigley H, Anderson DR. The dynamics and location of axonal transport blockade by acute intraocular pressure elevation in primate optic nerve. Invest Ophthalmol, 1976, 15 (8): 606–616.

67. Levy NS. The effects of elevated intraocular pressure on slow axonal protein flow. Invest Ophthalmol, 1974, 13 (9): 691–695.

68. Quigley HA. Neuronal death in glaucoma. Prog Retin Eye Res, 1999, 18 (1): 39–57.

69. Shou T, Liu J, Wang W, et al. Differential dendritic shrinkage of alpha and beta retinal ganglion cells in cats with

chronic glaucoma. Invest Ophthalmol Vis Sci, 2003, 44 (7): 3005–3010.

70. Morgan JE. Retinal ganglion cell shrinkage in glaucoma. J Glaucoma, 2002, 11 (4): 365–370.

71. Berdahl JP, Allingham RR, Johnson DH. Cerebrospinal fluid pressure is decreased in primary open–angle glaucoma. Ophthalmology, 2008, 115 (5): 763–768.

72. Berdahl JP, Allingham RR. Cerebrospinal fluid pressure may play a role in reversal of cupping after glaucoma surgery. Am J Ophthalmol, 2009, 148 (4): 623–624; 624–625.

73. Berdahl JP, Allingham RR. Intracranial pressure and glaucoma. Curr Opin Ophthalmol, 2010, 21 (2): 106–111.

74. Zhang Z, Wang X, Jonas JB, et al. Valsalva manoeuver, intra–ocular pressure, cerebrospinal fluid pressure, optic disc topography: Beijing intracranial and intra–ocular pressure study. Acta Ophthalmol, 2014: e475–e480.

第三节 几种特殊类型的青光眼

青光眼是常见的不可逆性致盲眼病，包含多种类型，其中原发性开角型青光眼（POAG）、原发性闭角型青光眼（PACG）以及剥脱性青光眼（XFG）较多见[1]。遗传因素在大多数类型的青光眼的发病机制中起重要作用，目前国内外关于青光眼的分子遗传研究已引起较多关注，特别是 20 世纪后期，随着基因组学及后基因组学的迅猛发展，一整套的序列和结构分析工具、注释工具、基因表达分析工具及专门的序列数据库软件的广泛应用，荧光标记核酸自动测序仪的普遍使用、全基因组关联研究（GWAS）、全外显子组测序、全基因组测序等新技术得到越来越多的应用，为青光眼的分子遗传机制研究提供了新的方法学和途径。

一、原发性先天性青光眼

原发性先天性青光眼（PCG）又称原发性婴幼儿型青光眼，多数患者出生时已存在前房角和小梁网的发育异常，通常在 3 岁以前发病，是年轻人致盲的主要原因之一。迄今为止，通过典型家系的遗传分析共发现 3 个与 PCG 相关的基因位点，即 GLC3A、GLC3B 和 GLC3C，其中已经确认 CYP1B1 是位于 GLC3A 位点上的致病基因，而在其他 2 个位点上仍未找到致病基因。最近的研究报道 LTBP2 基因的突变可导致 PCG，该基因与 GLC3C 位点仅间隔 1.3Mb[1]。Nishimura 等[2]则报道 FOXC1 基因可能与 PCG 相关。

（一）细胞色素 P4501B1 基因

细胞色素 P4501B1 基因（cytochrome P4501B1，CYP1B1）是 CYP 超家族中家族 1、亚家族 B 的唯一多肽，是一种亚铁血红素—硫醇盐单加氧酶，主要位于细胞的内质网、内质网膜和外周膜结构内，CYP1B1 蛋白在全身多种组织中均有表达，说明其在人类相关器官的分化、发育及功能行使中具有重要作用。CYP1B1 基因定位于 2p22.2，由 3 个外显子（371bp、1044bp 和 3707bp）和 2 个内含子（390bp 和 3032bp）组成（GenBank 登记号为 U56428），其转录子长度为 5.1kb，编码区从第二外显子开始，编码蛋白质长为 543 个氨基酸，属于膜结合蛋白。

20世纪90年代中期，曾有研究用连锁分析法从17个土耳其家系中得到第一个PCG基因位点GLC3A，定位于2p21，D2S1788/D2S1325与D2S1356之间的染色体区域，其中11个家系符合该位点；继后在7个吉普赛人PCG家系中证实了该位点，然后基于当时的STSs和ESTs数据，联合应用STRs分子标记、YAC克隆筛选及放射性杂交等技术，首先确定SPTBN1、hSOS1、PRKR、CYP1B1、SFRS7为GLC3A的候选基因，然后通过直接测序、寻找与表型共分离的突变位点，最终确定CYP1B1为PCG的致病基因[1]。至今为止有超过80个与青光眼相关的CYP1B1基因突变，CYP1B1突变在Peters异常和Axenfeld-Rieger综合征中也有发现。CYP1B1基因突变可能会增加成年人POAG的易感性[3]。研究者曾发现一个PCG和POAG的变异和共存的家系。此外，CYP1B1基因和MYOC基因变异的二基因遗传导致的表型出现在更多报道中，提示CYP1B1基因可能是MYOC基因的修饰因子[1]。Chen等[4]在一中国JOAG家系每例患者中均检测到2个CYP1B1基因的SNPs（Arg48Gly和372-12C＞T），推测可能与MYOC基因的杂合突变Pro370Leu共同作用致病。这些研究都提示CYP1B1基因在PCG和其他眼前节发育不良中起的致病作用超出了最初的预期，它还可能影响POAG的病理过程，或者在一些条件下突变基因可直接导致JOAG。Yang等[5]对41例中国PCG患者和80例正常对照者进行CYP1B1基因筛查，发现CYP1B1基因是中国人群PCG的重要致病基因，尤其是R390H突变。为了研究CYP1B1基因在青光眼中的作用，Buters等[6]建立了CYP1B1$^{-/-}$鼠，发现小鼠房水系统异常，与人PCG患者表型相似，包括小梁网基底膜的发育异常以及虹膜角膜粘连等。PCG患者CYP1B1基因突变在高加索人约为20%，而沙特阿拉伯人和斯洛伐克的吉普赛人中则接近100%[7]。

（二）潜在转化生化生长因子结合蛋白2基因

曾有研究报道，潜在转化生化生长因子结合蛋白2基因（latent transforming growth factor beta binding protein 2，LTBP2）的突变可导致PCG[1]，随后该结果得到Azmanov等[8]的证实，已报道的LTBP2基因突变是移码突变或者无义突变。LTBP2基因定位于14q24，包含36个外显子，编码一种具有多个结构域的基质蛋白，编码的蛋白质长1821个氨基酸。LTBP2基因的N端区域有黏着性位点，能与beta1和alpha3整合蛋白相互作用[9]。LTBP2基因是TGF-β潜在复合物成员之一，能与腓骨蛋白5绑定，对弹性纤维的组装具有调控作用。它也是微原纤维的结构组分，与细胞黏着有关。LTBP2基因与青光眼的关系研究也开始引起关注。

（三）叉头框C1基因

叉头框C1（forkhead box C1，FOXC1）基因定位在人的6p25，只有一段编码区，编码的蛋白质长553个氨基酸，该基因的功能尚未完全研究清楚，目前认为它在胚胎发育，包括眼发育过程中发挥调控作用，FOXC1基因突变与眼前节发育不良相关。FOXC1蛋白是转录因子叉头框家族中亚家族FOXC的成员之一，与其他转录因子一样含有DNA结合区、转录调节区和一些其他结构。FOXC1蛋白的改变可引起PCG及Peters异常、虹膜房角发育不良综合征（IGDS）、Axenfeld-Rieger综合征在内的多种表型。目前有关FOXC1基因的研究多集中在眼、上颌骨、头骨等组织的发育中以及FOXC1基因突变导致的眼病上。Nishimura等[10]报道了1例FOXC1基因缺失的PCG病例，Hong等[11]研究显示FOXC1$^{+/-}$小鼠眼前节发育异常。近年也有许多FOXC1基因异常与青光眼或各类眼病综合征的相关报道。

二、剥脱性青光眼

剥脱性青光眼（XFG）是一种与年龄相关的系统性疾病，以纤维状物质在许多眼部组织、皮肤及内脏器官的结缔组织中产生和蓄积为特征的细胞外基质代谢紊乱性疾病，可引起小梁功能减退和眼压升高，从而导致XFG。研究发现，约25%XFG患者可并发高眼压，其中1/3患者最终发展为XFG。XFG较原发性开角型青光眼预后差，约占全球开角型青光眼的25%，且罹患青光眼的风险将随XFG病程进展增加。流行病学调查显示，近15年内约50%的XFG最终发展为青光眼。此外，XFG亦是一种全身性疾病，常引起眼部及眼外其他组织纤维物质的异常沉积。有研究推测XFG发病机制可能与异常弹性纤维过量产生相关。

流行病学调查显示：XFG在老年人群中高发，且不同地区不同人群发病率各异，提示XFG具有明显的地域性和特定的种族聚集性，遗传机制可能是其危险因素。在以家系为基础的研究中发现：XFG具有明显的家族聚集性，XFG患者的家属患病率较一般人群高。XFG的家族聚集现象提示该病可能具有常染色体显性遗传或其他遗传模式，如X性连锁遗传、母系遗传和常染色体隐性遗传等。然而，目前的研究尚未证实XFG清晰的遗传方式。因此，XFG发病原因可能涉及多基因和环境因素。此外，XFG发病呈现老年及晚发趋势，其发病率随年龄增加，通常于老年时期发病确诊。同时，由于在区分健康人群与最终罹患该患者群和寻找两代以上患病个体的家系中存在困难，因此，尚难以进行传统的连锁分析和关联研究[11]。目前唯一证实与XFG相关的是赖氨酰氧化酶样1（lysyl oxidase-like 1，*LOXL1*）基因。近来德国有报道*CNTNAP2*基因也与XFG相关。

（一）*LOXL1*基因

*LOXL1*是赖氨酸氧化酶家族成员之一，定位于15q24.1，包含7个外显子，编码的蛋白质长574个氨基酸，是促进胶原纤维及弹性纤维发育成熟和维持内环境稳定的关键酶。生理情况下，*LOXL1*氨基端与Fibulin-5羧基端迅速结合，催化弹性蛋白原赖氨酰脱氨基化，促进其共价交联为成熟弹性蛋白，参与弹性纤维的形成、维持和重塑过程。

*LOXL1*基因是冰岛和瑞典的研究者发现的首个与XFG发病有关的基因。Thorleifsson等对瑞典和冰岛1.6万名青光眼患者进行基因组分析，发现携带*LOXL1*基因变异的人患XFG的风险远远高于正常人。研究结果显示：*LOXL1*基因中的3个SNPs，即rsl048661、rs3825942和rs2165241，与XFG存在较强的关联性，该研究结果亦在美国、澳大利亚及欧洲人群中得到证实[12]。*LOXL1*基因变异与POAG的不相关性则证明了XFG和POAG具有不同的遗传特性[13]。

Chen等对中国XFG患者与*LOXL1*基因的关联性进行研究，表明*LOXL1*基因的SNP rs1048661与XFG有关联性，且中国人SNP rsl048661和rs2165241的危险等位基因与高加索人相反[14]。有学者对64例新疆维吾尔族XFG患者和127例对照组病例进行了*LOXL1*基因rsl048661、rs3825942和rs2165241位点分析，结果显示3个位点的等位基因频率、基因型及单倍型在XFG患者中差异均存在统计学意义，且这3个位点的等位基因频率及基因型分布亦不同。可以推测，这些SNPs可能与功能等位基因有着紧密关联[15]。新加坡一项研究显示，中国人中SNP rs3825942与XFG有关联，但未发现SNP rsl048661与XFG有关联。在大量人群中研究发现，*LOXL1*基因编码序列中无恒定的风险等位基因，因此*LOXL1*基因与XFG强相关性是否由*LOXL1*基因非编码序列变异引起抑或存在其他机制尚需进一步研究。

有研究揭示，*LOXL1*基因功能丢失及表达减少是XFG发生的重要遗传机制。在XFG早期，LOXL1可代偿性蓄积于细胞外间隙，其表达水平及活性均明显上调。在病程晚期，LOXL1表达下调并影响弹性纤维稳态。Fan等对196例XFG及201例对照组进行*LOXL1*基因25个SNPs的研究发现：*LOXL1*基因启动子区的rs12914489和rs16958477位点单倍体具有多态性，且存在疾病性危险与保护型等位基因变异，可影响rsl048661和rs3825942的错义表达，增加XFG易感性。因此，推测*LOXL1*基因启动子区SNP位点突变引起基因表达改变或缺失，并最终引起疾病的发生、发展[16]。

*LOXL1*基因编码的蛋白质与弹性纤维的形成及稳定性有关，它是细胞外基质形成的酶，弹性纤维如果在眼部异常积聚会诱发XFG，在生物学上也证实其与XFG的上下游调控相关。但目前对*LOXL1*基因多态性与不同人种XFG的确切关系尚未被阐明。

（二）接触素有关蛋白2基因

接触素有关蛋白2基因（contactin associated protein-like 2，*CNTNAP2*）定位于7q35，编码CASPR2跨膜脚手架蛋白，属于轴突蛋白家族，蛋白质长1331个氨基酸。研究发现该基因与多种神经发育障碍有关联，如精神分裂症、癫痫、孤独症、智力迟钝等，尤其与有语言障碍的患者发病相关。近来德国有研究表明，*CNTNAP2*基因的突变与XFG有关。*CNTNAP2*基因在眼部组织，尤其是视网膜中均有表达，但是其功能仍然未知，其与青光眼的关联也需进一步验证[17]。

（三）baculoviral IAP repeat containing 6

Baculoviral IAP repeat containing 6（BIRC6）是泛素载体蛋白[18]，与降低细胞应激及细胞凋亡相关，由于*BIRC6*基因多态性及突变带来的下调使*p53*基因上调，导致线粒体介导的细胞凋亡[19]。研究发现该基因与神经系统异常相关，如阿尔茨海默病、帕金森病和脑缺血损伤等[20]，近来有研究者发现BIRC6的基因上的SNPrs2754511多态性与巴基斯坦人群中XFG相关[21]。

三、合并其他先天异常的发育性青光眼

合并其他先天异常的发育性青光眼包括前房劈裂综合征、Axenfeld-Rieger综合征以及角膜和虹膜中胚层发育不良引起的青光眼[3]，这些患者均合并眼部或全身先天发育异常，眼部异常累及角膜、虹膜和前房角等眼前节组织[3]。青光眼的发病机制包括原发性和继发性，可发生在青少年期甚至成人早期，但也有可能发生在婴幼儿期。许多基因会对发育性青光眼发挥影响作用，如*PITX2*、*PITX3*、*FOXC1*、*FOXE3*、*PAX6*、*LMX1B*和*MAF*等[3]，这些基因共同编码与DNA特定片段结合的转录因子，并调节基因表达。这些转录因子的突变会在发育的过程中直接干扰细胞内和细胞外基质的信号通路，引起组织器官的发育异常。此外研究还发现2个与AR综合征有关的位点，分别位于染色体13q14、16q24区域，但具体的候选基因还未确定[3]。

　　Axenfeld-Rieger综合征为遗传性青光眼，与前节的发育异常及系统异常（面部及牙齿发育）相关。无全身系统症状时，定义为Rieger异常。Rieger异常与*RIEG1*基因相关，也与4号长臂的缺失相关。其后相关分子生物学将其定位于4q27区，即*PITX2*基因所在位置。

四、色素性青光眼

　　色素性青光眼（pigmentary glaucoma，PG）是由色素播散综合征（pigment dispersion syndrome，PDS）发展而来，除了色素播散综合征的临床表现还有青光眼视神经和视野损害。目前认为PDS/PG是由于中周部虹膜后凹并与晶状体悬韧带接触、摩擦导致虹膜后边色素颗粒脱落所致。角膜后垂直梭形色素颗粒沉积、小梁网色素颗粒沉积，以及虹膜透照缺损所组成的"色素播散三联征"是其特征性临床表现，但有色人种如黄种人和黑种人无虹膜透照缺损。一项以白种人为研究对象的连锁分析研究证实7号染色体q臂上的一个基因异常与PDS的发病相关，该位点位于7q35-36区[22]，但未得到进一步证实。目前临床上PG/PDS病例以散发为主。

五、总结

　　随着人类遗传学的快速发展，无论是孟德尔单基因遗传还是多基因遗传的青光眼，都有其遗传学相关的已知基因和未知基因。虽然我们不清楚这些基因的异常是如何导致青光眼的，这些遗传学的发现目前也不能应用于临床实践。但是，就目前的研究进展而言，越来越多的遗传学研究方法和技术运用于研究人类健康与疾病的发病机制，如GWAS、全外显子组测序、全基因组测序以及其他一些新的检测组织表达的方法、基因调控方法已开始运用于青光眼的研究。更好地利用这些方法去研究功能基因组学、基因表达、通路分析以及表观遗传学等将有助于探明青光眼的发病机制，为进一步实现在高危人群中的早期诊断、干预，以及将来的基因治疗奠定基础。

（刘旭阳　唐　莉　卿国平　王　瑛）

参考文献

1. 蔡素萍，闫乃红，刘旭阳. 青光眼分子遗传学研究进展. 中华临床医师杂志：电子版，2011，5（5）：1247-1261.

2. Nishimura DY, Swiderski RE, Alward WL, et al. The forkhead transcription factor gene FKHL7 is responsible for glaucoma phenotypes which map to 6p25. Nat Genet, 1998, 19 (2): 140-147.

3. Liu Y, Allingham RR. Molecular genetics in glaucoma. Exp Eye Res, 2011, 93 (4): 331-339.

4. Chen X, Yan N, Yun H, et al. Sequence analysis of MYOC and CYP1B1 in a Chinese pedigree of juvenile glaucoma with goniodysgenesis. Mol Vis, 2009, 15: 1530-1536.

5. Yang M, Guo X, Liu X, et al. Investigation of CYP1B1 mutations in Chinese patients with primary congenital glaucoma. Mol Vis, 2009,15: 432-437.

6. Buters JT, Sakai S, Richter T, et al. Cytochrome P450 CYP1B1 determines susceptibility to 7,12-dimethylbenz [a] anthraceneinduced lymphomas. Proc Natl Acad Sci, 1999, 96 (5): 1977-1982.

7. Rao KN, Nagireddy S, Chakrabarti S. Complex genetic mechanisms in glaucoma: an overview. Indian J Ophthalmol, 2011, 59 (7)Suppl: S31-S42.

8. Azmanov DN, Dimitrova S, Florez L, et al. LTBP2 and CYP1B1 mutations and associated ocular phenotypes in the Roma/Gypsy founder population. Eur J Hum Genet, 2011, 19 (3): 326-333.

9. Vehvilainen P, Hyytiainen M, Keski-Oja J. Latent transforming growth factor-beta-binding protein 2 is an adhesion protein for melanoma cells. J Biol Chem, 2003, 278 (27): 24705-24713.

10. Nishimura DY, Swiderski RE, Alward WL, et al. The forkhead transcription factor gene FKHL7 is responsible for glaucoma phenotypes which map to 6p25. Nat Genet, 1998, 19 (2): 140-147.

11. Schlotzer-Schrehardt U. Genetics and genomics of pseudoexfoliation syndrome/glaucoma. Middle East Afr J Ophthalmol, 2011, 18: 30-36.

12. Thorleifsson G, Magnusson KP, Sulem P, et al. Common sequence variants in the LOXL1 gene confer susceptibility to exfoliation glaucoma. Science, 2007, 317: 1397-1400.

13. Liu Y, Schmidt S, Qin X, et al. Lack of association between LOXL1 variants and primary open-angle glaucoma in three different populations. Invest Ophthalmol Vis Sci, 2008, 49: 3465-3468.

14. Chen L, Jia L, Wang N, et al. Evaluation of LOXL1 polymorphisms in exfoliation syndrome in a Chinese population. Mol Vis, 2009, 15: 2349-2357.

15. Mayinu, Chen X. Evaluation of LOXL1 polymorphisms in exfoliation syndrome in the Uygur population. Mol Vis , 2011, 17: 1734-1744.

16. Fan BJ, Pasquale LR, Rhee D, et al. LOXL1 promoter haplotypes are associated with exfoliation syndrome in a U.S. Caucasian population. Invest Ophthalmol Vis Sci, 2011, 52: 2372-2378.

17. Krumbiegel M, Pasutto F, Schlotzer-Schrehardt U, et al. Genome-wide association study with DNA pooling identifies variants at CNTNAP2 associated with pseudoexfoliation syndrome. Eur J Hum Genet, 2011, 19: 186-193.

18. Carbone MA, Chen Y, Hughes GA, et al. Genes of the unfolded protein response pathway harbor risk alleles for primary open angle glaucoma. PLoS One, 2011, 6(5): e20649.

19. Ren J, Shi M, Liu R, et al. The BIRC6 (Bruce) gene regulates p53 and the mitochondrial pathway of the apoptosis and is essential for mouse embryonic development. Proc Natl Acad Sci USA, 2005, 102(3): 565-570.

20. Wang S, Kaufman RJ. The impact of the unfolded protein response on human disease. J Cell Biol, 2012, 197(7): 857-867.

21. Ayub H, Micheal S, Akhtar F, et al. Association of a Polymorphism in the BIRC6 Gene with Pseudoexfoliative Glaucoma. PLoS One, 2014, 9(18): e105023.

22. Andersen JS, Pralea AM, DelBono EA, et al. A gene responsible for the pigment dispersion syndrome maps to chromosome 7q35-q36. Arch Ophthalmol, 1997, 115(3): 384-388.

第四节　青光眼视神经损伤的发病机制

一、概述

青光眼是一类以视神经进行性损害所致特征性进行性视野缺损为主要表现的非常复杂的眼病或综合征，目前是全球第一位不可逆性致盲眼病。青光眼所致视功能损害的病理基础是视网膜神经节细胞（RGC）轴突变性和RGC进行性凋亡。目前研究认为，青光眼所致

RGC损伤的过程和机制是非常复杂的，是眼科学研究的热点和难点。近年来，随着各种研究手段的飞速发展和研究水平的不断提高，对青光眼视神经损伤机制的研究内容得到不断丰富，对青光眼视神经损伤机制的认识不断深化。

高眼压一直被认为是引起青光眼视神经损害的重要机制，国内外学者对高眼压所致的视神经损害进行过许多研究，以期对青光眼做出明确诊断和进行积极治疗，但是临床发现部分青光眼患者即使眼压得到很好的控制也不能阻止视神经的进一步损害。更多的研究结果表明青光眼是一种视神经病变，其始动因子不清楚，其共同通路为进行性RGC凋亡[1]。

二、青光眼视神经损伤

（一）视网膜神经节细胞的改变

研究发现，青光眼患者神经纤维数目较正常人明显减少，视网膜神经纤维层明显变薄，最终导致视功能的永久性损害，其主要的病理改变是RGC及其轴突的变性、萎缩、丧失[2,3]。国内外学者根据实验研究的结果，将青光眼RGC超微结构的改变大致分为轻、中、重三级[4~6]：①轻度变性：轴突轻度水肿，结构疏松，微管、微丝和线粒体等成分减少。RGC中，线粒体轻度肿胀，部分嵴消失，神经微丝变性，滑面性内质网轻度扩张，核周隙略有增宽。②中度变性：轴突水肿加重，结构更加疏松、微管、微丝、线粒体明显减少。线粒体中度肿胀，空泡化，嵴大部分消失，外膜开始出现破裂，内腔出现细小的致密物；粗面性内质网脱颗粒，中度肿胀，滑面内质网、高尔基体也开始扩张；细胞核固缩、变形、偏位，核间隙增宽，染色质浓缩。③重度变性：轴突结构严重破坏；轴突胀大，轴膜破裂，轴浆空泡化，内有细小液泡，轴突逐渐溶解、断裂、萎缩消失。RGC数目明显减少，线粒体高度膨胀，破裂，内腔有大量絮状致密物，部分线粒体滑面内质网崩解，粗面内质网脱颗粒，极度扩张。细胞核崩解，核膜消失，染色质变成细小颗粒，溶酶体增多，次级溶酶体内可见上述崩解物，有的形成残余小体，最终整个细胞崩解、消失。另外，国内外都曾报道[7]，青光眼病人视网膜神经纤维层轴突内可见变性的淀粉样小体，结构与细胞样体相类同，并推论淀粉样小体的出现可能与轴浆运输障碍有关。

近年来大量的研究证实青光眼视网膜神经节细胞死亡的方式是细胞凋亡。Quigley等[2,8]用猴和兔做成实验性青光眼模型，通过光镜、电镜以及TUNEL等方法发现，高眼压作用下RGC染色体明显、浓缩、靠边，胞质中有多个比核小而浓缩的小体（即凋亡小体），并由膜包绕，这种形态异常表现提示RGC在实验性青光眼中发生凋亡。

（二）视神经轴浆运输的改变

一般认为，视神经轴浆运输有两种形式：一种是细胞内物质从细胞体向轴突末端的顺行运输，与神经元的营养和功能有关；另一种是从轴突末端向细胞体的逆行运输，运输从靶器官反馈的物质，如神经生长因子等，控制细胞内成分的合成，可能与自我反馈调节有关。轴浆运输易受各种因素的影响，可能与缺氧、机械性压迫或中毒有关，青光眼患者的视神经轴浆运输障碍，导致视神经形态和功能的变化，这在一定程度上说明了青光眼所致视神经损害的病理机制。无论顺行或逆行，轴浆运输受阻的主要部位都在筛板附近，并且视盘上下极对损伤更加敏感，这与光镜及电镜观察巩膜筛板的结构特点相吻合[9, 10]。

国内外许多学者对高眼压与轴浆运输的关系作了各种研究。眼压中度升高时，轴浆运输在筛板处部分受阻；眼压升高使灌注压在3.33kPa以内时，轴浆运输全部在筛板受阻，但视网膜蛋白质的生成和运输仍在进行。当眼压接近或超过平均血压时，视网膜蛋白质合成亦停止。由此可见，轴浆运输受眼压升高程度的影响[11]。此外，轴浆运输还受高眼压持续时间的影响，当急性高眼压时，轴浆运输障碍发生在眼压升高3小时以内，筛板内示踪剂的量随眼压升高持续时间的延长而增多，眼压持续升高8小时，视神经中的示踪剂减少60%。Hayreh[12]认为，逆行轴浆运输阻断的程度与眼压升高的程度和持续时间成比例关系，但并非严格的正比关系。由于持续性高眼压，视盘血流灌注不良，巩膜筛板处的压力不平衡，使轴浆运输阻滞，视神经纤维功能障碍，视盘生理凹陷扩大、加深，筛板后退，边缘陡峭，凹陷常达视盘边缘，使整个视盘苍白[11]。

近来有研究证明神经丝重链亚单位（heavy neurofilament subunit，NF-H）在轴浆运输、轴突重塑以及神经元细胞骨架的完整性中起重要作用，当眼压升高时，RGC轴突中的NF-H去磷酸化，阻碍了轴浆运输，且轴浆的受阻程度与NF-H去磷酸化的程度相关[13]。

三、青光眼视神经损伤的发病机制

长期以来，关于青光眼视网膜神经节细胞死亡的机制尚不清楚。早在1858年，研究者就提出了关于青光眼发病机制的两个主要学说：机械学说和血流学说。新进展提示众多分子水平内环境的改变，涉及视网膜神经节细胞及视神经胶质细胞退行性变性，该过程可能与兴奋性氨基酸的兴奋性神经毒性、神经营养因子的剥夺、与一氧化氮和内皮素分泌过多、与氧自由基过量、与线粒体功能障碍以及与凋亡基因的调控等因素有关。

（一）机械性损伤

尽管青光眼是一种多因素的疾病，但是机械性损伤在青光眼的发病过程中仍然被认为是非常重要的致病因素。生物力学理论认为视盘是眼球壁的薄弱部位，筛板是视神经从相对高压的眼球内进入低压的脑脊髓区的唯一途径，为保护视网膜神经节细胞的轴突并使其能长期处于这样一种特殊的环境中，筛板在高等灵长类动物中已逐步发育成一种由伸缩性良好的结缔组织构成的复杂三维立体的网状系统[14]。

青光眼视盘凹陷扩大，可能与增大的跨筛板压力差和筛板厚度变薄有关[15]。Wang等[16]利用磁共振成像（magnetic resonance imaging，MRI）技术测量NTG患者的蛛网膜下腔宽度结果显示NTG患者与高眼压青光眼患者相比，其视神经蛛网膜下腔间隙较小，提示NTG患者颅内压可能偏低。该研究还发现NTG和高眼压青光眼患者的跨筛板压力差均显著高于正常对照者，而增大的跨筛板压力差是造成眼底视盘凹陷的机制之一，可能是青光眼视神经损害产生的重要原因。由此推论，口服碳酸酐酶抑制剂可能并不适用于某些青光眼患者，因为此类药物在降眼压同时可能有降低颅内压作用。对于其降低眼压的幅度与降低颅内压的幅度是否影响跨筛板压力差的变化有待进一步研究。

临床大量事实证明眼压是视神经损伤的一个重要因素。眼压升高可致视神经轴突变性导致RGC凋亡，其原理是升高的眼压致跨筛板压力差增大，筛板区在压力作用下后突变形，筛板后突变形致筛孔形态和开口方向改变，通过直接机械挤压、扭转和剪切力作用于通过筛孔的 RGC 轴突，使 RGC 轴浆运输阻滞于筛板平面，下行的脑源性神经营养因子无法通过筛板区被位于视网膜内的 RGC 胞体所利用，使 RGC 失去了营养因子的调理作用，逐渐趋向凋亡[13]。快速轴浆运输可被高眼压阻断，且在视神经的巩膜筛板处有选择性的影响[9, 10]。另外，线粒体产生的 ATP 酶不能为轴膜所利用，可使轴突蛋白生成和移动减少，致使细胞正常代谢受损而凋亡[17]。由于非黄斑区纤维进入视神经时靠近周边，眼压升高时承受压力较大而最先受累，因而导致典型的青光眼性视野缺损。此学说指出眼压升高轴浆流阻滞与特定视野缺损间密切相关[18]，临床资料也表明眼压越高视功能损害越严重[19]。眼压升高也导致视网膜内谷氨酸盐含量增加，激活 NMDA（N-methyl-D-aspartate）和非 NMDA 受体并增加—氧化氮合酶（nitric oxide synthase, NOS）的活性，进而导致谷氨酸盐介导的 RGC 兴奋性毒性和 RGCs 的凋亡[20]。高眼压也会引起 α2 巨球蛋白的过量表达，但 α2 巨球蛋白会不依赖于高眼压而持续存在，且早于 RGC 的损伤。RGC 上存在 α2 巨球蛋白的受体，这可能是 α2 巨球蛋白引起 RGC 损伤的机制之一；另外，α2 巨球蛋白还通过：①调节 TNF-α 和 IL-6 的作用，损伤神经元；②与神经营养因子结合，阻止其营养作用；③与 LRP-1 结合，调节 NMDA 受体，使 Ca^{2+} 内流，引起神经元死亡；④直接通过 NMDA 受体起作用[21]。

此外，还有研究认为，视盘凹陷扩大的机制是因为玻璃体在视杯这一视盘最薄弱的部位向后凸起形成"楔形"结构，其作用方向与视神经纤维的走行方向一致，容易使纤维向周围劈开，在眼压的作用下，视杯逐步加深，达到筛板表面时遇到强有力的抵抗，出现筛板压缩变薄后突，同时眼压作用于加深的视杯的内侧壁，使视杯向周围扩展，最终形成晚期青光眼的"豆穴豆荚"状视杯形态视杯扩大所导致的空间占位，早期可能表现为视盘组织的压缩[22]，使组织致密，继之出现胶质成分减少以及视神经纤维的丧失[23]。

（二）视网膜缺血

眼球的血液供养为来自眼动脉的视网膜中央血管系统和睫状血管系统。视神经的血供主要来源于睫状后短动脉的分支及脉络膜小动脉。视盘的血供大致可分为 4 层：①视盘表面神经纤维层由视网膜中央动脉（central retinal artery，CRA）的回返支供血；②视盘筛板前区接受脉络膜小动脉的供血；③视盘筛板区由睫状后短动脉的向心支或 Z-H 动脉环供血；④视盘筛板后区由睫状后短动脉分支及视网膜中央动脉的分支供血[24]。因此，睫状血管系统、脉络膜循环、视盘的血供三者密切相关，睫状血管系统供血不足，必将引起脉络膜循环障碍，进而导致视盘缺血性改变。

近年来，不少学者对原发性开角型青光眼（POAG）患者进行了血液流变学观察，发现 POAG 患者存在异常的血液流变学指标。Hamard 等[25, 26]用激光多普勒血流仪测定视盘微循环时发现 POAG 患者视盘血流量显著下降，最大频移下降 40%，红细胞黏度显著升高。Galassi 等[27]发现 NTG 患者眼部血管血流阻力增大，球后血管病理性血管内皮损害导致球后血流动力学障碍，引起视盘缺血性改变。Michelson 等[28]应用超声多普勒血流仪研究发现青光眼患者眼动脉的血流速度较正常人显著下降。Nicolela 等[29]应用扫描激光多普勒技术的研究发现，青光眼患者筛板区血流量及血流速度较正常人降低，血管阻力指数升高。Grunwald等[30]运用激光多普勒血流仪测量了19例青光眼患者和15例正常人视盘的血循环情况，发现病例组血流速度和流量下降约24%，颞上象限下降了约28%。Ito M等[31]运用视网膜光谱成像系统测量了低压型POAG、高压型POAG以及正常人群的视盘旁血氧饱和度（OS），结果显示：与正常人群相比POAG患者平均氧饱和度明显降低，且与视功能缺陷有相关性。低压组，在视盘旁上方，鼻侧和颞上方的网膜均可观察到OS明显降低；高压组，仅于视盘旁颞下方的网膜可观察到OS明显降低。

随着眼底荧光血管造影技术的不断成熟和彩色多普勒超声成像、激光多普勒测量血流仪和测速仪、激光扫描检眼镜等先进仪器逐渐用于临床眼血流检测，不少学者对青光眼患者是否存在脉络膜循环障碍也做了大量研究。Ravalico等[32]应用Langham眼血流系统测定整个视网膜脉络膜循环，发现正常眼压性青光眼（NTG）患者眼搏动血流较对照组下降32.32%。Cellini等[33]运用彩色多普勒技术对15例POAG患者进行眼动脉和睫状后短动脉的血流检查，结果显示POAG患者与正常对照组相比，收缩期血流峰速降低，血管阻力指数升高。说明POAG患者眼部血流，特别是脉络膜循环和睫状后短动脉血流发生了改变。

众多研究结果显示，提示青光眼的发病机制与视盘微循环障碍有关，而视盘缺血是由于脉络膜和睫状后短动脉血循环障碍所致。视盘和视网膜血供障碍使视神经、RGC和神经纤维层等组织发生变性及坏死，最终导致视盘凹陷的形态改变和视野缺损。

Topouzis F等[34, 35]认为杯盘比值增大和盘沿变窄与低的灌注压相关。Choi等[33, 36]认为眼平均灌注压波动幅度是青光眼患者视功能损伤最危险的因素；在其观察中，灌注压波动幅度大的患者结构与功能显著恶化，眼血流自身调节功能不足引起的缺血再灌注损伤是其可能机制。

（三）兴奋性氨基酸释放

视网膜兴奋性毒素主要是谷氨酸和天冬氨酸，目前研究较多的是谷氨酸。在生理状态下，谷氨酸存在于神经末梢谷氨酸囊泡内，释放后作用于其受体，很快被酶降解和神经元胶质细胞重新摄取而清除。它是重要的兴奋性神经递质，在体内由光感受器、双极细胞及神经节细胞释放。

谷氨酸对视网膜神经的毒性作用最先是由Lucas和Newhouse[37]提出的，他们通过研究发现：给出生小鼠和大鼠全身性应用谷氨酸可对内层视网膜产生毒性作用，后来Vorwerk等[38]在成年大鼠玻璃体内注射谷氨酸药物同样可以产生视网膜毒性。由于缺血、缺氧、机械损伤等因素引起储存于神经末梢内的谷氨酸过度释放后作用于其相关受体，开放电压门控钙通道引起钙离子内流，激活了对钙离子敏感的酶。其中，一氧化氮合酶（NOS）的激活产生了大量具有自由基毒性作用的一氧化氮（nitric oxide，NO）。同时钙离子升高诱导产生大量超氧阴离子并与NO结合，生成过氧亚硝酸基，诱导RGC凋亡。

谷氨酸的载体（glutamate transporters，GTs）是钠离子依赖性载体，其介导谷氨酸快速释放达高峰。GTs有5种亚群，其中4种已被发现存在于视网膜上，主要与RGC有关的是EAAT21（GLAST）和EAAT22（GLT21）。GLAST只存在于Müller细胞中。GLT21主要存在于脑中，在视网膜中主要分布在双极细胞与RGC的突触连接处，在调控 RGC 树突周围谷氨酸盐的浓度方面起重要作用。Keitb 等[39]发现不同的损伤对 GTs 的影响不同，虽然均表现为 GTs 含量降低，但缺血引起 GLT21 的增加是由于缺乏了其表达所必需的神经营养因子。不同类型的损伤可引起 GTs 不同的表达形式，Keitb 认为眼压升高可导致眼内视网膜上所有细胞和视盘的损伤；视神经受压是一种眼外损伤，首先引起 RGC 的快速、大范围损害及相继的视网膜谷氨酸的释放和 GTs 的调节，继而造成 RGC 的损伤。

离子型谷氨酸受体是哺乳动物中枢神经系统中主要的兴奋性神经递质受体，分为 NMDA（N-methyl-D-aspartate）受体和非 NMDA 受体两大类。NMDA 受体作为一种兴奋性氨基酸的受体，可以与释放的谷氨酸结合，改变视网膜的通透性，进一步引起钙离子、钠离子等的平衡失调，引起细胞损伤。NMDA 受体和非 NMDA 受体拮抗剂在体外阻止视网膜缺血再灌注损伤是有强大的协同作用，这证明谷氨酸在体内是通过大量的受体亚型来发挥其神经毒性作用的[40]。NMDA 受体激动后引起线粒体内的钙离子堆积和线粒体去极化，去极化的线粒体反过来促使依赖钙离子内流的受体激动，过多的钙离子激活了钙敏感酶、蛋白激酶、NOS，从而引起一系列的神经毒性作用。NO 产生神经毒性使暴露在谷氨酸中的神经细胞内的钙离子升高，NMDA 的受体激活了 NOS，释放 NO 与超氧阴离子结合形成过氧化硝酸盐，并产生兴奋性毒性。高浓度的 NO 可以激活环鸟苷酸，从而激活 RGCs 上的钙离子通道，也可以刺激谷氨酸盐的释放。自由基不但通过谷氨酸受体激动途径产生，而且也是正常氧化过程的产物，视网膜细胞内的抗氧化剂有过氧化物歧化酶、维生素 E 和 C、谷胱甘肽。视网膜的代谢率很高，当自由基不能被充分氧化时，即与大分子的细胞成分发生有害反应，引起蛋白质变性、脂质过氧化及核酸分解。也有研究显示，NMDA 受体被激活后引起：①金属蛋白酶-9（MMP-9）前体合成增加；② nNOS 活化，NO 合成增加。NO 通过 S-亚硝基化使 MMP-9 活化，活化的 MMP-9 可能通过下述三个途径发挥作用：①蛋白水解酶作用于引起细胞死亡的信号转导途径，发挥 MMP-9 的神经毒性作用；②失巢凋亡现象，即细胞与胞外基质解离后开始凋亡；③ MMP-9 使一些凋亡相关蛋白前体活化启动凋亡[41]。

此外，还有实验表明兴奋性氨基酸的神经毒性是 Na+、Cl- 依赖性的，在这一过程中，Cl- 的被动性内流具有重要的作用。NMDA 受体激活后导致 Na+ 内流、K+ 外流，产生兴奋性突触后膜电位，介导快速突触兴奋传递，而在病理情况下大量 Na+ 内流伴有 Cl- 的被动进入细胞内，细胞肿胀分裂，造成快速型神经元损害[42]。

（四）神经营养因子的剥夺

在神经组织生长发育过程中，所有神经元生长都要依靠一定量的多肽因子如神经营养因子、生长因子和细胞分裂因子等因子的支持来维持它们的正常生理功能。目前与 RGC 有关的神经营养因子（neurotrophin，NT）主要有神经生长因子（nerve growth factor，NGF）、脑源性神经营养因子（brain derived neurotrophic factor，BDNF）、睫状神经营养因子（ciliary neurotrophic factor，CNTF）。这些神经营养因子通过两种细胞表面受体发挥作用：Trk 家族和 p75 神经营养因子受体。NGF 的细胞膜受体为 TrkA，BNDF 和 NT-4 的受体为 TrkB，NT-3 受体为 Trk-C，p75 受体与肿瘤坏死因子受体相关，与 NGF、BDNF、NT-3 和 NT-4 的亲和力相当[43]。它们借此对 RGC 的生长发育起到了不同程度的营养作用。许多学者认为，高眼压导致轴浆流运输障碍位于筛板处，剥夺了 RGC 的神经营养因子。

BDNF是大脑中靶组织释放的神经营养因子，RGC以突触方式与这些神经元联系，摄取营养因子，以逆向轴浆流传导输送到视网膜，其主要存在于神经纤维层的轴突内和RGC的胞质中，但感受器层和内丛状层中则未有或仅有少量表达[44]。在生长发育过程中，RGC依赖它的存在而存活，对于发育完善的视网膜从脑部到视网膜的BDNF和其他神经营养因子的输送受到任何扰乱都会危及RGC的存活能力。当眼压升高时，筛板处的轴浆流将被阻断，引起轴突的膨胀和跨膜细胞的聚集，使BDNF含量减少。Quigley等[45]的实验结果证实眼压高于25mmHg（1mmHg=0.133kPa）时，BDNF减少74.5%。Michael等[46]认为正常情况下末梢神经中不表达NGF和BDNF，但机械损伤后6小时就可见到在神经干周围有白细胞介素-1介导的NGFmRNA的高表达。BDNF依赖巨噬细胞的激活，不受白细胞介素-1的介导，而且生成缓慢。当损伤3周时，BDNFmRNA在末梢神经中缓慢表达并逐渐达到高峰，其含量高于NGF。Lambert等[47]认为缺血可以促使神经系统的神经元和胶质细胞增加神经营养因子和酮醇基转移酶（transketolase，Trk）受体的表达，视盘的星形胶质细胞NGF蛋白表达升高并分泌BDNF。他认为巩膜筛板和视盘处的星形胶质细胞可能是RGC的神经营养因子的旁分泌源头。Robaey等将外源性BDNF注入鼠眼玻璃体腔内明显的延迟了视神经切断后RGC的凋亡，更进一步支持了这一理论[48]。此外，Adel等[49]通过病毒转导CNTF至缺氧损害的视网膜组织内，14天和21天后发现CNTF明显促进了RGC的存活，证明CNTF也具有神经保护作用。目前，已有实验将人CNTF基因转染的细胞经过特殊包被处理后植入人玻璃体腔，经过处理的细胞分泌的CNTF通过植入物的半通透性膜进入玻璃体腔，同时这种细胞不会受到免疫系统的攻击。该技术的Ⅰ期临床试验已经顺利完成，且未发现局部或全身的并发症[50]。

胶质细胞源性神经营养因子（glial cell line-derived neurotrophic factor，GDNF）[51]：在视盘的星形胶质细胞中均可表达GDNF的mRNA和蛋白，RGC上有GDNF的受体联合体Ret和GFRα-1，当RGC损伤后，可见GDNF和GFRα-1的高表达。GDNF可被肿瘤生长因子-β（TGF-β）激活，从而减少一氧化氮的生成，以保护神经元，但确切作用机制尚未明了。已有实验表明GDNF与其细胞表面受体（GERα）结合，该受体复合物再与酪氨酸受体结合发挥作用[52]。

血小板源性生长因子（platelet-derived growth factor，PDGF）[53]：PDGF在RGC的损伤和修复中对成纤维细胞、中性粒细胞起趋化作用，还具有血管收缩效应和促细胞分裂作用。PDGF有α和β两个受体，同时又分为A、B两型。在视网膜和视神经组织中可见到PDGF及其受体的表达，PDGF-A在视网膜组织和RGC的胞体、树突及轴突上表达，受体在神经纤维层、星形胶质细胞和Müller细胞上表达。在视神经组织中，仅在星形胶质细胞上表达。PDGF-B则在RGC和神经纤维层中表达。PDGF由Ⅰ型星形胶质细胞分泌，是少突胶质细胞存活的必需因子，在视神经保护方面PDGF能促进胶质脱髓鞘的修复和视神经的发育。在视神经损害后3天或4天，可见PDGF的含量降低和相继的RGC凋亡。

目前，也有人[42]认为视网膜源性的神经营养因子可促进RGC的存活，而目标源性的营养因子有补充局部营养因子的作用。

（五）一氧化氮和内皮素

NO是一种内源性血管舒张剂、炎症介质、血小板聚集抑制因子，在脑内是一种非传统的神经传导介质[54]。NO是由L-精氨酸在NO合成酶（NOS，NOS有三种形式即NOS-1、NOS-2、NOS-3）作用下生成，并与半胱氨酸、白蛋白或组织型纤溶酶原激活剂（t-PA）结合到达靶细胞，激活鸟苷酸环化酶（GC）使磷酸鸟苷（GMP）水平升高而发挥其生物学效应，过量的NO有潜在的神经毒性作用，并且弥散到突触间隙的NO还能刺激谷氨酸盐的释放[55]。推测NO是由星形胶质细胞产生，对青光眼慢性变性起主要的神经破坏作用，在视神经筛板处，发现NOS-1和NOS-2阳性的星形胶质细胞，此处神经节细胞轴突含有大量线粒体，线粒体在这个微环境中产生大量的超氧化物（OO⁻）。NO与OO⁻形OONO⁻，它是一种很强的自由基；同时，NO还可以引起细胞核酸亚硝酰化，破坏DNA的螺旋结构，导致细胞损害；NO还可与某些含亚铁原卟啉基团的铁原子结合形成亚硝酰铁螯合结构，从而抑制了与细胞呼吸有关的关键酶的活性，对神经元起破坏作用。有资料报道RGC对ONOO⁻介导的神经毒性十分敏感，ONOO⁻是神经细胞凋亡的诱导剂。Sawada等在实验性慢性青光眼鼠模型中，利用免疫组化方法发现，模型组视盘处存在NOS-2阳性细胞和硝基氨酸阳性细胞而正常对照组阴性，NOS-1与NOS-3因阳性细胞数太多无法比较结果，但用Western blots证明模型组NOS-1与NOS-3较正常对照组明显升高[56]。兔眼玻璃体内注射NO供体S-亚硝基-N-乙酰-DL-青霉素（SNAP）200nmol引起明显的变性包括大量神经节细胞死亡，说明RGC对NO的攻击是敏感的[56]。应用NOS抑制剂可保护青光眼患者RGC不丢失，同时也降低体外培养的神经节细胞对NO毒性的敏感性。Park等[57]实验也发现与正常大鼠相比，慢性高眼压大鼠视网膜内nNOS水平增高，这也支持NO的过量表达会引起RGCs的死亡。

内皮素（ETs）是缩血管多肽，内皮素受体有两种——ETA和ETB。内皮素受体在细胞的许多功能变化中发挥作用，一旦被激活，可影响细胞信号系统包括磷脂酶C、钙活化剂、磷脂酶A_2、腺苷酸环化酶和蛋白激酶等，最终导致细胞收缩力、自体有效物质、细胞内pH、细胞生长和增殖等方面的变化[58]。内皮素对青光眼视神经损伤的机制是使局部血管痉挛造成缺血性病变。临床观察到青光眼病人血液、房水和玻璃体ET-1水平升高，这些伴发异常的原因在于损伤了血管内皮，使ET-1和NO分泌异常，导致视网膜和视盘自律调节受到损伤，影响视神经血供，血供减少将导致青光眼的视神经损伤。Oku等[59]通过反复向兔眼后玻璃体内注射内皮素，1周2次共4周，并进行视盘血流检测，视功能估计，视诱发电位记录，视神经乳头形态学观察。结果发现：实验组视盘毛细血管血流量下降了80%、VEP潜伏期延长、杯/盘比扩大。组织学检查表明：轴突丢失、筛板前视神经脱髓鞘，但眼压与对照组相比未有升高。这一结果表明，视盘缺血将导致视杯扩大凹陷，并不依赖于眼压升高水平。也有实验证明ET-1会引起体外培养的胎鼠视网膜无长突细胞胞内NO合成增加，从而发挥毒性作用，而NO可自由通过细胞膜，因此可能会引起RGCs的损伤，另外，受损的无长突细胞也可能通过释放神经递质影响到RGCs以及其他视网膜细胞[60]。ET-1也可通过改变轴突运输阻止来自靶组织生长因子的逆向转运，引起RGCs凋亡[61]。Rao等[62]发现ET-1可刺激体外培养的筛板细胞合成并分泌胶原成分，从而引起筛板细胞胞外基质重塑，这可能与POAG的病变相关。

（六）氧自由基产生

1956年，有学者指出自由基是有氧呼吸过程中产生的副产物[63]。多年的研究证实，自由基的来源是多种多样的，例如线粒体的电子传递、过氧化物酶体的脂肪酸代谢、细胞色素P450酶反应以及吞噬细胞的激活等。当视网膜缺血时自由基生成增加，机体内的自由基清除剂不足以与之反应，导致多种氧化损伤。自由基的组织损伤基础是生物大分子的氧化损伤，三种主要的生物大分子容易受到自由基的攻击，它们是脂质、蛋白质和核酸。

视网膜视细胞的外节盘膜中含有较多不饱和脂肪酸，可与OH^-反应形成烷自由基，后者进而与O_2结合生成烷过氧自由基，而烷过氧自由基又可促发新一轮的氧化循环。最终，这些反应将导致过氧化物和丙二醛（malonyldialdehyde，MDA）的积聚，MDA相当活泼，可能诱导突变，抑制酶的活性[64]，或充当交联剂，与核酸、蛋白质反应形成各种各样的交联，从而引起膜受体、膜蛋白酶和离子通道的功能障碍，线粒体ATP生成减少，细胞内Ca^{2+}超负荷。

氧自由基除直接引起氧化损伤外，还可通过蛋白质巯基的氧化而抑制细胞摄取谷氨酸等兴奋性氨基酸（excitatory amino acid，EAA）[65]，过多的EAA与突触后膜受体相互作用，改变膜的通透性，进而破坏离子平衡而损伤神经组织细胞。不同的情况下，EAA的神经毒性由不同的机制引起，可能由Ca^{2+}介导引发[66]，也可能由Na^+、Cl^-介导引发。视网膜电图及病理研究证实了EAA对视网膜结构和功能的损害。同时，氧自由基的增加与细胞内Ca^{2+}超负荷互为因果、互相促进，导致细胞功能进一步受损，直至细胞死亡。氧自由基还使MMP减少引起细胞色素C的释放；使DNA氧化，启动了细胞周期反应；使蛋白质和脂质改构；这些变化的最终走向则是细胞死亡[67]。

（七）线粒体功能障碍

线粒体内钙离子浓度升高是引起功能改变的环节所在。Mit-K-ATP通道是线粒体内膜上的钾离子通道，最初被用于心脏保护的研究，后来在大脑皮质中发现。通道的开放可以通过抑制O_2^-的生成起到神经保护作用。谷氨酸盐的突触后释放高峰引起NMDA受体激动，导致RGC Na^+通道、Ca^{2+}通道的开放，使得线粒体内的Ca^{2+}堆积，引起线粒体去极化，线粒体的Ca^{2+}高峰又加强了谷氨酸盐的兴奋毒性。重复的去极化使细胞处于正电位，又引起钙通道和NMDA受体通道的激活。这种谷氨酸盐引起的钙依赖性的电压降低是神经元线粒体的特点。有研究结果表明，钙引起线粒体的功能异常与活性氧类（reactive oxygen species，ROS）的产生有关[68]。ROS的产生要求细胞处于极化状态或complex-I的抑制，而Ca^{2+}对complex-Ⅰ和complex-Ⅲ有抑制作用。Mit-K-ATP通道的开放抑制了NMDA，引起Ca^{2+}内流，防止了线粒体的去极化和ROS的产生。但是线粒体上还存在其他离子受体通道，任何原因引起的钙离子增多并导致的线粒体功能障碍均会影响线粒体的功能和膜的稳定性。另外，线粒体复合物-1的缺陷与POAG患者的小梁细胞变性相关，而抗氧化剂和线粒体通透性抑制剂会改善这种状况[69]。

Osborne等[70]也提出，线粒体通透性改变过程中，线粒体大管道开放会激发凋亡发生，线粒体通透性改变和胞液蛋白分解连锁引起凋亡的关系还不清楚。但有报道，溶解线粒体蛋白-凋亡诱导因子（AIF）通过开放的线粒体大孔释放会引起核凋亡。任何原因导致细胞内Ca^{2+}过多，线粒体功能丧失是意料之中的，因为线粒体将细胞内过多的Ca^{2+}清除，线粒体膜去极化并产生活性氧导致细胞死亡或凋亡。*Bcl-2*的过度表达可阻断这一过程的发生，在切断鼠的视神经致RGC凋亡变性实验研究中，转基因鼠*bcl-2*基因过度表达，受伤后3.5个月，约有65%RGC存活，相比之下，非转基因鼠RGC存活不足10%。说明*bcl-2*蛋白保护线粒体免遭破坏，可预防和阻滞RGC死亡。

目前，对线粒体功能异常的研究部分集中于线粒体DNA的变化上。开角型青光眼患者的发病与*MYOC*[71]和*OPTN*[72]基因的突变有关；而Khaled等人的实验中并未检测到*MYOC*和*OPTN*基因的变化，但发现了27个新的线粒体DNA的变化，且皆为易位突变[73]。

（八）凋亡基因

凋亡基因引起的细胞凋亡可能是RGC损伤的重要发生机制之一。*p53*基因是一种重要的抑癌基因。近年来人们发现，*p53*基因与细胞凋亡有密切关系，WT*p53*参与细胞凋亡调节，诱导细胞凋亡发生。体外实验和动物实验证实，神经细胞发生凋亡时，伴随着WT*p53*基因高水平的表达[74, 75]。应用WT*p53*基因的抑制物可防止细胞凋亡[76]，提示WT*p53*基因在神经细胞凋亡过程中起重要作用。牛膺筠等[77]应用免疫组织化学法检测到视网膜缺血再灌注后WT*p53*蛋白表达增加，主要位于神经节细胞层与内核层。提示WT*p53*的过表达可能导致了RGC的凋亡。将WT*p53*基因导入神经细胞后，导致细胞发生凋亡，同时*c-fos*和*c-jun*的表达增加，提示WT*p53*基因诱导的细胞凋亡可能与*c-fos*和*c-jun*表达升高有关。研究表明，*c-fos*和*c-jun*与细胞凋亡有密切关系[78]。这些原癌基因编码的蛋白，在细胞核内起转录因子作用，它们在凋亡过程中被激活。*C-fos*和*c-jun*蛋白组成异源二聚体fos-jun，称为激活蛋白（AP）-1。AP-1是一个重要的转录因子，结合于DNA上，可诱导细胞凋亡或细胞增生。另外，还有*Bcl-2*及*bax*基因、*caspases*基因分别在RGC损伤中起到控制细胞凋亡的作用[70]。

Verbin HL等[79]对大鼠实验性青光眼的18个信号转导途径进行了检测，发现p53凋亡途径中*Ei2*和*Gadd45a*基因，细胞周期蛋白基因*Cdk2*以及抑凋亡蛋白基因*IAP-1*均有明显上调。眼压升高后抑凋亡蛋白基因*IAP-1*会增高持续短时间后又下降到正常水平，是可能的自身保护机制。

（九）炎症因子

Neufeld等[80]报道，青光眼视神经病变可能与炎症有关，他发现青光眼视神经中环氧化酸（Cox-1）免疫活性轻度升高，Cox酶是通过影响类花生四烯酸类物质的生物合成参与炎症反应。有意义的是，很多学者近来证明，NMDA注射至鼠眼内可导致Cox-2mRNA上调，提示体内炎症与兴奋性刺激有关。实验表明，当视网膜缺血或视神经切断时，视盘小胶质细胞的数量增多、活性增强；小胶质细胞释放致炎因子，这可直接杀死视网膜神经元，这样在缺血时，诱导神经节细胞死亡不仅通过视网膜神经元释放过多的化学物质，而且还通过像小星形胶质细胞释放致炎因子等物质，小胶质细胞释放的化学物质与炎症有关[81]。Leibovitch等[82]用高敏C反应蛋白（*C-Reactive Protein*，CRP）试剂盒检测血浆中CRP水平，发现NTG患者血浆中CRP水平显著增高，提示NTG的发病可能与血管炎症反应有关。Khalyfa A等[83]报道在无血清培养的神经节细胞的死亡途径中有补体因子参与，且发现补体中C3和Cls显著上调，这可能与青光眼RGC凋亡相关。

（十）筛板胶质细胞破坏引起的损伤与筛板胶质异构

神经胶质作为视神经的支持组织，主要由三种胶质细胞组成，包括星形胶质细胞、少突胶质细胞、小胶质细胞。各种青光眼损害中都可见到其病理性形态改变。星形胶质细胞和Müller细胞是视网膜上的主要胶质细胞。其中星形胶质细胞参与构成视网膜的最内层——内界膜。Müller细胞的突起贯穿视网膜全层，参与维持组织完整、离子稳态，并转运和调控神经递质，以平衡微环境。在青光眼模型中可见到胶质细胞聚集在视盘血管周围和周边，同时有神经胶质酸性蛋白（Glial fibrillary acidic protein，GFAP）和基因的表达[84]。GFAP是一种特殊的胶质媒介微丝，Müller细胞和星形胶质细胞均有表达，胶质活化后GFAP表达明显上调。在青光眼损害模型中与GFAP表达与星形胶质细胞和Müller细胞的细胞保护作用关联，通过产生小热休克蛋白，与肿瘤坏死因子共同介导对RGCs细胞的毒性作用。Müller细胞可直接阻断谷氨酸盐的神经毒性[80]，一般在30分钟内可将谷氨酸盐降至无害的水平，此时需要神经与Müller细胞接触，抵抗谷氨酸产生的NO毒性作用。Müller细胞通过与细胞表面接触，将内生的谷胱甘肽等分子传导至RGCs，以降低RGCs周围NO的水平。低浓度的NO可以关闭NMDA受体通道起保护作用。小胶质细胞是神经损害的感受器，在防御神经损害、促进组织修复和神经再生方面发挥重要作用，目前对小胶质细胞在青光眼视神经损伤中的作用机制尚缺乏深入研究。

筛板区星形胶质细胞的形态和结构的特殊性提示其可能在青光眼视神经损伤过程中起着重要作用。我们在对正常大鼠视神经筛板区结构研究中发现，正常大鼠视神经筛板区的主要支撑结构为强化星形胶质细胞（Fortified astroctye）及其突起形成的网状胶质筛板，横切面如"肾形"，强化星形胶质细胞在腹侧筛板区以粗大根部附着在其血管壁上，向背侧逐渐分支变细，在结构上划分为根部、放射状分支部、终端前部和终端部；突起具有独特的高电子密度，富含微丝和微管，微丝微管对于细胞形态构筑和应力作用都非常重要，特别是大量微丝集结成束状微丝芯构成强化星形胶质细胞的支架，该支架支撑着RGC的轴突通过筛板区[22, 85]。研究表明，筛板区RGC轴突的每个横断面至少由9个星形胶质细胞突起形成的支架包绕[86]。星形胶质细胞是联系血管和RGC轴突的纽带[87]，是RGC轴突的支架。星形胶质细胞在青光眼视神经损伤中起着极为重要的作用[86, 88, 89]。Zhang[89]等研究发现，视路星形胶质细胞在大鼠急性高眼压早期即已发生活化。

我们对实验性高眼压大鼠的筛板形态学观察发现，实验性高眼压大鼠的筛板早期损害总是发生在其背侧近鞘膜区域，该区位于星形胶质细胞构成筛板的终端前部，我们将该区视为青光眼致筛板损害的易损区，该易损区的结构还存在明显的个体差异和眼别差异，该区星形胶质细胞早期改变可能是青光眼视神经损伤的"初始事件"。约90%的正常大鼠眼在该部位存在间隙区，约10%的正常大鼠胶质筛板区结构致密，无明显间隙存在，该间隙在同一只大鼠的双眼可能不一致，可表现为一只眼间隙大而另一只眼间隙小，甚至有的正常大鼠出现为眼间隙较大而另一眼无间隙。由此，我们提出筛板胶质异构学说以推测青光眼视神经损伤机制。我们研究认为，筛板区星形胶质细胞在青光眼早期发生的改变是青光眼视神经病变的"初始事件"，由于筛板胶质结构的差异性，可以导致相同眼压在双眼所致的视神经损害不同以及相同眼压在不同个体所致的视神经损害不同；如果筛板区星形胶质细胞的排列和结构缺陷以及其对眼压的敏感性较强，可导致在正常眼压条件下仍可能出现青光眼视神经损害；当筛板区星形胶质细胞的排列和结构完美以及其对眼压的敏感性较低，可能表现出在高眼压症的情况下不出现青光眼视神经损害；由于星形胶质细胞是连接血管和神经纤维的纽带，是RGCs轴突的重要支架，当其附着在微血管端的突起发生断裂或收缩，使微血管失去支撑，在视盘边缘区发生微小的出血，并可导致微循环障碍；微血管形态和功能改变，使其血脑屏障功能受损，也可能引起免疫功能的改变，可导致小胶质细胞活化；由于星形胶质细胞在青光眼时的活化、微循环改变可能诱发其微环境生物化学因素改变，导致多种细胞因子的变化；星形胶质细胞微细突起的改变使局部视神经纤维丧失支撑可能是RGCs走向凋亡的初始事件，导致局限性的视神经纤维的丢失可发生视盘小凹和切迹。从以上分析不难看出，用胶质异构可以解释既往在青光眼视神经损伤机制研究中提出的用机械学说、微循环学说、生物化学因素学说以及免疫机制学说所分别回答的问题。

四、结语与展望

青光眼视神经损害的机制至今仍不十分明确，传统的机械学说与缺血学说都无法完全解释青光眼的视神经损害。尽管筛板胶质异构学说对青光眼视神经损害能作出更全面的解释，许多因素，如种族、年龄、家族史、糖尿病等可单独或与高眼压联合导致青光眼的视神经损害还有待进一步研究。因此按现代对青光眼的认识，青光眼已被定义为一种多因素的视神经病变。近年来，通过对细胞凋亡的深入研究发现，越来越多的基因与青光眼视神经损伤的启动和调控有关，因此需要广大的学者继续进行深入的研究，从基因水平阐明青光眼视神经损伤的机制。

随着对青光眼视神经损伤机制研究的不断深入，人们逐渐认识到降眼压的治疗并不能解决所有青光眼患者的视功能损害，多数研究结果已经证明多种与眼压无关的因素参与了视网膜神经节细胞的破坏过程。因此，除了降眼压治疗外，人们越来越关注对视神经的保护性治疗。对于青光眼的视神经损伤机制的研究，在某些方面如兴奋性氨基酸、自由基、一氧化氮等方面的研究已趋于成熟，为临床治疗青光眼视神经保护方面的治疗提供了很好的理论依据。

此外，人们逐渐认识到青光眼性损伤是从RGC到外侧膝状体、视皮质全视路发生损伤的过程，这提示我们应该从整个视路的总体水平重新审视青光眼视功能损伤的发生、发展机制，为临床青光眼的防治提供新思路。

（刘旭阳　戴　超）

参 考 文 献

1. Wein, FB, Levin, LA. Current understanding of neuroprotection in glaucoma, Current opinion in ophthalmology, 2002, 13: 61–67.

2. Quigley, HA. Ganglion cell death in glaucoma: pathology recapitulates ontogeny, Australian and New Zealand journal of ophthalmology, 1995, 23: 85–91.

3. Quigley, HA, Addicks, EM, Green, WR. Optic nerve damage in human glaucoma. III. Quantitative correlation of nerve fiber loss and visual field defect in glaucoma, ischemic neuropathy, papilledema, and toxic neuropathy,

Archives of ophthalmology, 1982, 100: 135–146.

4. Adachi M, Takahashi K, Nishikawa M, et al. High intraocular pressure–induced ischemia and reperfusion injury in the optic nerve and retina in rats. Graefes Archive for Clinical & Experimental Ophthalmology, 1996, 234(7): 445–451.

5. 刘建宗. 急性高眼压对兔眼视网膜超微结构的影响, 中华眼科杂志, 1982, 18: 12–14.

6. 孙芳娥, 张希兰, 卞晓云, 等. 晚期青光眼视网膜超微结构的观察. 中华眼科杂志, 1996(1):35–37.

7. Woodford, B, Tso, MO. An ultrastructural study of the corpora amylacea of the optic nerve head and retina, American journal of ophthalmology, 1980, 90: 492–502.

8. Quigley, HA, Nickells, RW, Kerrigan, LA, Pease, ME, Thibault, DJ, Zack, DJ. Retinal ganglion cell death in experimental glaucoma and after axotomy occurs by apoptosis, Investigative ophthalmology & visual science, 1995, 36: 774–786.

9. Radius, RL, Bade, B. Axonal transport interruption and anatomy at the lamina cribrosa, Archives of ophthalmology, 1982, 100: 1661–1664.

10. Sawaguchi, S, Abe, H, Fukuchi, T, Suda, K, Shirakashi, M, Iwata, K. [Slow axonal transport in primate experimental glaucoma], Nippon Ganka Gakkai zasshi, 1996, 100: 132–138.

11. 杨景存. 视神经病学. 郑州：河南科学技术出版社，1992.

12. Hayreh, SS. Fluids in the anterior part of the optic nerve in health and disease, Survey of ophthalmology, 1978, 23: 1–25.

13. Kashiwagi, K, Ou, B, Nakamura, S, Tanaka, Y, Suzuki, M, Tsukahara, S. Increase in dephosphorylation of the heavy neurofilament subunit in the monkey chronic glaucoma model, Investigative ophthalmology & visual science, 2003, 44: 154–159.

14. Downs, JC, Roberts, MD, Burgoyne, CF. Mechanical environment of the optic nerve head in glaucoma, Optometry and vision science : official publication of the American Academy of Optometry, 2008, 85: 425–435.

15. Jonas, JB, Berenshtein, E, Holbach, L. Anatomic relationship between lamina cribrosa, intraocular space, and cerebrospinal fluid space, Investigative ophthalmology & visual science, 2003, 44: 5189–5195.

16. Wang, N, Xie, X, Yang, D, Xian, J, Li, Y, Ren, R, et al. Orbital cerebrospinal fluid space in glaucoma: the Beijing intracranial and intraocular pressure (iCOP) study, Ophthalmology, 2012, 119: 2065–2073 e1.

17. Quigley, HA, Flower, RW, Addicks, EM, McLeod, DS. The mechanism of optic nerve damage in experimental acute intraocular pressure elevation, Investigative ophthalmology & visual science, 1980, 19: 505–517.

18. Levy, NS, Ellis, E. Matched comparison of Goldmann perimetry and automated two–zone suprathreshold Dicon perimetry in open–angle glaucoma, Annals of ophthalmology, 1985, 17: 245–249.

19. Van Buskirk, EM, Cioffi, GA. Glaucomatous optic neuropathy, American journal of ophthalmology, 1992, 113: 447–452.

20. Nucci, C, Tartaglione, R, Rombola, L, Morrone, LA, Fazzi, E, Bagetta, G. Neurochemical evidence to implicate elevated glutamate in the mechanisms of high intraocular pressure (IOP)–induced retinal ganglion cell death in rat, Neurotoxicology, 2005, 26: 935–941.

21. Shi, Z, Rudzinski, M, Meerovitch, K, Lebrun–Julien, F, Birman, E, Di Polo, A, et al. Alpha2–macroglobulin is a mediator of retinal ganglion cell death in glaucoma, The Journal of biological chemistry, 2008, 283: 29156–29165.

22. Dai, C, Khaw, PT, Yin, ZQ, Li, D, Raisman, G, Li, Y. Structural basis of glaucoma: the fortified astrocytes of the optic nerve head are the target of raised intraocular pressure, Glia, 2012, 60: 13–28.

23. 梁厚成. 开角型青光眼视神经损害的发生机制, 第四军医大学学报, 1999, 20: 732–735.

24. Onda, E, Cioffi, GA, Bacon, DR, Van Buskirk, EM. Microvasculature of the human optic nerve, American journal of ophthalmology, 1995, 120: 92–102.

25. Hamard, P, Hamard, H, Dufaux, J. Blood flow rate in the microvasculature of the optic nerve head in primary open angle glaucoma. A new approach, Survey of ophthalmology, 1994, 38 Suppl: S87–93; discussion S4.

26. Hamard, P, Hamard, H, Dufaux, J, Quesnot, S. Optic nerve head blood flow using a laser Doppler velocimeter and haemorheology in primary open angle glaucoma and normal pressure glaucoma, The British journal of ophthalmology, 1994, 78: 449–453.

27. Galassi, F, Giambene, B, Varriale, R. Systemic vascular dysregulation and retrobulbar hemodynamics in normal-tension glaucoma, Investigative ophthalmology & visual science, 2011, 52: 4467–4471.

28. Michelson, G, Groh, MJ, Groh, ME, Grundler, A. Advanced primary open–angle glaucoma is associated with decreased ophthalmic artery blood–flow velocity, German journal of ophthalmology, 1995, 4: 21–24.

29. Nicolela, MT, Hnik, P, Drance, SM. Scanning laser Doppler flowmeter study of retinal and optic disk blood flow in glaucomatous patients, American journal of ophthalmology, 1996, 122: 775–783.

30. Grunwald, JE, Piltz, J, Hariprasad, SM, DuPont, J. Optic nerve and choroidal circulation in glaucoma, Investigative ophthalmology & visual science, 1998, 39: 2329–2336.

31. Ito, M, Murayama, K, Deguchi, T, Takasu, M, Gil, T, Araie, M, et al. Oxygen saturation levels in the juxta-papillary retina in eyes with glaucoma, Experimental eye research, 2008, 86: 512–518.

32. Ravalico, G, Pastori, G, Toffoli, G, Croce, M. Visual and blood flow responses in low–tension glaucoma, Survey of ophthalmology, 1994, 38 Suppl: S173–176.

33. Cellini, M, Possati, GL, Caramazza, N, Caramazza, R. Colour Doppler analysis of the choroidal circulation in chronic open–angle glaucoma, Ophthalmologica Journal international d'ophtalmologie International journal of ophthalmology Zeitschrift fur Augenheilkunde, 1996, 210: 200–202.

34. Topouzis, F, Coleman, AL, Harris, A, Jonescu–Cuypers, C, Yu, F, Mavroudis, L, et al. Association of blood pressure status with the optic disk structure in non–glaucoma subjects: the Thessaloniki eye study, American journal of ophthalmology, 2006, 142: 60–67.

35. Harris, A, Werne, A, Cantor, LB. Vascular abnormalities in glaucoma: from population–based studies to the clinic?, American journal of ophthalmology, 2008, 145: 595–597.

36. Choi, J, Kim, KH, Jeong, J, Cho, HS, Lee, CH, Kook, MS. Circadian fluctuation of mean ocular perfusion pressure is a consistent risk factor for normal–tension glaucoma, Investigative ophthalmology & visual science, 2007, 48: 104–111.

37. Lucas, DR, Newhouse, JP. The toxic effect of sodium L–glutamate on the inner layers of the retina, AMA archives of ophthalmology, 1957, 58: 193–201.

38. Vorwerk, CK, Lipton, SA, Zurakowski, D, Hyman, BT, Sabel, BA, Dreyer, EB. Chronic low–dose glutamate is toxic to retinal ganglion cells. Toxicity blocked by memantine, Investigative ophthalmology & visual science, 1996, 37: 1618–1624.

39. Martin, KR, Levkovitch–Verbin, H, Valenta, D, Baumrind, L, Pease, ME, Quigley, HA. Retinal glutamate transporter changes in experimental glaucoma and after optic nerve transection in the rat, Investigative ophthalmology & visual science, 2002, 43: 2236–2243.

40. Weber, M, Bonaventure, N, Sahel, JA. Protective role of excitatory amino acid antagonists in experimental retinal ischemia, Graefe's archive for clinical and experimental ophthalmology = Albrecht von Graefes Archiv fur klinische und experimentelle Ophthalmologie, 1995, 233: 360–365.

41. Manabe, S, Gu, Z, Lipton, SA. Activation of matrix metalloproteinase–9 via neuronal nitric oxide synthase contributes to NMDA–induced retinal ganglion cell death, Investigative ophthalmology & visual science, 2005, 46: 4747–4753.

42. Rothman, SM. The neurotoxicity of excitatory amino acids is produced by passive chloride influx, The Journal of neuroscience : the official journal of the Society for Neuroscience, 1985, 5: 1483–1489.

43. Lebrun-Julien, F, Di Polo, A. Molecular and cell-based approaches for neuroprotection in glaucoma, Optometry and vision science : official publication of the American Academy of Optometry, 2008, 85: 417-424.

44. Fournier, AE, Beer, J, Arregui, CO, Essagian, C, Aguayo, AJ, McKerracher, L. Brain-derived neurotrophic factor modulates GAP-43 but not T alpha1 expression in injured retinal ganglion cells of adult rats, Journal of neuroscience research, 1997, 47: 561-572.

45. Quigley, HA, McKinnon, SJ, Zack, DJ, Pease, ME, Kerrigan-Baumrind, LA, Kerrigan, DF, et al. Retrograde axonal transport of BDNF in retinal ganglion cells is blocked by acute IOP elevation in rats, Investigative ophthalmology & visual science, 2000, 41: 3460-3466.

46. Meyer, M, Matsuoka, I, Wetmore, C, Olson, L, Thoenen, H. Enhanced synthesis of brain-derived neurotrophic factor in the lesioned peripheral nerve: different mechanisms are responsible for the regulation of BDNF and NGF mRNA, The Journal of cell biology, 1992, 119: 45-54.

47. Lambert, WS, Clark, AF, Wordinger, RJ. Neurotrophin and Trk expression by cells of the human lamina cribrosa following oxygen-glucose deprivation, BMC neuroscience, 2004, 5: 51.

48. Mansour-Robaey, S, Clarke, DB, Wang, YC, Bray, GM, Aguayo, AJ. Effects of ocular injury and administration of brain-derived neurotrophic factor on survival and regrowth of axotomized retinal ganglion cells, Proceedings of the National Academy of Sciences of the United States of America, 1994, 91: 1632-1636.

49. van Adel, BA, Kostic, C, Deglon, N, Ball, AK, Arsenijevic, Y. Delivery of ciliary neurotrophic factor via lentiviral-mediated transfer protects axotomized retinal ganglion cells for an extended period of time, Human gene therapy, 2003, 14: 103-115.

50. Sieving, PA, Caruso, RC, Tao, W, Coleman, HR, Thompson, DJ, Fullmer, KR, et al. Ciliary neurotrophic factor (CNTF) for human retinal degeneration: phase I trial of CNTF delivered by encapsulated cell intraocular implants, Proceedings of the National Academy of Sciences of the United States of America, 2006, 103: 3896-3901.

51. Wordinger, RJ, Lambert, W, Agarwal, R, Liu, X, Clark, AF. Cells of the human optic nerve head express glial cell line-derived neurotrophic factor (GDNF) and the GDNF receptor complex, Molecular vision, 2003, 9: 249-256.

52. Jiang, C, Moore, MJ, Zhang, X, Klassen, H, Langer, R, Young, M. Intravitreal injections of GDNF-loaded biodegradable microspheres are neuroprotective in a rat model of glaucoma, Molecular vision, 2007, 13: 1783-1792.

53. 林再雄. 血小板源性生长因子与视神经, 国外医学眼科学分册, 2004, 28: 129-132.

54. Bringmann, A, Uckermann, O, Pannicke, T, Iandiev, I, Reichenbach, A, Wiedemann, P. Neuronal versus glial cell swelling in the ischaemic retina, Acta ophthalmologica Scandinavica, 2005, 83: 528-538.

55. Caprioli, J. Neuroprotection of the optic nerve in glaucoma, Acta ophthalmologica Scandinavica, 1997, 75: 364-367.

56. Oku, H, Yamaguchi, H, Sugiyama, T, Kojima, S, Ota, M, Azuma, I. Retinal toxicity of nitric oxide released by administration of a nitric oxide donor in the albino rabbit, Investigative ophthalmology & visual science, 1997, 38: 2540-2544.

57. Park, SH, Kim, JH, Kim, YH, Park, CK. Expression of neuronal nitric oxide synthase in the retina of a rat model of chronic glaucoma, Vision research, 2007, 47: 2732-2740.

58. Rubanyi, GM, Polokoff, MA. Endothelins: molecular biology, biochemistry, pharmacology, physiology, and pathophysiology, Pharmacological reviews, 1994, 46: 325-415.

59. Oku, H, Sugiyama, T, Kojima, S, Watanabe, T, Azuma, I. Experimental optic cup enlargement caused by endothelin-1-induced chronic optic nerve head ischemia, Survey of ophthalmology, 1999, 44 Suppl 1: S74-84.

60. Oku, H, Fukuhara, M, Komori, A, Okuno, T, Sugiyama, T, Ikeda, T. Endothelin-1 (ET-1) causes death of retinal neurons through activation of nitric oxide synthase (NOS) and production of superoxide anion, Experimental eye research, 2008, 86: 118-130.

61. Stokely, ME, Brady, ST, Yorio, T. Effects of endothelin-1 on components of anterograde axonal transport in optic nerve, Investigative ophthalmology & visual science, 2002, 43: 3223-3230.

62. Rao, VR, Krishnamoorthy, RR, Yorio, T. Endothelin-1 mediated regulation of extracellular matrix collagens in cells of human lamina cribrosa, Experimental eye research, 2008, 86: 886-894.

63. Foegh, ML, Thomas, G, Ramwell, PW. Free radicals, arachidonic acid metabolites, and nutrition, JPEN Journal of parenteral and enteral nutrition, 1990, 14: 218S-22S.

64. Chen, JJ, Yu, BP. Alterations in mitochondrial membrane fluidity by lipid peroxidation products, Free radical biology & medicine, 1994, 17: 411-418.

65. Volterra, A, Trotti, D, Tromba, C, Floridi, S, Racagni, G. Glutamate uptake inhibition by oxygen free radicals in rat cortical astrocytes, The Journal of neuroscience : the official journal of the Society for Neuroscience, 1994, 14: 2924-2932.

66. Frandsen, A, Schousboe, A. Mobilization of dantrolene-sensitive intracellular calcium pools is involved in the cytotoxicity induced by quisqualate and N-methyl-D-aspartate but not by 2-amino-3-(3-hydroxy-5-methylisoxazol-4-yl)propionate and kainate in cultured cerebral cortical neurons, Proceedings of the National Academy of Sciences of the United States of America, 1992, 89: 2590-2594.

67. Kumar, DM, Agarwal, N. Oxidative stress in glaucoma: a burden of evidence, Journal of glaucoma, 2007, 16: 334-343.

68. Gross, RL, Hensley, SH, Gao, F, Yang, XL, Dai, SC, Wu, SM. Effects of betaxolol on light responses and membrane conductance in retinal ganglion cells, Investigative ophthalmology & visual science, 2000, 41: 722-728.

69. He, Y, Leung, KW, Zhang, YH, Duan, S, Zhong, XF, Jiang, RZ, et al. Mitochondrial complex I defect induces ROS release and degeneration in trabecular meshwork cells of POAG patients: protection by antioxidants, Investigative ophthalmology & visual science, 2008, 49: 1447-1458.

70. Osborne, NN, Ugarte, M, Chao, M, Chidlow, G, Bae, JH, Wood, JP, et al. Neuroprotection in relation to retinal ischemia and relevance to glaucoma, Survey of ophthalmology, 1999, 43 Suppl 1: S102-128.

71. Fingert, JH, Heon, E, Liebmann, JM, Yamamoto, T, Craig, JE, Rait, J, et al. Analysis of myocilin mutations in 1703 glaucoma patients from five different populations, Human molecular genetics, 1999, 8: 899-905.

72. Alward, WL, Kwon, YH, Kawase, K, Craig, JE, Hayreh, SS, Johnson, AT, et al. Evaluation of optineurin sequence variations in 1,048 patients with open-angle glaucoma, American journal of ophthalmology, 2003, 136: 904-910.

73. Abu-Amero, KK, Morales, J, Bosley, TM. Mitochondrial abnormalities in patients with primary open-angle glaucoma, Investigative ophthalmology & visual science, 2006, 47: 2533-2541.

74. LaFerla, FM, Hall, CK, Ngo, L, Jay, G. Extracellular deposition of beta-amyloid upon p53-dependent neuronal cell death in transgenic mice, The Journal of clinical investigation, 1996, 98: 1626-1632.

75. Wood, KA, Youle, RJ. The role of free radicals and p53 in neuron apoptosis in vivo, The Journal of neuroscience : the official journal of the Society for Neuroscience, 1995, 15: 5851-5857.

76. 蒋雷, 夏永静. 野生型 p53 基因导入对培养的兔血管平滑肌细胞生长的抑制作用. 中华心血管病杂志, 1997(4):301-304.

77. 牛膺筠, 高云霞, 袁春燕, 等. 碱性成纤维细胞生长因子对视网膜缺血再灌注损伤中凋亡相关基因表达的影响. 中华眼底病杂志, 2005, 21(5):310-313.

78. Smeyne, RJ, Vendrell, M, Hayward, M, Baker, SJ, Miao, GG, Schilling, K, et al. Continuous c-fos expression precedes programmed cell death in vivo, Nature, 1993, 363: 166-169.

79. Levkovitch-Verbin, H, Dardik, R, Vander, S, Nisgav, Y, Kalev-Landoy, M, Melamed, S. Experimental glaucoma and optic nerve transection induce simultaneous upregulation of proapoptotic and prosurvival genes, Investigative

ophthalmology & visual science, 2006, 47: 2491–2497.

80. Kawasaki, A, Otori, Y, Barnstable, CJ. Muller cell protection of rat retinal ganglion cells from glutamate and nitric oxide neurotoxicity, Investigative ophthalmology & visual science, 2000, 41: 3444–3450.

81. Dreyer, EB. A proposed role for excitotoxicity in glaucoma, Journal of glaucoma, 1998, 7: 62–67.

82. Leibovitch, I, Kurtz, S, Kesler, A, Feithliher, N, Shemesh, G, Sela, BA. C-reactive protein levels in normal tension glaucoma, Journal of glaucoma, 2005, 14: 384–386.

83. Khalyfa, A, Chlon, T, Qiang, H, Agarwal, N, Cooper, NG. Microarray reveals complement components are regulated in the serum-deprived rat retinal ganglion cell line, Molecular vision, 2007, 13: 293–308.

84. Lam, TT, Kwong, JM, Tso, MO. Early glial responses after acute elevated intraocular pressure in rats, Investigative ophthalmology & visual science, 2003, 44: 638–645.

85. 戴超, 李大庆, 李英, 等. 大鼠视神经筛板胶质异构的研究. 中华眼科杂志, 2013, 49(8): 723–728.

86. Harwerth, RS, Wheat, JL, Fredette, MJ, Anderson, DR. Linking structure and function in glaucoma, Progress in retinal and eye research, 2010, 29: 249–271.

87. Hernandez, MR, Miao, H, Lukas, T. Astrocytes in glaucomatous optic neuropathy, Progress in brain research, 2008, 173: 353–373.

88. Tezel, G, Fourth, APORICWG. The role of glia, mitochondria, and the immune system in glaucoma, Investigative ophthalmology & visual science, 2009, 50: 1001–1012.

89. Zhang, S, Wang, H, Lu, Q, Qing, G, Wang, N, Wang, Y, et al. Detection of early neuron degeneration and accompanying glial responses in the visual pathway in a rat model of acute intraocular hypertension, Brain research, 2009, 1303: 131–143.

第五节　青光眼药物治疗的新方向

一、概述

（一）青光眼的流行病学

青光眼是全世界和我国主要的致盲眼病之一。流行病学调查的结果显示，40～80岁人群中青光眼的患病率为3.5%。在2013年，全球约有6430万青光眼病人，随着人口老龄化日益加重，到2020年全世界青光眼病人预计会增加到7600万，2040年将增加到1.1亿[1]。

我国2010年青光眼病人约有1600万人[2]，2020年估计为2200万人[3]。其中18%的青光眼病人因此双目失明，55%的病人成为单眼盲[2]。青光眼按前房角的形态可分成开角型（open angle glaucoma，OAG）和闭角型（angle closure glaucoma，ACG）两大类。此两种类型的青光眼在华人中都很常见[2,4~8]。Quigley等综合全球青光眼流行病学研究资料统计，分析得出华人原发性OAG和ACG的患病率大致相等[3]。这些调查结果表明ACG和OAG在华人中都是不可忽视的眼病。

因为ACG和OAG的病因不一样，它们的治疗方法也不同。治疗原发性ACG一般以手术或激光为主，所以不在本节探讨的范围之内。虽然ACG术后也会用药物治疗，其使用的药物与OAG的用药相似。因此本节只集中讨论OAG新药的研究与发展。

青光眼的发病率随人群年龄的增长和城市工业化的发展而增加[9,1]。按目前全球及我国人口老龄化和城市化的趋势，青光眼患病人数肯定会不断增多，此病无可避免将成为卫生医疗保健的一项重要课题。现在治疗青光眼的药物虽然种类繁多，但仍然不尽完美，药物的药效及不良反应仍有待改善。因此，青光眼新药物的研究与发展是非常迫切并且必要的，本节特别从细胞生物学的角度介绍此类药物研发的新进展和方向。

（二）青光眼的病理机制

青光眼的临床表现包括眼压升高、视盘凹陷扩大和视网膜神经节细胞（RGC）凋亡，导致视野损害，最终失明。此病的危险因素包括年龄、种族、糖尿病、心血管疾病、高度近视和遗传背景等，但病理性眼压增高是其最重要的危险因素。高眼压与RGC凋亡的关系和机制，目前还有争议，部分学者认为眼压过高会压迫RGC的轴突，导致轴浆流受阻，妨碍神经营养因子的输送，从而引起RGC的死亡。也有学者认为眼压并非青光眼致病的唯一原因，视网膜和视神经其他的病理损伤机制也可能与RGC的死亡有密切关系。因此，在青光眼新药的研发方面，视神经保护药物也是很重要的课题。然而，无论如何，降眼压治疗对于预防和延缓青光眼的病情恶化是有效的，降眼压也是目前临床治疗青光眼唯一确定的方法。本节将侧重讨论降眼压药物的发展新动向。

1. 眼压的调控　眼压是眼球内容物对眼球壁所施加的压力，由房水生成和房水流出之间的动态平衡所决定。正常人眼房水的生成率约为每分钟2.5μl，房水的外流率也约为每分钟2.5μl。任何改变房水生成或外流的因素均可影响眼压。现在临床治疗青光眼的药物中，通过减少房水的生成或者/和增加其外流达到降低眼压的目的。

（1）房水的生成：房水有供应眼前节营养、维持组织代谢平衡及调节眼压等作用。它由眼的睫状突上皮细胞所生成分泌。睫状突上皮由色素上皮细胞层和无色素上皮细胞层组成，无色素上皮细胞是房水生成的主要结构。它们主动运输离子从睫状突的间质浆液进入后房，水分子便随离子进入后房而形成房水。其他许多小分子化合物也由扩散和超滤作用而加入房水中。因此，离子运输的速率决定了房水生成的速率。

（2）房水的外流：房水生成后由后房穿过瞳孔到前房，把营养送到晶状体、虹膜、角膜和小梁网等组织中，并把代谢产物带走。房水从前房角经两条主要通路流出，包括小梁网外流通路和葡萄膜巩膜外流通路，然后随静脉回流到血液中。

1）小梁网外流通路：小梁网外流通路又称为常规外流通路。大部分房水经此通道由小梁网进入施氏管（Schlemm's canal），再流入上巩膜静脉而离开眼球。一般认为，小梁网（主要是近管组织）和施氏管系统的异常是房水外流阻力的主要原因。

2）葡萄膜巩膜外流通路：另一部分的房水经虹膜根部和睫状肌的细胞间隙而流出前房，再进入睫状肌和前部脉络膜静脉，该通道被称为葡萄膜巩膜外流通道。控制此通道的房水外流速率的主要机制还不十分清楚，但很可能与睫状肌的张力和细胞间的胞外介质的多寡有关。

2. 眼压过高的机制　眼压过高是原发性OAG发病的一个重要危险因素。高眼压是因为房水外流受阻引起。虽然确切原因尚不清楚，但组织形态学研究发现，青光眼病人的小梁网中有过多的细胞外介质堆积。按流体力学理论推算，过多的胞外介质会降低小梁网房水外流的速率。此外，小梁网细胞的胞嗜功能下降，无法及时清除细胞外的组织碎屑，也导致小梁网房水外流减少[10]。

二、降眼压的临床用药

目前临床上常用的降眼压药物可以按主要作用机制分成两大类：抑制房水生成的药物和促进房水外流的药物[11,12]。

（一）抑制房水生成的药物

1. β-肾上腺素受体拮抗药 β-肾上腺素受体拮抗药是目前青光眼临床治疗中使用最广泛的治疗药物之一。如：噻吗洛尔（timolol）、倍他洛尔（betaxolol）、卡替洛尔（carteolol）、左布诺洛尔（levobunolol）、美替洛尔（metipranolol）等。

（1）细胞作用机制：这些药物竞争性地阻断肾上腺素和去甲肾上腺素与β受体的结合而达到降低眼压的作用。除了倍他洛尔以外，其他药物为非选择性，对β1和β2受体基本上有同等的亲和力。而倍他洛尔则选择性地与β1受体结合。这种受体拮抗作用使睫状体上皮细胞中环磷酸腺苷（cyclic adenosine monophosphate，cAMP）水平降低，改变上皮细胞离子运输，从而减少房水的生成。

（2）临床药理：β受体拮抗药通常能使眼压降低20%~25%，它们对原发性OAG和ACG青光眼均有效，但一般不如前列腺素类药物的降压效果强。β受体拮抗药主要在患者清醒状态时发挥显著的降眼压作用，原因与肾上腺素神经系统（交感神经系统）在夜间的活性降低有关。长期临床应用证明β受体拮抗剂滴眼液是很安全的药物。但是，它们的副作用亦有报道，主要发生在眼部（刺痛、瘙痒、烧灼感、异物感），循环系统（减弱心肌收缩力、减慢心率、降低血压），呼吸系统（喘息、呼吸困难、咳嗽）和神经系统（轻度头痛、无力、疲劳、失眠、记忆力减退、性欲减退、阳痿、抑郁、焦虑、混淆）。

2. 局部碳酸酐酶（carbonic anhydrase）抑制剂 乙酰唑胺（acetazolamide）等口服碳酸酐酶抑制剂在青光眼的治疗中已使用多年，其药效颇为显著。但因为它在神经系统、消化系统以及全身酸碱平衡方面的副作用，在临床上广泛应用受限。局部眼用碳酸酐酶抑制剂布林唑胺（brinzolamide）和多唑胺（dorzolamide）的研制成功改善了口服用药的缺点，并减少了此类药物全身不良反应。

（1）细胞作用机制：眼睫状突上皮细胞中的碳酸酐酶（主要是Ⅱ型同工酶）催化二氧化碳和水作用生成亚碳酸盐。用碳酸酐酶抑制剂来抑制这类酶可减少亚碳酸盐的产生，由此导致通过睫状上皮细胞的水、钠离子减少，从而减少了房水的生成量。

（2）临床药理：在目前常用的眼用降眼压药中，局部碳酸酐酶抑制剂的降眼压效果是最弱的。它们降低眼压幅度为10%~15%。但此类药物与β受体拮抗药同时使用时有相加的降眼压作用。它们也能增强缩瞳剂和肾上腺素类药物的降压效果。因此，当一线治疗药物例如β受体拮抗药等无法达到充分的降眼压作用时，联合使用局部碳酸酐酶抑制剂可达到增强疗效的作用。目前所报告的眼用碳酸酐酶抑制剂的不良反应都很轻微，最常见的有视觉模糊、眼部不适、苦味感，相对少见的有睑缘炎、干眼、眼充血、瘙痒、异物感、头痛和鼻炎等。此外，因碳酸酐酶抑制剂均为磺胺类药物的衍生物，因此对磺胺类药有过敏史的病人应慎用或禁用。

3. α₂肾上腺素受体激动药 阿可乐定（apraclonidine）和溴莫尼定（brimonidine）等选择性α₂肾上腺素受体激动药，是另一类治疗青光眼的重要药物。

（1）细胞作用机制：α₂肾上腺素受体激动药选择地激动睫状突细胞上的α₂受体，使睫状上皮细胞中cAMP水平降低而抑制房水生成。此外，阿可乐定可增加小梁网的房水外流，溴莫尼定也可提高葡萄膜巩膜的房水外流。但增加房水外流的细胞作用机制尚不清楚。

（2）临床药理：α₂激动药对OAG和ACG均是有效的降眼压药。其作用快，可在2~3小时内降低眼压20%~30%。此类药物也是很安全的眼用药物。仅在少数病人中有局部过敏样的反应，如充血、瘙痒、异物感、流泪以及眼睑或结膜的水肿和轻度的全身副作用，包括口鼻干燥、味觉减退、头痛、疲劳和衰弱等。

（二）增加房水外流的药物

1. FP前列素受体激动药 拉坦前列素（latanoprost）是第一种被批准用于治疗青光眼的前列素类药物。此后，曲伏前列素（travoprost）、乌诺前列酮异丙基（isopropyl unoprostone）和贝美前列素（bimatoprost）等也加入了青光眼临床药物的阵容。拉坦前列素、曲伏前列素和贝美前列素是强效的FP前列素受体激动剂的前体。它们主要是通过增加葡萄膜巩膜的房水外流而达到降低眼压的目的，并不影响房水的生成。

（1）细胞作用机制：FP前列素受体激动药增加房水外流的细胞作用机制尚不十分清楚。目前主要有两大理论：①前列素受体激动药能松弛睫状肌，使睫状肌细胞间的空隙增大而有利于房水的外流；②前列素受体激动药能增加睫状肌细胞介质基质金属蛋白酶（matrix metalloproteinase，MMP）的表达和活性，MMP可催化水解过多的胞外介质，减少房水在细胞间流动的阻力，而改善房水外流。

（2）临床药理：每日一次局部使用拉坦前列素，可以使OAG和高眼压症病人的眼压降低25%~35%，且降眼压效果白天与夜间无差异。此药还可用于正常眼压性青光眼、慢性ACG患者以及急性ACG患者虹膜周切术后。反复使用此药后药效不变，降眼压作用可持续多年。拉坦前列素与其他抗青光眼药物如噻吗洛尔、溴莫尼定、布林唑胺或毛果芸香碱等联合使用，可产生叠加的降压效果。每日一次局部使用曲伏前列素，可以降低OAG和高眼压症病人的眼压，其降眼压效果与拉坦前列素相似，优于噻吗洛尔。贝美前列素的药效与上述两种前列腺素类药物相似，它除了可以增加葡萄膜巩膜的外流，还可以略增加小梁网的房水外流。乌诺前列酮异丙基的降眼压作用明显比其他同类药物差。青光眼患者对局部使用前列素类药物的耐受性很好[13]。最常见的不良反应是眼的局部刺激，例如烧灼感、轻度结膜充血、痒和流泪等。另外，表层点状角膜炎、轻度结膜充血、异物感、视觉模糊、眼痛等也偶有报道。长期应用前列素类药物也可引起虹膜和睫毛的色素逐渐变深。此外，也有个别关于拉坦前列素引起前部葡萄膜炎和黄斑囊样水肿的报告。

2. 缩瞳剂 缩瞳剂是历史上第一类被用于治疗青光眼的局部用药，已有一百多年的临床使用经验。缩瞳剂包括胆碱能受体的激动药，如毛果芸香碱（pilocarpine）、卡巴胆碱（carbachol），以及胆碱酯酶抑制剂，如毒扁豆碱（physostigmine）、依可碘酯

（echothiophate iodide）等。

（1）细胞作用机制：缩瞳剂可直接或间接的激动毒蕈碱（muscarinic）胆碱能受体而引起眼内睫状肌和瞳孔括约肌的收缩。睫状肌收缩牵拉小梁网，使小梁网空隙扩大而增加房水外流。

（2）临床药理：缩瞳剂降眼压的药效很好。但不良反应相对较多，包括瞳孔缩小、调节痉挛导致视力模糊、眉痛和额痛等。缩瞳剂主要用于原发性 ACG 达到缩瞳和降眼压的目的，此外也与其他药物联合应用于原发性 OAG。

3. 肾上腺素类药物　肾上腺素是治疗青光眼的另一经典药物，肾上腺素及其前体地匹福林（dipivefrin）是非选择性肾上腺素受体的激动药。

（1）细胞作用机制：肾上腺素类药物能激动肾上腺素受体的各种亚型而引起复杂的细胞药理反应，抑制房水生成以及增加房水外流。

（2）临床药理：此类药物降眼压的效果显著，但遗憾的是它们的不良反应也比较严重，如：眼痛、额痛、头痛、结膜充血、心律不齐、高血压和心动过速等，因此目前临床很少使用。

三、降眼压药物的新进展

自从1996年FP前列腺素受体激动药上市后，近20年来没有新机制的降眼压药物上市。经过研究者们坚持不懈地努力，Rho 相关激酶抑制剂 ripasudil 在2014年开始在日本临床使用。目前还有不少药物正进行不同阶段的动物和临床试验，如果药效和不良反应能符合需要，将为青光眼治疗往前迈出重要的一步。此外，还有针对青光眼发病机制、开展新药靶点的研究也正在进行，这些未来的治疗方法不再只是改变房水动力学来降低眼压（治标），而是从根本上纠正小梁网的病理变化，解除房水外流堵塞的原因（治本）。由于篇幅有限，本节只着重于讨论2010年以后有重要进展的新药种类和靶点，以及其必要的相关资料。促进胞外介质水解、大麻素、腺苷环化酶（adenylyl cyclase）激活剂、血管紧缩素（angiotensin）、内皮缩血管肽（endothelin）等药物，虽然曾经是青光眼药物研究的重要课题，但近年来并无重大的新发现，所以不在本节讨论范围之内。这方面的资讯，读者可以参考已经发表的研究结果、综述和专题书籍。此外，与现在临床用药相似的新药，因其细胞作用机制大同小异，故也在此略而不提。在最近降眼压研究的新药之中，可以按其药理作用分成下列几大种类：Rho 相关激酶抑制剂、细胞骨骼干扰剂、增加环磷酸鸟苷（cyclic guanosine monophosphate，cGMP）药物和腺苷受体激动药。

（一）Rho 相关激酶（Rho-associated kinase）抑制剂

多种蛋白激酶抑制剂都有降眼压效果。它们的作用机制与干扰小梁网细胞骨骼有关。早期降眼压的激酶抑制剂一般是非特异性的广谱激酶抑制剂，近来的研究则专注于 Rho 相关激酶（rho-associated kinase，ROCK）抑制剂，它们能有效地降低眼压。2014年 ripasudil（又名 K-115；Glanatec®）已开始在日本临床使用[14]。

1. 细胞作用机制　细胞内肌动纤维的聚合和肌动球蛋白的收缩是由 ROCK 调控。小梁网细胞内 ROCK 可以被 Rho 激活。被激活后，ROCK 能抑制肌浆球蛋白轻链磷酸酶（myosin light chain phosphatase），防止肌浆球蛋白轻链去磷酸，促进肌动球蛋白的收缩，而使细胞张力增加。ROCK抑制剂对抗了ROCK的作用而松弛细胞、改变细胞形状、影响细胞与细胞间的接合、细胞与介质间的依附等。这些作用能改变小梁网的过滤空间，施氏管内壁的液体渗透性，使房水在小梁网内的流型重新分布，一般认为以上是ROCK抑制剂增加房水外流的细胞作用机制（图6-5-1）[15~18]。

2. 药理作用 在离体猪眼和牛眼中灌注ROCK抑制剂Y-27632会增加房水外流率达30%[19,17]，在兔眼外局部给Y-27632降眼压作用可持续6小时[20,21]，前房或玻璃体腔内注射Y-27632能明显地降低猴的眼压[22]。其他强效ROCK抑制剂如：K-115、Y-39983（又名SNJ-1656）和AMA0076等在小鼠、兔、和猴的眼外给药也能降低眼压并增加房水外流[23~26]。

在临床试验中，Y-39983（SNJ-1656；0.1%）用药4小时后可降低健康志愿者眼压3mmHg[27]，常见的不良反应是结膜充血。Ripasudil（K-115；0.4%）用药2小时后可降低健康志愿者、OAG病人或高眼压病人的眼压4~5mmHg[28~30]。其降压效果与噻吗洛尔或拉坦前列素有相加作用[31]。Ripasudil（0.4%）最常见（治疗组病人的65%）的不良反应是轻度的结膜充血，但大部分在12小时内恢复正常。另一ROCK抑制剂AR-12286（0.25%和0.5%）在正常眼压的志愿者或青光眼病人降眼压幅度超过6mmHg[32,33]，结膜充血也是常见的不良反应。因为ROCK也调控血管平滑肌的收缩和舒张，结膜血管扩张充血可能是ROCK抑制剂一类药物不可避免的不良反应，其对眼部健康的长期影响，目前还无定论。

Aerie药厂研发了一种新药AR-13324，能同时抑制ROCK和去甲肾上腺素转运蛋白（norepinephrine transporter）。一方面降低ROCK的活性，另一方面增加去甲肾上腺素的浓度。此药不但能改善房水外流，而且也可以减少房水的生成[34]。在正常眼压的健康志愿者或高眼压病人，AR-13324（0.02%）点眼可以使眼压降低约6mmHg[35,36]，其药效比拉坦前列素稍差，而且超过半数用药者出现了结膜充血[35]。

ROCK抑制剂除了抑制ROCK之外，也可能抑制其他蛋白激酶。因此它们的降眼压作用并不足以证明ROCK与眼压的调控有关。但利用腺病毒载体使人小梁网细胞表达ROCK的显性负突变种时，可减低细胞内ROCK的活性，也可改变小梁网细胞的形状。离体人眼的房水外流率也会因表达此显性负突变种而增加[37]。此外，ROCK可以被rho激活，Rho的活性又可以被肉毒杆菌的细胞外酶C3转移酶所抑制，因此C3转移酶能间接抑制ROCK（图6-5-1）。用腺病毒载体传导C3转移酶到人小梁网细胞，有干扰肌动蛋白细胞骨骼、降低β-连环蛋白（β-catenin）和降低含有纽蛋白（vinculin）的焦点粘连等作用。前房表达C3转移酶可使离体猴眼的房水外流率增加达90%[38]。这些都是支持ROCK对眼压调控有重要作用的证据。

在离体猪眼中灌注降胆固醇药物洛伐他汀（lovastatin）96小时增加房水外流110%[39]。洛伐他汀属于斯他汀（statin）类药物，是羟甲戊二酰辅酶A（3-hydroxy-3-methylglutaryl CoA，HMG-CoA）还原酶的抑制剂。抑制HMG-CoA还原酶会减低焦磷酸金合欢酯（又名：法呢基焦磷酸；farnesyl pyrophosphate）和焦磷酸香叶基香叶酯（又名：牻牛儿焦磷酸；geranylgeranyl pyrophosphate）等类异戊二烯（isoprenoid）的合成。这些类异戊二烯是胆固醇生成所必需的中间物，也是激活Rho所必需的。因此，斯他汀类药物一方面降低胆固醇的生成，另一方面减低Rho的活性，而间接地抑制ROCK（图6-5-1）。洛伐他汀增加房水外流的药效很有可能与抑制ROCK的活性有关。事实上，洛伐他汀和康百汀（compactin；又名：美伐他汀，mevastatin）都可以降低猪小梁网细胞肌浆球蛋白轻链的去磷酸，引起细胞骨骼重组和改变细胞形状[39]。这些细胞作用机制和其他ROCK抑制剂非常相似。斯他汀类药物在人体内也可能影响眼压。临床数据的初步调查指出长期口服斯他汀会降低眼压[40]，降低OAG的患病率[41~43]或延缓其进程[44]。但其他降胆固醇的药物也有同样效果。究竟青光眼的改善是因为服用了斯他汀还是只因为降低了胆固醇，目前仍有争议。

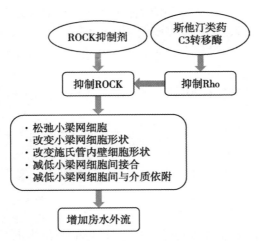

图6-5-1 ROCK抑制剂增加房水外流的细胞作用机制

（二）细胞骨骼（cytoskeleton）干扰剂

细胞骨骼是细胞内的纤维系统，与许多细胞的生理功能有密切的关系。如：保持细胞形状、细胞之间的粘连、收缩、移动和细胞内的运输等。干扰细胞骨骼的药物能影响房水外流通道上的细胞，如：小梁细胞、Schlemm管内皮细胞等，改变它们的形状、收缩、移动功能，进而改变房水外流通道的形态而影响房水的外流。

松胞菌素（cytochalasin）又名细胞松弛素，是细胞骨骼干扰剂中最早被证明能降低眼压的药物。它们灌注入活体猴子或离体人眼前房时可增加房水的外流速率。自从松胞菌素之后，其他的细胞骨骼干扰剂也陆续地被发现可以用来降眼压。最近临床研究证明了微丝解聚素B（latrunculin B，Lat-B）对开角型青光眼和高眼压病人有降眼压作用[45]。

（1）细胞作用机制：微丝解聚素（Lat）能与肌球蛋白分子结合，引起肌动纤维解聚合，干扰细胞骨骼的结构，使小梁网细胞变形，减低细胞与细胞之间和细胞与胞外介质之间的粘连，也可以使施氏管内壁与小梁网局部分离，减低了外流通道对房水的阻力，从而增加房水外流（图6-5-2）[46~49]。

（2）药理作用：猪眼灌注Lat-B可使房水外流率增加约72%。在猴子眼内或眼外局部给予Lat-A或Lat-B能增加房水外流和降低眼压[49~53]。Lat-B的药效比Lat-A的

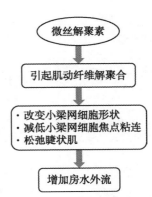

图6-5-2 微丝解聚素增加房水外流的细胞作用机制

药效强约10倍，且降压作用比较快。活体外人眼灌注Lat-B也可增加房水外流率达64%[48]。

目前，临床研究报告了Lat-B（0.02%，0.05%）滴眼液点眼一天两次可以降低OAG和高眼压症病人的眼压。与对照组比较，Lat-B（0.02%）药效最明显，降低眼压17%（4mmHg；$P < 0.002$）[45]。用药3天之后，角膜异常（发生率40%）和结膜充血（发生率20%）是比较常见的不良反应。在同一实验中浓度稍低的Lat-B（0.002%，0.01%）滴眼液却没有明显的降眼压作用[45]。

以上临床研究证明了Lat一类的细胞骨骼干扰剂可以有效地降低病人的眼压，只是目前的药效并不理想，降压幅度还不及噻吗洛尔等现有的药物。最重要的是此类药物长期使用时，对眼表各种细胞（如：结膜、角膜、眼表血管等）骨架的改变可能引起的不良反应目前还不清楚，必须进一步研究分析。

（三）增加环磷酸鸟苷（cyclic guanosine monophosphate，cGMP）的药物

小梁网和睫状肌的舒张或收缩可以调节房水的外流率，小梁网的舒张会增加小梁网之间的空隙、减少房水排出的阻力、促进房水外流。睫状肌的舒张也增加了睫状肌细胞间的空隙而增加葡萄膜巩膜的房水排出率。cGMP可以同时松弛小梁网和睫状肌、增加房水外流，同时也可以减少房水的生成[54]。

1. 环磷酸鸟苷的衍生物

（1）细胞作用机制：cGMP的细胞作用机制很可能包括蛋白激酶G的激活，通过磷酸化而改变许多细胞内蛋白的功能。cGMP可以抑制睫状突上皮细胞的钠氢ATP酶（Na-H-ATPase）与钠钾ATP酶（Na-K-ATPase）而减少房水的生成。在小梁和睫状肌中，cGMP激活钾通道、抑制细胞去极化、减少细胞内钙离子浓度、从而松弛这些组织增加房水外流，起到降低眼压的作用（图6-5-3）。

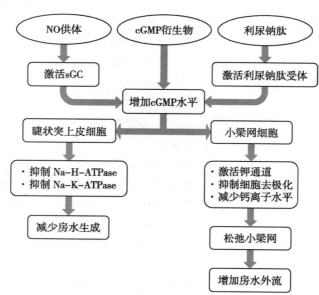

图6-5-3　环磷酸鸟苷的衍生物的细胞作用机制

（2）药理作用：眼用cGMP的衍生物可在兔及猴子眼中产生降压效果。8-溴化环磷酸鸟苷（8-Br-cGMP）点眼液能令正常兔眼压下降长达3~10小时[55]，而且药效并不会因重复用药而下降。活体猴眼内灌注8-Br-cGMP可明显减低房水的生成和增加房水外流，也可增加兔房水的外流[56]。在活体外猪眼动脉内灌注cGMP的衍生物也可减少房水的生成[57]。

2. 一氧化氮（NO）供体　除了直接使用cGMP衍生物以外，NO可以激活胞质鸟苷环化酶（soluble guanylyl cyclase, sGC）而提高细胞内cGMP水平（见图6-5-3）。由于NO本身是气体分子，不便作为药用，但其他可经过水解而释放NO的化合物（NO供体）已经被证明能够降低眼压。

（1）细胞作用机制：NO供体在水溶液中能缓慢地被分解而释放出NO，NO激活胞质中的sGC。sGC可催化鸟苷三磷酸（GTP）的水解和环化而生成cGMP。在睫状突上皮、小梁网和睫状肌细胞中，NO供体都可以提高细胞内cGMP的水平。因此其降眼压的细胞作用机制与cGMP相似。

（2）药理作用：在兔眼局部使用多种NO供体，如硝酸甘油、5-硝酸异山梨醇（isosorbide-5-mononitrate）、硝普钠盐（sodium nitroprusside）等可以快速降眼压。最大疗效出现于用药后1~2小时[55,58,59]。在兔、牛和猴眼的研究发现，NO供体增加房水外流同时也减少房水生成[60,61]。人眼活体外灌注硝普钠盐可以增加房水外流[62]。

近来，一些新合成的化合物把NO供体与其他降眼压的分子聚合在一起，它们也有比较好的降压效果。如：NCX125和NCX116（拉坦前列素+NO供体）在兔、狗、和猴子眼中能降低眼压[63,64]。NCX139（贝美前列素+NO供体）可降兔和狗的眼压[65]。NCX250（多唑胺+NO供体）在兔眼有降压作用[66]。

3. 利尿钠肽（natriuretic peptides）　人体内的利尿钠肽主要有三种：心房利尿钠肽（atrial natriuretic peptide, ANP）、脑利尿钠肽（brain natriuretic peptide, BNP）和C型利尿钠肽（C-type natriuretic peptide, CNP）。兔眼内注射这三种利尿钠肽，都可以减低眼压[67]。

（1）细胞作用机制：利尿钠肽的降眼压药效与cGMP的生成有密切的关系。利尿钠肽在细胞膜上的受体本身就具有鸟苷环化酶的活性，被激活后，可催化GTP的环化而增加细胞内cGMP的水平（见图6-5-3）。利尿钠肽受体（natriuretic peptide receptor, NPR）有NPR-A和NPR-B 2种亚型。NPR-A对ANP和BNP有较高的亲和力，而NPR-B则对CNP有较高的亲和力。

许多动物和人类的眼组织中，尤其是参与眼压调节的组织，都含有利尿钠肽和它们的受体。大鼠和兔眼的睫状突中有ANP、BNP、CNP、NPR-A和NPR-B。3种多肽都可以增加兔和牛睫状突鸟苷环化酶的活性，其中CNP的功效最高，表明其相应受体NPR-B是该组织中主要的受体亚型。在人无色素睫状上皮细胞中，利尿钠肽也可激活NRP-B而增加cGMP的生成。此外，在培养的人眼睫状肌和小梁网细胞中，CNP能高效的激活cGMP的合成，并减少乙酰胆碱引起的细胞钙内流。在猴和人眼的睫状肌实验中，CNP可降低乙酰胆碱引起的收缩[67]。

利尿钠肽对房水的代谢作用机制应该与cGMP非常相似。兔眼玻璃体注射ANP后可减少房水的生成。在离体的牛眼实验中，动脉注射ANP也可减少房水的生成。兔玻璃体内注射BNP和CNP也可增加小梁网的房水外流。

（2）药理作用：许多报道已经证明在兔眼玻璃体内注射ANP可以大幅度降低眼压，并且其效果长久持续，由数小时至数天不等。ANP降眼压的效果与其增加虹膜睫状体cGMP的产量呈正相关。除了ANP外，兔眼玻璃体内注射其他利尿钠肽，如：BNP和CNP，也可长效降低眼压。除了玻璃体注射给药之外，结膜下注射或前房注射利尿钠肽也都会产生降眼压的作用。静脉注射ANP也能降低兔眼或青光眼病人的眼压[67]。

最近，好几种药物被证实能增加兔眼房水内利尿钠肽的表达，同时可降低兔的眼压。如：鸦片受体的激活剂强啡肽（dynorphin）、布马佐辛（bremazocine）和spiradoline等可增加房水ANP、BNP和CNP的浓度。α_2肾上腺素和I1咪唑啉受体（I1-imidazoline receptor，I1R）的激动药萘甲唑林（naphazoline）可增加房水ANP的水平[68~71]。D2/D3多巴胺受体的激动药PD128907也可增加房水BNP的表达[72]。这些药物都能降低眼压。

（四）腺苷类药物（adenosine compounds）

腺苷A_1、A_{2A}、A_3受体亚型能影响房水的生成和外流而改变眼压[73]。确切分辨每个受体亚型的细胞作用机制并不容易，因为许多早期的腺苷类药物对受体亚型没有很强的特异性，而近期的药物选择性一般比较好。

1. 细胞作用机制 腺苷受体都是G蛋白偶联受体（G-protein coupled receptor）。激活A_1和A_3受体亚型能激活Gi蛋白而抑制下游的腺苷环化酶，降低cAMP的生成。但激活A_{2A}受体亚型却能激活Gs蛋白而活化腺苷环化酶，从而增加细胞内cAMP的水平。

A_1亚型激动剂能增加牛和猴眼的房水外流率，MMP抑制剂能降低此药效[74]，推断A_1亚型激动剂能激活MMP，增加小梁网胞外基质的代谢，而增加房水外流。此外，A_1亚型激动剂可增加体外培养的人施氏管内皮细胞内钙离子浓度和主要由钾离子通道传递的细胞电流[75]。A_1亚型激动剂还可以减缩人眼小梁网细胞的体积[76]。这些对外流通道细胞的直接作用均可能增加房水外流、降低眼压。

A_{2A}受体亚型对眼压的作用比较复杂，有报道认为A_{2A}激动剂可增加房水生成而升高眼压[77,78]。但也有报道说A_{2A}受体激动剂会增加人眼小梁网细胞内钙离子浓度、减缩细胞体积[79]、增加房水外流而降低眼压[80]。

A_3亚型激动剂能激活睫状突无色素上皮细胞膜上的氯离子通道，增加房水生成，升高眼压[81~83]。因此，A_3受体拮抗剂可以抑制此作用而起到降低眼压的作用[83]。

2. 药理作用 A_1亚型激动剂，如：N-6-cyclohexyladenosine和（R）-phenylisopropyladenosine可以降低小鼠、兔和猴子的眼压[74,77,84,85]。最近，trans-resveratrol在皮质类固醇引起的高眼压大鼠模型也有明显的降眼压效果[86]。

A_{2A}受体激动剂，CGS-21680和2-（1-hexyn-1-yl）-adenosine，在小鼠、兔和猫有升高眼压作用[77,78,85]。但在另一报道中CGS-21680和其他A_{2A}激动剂却降低兔子的眼压[87,80]。

A_3激动剂，如N^6-（3-iodobenzyl）-adenosine-5'-N-methyl-uronamide（IB-MECA，CF101），会升高小鼠的眼压[83,85]，但近来有临床报道口服CF101有降眼压作用[88]。A_3亚型拮抗剂一般都降低小鼠的眼压[89]，OT-7999点眼可以降低猴子眼压[90]。

除了动物实验之外，近年来有不少腺苷类药物，如：A_1激动剂INO-8875、A_{2A}激动剂

OPA-6566和ATL313、A_3激动剂CF101等，都在进行青光眼治疗的临床研究。

（五）针对小梁网致病机制的新靶点

上述现有的和在研发的治疗方法虽然可以降低眼压，但都没有直接针对OAG小梁网房水外流通路阻塞的病理机制，只是"治标不治本"的手段，因此患者必须终身用药。而且，由于小梁网的病程仍然不断加深，这些药物使用几年后疗效会逐渐降低，患者不得不联合使用多种药物，随着病程继续恶化，仍然有可能导致眼压无法控制，造成视神经和视功能不可逆性损害。因此，近年来不少学者致力于研究OAG小梁网的病理变化，希望开发出针对或改善OAG致病机制的新一代药物。理论上这些新一代药物可以控制小梁网的病变，甚至使其功能恢复正常，并希望用药一段时间后，即使停药，眼压也不再升高，从而达到"治本"的目标。以下是针对改善OAG致病机制或进程比较重要的靶点及其相应的治疗策略。

1. 转化生长因子β（TGFβ）和相关因子

（1）细胞作用机制：房水中含细胞因子TGFβ2。OAG病人的房水中TGFβ2水平比正常人高，其小梁网中也有高水平的TGFβ2[91]。人眼体外灌注TGFβ2或在大鼠和小鼠眼内过表达TGFβ2均可增加房水外流阻力而引起高眼压[92, 93]。因此，小梁网表达过高的TGFβ2水平可能是OAG致病原因之一。

TGFβ2与其受体结合后能激活细胞胞质的Smad蛋白（如：Smad2/3）。活化了的Smad蛋白进入细胞核中通过改变多种基因的表达，而调控各种细胞功能，包括细胞存活、迁移等，在小梁网细胞可以增加胞外基质生成，使小梁网纤维化，并且诱导细胞骨骼重排列，这些作用都能够影响房水外流和眼压。小梁网胞质内也有抑制型的Smad（I-Smad，如：Smad6和Smad7）。I-Smad能阻断TGFβ2的细胞作用。因此，过表达Smad7可以减轻TGFβ2引起的小梁网纤维化[94]。

除了TGFβ2以外，TGF蛋白家族中包括超过20种的骨骼形态生成蛋白（bone morphogenic protein，BMP）。人小梁网细胞中有数种BMP和它们的受体[95]。BMP蛋白和受体结合后也与TGFβ2一样，通过Smad蛋白转导信号，调控细胞功能。BMP4和BMP7可以减少TGFβ2引起的小梁网胞外基质的增加[96~98]。但许多其他蛋白都可以影响BMP的作用，如BMP的拮抗蛋白、胞质内的抑制蛋白等。BMP的拮抗蛋白包括gremlin和follistatin，这些拮抗蛋白与BMP配体结合，而阻断受体激活。在OAG病人的小梁网中，gremlin和follistatin均明显升高[97, 99]。在人眼体外灌注模型中，gremlin同样可以升高眼压[97]。由此可见TGFβ2和这些相关因子对小梁网功能、房水外流、眼压及OAG的发病机制等具有重要的意义。

（2）治疗策略：针对TGFβ2和相关因子的抗OAG治疗策略包括：①应用TGFβ2抗体、TGFβ2的siRNA、和TGFβ2受体激酶抑制剂等，来抑制TGFβ2的作用；②应用Smad2/3的抑制剂、过表达Smad7等，选择性地调控Smad信号；③利用过表达BMP4和BMP7、抑制BMP拮抗蛋白的表达等来调控BMP的作用。重要的是使用这些策略时必须考虑到将它们的作用尽量局限于小梁网，因为TGFβ2等因子也影响其他眼组织的正常功能，确保其在这些组织的正常运作、减少不良反应是非常重要的。

2. Secreted Frizzled-Related Protein-1（sFRP-1）

（1）细胞作用机制：人小梁网细胞有Wnt的信号通路[100, 101]，而sFRP-1是与Wnt信号通路有关的一个蛋白。在正常情况下，Wnt与其受体以及辅助受体结合，调控胞质内许多因子，而抑制糖原合酶激酶3β（glycogen synthase kinase 3β，GSK3β）的活性，使通路的关键中介物β-连环链蛋白（β-catenin）不被代谢，可以在胞质内积累并转移至细胞核内。β-连环链蛋白在细胞核内能改变基因表达而影响细胞功能。在OAG病人的小梁网组织中，sFRP-1的水平与非青光眼病人的小梁网相比有显著升高[102]。sFRP-1能抑制Wnt信号通路[103]。抑制Wnt信号可活化细胞内GSK3β，使β-连环链蛋白磷酸化，然后被蛋白酶降解，阻断Wnt信号通路。因此，在OAG病人的小梁网组织中除了sFRP-1的水平升高外，β-连环链蛋白的水平也明显低于对照组。

过高的sFRP-1能直接影响眼压。在人眼体外灌注实验中，sFRP-1显著升高眼压[102]。小鼠玻璃体腔内注射表达sFRP-1的腺病毒载体可以增加小梁网组织sFRP-1的表达，同时也升高小鼠眼压[102]。至于sFRP-1、Wnt等调控眼压的机制，目前还在积极的研究中。

（2）治疗策略：因为OAG病人的小梁网中有过低Wnt功能和过高sFRP-1水平，理论上任何可以增强Wnt作用或是抑制sFRP-1的方法都可用于治疗OAG。例如GSK3β的小分子抑制剂可以降低sFRP-1在小鼠引起的高眼压，作用非常明显[102]。此外，其他作用于Wnt通路的小分子抑制剂也将是这方面研究的重点。

3. CD44

（1）细胞作用机制：CD44是表达于小梁网细胞和其他多种细胞表面的一种糖蛋白。它影响多种生理功能及病理变化，包括细胞连接和迁移等。CD44可以被γ-分泌酶（γ-secretase）分解而形成可溶性的sCD44。在OAG病人的房水中，sCD44的水平较对照组病人显著增高[104]。在细胞实验中sCD44对小梁网细胞有毒性[105]，该毒性可能是由于sCD44可以被转移至线粒体而影响细胞功能。在小鼠眼内过表达sCD44可导致眼压上升[106]。在猪眼前节灌注模型中，sCD44使房水外流率下降[106]。这些研究均提示sCD44可能参与OAG的病理机制，但它改变眼压或小梁网功能的详细机制仍未明确。

（2）治疗策略：γ-分泌酶的抑制剂可以降低sCD44的水平[106]。在猪眼前节灌注模型和小鼠中，γ-分泌酶抑制剂也可以减轻sCD44对房水外流和眼压的不良影响。因此，γ-分泌酶抑制剂可能是一个治疗OAG的新靶点。目前许多γ-分泌酶抑制剂都在研发中，主要是用来治疗阿尔茨海默病，这些新药也很可能也可以治疗青光眼。

4. 其他针对小梁网致病机制的新靶点 除了上述的新靶点之外，肌纤蛋白（myocilin）、血清淀粉样蛋白（serum amyloid A，SAA）、和凝血因子C类蛋白（cochlin）也是目前研究青光眼发病机制的重要课题。

Myocilin与青少年型青光眼密切相关，是第一个被确认的青光眼致病基因[107]。约4%的OAG病人有myocilin的基因变异[108]。尽管学者们研究myocilin已有多年，但对于其在正常组织中的作用仍不完全明确。过表达、基因敲除或是野生型myocilin对小鼠眼压都无影响[109, 110]。目前知道的是变异的myocilin无法被小梁网细胞分泌而滞留于细胞内[111]，并导致被错误地转运到过氧化物酶体（peroxisome）中。积累的变异myocilin可激活内质网应激（endoplasmic reticulum stress response），而影响小梁网功能[112]。但它们在其他与myocilin变异无关的青光眼（约96% OAG病人）中的作用机制目前尚不清楚。最近，有报道4-丁酸苯酯钠（sodium 4-phenylbutyrate，4-PBA）对于变异myocilin转基因小鼠有治疗作用[113, 114]。4-PBA现用于临床治疗尿素循环障碍，口服给药安全。但4-PBA也有分子伴侣（molecular chaperone）的功能。分子伴侣可能可以舒缓小梁网蛋白分泌、纠正小梁网细胞功能，是一种可行的治疗myocilin变异引起的青光眼的方法。其他病因引起的小梁网功能损害也通常伴随有内质网应激这一分子机制。因此，分子伴侣一类的化合物很可能可以治疗其他类似致病机制引发的青光眼。

SAA是一种可诱导的急性相载脂蛋白。在创伤和炎症情况下，其在血液中的水平可迅速增高1000倍以上，SAA的作用包括调节许多细胞因子的表达并可导致组织淀粉样蛋白沉积。与对照人群相比，OAG小梁网和房水SAA蛋白含量高3～12倍[102, 115]。在OAG患者取出的小梁细胞株中，SAA mRNA表达水平比非青光眼患者的小梁细胞株高约25倍[102]。将外源性重组SAA灌注体外人眼前节组织中，可使眼压增高一倍[102]。由此可见，SAA在OAG病理机制中有重要作用，降低眼内SAA水平或抑制SAA激活的下游反应有望成为治疗青光眼的新靶点。目前这方面的研究仍在起步阶段，是青光眼新药研发的一个有意义的方向。

Cochlin是一种细胞外基质相关蛋白。它在OAG病人小梁网组织中的含量比正常对照组显著增高[116]。同时在DBA/2J小鼠的自发性眼压升高之前，Cochlin蛋白的表达水平也有升高[117]。在猴眼前节灌注模型中，Cochlin过表达能导致房水外流率显著下降[118]。Cochlin影响眼压的机制尚不明确。有推测认为Cochlin可能协助感应眼压改变而参与眼压调控[119]。由于它对于眼压调节的机制仍未完全明确，治疗靶点还需要进一步的研究来确定。

四、结语与展望

青光眼的药物治疗，到如今已经有一百多年历史。在这一百多年来，经过许多前辈学者们的不懈努力，精益求精，从最早期的缩瞳剂，到最近期的前列腺素等，药物种类推陈出新，药效不断改良进步。如今，降低眼压的药物已经有许多重大的进展。可是，这些新药虽然优点很多，但也都有不同程度的不良反应和缺点。因此，仍然大有改善的余地。也因此，继续发展降眼压的新疗法对青光眼的治疗还是极为重要的。本文介绍了近年来有重要进展的降眼压新药种类。然而现有的临床药物和这些新药均未能针对青光眼的发病机制和小梁网堵塞的病理机制来发挥其治疗作用。本文也介绍了针对小梁网致病机制的新靶点，如果小梁网的病理改变得以控制，则治疗措施会长期有效，并可能改善小梁网已有的病理改变，停药后眼压不再回升。这些方案为真正治愈青光眼提供了理论基础。

本节主要集中在新药物的研究。其实，除此之外，基因治疗也将是青光眼治疗的另一重要方向。无论如何，随着我们对眼基因、生化、细胞生物、生理学等领域的不断深入了解，对眼药理学研究的不断改进，新的、更好的、更趋于完美的降眼压药物肯定会在不久的将来出现。

（樊 宁 唐 莉 彭玉豪）

参考文献

1. Tham YC, Li X, Wong TY, et al. Global prevalence of glaucoma and projections of glaucoma burden through 2040: a systematic review and meta–analysis. Ophthalmology, 2014, 121: 2081–2090.

2. Foster PJ, Johnson GJ. Glaucoma in China: how big is the problem? Br J Ophthalmol, 2001, 85: 1277–1282.

3. Quigley HA, Broman AT. The number of people with glaucoma worldwide in 2010 and 2020. Br J Ophthalmol, 2006, 90: 262–267.

4. 赵家良，睢瑞芳，贾丽君，等. 北京市顺义县50岁及以上人群中青光眼患病率和正常眼眼压的调查. 中华眼科杂志, 2002, 38: 335–339.

5. 徐亮，陈建华，李建军，等. 北京农村及城市特定人群原发性开角型青光眼的患病率调查及其筛查方法评价. 中华眼科杂志, 2004, 40: 726–732.

6. 徐亮，张莉，夏翠然，等. 北京农村及城市特定人群原发性闭角型青光眼的患病率及其影响因素. 中华眼科杂志, 2005, 41: 8–14.

7. Cheng JW, Cheng SW, Ma XY, et al. The prevalence of primary glaucoma in mainland China: a systematic review and meta–analysis. J Glaucoma, 2013, 22: 301–306.

8. Baskaran M, Foo RC, Cheng CY, et al. The Prevalence and Types of Glaucoma in an Urban Chinese Population: The Singapore Chinese Eye Study. JAMA Ophthalmol, 2015.

9. Wang L, Zhang X, Cai S, et al. Correlated or not: Glaucoma prevalence and modern industrialization. Med Hypotheses, 2011, 76: 220–224.

10. Braunger BM, Fuchshofer R, Tamm ER. The aqueous humor outflow pathways in glaucoma: A unifying concept of disease mechanisms and causative treatment. Eur J Pharm Biopharm, 2015.

11. Clark AF, Pang IH. Advances in glaucoma therapeutics. Expert Opin Emerg Drugs, 2002, 7: 141–163.

12. Millar JC, Pang IH, Wang WH, et al. Effect of immunomodulation with anti–CD40L antibody on adenoviral–mediated transgene expression in mouse anterior segment. Mol Vis, 2008, 14: 10–19.

13. 刘旭阳，唐莉，彭玉豪，等. 前列素类降眼压药物的全身副作用研究进展. 中华眼科杂志, 2013, 49: 1045–1048.

14. Garnock–Jones KP. Ripasudil: first global approval. Drugs, 2014, 74: 2211–2215.

15. Nakajima E, Nakajima T, Minagawa Y, et al. Contribution of ROCK in contraction of trabecular meshwork: proposed mechanism for regulating aqueous outflow in monkey and human eyes. J Pharm Sci, 2005, 94: 701–708.

16. Rao PV, Deng P, Sasaki Y, et al. Regulation of myosin light chain phosphorylation in the trabecular meshwork: role in aqueous humour outflow facility. Exp Eye Res, 2005, 80: 197–206.

17. Lu Z, Overby DR, Scott PA, et al. The mechanism of increasing outflow facility by rho–kinase inhibition with Y–27632 in bovine eyes. Exp Eye Res, 2008, 86: 271–281.

18. Gong H, Yang CY. Morphological and hydrodynamic correlations with increasing outflow facility by rho–kinase inhibitor Y–27632. J Ocul Pharmacol Ther, 2014, 30: 143–153.

19. Rao PV, Deng PF, Kumar J, et al. Modulation of aqueous humor outflow facility by the Rho kinase–specific inhibitor Y–27632. Invest Ophthalmol Vis Sci, 2001, 42: 1029–1037.

20. Honjo M, Tanihara H, Inatani M, et al. Effects of rho–associated protein kinase inhibitor Y–27632 on intraocular pressure and outflow facility. Invest Ophthalmol Vis Sci, 2001, 42: 137–144.

21. Waki M, Yoshida Y, Oka T, et al. Reduction of intraocular pressure by topical administration of an inhibitor of the Rho–associated protein kinase. Curr Eye Res, 2001, 22: 470–474.

22. Tian B, Kaufman PL. Effects of the Rho kinase inhibitor Y–27632 and the phosphatase inhibitor calyculin A on outflow facility in monkeys. Exp Eye Res, 2005, 80: 215–225.

23. Tokushige H, Inatani M, Nemoto S, et al. Effects of topical administration of y–39983, a selective rho–

associated protein kinase inhibitor, on ocular tissues in rabbits and monkeys. Invest Ophthalmol Vis Sci, 2007, 48: 3216–3222.

24. Whitlock NA, McKnight B, Corcoran KN, et al. Increased intraocular pressure in mice treated with dexamethasone. Invest Ophthalmol Vis Sci, 2010, 51: 6496–6503.

25. Isobe T, Mizuno K, Kaneko Y, et al. Effects of K–115, a rho–kinase inhibitor, on aqueous humor dynamics in rabbits. Curr Eye Res, 2014, 39: 813–822.

26. Van de Velde S, Van Bergen T, Sijnave D, et al. AMA0076, a novel, locally acting Rho kinase inhibitor, potently lowers intraocular pressure in New Zealand white rabbits with minimal hyperemia. Invest Ophthalmol Vis Sci, 2014, 55: 1006–1016.

27. Tanihara H, Inatani M, Honjo M, et al. Intraocular pressure–lowering effects and safety of topical administration of a selective ROCK inhibitor, SNJ–1656, in healthy volunteers. Arch Ophthalmol, 2008, 126: 309–315.

28. Tanihara H, Inoue T, Yamamoto T, et al. Phase 1 clinical trials of a selective Rho kinase inhibitor, K–115. JAMA Ophthalmol, 2013, 131: 1288–1295.

29. Tanihara H, Inoue T, Yamamoto T, et al. Phase 2 randomized clinical study of a Rho kinase inhibitor, K–115, in primary open–angle glaucoma and ocular hypertension. Am J Ophthalmol, 2013, 156: 731–736.

30. Tanihara H, Inoue T, Yamamoto T, et al. Intra–ocular pressure–lowering effects of a Rho kinase inhibitor, ripasudil (K–115), over 24 hours in primary open–angle glaucoma and ocular hypertension: a randomized, open–label, crossover study. Acta Ophthalmol, 2015, 93: e212–e260.

31. Tanihara H, Inoue T, Yamamoto T, et al. Additive Intraocular Pressure–Lowering Effects of the Rho Kinase Inhibitor Ripasudil (K–115) Combined With Timolol or Latanoprost: A Report of 2 Randomized Clinical Trials. JAMA Ophthalmol, 2015, 133: 755.

32. Williams RD, Novack GD, van Haarlem T, Kopczynski C. Ocular hypotensive effect of the Rho kinase inhibitor AR–12286 in patients with glaucoma and ocular hypertension. Am J Ophthalmol, 2011, 152: 834–841.

33. Kopczynski C, Novack GD, Swearingen D, et al. Ocular hypotensive efficacy, safety and systemic absorption of AR–12286 ophthalmic solution in normal volunteers. Br J Ophthalmol, 2013, 97: 567–572.

34. Wang RF, Williamson JE, Kopczynski C, et al. Effect of 0.04% AR–13324, a ROCK, and norepinephrine transporter inhibitor, on aqueous humor dynamics in normotensive monkey eyes. J Glaucoma, 2015, 24: 51–54.

35. Bacharach J, Dubiner HB, Levy B, et al. Double–masked, randomized, dose–response study of AR–13324 versus latanoprost in patients with elevated intraocular pressure. Ophthalmology, 2015, 122: 302–307.

36. Levy B, Ramirez N, Novack GD, et al. Ocular Hypotensive Safety and Systemic Absorption of AR–13324 Ophthalmic Solution in Normal Volunteers. Am J Ophthalmol, 2015, 159: 980–985.

37. Rao PV, Deng P, Maddala R, et al. Expression of dominant negative Rho–binding domain of Rho–kinase in organ cultured human eye anterior segments increases aqueous humor outflow. Mol Vis, 2005, 11: 288–297.

38. Liu X, Hu Y, Filla MS, et al. The effect of C3 transgene expression on actin and cellular adhesions in cultured human trabecular meshwork cells and on outflow facility in organ cultured monkey eyes. Mol Vis, 2005, 11: 1112–1121.

39. Song J, Deng PF, Stinnett SS, et al. Effects of cholesterol–lowering statins on the aqueous humor outflow pathway. Invest Ophthalmol Vis Sci, 2005, 46: 2424–2432.

40. Khawaja AP, Chan MP, Broadway DC, et al. Systemic medication and intraocular pressure in a British population: the EPIC–Norfolk Eye Study. Ophthalmology, 2014, 121: 1501–1507.

41. McGwin G, Jr., McNeal S, Owsley C, et al. Statins and other cholesterol–lowering medications and the presence of glaucoma. Arch Ophthalmol, 2004, 122: 822–826.

42. Marcus MW, Muskens RP, Ramdas WD, et al. Cholesterol–lowering drugs and incident open–angle glaucoma: a population–based cohort study. PLoS One, 2012, 7: e29724.

43. Stein JD, Newman–Casey PA, Talwar N, et al. The relationship between statin use and open–angle glaucoma. Ophthalmology, 2012, 119: 2074–2081.

44. De Castro DK, Punjabi OS, Bostrom AG, et al. Effect of statin drugs and aspirin on progression in open–angle glaucoma suspects using confocal scanning laser ophthalmoscopy. Clin Experiment Ophthalmol, 2007, 35: 506–513.

45. Rasmussen CA, Kaufman PL, Ritch R, et al. Latrunculin B Reduces Intraocular Pressure in Human Ocular Hypertension and Primary Open–Angle Glaucoma. Transl Vis Sci Technol, 2014, 3: 1.

46. Cai S, Liu X, Glasser A, et al. Effect of latrunculin–A on morphology and actin–associated adhesions of cultured human trabecular meshwork cells. Mol Vis, 2000, 6: 132–143.

47. Liu X, Wu Z, Sheibani N, et al. Low dose latrunculin–A inhibits dexamethasone–induced changes in the actin cytoskeleton and alters extracellular matrix protein expression in cultured human trabecular meshwork cells. Exp Eye Res, 2003, 77: 181–188.

48. Ethier CR, Read AT, Chan DW. Effects of latrunculin–B on outflow facility and trabecular meshwork structure in human eyes. Invest Ophthalmol Vis Sci, 2006, 47: 1991–1998.

49. Sabanay I, Tian B, Gabelt BT, et al. Latrunculin B effects on trabecular meshwork and corneal endothelial morphology in monkeys. Exp Eye Res, 2006, 82: 236–246.

50. Peterson JA, Tian B, Bershadsky AD, et al. Latrunculin–A increases outflow facility in the monkey. Invest Ophthalmol Vis Sci, 1999, 40: 931–941.

51. Peterson JA, Tian B, Geiger B, et al. Effect of latrunculin–B on outflow facility in monkeys. Exp Eye Res, 2000, 70: 307–313.

52. Peterson JA, Tian B, McLaren JW, et al. Latrunculins' effects on intraocular pressure, aqueous humor flow, and corneal endothelium. Invest Ophthalmol Vis Sci, 2000, 41: 1749–1758.

53. Okka M, Tian B, Kaufman PL. Effects of latrunculin B on outflow facility, intraocular pressure, corneal thickness, and miotic and accommodative responses to pilocarpine in monkeys. Trans Am Ophthalmol Soc, 2004, 102: 251–257; discussion 257–259.

54. Buys ES, Potter LR, Pasquale LR, et al. Regulation of intraocular pressure by soluble and membrane guanylate cyclases and their role in glaucoma. Front Mol Neurosci, 2014, 7: 38.

55. Kotikoski H, Alajuuma P, Moilanen E, et al. Comparison of nitric oxide donors in lowering intraocular pressure in rabbits: role of cyclic GMP. J Ocul Pharmacol Ther, 2002, 18: 11–23.

56. Kotikoski H, Vapaatalo H, Oksala O. Nitric oxide and cyclic GMP enhance aqueous humor outflow facility in rabbits. Curr Eye Res, 2003, 26: 119–123.

57. Shahidullah M, Yap M, To CH. Cyclic GMP, sodium nitroprusside and sodium azide reduce aqueous humour formation in the isolated arterially perfused pig eye. Br J Pharmacol, 2005, 145: 84–92.

58. Nathanson JA. Nitrovasodilators as a new class of ocular hypotensive agents. J Pharmacol Exp Ther, 1992, 260: 956–965.

59. Nathanson JA. Nitric oxide and nitrovasodilators in the eye: implications for ocular physiology and glaucoma. J Glaucoma, 1993, 2: 206–210.

60. Schuman JS, Erickson K, Nathanson JA. Nitrovasodilator effects on intraocular pressure and outflow facility in monkeys. Exp Eye Res, 1994, 58: 99–105.

61. Behar–Cohen FF, Goureau O, D'Hermies F, Courtois Y. Decreased intraocular pressure induced by nitric oxide donors is correlated to nitrite production in the rabbit eye. Invest Ophthalmol Vis Sci, 1996, 37:

1711–1715.

62. Schneemann A, Dijkstra BG, van den Berg TJ, et al. Nitric oxide/guanylate cyclase pathways and flow in anterior segment perfusion. Graefes Arch Clin Exp Ophthalmol, 2002, 240: 936–941.

63. Borghi V, Bastia E, Guzzetta M, et al. A novel nitric oxide releasing prostaglandin analog, NCX 125, reduces intraocular pressure in rabbit, dog, and primate models of glaucoma. J Ocul Pharmacol Ther, 2010, 26: 125–132.

64. Krauss AH, Impagnatiello F, Toris CB, et al. Ocular hypotensive activity of BOL–303259–X, a nitric oxide donating prostaglandin F2alpha agonist, in preclinical models. Exp Eye Res, 2011, 93: 250–255.

65. Impagnatiello F, Borghi V, Gale DC, et al. A dual acting compound with latanoprost amide and nitric oxide releasing properties, shows ocular hypotensive effects in rabbits and dogs. Exp Eye Res, 2011, 93: 243–249.

66. Fabrizi F, Mincione F, Somma T, et al. A new approach to antiglaucoma drugs: carbonic anhydrase inhibitors with or without NO donating moieties. Mechanism of action and preliminary pharmacology. J Enzyme Inhib Med Chem, 2012, 27: 138–147.

67. Pang IH, Li H, Peng Q. Pharmacological effects of natriuretic peptides on intraocular pressure. Chin J New Drugs Clin Remedies, 2005, 24: 322–326.

68. Russell KR, Moore TT, Potter DE. Elevation of atrial natriuretic peptide levels in aqueous humor of the rabbit by kappa opioid receptor agonists. Neuropeptides, 2001, 35: 232–237.

69. Ogidigben MJ, Chu TC, Potter DE. Naphazoline–induced neuroendocrine changes: increases in ANP and cGMP levels, but suppression of NE, 3H–NE, and cAMP levels in rabbit eyes. Pharmacology, 2002, 65: 155–161.

70. Russell KR, Potter DE. Dynorphin modulates ocular hydrodynamics and releases atrial natriuretic peptide via activation of kappa–Opioid receptors. Exp Eye Res, 2002, 75: 259–270.

71. Potter DE, Russell KR, Manhiani M. Bremazocine increases C–type natriuretic peptide levels in aqueous humor and enhances outflow facility. J Pharmacol Exp Ther, 2004, 309: 548–553.

72. Chu E, Socci R, Chu TC. PD128, 907 induces ocular hypotension in rabbits: involvement of D2/D3 dopamine receptors and brain natriuretic peptide. J Ocul Pharmacol Ther, 2004, 20: 15–23.

73. Zhong Y, Yang Z, Huang WC, et al. Adenosine, adenosine receptors and glaucoma: an updated overview. Biochim Biophys Acta, 2013, 1830: 2882–2890.

74. Crosson CE, Sloan CF, Yates PW. Modulation of conventional outflow facility by the adenosine A1 agonist N6–cyclohexyladenosine. Invest Ophthalmol Vis Sci, 2005, 46: 3795–3799.

75. Karl MO, Fleischhauer JC, Stamer WD, et al. Differential P1–purinergic modulation of human Schlemm's canal inner–wall cells. Am J Physiol Cell Physiol, 2005, 288: C784–794.

76. Karl MO, Peterson–Yantorno K, Civan MM. Cell–specific differential modulation of human trabecular meshwork cells by selective adenosine receptor agonists. Exp Eye Res, 2007, 84: 126–134.

77. Crosson CE, Gray T. Characterization of ocular hypertension induced by adenosine agonists. Invest Ophthalmol Vis Sci, 1996, 37: 1833–1839.

78. Konno T, Uchibori T, Nagai A, et al. 2– (1–Hexyn–1–yl)adenosine–induced intraocular hypertension is mediated via K^+ channel opening through adenosine A2A receptor in rabbits. Eur J Pharmacol, 2005, 518: 203–211.

79. Fleischhauer JC, Mitchell CH, Stamer WD, et al. Common actions of adenosine receptor agonists in modulating human trabecular meshwork cell transport. J Membr Biol, 2003, 193: 121–136.

80. Konno T, Murakami A, Uchibori T, et al. Involvement of adenosine A2a receptor in intraocular pressure decrease induced by 2– (1–octyn–1–yl)adenosine or 2– (6–cyano–1–hexyn–1–yl)adenosine. J Pharmacol Sci, 2005, 97: 501–509.

81. Mitchell CH, Peterson–Yantorno K, Carre DA, et al. A3 adenosine receptors regulate Cl– channels of

nonpigmented ciliary epithelial cells. Am J Physiol, 1999, 276: C659–666.

82. Do CW, Civan MM. Basis of chloride transport in ciliary epithelium. J Membr Biol, 2004, 200: 1–13

83. Do CW, Civan MM. Swelling–activated chloride channels in aqueous humour formation: on the one side and the other. Acta Physiol (Oxf), 2006, 187: 345–352.

84. Tian B, Gabelt BT, Crosson CE, et al. Effects of adenosine agonists on intraocular pressure and aqueous humor dynamics in cynomolgus monkeys. Exp Eye Res, 1997, 64: 979–989.

85. Avila MY, Stone RA, Civan MM. A (1)–, A (2A)– and A (3)–subtype adenosine receptors modulate intraocular pressure in the mouse. Br J Pharmacol, 2001, 134: 241–245.

86. Razali N, Agarwal R, Agarwal P, et al. Role of adenosine receptors in resveratrol–induced intraocular pressure lowering in rats with steroid–induced ocular hypertension. Clin Experiment Ophthalmol, 2015, 43: 54–66.

87. Konno T, Ohnuma SY, Uemoto K, et al. Effects of 2–alkynyladenosine derivatives on intraocular pressure in rabbits. Eur J Pharmacol, 2004, 486: 307–316.

88. Fishman P, Cohen S, Bar–Yehuda S. Targeting the A3 adenosine receptor for glaucoma treatment (review). Mol Med Rep, 2013, 7: 1723–1725.

89. Wang Z, Do CW, Avila MY, et al. Nucleoside–derived antagonists to A3 adenosine receptors lower mouse intraocular pressure and act across species. Exp Eye Res, 2010, 90: 146–154.

90. Okamura T, Kurogi Y, Hashimoto K, et al. Structure–activity relationships of adenosine A3 receptor ligands: new potential therapy for the treatment of glaucoma. Bioorg Med Chem Lett, 2004, 14: 3775–3779.

91. Ozcan AA, Ozdemir N, Canataroglu A. The aqueous levels of TGF–beta2 in patients with glaucoma. Int Ophthalmol, 2004, 25: 19–22.

92. Gottanka J, Chan D, Eichhorn M, et al. Effects of TGF–beta2 in perfused human eyes. Invest Ophthalmol Vis Sci, 2004, 45: 153–158.

93. Shepard AR, Millar JC, Pang IH, et al. Adenoviral gene transfer of active human transforming growth factor–{beta}2 elevates intraocular pressure and reduces outflow facility in rodent eyes. Invest Ophthalmol Vis Sci, 2010, 51: 2067–2076.

94. Fuchshofer R, Tamm ER. Modulation of extracellular matrix turnover in the trabecular meshwork. Exp Eye Res, 2009, 88: 683–688.

95. Wordinger RJ, Clark AF. Bone morphogenetic proteins and their receptors in the eye. Exp Biol Med (Maywood), 2007, 232: 979–992.

96. Fuchshofer R, Yu AH, Welge–Lussen U, et al. Bone morphogenetic protein–7 is an antagonist of transforming growth factor–beta2 in human trabecular meshwork cells. Invest Ophthalmol Vis Sci, 2007, 48: 715–726.

97. Wordinger RJ, Fleenor DL, Hellberg PE, et al. Effects of TGF–beta2, BMP–4, and gremlin in the trabecular meshwork: implications for glaucoma. Invest Ophthalmol Vis Sci, 2007, 48: 1191–1200.

98. Zode GS, Clark AF, Wordinger RJ. Bone morphogenetic protein 4 inhibits TGF–beta2 stimulation of extracellular matrix proteins in optic nerve head cells: role of gremlin in ECM modulation. Glia, 2009, 57: 755–766.

99. Fitzgerald AM, Benz C, Clark AF, Wordinger RJ. The effects of transforming growth factor–beta2 on the expression of follistatin and activin A in normal and glaucomatous human trabecular meshwork cells and tissues. Invest Ophthalmol Vis Sci, 2012, 53: 7358–7369.

100. Logan CY, Nusse R. The Wnt signaling pathway in development and disease. Annu Rev Cell Dev Biol, 2004, 20: 781–810.

101. Mao W, Millar JC, Wang WH, et al. Existence of the canonical Wnt signaling pathway in the human trabecular

meshwork. Invest Ophthalmol Vis Sci, 2012, 53: 7043–7051.

102. Wang WH, McNatt LG, Pang IH, et al. Increased expression of the WNT antagonist sFRP–1 in glaucoma elevates intraocular pressure. J Clin Invest, 2008, 118: 1056–1064.

103. Finch PW, He X, Kelley MJ, et al. Purification and molecular cloning of a secreted, Frizzled–related antagonist of Wnt action. Proc Natl Acad Sci U S A, 1997, 94: 6770–6775.

104. Knepper PA, Mayanil CS, Goossens W, et al. Aqueous humor in primary open–angle glaucoma contains an increased level of CD44S. Invest Ophthalmol Vis Sci, 2002, 43: 133–139.

105. Choi J, Miller AM, Nolan MJ, et al. Soluble CD44 is cytotoxic to trabecular meshwork and retinal ganglion cells in vitro. Invest Ophthalmol Vis Sci, 2005, 46: 214–222.

106. Giovingo M, Nolan M, McCarty R, et al. sCD44 overexpression increases intraocular pressure and aqueous outflow resistance. Mol Vis, 2013, 19: 2151–2164.

107. Stone EM, Fingert JH, Alward WL, et al. Identification of a gene that causes primary open angle glaucoma. Science, 1997, 275: 668–670.

108. Alward WL, Fingert JH, Coote MA, et al. Clinical features associated with mutations in the chromosome 1 open–angle glaucoma gene (GLC1A). N Engl J Med, 1998, 338: 1022–1027.

109. Kim BS, Savinova OV, Reedy MV, et al. Targeted Disruption of the Myocilin Gene (Myoc) Suggests that Human Glaucoma–Causing Mutations Are Gain of Function. Mol Cell Biol, 2001, 21: 7707–7713.

110. Gould DB, Miceli–Libby L, Savinova OV, et al. Genetically increasing Myoc expression supports a necessary pathologic role of abnormal proteins in glaucoma. Mol Cell Biol, 2004, 24: 9019–9025.

111. Jacobson N, Andrews M, Shepard AR, et al. Non–secretion of mutant proteins of the glaucoma gene myocilin in cultured trabecular meshwork cells and in aqueous humor. Hum Mol Genet, 2001, 10: 117–125.

112. Shepard AR, Jacobson N, Millar JC, et al. Glaucoma–causing myocilin mutants require the Peroxisomal targeting signal–1 receptor (PTS1R) to elevate intraocular pressure. Hum Mol Genet, 2007, 16: 609–617.

113. Zode GS, Kuehn MH, Nishimura DY, et al. Reduction of ER stress via a chemical chaperone prevents disease phenotypes in a mouse model of primary open angle glaucoma. J Clin Invest, 2011, 121: 3542–3553.

114. Zode GS, Bugge KE, Mohan K, et al. Topical ocular sodium 4–phenylbutyrate rescues glaucoma in a myocilin mouse model of primary open–angle glaucoma. Invest Ophthalmol Vis Sci, 2012, 53: 1557–1565.

115. Takai Y, Tanito M, Ohira A. Multiplex cytokine analysis of aqueous humor in eyes with primary open–angle glaucoma, exfoliation glaucoma, and cataract. Invest Ophthalmol Vis Sci, 2012, 53: 241–247.

116. Bhattacharya SK, Rockwood EJ, Smith SD, et al. Proteomics reveal Cochlin deposits associated with glaucomatous trabecular meshwork. J Biol Chem, 2005, 280: 6080–6084.

117. Bhattacharya SK, Annangudi SP, Salomon RG, et al. Cochlin deposits in the trabecular meshwork of the glaucomatous DBA/2J mouse. Exp Eye Res, 2005, 80: 741–744.

118. Lee ES, Gabelt BT, Faralli JA, et al. COCH transgene expression in cultured human trabecular meshwork cells and its effect on outflow facility in monkey organ cultured anterior segments. Invest Ophthalmol Vis Sci, 2010, 51: 2060–2066.

119. Goel M, Sienkiewicz AE, Picciani R, et al. Cochlin, intraocular pressure regulation and mechanosensing. PLoS One, 2012, 7: e34309.

第六节 原发性急性闭角型青光眼是如何发生的

一、概述

原发性急性闭角型青光眼（acute primary angle closure glaucoma，APACG，以下简称急性闭角型青光眼）是原发性房角关闭所导致的急性眼压升高，伴有或不伴有青光眼性视盘改变和视野损害。根据国际地域性和眼科流行病学学组（international society of geographical and epidemiological ophthalmology，ISGEO）标准，急性闭角型青光眼又称为原发性急性房角关闭（acute primary angle closure，APAC）。根据美国眼科学会（American Academy of Ophthalmology，AAO）指南又称为急性房角危象（acute angle closure crisis，AACC）。在新加坡一项流行病学调查中发现，30岁及以上人群中急性闭角型青光眼发病率为12.2/10万人每年（95%置信区间，10.5~13.9），主要的危险因素为女性（RR=2.4）、中国人（RR=2.8）、年龄≥60岁（RR=9.1）[1]。急性闭角型青光眼发作时眼压急剧升高，伴有视力下降、眼红、眼痛、虹视、恶心、呕吐，可造成瞳孔括约肌、虹膜以及晶状体、眼底的损害，表现为角膜水肿、瞳孔散大、青光眼斑，同时可出现视盘水肿、视盘或视网膜小出血、视神经损害。如果未能及时救治，持续高眼压将造成永久损害甚至失明。

本节主要论述急性闭角型青光眼的发生机制。由于药物或疾病相关的急性闭角型青光眼中，很大一部分药物与疾病在急性闭角型青光眼发生中所起的具体作用及机制并不明确，所以为了方便论述，这部分急性闭角型青光眼我们没有细分为原发性或继发性，而是将这些药物及疾病相关的急性闭角型青光眼放在一起论述。

二、急性闭角型青光眼发生的诱因

关于急性闭角型青光眼发生的诱因目前尚没有足够的直接证据，所以并没有公认的确切的诱因，对其发病诱因的研究仍多停留于临床观察、病例报道及回顾性研究。本节我们将临床上关于急性闭角型青光眼发生诱因的观察和研究归结为以下五个部分，供大家思考，更多的高质量前瞻性的研究有待我们去完成。

（一）生理心理因素

Talluto D等曾做过一个很有趣的病例报道，两位73岁的同卵双胞胎姐妹同时来急诊就诊，主诉为前一晚两人相互争吵扭打后，均出现眼部疼痛和视力下降。其中一人左眼确诊为急性闭角型青光眼，眼压大于50mmHg；另一人则确诊为双眼急性闭角型青光眼，眼压相似，且两人都有类似的急性闭角型青光眼高危眼部解剖结构特征[2]。

临床上常可观察到类似上述的急性闭角型青光眼发作前的情绪波动史，对急性闭角型青光眼患者进行相关心理评估发现，急性闭角型青光眼患者有较为明显的精神病性（P）特征、神经质（N）特征和人格不稳定等特点。Maged Nessim等对英国城市人群进行研究发现，急性闭角型青光眼患者更可能来自社交剥夺（social deprivation）程度高的地区，其汤森得分（Townsend scores）及多项剥夺指数（the Index of Multiple Deprivation）明显高于普通人群的预期。这些研究提示急性闭角型青光眼很可能是一种心身疾病，急性闭角型青光眼发作患者在心理方面存在一些不同于普通人群的特征或问题[3]。

有研究显示急性闭角型青光眼发作患者体内应激相关因子水平异常，房水、血浆及尿儿茶酚胺水平高于对照组；急性闭角型青光眼发作时血浆甲状腺素（T_4）水平升高，三碘甲状腺原氨酸（T_3）水平降低，而手术后T_3、T_4水平则趋于正常[4]。然而这些指标都是在急性闭角型青光眼发作后测量，我们无法肯定儿茶酚胺和甲状腺激素水平的异常是发作前的诱因还是发作后躯体反应的结果。

除了情绪波动史，临床上还常常可见急性闭角型青光眼患者发作前有应激、过度疲劳、近距离用眼过度史等。这些现象的机制可能为：①情绪波动、应激、过度疲劳等影响了机体自主神经系统的平衡，引起虹膜运动异常，引发或加重瞳孔阻滞；②自主神经系统功能紊乱导致血管通透性改变，睫状体水肿向前移位堵塞了房角；③视近调节时睫状肌收缩，睫状体前旋，晶状体凸度变大，加重瞳孔阻滞，导致急性房角关闭的发生。

（二）环境因素

瑞士Tupling MR等的研究发现，当地60%的患者急性闭角型青光眼发作时都经历过类似的天气情况——活跃的大气层扰动与西北方向寒冷海洋气团从当地通过[5]。马来西亚的研究得到类似的结果，当地东南季风时节（每年10月到次年3月）急性闭角型青光眼发生率最高，并且急性闭角型青光眼发生率与降雨天数、降雨量、云层覆盖度成正相关[6]。这些证据支持英国、芬兰、克罗地亚等地区的研究，他们的研究发现秋季和冬季时急性闭角型青光眼发生率最高，且主要与日照时间的缩短（昼短夜长）有关，有人把这种现象称为"城市级暗室试验"（citywide darkroom test）[7~9]。香港特别行政区一个为期两年的前瞻性研究则发现，1月与2月时急性闭角型青光眼发作率最高，此时香港降雨最多[10]。类似的，我国台湾省冬季日照时间的缺乏也使急性闭角型青光眼的发生率上升[11]。这些现象说明，更暗的环境可能使瞳孔扩大而提高急性闭角型青光眼的发生率。

上述研究的结果发现急性闭角型青光眼的发生与气温、气压没有显著的关联或仅与低气温有微小的关联，但新加坡的研究却发现，气温高时急性闭角型青光眼发生率更高；以色列的研究则发现，夏天高温和冬天低温时急性闭角型青光眼的发生率都高[12,13]。有人认为是因为这些极端的天气不经意间让人们更多地留在室内，从事更多室内活动，比如阅读、缝纫等[7]，极端的天气还会引起精神压力和行为改变，从而使急性闭角型青光眼的发生率上升。

在英国，急性闭角型青光眼的发生还和太阳黑子的计数呈现负相关，无论是在发病当天还是发病之前的一段时间[7]。而新加坡的研究则提示，急性闭角型青光眼的发生与太阳黑子数及太阳射电流量成正相关，但是香港特别行政区的研究结果却显示急性闭角型青光眼的发生与太阳射电流量的关系非常微小[10]。所以太阳黑子活动及太阳射电流量与急性闭角型青光眼发生的关系仍不得而知。

环境因素在急性闭角型青光眼发生中的作用是肯定的，但其具体的作用机制还有待继续探索和发现。单一环境因素往往难以解释一些矛盾的现象,更多的混杂因素需要我们去甄别,同时当地的大气候环境背景及人们的生活习惯也需要被考虑。

(三)药物因素

临床上常可见药物相关的急性闭角型青光眼,多为使用相关药物后双侧眼同时出现急性闭角型青光眼发作,偶也可为单眼发作。如前所述,由于目前仍缺乏足够的直接证据,大部分情况下不足以判断急性闭角型青光眼的发生究竟为药物继发还是仅仅为药物诱发,所以我们暂且把这些药物因素都归为急性闭角型青光眼发作的诱因,以便论述。与急性闭角型青光眼发作相关的药物主要有以下几类:

1. **磺胺类药物** 磺胺类药物中诱发急性闭角型青光眼最常见的药物是托吡酯(一种抗癫痫药物),其眼部副作用包括急性闭角型青光眼、短暂性近视及葡萄膜渗出等。一项回顾性研究显示,在服用托吡酯后发生青光眼的病人中,有85%发生在托吡酯治疗开始的前2周内,其中有5例病人在给予双倍剂量的托吡酯几小时后急性闭角型青光眼发作,40%的病人仅服用托吡酯一种药物[14]。

超声检查发现这类患者有睫状体水肿,悬韧带松弛,晶状体增厚。同时其睫状体前旋导致了虹膜晶状体隔前置,前房变窄。此类患者脉络膜脱离与睫状体上间隙渗出也很常见,这些因素综合导致了急性闭角型青光眼的发生。然而此时行激光虹膜周边切除术(laser peripheral iridectomy,LPI)是无效的,说明托吡酯相关的急性闭角型青光眼并非由瞳孔阻滞引起。这种情况下最好的处理方式就是停药,因为托吡酯减量会加重已有的全身症状。在报道的所有病例中,没有一例急性闭角型青光眼发作在不停药的情况下就能够恢复。停药加上其他药物综合治疗,眼压可以在数小时至数天内恢复正常。然而如果没有及时发现并处理,将造成永久性的视力损害[14]。

2. **抗抑郁、焦虑类药物** 关于抗抑郁、焦虑药物诱发急性闭角型青光眼既往有大量的病例报道和研究,三环与四环类抗抑郁药有抗胆碱的副作用,常使有急性闭角型青光眼高危解剖基础的病人发生急性房角关闭。

而选择性血清素再吸收抑制剂(SSRIs)发生胆碱类副作用的概率则比三环类抗抑郁药要低。然而,却有许多SSRIs相关的急性闭角型青光眼发生被报道,可能的机制为血清素水平上升后,其抗胆碱和拟交感活性所致的散瞳作用导致了急性房角关闭。另外,De Guzman MHP等通过超声检查认定这类病人有睫状体上间隙渗出,认为其促进了急性闭角型青光眼的发生[15]。

3. **拟交感类药物** 主要包括眼部滴用的去氧肾上腺素,经鼻的麻黄碱、萘甲唑啉,雾化的沙丁胺醇、特布他林,全身性用药如肾上腺素、可卡因等。有许多相关的病例报道及回顾性研究,例如David S等曾报道,一位75岁的女性患者在使用硫酸沙丁胺醇喷雾剂治疗哮喘后,出现右眼剧痛和流泪,眼科会诊发现结膜充血、角膜水肿、前房极浅、虹膜膨隆、房角完全关闭,眼压达66mmHg,诊断为右眼急性闭角型青光眼。对患者右眼行LPI后,房角重新开放,眼压降为10mmHg[16]。拟交感类药物诱发的急性闭角型青光眼发作通常行LPI有效,说明其发生与瞳孔阻滞有关。最可能的机制是这类药物有或强或弱的α_1受体激动作用致瞳孔散大,引起或加重瞳孔阻滞;加上其中某些药物还具有β_2受体激动作用,促进房水的分泌,从而导致急性的房角关闭。

4. 抗胆碱类药物 主要包括眼科散瞳常用的托吡卡胺、阿托品，支气管扩张剂异丙托溴铵（常与沙丁胺醇等合用），睑痉挛时使用的肉毒素，麻醉使用的阿托品、东莨菪碱、去极化肌松药等。抗胆碱类药物诱发急性闭角型青光眼的机制主要是因为其麻痹瞳孔括约肌，使瞳孔散大，引起房角关闭；此外，麻醉时围手术期身体的应激及黑暗环境引起的散瞳也可能增加其风险。

5. 拟胆碱类药物 缩瞳用的毛果芸香碱也可诱发急性闭角型青光眼，其机制则是毛果芸香碱在缩瞳的同时使睫状肌收缩，悬韧带张力减小，晶状体凸度变大，使虹膜晶状体隔前移，导致房角完全关闭[17]。悬韧带松弛和剥脱综合征的病人尤其容易发生缩瞳诱发的急性房角关闭。另外，在内眼手术中，尤其是白内障摘除术时，用于缩瞳的乙酰胆碱和卡巴胆碱也可诱使有急性闭角型青光眼高危解剖基础的病人发生瞳孔阻滞[17]。

6. 抗凝药 肝素与低分子肝素都有诱发急性闭角型青光眼的报道，是抗凝治疗的一种罕见副作用，在大量的玻璃体、脉络膜及视网膜下出血后发生急性闭角型青光眼。危险因素包括过度的抗凝治疗、渗出性年龄相关性黄斑病变、小眼球等。此时 LPI 无效，需要停药并进行其他药物综合治疗，必要时行手术引流眼内的渗出或出血[18]。

7. 其他 抗组胺药、毒品（苯丙胺衍生物、大麻等）及利尿药（氯噻酮、乙酰唑胺等）都有诱发急性闭角型青光眼的病例报道。其中两例利尿剂诱发的急性闭角型青光眼都发现了严重的脉络膜渗出和脱离[19]。

综上所述，药物诱发急性房角关闭多为双侧眼同时发作，主要由以下两种机制或两种机制混合导致，一是药物对虹膜运动的影响（扩瞳或缩瞳），引起或加重瞳孔阻滞，此时 LPI 有效；二是玻璃体、葡萄膜、视网膜等的渗出和出血引起的"前推"作用，导致房角完全关闭，此时 LPI 无效，必须停用相关药物并使用其他药物进行综合治疗，甚至进行特定眼部手术治疗。第一种机制引起的急性闭角型青光眼通常发生在有急性闭角型青光眼高危解剖基础的病人，而第二种机制引起的急性闭角型青光眼则常常是特异质反应，更加难以预料。所以非眼科专科医生在使用以上各类药物时，是否可以对病人做一些基本的眼部检查（如裂隙灯检查等），并对窄房角患者谨慎使用上述药物？对于某些用药不可预料的特异性副反应，是否可以加强对病人的观察？这些都是值得思考的非常有临床意义的问题。

（四）疾病因素

与药物相关性急性闭角型青光眼类似，疾病相关性的急性闭角型青光眼由于缺乏足够高质量的直接证据，我们暂且不细分这些急性闭角型青光眼发作是由其他疾病继发还是由其他疾病诱发，而是把这些急性闭角型青光眼发作的合并疾病全部归为急性闭角型青光眼发生的诱因，以便论述。急性闭角型青光眼合并疾病中有一部分为微生物感染，由于其较为特殊，我们将在下部分单独讨论。诱发急性闭角型青光眼的疾病包含眼部和全身性疾病，根据诱发的机制可分为以下几类：

1. 瞳孔阻滞相关 疾病诱发的瞳孔阻滞多是因为炎症引起的虹膜后粘连，或因为晶状体形状、大小、位置问题，或由于疾病本身伴随的虹膜运动异常，使房水无法从后房通过瞳孔流向前房，虹膜膨隆，导致房角关闭，眼压升高。

由炎症导致虹膜后粘连的疾病包括虹膜睫状体炎、角膜葡萄膜炎、白塞病、色素性视网膜炎等，临床上有大量的病例报道。比如Ufuk Elgin等对白塞病的研究显示，20%的白塞病患者有周边前房粘连、瞳孔阻滞导致的闭角型青光眼[20]。上述疾病出现瞳孔阻滞有很多原因，比如虹膜睫状体炎患者，有大量炎症细胞、纤维、蛋白质等分布于其虹膜后表面与晶状体前囊膜之间，如果刚好前房狭窄，就很容易导致虹膜后粘连，阻挡房水从后房流入前房，发生瞳孔阻滞[21]。

因为晶状体因素导致瞳孔阻滞的疾病包括晶状体半脱位、植入人工晶状体过大、先天性球形晶状体等，这些晶状体的异常造成虹膜与晶状体前囊间的接触面积增大或直接发生推挤，导致房水无法流向前房，发生瞳孔阻滞。而英国的一项研究显示，1980年到2004年之间，白内障手术率上升的同时急性闭角型青光眼的发病率下降，且两者之间有显著的联系[22]。所以事实上，白内障晶状体摘除术及合适的人工晶状体植入是有利于预防急性闭角型青光眼发作的，但是过大的人工晶状体植入，或晶状体发生错位等反而可能诱发急性闭角型青光眼的发生。

此外还有一些特殊的情况，比如Miller-Fisher综合征患者，由于其自身有自主神经功能障碍，虹膜运动异常，瞳孔常常处于中等散大状态，再加上部分病人本身有急性闭角型青光眼高危解剖基础，就很容易导致瞳孔阻滞，诱发急性闭角型青光眼[23]。

2. 渗出相关　一些疾病由于葡萄膜、视网膜、巩膜等发生病理性渗出，产生"前推"作用引起急性房角关闭，这类疾病包括葡萄膜渗出综合征、后巩膜炎、小柳-原田综合征、眼窝动静脉瘘、巨细胞性动脉炎、白血病、小眼球等。例如Cristol SM等曾报道，两位白血病患者出现典型的双眼急性房角关闭，检查后发现患者有葡萄膜渗出和睫状体肿大，且急性闭角型青光眼的发作无法用药物或其他医源性的原因解释[24]。Yao J等报道了4例中国小柳-原田综合征患者发生双眼急性闭角型青光眼的案例，眼压为22.2～29.7mmHg，检查均发现中度玻璃体炎及重度渗出性视网膜脱离。激素抗炎治疗后，炎症控制，前房变深，房角开放，眼压及视力恢复正常[25]。

3. 出血相关　与渗出类似，玻璃体、视网膜等出血也会产生"前推"作用，引起急性房角关闭。此类疾病包括视网膜巨动脉瘤破裂、脑血管异常术后、中央视网膜静脉阻塞、慢性粒细胞性白血病、老年性黄斑变性引起视网膜出血等。如Arthur SN等曾报道一例男性患者在视网膜巨动脉瘤破裂后右眼发生急性房角关闭，B超检查确认了玻璃体积血的存在，在及时的药物治疗及随后的平坦部玻璃体切割术和破裂巨动脉瘤的激光治疗后，症状消失，眼压和视力恢复正常[26]。

4. 占位相关　占位相关疾病主要包括葡萄膜黑色素瘤、虹膜周围囊肿、黏多糖贮积征、Maroteaux-Lamy综合征等。如Escalona-Benz E等曾报道2例以急性房角关闭为首发症状的葡萄膜黑色素瘤患者，B超检查显示肿瘤的挤压导致了急性闭角型青光眼的发生，眼球摘除术后的病理结果证实了诊断[27]。

5. 其他　还有其他一些特殊疾病与急性闭角型青光眼的发生相关，比如一些眼部发育不全的先天性疾病，包括眼牙指发育不全综合征、小眼球等，都可导致急性闭角型青光眼的发生。

临床上疾病相关的急性闭角型青光眼并不少见，且常常很难诊断和鉴别，对病人视力的损害又非常大，所以此时就要求临床医生要提高警惕，尤其是当传统的药物和手术治疗无效的时候，更应该考虑是否有其他疾病参与了急性闭角型青光眼的发生。

（五）微生物感染

虽然现在缺乏微生物感染引起急性闭角型青光眼发生的直接证据，但是已经有较多的病例报道微生物感染合并急性房角关闭的发生，且多以急性闭角型青光眼的表现为首发症状。

Saari KM等最先报道了3例由肾综合征出血热病人引起的急性房角关闭引起的眼压升高病例，但是此类病人急性闭角型青光眼的症状很快就缓解[28]。随后，Kontkanen MI等通过对37例由普马拉病毒（汉坦病毒的一种）感染引起的肾综合征出血热病人一年的随访，这些病人在急性期前房以及前房角变窄，但是所有随访的病人都没有发生急性房角关闭引起的眼压升高[29]。Zimmermann A等与Cho IH等都分别报道了由汉坦病毒感染引起全身的出血热病人，同时伴随着急性房角关闭引起急性眼压升高[30, 31]。对于这类病人可能的发生机制是，因病毒感染引起的睫状体出血水肿，进而引起睫状体前旋、晶状体虹膜隔的前移、引起房角的关闭。

另外一种可能引起房角急性关闭的病毒感染是HIV病毒，由HIV感染引起的脉络膜渗漏以及前房炎症是引起急性闭角型青光眼发生的主要原因。Fineman MS等与Pimentel L等人都报道了HIV感染引起的免疫缺陷病人，可发生双侧的脉络膜渗出，进而引起急性房角关闭[32]。Goldberg DE等人报道了在HIV病人进行高效抗反转录病毒疗法后免疫恢复期间，非活化的巨细胞病毒性视网膜炎会引起眼部严重的炎症，最终引起继发性房角急性关闭以及虹膜膨隆[33]。

也有研究报道了带状疱疹病毒（herpes zoster virus）引起的双眼急性房角关闭，可能的原因是皮肤带状疱疹病毒感染后，引起剧烈疼痛，增加了交感神经紧张，进而引起瞳孔散大，房角关闭[34]。在2014年*Lancet*一篇病例报道了以双侧急性闭角型青光眼为首发症状，而其实是由双眼单纯疱疹性病毒感染的急性视网膜坏死引起的急性闭角型青光眼，提示对以双眼急性闭角型青光眼为表现的病例，需要警惕潜在的原发性疾病[35]。

一些细菌引起的眼内炎以及引起脉络膜渗出，也可以表现为急性闭角型青光眼。如黏质沙雷菌引起的眼内炎病人，表现为急性闭角型青光眼，主要的原因是坏死的睫状体以及前房的炎症引起房角的关闭。Mukherji S等人报道了由空肠弯曲杆菌胃肠道感染的病人，引起了急性房角关闭，其主要的原因是脉络膜的渗出[36]。

三、急性闭角型青光眼发生的解剖学基础（病理生理基础）

（一）眼前段

既往研究认为瞳孔阻滞可能是原发性房角关闭病人主要发病机制，虹膜与晶状体之间的环状生理性接触，即瞳孔阻滞造成后房压力大于前房，增加了虹膜膨隆的程度使房角闭塞，眼压升高。B超的研究显示，急性闭角型青光眼的发生与眼轴短、前房浅、晶状体厚和前移相关，这些情况在中国人和女性中更为常见，但是这些种族和性别分布差异不能完全被眼轴和前房深度的种族分布差异所解释[37]。随着影像学的进展，如超声生物显微镜（UBM）、眼前段相干光断层扫描仪（AS-OCT）的应用，人们对急性闭角型青光眼的发病机制有了更深的认识。其他可能参与的机制包括睫状体的相对位置以及睫状体的厚度，虹膜插入睫状体的位置，虹膜的体积，晶状体的大小、形状以及位置[38]。

UBM研究显示中国人睫状体厚度，小梁网睫状突距离，小梁网睫状突夹角较高加索人种小，这可能与急性房角关闭在中国人群中好发有关[39]。

AS-OCT可以通过一张图片捕获整个眼前段结构，更精确地评估房角、虹膜、晶状体参数。多项研究显示，急性闭角型青光眼发作眼比对侧眼有更小的前房深度（anterior chamber depth，ACD）、前房面积（anterior chamber area，ACA）、前房容积（anterior chamber volume，ACV）、房角开放距离（angle opening distance，AOD750）、小梁虹膜空间面积（trabecular iris space area，TISA750）、虹膜曲率（iris curvature，I-Curv）、虹膜面积（iris area，I-Area）、虹膜厚度（iris thickness，IT750），更大的晶状体拱高（lens vaults，LV），但是前段的改变仅能解释急性闭角型青光眼发生约1/3的变异。LV增高导致虹膜前移，虹膜晶状体接触面积增加，瞳孔阻滞加剧。相比于其他闭角型青光眼亚型，原发性急性房角关闭拥有最窄的房角、最小的前房、最厚的虹膜和最大的LV。另有研究显示大LV、小TISA750、厚IT750，是急性闭角型青光眼的主要决定因素[40~41]。

除了静态虹膜厚度外，虹膜的动态行为学异常也被认为与急性闭角型青光眼有关。更厚的周边虹膜厚度可能导致房角关闭，因为周边虹膜更靠近房角，随着年龄增长和晶状体增厚，房角变浅，增厚的虹膜厚度就有可能成为原发性房角关闭疾病的危险因素。Quigley认为虹膜就像海绵一样，可以自由地获得或丢失细胞外水分，并且在生理性或药物性散瞳下通过这一机制减小虹膜容积。原发性可疑房角关闭（primary angle-closure suspect，PACS）和原发性闭角型青光眼（PACG）患者的虹膜可能更为致密或保湿基质（水传导性较差），导致缩水较少，因此在散瞳时残留更多的容积[42]。在法国患者中，Aptel等人利用AS-OCT评估了药物性散瞳时虹膜容积的动态变化，发现药物散瞳后，虹膜容积在房角开放眼下降显著（44.29mm³ ± 3.9mm³ 至 37.88mm³ ± 2.2mm³，$P<0.01$），但是在急性闭角型青光眼对侧眼反而增加显著（44.94mm³ ± 2.1mm³ 至 49.92mm³ ± 2.9mm³，$P<0.01$）。在另一个研究中，他们发现只有急性闭角型青光眼对侧眼出现虹膜容积增加，而房角开放眼在散瞳时虹膜容积总是缩小的。因此，有研究者认为这种改变可能解释为什么小部分PACS出现急性闭角型青光眼发作，而大部分有类型结构的眼却没有发作[43]。

（二）眼后段

UBM在临床应用中发现急性闭角型青光眼患者的脉络膜渗漏发生率很高，在新加坡急性闭角型青光眼患者中脉络膜血管渗漏的发生率达25%，远高于其他闭角型青光眼的14.2%（首次确诊急性闭角型青光眼，LPI前）。在LPI后两周，初诊急性闭角型青光眼伴随脉络膜血管渗漏的比例下降了1/2（7.1%），对于仍然存在渗漏的患者，渗漏程度也得到很大程度的缓解[44]。在日本急性闭角型青光眼患者中发现脉络膜血管渗漏的发生率达58%（急性闭角型青光眼发作眼）和23%（急性闭角型青光眼对侧眼）。此外，20%的慢性闭角型青光眼患者可见脉络膜渗漏，并且脉络膜血管渗漏和前房深度具有相关性[45]。基于这些现象，Quigley等于2003年正式提出脉络膜膨胀假说，认为脉络膜膨胀可能是急性闭角型青光眼的发病机制之一[46]。

近年来，随着光相干断层扫描（optical coherence tomography，OCT）技术的进展，活体测量脉络膜厚度成为可能。Maul等的研究发现闭角型青光眼比正常人、开角型青光眼脉络膜要厚，但开角型青光眼与正常人的差异则无统计学意义[47]。Arora等发现在闭角型青光眼组行饮水试验后脉络膜厚度可明显增加，前房深度下降，但是开角型青光眼组变化不明显，闭角型青光眼组比开角型青光眼组眼压升高幅度大，提示闭角型青光眼脉络膜动力学行为不同[48]。张秀兰等发现，单眼发作的急性闭角型青光眼患者，急性闭角型青光眼发作眼比对侧眼脉络膜厚；急性闭角型青光眼对侧并符合PACS眼比正常人脉络膜厚；在各亚型闭角型青光眼中，降眼压治疗后急性闭角型青光眼眼的脉络膜是最厚的，提示脉络膜增厚可能是急性房角关闭发生的一个重要因素[49~51]。多项西方人种中的研究也发现闭角型青光眼比开角型青光眼或正常人脉络膜厚度明显增厚[47, 48]。然而，应用B超的研究发现急性闭角型青光眼LPI术前和术后2周的某些生物学参数如中央前房深度、晶状体厚度和晶状体位置等并没有发生明显变化[52]。此外，张纯研究发现急性闭角型青光眼发作眼在眼压增高时测量脉络膜厚度是降低的[53]，反对急性闭角型青光眼眼脉络膜膨胀导致晶状体前移的假说。急性闭角型青光眼患者中脉络膜是否存在解剖上的异常，不同群脉络膜厚度对外界刺激的反应有何差异、脉络膜增厚与原发性房角关闭发生的因果关系等问题都有待进一步探索。

四、急性闭角型青光眼发生的分子生物学基础

（一）遗传学背景

大量临床遗传学研究表明青光眼具有遗传性特性，与青光眼发病有关的解剖参数，如眼压、眼轴、杯盘比等均具有显著的遗传性倾向。在闭角型青光眼的研究中，原发性闭角型青光眼（PACG）患者与其一级家属（同胞及子女）具有共同的解剖特征，前房深度均显著变浅，其他因素如角膜、睫状体和晶状体的大小等解剖因素也显著异于正常人，我国PACG患者的家族成员中比一般人群高出6倍。但是PACG的发病机制十分复杂，随着分子遗传学技术的迅速发展以及人类基因组计划的实施，人们对于PACG的遗传学研究取得了较大的进展，现在倾向于认为多基因遗传因素共同参与了PACG的发病[54]。

许多研究已证明基因多态性与人群中PACG的易感性密切相关。谷胱甘肽S-转移酶（GSTT1）和谷胱甘肽硫转移酶M1（GSTM1）是体内的两个酶抗氧化和非酶抗氧化系统，在体内可催化谷胱甘肽与亲电物质发生结合反应，消除机体内的过氧化氢及脂质过氧化物，阻断活性氧自由基对机体的进一步损伤，对于维护体内遗传物质的稳定性具有重要的作用。国外有研究认为GSTT1和GSTM1基因多态性与PACG的易感性相关，但国内的研究结果更倾向于与原发性开角型青光眼（POAG）密切相关，这也说明基因多态性在不同地区人群中的分布有差异性[55]。

全基因组关联分析（GWAS）技术的广泛应用使得在全基因组范围内找出存在的序列变异，即单核苷酸多态性（SNP），从中筛选出与疾病相关的SNPs成为可能性。一项由新加坡眼科研究所发起的PACG的研究中共纳入来自亚洲的1854例PACG患者和9608例健康志愿者，通过GWAS分析确定了三个新的闭角型青光眼基因，分别是PLEKHA7（突变位点rs11024102）、COL11A1（突变位点rs3753841），PCMTD1和8

号染色体ST18之间的突变位点rs1015213。这项工作是首次从全基因组的角度来研究PACG的遗传学机制[56]。另一项来自中国的GWAS的研究，针对来自中国南方的1007名罹患高眼压性青光眼（HPG）的患者以及1009名对照人群进行了GWAS分析，同样发现了7个与之发病相关的基因[57]。ABCC5是近年来发现的另一个与PACG密切相关的基因，ABCC5的序列变异可以显著增加患者罹患青光眼的概率[58]。基于基因检测技术方法的建立，意味着人们今后可通过基因检测提早发现PACG的致病风险，从而做到早发现、早干预。

目前尚未查阅到单独关于急性闭角型青光眼的遗传学研究报道。

（二）自主神经系统相关通路

眼的许多生理活动是通过自主神经调控实现的，如瞳孔调节、晶状体调节、腺体分泌及眼各部平滑肌的收缩等。眼前节具有丰富的自主神经纤维分布，组织学研究发现[59]：在虹膜可见丰富的由肾上腺素能神经纤维（交感纤维）组成的血管周鞘，虹膜血管平滑肌系统均有交感神经纤维分布；虹膜括约肌、睫状体血管周围有丰富的胆碱能纤维（副交感纤维），角膜与滤帘区有少量的交感纤维及中等量的副交感纤维。此外，虹膜开大肌约75%为交感纤维，25%为副交感纤维，而在括约肌，85%为副交感纤维，15%为交感纤维，在小梁网约1/3为交感纤维，2/3为副交感纤维，两者比例为1：2，均分布在小梁网后部睫状肌止点的稍前方。而自主神经系统在瞳孔调节、眼血液循环、房水动力学及眼压调节方面具有重要作用。

动物模型已观察到交感神经系统兴奋可引起眼部动脉血流增加，伴有眼压升高[60]，将动物置于黑暗处2小时，4小时后可明显观察到眼部动脉血流增加，伴有眼压升高。该研究表明自主神经系统在眼血液循环、房水动力学及眼压调节方面具有重要作用。

另外，自主神经系统在调节瞳孔大小及晶状体、平滑肌收缩方面的作用可能在急性闭角型青光眼的发生中扮演更重要的角色。因为在临床实践中，误用阿托品等药物散瞳可导致医源性急性闭角型青光眼，暗室试验也可激发急性闭角型青光眼，猜测主要原因为阿托品或暗室试验引起瞳孔散大，在本身有解剖变异的基础上，诱发或加重瞳孔阻滞，导致急性房角关闭。而自主神经对调节瞳孔、晶状体、平滑肌的收缩具有重要作用，直接参与房角关闭。

目前已知控制瞳孔开大和缩小的主要有交感、副交感系统以及肾上腺髓质素系统[61]。交感系统中的儿茶酚胺（包括肾上腺素和去甲肾上腺素）作用于瞳孔开大肌肾上腺素能受体，副交感系统和肾上腺髓质素系统分别作用于瞳孔括约肌上的胆碱能受体和肾上腺髓质素受体，共同调节瞳孔的开大和缩小，几个系统的平衡在调控虹膜动态运动中至关重要。

在对临床患者的研究中发现，急性闭角型青光眼患者瞳孔循环周期延长，说明急性闭角型青光眼患者可能存在自主神经功能问题[62]。对临床上经及时治疗后眼压控制正常的急性闭角型青光眼患者进行进一步的研究发现，生理情况下，急性闭角型青光眼患者虹膜运动（无论收缩或扩大）的幅度都比正常人小，即急性闭角型青光眼患者对光反射时瞳孔收缩幅度较正常人小，而暗室试验时瞳孔扩大程度也较正常人小。有人认为这可能是急性闭角型青光眼发作后的高眼压导致虹膜括约肌和开大肌同时受损，运动功能减退所致。但是用药情况下，结果则刚好相反，急性闭角型青光眼患者在使用拟胆碱药物时瞳孔收缩幅度大于正常人，使用拟交感药物时瞳孔扩大幅度也大于正常人。这说明这些经及时治疗眼压正常的急性闭角型青光眼患者虹膜运动功能并无明显受损[63]。这些矛盾的结果说明急性闭角型青光眼患者自主神经功能与正常人之间很可能存在差异，但无法归结为简单的"交感高张"或"迷走高张"，这些自主神经系统的差异的本质及其在急性闭角型青光眼发生中的作用还有待进一步探索。

对急性闭角型青光眼患者全身自主神经功能进行评估时，也得到一些不一致的有趣的结果。临床中常可观察到急性闭角型青光眼患者发病前有情绪激动、疼痛等应激情况，而情绪波动、应激又与交感系统有密切的联系。临床实验利用心率功率分析谱程序研究表明，平静状态下急性闭角型青光眼组低频峰功率谱密度较正常组高，高频峰功率谱密度较正常组低，提示急性闭角型青光眼患者的自主神经功能不平衡，交感神经紧张性增高，副交感神经紧张性降低[64]。但是 Vernon KY Yong 等的研究结果却显示急性闭角型青光眼患者与慢性闭角型青光眼患者及正常人之间，安静心率、心率 R-R 间距的比值（30：15）、心率变异性（深呼吸状态下）、直立性低血压反应、交感性皮肤试验等指标都没有统计学差异，所以他们认为急性闭角型青光眼患者没有自主神经功能受损[65]。

以上的研究观察到许多不一致甚至相互矛盾的有趣的结果，那么自主神经系统的差异在急性闭角型青光眼发生中究竟起什么样的作用呢？这是一个非常有趣的值得大家去探索的问题。

而我们的猜测认为，自主神经在急性闭角型青光眼发病中占有重要地位，可能是阐释急性闭角型青光眼发生发展的新机制之一：具有闭角型青光眼解剖结构异常的基础上，自主神经敏感性的差异，可引起急性闭角型青光眼的发病差异。由于既往研究自主神经功能与急性闭角型青光眼关系的研究大多停留于正常生理反应检测（如暗室试验、瞳孔对光反射、心率变异性等）及药物去神经试验（如使用拟胆碱药物、拟交感药物刺激眼部），未深入探讨造成急性闭角型青光眼患者自主神经系统差异的分子、遗传等机制及其在急性闭角型青光眼发生中的具体作用机制。所以系统性、多角度多维度、前瞻性的系列实验等待我们去完成，去一步步揭开自主神经系统差异在急性闭角型青光眼发生中作用的奥秘，进一步揭示急性闭角型青光眼的发生机制，为急性闭角型青光眼的预防、诊断与治疗提供新的依据。

（三）炎症通路

急性闭角型青光眼发作时，临床表现为眼压升高、瞳孔散大、头目胀痛、恶心呕吐、视力骤降、眼前部充血等，其中眼压急剧升高为主要特征，同时伴有严重的眼前节炎症反应（如眼红、眼痛、KP、房水闪辉等）。另外，眼压升高与房角关闭致房水流出受阻和前房炎症反应关系切。眼压急剧升高会使前房血房水屏障破坏，炎症细胞与炎症因子进入造成前房炎症反应；而前房炎症反应会改变房水循环情况，同时也会造成瞳孔后粘连，加重瞳孔阻滞[66]。研究急性闭角型青光眼炎症反应情况，对进一步了解急性闭角型青光眼发病机制，指导临床具有十分重要的意义。张秀兰等在对急性闭角型青光眼房水炎症因子表达情况分析发现：房水中多个炎症因子升高，包括IL-6、IL-8、G-CSF、MCP-1、MCP-3和VEGF等，提示在急性闭角型青光眼中炎症反应明显[67]。

另一方面，炎症反应会引起缺血缺氧、氧化应激等，从而进一步损伤视网膜神经节细胞与视神经[68]。近日，中美研究人员合作发现，小鼠急性青光眼在很大程度上是一种炎症性疾病，首次揭示了高眼压导致急性青光眼患者视力减退的炎症机制[69]。在这项研究中，研究人员发现，小鼠眼压快速、持续大幅度的增高会开启基因 $TLR4$，导致 caspase-8 蛋白的激活。而这个信号蛋白的触发，通常有助于哺乳动物对抗微生物感染的炎性蛋白质的生成。免疫反应是一把双刃剑，在正常情况下，对抗微生物感染的炎性蛋白保护我们免受感染，但在急性青光眼的情况下，炎性反应会刺激视网膜细胞的细胞凋亡。为了进一步证实高眼压与视网膜损伤的炎性机制联系，研究人员发现：可以通过抑制 $TLR4$ 基因或 caspase-8 蛋白，减缓急性青光眼小鼠的视网膜细胞死亡。

以上研究结果对临床上急性闭角型青光眼的治疗具有非常重要的临床意义。既然急性闭角型青光眼为眼压急剧升高，前房炎症反应重，而炎症反应又会引起视网膜细胞死亡，那么临床上是否有必要加强抗炎治疗？目前临床上急性闭角型青光眼尚缺乏严谨的抗炎治疗措施，和高质量的循证医学证据；因此，急需设计严谨高效的临床随机对照研究，来证明抗炎药物治疗在治疗急性闭角型青光眼中的重要性。

五、急性闭角型青光眼发生后的病理生理改变

（一）结构改变

1. 角膜的改变　急性闭角型青光眼发作后，由于角膜内皮细胞受高眼压机械压迫以及缺氧、炎症等因素的影响，角膜内皮细胞数目较正常眼明显减少。角膜内皮细胞数目减少的程度与急性发作的时间成正相关，即持续发作的时间越长，损害的细胞数目越多。而角膜厚度以及角膜曲率未见明显改变[70]。

2. 前房结构改变

（1）瞳孔散大：急性闭角型青光眼发作后，由于眼压升高超过动脉灌注压水平时可导致瞳孔括约肌麻痹或瞳孔括约肌萎缩，结果出现瞳孔括约肌散大，瞳孔中度散大成竖椭圆形，瞳孔常呈固定状态，对光反射及集合反应消失。

（2）虹膜萎缩：在高眼压的状态下，供给虹膜的动脉可发生局部循环障碍，进而局部缺血发生节段性虹膜萎缩。

（3）虹膜后粘连及周边虹膜前粘连：急性闭角型青光眼发作后，晶状体前表面与虹膜接触面比较密切，加上急性发作时候的炎症反应，会导致虹膜后粘连及前粘连。

（4）房角闭塞：急性闭角型青光眼发作后，若房角关闭的时间不长，眼压降低后，房角可再度开放。当发生持久性的周边虹膜前粘连后，房角完全闭塞，处于持续高眼压状态。

3. 晶状体改变　严重的闭角型青光眼急性发作后，在瞳孔区晶状体前囊膜下可见半透明瓷白色或乳白色浑浊斑点，称青光眼斑。青光眼斑多呈点状，絮状或半环状。青光眼斑的发生，多认为是高眼压下晶状体营养障碍的结果。

4. 眼底改变

（1）视盘改变：急性闭角型青光眼发作期眼压急性升高，早期视盘充血，水肿，视盘周围血管充血，出血。而视盘长期的变化取决于几个因素：①高眼压持续时间：高眼压的持续时间是视盘凹陷形成的决定因素。动物实验研究表明，眼压急性升高至

6.67kPa以上，高眼压维持3天时，仅造成筛板结构轻度紊乱以及轴突肿胀变性。高眼压维持15天后，筛板压缩，筛孔扭曲，视神经轴突萎缩，胶质细胞增生。高眼压维持30天后，筛板后凸，青光眼杯形成，轴浆流运输往往在筛板区阻滞，最终导致视网膜神经节细胞及神经纤维萎缩死亡。临床研究表明眼压升高，处理及时，杯盘比不会发生明显的变化（小于1周）。当眼压升高持续1周后，杯盘比才会发生明显的不可逆性的增大，盘沿面积也发生不可逆性的变小[71]，同时视盘颜色变淡。②人种：长期随访结果中，亚洲人与高加索人中的研究结果略有差异：急性闭角型青光眼发作后，亚洲人约有1/3的患者杯盘比会发生严重的改变（C/D＞0.9），约有一半的患者出现青光眼性视神经病变。而对高加索人的研究显示在急性闭角型青光眼发作后长期随访发现杯盘比未见明显改变，只是视杯颜色变淡[72]。③年龄：发病年龄越大，视杯的改变越明显。

（2）视网膜神经纤维层改变：急性闭角型青光眼发作期的高眼压是损害视功能的直接因素，随着高眼压持续时间的延长，视网膜神经纤维层（retinal nerve fiber layer，RNFL）发生一系列病理改变，急性闭角型青光眼大发作后，早期出现了视盘周围的RNFL平均厚度增加，这种RNFL厚度的增加主要存在于视盘的上方和下方[73]。而视盘颞侧和鼻侧的RNFL厚度与正常组对比无明显变化。早期RNFL层明显增厚推测可能与眼压升高后RNFL的水肿有关。当治疗眼压下降到正常范围后，各部分RNFL厚度均逐渐下降，随时间的推移RNFL逐渐变薄。但是眼压急剧升高后，视杯扩大和加深。盘沿宽度变窄，筛板厚度变薄，然而短期内这种变化是可逆的。而RNFL变化较视盘变化要敏感，即使眼压控制及时，RNFL也会在明显变薄。

（3）脉络膜的改变：①急性闭角型青光眼发生后，UBM在临床应用中发现患者的脉络膜渗漏发生率很高，远高于其他闭角型青光眼[45]；②近年来，随着OCT技术的进展，活体测量脉络膜厚度成为可能。研究发现，急性闭角型青光眼发作以后，急性闭角型青光眼发作眼比对侧眼脉络膜厚；急性闭角型青光眼对侧并符合PACS眼比正常人脉络膜厚；在各亚型闭角型青光眼中，降眼压治疗后急性闭角型青光眼眼的脉络膜是最厚的[49~51]。我们一组尚未发表的研究数据显示，急性闭角型青光眼术后1周（小梁切除术后）脉络膜比术前（急性闭角型青光眼发作眼压下降后）轻微增厚（约8μm），但术后1个月脉络膜比术前薄。

（二）功能改变

1. 视力变化　　急性闭角型青光眼发作后视力损害程度与高眼压水平及持续时间、年龄呈线性关系，即眼压水平越高，持续时间愈长，视力损害越严重。而年龄越大，视力损害相对年轻患者越明显，可能与随着年龄增大，视网膜光感受器细胞、神经节细胞及其节后纤维随年龄增大而逐渐减少，相对于年轻人在相同眼压水平下受高眼压的损害更为严重有关。急性闭角型青光眼发作后，远期视力预后较差。研究发现急性闭角型青光眼发作后数年，约有20%的患者失明；约一半的患者出现青光眼性视神经病变[74]。

2. 视野变化　　急性闭角型青光眼发作后，视野有无受损，受损严重程度取决于眼压下降的速度。研究发现，当急性闭角型青光眼大发作时，迅速降低眼压，视野很少引起缺损。而眼压控制不及时，急性发作36~48小时后，约有85%的患者视野出现不同程度的损害。而视野的缺损往往进展为半侧的视野缺损，与RNFL缺损表现相一致[75]。

六、结语与展望

急性闭角型青光眼是严重威胁视功能的眼科急症，且中国人群好发，给人们的视力健康及生活质量带来巨大的损害，同时还带来了沉重的经济负担。但由于急性闭角型青光眼造成的视神经损害不可逆，且目前仍无令人满意的逆转视神经损害的治疗手段，所以我们更应该着眼于急性闭角型青光眼的一级预防——"病因预防"和二级预防——"早发现、早诊断、早治疗"，并把它们提到更高的高度。而要做到"病因预防"和"三早预防"，对急性闭角型青光眼发生机制的深入研究必不可少。当我们对急性闭角型青光眼发生机制有了更深入的理解后，我们就可以做到：

1. 在三级预防——"治疗"层面，我们就可以找到更多的新通路对急性闭角型青光眼进行治疗。例如若自主神经系统紊乱导致急性闭角型青光眼发生，我们是否可以使用一些药物来平衡患者自主神经系统？若微生物感染、炎症参与急性闭角型青光眼发生，我们是否可以加入抗感染、抗炎治疗？

2. 在二级预防——"早发现、早诊断、早治疗"层面，基于对发病机制更全面深入的理解，当我们在临床上遇到诊断困难、遇到传统药物或手术治疗无效时，我们就更可能综合各种发病机制进行全面分析，比如传统治疗无效时就会更容易想到可能是因为使用了某种药物或合并其他疾病，更早做出正确的诊断，并及时采取针对性的治疗。

3. 更重要的是，我们可以真正从一级预防——"病因预防"上来减少急性闭角型青光眼的发生。比如对急性闭角型青光眼发病机制有了深入了解后，我们就可以建立急性闭角型青光眼风险预测模型，可以识别真正的急性闭角型青光眼发作高危患者，并对其加强观察或采取预防措施，可以决定哪些可疑房角关闭患者需行预防性手术，而哪些不需要；临床医生就可以对预测的急性闭角型青光眼高风险人群慎用某些可能诱发急性闭角型青光眼的药物，积极治疗一些可能诱发急性闭角型青光眼的基础疾病等。

近年来，随着研究的深入和技术手段的进展，我们对急性闭角型青光眼的发生机制有了更为明确的认识。但是围绕以下问题仍有许多未知，有待解决：①哪一些危险因素可诱发急性闭角型青光眼？②自主神经系统差异、炎症、微生物感染、虹膜与脉络膜动态行为学特性等究竟在急性闭角型青光眼发生中起怎样的作用？③急性闭角型青光眼的遗传学基础在急性闭角型青光眼发生中扮演怎样的角色？④预防性治疗如LPI或白内障超声乳化摘除联合人工晶状体植入术（Phaco+IOL），对哪些患者来说最能有效预防急性房角关闭？然而目前对于急性闭角型青光眼发生机制的研究仍多停留于观察性及回顾性研究，缺乏足够的直接证据，许多关于急性闭角型青光眼发生机制的观点只能停留于猜想阶段。我们急需更多高质量、前瞻性的基础研究（比如动物实验、计算机模型等）和临床研究（比如大样本、多中心的队列研究等）来证实我们的猜想，并建立可靠的风险预测模型，从而构建急性闭角型青光眼的防、诊、治新模式。

（张秀兰　刘耀明　王　伟　周民稳　黄文彬　王家伟　陈士达）

参考文献

1. Seah SK, Foster PJ, Chew PT, et al. Incidence of acute primary angle-closure glaucoma in Singapore. An island-wide survey. Arch Ophthalmol, 1997, 115 (11): 1436–1440.

2. Talluto D, Feith M, Allee S. Simultaneous angle closure in twins. J Glaucoma, 1998, 7 (1): 68–69.

3. Nessim M, Denniston AK, Nolan W, et al. Research into Glaucoma and Ethnicity (ReGAE) 8: is there a relationship between social deprivation and acute primary angle closure? Br J Ophthalmol, 2010, 94 (10): 1304–1306.

4. Kramorenko I, Makedonskii MA. Determination of thyroid hormones in patients with glaucoma. Klin Lab Diagn, 1994 (3): 22–23.

5. Tupling MR, Junet EJ. Meteorological triggering of acute glaucoma attacks. Trans Ophthalmol Soc U K, 1977, 97 (1): 185–188.

6. Ch'Ng TW, Mosavi SA, Noor AA, et al. Monsoon and primary acute angle closure in malaysia. Med J Malaysia, 2013, 68 (5): 410–414.

7. Hillman JS, Turner JD. Association between acute glaucoma and the weather and sunspot activity. Br J Ophthalmol, 1977, 61 (8): 512–516.

8. Teikari J, Raivio I, Nurminen M. Incidence of acute glaucoma in Finland from 1973 to 1982. Graefes Arch Clin Exp Ophthalmol, 1987, 225 (5): 357–360.

9. Bojic L, Vojnikovic B, Karelovic D, et al. Acute angle-closed glaucoma and meteorological factors in Split, Croatia. Coll Antropol, 2001, 25 Suppl: 105–109.

10. Lai JS, Lin DTL, Tham CCY, et al. Epidemiology of acute primary angle closure glaucoma in the Hong Kong Chinese population: prospective study. HKMJ, 2001, 7: 118–23.

11. Hu CC, Lin HC, Chen CS. A 7-year population study of primary angle closure glaucoma admissions and climate in Taiwan. Ophthalmic Epidemiol, 2008, 15 (1): 66–72.

12. Seah SK, Foster PJ, Chew PT, et al. Incidence of acute primary angle-closure glaucoma in Singapore. An island-wide survey. Arch Ophthalmol, 1997, 115 (11): 1436–1440.

13. David R, Tessler Z, Yassur Y. Epidemiology of acute angle-closure glaucoma: incidence and seasonal variations. Ophthalmologica, 1985, 191 (1): 4–7.

14. Fraunfelder FW, Fraunfelder FT, Keates EU. Topiramate-associated acute, bilateral, secondary angle-closure glaucoma. Ophthalmology, 2004, 111 (1): 109–111.

15. de Guzman MH, Thiagalingam S, Ong PY, et al. Bilateral acute angle closure caused by supraciliary effusions associated with venlafaxine intake. Med J Aust, 2005, 182 (3): 121–123.

16. Rho DS. Acute angle-closure glaucoma after albuterol nebulizer treatment. Am J Ophthalmol, 2000, 130 (1): 123–124.

17. Tripathi RC, Tripathi BJ, Haggerty C. Drug-induced glaucomas: mechanism and management. Drug Saf, 2003, 26 (11): 749–767.

18. Schlote T, Freudenthaler N, Gelisken F. Anticoagulative therapy in patients with exudative age-related macular degeneration: acute angle closure glaucoma after massive intraocular hemorrhage. Ophthalmologe, 2005, 102 (11): 1090–1096.

19. Mancino R, Varesi C, Cerulli A, et al. Acute bilateral angle-closure glaucoma and choroidal effusion associated with acetazolamide administration after cataract surgery. J Cataract Refract Surg, 2011, 37 (2): 415–417.

20. Elgin U, Berker N, Batman A. Incidence of secondary glaucoma in behcet disease. J Glaucoma, 2004, 13 (6): 441–444.

21. Sng CC, Barton K. Mechanism and management of angle closure in uveitis. Curr Opin Ophthalmol, 2015, 26 (2):

121-127.

22. Keenan TD, Salmon JF, Yeates D, et al. Trends in rates of primary angle closure glaucoma and cataract surgery in England from 1968 to 2004. J Glaucoma, 2009, 18 (3): 201-205.

23. Ryu WY, Kim JK, Jin SW, et al. Acute angle-closure glaucoma in a patient with miller fisher syndrome without pupillary dysfunction. J Glaucoma, 2015, 24 (2): e5-e6.

24. Cristol SM, Baumblatt JG, Icasiano E, et al. Bilateral acute angle-closure associated with systemic lymphoma: a report of 2 cases. J Glaucoma, 2011, 20 (2): 115-117.

25. Yao J, Chen Y, Shao T, et al. Bilateral acute angle closure glaucoma as a presentation of vogt-koyanagi-harada syndrome in four chinese patients: a small case series. Ocul Immunol Inflamm, 2013, 21 (4): 286-291.

26. Arthur SN, Mason J, Roberts B, et al. Secondary acute angle-closure glaucoma associated with vitreous hemorrhage after ruptured retinal arterial macroaneurysm. Am J Ophthalmol, 2004, 138 (4): 682-683.

27. Escalona-Benz E, Benz MS, Briggs JW, et al. Uveal melanoma presenting as acute angle-closure glaucoma: report of two cases. Am J Ophthalmol, 2003, 136 (4): 756-758.

28. Saari KM. Acute glaucoma in hemorrhagic fever with renal syndrome (nephropathia epidemica). Am J Ophthalmol, 1976, 81 (4): 455-461.

29. Kontkanen MI, Puustjarvi TJ, Lahdevirta JK. Intraocular pressure changes in nephropathia epidemica. A prospective study of 37 patients with acute systemic Puumala virus infection. Ophthalmology, 1995, 102 (12): 1813-1817.

30. Zimmermann A, Lorenz B, Schmidt W. [Bilateral acute angle-closure glaucoma due to an infection with Hantavirus]. Ophthalmologe, 2011, 108 (8): 753-758.

31. Cho IH, Chang JH, Choo EJ. Bilateral simultaneous angle-closure glaucoma associated with septic condition of Korean hemorrhagic fever (KHF). J Glaucoma, 2015, 24 (1): 81-83.

32. Fineman MS, Emerick G, Dudley D, et al. Bilateral choroidal effusions and angle-closure glaucoma associated with human immunodeficiency virus infection. Retina, 1997, 17 (5): 455-457.

33. Goldberg DE, Freeman WR. Uveitic angle closure glaucoma in a patient with inactive cytomegalovirus retinitis and immune recovery uveitis. Ophthalmic Surg Lasers, 2002, 33 (5): 421-425.

34. Al HA, Hirsh A, Melamed S, et al. Bilateral simultaneous spontaneous acute angle closure glaucoma in a herpes zoster patient. Br J Ophthalmol, 1991, 75 (8): 510.

35. Kaushik S, Lomi N, Singh MP, et al. Acute retinal necrosis presenting as bilateral acute angle closure. Lancet, 2014, 384 (9943): 636.

36. Mukherji S, Ramanathan S, Tarin S. Uveal effusion associated with Campylobacter jejuni infection presenting as bilateral angle closure glaucoma. J Glaucoma, 2011, 20 (9): 587-588.

37. Lavanya R, Wong TY, Friedman DS, et al. Determinants of angle closure in older Singaporeans. Arch Ophthalmol, 2008, 126 (5): 686-691.

38. Nongpiur ME, Ku JY, Aung T. Angle closure glaucoma: a mechanistic review. Curr Opin Ophthalmol, 2011, 22 (2): 96-101.

39. He N, Wu L, Qi M, et al. Comparison of Ciliary Body Anatomy between American Caucasians and Ethnic Chinese Using Ultrasound Biomicroscopy. Curr Eye Res, 2015: 1-7.

40. Sng CC, Aquino MC, Liao J, et al. Pretreatment anterior segment imaging during acute primary angle closure: insights into angle closure mechanisms in the acute phase. Ophthalmology, 2014, 121 (1): 119-125.

41. Lee JR, Sung KR, Han S. Comparison of anterior segment parameters between the acute primary angle closure eye and the fellow eye. Invest Ophthalmol Vis Sci, 2014, 55 (6): 3646-3650.

42. Quigley HA. The iris is a sponge: a cause of angle closure. Ophthalmology, 2010, 117 (1): 1-2.

43. Aptel F, Denis P. Optical coherence tomography quantitative analysis of iris volume changes after pharmacologic mydriasis. Ophthalmology, 2010, 117 (1): 3−10.

44. Kumar RS, Quek D, Lee KY, et al. Confirmation of the presence of uveal effusion in Asian eyes with primary angle closure glaucoma: an ultrasound biomicroscopy study. Arch Ophthalmol, 2008, 126 (12): 1647−1651.

45. Sakai H, Morine−Shinjyo S, Shinzato M, et al. Uveal effusion in primary angle−closure glaucoma. Ophthalmology, 2005, 112 (3): 413−419.

46. Quigley HA, Friedman DS, Congdon NG. Possible mechanisms of primary angle−closure and malignant glaucoma. J Glaucoma, 2003, 12 (2): 167−180.

47. Maul EA, Friedman DS, Chang DS, et al. Choroidal thickness measured by spectral domain optical coherence tomography: factors affecting thickness in glaucoma patients. Ophthalmology, 2011, 118 (8): 1571−1579.

48. Arora KS, Jefferys JL, Maul EA, et al. The choroid is thicker in angle closure than in open angle and control eyes. Invest Ophthalmol Vis Sci, 2012, 53 (12): 7813−7818.

49. Zhou M, Wang W, Ding X, et al. Choroidal thickness in fellow eyes of patients with acute primary angle−closure measured by enhanced depth imaging spectral−domain optical coherence tomography. Invest Ophthalmol Vis Sci, 2013, 54 (3): 1971−1978.

50. Wang W, Zhou M, Huang W, et al. Does acute primary angle−closure cause an increased choroidal thickness? Invest Ophthalmol Vis Sci, 2013, 54 (5): 3538−3545.

51. Huang W, Wang W, Gao X, et al. Choroidal thickness in the subtypes of angle closure: an EDI−OCT study. Invest Ophthalmol Vis Sci, 2013, 54 (13): 7849−7853.

52. Yang M, Aung T, Husain R, et al. Choroidal expansion as a mechanism for acute primary angle closure: an investigation into the change of biometric parameters in the first 2 weeks. Br J Ophthalmol, 2005, 89 (3): 288−290.

53. Song W, Huang P, Dong X, et al. Choroidal Thickness Decreased in Acute Primary Angle Closure Attacks with Elevated Intraocular Pressure. Curr Eye Res, 2015: 1−6.

54. Bai H, Liu H, Wang J, et al. A common genetic variant as an effect modifier for primary angle closure glaucoma. Int J Clin Exp Med, 2015, 8 (1): 883−889.

55. Huang W, Wang W, Zhou M, et al. Association of glutathione S−transferase polymorphisms (GSTM1 and GSTT1) with primary open−angle glaucoma: an evidence−based meta−analysis. Gene, 2013, 526 (2): 80−86.

56. Vithana EN, Khor CC, Qiao C, et al. Genome−wide association analyses identify three new susceptibility loci for primary angle closure glaucoma. Nat Genet, 2012, 44 (10): 1142−1146.

57. Chen Y, Lin Y, Vithana EN, et al. Common variants near ABCA1 and in PMM2 are associated with primary open−angle glaucoma. Nat Genet, 2014, 46 (10): 1115−1119.

58. Nongpiur ME, Khor CC, Jia H, et al. ABCC5, a gene that influences the anterior chamber depth, is associated with primary angle closure glaucoma. PLoS Genet, 2014, 10 (3): e1004089.

59. Ehinger B, Falck B. Concomitant adrenergic and parasympathetic fibres in the rat iris. Acta Physiol Scand, 1966, 67: 201−207.

60. Liu JH, Li R, Nelson TR, et al. Sympathetic activities influence blood−flow velocity and resistance in the rabbit ophthalmic artery. J Ocul Pharmacol Ther, 2007, 23: 110−115.

61. Brazier DJ. Iris autonomic function in acute glaucoma. Eye (Lond), 1989, 3 (Pt 3): 288−293.

62. Clark CV and Mapstone R. Pupil cycle time in primary closed−angle glaucoma. Can J Ophthalmol, 1986, 21: 88−91.

63. Brazier DJ. Iris autonomic function in acute glaucoma. Eye (Lond), 1989, 3 (Pt 3): 288−293.

64. 乔智，魏美恩. 原发性闭角型青光眼患者的自主神经功能状态. 眼科研究, 1990: 235-238.

65. Yong VK, Umapathi T, Aung T, et al. Systemic autonomic function in subjects with primary angle-closure glaucoma: a comparative study of symptomatic and asymptomatic disease presentation. Clin Experiment Ophthalmol, 2004, 32 (2): 137-141.

66. Freddo TF, Patterson MM, Scott DR, et al. Influence of mercurial sulfhydryl agents on aqueous outflow pathways in enucleated eyes. Invest Ophthalmol Vis Sci, 1984, 25: 278-285.

67. Huang W, Chen S, Gao X, et al. Inflammation-related cytokines of aqueous humor in acute primary angle-closure eyes. Invest Ophthalmol Vis Sci, 2014, 55: 1088-1094.

68. Vohra R, Tsai JC, Kolko M. The role of inflammation in the pathogenesis of glaucoma. Surv Ophthalmol, 2013, 58: 311-320.

69. Chi W, Li F, Chen H, et al. Caspase-8 promotes NLRP1/NLRP3 inflammasome activation and IL-1beta production in acute glaucoma. Proc Natl Acad Sci U S A, 2014, 111: 11181-11186.

70. Chen MJ, Liu CJ, Cheng CY, et al. Corneal status in primary angle-closure glaucoma with a history of acute attack. J Glaucoma, 2012, 21 (1): 12-16.

71. Quigley HA, Addicks EM. Chronic experimental glaucoma in primates. II. Effect of extended intraocular pressure elevation on optic nerve head and axonal transport. Invest Ophthalmol Vis Sci, 1980, 19 (2): 137-152.

72. Sng CC, See JS, Ngo CS, et al. Changes in retinal nerve fibre layer, optic nerve head morphology, and visual field after acute primary angle closure. Eye (Lond), 2011, 25 (5): 619-625.

73. Chew SS, Vasudevan S, Patel HY, et al. Acute primary angle closure attack does not cause an increased cup-to-disc ratio. Ophthalmology, 2011, 118 (2): 254-259.

74. Jiang R, Xu L, Liu X, et al. Optic nerve head changes after short-term intraocular pressure elevation in acute primary angle-closure suspects. Ophthalmology, 2015, 122 (4): 730-737.

75. Bonomi L, Marraffa M, Marchini G, et al. Perimetric defects after a single acute angle-closure glaucoma attack. Graefes Arch Clin Exp Ophthalmol, 1999, 237 (11): 908-914.

第七节　青光眼遗传相关动物模型

一、概述

青光眼是一组进行性视神经及其通路病变的疾病，其主要病理特征是视网膜神经节细胞（RGCs）与其轴突的退行性病变。尽管青光眼的确切发病机制尚未完全阐明，但越来越多的研究已经证实青光眼是一种遗传异质性疾病。青光眼类型包括原发性开角型青光眼（POAG）、原发性闭角型青光眼（PACG）、正常眼压性青光眼（NTG）、发育性青光眼（developmental glaucoma）等。制作一个良好的青光眼动物模型来深入研究其发病机制以及筛选更加有效的治疗方法十分必要。迄今为止，多种青光眼动物模型已被研究利用，包括猴子、狗、兔、大鼠、小鼠、斑马鱼等。根据制作动物模型的机制不同可分为诱导型以及遗传相关型。诱导型包括利用药物、手术等人为操作制作的青光眼模型，遗传相关型包括转基因动物以及发育性动物模型。遗传相关的动物模型因其特有的优势而被广泛利用，本章节主要论述目前研究应用较多、较成熟的青光眼转基因动物模型以及发育性动物模型。

二、转基因小鼠模型

（一）开角型青光眼

Fan 等研究发现目前至少有 22 个基因位点与 POAG 相关联，有多个位点的突变已经被证实为致病原因，其他位点的基因突变可能起着部分致病作用[1]。具体详见本章第一节"青光眼分子遗传学"。

MYOC（myocilin）蛋白在眼部房水流出通道的各个组织以及视网膜上都有表达，有研究报道人类 *MYOC* 基因 Tyr437His 位点的突变与早发的青光眼有关，而人类 *MYOC* 基因 Tyr437His 位点突变与小鼠 *Myoc* 基因的 Tyr423His 位点相对应[2]。基于这个遗传背景，已经有多个小鼠转基因开角型青光眼模型被开发出来。Gould DB 等与 Kim BS 等研究发现，不管是单纯过表达或者敲除眼部组织中的野生型 *Myoc* 基因，都不能有效的诱导高眼压或者青光眼性的视神经病变[3,4]。Senatorov V 等在小鼠眼部房角组织中过表达存在 Tyr423His 位点突变的小鼠源性 MYOC 蛋白可以模拟人类青光眼病变，到 8 个月时，这种转基因小鼠会有大约 20% RGCs 的凋亡以及存在视神经的退行性病变，但是到 12～18 个月后，这种小鼠无明显的眼压升高，提示 RGCs 的丢失可能并不依赖于高眼压[5]。Zhou Y 等与 Chou TH 等人随后也报道，通过在小鼠卵母细胞中注射存在 *Myoc* 基因 Tyr437His 位点突变的 BAC DNA，获得在小鼠眼部组织中过表达人源性 MYOC 蛋白（存在 Tyr437His 位点突变）的转基因小鼠，同样可以引起小鼠 RGCs 的丢失，与小鼠年龄相关，并且视网膜存在明显的胶质化以及视神经病变，但是这类小鼠眼压仅轻度升高，推测可能在这个模型中 RGCs 的丢失并不依赖于高眼压[6,7]。然而，Zode GS 等人利用 CMV 启动子来促进人源性 MYOC 蛋白（Tyr437His 位点突变）在小鼠眼前段组织结构上表达后，出生 3 个月后眼压升高，并维持到 14 个月，眼压存在昼夜的波动，夜晚的时候达到最高（野生型 14.1mmHg vs 模型鼠 20.3mmHg），同时伴随着进行性的 RGCs 丢失以及视神经的病变[8]。与 Zhou Y 等发现不同的是，这个模型中 RGC 的丢失是高眼压依赖性，可能的原因是 CMV 启动子能够促进更多的 MYOC 蛋白表达。通过这个模型，Zode GS 等人发现慢性持续的内质网应激是 POAG 发病的一个重要机制，而通过苯丁酸或者 sodium 4-phenylbutarate 减弱内质网应激可以有效地保护 RGCs 以及视神经。这些转基因动物模型的研究都说明了突变的 MYOC 蛋白对房水流出通道、RGCs 以及视神经具有毒性作用，并且 *MYOC* 基因在开角型青光眼的发病机制中具有重要的作用[8,9]。同时基于 *MYOC* 基因突变的转基因小鼠将会给开角型青光眼的机制研究以及新的治疗方法的筛查提供一个有利的研究模型。需要注意的是，在人类青光眼中，*MYOC* 基因中 Tyr437His 位点的突变多会引起较为严重的开角型青光眼，眼压一般较高，可达 44mmHg[10]。然而，目前基于 *MYOC* 基因的转基因小鼠模型眼压只有轻度到中等程度的升高；小鼠模型过表达突变的 *MYOC* 基因后，房水引流通道组织依然保持正常的解剖结构，而外周的 RGCs 以及视神经则呈现逐步丢失，目前还未完全阐明突变的 MYOC 蛋白对于房水流出通道的各个细胞以及 RGCs 的具体损伤机制。最后需注意的是，不同模型中表达突变后 MYOC 蛋白的量不同以及小鼠不同的遗传背景对于实验结果的影响。另外一种针对房水流出通道的开角型青光眼模型是 I 型胶原蛋白基因突变的小鼠，Mabuchi 等人

研究发现，这种小鼠在16周的时候出现眼压升高，逐步增高至到36周，伴随着视神经的退行性病变，可能的机制是，Ⅰ型胶原蛋白的α1亚基的突变，阻断了MMP-1的水解，进而减少了房水的外流[11]。

DBA/2J小鼠是一种色素播散引起的继发性开角型青光眼动物模型，这种模型也是迄今为止应用比较成熟的。DBA/2J小鼠是一种近交品系，不同基因表型的DBA/2J小鼠可有多个表现型，已经被广泛应用于心血管生物、神经生物以及感觉神经的研究。在DBA/2J（D2）种类小鼠中，通过DBA/2J（D2）与C57BL/6J（B6）两种小鼠的杂交，研究者发现六号染色体上D2等位基因上的一个位点（ipd）纯合子的小鼠可发展为虹膜色素播散，与人类的色素播散综合征表现相似，而四号染色体上D2等位基因上的另外一个位点（isa）纯合子的小鼠可表现为虹膜基质萎缩[12]。而同时拥有GpnmbR150X（Gpnmbipd）和Tyrp1isa两个等位基因变异的年老的DBA/2J小鼠才会出现人类遗传性的青光眼表型。典型的DBA/2J小鼠可表现为虹膜的异常发育，前房色素的播散，以及色素在小梁网堆积阻断房水的外流，进而眼压的升高，RGCs的丢失、视神经萎缩以及视神经凹陷随着眼压升高和年龄增长而变得更加明显[13]。在3～4月龄时，大约56%的雌性与15%的雄性小鼠表现为虹膜色素上皮的丢失以及外周虹膜的透明化；6～7个月时，大部分小鼠的虹膜表现为大范围的透明化以及虹膜边缘的变厚，同时部分雌性小鼠可表现为眼压的升高；9个月时，雌性与雄性小鼠都会出现眼压升高，但是雌性会更高，同时伴随RGC以及无长突神经细胞的丢失[13, 14]。另外一种DBA/2J亚种小鼠、DBA/2NNia小鼠，随着年龄的增长，也可发展为眼压升高，RGCs的丢失以及视神经退行性病变，但是这种类型小鼠到15月龄时同样存在视网膜其他各层细胞包括内外颗粒层、光感受器细胞的丢失[15]。至今，已有多个新的青光眼发病机制在DBA/2J小鼠模型中得到验证。例如促凋亡蛋白BAX在DBA/2J小鼠上被发现是RGCs凋亡的关键因子，提示BAX可能是人类青光眼的一个易感基因[16]。与在大鼠以及猴模型中发现的一样，通过基因芯片，在DBA/2J小鼠的视网膜上也发现了胶质细胞的激活以及相应的免疫反应[17]。有研究表明，补体蛋白C1q与C3在视网膜膝状体神经通路的发育过程突触的重塑中起着重要的作用，而在DBA/2J小鼠中，补体成分C1q在出现明显青光眼性视神经损伤之前重新定位到视网膜突触上，提示C1q的重新出现标志着青光眼视网膜上突触的重塑或者丢失[18]。此外，多种针对青光眼的神经保护措施也在DBA/2J小鼠模型中得到验证，包括大剂量的γ-放射结合骨髓移植[19]、通过米诺环素减少小胶质细胞活化[20]、促红细胞生成素[21]、各种生长因子[22]等，都在一定程度上对RGCs具有保护作用。虽然DBA/2J小鼠模型能够很好地模拟眼压依赖性的青光眼病变，而且目前已经商业化，但是这种小鼠成功发展为青光眼模型需要的周期长，在疾病模型的发展中，个体间差异较大；同时需注意的是，DBA/2J小鼠的RGCs相比其他小鼠类型，对于视神经创伤的敏感性以及随着的年龄的增长对于人为眼压升高的敏感性都有一定的差异[23, 24]，因此在DBA/2J小鼠模型中得到的结果进行临床转化时，需要注意此模型小鼠的特点。

剥脱综合征（exfoliation syndrome，XFS）是引起继发性开角型青光眼最常见的疾病之一，该疾病是遗传与环境因素共同作用的结果。目前只有一种比较成熟的转基因小鼠模型，即Lyst基因突变小鼠。Colleen M. Trantow等人发现这类基因突变小鼠与人类XFS疾病具有类似的疾病特点，包括眼部原纤蛋白1（fibrillin 1）阳性物质的沉积，虹膜色素上皮锯齿样形态以及虹膜特征性的同心圆形透明化表现，另外，*Lyst* 基因突变小鼠与人类 XFS 都存在类似的氧化应激损伤。但是 *Lyst* 基因突变小鼠并没有表现出明显的青光眼病变[25]。*LYST* 是一种胞内蛋白，具有四个蛋白结构域，因其分子量巨大（430kDa），迄今对于其具体的分子生物学特性以及功能还未完全阐明，有研究显示 *LYST* 基因的突变会引起多种溶酶体相关细胞器生成的障碍，是引起 Chediak-Higashi 综合征（先天性白细胞颗粒异常综合征，常染色体隐性遗传性疾病）重要的致病基因[26, 27]。然而，目前还未明确 LYST 蛋白在 XFS 发病中的具体作用机制，因此将来还需要进一步评估此动物模型，同时探索 *LYST* 基因在人类 XFS 发病的具体作用。近年来，对于 XFS 发病机制探索的另外一个重大的突破是多个人群的 GWAS 研究表明赖氨酰氧化酶样蛋白1（LOXL1）基因单核苷酸多态性与 XFS 具有重要相关性[28]，在一项高加索人群基因筛查中发现，*LOXL1* 基因两个非同义单核苷酸多态性人群归因危险度可达99%，因此通过制作 *Loxl1* 基因不同位点的突变小鼠模型很可能会获得理想的 XFS 动物模型。但是 Wiggs JL 等报道，*Loxl1* 基因缺陷小鼠仅仅表现为一定程度上的血房水屏障的破坏，晶状体囊膜下空泡化，并没有大分子物质的沉积或者眼压的升高[29]，可能的原因是，之前基于人群的基因筛查发现 *LOXL1* 基因的多态性不仅仅存在于 XFS 病人，在正常人群中同样有高达50%人存在 *LOXL1* 基因的多态性，这些结果提示 XFS 发病机制是多因素的；另外一种可能是突变 *Loxl1* 基因才会引起功能改变，完全敲除 *Loxl1* 基因并不能引起 XFS 的表型。

虽然果蝇的眼部解剖结构与人类有很大的不同，但是对果蝇进行基因修饰相对比较方便，而且果蝇的成长周期短，可以利用果蝇的转基因模型来研究高眼压对不同细胞的损伤或者 RGCs 损伤的易感基因[30]，这也许是一种快速研究青光眼遗传相关信息的动物模型。

（二）闭角型青光眼

原发性闭角型青光眼（PACG）存在浅前房、窄房角、短眼轴等解剖结构的异常，已经有多个研究发现 PACG 病人也存在多个易感基因[31]，但是基于这些易感基因的 PACG 转基因动物模型并不是很多。Nair KS 等报道了丝氨酸蛋白酶基因（*Prss56* 基因）突变的小鼠，可发展为短眼轴，窄房角，脉络膜膨胀，房角的动态关闭，进而引起眼压的升高，类似人类的闭角型青光眼[32]，然而 *PRSS56* 基因在人类闭角型青光眼中的具体作用机制还有待进一步探讨。有研究显示转化生长因子β（TGF-β）在伤口愈合以及纤维组织重构中起着重要的作用，多个研究也都证实了青光眼病人房水中存在高浓度的 TGF-β 蛋白[33, 34]。在小鼠中过表达 TGF-β1 不仅会引起细胞外基质的沉积，还可造成眼前段发育障碍，包括虹膜与睫状体基质成分的缺失，角膜内皮的丢失，进而引起角膜与晶状体虹膜的粘连[35, 36]，在一定程度上模拟原发性慢性闭角型青光眼周边房角的狭窄以及周边房角粘连的特点。Yuan Y 等人也观察到小鼠中过表达 TGF-α 会引起周边前房的粘连，眼压的升高，RGCs 的丢失，可以模拟继发性房角关闭[37]。有研究报道，在小鼠的瞳孔括约肌中高表达降钙素样受体，能够增强肾上腺髓质素的作用，导致瞳孔的麻痹，在转基因小鼠出生后30～70天，眼压可急速短暂地升高到50mmHg 左右，是模拟急性闭角型青光眼一个良好的动物模型。在此模型中降低内源性的肾上腺髓质素水平，可以阻断眼压急剧升高的发生，提示虹膜括约肌上的肾上腺髓质素受体以及内源性肾上腺髓质素水平可能是急性闭角型青光眼治疗的一个新的靶点[38]。

（三）正常眼压性青光眼

正常眼压性青光眼（NTG）是一组并不依赖高眼压的特殊类型青光眼，这种类型青光眼的RGCs对于正常的眼压具有更易损伤的特点。已经有多个研究报道多个基因突变与NTG发病相关，包括ET-1[39]、OPA1[40]、OPTN[41]等基因，而针对这三个基因的转基因小鼠，如在血管内皮细胞上过表达ET-1[42]，或过表达突变的Optn基因[43]，或者表达突变的Opa1基因[44]的小鼠都表现为正常眼压，RGCs的丢失，视神经的退行性病变，在一定程度模拟了人类正常眼压性青光眼的发病特点。虽然一些基因的突变还未在NTG病人中报道，但是针对这些基因的转基因小鼠都可以表现为不依赖于眼压升高的RGCs丢失以及视神经的病变，为进一步探讨NTG遗传特点提供了依据。例如谷氨酸转运体Glast或者Eaac1基因的敲除鼠，可表现为不依赖于眼压升高的RGCs的死亡以及视神经退行性病变。在Glast基因敲除鼠中发现，muller细胞的谷胱甘肽水平降低，而注射谷氨酸受体拮抗剂可以阻止RGCs的丢失，IL-1可以减轻EAAC1基因的敲除鼠中RGCs的丢失[45, 46]。Ning等以及Gasparini L等相继报道了在两个Alzheimer病的转基因小鼠（P301S转基因小鼠与APP/PS1突变小鼠）中[47, 48]，都存在不依赖于高眼压的RGC丢失以及视神经轴突病变，这为研究Alzheimer病相关的病理改变在青光眼发病机制中的作用提供了有力的研究工具。值得注意的是，由于目前对于正常眼压性青光眼的具体发病机制还未完全阐明，根据这些模型获得的研究结果在临床转化时需要具体论证。

（四）发育性青光眼

发育性青光眼是胚胎期和发育期内眼球房角组织发育异常所引起的一类青光眼，虽然其具体遗传学发病机制未明，但已经发现多个致病基因参与了发育性青光眼以及眼前段发育障碍疾病。这些致病基因多数为各种转录因子，包括FOXC1、FOXC2、PITX2、LMX1b、PAX6等[49~51]。直接完全敲除这些转录因子来制作动物模型，其后代往往是胚胎或者新生性致死。例如，Foxc1[-/-]小鼠在出生时就死亡，而Foxc1[+/-]小鼠能够存活且存在房水流出通道发育异常，并不存在眼压升高，类似的现象同样发生在Foxc2[+/-]小鼠中[52]，Foxc1[+/-]小鼠与Foxc2[+/-]小鼠是研究眼前段发育障碍的重要模型，同时也是被用来探索发现可能与FOXC1、FOXC2相互作用进而引起眼压升高以及发育性青光眼新的致病基因的良好动物模型。随着基因工程的不断发展，条件性敲除以上提到的转录因子将会更加有利于我们探索这些转录因子在发育性青光眼致病机制中的作用。已经发现的另外一个发育性青光眼致病基因是CYP1B1基因，虽然Cyp1b1基因敲除鼠不会发展为高眼压，但是这类基因敲除鼠可发展为与人类发育性青光眼类似的眼部异常结构：较小或者无Schlemm管，小梁网的缺陷以及虹膜与小梁网以及外周角膜的粘连[53]。另外一个发育性相关的致病基因是ODAG（眼发育相关基因），ODAG通过编码一种锌指结构蛋白，可能通过Rab6/Rab6-GAP通路起作用。通过在小鼠体内过表达此基因，可以引起眼压的升高，视神经的萎缩，但是高表达的ODAG同样造成了视盘以及视网膜各层的细胞发育障碍[54]。

三、转基因大鼠模型

相对于小鼠，大鼠眼球更大更利于操作，同时大鼠的基因与人类基因更加接近，约有

90%的大鼠基因与人类基因相对应[55]。然而由于缺乏大鼠整个基因组信息以及有效的转基因手段（无法建立有效的ESC来进行同源重组），转基因大鼠模型的建立一直发展比较缓慢。随着2004年对Brown Norway种属大鼠的基因组测序完成以及新的基因工程技术在大鼠中的应用，转基因大鼠模型有了很大的发展。2009年Geurts等利用锌指核酸酶技术首次报道了基因敲除大鼠[56]，随后，Tong等首次通过修饰ESCs获得了基因敲除大鼠[57]，近年来越来越多的转基因大鼠模型出现。但青光眼转基因大鼠模型相对还是比较少，有研究显示，P23H-1大鼠拥有视紫红质基因突变，随着年龄的增长，伴随RGCs的逐步丢失以及视神经轴突的凹陷[58]。Jennifer V. Robertson等通过直接在大鼠前房内注射含有猪源性TGF-β1 DNA的腺病毒，使构成前房结构的各个组织包括角膜内皮、角膜基质层、虹膜、小梁网都高表达TGF-β1，可观察到周边房角的粘连导致房角的关闭，在注射后14天，眼压从初始的12.9 ± 4.1mmHg升高到21.8 ± 3.73mmHg，并且维持注射到后29天，同时伴随着RGCs的丢失[59]。

四、转基因斑马鱼模型

斑马鱼在发育神经学领域研究中具有重要的地位，因其视觉系统与其他脊椎动物的相似性[60]，使其在视觉科学研究中可以作为一个很好的动物模型。斑马鱼作为研究青光眼的良好动物模型还有其重要的优势[61, 62]：①在孵化之后，其视网膜仍在继续发育，有利于我们研究视网膜结构发育与视觉生理的关系；②繁殖能力强，雌性斑马鱼定期产卵，产生大量的胚胎；③发育速度快，可在3个月内达到性成熟；④其卵是透明的，可直接观察胚胎的发育；⑤早期就具有视觉活动；⑥对斑马鱼进行基因修饰相对简单；⑦目前已经有一套比较完善的检测斑马鱼视觉功能的方法，包括测量斑马鱼的眼压。Link等人发明了通过电生理方法准确测量斑马鱼眼压的方法，为在斑马鱼上研究眼压与RGCs改变提供了新的有力工具[63]。Veth KN等通过基因筛查发现，具有"牛眼"（眼球增大）表现的斑马鱼存在低密度脂蛋白受体相关蛋白（low density lipoprotein receptor-related protein 2，LRP2）基因突变，这类斑马鱼可发展为高眼压、严重的近视、进行性的RGC细胞丢失，可以作为研究高度近视与青光眼关系的良好动物模型[64]。Stujenske JM等也观察到lrp2基因突变的斑马鱼在3个月时出现视功能的损伤，RGCs密度减少，到5个月的时候，外层视网膜功能降低[65]。

五、其他转基因动物模型

目前转基因啮齿类动物（尤其是小鼠）模型已经被广泛应用来研究各种疾病，但是因其自身的限制，包括生命周期、代谢过程、遗传背景、生理活动等与人类的不同，从基础研究到临床研究转化均与人类存在较大的差距。非人灵长类动物与人类具有相似的遗传背景、生理活动，随着能够在非人灵长类动物进行基因修饰，为未来的青光眼研究提供更加完美的转基因动物模型[66]。因已经建立了良好的行为评估系统、良好的繁殖方法以及与人类相似的大脑结构，恒河猴（rhesus macaque）模型已经在生物医学领域被广泛利用，目前转基因猴模型的研究也主要集中在恒河猴。Yang SH等人首次报道了转基因恒河猴（huntingtin基因突变）可以模拟人类Huntingtin病大脑的病变，提出可以建立其他的人类疾病的灵长类转基因模型[67]。但是恒河猴妊娠周期以及生长周期长限制了其利用。Sasaki 等人第一次报道了转基因猕猴可以通过生殖细胞把突变基因传给下一代[68]，这为建立转基因猕猴模型提供了理论依据，相对于恒河猴，猕猴的生长周期较短，可能更适合转基因模型的研究。然而，遗憾的是，至今为止尚未有非人灵长类转基因青光眼模型被开发出来。随着基因工程技术的发展，相信在不久的将来，将会出现非人灵长类转基因青光眼模型。

猪也有类似人类的眼解剖结构以及生理功能，30多年前因畜牧业要求成功建立第一个转基因猪模型后，目前已经有多个转基因猪模型被应用于心血管疾病、神经退行性疾病、肿瘤、眼科疾病领域。利用转基因技术在猪体内表达携带P347L位点突变的 *Rho* 基因，能够模拟人类视网膜色素变性的疾病过程，伴随进行性的视锥细胞的退行性变以及视锥细胞相关的视功能的损害[69]。但是，目前还无良好的转基因猪的青光眼模型，需要进一步的研究。

六、自发遗传模型

此类模型是自发的遗传相关模型，包括猴、狗等。这类动物在生长发育的不同阶段可发生青光眼性病变，可能的原因是存在青光眼发病的致病基因以及相应的眼部解剖结构的发育异常。

灵长类动物具有与人类相似的遗传背景以及眼球结构，W W Dawson 等观察了凯西·圣地亚哥岛（Cayo Santiago）上的恒河猴种属，属于母系遗传，发现大约有40%这种猴子会在3～4年时间发展为高眼压，伴随RGCs丢失以及视神经病变[70]。

狗具有与人类相似的眼球解剖生理结构，同时生活环境也与人类相似，已经发现多个种类的狗具有自发性的青光眼[71-73]，因此狗很可能会是一种很好的青光眼动物模型。与人类相似，狗发展为青光眼的危险因素主要是高眼压。迄今为止，已经有多个青光眼易感基因在人类以及狗同时被发现并验证，包括：*SRBD1*（Shiba-Inus，柴犬）[74]、*CYP1B1*（beagles，米格鲁猎犬）[75, 76]、*ADAMTS10*（Norwegian Elkhound，挪威猎鹿犬）[77, 78]等。Gelatt KN 等首次报道了一种发育性米格鲁猎犬青光眼模型，属于常染色体隐性遗传，在猎犬1～2岁时，房角开放，但是双眼房水流出系数降低，眼压升高（可达30～40mmHg），类似开角型青光眼，到2～4岁时，因晶状体半脱位，房角关闭，伴随着青光眼性的视杯的凹陷以及视神经的萎缩，类似慢性的闭角型青光眼[79, 80]。Kuchtey J 等利用全基因组SNP芯片对米格鲁猎犬进行的基因筛查，发现分泌型金属蛋白酶*ADAMTS10*是米格鲁猎犬发展为青光眼的最强的候选基因，*ADAMTS10*金属蛋白酶可以降解细胞外基质同时在小梁网细胞上高表达，研究发现Gly661Arg位点的突变的ADAMTS10蛋白稳定性差，半衰期减半，同时蛋白内部的两个结构域连接被破坏，提示*ADAMTS10*突变可能会影响小梁网细胞外基质的降解以及纤维结构异常，进而影响房水流出，引起眼压的升高[81]。Thomas Boillot 等报道了成年欧亚犬（Eurasier dog）房角发育异常（梳状韧带异常）的发生率更高，同时在成年雌性狗，高眼压与短眼轴具有相关性[82]。Grozdanic SD 等报道了巴吉度猎犬随着年龄的增长，眼压逐渐升高，从8个月的14mmHg可以升高到30个月时的36mmHg，诱发实验（阿托品）可以引起眼压的升高，伴随筛板向后凹陷并增厚、RGCs的丢失，组织病理学显示此类狗具有房角塌陷关闭，可以作为原发性房角关闭型青光眼模型[83]。

七、转基因模型的优势与劣势

一个好的青光眼动物模型需具备以下条件：①模拟人类青光眼临床表现、病理生理改变以及相应的分子生物学改变；②对相应的药物或者手术治疗具有相似的反应；③操作简便、经济实用。遗传相关的动物模型相比诱导性的动物模型具有更大的优势：①遗传相关青光眼动物模型对于眼压的反应以及视神经的损伤具有独特性；②可以较快地产生足够多的动物样本量，而不需要进行额外的手术或者药物干预来建立模型；③通过基因工程，在动物体内模拟已经在青光眼病人证实的基因突变，利于我们更深入地探讨青光眼发病的分子生物学机制；④在一些发育性青光眼模型中发现的新的基因突变，则可反过来帮助我们发现青光眼病人存在的可能的新的致病基因。

遗传相关的动物模型同样存在一些缺点：①单个基因突变的动物模型，忽略了人体疾病发病的复杂的遗传背景；②利用单个基因突变的动物模型研究特定信号通路或者生化过程，忽略了基因的多功能性；③目前动物模型的一个共性缺点是都忽略了环境因素在疾病发生发展中的重要作用，例如原发性急性闭角型青光眼多发生在病人情绪紧张的情况下，因此有研究提出对于一个完美的动物模型，需要同时考虑基因型、表现型以及环境型三个因素；④动物与人类本身的差别，对于基因突变的修复以及对于应激的不同反应。

八、结语与展望

利用遗传学原理以及基因工程手段，目前产生了多种类似青光眼病理性损伤的遗传相关动物模型（以转基因动物为主），这些动物模型可以表现为房水流出通道的异常导致眼压升高或者不依赖于高眼压的RGCs的丢失，为研究青光眼具体的发病机制以及筛选有效的治疗方法提供了良好的研究平台。但是，迄今为止，尚未有一种青光眼动物模型能够完全复制人类青光眼的发病特点。未来遗传相关动物模型的研发应注重如下方面：①对青光眼人群进行更加完善的基因筛查，鉴定更多的致病基因或者易感基因，再结合日新月异的基因工程手段，开发出更好的青光眼转基因模型。②针对青光眼发病的复杂的遗传学背景，可以考虑杂交。目前已经开发出的不同的转基因小鼠模型，或者对目前的转基因动物模型进行进一步的基因修饰或者外界的刺激，使动物模型的表现型更加接近人类青光眼。③ 2001年国际哺乳动物基因组协会宣布进行系统的小鼠功能基因组学的研究以来，已经有超过一半的小鼠基因被人为突变来研究每个基因的相应功能。小鼠功能基因组学的研究将为发现新的青光眼致病基因提供新的线索[84]。④ RNAi干预技术可以快速简便地沉默靶基因的表达，与传统的基因敲除鼠相比，RNAi干扰技术动物模型仅仅是降低了靶基因的表达，这更加接近人类疾病发病状态。同时，可以利用针对多个mRNA的短发夹RNA构建同时低表达多个靶基因的动物模型[85]。⑤目前大部分的转基因动物模型表达的都是动物源性的突变蛋白，因动物与人类本身的差别，如何对不同的动物模型进行人源化，比如在动物上表达人源性的致病基因，使最后动物表现出来的疾病表现更接近人类疾病[86]，已经证明在小鼠体内表达人源性的*MYOC*突变基因可以更好地模拟开角型青光眼的发病。

相信随着分子生物学技术、眼科影像学技术以及眼科临床诊断技术的发展，将会开发出更多更好的青光眼动物模型，从而为进一步深入研究青光眼发病机制、了解其分子生物学基础以及筛选有效的治疗手段提供广阔的研究平台。

（陈士达　张秀兰）

参考文献

1. Fan BJ, Wang DY, Lam DS, et al. Gene mapping for primary open angle glaucoma. Clin Biochem, 2006, 39 (3): 249–258.

2. Kwon YH, Fingert JH, Kuehn MH, et al. Primary open–angle glaucoma. N Engl J Med, 2009, 360 (11): 1113–1124.

3. Gould DB, Miceli–Libby L, Savinova OV, et al. Genetically increasing Myoc expression supports a necessary pathologic role of abnormal proteins in glaucoma. Mol Cell Biol, 2004, 24 (20): 9019–9025.

4. Kim BS, Savinova OV, Reedy MV, et al. Targeted Disruption of the Myocilin Gene (Myoc) Suggests that Human Glaucoma–Causing Mutations Are Gain of Function. Mol Cell Biol, 2001, 21 (22): 7707–7713.

5. Senatorov V, Malyukova I, Fariss R, et al. Expression of mutated mouse myocilin induces open–angle glaucoma in transgenic mice. J Neurosci, 2006, 26 (46): 11903–11914.

6. Chou TH, Tomarev S, Porciatti V. Transgenic mice expressing mutated Tyr437His human myocilin develop progressive loss of retinal ganglion cell electrical responsiveness and axonopathy with normal iop. Invest Ophthalmol Vis Sci, 2014, 55 (9): 5602–5609.

7. Zhou Y, Grinchuk O, Tomarev SI. Transgenic mice expressing the Tyr437His mutant of human myocilin protein develop glaucoma. Invest Ophthalmol Vis Sci, 2008, 49 (5): 1932–1939.

8. Zode GS, Kuehn MH, Nishimura DY, et al. Reduction of ER stress via a chemical chaperone prevents disease phenotypes in a mouse model of primary open angle glaucoma. J Clin Invest, 2011, 121 (9): 3542–3553.

9. Zode GS, Bugge KE, Mohan K, et al. Topical ocular sodium 4–phenylbutyrate rescues glaucoma in a myocilin mouse model of primary open–angle glaucoma. Invest Ophthalmol Vis Sci, 2012, 53 (3): 1557–1565.

10. Fingert JH, Stone EM, Sheffield VC, et al. Myocilin glaucoma. Surv Ophthalmol, 2002, 47 (6): 547–561.

11. Mabuchi F, Lindsey JD, Aihara M, et al. Optic nerve damage in mice with a targeted type I collagen mutation. Invest Ophthalmol Vis Sci, 2004, 45 (6): 1841–1845.

12. Chang B, Smith RS, Hawes NL, et al. Interacting loci cause severe iris atrophy and glaucoma in DBA/2J mice. Nat Genet, 1999, 21 (4): 405–409.

13. John SW, Smith RS, Savinova OV, et al. Essential iris atrophy, pigment dispersion, and glaucoma in DBA/2J mice. Invest Ophthalmol Vis Sci, 1998, 39 (6): 951–962.

14. Moon JI, Kim IB, Gwon JS, et al. Changes in retinal neuronal populations in the DBA/2J mouse. Cell Tissue Res, 2005, 320 (1): 51–59.

15. Bayer AU, Neuhardt T, May AC, et al. Retinal morphology and ERG response in the DBA/2NNia mouse model of angle–closure glaucoma. Invest Ophthalmol Vis Sci, 2001, 42 (6): 1258–1265.

16. Libby RT, Li Y, Savinova OV, et al. Susceptibility to neurodegeneration in a glaucoma is modified by Bax gene dosage. PLoS Genet, 2005, 1 (1): 17–26.

17. Steele MR, Inman DM, Calkins DJ, et al. Microarray analysis of retinal gene expression in the DBA/2J model of glaucoma. Invest Ophthalmol Vis Sci, 2006, 47 (3): 977–985.

18. Stevens B, Allen NJ, Vazquez LE, et al. The classical complement cascade mediates CNS synapse elimination. Cell, 2007, 131 (6): 1164–1178.

19. Anderson MG, Libby RT, Gould DB, et al. High–dose radiation with bone marrow transfer prevents

neurodegeneration in an inherited glaucoma. Proc Natl Acad Sci U S A, 2005, 102 (12): 4566–4571.

20. Bosco A, Inman DM, Steele MR, et al. Reduced retina microglial activation and improved optic nerve integrity with minocycline treatment in the DBA/2J mouse model of glaucoma. Invest Ophthalmol Vis Sci, 2008, 49 (4): 1437–1446.

21. Zhong L, Bradley J, Schubert W, et al. Erythropoietin promotes survival of retinal ganglion cells in DBA/2J glaucoma mice. Invest Ophthalmol Vis Sci, 2007, 48 (3): 1212–1218.

22. Ward MS, Khoobehi A, Lavik EB, et al. Neuroprotection of retinal ganglion cells in DBA/2J mice with GDNF–loaded biodegradable microspheres. J Pharm Sci, 2007, 96 (3): 558–568.

23. Li Y, Semaan SJ, Schlamp CL, Nickells RW. Dominant inheritance of retinal ganglion cell resistance to optic nerve crush in mice. BMC Neurosci, 2007, 8: 19.

24. Nagaraju M, Saleh M, Porciatti V. IOP–dependent retinal ganglion cell dysfunction in glaucomatous DBA/2J mice. Invest Ophthalmol Vis Sci, 2007, 48 (10): 4573–4579.

25. Trantow CM, Mao M, Petersen GE, et al. Lyst mutation in mice recapitulates iris defects of human exfoliation syndrome. Invest Ophthalmol Vis Sci, 2009, 50 (3): 1205–1214.

26. Barbosa MD, Nguyen QA, Tchernev VT, et al. Identification of the homologous beige and Chediak–Higashi syndrome genes. Nature, 1996, 382 (6588): 262–265.

27. Shiflett SL, Kaplan J, Ward DM. Chediak–Higashi Syndrome: a rare disorder of lysosomes and lysosome related organelles. Pigment Cell Res, 2002, 15 (4): 251–257.

28. Thorleifsson G, Magnusson KP, Sulem P, et al. Common sequence variants in the LOXL1 gene confer susceptibility to exfoliation glaucoma. Science, 2007, 317 (5843): 1397–1400.

29. Wiggs JL, Pawlyk B, Connolly E, et al. Disruption of the blood–aqueous barrier and lens abnormalities in mice lacking lysyl oxidase–like 1 (LOXL1). Invest Ophthalmol Vis Sci, 2014, 55 (2): 856–864.

30. Anholt RR, Carbone MA. A molecular mechanism for glaucoma: endoplasmic reticulum stress and the unfolded protein response. Trends Mol Med, 2013, 19 (10): 586–593.

31. Vithana EN, Khor CC, Qiao C, et al. Genome–wide association analyses identify three new susceptibility loci for primary angle closure glaucoma. Nat Genet, 2012, 44 (10): 1142–1146.

32. Nair KS, Hmani–Aifa M, Ali Z, et al. Alteration of the serine protease PRSS56 causes angle–closure glaucoma in mice and posterior microphthalmia in humans and mice. Nat Genet, 2011, 43 (6): 579–584.

33. Tripathi RC, Li J, Chan WF, et al. Aqueous humor in glaucomatous eyes contains an increased level of TGF–beta 2. Exp Eye Res, 1994, 59 (6): 723–727.

34. Inatani M, Tanihara H, Katsuta H, et al. Transforming growth factor–beta 2 levels in aqueous humor of glaucomatous eyes. Graefes Arch Clin Exp Ophthalmol, 2001, 239 (2): 109–113.

35. Srinivasan Y, Lovicu FJ, Overbeek PA. Lens–specific expression of transforming growth factor beta1 in transgenic mice causes anterior subcapsular cataracts. J Clin Invest, 1998, 101 (3): 625–634.

36. Lutjen–Drecoll E. Morphological changes in glaucomatous eyes and the role of TGFbeta2 for the pathogenesis of the disease. Exp Eye Res, 2005, 81 (1): 1–4.

37. Yuan Y, Yeh LK, Liu H, et al. Targeted overexpression of TGF–alpha in the corneal epithelium of adult transgenic mice induces changes in anterior segment morphology and activates noncanonical Wnt signaling. Invest Ophthalmol Vis Sci, 2013, 54 (3): 1829–1837.

38. Ittner LM, Schwerdtfeger K, Kunz TH, et al. Transgenic mice with ocular overexpression of an adrenomedullin receptor reflect human acute angle–closure glaucoma. Clin Sci (Lond), 2008, 114 (1): 49–58.

39. Kim SH, Kim JY, Kim DM, et al. Investigations on the association between normal tension glaucoma and single nucleotide polymorphisms of the endothelin–1 and endothelin receptor genes. Mol Vis, 2006, 12:

1016-1021.

40. Mabuchi F, Tang S, Kashiwagi K, et al. The OPA1 gene polymorphism is associated with normal tension and high tension glaucoma. Am J Ophthalmol, 2007, 143 (1): 125-130.

41. Chalasani ML, Swarup G, Balasubramanian D. Optineurin and its mutants: molecules associated with some forms of glaucoma. Ophthalmic Res, 2009, 42 (4): 176-184.

42. Mi XS, Zhang X, Feng Q, et al. Progressive retinal degeneration in transgenic mice with overexpression of endothelin-1 in vascular endothelial cells. Invest Ophthalmol Vis Sci, 2012, 53 (8): 4842-4851.

43. Chi ZL, Akahori M, Obazawa M, et al. Overexpression of optineurin E50K disrupts Rab8 interaction and leads to a progressive retinal degeneration in mice. Hum Mol Genet, 2010, 19 (13): 2606-2615.

44. Heiduschka P, Schnichels S, Fuhrmann N, et al. Electrophysiological and histologic assessment of retinal ganglion cell fate in a mouse model for OPA1-associated autosomal dominant optic atrophy. Invest Ophthalmol Vis Sci, 2010, 51 (3): 1424-1431.

45. Harada T, Harada C, Nakamura K, et al. The potential role of glutamate transporters in the pathogenesis of normal tension glaucoma. J Clin Invest, 2007, 117 (7): 1763-1770.

46. Namekata K, Harada C, Guo X, et al. Interleukin-1 attenuates normal tension glaucoma-like retinal degeneration in EAAC1-deficient mice. Neurosci Lett, 2009, 465 (2): 160-164.

47. Ning A, Cui J, To E, et al. Amyloid-beta deposits lead to retinal degeneration in a mouse model of Alzheimer disease. Invest Ophthalmol Vis Sci, 2008, 49 (11): 5136-5143.

48. Gasparini L, Crowther RA, Martin KR, et al. Tau inclusions in retinal ganglion cells of human P301S tau transgenic mice: effects on axonal viability. Neurobiol Aging, 2011, 32 (3): 419-433.

49. Gould DB, Smith RS, John SW. Anterior segment development relevant to glaucoma. Int J Dev Biol, 2004, 48 (8-9): 1015-1029.

50. Sowden JC. Molecular and developmental mechanisms of anterior segment dysgenesis. Eye (Lond), 2007, 21 (10): 1310-1318.

51. Cvekl A, Tamm ER. Anterior eye development and ocular mesenchyme: new insights from mouse models and human diseases. Bioessays, 2004, 26 (4): 374-386.

52. Smith RS, Zabaleta A, Kume T, et al. Haploinsufficiency of the transcription factors FOXC1 and FOXC2 results in aberrant ocular development. Hum Mol Genet, 2000, 9 (7): 1021-1032.

53. Libby RT, Smith RS, Savinova OV, et al. Modification of ocular defects in mouse developmental glaucoma models by tyrosinase. Science, 2003, 299 (5612): 1578-1581.

54. Sasaki T, Watanabe W, Muranishi Y, et al. Elevated intraocular pressure, optic nerve atrophy, and impaired retinal development in ODAG transgenic mice. Invest Ophthalmol Vis Sci, 2009, 50 (1): 242-248.

55. Gibbs RA, Weinstock GM, Metzker ML, et al. Genome sequence of the Brown Norway rat yields insights into mammalian evolution. Nature, 2004, 428 (6982): 493-521.

56. Geurts AM, Cost GJ, Freyvert Y, et al. Knockout rats via embryo microinjection of zinc-finger nucleases. Science, 2009, 325 (5939): 433.

57. Tong C, Li P, Wu NL, et al. Production of p53 gene knockout rats by homologous recombination in embryonic stem cells. Nature, 2010, 467 (7312): 211-213.

58. Garcia-Ayuso D, Salinas-Navarro M, Agudo M, et al. Retinal ganglion cell numbers and delayed retinal ganglion cell death in the P23H rat retina. Exp Eye Res, 2010, 91 (6): 800-810.

59. Robertson JV, Golesic E, Gauldie J, et al. Ocular gene transfer of active TGF-beta induces changes in anterior segment morphology and elevated IOP in rats. Invest Ophthalmol Vis Sci, 2010, 51 (1): 308-318.

60. Schmitt EA, Dowling JE. Early eye morphogenesis in the zebrafish, Brachydanio rerio. J Comp Neurol, 1994, 344

(4): 532–542.

61. Fadool JM, Dowling JE. Zebrafish: a model system for the study of eye genetics. Prog Retin Eye Res, 2008, 27 (1): 89–110.

62. McMahon C, Semina EV, Link BA. Using zebrafish to study the complex genetics of glaucoma. Comp Biochem Physiol C Toxicol Pharmacol, 2004, 138 (3): 343–350.

63. Link BA, Gray MP, Smith RS, et al. Intraocular pressure in zebrafish: comparison of inbred strains and identification of a reduced melanin mutant with raised IOP. Invest Ophthalmol Vis Sci, 2004, 45 (12): 4415–4422.

64. Veth KN, Willer JR, Collery RF, et al. Mutations in zebrafish lrp2 result in adult–onset ocular pathogenesis that models myopia and other risk factors for glaucoma. PLoS Genet, 2011, 7 (2): e1001310.

65. Stujenske JM, Dowling JE, Emran F. The bugeye mutant zebrafish exhibits visual deficits that arise with the onset of an enlarged eye phenotype. Invest Ophthalmol Vis Sci, 2011, 52 (7): 4200–4207.

66. Chan AW. Transgenic nonhuman primates for neurodegenerative diseases. Reprod Biol Endocrinol, 2004, 2: 39.

67. Yang SH, Cheng PH, Banta H, et al. Towards a transgenic model of Huntington's disease in a non–human primate. Nature, 2008, 453 (7197): 921–924.

68. Sasaki E, Suemizu H, Shimada A, et al. Generation of transgenic non–human primates with germline transmission. Nature, 2009, 459 (7246): 523–527.

69. Petters RM, Alexander CA, Wells KD, et al. Genetically engineered large animal model for studying cone photoreceptor survival and degeneration in retinitis pigmentosa. Nat Biotechnol, 1997, 15 (10): 965–970.

70. Dawson WW, Brooks DE, Hope GM, et al. Primary open angle glaucomas in the rhesus monkey. Br J Ophthalmol, 1993, 77 (5): 302–310.

71. Bedford PG. A gonioscopic study of the iridocorneal angle in the English and American breeds of Cocker Spaniel and the Basset Hound. J Small Anim Pract, 1977, 18 (10): 631–642.

72. Bjerkas E, Ekesten B, Farstad W. Pectinate ligament dysplasia and narrowing of the iridocorneal angle associated with glaucoma in the English Springer Spaniel. Vet Ophthalmol, 2002, 5 (1): 49–54.

73. Strom AR, Hassig M, Iburg TM, Spiess BM. Epidemiology of canine glaucoma presented to University of Zurich from 1995 to 2009. Part 1: Congenital and primary glaucoma (4 and 123 cases). Vet Ophthalmol, 2011, 14 (2): 121–126.

74. Kanemaki N, Tchedre KT, Imayasu M, et al. Dogs and humans share a common susceptibility gene SRBD1 for glaucoma risk. PLoS One, 2013, 8 (9): e74372.

75. Kato K, Kamida A, Sasaki N, et al. Evaluation of the CYP1B1 gene as a candidate gene in beagles with primary open–angle glaucoma (POAG). Mol Vis, 2009, 15: 2470–2474.

76. Kumar A, Basavaraj MG, Gupta SK, et al. Role of CYP1B1, MYOC, OPTN, and OPTC genes in adult–onset primary open–angle glaucoma: predominance of CYP1B1 mutations in Indian patients. Mol Vis, 2007, 13: 667–676.

77. Boillot T, Rosolen SG, Dulaurent T, et al. Determination of morphological, biometric and biochemical susceptibilities in healthy Eurasier dogs with suspected inherited glaucoma. PLoS One, 2014, 9 (11): e111873.

78. Palko JR, Iwabe S, Pan X, et al. Biomechanical properties and correlation with collagen solubility profile in the posterior sclera of canine eyes with an ADAMTS10 mutation. Invest Ophthalmol Vis Sci, 2013, 54 (4): 2685–2695.

79. Gelatt KN, Peiffer RL Jr, Gwin RM, et al. Clinical manifestations of inherited glaucoma in the beagle. Invest Ophthalmol Vis Sci, 1977, 16 (12): 1135–1142.

80. Gelatt KN, Gum GG, Gwin RM, et al. Primary open angle glaucoma: inherited primary open angle glaucoma in the beagle. Am J Pathol, 1981, 102 (2): 292–295.

81. Kuchtey J, Olson LM, Rinkoski T, et al. Mapping of the disease locus and identification of ADAMTS10

as a candidate gene in a canine model of primary open angle glaucoma. PLoS Genet, 2011, 7 (2): e1001306.

82. Ahonen SJ, Kaukonen M, Nussdorfer FD, et al. A novel missense mutation in ADAMTS10 in Norwegian Elkhound primary glaucoma. PLoS One, 2014, 9 (11): e111941.

83. Grozdanic SD, Kecova H, Harper MM, et al. Functional and structural changes in a canine model of hereditary primary angle−closure glaucoma. Invest Ophthalmol Vis Sci, 2010, 51 (1): 255−263.

84. Beckers J, Wurst W, de Angelis MH. Towards better mouse models: enhanced genotypes, systemic phenotyping and envirotype modelling. Nat Rev Genet, 2009, 10 (6): 371−380.

85. Steuber−Buchberger P, Wurst W, Kuhn R. Simultaneous Cre−mediated conditional knockdown of two genes in mice. Genesis, 2008, 46 (3): 144−151.

86. Nishie W, Sawamura D, Goto M, et al. Humanization of autoantigen. Nat Med, 2007, 13 (3): 378−383.

第八节　滤过道抗瘢痕形成新策略的细胞和分子生物学机制及作用

　　青光眼是全球第一位不可逆性致盲眼病。在药物和激光不能控制眼压时，青光眼滤过性手术（glaucoma filtration surgery，GFS）是目前治疗青光眼的主要手段[1]。尽管抗青光眼手术对于病情的控制极为有效[2]，但也极易引起众多的并发症。术后结膜和筋膜的过度创伤修复，以及随后的瘢痕形成，常常会导致手术失败[3]。

　　已有的研究表明，使用不同抗瘢痕形成药物对小梁切除术进行药理学干预会明显改善GFS手术成功率。但是，这些药物的非特异性作用机制可能产生威胁视功能的严重副作用，例如角膜毒性、滤过泡渗漏、滤过泡炎、眼内炎以及低眼压性黄斑病变，等等[4]。因此，防止滤过性手术失败的治疗新策略仍然需要大量的基础和临床研究加以证实。近年来国内外开展了大量的关于抗青光眼手术滤过道瘢痕形成的细胞和分子生物学方面的研究，这些研究为在细胞分子水平上了解滤过道瘢痕形成的病理及机制，以及为防治滤过道瘢痕形成寻找新的治疗途径提供了重要的科学依据。

一、滤过泡瘢痕化形成的病理机制

　　滤过泡瘢痕化包括一连串紧密联系协调有序的过程，分为早期的凝固和炎症阶段，随后的增殖和修复阶段，以及最终的瘢痕形成阶段。组织损伤后，局部血浆蛋白（纤维蛋白原、纤连蛋白和血纤维蛋白溶酶原）和血细胞（红细胞、白细胞和血小板）渗漏，凝血因子迅速活化导致纤维蛋白原转化为纤维蛋白达到凝血状态；同时，机体释放相关激素（组胺、血清素、前列腺素和白细胞三烯）、细胞因子（白细胞介素−1和干扰素−α2b）以及生长因子（例如，血管内皮生长因子、胎盘生长因子、血小板源生长因子、成纤维细胞生长因子以及转化生长因子−β），导致细胞移动并吸引中性粒细胞、巨噬细胞和淋巴细胞至受损组织，从而进入炎症反应阶段。在这一过程中，内皮细胞和成纤维细胞迁移至损伤部位增殖、转化，并且伴随着细胞外基质的合成、沉积。随着时间的推移，机体进入增殖和修复阶段，成纤维细胞引起Ⅰ型胶原和弹性蛋白的交联，新的血管和肉芽组织长入。最终，组织重塑，致使超螺旋胶原结构和密集的瘢痕组织形成[5,6]。有研究表明，TGF-β诱导Tenon囊成纤维细胞（HTFs）向肌成纤维细胞转化是滤过道瘢痕化的中心环节。尽管滤过泡失败通常发生在术后2~3个月，但在术后3~5天，结膜下成纤维细胞的增殖就已经发生[8,9]。因此，抑制滤过泡处的炎症和血管生成，阻止渐进性成纤维细胞增殖和迁移成为临床抗GFS术后滤过道瘢痕化研究的热点[10]。

二、细胞因子抑制剂抗滤过道瘢痕形成

（一）血管内皮生长因子的抑制剂

血管内皮生长因子（vascular endothelial growth factor，VEGF）最初从肿瘤组织中分离提纯，对肿瘤血管的形成有促进作用，也可促进正常胚胎发育、创伤愈合及慢性炎症反应时的血管增生。VEGF还可明显增加血管的通透性，介导炎症细胞趋化作用，改变细胞外基质，上调细胞间黏附分子-1（ICAM-1）的表达，为成纤维细胞和血管内皮细胞长入提供临时基质[11]。VEGF在发育成熟组织的生理性血管增生和病理性血管形成中发挥特殊作用。在血管发育早期，VEGF与血管内皮细胞的VEGF受体之一（VEGF-R2）结合，引起内皮细胞增殖和迁移，VEGF同时与另一受体（VEGF-R1）结合，并引起毛细血管管腔形成。在血管生成素的作用下，新生血管进一步成熟。VEGF表达可由其他细胞因子和生长因子等诱导，而缺氧是引起VEGF高表达的重要介导因素[12]，VEGF与眼部各种新生血管性疾病关系密切[13]。拮抗VEGF能够降低眼部组织中VEGF水平，阻止新生血管进一步生成，同时促使新生血管消退，该论点在体外和动物实验中均得以证实。VEGF在瘢痕组织形成中呈现高水平表达。

在伤口愈合过程中VEGF可通过增加新生血管化和胶原的沉积，从而引起瘢痕形成。抑制VEGF表达可明显减少新生血管及胶原纤维生成[14]，能够有效抑制瘢痕形成。近年研究发现VEGF及其受体在结膜成纤维细胞存在蛋白和RNA水平的表达，并可能直接作用于炎症因子（TGF）[15]。抗VEGF药物可能直接抑制炎症瘢痕化的过程，而不仅仅是通过影响血管性因子网络产生作用[16,17]。

目前临床用于眼部疾病的抗VEGF药物主要包括Bevacizumab（Avastin）、Ranibizumab（Lucentis）、KH902（Conbercept）、Pegaptanib（Macugen）及Aflibercept（Eylea）。Li等[18]研究发现VEGF在青光眼患者和兔青光眼模型的房水中表达，并刺激成纤维细胞增殖。兔眼行单纯小梁切除术后1天，房水中VEGF含量明显增高，第4天达到高峰，实验同时显示Bevacizumab的使用可明显减轻滤过泡新生血管和胶原沉积。有学者通过动物实验、体外及人体试验发现，青光眼患者房水中的VEGF水平在滤过手术前就已升高，在滤过手术后通过玻璃体腔或结膜下注射Bevacizumab可抑制其表达。结膜下注射Bevacizumab可维持眼压水平，对青光眼滤过术的成功具有协同作用[19]。Grewal等[20]对12例慢性青光眼患者行小梁切除术，术中行Bevacizumab结膜下注射治疗，术后11例患者眼压获得明显控制，平均眼压低于术前的52%。对滤过泡进行评分并与5-氟尿嘧啶、丝裂霉素C术后干预相比较，结果提示抗VEGF药物可能在防止滤过道瘢痕形成方面更为有效，毒副作用更少，未来可能逐步取代目前常用的抗代谢药物。

（二）TGF-β的抑制剂

在参与创伤愈合的生长因子中，TGF-β被认为是诱发瘢痕形成最强有力的刺激因素之一，而在人体存在的三种TGF-β亚型中，TGF-β2在眼内占主导地位，是房水中刺激结膜成纤维细胞功能的最重要的因子[21]。TGF-β是人Tenon囊成纤维细胞活化的重要诱导因子，通过与该细胞表面TGFβ-R结合而增加胶原基因（主要是Ⅰ型和Ⅲ型胶原）mRNA的表达，从而促进胶原的合成和成熟[22]。

多方面的研究结果表明TGF-β在GFS术后滤过道瘢痕形成中的重要作用，因此TGF-β成为抗滤过道瘢痕形成的重要靶位。当前临床中使用的药物包括曲尼司特、氯沙坦、格列酮类和甲磺酸伊马替尼，能阻断TGF-β的生成、激活和生物学活性。

Khaw[23]小组在人Tenon囊成纤维细胞的体外实验中，发现重组人类单克隆抗体（CAT-152）能够明显阻碍TGF-β2。在此基础上，建立家兔青光眼滤过性手术模型，重复结膜下注射CAT-152，与对照组比较，实验组的手术疗效和功能性滤过泡存活率明显提高。经CAT-152处理的眼球，显示了较少的胶原沉积，以及明显的滤过泡形成证据，且无明显副作用。其后的临床研究显示，使用1mg/ml浓度的确切疗效并不理想。其他TGF-β2抑制剂，如苏拉明（德国拜耳）[24]、曲尼斯特（日本Kissei）[25]、洛伐他汀（美国默克）[26]以及ALK5抑制剂[27, 28]，也在体外和动物研究中进行过尝试，并取得了满意效果。一些研究采用RNA干预的方式，通过TGFβ2特异性siRNAs技术抑制结膜瘢痕化的过程并取得疗效。

虽然TGF-β2是瘢痕形成的关键诱导因子，但是TGF-β其他亚型也发挥相似的功能，因此这些制剂不能完全阻断该类因子致瘢痕化的全部作用。此外，TGF-β2诱导的成纤维细胞增生、活化在伤口愈合的早期是必需的，其后期过表达才会促进瘢痕化，所以TGF-β2中和抗体在临床上的应用时间、剂量尚需大量的研究。

Decorin是一种小分子的硫酸软骨素类蛋白多糖，也是TGF-β的天然抑制剂。谢琳[29]及Grisanti[30]发现Decorin能够抑制滤过道胶原纤维的生长，从而维持滤过泡的功能和低眼压，同时对于结膜上皮、角膜上皮和视网膜无毒性作用，有可能是一种新的抗滤过道瘢痕化药物。

能够抑制TGF-β受体激酶和底物磷酸化的小分子物也在研究当中。通过过表达Smad通路的生物抑制剂比如Smad-7来达到抑制TGF-β通路的方法也取得了部分进展[31, 32]。陈君毅等[33]将含有Smad7基因的质粒转染至HTFs后，发现HTFsⅠ型胶原蛋白的表达明显降低，并能够拮抗TGF-β对Ⅰ型胶原蛋白的诱导作用。多肽配体通过与目标蛋白结合并相互作用选择性阻断细胞内信号转导的方法也在研发中[34]。Meyer-ter-Vehn等[35]发现P38-MAPK的特异性抑制剂SB203580、SB239068、SB220025下调了HTFs活化分泌的Ⅰ型胶原蛋白、纤连蛋白、α-平滑肌肌动蛋白，并抑制HTFs的收缩性和肌动蛋白弹力纤维的聚集。Meyer-ter-Vehn等[36]研究表明他汀类可以通过干扰Rho-ROCK信号转导通路来抑制TGF-β对HTFs细胞向MFs的激活作用，从而具有抑制滤过术后滤过道瘢痕化的潜在功效。

吡非尼酮是一种新型抗纤维化药物，能够抑制成纤维细胞生长和胶原合成[37, 38]。这一效应可能是通过抑制TGF-β的转录水平及其诱导的纤连蛋白合成介导的。

段宣初团队近年来也一直致力于探索一种GFS手术后抗瘢痕形成效果明显、副作用少的药物。罗格列酮是噻唑烷二酮类抗糖尿病药，通过提高胰岛素的敏感性而有效地控制血糖。前期已完成"罗格列酮对TGFβ1诱导HTFs活化的抑制作用"系列研究，即研究

TGFβ1对不同浓度罗格列酮预处理后的HTFs的活化作用。结果表明罗格列酮上调过氧化物酶体增生物激活受体–γ（PPAR–γ）的同时有效地抑制了Smad2/3的磷酸化，在一定程度上减弱了TGFβ1对平滑肌肌动蛋白（α–SMA）、结缔组织生长因子（Connective Tissue Growth Factor，CTGF）及Ⅰ型胶原（COL1A1）的上调作用。说明罗格列酮在没有明显毒性作用的前提下，通过抑制α–SMA、CTGF及COL Ⅰ的产生减弱了TGFβ1对HTFS的活化作用，有效地减轻了滤过道瘢痕组织的生长[39, 40, 41]。

（三）ROCK的抑制剂

各种炎症因子通过G蛋白偶联受体可以活化Rho–ROCK信号通路。Rho重要的下游效应分子之一ROCK是一种Ser/Thr蛋白激酶，发生多个氨基酸位点的磷酸化而激活，并介导MAPK等下游一系列信号的磷酸化、脱磷酸化反应，最终可以引起成纤维细胞转型、胶原合成、肌动蛋白的聚合和细胞迁移等作用。已有研究表明Rho–ROCK系统是调控成纤维细胞向肌成纤维细胞转化的重要信号转导系统[42]。

ROCK抑制剂在脂多糖刺激诱导的炎症细胞中应用，能够降低NF-κβ的激活，并进一步阻碍前炎性细胞活素的形成，例如白细胞介素–1β/6和肿瘤坏死因子α[43]。已知的Rho/ROCK通路特异性蛋白激酶抑制剂（Y-27632，瑞士，诺华；HA-1077，日本，参天；H-1152，德国，默克；以及ML-7，德国，默克），它们主要是通过阻碍TGF-β或溶血磷脂酸对Tenon囊成纤维细胞的诱导而发挥作用[44]。Honjo等[45]研究表明，使用ROCK抑制剂Y-27632进行局部治疗，能够明显改善家兔GFS的远期效果。其组织学检查也证实，使用Y-27632处理的滤过泡拥有更少的胶原沉积。

三、基因水平的信号干扰

目前随着对滤过道瘢痕化机制认识的深入及基因治疗技术的发展，针对瘢痕化发生的多个信号转导环节，应用核酶、反义寡核苷酸、RNA干扰、转基因等技术，在基因水平上以基因沉默为目的、达到对滤过道瘢痕化的进程进行调控。这使针对每个靶位的调控更具特异性，同时可以达到长期表达的效果[46]。

Nakamura[47]等利用针对TGFβ Ⅱ型受体特异性的siRNA，转染培养的人角膜成纤维细胞，采用RT-PCR、免疫荧光和免疫印迹法检测，发现可抑制TGFβ Ⅱ型受体的表达，降低纤维连接因子的产生和培养的人角膜成纤维细胞的移行。在结膜下注射橡胶珠引起结膜下瘢痕的鼠眼模型中，同时注射针对TGFβ Ⅱ型受体的siRNA可以明显减少炎症细胞的数量和基质沉积。该研究为降低GFS术后滤过道瘢痕形成提供了可能。

黄圣松[48]等应用特异性的靶向人IKKβ（IKK的一个亚基）的siRNA并将其转染入体外培养的HTFs，实验证明以IKK靶位进行干扰可以抑制HTFs的增殖。

四、miRNA抗滤过道瘢痕形成的作用与机制

与外源性siRNA不同，内源性miRNA针对靶基因3'端非编码区（3'UTR），可在转录后水平调控内源性基因，有着高度保守性、时序性和组织特异性，在组织中广泛表达，对机体的生长发育发挥重要作用[49]。

miRNA及其靶基因之间的相互作用是生物体正常的调控机制，维持着机体内环境的平衡和稳定。根据目前公认的观点，miRNA组装进入RNA诱导沉默复合物（RNA induced silencing complex，RISC）后，miRNA 与其靶基因的互补程度决定了它以何种机制沉默靶基因[50]。miRNA 与靶基因不完全配对时，就以抑制靶基因翻译的方式作用；与靶基因某段序列完全配对时，就可能引起靶基因在互补区断裂而导致基因沉默。许多研究表明，绝大多数动物 miRNA 通过抑制翻译而非 mRNA 降解的方式调控靶基因。*Nature* 曾有报道，人源 miRNA 通过广泛下调目的 mRNA 来抑制靶基因表达[51]。

　　基因调控是一切生物学行为和表型发生的核心环节。miRNA 调节比蛋白水平调节能量更省，效果更快。通常一个 miRNA 可调节多个靶基因，一个靶基因也可同时受几个、几十甚至几百个 miRNA 的调节，miRNAs 和靶基因之间组成了复杂的调节网络[52]。目前在各种生命体中发现的 miRNAs 类型超过 1200 种，通过实验验证或经数据库和软件推测其中人源的有 1000 多种[53]。这些 miRNA 通过与特异 mRNA 结合，抑制目标 mRNA 的表达或降解，调控着 1/3 以上人类基因的表达[54]。

　　近年来研究表明，miRNA 参与体内大多数基本信号通路，对靶基因进行转录后调控，在胚胎发育、器官形成、细胞增殖、凋亡、分化、脂肪代谢、肿瘤发生等一系列生命过程中扮演重要角色[55]，特别是 miRNA 在器官纤维化的诊断及治疗中显示出巨大的潜力[56,57]。

　　根据 miRNA 在心肌、肾脏等器官纤维化疾病中的研究进展，段宣初课题组大胆推测：某些 miRNA 也参与了眼部 GFS 术后滤过道的瘢痕形成过程。找出特异性目的 miRNA，利用过表达技术，从转录后水平沉默靶基因，就能抑制 ECM 的产生，减少 GFS 术后瘢痕化，有效提高手术成功率（图 6-8-1）。

　　随后，段宣初课题组在国内较早开展了关于 miRNA-29b 对 HTFs 胶原分泌及细胞增殖的细胞和分子生物学机制研究。

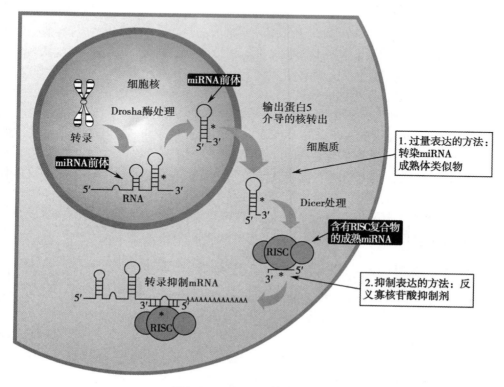

图 6-8-1　miRNA 的功能研究

通过微阵列miRNA芯片，将正常HTFs与经TGFβ1刺激后的HTFs（即MFs）相比较，对比寻找特异性上调或下调的miRNA（MFs为同一样本同一代HTFs诱导而来，样本数＞3）。结果发现，38个miRNA表达上调，31个miRNA表达下调（图6-8-1）。

在31个下调的miRNA中，miR-29b引起了特别关注。miR-29b在TGFβ1诱导前后的细胞中均有表达，在MFs表达水平较HTFs中下降，差异具有显著性。

课题组通过构建体外荧光素酶报告基因、慢病毒表达载体（Lentiviral Vector），结合运用实时定量PCR、蛋白质印迹技术，从体内、体外两方面着手，系统研究miR-29b在GFS术后滤过道瘢痕形成中的功能和生物学特性。观察得到miR-29b下调其所在的PI3K/Akt增殖通路，进而抑制COL1A1胶原分泌和HTFs增殖（图6-8-2）[58]。目前，该课题组正在试验以miRNA-29b为研究基础的家兔慢病毒转染试验，以及PI3K/Akt/Sp1信号通路为目标的基因治疗研究，并已取得初步结果[59]。

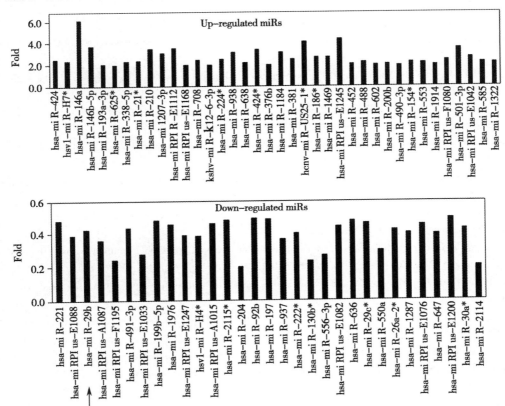

图6-8-2 芯片分析显示原代HTFs活化后miR-29b表达下降

（引自Li N, Cui J, Duan X, et al. Invest Ophthalmol Vis Sci, 2012, 53:1670-1678）

五、结语与展望

许多抗纤维化药物可以减轻或延缓动物模型术后伤口愈合，但是在前瞻性随机临床试验中罕有有效制剂。抗VEGF药物在滤过性青光眼手术后的瘢痕形成方面有明显效果，但其最佳给药途径、最佳剂量及最佳重复次数等等仍然未知，仍需更多的试验和临床数据来解答。

进一步的研究除了补充大样本的随机临床试验外，应集中于深入发掘已有成果，尝试使用联合治疗，调控多步瘢痕形成过程。同时，也应集中于靶向给药系统的发展，以期改进或延长靶向组织和抗瘢痕分子间的充分接触，改善已知抗瘢痕药物的疗效。

由于在滤过性手术瘢痕形成的过程中参与的影响因素众多，各种因素相互交叉、相互影响，比如患者及病程的选择也关系到治疗效果。基于这些原因，只有在充分研究瘢痕化形成机制的基础上，兼顾生物因子和临床影响因素，才能从整体上建立抑制滤过道瘢痕化形成的治疗策略。

（李　宁　段宣初）

参考文献

1. Dulku S. Trabeculectomy success rates. Ophthalmology, 2012, 119: 2194–2195.

2. Zarbin MA. Combination therapy to reduce conjunctival scarring after glaucoma surgery. JAMA Ophthalmol, 2013, 131: 1123.

3. Condon GP, Moster MR. Minimizing the invasiveness of traditional trabeculectomy surgery. J Cataract Refract Surg, 2014, 40: 1307–1312.

4. Arslan S, Aydemir O, Güler M, et al. Modulation of postoperative scarring with tacrolimus and octreotide in experimental glaucoma filtration surgery.Curr Eye Res, 2012, 37: 228–233.

5. Lama PJ, Fechtner RD. Antifibrotics and wound healing in glaucoma surgery. SurvOphthalmol, 2003, 48: 314–346.

6. Georgoulas S, Dahlmann-Noor A, Brocchini S, et al. Modulation of wound healing during and after glaucoma surgery. Prog Brain Res, 2008, 173: 237–254.

7. Chen TC, Chen PP, Francis BA, et al. Pediatric glaucomasurgery: a report by the American Academy Of Ophthalmology.Ophthalmology, 2014, 121: 2107–2015.

8. Van Bergen T, Jonckx B, Hollanders K, et al. Inhibition of placental growth factor improves surgical outcome of glaucomasurgery. J Cell Mol Med, 2013, 17: 1632–1643.

9. Leung DY, Tham CC. Management of bleb complications after trabeculectomy.SeminOphthalmol, 2013, 28: 144–156.

10. Wang W, Zhang J, Huang Y, et al. Clinical study on interferon treatment of early scarring in filtering bleb.Eye Sci, 2011, 26: 197–200.

11. Masoumi Moghaddam S, Amini A, Morris DL, et al.Significance of vascular endothelial growth factor in growthand peritoneal dissemination of ovarian cancer. CancerMetastasis Rev, 2012, 31: 143–162.

12. Zhao Y, Zhu CD, Yan B, et al. miRNA-directed regulation VEGF in tilapiaunder hypoxia condition. BiochemBiophysRes Commun, 2014, 454: 183–188.

13. Penn JS, Madan A, Caldwell RB, et al. Vascular endothelialgrowth factor in eye disease. Prog Retin Eye Res, 2008, 27: 331–371.

14. 贾旭，段宣初. 抗血管内皮生长因子类药物在新生血管性青光眼及滤过手术抗瘢痕治疗中的应用. 中华眼科杂志, 2015, 51: 314–318.

15. Cheng GW, Zhao JL, Ma JM. Expressions of vascular endothelial growth factor and its receptors in rat conjunctival fibroblasts. Zhonghua Yan KeZaZhi, 2012, 48 (6): 513–518.

16. Cheng G, Xiang H, Yang G, et al. Direct Effects of Bevacizumab on Rat Conjunctival Fibroblast. Cell BiochemBiophys, 2015, 73: 45–50.

17. Cheng G, Xiang H, Yang G, et al. Bevacizumab Inhibits Angiogenesis and Inflammation in Rat Filtration Surgery Model. Cell Biochemistry & Biophysics, 2015, 73: 71–77.

18. Li Z, Van Bergen T, Van de Veire S, et al. Inhibition of vascular endothelial growth factor reduces scar formation after glaucoma filtration surgery. Invest Ophthalmol Vis Sci, 2009, 50: 5217–5225.

19. Therapy in glaucoma filtration surgery. Am J Ophthalmol, 2011, 152: 10–15.

20. Grewal DS, Jain R, Kumar H, et al. Evaluation of subconjunctival bevacizumab as an adjunct to trabeculectomy a pilot study. Ophthalmology, 2008, 115: 2141–2145.

21. de Caestecker, M. The transforming growth factor–beta superfamily of receptors. Cytokine Growth Factor Rev, 2004, 15: 1–11.

22. Shao T, Li X, Ge J. Target drug delivery system as a new scarring modulation after glaucoma filtration surgery. Diagn Pathol, 2011, 6: 64.

23. Khaw P, Grehn F, Hollo G, et al. A phase III study of subconjunctival human anti–transforming growth factor beta (2) monoclonal antibody (CAT–152) to prevent scarring after first–time trabeculectomy. Ophthalmology, 2007, 114: 1822–1830.

24. Mietz H, Krieglstein GK. Suramin to enhance glaucoma filtering procedures: a clinical comparison with mitomycin. Ophthalmic Surg Lasers, 2001, 32: 358–369.

25. Spitzer MS, Sat M, Schramm C, et al. Biocompatibility and antifibrotic effect of UV–cross–linked hyaluronate as a release–system for tranilast after trabeculectomy in a rabbit model–a pilot study. Curr Eye Res, 2012, 37: 463–470.

26. Meyer–Ter–Vehn T, Katzenberger B, Han H, et al. Lovastatin I inhibits TGF–beta–induced myofibroblast transdifferentiation in human Tenon fibroblasts. Invest Ophthalmol Vis Sci, 2008, 49: 3955–3960.

27. Xiao YQ, Liu K, Shen JF, et al. SB–431542 inhibition of scar formation after filtration surgery and its potential mechanism. Invest Ophthalmol Vis Sci, 2009, 50: 1698–1706.

28. Sapitro J, Dunmire JJ, Scott SE, et al. Suppression of transforming growth factor–beta effects in rabbit subconjunctival fibroblasts by activin receptor–like kinase 5 inhibitor. Mol Vis, 2010, 16: 1880–1892.

29. 谢琳，贺翔鸽. TGF-β抑制剂（Decorin）抗滤过泡瘢痕形成及毒副作用的实验研究. 第三军医大学学报, 2001, 23: 1084.

30. Grisanti S, Szurman PM, Kaczmarek R, et al. Decorin modulates wound healing in experimental glaucoma filtration surgery: a pilot study. Invest Ophthalmol Vis Sci, 2005, 46: 191–196.

31. Saika S, Yamanaka O, Nishikawa–Ishida I, et al. Effect of Smad7 gene overexpression on transforming growth factor beta–induced retinal pigment fibrosis in a proliferative vitreoretinopathy mouse model. Arch Ophthalmol, 2007, 125: 647–654.

32. Lan HY. Smad7 as a therapeutic agent for chronic kidney diseases. Front Biosci, 2008, 13: 4984–4992.

33. 陈君毅，孙兴怀. 转染Smad7基因的人眼球筋膜囊成纤维细胞的Ⅰ型胶原蛋白肌纤维联接蛋白的改变. 中华眼科学, 2007, 43: 124–128.

34. Cui Q, Lim SK, Zhao B, et al. Selective inhibition of TGF–beta responsive genes by Smad–interacting peptide aptamers from FoxH1, Lef1 and CBP. Oncogene, 2005, 24: 3864–3874.

35. Meyer–Ter–Vehn T, Gebhardt S, Sebald W, et al. p38 inhibitors prevent TGF–beta–induced myofibroblasttransdifferentiation in human tenon fibroblasts. Invest Ophthalmol Vis Sci, 2006, 47: 1500–1509.

36. Meyer–Ter–Vehn T, Katzenberger, Han H, et al. Lovastatin inhibits TGF–beta–induced myofibroblast transdifferentiation in human tenon fibroblasts. Invest Ophthalmol Vis Sci, 2008, 49: 3955–3960.

37. Lin X, Yu M, Wu K, et al. Effects of pirfenidone on proliferation, migration, and collagen contraction of human Tenon's fibroblasts in vitro. InvestOphthalmol Vis Sci, 2009, 50: 3763–3770.

38. Zhong H, Sun G, Lin X, et al. Evaluation of Pirfenidone as a New Postoperative Antiscarring Agent in Experimental Glaucoma Surgery. Invest Ophthalmol Vis Sci, 2011, 52: 3136–3142.

39. Luo YH, OUyang PB, Tian J, et al. Rosiglitazone inhibits TGF-β 1 induced activation of human Tenon fibroblasts via p38 signal pathway. PLoS One. 2014 Aug 21; 9 (8): e105796. doi: 10.1371/journal.pone.0105796. eCollection 2014.

40. Fan F, Li Y, Duan XC, et al. Rosiglitazone attenuates activation of human Tenon's fibroblasts induced by transforming growth factor–＜beta＞1. Graefes archives for clinical and experimental ophthalmology, 2012, 250 (8): 1213–1220.

41. 樊芳，段宣初. 滤过道瘢痕化相关信号传导通路及其干扰靶位. 国际眼科杂志, 2009, 3: 542–545.

42. HinzB, Gabbiani G. Mechanisms of force generation and transmission by myofibroblasts. CurrOpinBiotechnol, 2003, 14: 538–546.

43. He Y, Xu H, Liang L, et al. Antiinflammatory effect of Rho kinase blockade via inhibition of NF-kappaB activation in rheumatoid arthritis. Arthritis Rheum, 2008, 58: 3366–3376.

44. Okamoto H, Yoshio T, Kaneko H, Yamanaka H. Inhibition of NF-kappaB signaling by fasudil as a potential therapeutic strategy for rheumatoid arthritis. Arthritis Rheum, 2010, 62: 82–92.

45. Honjo M, Tanihara H, Kameda T, et al. Potential role of Rho-associated protein kinase inhibitor Y-27632 in glaucoma filtration surgery. Invest Ophthalmol Vis Sci, 2007, 48: 5549–5557.

46. Meyer-ter-Vehn T, Sieprath S, Katzenberger B, et al.Contractility as a prerequisite for TGF-beta-induced myofi broblasttransdifferentiation in human Tenon fibroblasts. Invest Ophthalmol Vis Sci, 2006, 47: 4895–4904.

47. Nakamura H, Siddiqui SS, Shen X, et al. RNA interference targeting transforming growth factor-β type II receptor suppresses ocular inflammation and fibrosis. Molecular Vision, 2004, 10: 703–711.

48. 黄圣松，葛坚，王莉娜，等.RNA干扰技术抑制体外培养的人眼球筋膜囊成纤维细胞增殖的初步研究. 中华眼科杂志, 2005, 41: 1076–1081.

49. Xue LC, Xu ZW, Wang KH, et al. Regulatory Network of MicroRNAs, Target Genes, Transcription Factors and Host Genes in Endometrial Cancer. Asian Pac J Cancer Prev, 2015, 16: 475–483.

50. Bandiera S, Hatem E, Lyonnet S, et al. microRNAs in diseases: from candidate to modifier genes. Clin Genet, 2010, 77: 306–313.

51. Lim LP, Lau NC, Garrett-Engele P, et al. Microarray analysis shows that some microRNAs downregulate large numbers of target mRNAs. Nature, 2005, 433: 769–773

52. Slack FJ, Weidhass JB. MicroRNAs as a potential magic bullet in cancer. FutOncol, 2006, 2: 73–82.

53. Griffiths-Jones S, Saini HK, van Dongen S, et al. miRBase: tools for microRNA genomics. Nucleic Acids Res, 2008, 36: D154–158.

54. Olena AF, Patton JG. Genomic organization of microRNAs. J Cell Physiol, 2010, 222: 540–545.

55. Bartel DP. MicroRNAs: genomics, biogenesis, mechanism, and function. Cell, 2004, 116: 281–297.

56. Vettori S, Gay S, Distler O. Role of MicroRNAs in Fibrosis.Open Rheumatol J, 2012, 6: 130–139.

57. 李宁，段宣初. miRNA与眼部纤维增生性疾病. 中国实用眼科杂志, 2011, 29: 1109–1113.

58. Li N, Cui J, Duan X, et al. Suppression of type I collagen expression by miR-29b via PI3K, Akt, and Sp1 pathway in Human Tenon's Fibroblasts. Invest Ophthalmol Vis Sci, 2012, 53: 1670–1678.

59. Yu J, Luo H, Li N, Duan X. Suppression of Type I Collagen Expression by miR-29b Via PI3K, Akt, and Sp1 Pathway, Part II: An In Vivo Investigation. Invest Ophthalmol Vis Sci, 2015, 56: 6019–6028.

第九节　青光眼的血流变化

原发性开角型青光眼（POAG）表现为进行性视网膜神经节细胞凋亡，其确切病因尚未完全知晓。眼压（IOP）升高是其最重要的危险因素，IOP升高导致视网膜神经节细胞轴突在筛板位置受到机械性损伤。此外，眼血流调节能力下降所导致的视神经缺血也被认为是青光眼发病的另一个重要机制。近年来很多基础及临床研究都发现眼部灌注压（ocular perfusion pressure，OPP）降低是青光眼发病及恶化的重要危险因素。

一、概述

组织灌注压是动脉压与静脉压的差值，是组织内血液流动的驱动力。由于眼静脉压约等于或略高于IOP[1]，眼灌注压可以约等于眼动脉压与IOP的差值。因此，IOP升高或全身血压下降都可能导致眼灌注压下降。眼灌注压下降导致眼部血流下降，引起组织缺血、缺氧。但是，很多研究都发现眼灌注压与眼血流之间的关系非常复杂。

大量流行病学研究均发现低OPP是青光眼发病及进展的危险因素。低血压所导致的低OPP被认为是青光眼病情进展的危险因素[2]。在青光眼早期诊断试验（Early Manifest Glaucoma Trial，EMGT）研究中发现收缩期OPP低的患者青光眼病情进展的风险增加50%[3]。

除全身性低血压以外，夜间血压下降（nocturnal blood pressure dipping）也在青光眼进展中起作用。夜间血压下降是一种生理现象，一般正常人在睡眠时收缩压下降10%~12%，舒张压下降14%~17%。夜间血压不下降或下降超过该范围被称为夜间血压下降异常。有研究发现，在IOP已经良好控制的POAG和正常眼压性青光眼（NTG）患者中，存在夜间血压下降异常的患者出现视野进展的可能性更大[4]。该结果提示患者夜间血压下降的幅度可以作为POAG和NTG患者病情进展的危险因素[5]。

IOP波动以及血压波动所造成的OPP昼夜波动也在青光眼疾病进展中起作用。与正常人相比，POAG患者平均OPP显著降低，日间OPP波动较正常人显著增大[6]。在NTG患者中OPP昼夜波动增大是病情进展的危险因素[7~9]。

大量研究显示青光眼患者除OPP降低以外，患者还存在眼部血管的自主调节功能（autoregulation）异常。OPP下降以及血管自主调节功能异常共同导致青光眼性视神经病变的发生和进展。

二、眼部血管的自主调节

血管自主调节是指在灌注压力产生变化的时候，血管能够保证其内部血流稳定的能力。血管自主调节的机制尚未完全阐明，现在认为主要依赖于三个机制：神经机制、肌源性机制和代谢源性机制。脉络膜血管上交感神经、副交感神经、感觉神经分布丰富，为脉络膜血管神经调节的主导因素。评价眼部血管自主调节功能需要改变OPP。在实验条件下，改变OPP可以通过改变动脉压或IOP来达到。升高全身血压将提高OPP，升高IOP将降低OPP。

（一）眼球的血液供应

眼球的血液供养来自眼动脉的视网膜中央血管系统和睫状血管系统。视网膜血管主要由视网膜中央动脉供应，视网膜血循环与脑循环类似，没有自主神经支配，以低流量和高耗氧量为特征，同时具有自主调节功能。而脉络膜血管主要由睫状后长动脉供应，其血循环以高流量低耗氧为特征。脉络膜的血流量占整个眼球的85%。脉络膜的血流除供应视网膜外，还具有维持眼球的温度和容量的作用。但脉络膜的自动调节相对视网膜要弱，更多依赖于眼内灌注压。

视神经的血供主要来源于睫状后短的分支及脉络膜小动脉。视盘的血管大致可分为4层：①视盘表面神经层由视网膜中央动脉的分支供血；②视盘筛板前区接受脉络膜动脉的回返支和睫状后短动脉的供血；③视网膜筛板区由睫状后短动脉的向心支或Z-H动脉环供血；④视盘筛板区后区由睫状后短动脉分支及视网膜中央动脉的分支供血。视盘血流的自主调节虽然较视网膜差，但是较脉络膜好。

（二）视网膜血管的自主调节

与眼外血管和脉络膜血管不同，视网膜血管没有神经支配，因此视网膜血管自主调节主要依赖视网膜局部血管调节机制。研究发现视网膜血管可以在较大范围灌注压力变化中起到自主调节作用。提高OPP，视网膜动脉表现为血管收缩，以维持稳定的视网膜血液供应[10~12]。介导该血管收缩的细胞因子尚不完全清楚，有证据表明内皮素在其中起重要作用。阻断内皮素A受体可以消除视网膜动脉的收缩反应[13]。这种血管收缩反应在平均动脉压较基线升高超过40%时失效[10,12]。

作为血管自主调节的另一方面，提高IOP所导致的OPP下降可以引发视网膜动脉管径扩张，而静脉管径缩小[14]。视网膜动脉管径扩张可能是源于肌肉源性自主调节机制，IOP升高导致视网膜动脉跨壁压力差减小，引起血管扩张。而视网膜静脉由于管壁相对薄弱、血管内压力较低等因素表现为被动性管径收缩。当IOP升高超过30mmHg时，动脉的自主调节作用消失[15,16]。在达到该IOP水平之前，视网膜血流保持稳定状态[17]。

此外，还有一种自主调节机制称为代谢性调节机制（metabolic autoregulation），即组织可以根据自身的代谢需求调节血流大小的能力[18]。动物研究表明，中度降低OPP时视网膜组织内部氧分压保持不变[19~21]。在人眼也发现，缺氧或高二氧化碳会导致视网膜血管扩张[18,22,23]；高氧含量会导致血管收缩[24]，从而保证组织氧分压恒定。

（三）视盘血管的自主调节

一般认为视盘血管自主调节可以应对较大幅度灌注压变化。在一项针对正常人的研究中发现，通过提升全身血压而升高OPP达到基线的34%之前，视盘血流保持不变[25]。通过升高IOP降低OPP，同样可以观察到视盘血管扩张，即其自主调节作用。在正常人群中这种调节作用可以持续到IOP达到40~45mmHg[26,27]。

（四）脉络膜血管的自主调节

与视网膜血管不同，脉络膜血管具有大量神经分布。一系列基础及临床研究均证实脉络膜血管同样具有一定自主调节能力。在兔的实验研究中发现脉络膜血管对于OPP升高或下降都可以起到自主调节作用[28, 29]。在人的研究中同样发现脉络膜血管相似的调节能力[30]。研究还发现脉络膜血管的自主调节作用是与IOP相关的。低眼压状态下血管的自主调节能力要远好于高眼压状态下[30]。

三、血管自主调节的作用机制

（一）神经机制

有证据表明神经组织在脉络膜血管的自主调节中起非常重要的作用。但视网膜血管由于缺少神经支配，因此其作用机制主要是局部性的。脉络膜血管的交感神经主要来源于同侧的颈上神经节。交感神经兴奋引起脉络膜血流减少[31]，去除交感神经支配导致脉络膜血流增加[32, 33]。交感神经的血管收缩作用主要通过激动α受体来实现[34, 35]，阻断α受体导致血管扩张[36]。正常人眼部滴用可乐定或溴莫尼定（α₂受体激动剂）引起脉络膜血流减少。β受体对脉络膜血管的作用尚不完全清楚，有研究发现阻断α受体引起的血管扩张可能是通过β受体来实现的[37]。刺激副交感神经可以增加脉络膜血流。眼部的副交感神经来自面神经，起源于翼腭神经节。刺激面神经可以引起脉络膜血流的显著增加。

（二）代谢机制

组织能够根据自身代谢需求动态调整血流变化，组织中氧气及二氧化碳分压对眼部组织血流量起重要作用。高氧含量及低氧含量可以分别引起视网膜及视盘血流减少或增加[22, 38, 39]。然而，血液中的氧含量对脉络膜血管几乎没有作用[40, 41]。二氧化碳可以使眼球后部所有血管扩张[42~44]。

1. 一氧化氮（NO） 在眼部，NO是重要的血管扩张因子。人体内NO来源于L-精氨酸，该反应由NO合成酶（NOS）催化。目前已知三种NOS：神经型NOS（nNOS）、内皮型NOS（eNOS）和诱导型NOS（iNOS）。eNOS和nNOS存在于正常组织中，iNOS仅产生于过敏或炎症反应等病理过程中。NO刺激鸟苷酸环化酶合成环鸟苷酸，引起细胞钙离子外流，舒张血管平滑肌。NO的合成过程可以被很多L-精氨酸类似物质所抑制，比如：NG-monomethyl-L-arginine（L-NMMA）、NG-nitro-L-arginine methyl ester（L-NAME）和NG-nitro-L-arginine（L-NA）。这些物质可以竞争性抑制NO的合成作用。很多研究都表明，NO在眼部血流调节中起重要作用。阻断NOS可以导致视网膜及脉络膜血流下降[45, 46]。正常人群中，静脉给予L-NMMA可以显著收缩视网膜血管管径，减少脉络膜及视盘的血液供应[47, 48]。

很多研究观察了NO对眼部血流自主调节的作用。在一项针对兔的研究中，研究者通过改变全身血压进而改变眼部OPP。使用L-NAME后可以显著减少脉络膜血流供应[49]。在一项针对正常人的研究中，分别给予L-NMMA、去氧肾上腺素（α受体激动剂）和安慰剂。结果发现去氧肾上腺素跟安慰剂均不能引起脉络膜血流改变，而抑制NOS可以显著减少脉络膜血流供应[50]。

此外，血液中高二氧化碳所导致的血管扩张其机制可能也有NO参与。在正常人中，抑制NO合成酶可以显著降低高二氧化碳所引起的脉络膜动脉扩张[51]。

2. 腺苷 腺苷是另一种可以引起眼部血管扩张的因子。其主要通过腺苷 A_1 和 A_2 受体起作用，激动这些受体，上调腺苷酸环化酶活性，细胞中cAMP含量增加，放松血管平滑肌[52]。静脉注射腺苷可以扩张视网膜血管管径，增加视网膜及脉络膜血流[53,54]。但是，人眼中腺苷在OPP改变所引起的视网膜、视盘和脉络膜血流改变中的作用尚不清楚。

3. 血管内皮素-1（ET-1） ET-1是一种强力的血管收缩因子，主要由血管内皮细胞产生。ET-1与血管平滑肌上的ET_A受体相结合介导血管收缩。此外，ET-1还能与血管内皮细胞上的ET_{B1}受体结合，通过促进NO和前列环素释放来介导血管扩张。在猫的实验中静脉给予ET-1可以显著降低视网膜血流，但对于脉络膜血流作用不大。健康成年男性给予不会引起全身血压改变剂量的ET-1，可以减少脉络膜及视盘的血流[55]。在另一项研究中发现BQ-123（ET_A受体拮抗剂）可以完全消除外源性ET-1减少脉络膜及视盘血流的作用[56]。但是，单独给予BQ-123并不能影响脉络膜及视盘的血流。在对视网膜的研究中也发现了相似的结果，外源性ET-1显著减少视网膜血流，该作用可以被BQ-123消除。单独使用BQ-123对视网膜血流没有明显影响[57]。这些证据表明ET-1在人视网膜血液循环中起重要作用，其血管收缩作用主要通过ET_A受体实现。在实验性升高OPP所产生的血管自主调节作用中，ET-1也起到一定作用。BQ-123可以减弱其血管收缩作用[13,58]。此外，BQ-123还可以减弱高氧所引起的视网膜血管收缩反应。提示ET-1可能在该过程中也起作用[59]。

（三）肌源性机制

肌源性反应（myogenic response）首先由Bayliss于1902年提出，因此也被称为Bayliss效应。该反应表现为血管内外跨壁压力升高时血管管径缩小。肌源性反应是血管平滑肌对牵张力的反应，当跨壁压力减低时平滑肌表现为舒张[60]。简单来说，作用在血管壁的张力引起平滑肌细胞膜去极化，激活Ca^{2+}通道，Ca^{2+}内流、血管收缩[61]。血管的肌源性反应的首要功能是在毛细血管内血液容积和静水压力变化时保持Starling平衡（从毛细血管滤出的液体总量与被毛细血管吸收的液体总量相等）。在眼部大部分血液都存在于脉络膜，因此脉络膜血管通过肌源性反应来对抗全身血压变化，保持IOP稳定[62]。

四、青光眼血管调节异常

青光眼性视神经病变的发病机制主要有机械压迫学说和血管学说。机械压迫学说主要关注IOP升高所造成的损伤，升高的IOP导致筛板纤维拉长、塌陷。神经节细胞轴突受到IOP升高直接损伤以及筛板组织变形的间接损伤。另外，轴浆流受阻所导致的营养因子缺乏造成神经节细胞凋亡。血管学说认为IOP升高或血管自主调节功能异常引起眼部血流量下降，局部缺血导致了青光眼性视神经病变[63,64]。这两种学说其实并不相互排斥，血管功能失调增加了神经组织对IOP升高的敏感性。

青光眼患者经常表现为血管自主调节功能异常。一项研究中，当体位从坐位变为卧位时，正常人视网膜中央动脉血管阻力增加，但青光眼患者的血管阻力没有改变[65]。另一项研究发现，体位改变时青光眼患者视网膜血流变化幅度远大于正常人[66]。这些结果都提示，青光眼患者视网膜血管的自主调节能力异常。但是，在轻度到中度IOP升高时，青光眼患者脉络膜及视盘血流变化与正常人没有显著差异[17]。

青光眼患者血管自主调节能力异常的原因尚不完全清楚。有证据表明NO系统在其中具有一定作用。青光眼患者房水中NO含量增加[67]。青光眼患者视盘血管内皮细胞nNOS和eNOS的表达增加[68]。在人眼灌注模型中提高灌注压，模拟IOP升高，将导致NO产生增加。同时伴有iNOS转录水平提高[69]。在青光眼患者视盘星形胶质细胞中也发现了iNOS表达[68]。升高体外培养的人视盘星形胶质细胞周围的压力可以诱导细胞表达iNOS[70]。这些证据提示iNOS具有一定神经毒性作用。在动物实验中，使用氨基胍抑制iNOS合成，可以显著减少视网膜神经节细胞的凋亡[71]。并且，由eNOS产生的NO可以扩张血管、增加血液供应，具有一定神经保护作用[72]。静脉给予L-NMMA后，视盘血流减少的程度正常人比青光眼患者更为显著，提示在青光眼患者由eNOS产生的NO减少[73]。一项研究发现青光眼患者房水中ET-1含量增加[74]，同时伴有视盘星形胶质细胞ET_B受体表达增加[75]。这些增加的ET-1引起血管收缩，进而导致组织缺血。在动物实验中发现，ET-1可以引起视盘慢性缺血、神经节细胞数量减少[76,77]。临床上，一些青光眼患者同时患有全身血管调节异常性病变，表现为动脉过度收缩或静脉过度扩张。这些患者往往表现为手足冰冷、低血压、血浆ET-1含量升高、偏头疼、体重指数（BMI）偏低等症状。青光眼患者眼血流的波动增加会导致活性氧（ROS）产生增加，尤其在线粒体，这种损伤模型属于缺血再灌注损伤。缺血所导致的青光眼性视神经损伤机制可分为以下两种：第一种损伤主要位于筛板位置，IOP升高，局部组织的生物力学特性导致了轴突损伤。低OPP导致的视神经缺血降低了神经节细胞的营养供应。而这些损伤主要出现在视神经的后部，此部分组织主要由睫状后短动脉供应，由于位置较深，目前对该部分的血供改变了解甚少。更多的数据来源于视神经表层，该部分的血供主要来自视网膜中央动脉。第二种损伤为缺氧导致视网膜神经节细胞线粒体功能的下降，这种下降从某种程度来说是一种对神经组织的保护。线粒体功能下降导致ROS增高。缺血、缺血/再灌注是导致ROS升高的主要因素。此外，OPP下降将导致血管自主调节功能以及血管神经耦合功能的下降或丧失。血管神经耦合是指视网膜神经元激活会引起局部血流增加，该现象被称为功能性充血（functional hyperemia）。青光眼患者这种功能性充血的反应较正常人明显减弱。星形胶质细胞在调控神经活动导致的血管扩张过程中起重要作用。

五、眼部血流检测方法

近年来科学技术一直在不断发展，许多不同的方法直接或者间接用于眼球血流测量。但仍然没有一种方法可以提供所有相关信息方便统一解读。其实不同方法能够反映眼球不同位置或者眼球灌注压不同方面的情况（例如流速或血管大小等）。但是不管怎么样，新技术的发展还是为眼球血流测量提供了便利。

（一）眼球搏动测量（pulsatile ocular blood flow, POBF）

眼的动脉供血具有搏动性特征，通过将脉冲幅度经特殊函数转化来间接评价整个眼球的血流情况[78]。该方法测量比较简单，但只是反映搏动成分，同时检测结果将受巩膜硬度、血压、心率、眼球容积及IOP的影响，较多地应用于个体治疗前后的比较，而不能用于不同个体间的比较。该方法主要用于脉络膜血流的评估，脉络膜血管床在视盘的供血上起的作用比较小。研究发现在POAG患者，特别是NTG患者中，POBF出现下降[79~81]，虽然POBF在视野丢失患者中下降更加明显，但在视野前期的青光眼患者中也出现下降[80]。

（二）血管造影技术

该技术是通过染料注射进行血管观察。荧光素眼底血管造影术（fluorescent fundus angiography，FFA）主要是通过荧光素钠染料注射入体内后，利用血视网膜屏障阻止染料进入组织的特性从而能很好地显影视网膜血管的技术。该技术能很好地显示视网膜血循环情况，并在一定程度上显示视盘血液循环。但因荧光素钠的分子过小易穿过脉络膜毛细血管内皮细胞间，从而显示脉络膜循环能力较差。大分子的吲哚青绿就能比较好地显影脉络膜的血管。造影技术只能提供简单的定量分析。有研究发现，无论在高眼压症或者NTG患者中通过荧光造影技术都发现在视网膜、脉络膜及视盘均出现血流指标下降[82~84]，但这种下降在NTG患者中较明显[85,86]。视盘主要表现为荧光充盈缺损、充盈迟缓和渗漏增加[87]。

（三）激光多普勒技术

Riva及其团队于1972报道了该项技术，其原理主要是利用多普勒效应测量红细胞流速[88]。该技术可以有不同的应用方法，目前包括激光多普勒血流测速计（laser Doppler velocimetry，LDV）、激光多普勒血流仪（laser Doppler flowmeter，LDF）和海德堡激光视网膜血流计（Heidelberg retina flowmeter，HRF）。LDV测量视网膜大血管的最大血细胞流速，结合血管直径的测量，最终能够评估血流，但该方法只能测定单一血管，而不能对整个眼球的灌注情况进行检测[89]。根据LDV结果分析发现，在POAG和NTG中都出现眼球血流下降，这种下降和流变学理论是相符的[90]。LDF不同于LDV，它用于测量毛细血管床的相对流速，红细胞的数量[91,92]。它不仅能提供表层视神经纤维的灌注，还能提供部分或者全部筛板前区的灌注情况。LDF主要的缺点是测量面积小，个体间波动大。LDF也曾用于比较POAG与NTG患者之间眼球血流的差异，结果显示个体间变异较大[93,94]。HRF技术是LDF和激光共聚焦扫描断层技术的结合[95,96]。要求患者屈光介质透明和良好的固视，同时测量时需要避开较大的血管。HRF测量的是表层视神经纤维层的血流，其缺点与LDF类似。众多研究采用HRF方法研究发现青光眼患者视网膜和视盘的血流量下降[97~99]，但也有一部分研究发现青光眼患者血流没有下降[100]。

（四）激光散斑现象（laser speckle phenomenon）

散斑技术和多普勒技术其实是对同一个物理现象的不同解读方式。其缺点也是和多普勒一样，都只是对血流的计算而不是直接测量血流。Yokoyama Y等应用激光散斑血流成像（laser speckle flowgraphy，LSFG）测量了36例青光眼患者和24例正常人视盘的血循环情况，发现病例组血流指标下降，并且下降程度与神经纤维层厚度及视野指标相关[101]。

（五）彩色多普勒超声成像

彩色多普勒超声成像（color Doppler imaging，CDI）在全身多个脏器扫描中得到广泛的应用。在眼科，通常采用5~7.5Hz，在B型超声二维切面上，叠加彩色编码多普勒信号显示眼后段血管。血流指标的可重复性和可靠性与操作者的能力和经验有比较大的关系。大量研究表明青光眼患者较正常者眼动脉、视网膜中央动脉、睫状后动脉收缩期峰值血流速度和舒张末期血流速度下降，阻力指数增加[102,103]。

（六）多普勒光学相干断层扫描

多普勒光学相干断层扫描（Doppler optic coherence tomography，DOCT）可以测量出入视盘的所有血管的血流，被称为视网膜总血流量。青光眼患者视网膜总血流量呈现明显下降，并且下降程度和视野丢失相关[104]。最近又有报道，半侧视野缺损的青光眼患者的对应侧的视盘血流量表现明显下降[105]。

（七）光学相干断层扫描造影技术

光学相干断层扫描造影技术（optic coherence tomography angiography）首次由Yali及团队于2012年报道[106]，同时该团队研究还发现在青光眼患者中视盘血流指数及血管密度较正常组都有明显下降，并发现这种下降和视野指数相关[107]。该项技术是一项安全方便、非侵入性的检测手段，可以长期多次随访。但长期的临床使用效果还需要进一步的临床验证。

综上所述，虽然临床上已有多种设备可以用来检测眼部血流变化，但尚无一项公认的金标准。尽管采用不同的方法对不同类型或不同时期的青光眼进行检测，都发现患者眼球血流出现下降。然而这种下降的血流是高眼压或者青光眼性视神经病变所造成的继发改变，还是患者本身就存在的原发性血管功能的异常，目前还没有得出一致的结论。此外，对于眼部血流自主调节的确切机制、青光眼患者血流调节异常的机制及其在病变中所起作用等诸多问题都还没有明确答案，所有这些都还有待于将来进一步的研究。

（陈君毅　王晓蕾　刘祥祥）

参考文献

1. Maepea O. Pressures in the anterior ciliary arteries, choroidal veins and choriocapillaris. Exp Eye Res, 1992, 54(5): 731–736.

2. Leske MC, SY Wu, A. Hennis, et al. Risk factors for incident open-angle glaucoma: the Barbados Eye Studies. Ophthalmology, 2008, 115(1): 85–93.

3. Leske MC, Heijl A, Hyman L, et al. Predictors of long-term progression in the early manifest glaucoma trial. Ophthalmology, 2007, 114(11): 1965–1972.

4. Kaiser HJ, Flammer J, Graf T, et al. Systemic blood pressure in glaucoma patients. Graefes Arch ClinExpOphthalmol, 1993, 231(12): 677–680.

5. Collignon, N, Dewe W, Guillaume S, et al. Ambulatory blood pressure monitoring in glaucoma patients. The nocturnal systolic dip and its relationship with disease progression. IntOphthalmol, 1998, 22(1): 19–25.

6. Sehi M, Flanagan JG, Zeng L, et al. Relative change in diurnal mean ocular perfusion pressure: a risk factor for the diagnosis of primary open-angle glaucoma. Invest Ophthalmol Vis Sci, 2005, 46(2): 561–567.

7. Choi J, Jeong J, Cho HS, et al. Effect of nocturnal blood pressure reduction on circadian fluctuation of mean ocular perfusion pressure: a risk factor for normal tension glaucoma. Invest Ophthalmol Vis Sci, 2006, 47(3): 831–836.

8. Choi J, Kim KH, Jeong J, et al. Circadian fluctuation of mean ocular perfusion pressure is a consistent risk factor for normal-tension glaucoma. Invest Ophthalmol Vis Sci, 2007, 48(1): 104–111.

9. Sung KR, Lee S, Park SB, et al. Twenty-four hour ocular perfusion pressure fluctuation and risk of normal-tension

glauma progression. Invest Ophthalmol Vis Sci, 2009, 50(11): 5266-5274.

10. Dumskyj MJ, Eriksen JE, Dore CJ, et al. Autoregulation in the human retinal circulation: assessment using isometric exercise, laser Doppler velocimetry, and computer-assisted image analysis. Microvasc Res, 1996, 51(3): 378-392.

11. Harris A, Arend O, Bohnke K, et al. Retinal blood flow during dynamic exercise. Graefes Arch ClinExpOphthalmol, 1996, 234(7): 440-444.

12. Robinson F, Riva CE, Grunwald JE, et al. Retinal blood flow autoregulation in response to an acute increase in blood pressure. Invest Ophthalmol Vis Sci, 1986, 27(5): 722-726.

13. Luksch A, Wimpissinger B, Polak K, et al. ETa-receptor blockade, but not ACE inhibition, blunts retinal vessel response during isometric exercise. Am J Physiol Heart CircPhysiol, 2006, 290(4): H1693-698.

14. Nagel E, Vilser W. Autoregulative behavior of retinal arteries and veins during changes of perfusion pressure: a clinical study. Graefes Arch ClinExpOphthalmol, 2004, 242(1): 13-17.

15. Riva CE, Grunwald JE, BL Petrig. Autoregulation of human retinal blood flow. An investigation with laser Doppler velocimetry. Invest Ophthalmol Vis Sci, 1986, 27(12): 1706-1712.

16. Schulte K, Wolf S, Arend O, et al. Retinal hemodynamics during increased intraocular pressure. Ger J Ophthalmol, 1996, 5(1): 1-5.

17. Weigert G, Findl O, Luksch A, et al. Effects of moderate changes in intraocular pressure on ocular hemodynamics in patients with primary open-angle glaucoma and healthy controls. Ophthalmology, 2005, 112(8): 1337-1342.

18. Pournaras CJ, Rungger-Brandle E, Riva CE, et al. Regulation of retinal blood flow in health and disease. ProgRetin Eye Res, 2008, 27(3): 284-330.

19. Alm A, Bill A. The oxygen supply to the retina. I. Effects of changes in intraocular and arterial blood pressures, and in arterial PO_2 and PCO_2 on the oxygen tension in the vitreous body of the cat. ActaPhysiolScand, 1972, 84(2): 261-274.

20. Neely KA, Ernest JT, Goldstick TK. Retinal tissue oxygen tension in normoxic cats under enflurane anesthesia. Invest Ophthalmol Vis Sci, 1995, 36(9): 1943-1946.

21. Yancey CM, Linsenmeier RA. Oxygen distribution and consumption in the cat retina at increased intraocular pressure. Invest Ophthalmol Vis Sci, 1989, 30(4): 600-611.

22. Fallon TJ, Maxwell D, Kohner EM. Retinal vascular autoregulation in conditions of hyperoxia and hypoxia using the blue field entoptic phenomenon. Ophthalmology, 1985, 92(5): 701-705.

23. Resch H, Zawinka C, Weigert G, et al. Inhaled carbon monoxide increases retinal and choroidal blood flow in healthy humans. Invest Ophthalmol Vis Sci, 2005, 46(11): 4275-4280.

24. Kiss B, Polska E, Dorner G, et al. Retinal blood flow during hyperoxia in humans revisited: concerted results using different measurement techniques. Microvasc Res, 2002, 64(1): 75-85.

25. Movaffaghy A, Chamot SR, Petrig BL, et al. Blood flow in the human optic nerve head during isometric exercise. Exp Eye Res, 1998, 67(5): 561-568.

26. Pillunat LE, Anderson DR, Knighton RW, et al. Autoregulation of human optic nerve head circulation in response to increased intraocular pressure. Exp Eye Res, 1997, 64(5): 737-744.

27. Riva CE, Hero M, Titze P, et al. Autoregulation of human optic nerve head blood flow in response to acute changes in ocular perfusion pressure. Graefes Arch ClinExpOphthalmol, 1997, 235(10): 618-626.

28. Kiel JW, Shepherd AP. Autoregulation of choroidal blood flow in the rabbit. Invest Ophthalmol Vis Sci, 1992, 33(8): 2399-2410.

29. Kiel JW, van Heuven WA. Ocular perfusion pressure and choroidal blood flow in the rabbit. Invest Ophthalmol

Vis Sci, 1995, 36(3): 579–585.

30. Polska E, Simader C, Weigert G, et al. Regulation of choroidal blood flow during combined changes in intraocular pressure and arterial blood pressure. Invest Ophthalmol Vis Sci, 2007, 48(8): 3768–3774.

31. Steinle JJ, Krizsan–Agbas D, Smith PG. Regional regulation of choroidal blood flow by autonomic innervation in the rat. Am J PhysiolRegulIntegr Comp Physiol, 2000, 279(1): R202–209.

32. Chou P, Lu DW, Chen JT. Bilateral superior cervical ganglionectomy increases choroidal blood flow in the rabbit. Ophthalmologica, 2000, 214(6): 421–425.

33. Chou PI, Lu DW, Chen JT. Effect of sympathetic denervation on rabbit choroidal blood flow. Ophthalmologica, 2002, 216(1): 60–64.

34. Kawarai, M and MC Koss, Sympathetic vasoconstriction in the rat anterior choroid is mediated by alpha1–adrenoceptors. Eur J Pharmacol, 1998, 363(1): 35–40.

35. Koss MC. Adrenoceptor mechanisms in epinephrine–induced anterior choroidal vasoconstriction in cats. Exp Eye Res, 1994, 59(6): 715–722.

36. Kiel JW, Lovell MO. Adrenergic modulation of choroidal blood flow in the rabbit. Invest Ophthalmol Vis Sci, 1996, 37(4): 673–679.

37. Busch MJ, Stjernschantz J, Hoyng PF. Increase in ocular blood flow induced by isobutylmethylxanthine and epinephrine. Exp Eye Res, 1991, 52(2): 199–204.

38. Chung HS, Harris A, Halter PJ, et al. Regional differences in retinal vascular reactivity. Invest Ophthalmol Vis Sci, 1999, 40(10): 2448–2453.

39. Gilmore ED, Hudson C, Preiss D, et al. Retinal arteriolar diameter, blood velocity, and blood flow response to an isocapnichyperoxic provocation. Am J Physiol Heart CircPhysiol, 2005, 288(6): H2912–2917.

40. Geiser MH, Riva CE, Dorner GT, et al. Response of choroidal blood flow in the foveal region to hyperoxia and hyperoxia–hypercapnia. Curr Eye Res, 2000, 21(2): 669–676.

41. Kergoat H, Marinier JA, Lovasik JV. Effects of transient mild systemic hypoxia on the pulsatile choroidal blood flow in healthy young human adults. Curr Eye Res, 2005, 30(6): 465–470.

42. Dorner GT, Garhoefer G, Zawinka C, et al. Response of retinal blood flow to CO_2–breathing in humans. Eur J Ophthalmol, 2002, 12(6): 459–466.

43. Harino S, Grunwald JE, Petrig BJ, et al. Rebreathing into a bag increases human retinal macular blood velocity. Br J Ophthalmol, 1995, 79(4): 380–383.

44. Venkataraman ST, Hudson C, Fisher JA, et al. Retinal arteriolar and capillary vascular reactivity in response to isoxichypercapnia. Exp Eye Res, 2008, 87(6): 535–542.

45. Deussen A, Sonntag M, Vogel R. L–arginine–derived nitric oxide: a major determinant of uveal blood flow. Exp Eye Res, 1993, 57(2): 129–134.

46. Koss MC. Role of nitric oxide in maintenance of basal anterior choroidal blood flow in rats. Invest Ophthalmol Vis Sci, 1998, 39(3): 559–564.

47. Dorner GT, Garhofer G, Kiss B, et al. Nitric oxide regulates retinal vascular tone in humans. Am J Physiol Heart CircPhysiol, 2003, 285(2): H631–636.

48. Luksch A, Polak K, Beier C, et al. Effects of systemic NO synthase inhibition on choroidal and optic nerve head blood flow in healthy subjects. Invest Ophthalmol Vis Sci, 2000, 41(10): 3080–3084.

49. Kiel JW. Modulation of choroidalautoregulation in the rabbit. Exp Eye Res, 1999, 69(4): 413–429.

50. Luksch A, Polska E, Imhof A, et al. Role of NO in choroidal blood flow regulation during isometric exercise in healthy humans. Invest Ophthalmol Vis Sci, 2003, 44(2): 734–739.

51. Schmetterer L, Findl O, Strenn K, et al. Role of NO in the O_2 and CO_2 responsiveness of cerebral and ocular circulation in humans. Am J Physiol, 1997, 273(6 Pt 2): R2005–2012.

52. Polska E, Ehrlich P, Luksch A, et al. Effects of adenosine on intraocular pressure, optic nerve

head blood flow, and choroidal blood flow in healthy humans. Invest Ophthalmol Vis Sci, 2003, 44(7): 3110-3114.

53. Braunagel SC, Xiao JG, Chiou GC. The potential role of adenosine in regulating blood flow in the eye. J OculPharmacol, 1988, 4(1): 61-73.

54. Campochiaro PA, Sen HA. Adenosine and its agonists cause retinal vasodilation and hemorrhages. Implications for ischemic retinopathies. Arch Ophthalmol, 1989, 107(3): 412-416.

55. Schmetterer L, Findl O, Strenn K, et al. Effects of endothelin-1 (ET-1) on ocular hemodynamics. Curr Eye Res, 1997, 16(7): 687-692.

56. Polak K, Petternel V, Luksch A, et al. Effect of endothelin and BQ123 on ocular blood flow parameters in healthy subjects. Invest Ophthalmol Vis Sci, 2001, 42(12): 2949-2956.

57. Polska E, Luksch A, Schering J, et al. Propranolol and atropine do not alter choroidal blood flow regulation during isometric exercise in healthy humans. Microvasc Res, 2003, 65(1): 39-44.

58. Fuchsjager-Mayrl G, Luksch A, Malec M, et al. Role of endothelin-1 in choroidal blood flow regulation during isometric exercise in healthy humans. Invest Ophthalmol Vis Sci, 2003, 44(2): 728-733.

59. Dallinger S, Dorner GT, Wenzel R, et al. Endothelin-1 contributes to hyperoxia-induced vasoconstriction in the human retina. Invest Ophthalmol Vis Sci, 2000, 41(3): 864-869.

60. Just A. Mechanisms of renal blood flow autoregulation: dynamics and contributions. Am J PhysiolRegulIntegr Comp Physiol, 2007, 292(1): R1-17.

61. Davis MJ, Hill MA. Signaling mechanisms underlying the vascular myogenic response. Physiol Rev, 1999, 79(2): 387-423.

62. Kiel JW. Choroidal myogenic autoregulation and intraocular pressure. Exp Eye Res, 1994, 58(5): 529-543.

63. Flammer J, Orgul S, Costa VP, et al. The impact of ocular blood flow in glaucoma. ProgRetin Eye Res, 2002, 21(4): 359-393.

64. Resch H, Garhofer G, Fuchsjager-Mayrl G, et al. Endothelial dysfunction in glaucoma. ActaOphthalmol, 2009, 87(1): 4-12.

65. Evans DW, Harris A, Garrett M, et al. Glaucoma patients demonstrate faulty autoregulation of ocular blood flow during posture change. Br J Ophthalmol, 1999, 83(7): 809-813.

66. Feke GT, Pasquale LR. Retinal blood flow response to posture change in glaucoma patients compared with healthy subjects. Ophthalmology, 2008, 115(2): 246-252.

67. Chang CJ, Chiang CH, Chow JC, et al. Aqueous humor nitric oxide levels differ in patients with different types of glaucoma. J OculPharmacolTher, 2000, 16(5): 399-406.

68. Neufeld AH, Hernandez MR, Gonzalez M. Nitric oxide synthase in the human glaucomatous optic nerve head. Arch Ophthalmol, 1997, 115(4): 497-503.

69. Schneemann A, Leusink-Muis A, van den Berg T, et al. Elevation of nitric oxide production in human trabecular meshwork by increased pressure. Graefes Arch ClinExpOphthalmol, 2003, 241(4): 321-326.

70. Liu B, Neufeld AH. Nitric oxide synthase-2 in human optic nerve head astrocytes induced by elevated pressure in vitro. Arch Ophthalmol, 2001, 119(2): 240-245.

71. Park SH, Kim JH, Kim YH, et al. Expression of neuronal nitric oxide synthase in the retina of a rat model of chronic glaucoma. Vision Res, 2007, 47(21): 2732-2740.

72. Schmetterer L, Polak K. Role of nitric oxide in the control of ocular blood flow. ProgRetin Eye Res, 2001, 20(6): 823-847.

73. Polak K, Luksch A, Berisha F, et al. Altered nitric oxide system in patients with open-angle glaucoma. Arch Ophthalmol, 2007, 125(4): 494-498.

74. Kallberg ME, Brooks DE, Gelatt KN, et al. Endothelin-1, nitric oxide, and glutamate in the normal and glaucomatous dog eye. Vet Ophthalmol, 2007, 10 Suppl 1: 46-52.

75. Wang L, Fortune B, Cull G, et al. Endothelin B receptor in human glaucoma and experimentally induced optic nerve damage. Arch Ophthalmol, 2006, 124(5): 717-724.

76. Chauhan BC, LeVatte TL, Jollimore CA, et al. Model of endothelin-1-induced chronic optic neuropathy in rat. Invest Ophthalmol Vis Sci, 2004, 45(1): 144-152.

77. Sasaoka M, Taniguchi T, Shimazawa M, et al. Intravitreal injection of endothelin-1 caused optic nerve damage following to ocular hypoperfusion in rabbits. Exp Eye Res, 2006, 83(3): 629-637.

78. Krakau CE. A model for pulsatile and steady ocular blood flow. Graefes Arch ClinExpOphthalmol, 1995, 233(2): 112-118.

79. Schmidt KG, von Ruckmann A, Pillunat LE. Topical carbonic anhydrase inhibition increases ocular pulse amplitude in high tension primary open angle glaucoma. Br J Ophthalmol, 1998, 82(7): 758-762.

80. Fontana L, Poinoosawmy D, Bunce CV, et al. Pulsatile ocular blood flow investigation in asymmetric normal tension glaucoma and normal subjects. Br J Ophthalmol, 1998, 82(7): 731-736.

81. Findl O, Rainer G, Dallinger S, et al. Assessment of optic disk blood flow in patients with open-angle glaucoma. Am J Ophthalmol, 2000, 130(5): 589-596.

82. Hitchings RA, Spaeth GL. Fluorescein angiography in chronic simple and low-tension glaucoma. Br J Ophthalmol, 1977, 61(2): 126-132.

83. Yamazaki S, Inoue Y, Yoshikawa K. Peripapillary fluorescein angiographic findings in primary open angle glaucoma. Br J Ophthalmol, 1996, 80(9): 812-817.

84. Sugiyama T, Schwartz B, Takamoto T, et al. Evaluation of the circulation in the retina, peripapillary choroid and optic disk in normal-tension glaucoma. Ophthalmic Res, 2000, 32(2-3): 79-86.

85. Geijssen HC, Greve EL. Vascular concepts in glaucoma. CurrOpinOphthalmol, 1995, 6(2): 71-77.

86. Duijm HF, van den Berg TJ, Greve EL Choroidalhaemodynamics in glaucoma. Br J Ophthalmol, 1997, 81(9): 735-742.

87. Flammer J. Glaucomatous optic neuropathy: a reperfusion injury.KlinMonblAugenheilkd, 2001, 218(5): 290-291.

88. Riva C, Ross B, Benedek GB. Laser Doppler measurements of blood flow in capillary tubes and retinal arteries. Invest Ophthalmol, 1972, 11(11): 936-944.

89. Mendel MJ, Toi VV, Riva CE, et al. Eye-tracking laser Doppler velocimeter stabilized in two dimensions: principle, design, and construction. J Opt Soc Am A, 1993, 10(7): 1663-1669.

90. Hamard P, Hamard H, Dufaux J, et al. Optic nerve head blood flow using a laser Doppler velocimeter and haemorheology in primary open angle glaucoma and normal pressure glaucoma. Br J Ophthalmol, 1994, 78(6): 449-453.

91. Riva CE, Harino S, Petrig BL, et al. Laser Doppler flowmetry in the optic nerve. Exp Eye Res, 1992, 55(3): 499-506.

92. Osusky R, Rohr P, Schotzau A, et al. Nocturnal dip in the optic nerve head perfusion. Jpn J Ophthalmol, 2000, 44(2): 128-131.

93. Feke GT, Schwartz B, Takamoto T, et al. Optic nerve head circulation in untreated ocular hypertension. Br J Ophthalmol, 1995, 79(12): 1088-1092.

94. Piltz-seymour JR, Grunwald JE, Hariprasad SM, et al. Optic nerve blood flow is diminished in eyes of primary open-angle glaucoma suspects. Am J Ophthalmol, 2001, 132(1): 63-69.

95. Bohdanecka Z, Orgul S, Prunte C, et al. Influence of acquisition parameters on hemodynamic measurements with the Heidelberg Retina Flowmeter at the optic disc. J Glaucoma, 1998, 7(3): 151-157.

96. Hayashi N, Tomita G, Kitazawa Y. Optic Disc Blood Flow Measured by Scanning Laser-Doppler Flowmetry Using a New Analysis Program. Jpn J Ophthalmol, 2000, 44(5): 573-574.

97. Michelson G, Langhans MJ, Groh MJ. Perfusion of the juxtapapillary retina and the neuroretinal rim area in primary open angle glaucoma. J Glaucoma, 1996, 5(2): 91-98.

98. Harju M, Vesti E. Blood flow of the optic nerve head and peripapillary retina in exfoliation syndrome with unilateral glaucoma or ocular hypertension. Graefes Arch ClinExpOphthalmol,2001, 239(4): 271-277.

99. Ciancaglini M, Carpineto P, Costagliola C, et al. Perfusion of the optic nerve head and visual field damage in glaucomatous patients. Graefes Arch ClinExpOphthalmol, 2001, 239(8): 549-555.

100. Hollo G. Scanning laser Doppler flowmeter study of retinal and optic disk blood flow in glaucomatous patients. Am J Ophthalmol, 1997, 123(6): 859-860.

101. Yokoyama Y, Aizawa N, Chiba N, et al. Significant correlations between optic nerve head microcirculation and visual field defects and nerve fiber layer loss in glaucoma patients with myopic glaucomatous disk. ClinOphthalmol, 2011, 5: 1721-1727.

102. Ates H, Uretmen O, Killi R, et al. Relationship between ocular perfusion pressure and retrobulbar blood flow in patients with glaucoma with progressive damage. Am J Ophthalmol, 2001, 132(4): 598-599.

103. Cheng CY, Liu CJ, Chiou HJ, et al. Color Doppler imaging study of retrobulbar hemodynamics in chronic angle-closure glaucoma. Ophthalmology, 2001, 108(8): 1445-1451.

104. Wang Y, Fawzi AA, Varma R, et al. Pilot study of optical coherence tomography measurement of retinal blood flow in retinal and optic nerve diseases. Invest Ophthalmol Vis Sci, 2011, 52(2): 840-845.

105. Sehi M, Goharian I, Konduru R, et al. Retinal blood flow in glaucomatous eyes with single-hemifield damage. Ophthalmology, 2014, 121(3): 750-758.

106. Jia Y, Morrison JC, Tokayer J, et al. Quantitative OCT angiography of optic nerve head blood flow. Biomed Opt Express, 2012, 3(12): 3127-3137.

107. Jia Y, Wei E, Wang X, et al. Optical coherence tomography angiography of optic disc perfusion in glaucoma. Ophthalmology, 2014, 121(7): 1322-1332.

第十节 腺苷、腺苷受体与青光眼

大量的研究显示腺苷（adenosine）及腺苷受体（adenosine receptors）在房水生成、排出、眼压和眼血流量调节及视神经保护等方面具有重要的作用，本章节就腺苷及腺苷受体在青光眼眼压调节及视神经保护等方面的作用作一介绍。

一、腺苷和腺苷受体

腺苷是几乎所有的细胞均可释放的内源性核苷调节剂。它可以在细胞内产生，通过膜转运蛋白排出到细胞外；也可以在细胞外产生，由细胞释放的腺嘌呤核苷酸形成。既往的研究大都集中在腺苷细胞内产生的通路上，但最近人们的兴趣则主要集中在三磷酸腺苷（adenosine triphosphate，ATP）作为细胞外腺苷重要来源的通路上。在细胞外，腺苷由一系列胞外酶分解ATP产生，包括二三磷酸外核苷酸水解酶-1（ectonucleoside triphosphate diphosphohydrolase 1，ENTPD1，也称CD39）和胞外-5'-核苷酸酶（CD73）。细胞外腺苷可通过环磷酸腺苷（cyclic adenosine monophosphate，cAMP）-腺苷途径及ATP-腺苷途径产生。cAMP-腺苷途径通过胞外磷酸二酯酶将cAMP转变为单磷酸腺苷（adenosine monophosphate，AMP），再经过CD73转变为腺苷。近曲小管细胞、心脏成纤维细胞和肾小球系膜细胞通过cAMP-腺苷途径生成细胞外腺苷。ATP-腺苷途径指ATP释放至细胞外后经CD39脱磷酸化为AMP，再通过CD73代谢成腺苷。尿路上皮细胞、晶状体细胞、视网膜色素上皮细胞及小梁网细胞通过ATP-腺苷途径产生细胞外腺苷。一部分腺苷在细胞内被腺苷激酶磷酸化为AMP，剩余的腺苷被腺苷脱氨酶迅速分解为次黄嘌呤核苷和次黄嘌呤，进一步被黄嘌呤氧化酶分解为黄嘌呤和超氧阴离子，因此腺苷的半衰期极短（约1.5秒）。不同于ATP，腺苷存在于所有细胞的胞液中并通过膜转运蛋白自由进出细胞。据估计，腺苷在组织液中的浓度范围为20～200nmol/L。腺苷浓度可在代谢异常的情况下增加，例如，组织缺血缺氧时，可使ATP分解增加、腺苷增多，甚至细胞外的腺苷能上升到微摩尔浓度的水平。由于腺苷不稳定及其半衰期极短，因此缺氧导致的腺苷通常只影响局部的腺苷受体信号。

腺苷是通过腺苷受体来调节各种病理及生理功能。生物化学、药理学及分子研究已确定了4种腺苷受体亚型：A_1、A_{2A}、A_{2B}和A_3受体[1]。所有的腺苷受体均属于G蛋白偶联受体（G protein-coupled receptor，GPCR）家族，每个亚型都有其独特的组织定位、生化途径及药理特性。A_1、A_3受体亚型与Gi-蛋白偶联，进而抑制腺苷酸环化酶的活性，降低cAMP的水平；A_{2A}、A_{2B}受体通过刺激Gs-蛋白，进而激活腺苷酸环化酶，增加cAMP的水平。不同的腺苷受体亚型与腺苷的结合力不同，因此，局部的腺苷浓度对生理功能的改变显得尤为重要。腺苷在生理浓度以下，便可以激活A_1及A_3受体，产生10%～50%的最大效应；A_{2A}受体可被生理水平的腺苷所激活；而A_{2B}受体只有在缺氧或缺血等病理状态下，腺苷浓度明显增加时才被激活，进而促进cAMP的产生。

二、腺苷、腺苷受体和房水生成

房水由睫状体上皮细胞分泌，睫状体上皮细胞将溶质（主要是Na^+和Cl^-）从基质侧转运到后房，水分则随着这些溶质而被动分泌。睫状体上皮包括两层细胞：靠近基质侧的为睫状体色素上皮细胞（pigmented ciliary epithelial，PE），靠近后房房水侧的为睫状体非色素上皮细胞（non-pigmented ciliary epithelial，NPE），这些细胞之间通过缝隙连接的方式形成紧密连接。房水分泌有三个步骤（图6-10-1）：①Na^+和Cl^-从基质通过电中性转运体进入PE细胞；②Na^+和Cl^-通过缝隙连接从PE细胞扩散进入NPE细胞；③Na^+和Cl^-分别通过Na^+-K^+-ATP酶及Cl^-通道释放入后房。睫状体上皮细胞基质侧和房水侧的Cl^-通道活性在调节房水分泌方面可能具有重要作用，激活房水侧NPE细胞上的Cl^-通道可增加房水分泌及升高眼压，而激活基质侧PE细胞上的Cl^-通道可能产生相反的效果，即减少房水分泌及眼压下降[2]。

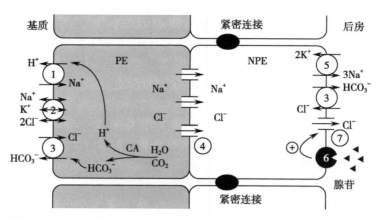

图6-10-1 房水形成及NPE细胞中A₃受体激动剂的细胞作用机制。Na⁺和Cl⁻通过电中性Na⁺-K⁺-2Cl⁻共转运体途径进入PE细胞。碳酸酐酶（carbonic anhydrase, CA）催化H_2O和CO_2转化为H⁺和HCO_3^-，这有利于PE细胞基底侧通过Na⁺-H⁺交换和Cl⁻-HCO_3^-交换摄取Na⁺和Cl⁻。在NPE细胞，Na⁺通过Na⁺-K⁺-ATP酶泵入房水，而Cl⁻通过NPE细胞的Cl⁻通道释放。A₃受体的活化可激活NPE细胞的Cl⁻通道，促进NPE细胞的房水分泌（①Na⁺-H⁺交换；②Na⁺-K⁺-2Cl⁻共转运体；③Cl⁻-HCO_3^-交换；④缝隙连接；⑤Na⁺-K⁺-ATP酶；⑥A₃腺苷受体；⑦Cl⁻通道）

　　睫状体上皮细胞中有腺苷受体表达，Kvanta等[3]采用原位杂交的方法发现A₁、A₂ₐ及A₂ʙ受体的mRNA在睫状体上微弱表达，但并未发现A₃受体mRNA的表达。然而Mitchell等[4]通过RT-PCR技术在培养的人睫状体上皮细胞及兔睫状体上皮细胞中发现了A₃受体mRNA的表达。4种腺苷受体亚型在正常人眼睫状体上皮均有表达但分布不同，A₃受体主要分布于NPE细胞上。不论有无继发青光眼，假性剥脱综合征患眼NPE细胞上A₃受体mRNA的表达较正常人眼和无假性剥脱综合征的青光眼患眼升高10倍。在缺氧和氧化应激情况下，NPE细胞上A₃受体mRNA的表达也明显上调。在相同细胞上有多种亚型的腺苷受体表达可能允许腺苷激活多个信号通路，并实现相互控制和生理功能的微调，例如离子转运及房水生成。

　　在兔、鼠及猴眼中，选择性激活A₁受体早期可减少房水的分泌，继而通过促进房水的外流而降低眼压。房水分泌减少可能是由睫状体上的A₁受体介导，因为该受体的激活可抑制cAMP的生成。选择性激活A₃受体可增加房水分泌从而升高眼压。A₃受体的激活可致NPE细胞中Cl⁻通道的活化（见图6-10-1），进而促进NPE细胞分泌房水。已有研究显示，选择性A₃受体激动剂能升高小鼠眼压，而选择性A₃受体拮抗剂则降低小鼠眼压[5]。在A₃受体基因敲除小鼠，眼压基线值较野生型小鼠明显降低，并且选择性A₃受体激动剂或拮抗剂均不影响其眼压。另外，也有研究发现局部应用选择性A₃受体拮抗剂可降低猴眼眼压。以上的研究结果均支持腺苷主要是通过A₃腺苷受体来调节眼压的假说。

　　已有报道显示，睫状体上皮细胞可储存和释放ATP，再经胞外酶转化为腺苷。胞外-5'-核苷酸酶在大鼠的脉络膜及睫状体（包括睫状突）上均有表达，提示脉络膜及睫状体是腺苷产生的重要场所，并且调控着脉络膜及睫状体的功能。在猪眼的房水中，腺苷浓度大约为300nmol/L；在眼压正常的人中，房水中腺苷浓度平均为200nmol/L；在高眼压的患者中，房水中腺苷及肌苷的水平显著升高，可达500nmol/L，并与眼压显著相关[6]。腺苷主要由ATP及AMP通过一系列胞外核苷酸酶（如胞外-5'-核苷酸酶）去磷酸化而产生，它很有可能通过旁分泌和（或）自分泌的机制调节房水的生成。

三、腺苷、腺苷受体和房水流畅系数

常规小梁房水流出途径包括小梁网（trabecular meshwork，TM）、邻管组织（juxtacanalicular tissue，JCT）、Schlemm管（Schlemm's canal，SC）内壁、集液管及房水静脉，而房水外流的阻力部位可能位于TM、JCT及SC内壁。有大量的证据表明，功能性的腺苷受体在流出通道的细胞中均有表达，且其活性在房水流畅系数及眼压的维持中发挥了重要的作用。人TM细胞对腺苷及A_1、A_{2A}和A_3受体的选择性激动剂具有功能性反应，人SC细胞具有功能性A_1、A_{2A}、A_{2B}和A_3受体的表达。

腺苷及腺苷受体在以下两个方面影响着房水的外流途径：

（1）细胞体积和离子转移：A_1、A_{2A}和A_3受体激动剂可使人TM细胞内钙离子浓度增加及细胞体积减小。McLaughlin等[7]使用电子探针X射线微量分析法证实，TM细胞在与A_1或A_{2A}受体激动剂共同孵育后，其细胞质中Cl^-及K^+含量显著增加，细胞体积也明显增加；JCT细胞在A_1或A_{2A}受体激活后，同样表现为细胞质中Cl^-、K^+含量及细胞体积的增加；SC内壁细胞在与A_{2A}受体激动剂共同孵育后，其细胞质中Cl^-、K^+含量增加及细胞体积增大，但与A_1受体激动剂共同孵育后，并无此表现。Karl等[8]报道A_1受体激动剂可增加SC内壁细胞的全细胞电流，而A_{2A}受体激动剂可以使SC内壁细胞的电流稳定地减少，A_{2B}受体激动剂可使SC内壁细胞的电流增加，但A_3受体激动剂并无明显影响；A_1、A_{2A}和A_3受体激动剂可增加SC内壁细胞内钙离子浓度。

（2）细胞外基质（extracellular matrix，ECM）重塑：越来越多的证据表明常规房水外流阻力部分取决于TM中ECM的组成。眼压的降低主要来自于流畅系数的增加，并取决于常规流出通道中细胞的基质金属蛋白酶（MMP）的分泌及激活。常规房水外流通道上的MMP主要来源于TM细胞。已有研究发现，A_1受体激动剂能增加转化的TM细胞的MMP-2分泌，并且是通过胞外信号调节激酶（extracellular signal-regulated kinase，ERK）1/2信号通路介导的。A_1受体激动剂通过依次激活Gi/o＞磷脂酶C＞蛋白激酶Cα＞c-Raf＞丝裂原活化蛋白激酶＞ERK1/2使MMP-2分泌，导致房水流畅系数的增加。已有文献报道，TM细胞对不同的刺激（如低渗或反复的机械应力）可产生内源性细胞外腺苷，从而潜在地影响房水外流及眼压的生理调节。

四、腺苷、腺苷受体和眼压调节

眼压取决于睫状体上皮细胞房水生成的速率及小梁流出通道的外流阻力。腺苷及腺苷衍生物通过A_{2A}型腺苷受体增加和（或）降低猫、兔、猴及人的眼压（表6-10-1）。Avila等[9]发现A_3受体激动剂能增加任何物种的眼压，而A_1受体激动剂和A_{2A}受体激动剂分别降低和提高小鼠的眼压（表6-10-1）。Wang等同样发现5种A_3受体拮抗剂（LJ 1251、LJ 979、MRS 3826、MRS 3827及MRS 3771）可降低小鼠的眼压[10]。值得一提的是不同的腺苷受体激动剂或拮抗剂对不同物种的眼压影响不同，尤其是 A_3 受体拮抗剂。几乎所有的 A_3 受体拮抗剂均与物种相关，例如，其对人类 A_3 受体是有效的，但对小鼠或大鼠的效果很弱或无效。同一腺苷受体的拮抗剂或激动剂在不同种类的动物中对眼压有不同的影响（增高或降低眼压）。一般来说，腺苷与 TM 细胞上的 A_1 受体结合，能减小房水外流阻力，从而降低眼压。激活 A_{2A} 受体可改变 SC 细胞上的外流阻力，从而增加和（或）降低眼压。腺苷刺激 A_3 受体可使睫状体 NPE 细胞的 Cl^- 通道激活，房水分泌增多，从而增高眼压，而 A_3 受体拮抗剂能阻止腺苷诱导的睫状体 NPE 细胞的 Cl^- 通道激活，从而降低眼压。

一些腺苷受体激动剂或拮抗剂目前正在进行临床试验，目前青光眼临床试验使用的腺苷类似物包括 INO-8875/PJ-875（A_1 受体激动剂，Ⅰ/Ⅱ期，Inotek 制药公司）、OPA-6566（A_{2A} 受体激动剂，Ⅰ/Ⅱ期，Acucela 和 Otsuka 制药公司）、ATL-313（A_{2A} 受体激动剂，计划Ⅰ期，Santen 制药公司）和 CF-101（A_3 受体激动剂，Ⅱ期，Can-Fite 生物制药），A_3 受体拮抗剂的复合物尚处在临床前期阶段。

INO-8875（即 PJ-875）是 A_1 受体强有力的激动剂 [结合力（Ki）=0.97nmol/L]，猪眼前节体外灌注模型中发现其能增加小梁途径的房水外流。Inotek 制药公司正在进行剂量递增试验来评估 INO-8875 在高眼压或 POAG 患者中的耐受性、安全性及有效性（一天两次局部使用）的Ⅰ/Ⅱ期临床试验（试验 ID：NCT01123785）。该公司并未公布单一递增剂量的研究结果，但报道局部使用 INO-8875 在两个最高剂量时可降低眼压。两种进入临床试验的 A_{2A} 受体激动剂分别为 OPA-6566（试验 ID：NCT01410188）和 ATL-313。A_{2A} 受体通过与 G 蛋白偶联促进腺苷酸环化酶活化，进而调节血管舒张，但长期暴露于该激动剂后，这些作用将减弱。CF-101（通用名 IB-MECA）被 Can-Fite 生物制药公司归类为 A_3 受体激动剂，CF-101 对 A_3 和 A_1 受体的有效结合力非常接近，因此 CF-101 可能与 TM 上 A_1 受体结合来减少房水外流阻力，从而降低眼压。A_3 受体拮抗剂也被认为可使眼压降低，但候选药物暂未进入临床试验阶段，这类复合物有 OT-7999 [一种有效的选择性 A_3 受体拮抗剂（Ki=0.61nmol/L）]，与 A_1、A_{2A} 和 A_{2B} 受体的 Ki＞10 000nmol/L。局部单次使用 1%OT-7999 后可降低清醒雄性猕猴眼压 1.6mm Hg，且有较好的耐受性。

表6-10-1　腺苷受体激动剂或拮抗剂对眼压的影响 [11]

分类	名称	实验对象	眼压变化
A_1 受体激动剂	R-PIA	兔	下降或升高
		猫	升高
		猴	30分钟内升高，之后下降
	S-PIA	兔	下降
	CHA	兔	下降
		猴	30分钟内升高，之后下降

续表

分类	名称	实验对象	眼压变化
	CPA	兔	下降
		鼠	下降
	INO-8875	兔	下降
		猴	下降
		人	下降
A_1受体拮抗剂	8-SPT	兔	升高
	DCPCX	鼠	升高
A_2受体激动剂	CV-1808	兔	升高
		猫	升高
A_{2A}受体激动剂	CGS-21680	兔	下降
		猫	升高
		鼠	升高
	2-O-Ado	兔	下降
	2-CN-Ado	兔	下降
	2-H-Ado	兔	升高
	OPA-6566	人	不明确
	ATL-313	人	不明确
A_{2A}受体拮抗剂	ZM241385	鼠	下降
A_3受体激动剂	IB-MECA	鼠	升高
		人	下降
	Cl-IB-MECA	鼠	升高
A_3受体拮抗剂	MRS 1191	鼠	下降
	MRS 1097	鼠	下降
	MRS 1523	鼠	下降

续表

分类	名称	实验对象	眼压变化
	LJ 1251	鼠	下降
	LJ 979	鼠	下降
	MRS 3826	鼠	下降
	MRS 3827	鼠	下降
	MRS 3771	鼠	下降
	OT-7999	猴	下降
非选择性激动剂	NECA	兔	升高或在1~2小时内升高，之后下降
		猫	升高
	腺苷	鼠	升高
		人	下降

R-PIA：R-（-）-N（5-（2-苯基异丙基）-腺苷；S-PIA：S（+）-N6-（2-苯基异丙基）腺苷；CHA：N6-环己基腺苷；CPA：N6-环戊基腺苷；8-SPT：8-（p-磺苯基）茶碱；DCPCX：8-环戊基-1,3-二苯基-黄嘌呤；CV-1808：2-（苯胺基）腺苷；CGS-21680：2-p-（2-羧乙基）-苯胺基-腺苷；2-O-Ado：2-（1-辛炔基）腺苷；2-CN-Ado：2-（6-氰基-1-己炔基）腺苷；2-H-Ado：2-（1-己炔基）腺苷；ZM241385：9-氯-2-（2-呋喃基）-5-（［苯乙酰］氨基）［1,2,4］-三唑-［1,5-c］喹唑啉；IB-MECA：N6-（3-碘-苄基）-腺苷-5′-N-甲基-乌龙酰胺；Cl-IB-MECA：2-氯-N6-（3-碘-苄基）-腺苷-5′-N-甲基-乌龙酰胺；MRS 1191：3-乙基5-苄基2-甲基-6-苯基-4-苯基-乙炔基-1,4-（±）-二氢吡啶-3,5-二羧酸二乙酯；MRS 1097：3,5-二乙基-2-甲基-6-苯基-4-（反-2-苯基乙烯基）-1,4（R,S）-二氢-吡啶-3,5-二羧酸酯；MRS 1523：2,3-二乙基-4,5-二丙基-6-苯吡啶-3-硫代-5-羧酸；NECA：5′-N-乙基羧基氨基腺苷；ATL313：4-{3-（6-氨基-9-（5-环丙基-3,4-二羟基四氢呋喃基）-9H-嘌呤-丙-2-炔基}哌啶-1-羧酸甲酯

五、腺苷、腺苷受体和神经保护

内源性腺苷在视网膜内广泛分布，并且在不同物种的定位相似。在大鼠、豚鼠、猴以及人类视网膜中，几乎所有的腺苷免疫活性均可在神经节细胞、内丛状层及内核层中发现。少数物种的光感受器细胞也包含腺苷。在猫眼中，腺苷主要位于神经节细胞及内核层，并且在玻璃体侧的细胞体中尤为明显，其可能代表无长突细胞。腺苷受体在视网膜中的分布部位与内源性腺苷的分布部位相同。A_1受体在神经纤维层、神经节细胞层、内丛状层、内核层内侧及光感受器细胞层表达。A_{2A}受体在内核层、神经节细胞层及外核层表达。A_3受体的mRNA已在大鼠视网膜神经节细胞中被检测到，并且在纯化的神经节细胞中通过A_3受体激动剂Cl-IB-MECA［2-氯-N6-（3-碘-苄基）-腺苷-5′-N-甲基-乌龙酰胺］已经证实了其功能活性。腺苷和腺苷受体的共定位提示内源性腺苷在神经节细胞及其神经纤维中作为神经递质起着重要的作用。4种腺苷受体的mRNA和蛋白均在人类视网膜

色素上皮细胞（retinal pigment epithelium，RPE）中有表达。各种受体在细胞内的分布不同，A_1 受体表达于 RPE 的细胞核、核周及细胞质，A_{2A} 受体主要集中表达于 RPE 的核周一侧及细胞质，A_{2B} 受体显著表达于细胞核、核周及细胞质，A_3 受体则轻微表达于 RPE 的细胞质。

越来越多的证据表明腺苷是视网膜内一种重要的细胞内调节剂，且可保护视网膜神经细胞。

1. 增加视网膜及视神经乳头的血流量　A_1 和 A_{2A} 受体激动剂已被证实可减少猫眼的血流阻力。A_{2A} 受体激动剂 2-CN-Ado［2-（6-氰基-1-己炔基）腺苷］则可增加兔眼的血流量。腺苷可通过 A_2 受体诱导新生猪视网膜的血管舒张，在缺氧导致的血管舒张中起了重要的作用，并参与了视网膜血流的自身调节[12, 13]。腺苷可使脉络膜及视网膜乳头血管扩张，并能降低正常人的眼压[14]。血液中的腺苷需要穿过血-视网膜内屏障来激活表达于血管平滑肌细胞的受体从而调节血流量，已有研究发现位于血-视网膜内屏障的腺苷转运系统具有调节视网膜组织液中的腺苷浓度，进而调节视网膜的功能[15]。

2. 对缺血的应答反应　视网膜缺血可导致腺苷的产生增加，腺苷浓度的升高可促进视网膜功能的恢复，并防止缺血导致的视网膜细胞层变薄。该保护作用是由 A_1 和 A_{2A} 受体所介导，并取决于缺血的持续时间。缺血后短期内，A_1 受体的激活是视网膜电图（electroretinogram，ERG）b 波恢复必不可少的条件。然而，在长期缺血时这种保护作用是无效的。A_1 受体拮抗剂 DCPCX（8-环戊基-1，3-二苯基-黄嘌呤）可消除大鼠视网膜缺血后恢复，而 A_{2A} 受体拮抗剂 8-（3-氯苯乙烯基）-咖啡因可在长期缺血时仍可保护视网膜的功能和结构[16]。因此，有人提议使用 A_1 受体激动剂/A_{2A} 受体拮抗剂的混合物来预防视网膜缺血性损伤。此外，缺氧可诱发腺苷蓄积，并通过 A_2 受体增加血管内皮生长因子的表达。腺苷还可通过阻止钙离子超载及减少小胶质细胞的神经毒性作用来提供视神经的保护作用。

3. 减少毒性氨基酸的损伤效应　腺苷可激活 A_1 受体从而抑制谷氨酸诱导的大鼠视网膜神经节细胞钙离子内流及电压门控钙离子电流。A_{2A} 受体拮抗剂 SCH442416 能促进慢性高眼压大鼠视网膜 Müller 细胞和加压培养的视网膜 Müller 细胞的谷氨酰胺合成酶和 L-谷氨酸/L-天门冬氨酸转运体的表达，促进细胞外谷氨酸的清除，对视网膜神经节细胞具有保护作用[17, 18]。

4. 阻止视网膜神经节细胞内的钙离子升高　许多研究发现视网膜神经节细胞有离子型 P2X（7）受体的表达。P2X（7）受体的激活可导致细胞内钙离子的升高及视网膜神经节细胞的凋亡。升高的眼压可致视网膜释放过多的细胞外 ATP 并通过作用于 P2X（7）受体进一步损伤视网膜神经节细胞。腺苷作用于 A_3 受体可减少 P2X（7）受体激活导致的细胞内钙离子的升高及视网膜神经节细胞的凋亡[4]。

六、总结

腺苷是普遍存在的局部调节剂，通过激活 4 种腺苷受体，即 A_1、A_{2A}、A_{2B} 和 A_3 来调节各种生理及病理功能。激活或阻断这些受体已被证实可调节房水分泌、房水流畅系数、TM 细胞及睫状体上皮细胞的离子转运、眼压、视网膜功能和血流及神经保护。腺苷及其衍生物可通过 A_{2A} 受体升高和（或）降低眼压。A_1 受体激活可减少房水外流阻力从而降低眼压，A₃受体拮抗剂可阻止腺苷诱导的睫状体NPE细胞的Cl^-通道激活，减少房水的分泌从而降低眼压。A_1及A_{2A}受体激动剂可减少血管阻力并增加视网膜及视神经乳头血流量。A_1受体激动剂和A_{2A}受体拮抗剂则可促进视网膜缺血后的功能恢复。A_{2A}受体拮抗剂能促进高眼压下视网膜Müller细胞的谷氨酰胺合成酶和L-谷氨酸/L-天门冬氨酸转运体的表达，促进细胞外谷氨酸的清除，对视网膜神经细胞具有保护作用。腺苷作用于A_3受体可减少P2X（7）受体激活导致的细胞内钙离子的升高及视网膜神经节细胞的凋亡。考虑到腺苷的眼压调节作用及神经保护特性，腺苷系统是青光眼治疗的潜在靶点。

（钟一声）

参考文献

1. Li B, Rosenbaum PS, Jennings NM, et al. Differing roles of adenosine receptor subtypes in retinal ischemia-reperfusion injury in the rat. Exp Eye Res, 1999, 68 (1): 9–17.

2. Mitchell CH, Peterson-Yantorno K, Carre DA, et al. A3 adenosine receptors regulate Cl- channels of nonpigmented ciliary epithelial cells. Am J Physiol, 1999, 276: C659–C666.

3. Kvanta A, Seregard S, Sejersen S, et al. Localization of adenosine receptor messenger RNAs in the rat eye. Exp Eye Res, 1997, 65: 595–602.

4. Mitchell CH, Lu W, Hu H, et al. The P2X (7) receptor in retinal ganglion cells: A neuronal model of pressure-induced damage and protection by a shifting purinergic balance. Purinergic Signal, 2009, 5 (2): 241–249.

5. Gao ZG, Blaustein JB, Gross AS, et al. N6-Substituted adenosine derivatives: selectivity, efficacy, and species differences at A3 adenosine receptors. Biochem Pharmacol, 2003, 65 (10): 1675–1684.

6. Reigada D, Lu W, Zhang M, et al. Elevated pressure triggers a physiological release of ATP from the retina: Possible role for pannexin hemichannels. Neuroscience, 2008, 157 (2): 396–404.

7. McLaughlin CW, Karl MO, Zellhuber-McMillan S, et al. Electron probe X-ray microanalysis of intact pathway for human aqueous humor outflow. Am J Physiol Cell Physiol, 2008, 295: C1083–C1091.

8. Karl MO, Fleischhauer JC, Stamer WD, et al. Differential P1-purinergic modulation of human Schlemm's canal inner-wall cells. Am J Physiol Cell Physiol, 2005, 288 (4): C784–C794.

9. Avila MY, Stone RA, Civan MM. A (1)-, A (2A)- and A (3)-subtype adenosine receptors modulate intraocular pressure in the mouse. Br J Pharmacol, 2001, 134 (2): 241–245.

10. Wang Z, Do CW, Avila MY, et al. Nucleoside-derived antagonists to A3 adenosine receptors lower mouse intraocular pressure and act across species. Exp Eye Res, 2010, 90 (1): 146–154.

11. Zhong Y, Yang Z, Huang WC, et al. Adenosine, adenosine receptors and glaucoma: an updated overview. Biochim Biophys Acta, 2013, 1830 (4): 2882–2890.

12. Gidday JM, Park TS. Adenosine-mediated autoregulation of retinal arteriolar tone in the piglet. Invest Ophthalmol Vis Sci, 1993, 34 (9): 2713–2719.

13. Takagi H, King GL, Robinson GS, et al. Adenosine mediates hypoxic induction of vascular endothelial growth factor in retinal pericytes and endothelial cells. Invest Ophthalmol Vis Sci, 1996, 37 (11): 2165–2176.

14. Polska E, Ehrlich P, Luksch A, et al. Effects of adenosine on intraocular pressure, optic nerve head blood flow, and choroidal blood flow in healthy humans. Invest Ophthalmol Vis Sci, 2003, 44 (7): 3110–3114.

15. Hosoya K, Tomi M. Advances in the cell biology of transport via the inner blood-retinal barrier: establishment of cell lines and transport functions. Biol Pharm Bull, 2005, 28 (1): 1–8.

16. Larsen AK, Osborne NN. Involvement of adenosine in retinal ischemia. Studies on the rat. Invest Ophthalmol Vis Sci, 1996, 37 (13): 2603–2611.

17. Li Y, Liu X, Huang S, et al. Effect of SCH442416 on glutamate uptake in retinal Müller cells at increased hydrostatic pressure. Mol Med Rep, 2015, 12 (3): 3993–3997.

18. Yang Z, Huang P, Liu X, et al. Effect of adenosine and adenosine receptor antagonist on Müller cell potassium channel in Rat chronic ocular hypertension models. Sci Rep, 2015, 5: 11294.

第十一节　非形觉传道路

近年来，在哺乳动物昼夜节律调控方面的研究取得了巨大进展，这些研究成果挑战了长期以来人们关于哺乳动物视网膜结构和功能的基本认识。最让人吃惊的成果是一种新的、具有内源性感受性的神经节细胞的发现。这些具有内源性光感受性的神经节细胞，包含一种新的视蛋白——黑视素（melanopsin），因此，也被称为包含黑视素的视网膜神经节细胞。黑视素是触发其内源性光感受性的感光色素。下面简要介绍此类细胞的发现过程及其功能。

一、形觉产生的解剖结构基础

哺乳动物的视网膜具有10层明晰的解剖结构，包括视网膜色素上皮层、视杆视锥层、外界膜、外颗粒层、外丛状层、内颗粒层、内丛状层、神经节细胞层、神经纤维层、内界膜。光线经过眼睛的屈光系统，投射到视网膜，被视杆、视锥光感受器细胞吸收，产生视信号，视信号通过双极细胞、无长突细胞等传递到神经节细胞，产生动作电位，动作电位沿神经节细胞的轴突纤维汇集成的视神经传递到外侧膝状体，换神经元后继而投射到初级视皮质、高级视皮质，产生视觉。并通过神经节细胞的轴突视神经投射到外侧膝状体，在此处转换神经元后进一步投射到初级视皮质，进而投射到其他高级的视皮质[1]。

根据视网膜神经节细胞胞体大小、树突结构等形态学特征，可以将神经节细胞分为多种类型，但主要有M型（parasol ganglion cell）、P型（midget ganglion cell）和K（koniocellular ganglion cell）型（猴子）或相应的Y、X、W型神经节细胞（猫）。通过对不同神经节细胞的电生理研究，发现不同的神经节细胞具有不同的功能。M型神经节细胞有最大的胞体和树突，占总量的10%，轴突投射到外侧膝状核腹侧2层（M层）较大细胞，进而投射到初级视皮质的4Cα层，对亮度的微弱变化和运动敏感。P型神经节细胞有中等大小的细胞体，小到中等大小的树突，约占神经节细胞总量的80%，投射到外侧膝状核背侧4层（P层）小细胞，进而投射到初级视皮质的4Cβ层，对细节分析和色觉敏感。K型神经节细胞胞体最小，轴突直径细，投射到外侧膝状核M层和P层之间的K层，进而投射到初级视皮质的1层和2、3层的斑块区，主要司蓝黄色觉。既往的研究主要集中在这三条传导通路上[2,3]。

二、寻找非形觉的光感受器

在地球上，从蓝菌到人类的所有生物都根据日夜的太阳周期调整了他们的生理节律和行为[4~6]。在人类，许多生理和行为节律，包括睡眠觉醒周期，体温和激素水平按照大约24小时的间歇摆动。很久以来，人们便认识到生理活动的昼夜节律是由神经机制控制的，哺乳动物是由下丘脑的视交叉上核驱动的。但是，人们对下丘脑的这些细胞的传入、传出联系及其功能活动了解甚少。在哺乳动物，视交叉上核是昼夜节律的发生器，试验证实，去除视交叉上核后，昼夜节律消失，进行视交叉上核移植后，节律恢复。视交叉上核具有自我调节反馈环，在离体或培养条件下，仍可以维持数周的昼夜节律。但在无任何外界信号引导的条件下，哺乳动物自身昼夜节律（即自由运转节律）并不是与地球明暗周期相一致的24小时，它会发生偏离，只有通过外界光信号等因素的引导作用，生物体自身昼夜节律调节系统才能使机体的昼夜节律保持与外界环境同步，而光线是最重要的引导线索，这一过程称为昼夜节律的光线调控[7,8]。这种调控同样可以使这个内在生物钟根据旅行途中所在时区不同以及不同季节白天时间的长短进行调整。内在生物钟根据外界环境的变化进行同步调整对于保持良好的生理和心理状态是十分必要的。如果内在生物钟不能进行及时调整，就会出现时差反应等等的诸多不适[4,9]。

在哺乳动物，光线对生物钟的调控需要光线从视网膜输入，视网膜产生的信号通过少量视网膜神经节细胞（1%~2%）的轴突向中枢传递，这些轴突组成了视网膜下丘脑束，是视网膜和视交叉上核间的单突触传导路[7]。根据传统的理论，这些神经节细胞和其他神经节细胞一样，是接受视杆视锥细胞的信号传递。也就是说视杆视锥细胞是生物钟调控的光感受器细胞。最早从20世纪80年代开始，Foster等的行为学研究开始挑战这一理论。Foster和同事的研究阐明，视网膜色素变性的小鼠，几乎造成了全部的视杆视锥细胞变性，虽然几乎全盲，但却可以根据外界光线的变化有效地调控昼夜节律[10]。在这些没有视杆视锥细胞的小鼠，仍然具有瞳孔对光反应并且光线仍然可以抑制松果体腺分泌褪黑素[11,12]。在一些盲人中也有同样的情况发生，一些盲人尽管没有形觉，仍然可以依据光线反应抑制褪黑素的合成和具有稳定的昼夜节律[13,14]，早期研究所用小鼠模型可能有少量视杆视锥细胞残留，因此人们推测可能是这些残留的细胞调控了生物钟，但是，后期对模型进行改进后，这种可能不复存在。光线对生物钟的调控具有高阈值，对短时间刺激不敏感，可对长时间光线刺激进行整合等特点，而这些特点和视杆、视锥细胞的感光机制完全不一致。因此，光线对昼夜节律的调控好像不是通过视杆、视锥细胞在起作用。

在无视杆视锥细胞的小鼠，是否存在眼外的光感受器呢？在非哺乳类动物，光线可以直接穿过脑皮质刺激生物钟的神经元。但是，在哺乳动物这种可能好像不存在，因为哺乳动物如果摘除眼球，则昼夜节律不再受光线的影响[10,11]。简而言之，眼球对于生物钟的调控是必需的，但视杆、视锥细胞好像不是此传导路的光感受器。这些发现开始让人怀疑长期以来的观念：脊椎动物的视网膜中，只有视杆视锥细胞可以直接感受光线，并且提示，在内层视网膜，可能有一群神经元具有感光性。

三、黑视素的发现

黑视素由 Provencio 于 1998 年在 Xenopus 皮肤具有感光性的黑色素微粒中发现[15]。它可以使这种青蛙通过重新排列细胞内黑色素颗粒的方法，根据光线调整皮肤的颜色。通过原位杂交发现，编码黑视素的 mRNA 同样在其他具有光感受性的组织中表达，如视网膜非视杆视锥的一些神经元、虹膜、色素上皮和大脑中的视前核和视交叉上核。从它的氨基酸序列来看，黑视素像是一种新的视蛋白样的分子，最可能包含视黄醛生色基团。和所有的 G 蛋白偶联的受体一样，黑视素拥有 7 段跨膜结构，在第 7 个跨膜结构中有赖氨酸残基，它是视蛋白的特异性结构，是视黄醛生色基团附着部位。

2000 年，Provencio[16] 发现黑视素在哺乳动物视网膜部分神经节细胞中表达（图 6-11-1），由于这些神经节细胞的位置和数量同组成视网膜下丘脑束的神经节细胞惊人地一致，它立即引起了数个实验室的兴趣。联合逆行标记和原位杂交技术，Gooley 等[18] 发现，黑视素 RNA 在视网膜下丘脑束的神经节细胞中选择性表达。Hannibel 等[19] 利用免疫组织化学技术进一步研究了这一结论，阐明黑视素在包含 PACAP 的神经节细胞的胞体和树突中表达。PACAP 是视网膜下丘脑束神经元的标记和神经递质。最近研究显示[21, 26, 27]，黑视素在投射到视交叉上核的神经节细胞中表达，同样在

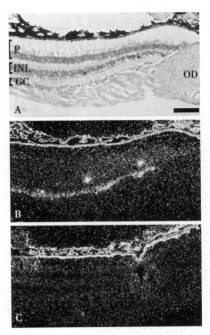

图 6-11-1　黑视素在猴视网膜内层表达

A，B 分别是反义猴黑视素核糖探针标记的明视野和暗视野视网膜切片照片。C 为相邻部位视网膜的阴性对照照片[16]

投射到外侧膝状核腹侧、膝间小叶、橄榄顶盖前核和其他控制非形觉的脑区的神经节细胞中表达。这些结果使得黑视素越来越具有非形觉传导路感光色素的特性。

四、包含黑视素的视网膜神经节细胞具有内源性光感受性

Berson 等[20] 研究证明，投射到视交叉上核的视网膜神经节细胞具有内源性光感受性（彩图 6-11-2）。通过立体定位仪，在视交叉上核注射荧光微粒，逆行标记这些细胞，在剥离的大鼠视网膜上，对这些细胞进行了全细胞电生理记录（彩图 6-11-2）。结果发现，光线可以引起细胞强烈的去极化，产生持续的波峰。在视杆视锥细胞被完全漂白以及将其对神经节细胞的影响阻断以后，这种反应依然存在。这些细胞的吸收光谱峰值在 480nm，具有视网膜性的视觉色素特性。和视杆视锥光感受器不同的是，这些感光神经节细胞在光照下具有持续的光反应，即使在没有外源性的生色基团供应的情况下仍可持续数小时。这说明这种感光色素没有被光线漂白。最有说服力的是，将细胞从视网膜完全剥离开后，仍具有光反应。因此，投射到生物钟发生器的神经节细胞具有光反应性，可以将电磁辐射转化为跨膜的接收电位。这些细胞也被称为具有内源性光感受性的神经节细胞。

Hatter 等[21] 利用免疫组织化学方法揭示，这些有光感受性的视网膜神经节细胞选择

性表达黑视素（彩图6-11-3）。这些视网膜神经节细胞形态和第三类神经节细胞相似，有较小的细胞体（16μm），2~3个较少分支的长树突，通常可以延伸到300μm。从单个细胞发出的树突，可以在内丛状层的内或外层分支。这些层面分别同光反应时抑制性和兴奋性突触连接相对应。Gooley以及Morin等[26, 27]研究显示，这些神经节细胞除了在昼夜节律产生中的关键作用外，还参与了许多非形觉的光反应。除了直接投射到视交叉上核外，还投射到膝间小叶、橄榄顶盖前核等和昼夜节律调节、瞳孔对光反应有关的脑区，以及脑室周围腹下区和视前核腹外侧区，这些区域参与了睡眠和节律运动[24]。

Panda等[23]研究显示，单独敲除黑视素基因（*Opn4*[-/-]）小鼠仍具有正常的昼夜节律和光抑制反应，在特定单色光下，节律转换受到部分影响。Ruby等[22]研究显示，黑视素基因被敲除后，给予光线照射后仍可以产生时相变化（phase shift），但幅度降低了约40%。说明黑视素不是生物钟调控所必需的，但是它对生物钟的调控起了很重要的作用。

Lucas等[25]对比研究了*mop*[+/+]、*mop*[-/-]和*mop*[+/-]小鼠，*mop*[-/-]小鼠在强光下表现为不完全的瞳孔对光反应。Hatter等[28]制作了三基因敲除小鼠，破坏黑视素基因以及视杆视锥基因（*Opn4*[-/-]、*Gnatl*[-/-]、*Cnga3*[-/-]）。结果破坏了包含黑视素的视网膜神经节细胞的内在光反应以及传统的视杆视锥感受器的光传导（这些神经节细胞依然存在，数量以及投射均正常）。这些小鼠完全失去瞳孔对光反应，不能根据明暗周期产生昼夜节律，失去了光抑制运动（masking of locomotion）。Pandan等[29]对*Opn4*[-/-]；*rd/rd*；野生型；*rd/rd*和*Opn4*[-/-]小鼠进行了昼夜节律、瞳孔对光反应和光抑制反应等观察，结果*rd/rd*和*Opn4*[-/-]小鼠的反应完全消失，类似于进行了眼球摘除（图6-11-4）。以上研究说明包含黑视素的视网膜神经节细胞系统及传统视杆视锥系统是眼睛的光感知系统，在昼夜节律调节中均起重要作用，并且没有其他系统参与。

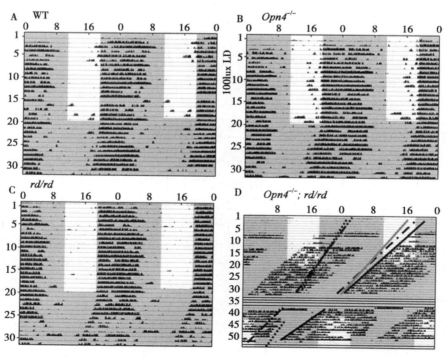

图6-11-4 *Opn4*[-/-]；*rd/rd*小鼠光引导作用消失。转轮运动（8小时光照，16小时黑暗）图（A）野生型小鼠，（B）*Opn4*[-/-]小鼠，（C）*rd/rd*小鼠，（D）*Opn4*[-/-]；*rd/rd*小鼠失去光引导作用[29]

五、黑视素为具有内源性光感受性的神经节细胞的感光色素

虽然黑视素对于神经节细胞的内源性光感受性是必需的，但是黑视素是否就是这些细胞的感光色素呢？它也可能只是一种异构酶，作为一种必要成分参与光反应（不能引发光反应，但是可以将11-反-视黄醛转化为顺视黄醛）。经过系列研究证实，黑视素就是这些具有内源性光感受性的神经节细胞的感光色素。

Qiu等[30]将黑视素在人类胚胎肾脏细胞短暂表达后，光线可以引发细胞膜的去极化，细胞内钙离子内流增加，而光线的波长正好和具有内源性光感受性的神经节的一致。信号转导通路包括Gq或相关G蛋白，磷脂酶C和RPC3通道。证明黑视素是一种功能性感光色素。Panda等[31]使蛙卵母细胞表达黑视素后，发现黑视素可以通过偶联Gaq和Ga11，引发光反应。它还可以利用外源性11-反-视黄醛作为生色基团，可能是具有双相特性的色素，即它既具有感光色素的特性，也具有异构酶的特性。Melyan等[32]在将黑视素基因转到小鼠的神经母细胞内后，这些细胞具有了光感受性。以上的证据显示，黑视素即是内源性光感受性神经节细胞的感光色素。证据还来自其他方面，在黑视素基因敲除后，给予外源性的生色基团不能诱导出光感受性。但是在具有黑视素而缺乏视黄醛的小鼠，给予外源性生色基团却可诱导出光感受性[33~35]。

六、包含黑视素的视网膜神经节细胞的其他特性

在黑视素基因敲除的小鼠，光线仍然可能调控昼夜节律，并且具有瞳孔对光反射，说明视杆视锥细胞也参与了这些功能。视杆视锥细胞和包含黑视素神经节的联系最可能是通过双极和无长突细胞。通过组织学检测，发现包含黑视素的视网膜神经节细胞和双极细胞、无长突细胞之间确实存在着直接的突触联系[36]。包含黑视素的视网膜神经节细胞不但和双极细胞、无长突细胞有解剖上的联系，而且其感光特性亦受视杆、视锥细胞的影响，短波长的视锥细胞信号传入削弱其光反应，而视杆细胞及中、长波长视锥细胞的信号传入可以增强其光反应[37]。研究还显示，包含黑视素的视网膜神经节细胞还向外侧膝状体投射，可能和色觉有关。

通过对人和小鼠的胚胎发育研究发现，黑视素的基因表达要早于视杆、视锥细胞的感光色素[38]。这说明包含黑视素的视网膜神经节细胞可能是眼内最早出现的光感受器细胞。包含黑视素的视网膜神经节细胞在出生前即有黑视素表达，在出生后，即具有光反应。通过钙离子成像方法也显示，在刚出生的小鼠，这些细胞即具有光反应性，比视杆、视锥细胞要早12~14天。并且已经和视交叉上核建立了有效的联系[39]。

Tu等[40]利用MEA方法（multielectrode array）对小鼠内源性光感受性的神经节细胞进行了检测，发现这些细胞的光感受性都是黑视素依赖的，在出生后8天的小鼠，这些细胞至少可以分为3类，各类的特性如下：①启动快、对光敏感、消失快；②启动慢、不敏感、消失慢；③启动快、敏感、消失慢。说明包含黑视素的视网膜神经节细胞可能是一类细胞群，细胞间的特性也不尽相同。

Wong等[41]对包含黑视素的视网膜神经节细胞的电生理研究显示，这些神经节细胞同视杆、视锥细胞一样具有"适应"现象，有明适应和暗适应，并且是单纯光感受器适应，而不是通过整个神经环路产生的适应。

七、结语

黑视素以及具有内源性光感受性神经节细胞的发现，是非形觉研究领域的重大突破。后续的研究进一步分析了包含黑视素的视网膜神经节细胞的信号转导通路、电生理学特性、发育特点，等等。但是，这些细胞与视杆、视锥细胞间的功能关系以及它们的具体功能，与视交叉上核、膝间小叶、外侧膝状体、视皮质等视觉中枢的关系仍有待于进一步阐明。这些包含黑视素的视网膜神经节细胞在各种视网膜疾病中的改变以及相应的功能改变也需要更深入的研究。

（王怀洲　王宁利）

参考文献

1. Msland RH. The fundamental plan of the retina. Nat.neurosci, 2001, 4: 877–886.

2. Msland RH. Neuronal cell types. Curr Biol, 2004, 14(13): R497–500.

3. Msland RH. Neuronal diversity in the retina. Curr.Opin.Neurobiol, 2001, 11: 431–436.

4. Dunlap. Molecular bases for circadian clocks. Cell, 1999, 96: 271–290.

5. Devlin P, Kay S. Circadian photoreception. Annual Review of Physiology, 2001, 63: 677–694.

6. Harmer SL, Panda S, Kay SA. Molecular bases of circadian rhythms. Annual Review of Cell and Developmental Biology, 2001, 17: 215–253.

7. Moore RY, Speh JC, Card, JP. The retinohypothalamic tract originates from a distinct subset of retinal ganglion-cells. J Comp Neurol, 1995, 352: 351–366.

8. Ralph MR, Foster RG, Davis FC, et al. Transplanted suprachiasmatic nucleus determines circadian period. Science, 1990, 247: 975–978.

9. Reppert SM. Weaver DR. Coordination of circadian timing in mammals. Nature, 2002, 418: 935–941.

10. Foster RG, Provencio I, Hudson D, et al. Circadian photoreception in the retinally degenerate mouse.(Rd/Rd) J Comp Physiol, 1991, 169: 36–50.

11. Lucas RJ, Freedman MS, Munoz M, et al. Regulation of the mammalian pineal by non-rod, non-cone photoreceptors. Science, 1999, 284: 505–507.

12. Lucas RJ, Dougleas RH, Foster RG. Characterization of an ocular photopigment capable of driving pupillary constriction in mice. Nat Neurosci, 2001, 4: 621–626.

13. Czeisler CA, Shanahan TL, Klerman EB, et al. Suppression of melatonin secretion in some blind patients by exposure to bright light. N Engl J Med, 1995, 332: 6–11.

14. Klerman EB, Shanahan TL, Brotman DJ, et al. Photic resetting of the human circadian pacemaker in the absence of conscious vision. J Biol Rhythms, 2002, 478: 545–548.

15. Provencio I Jiang GS, De Grip, et al. Melanopsin: an opsin in melanophores, brain and eye. Proc Natl Acad Sci U S A, 1998, 95(1): 340–345.

16. Provencio I, Rodriguzeu IR, Jiang GS, et al. Melanopsin: a novel human opsin in the inner retina.J Neurosci, 2000, 20: 600–605.

17. Provencio I, Rollag MD, Castrucci A.M. Photoreceptive net in the mammalian retina. Nature, 2002, 415: 493.

18. Gooley JJ, Lu J, Chou TC, et al. Melanopsin in cells of origin of the retinohypothalamic tract. Nature Neurosci, 2001, 4: 1165.

19. Hannibal J, Hindersson P, Knudsen SM, et al. The photopigment melanopsin is exclusively present in pituitary adenylate cyclase-activating polypeptide-containing retinal ganglion cells of the retinohypothalamic tract. J. Neurosci, 2002, 22: RC191.

20. Berson DM, Dunn FA, Takao M. Phototransduction by retinal ganglion cells that set the circadian clock. Science, 2002, 295: 1070–1073.

21. Hattar S, Liao HW, Takao M, et al. Melanopsin containing retinal ganglion cells: architecture, projections, and intrinsic photosensitivity. Science, 2002, 295: 1065–1070.

22. Ruby NF, Brennan TJ, Xie X, et al. Role of melanopsin in circadian responses to light. Science, 2002, 298: 2211–2213.

23. Panda S, Sato TK, Castrucci AM, et al. Melanopsin (Opn4) requirement for normal light induced circadian phase shifting. Science, 2002, 298: 2213–2216.

24. Barinaga M. Circadian clock: how the brain's clock gets daily enlightenment. Science, 2002, 295: 955–957.

25. Lucas RJ, Hatter S, Takao M, et al. Diminished pupillary light reflex at high irradiances in melanopsin–knockout mice.Science, 2003, 299: 245–247.

26. Gooley JJ, Lu J, Fishcer D, et al. A broad role for melanopsin in nonvisual photoreception. J Neurosci, 2003, 23: 7093–7106.

27. Morin LP, Blanchard GH, Provencio I. Retinal ganglion cell projections to the hamster suprachiasmatic nucleus, intergeniculate leaflet, and visual midbrain: bifurcation and melanopsin immunoreactivity. J Comp Neurol, 2003, 465: 401–416.

28. Hatter S, Lucas RJ, Mrosovsky N, et al. Melanopsin and rod–cone photoreceptive systems account for all major accessory visual functions in mice. Nature, 2003, 424: 76–81.

29. Pandan S, Provencio I, Tuo DC, et al. Melanopsin is required for non–image– forming photic responses in blind mice. Science, 2003, 301: 525–527.

30. Qiu X, Kumbalasiri T, Carlson SM, et al. Induction of photosensitivity by heterologous expression of melanopsin. Nature, 2005, 433(7027): 745–749.

31. Panda S, Nayak SK, Campo B, et al. Illumination of the melanopsin signaling pathway.Science, 2005, 307(5709): 600–604.

32. Melyan Z, Tarttelin EE, Bellingham J, et al. Addition of human melanopsin renders mammalian cells photoresponsive. Nature, 2005, 433(7027): 741–745.

33. Fu Y, Zhong H, Wang MH, et al. Intrinsically photosensitive retinal ganglion cells detect light with a vitamin A–based photopigment, melanopsin. Proc Natl Acad Sci U S A, 2005, 102(29): 10339–10344.

34. David–Gray Z K, Janssen JW, DeGrip WJ, et al. Light detection in a 'blind' mammal. Nat. Neurosci, 1998, 1: 655–656.

35. David–Gray ZK, Cooper HM, Janssen JW, et al. Spectral tuning of a circadian photopigment in a subterranean "blind" mammal (Spalax ehrenbergi). FEBS Lett, 1999, 461: 343–347.

36. Belenky MA, Smeraski CA, Provencio I, et al. Melanopsin retinal ganglion cells receive bipolar and amacrine cell synapses. J Comp Neurol, 2003, 460(3): 380–393.

37. Dacey DM, Liao HW, Peterson BB, et al. Melanopsin–expressing ganglion cells in primate retina signal colour and irradiance and project to the LGN. Nature, 2005, 433(7027): 749–754.

38. Fahrenkrug J, Nielsen HS, Hannibal J. Expression of melanopsin during development of the rat retina. Neuroreport, 2004, 15(5): 781–784.

39. Sekaran S, Lupi D, Jones SL, et al. Melanopsin–dependent photoreception provides earliest light detection in the mammalian retina. Curr Biol, 2005,15(12): 1099–1107.

40. Tu DC, Zhang D, Demas J, et al. Physiologic diversity and development of intrinsically photosensitive retinal ganglion cells. Neuron, 2005, 48(6): 987–999.

41. Wong KY, Dunn FA, Berson DM. Photoreceptor adaptation in intrinsically photosensitive retinal ganglion cells. Neuron, 200, 48(6): 1001–1010.

第十二节　自噬及其在各种青光眼模型中的作用

细胞内成分生成和降解处于动态平衡，最初人们发现了短效蛋白及错构蛋白通过泛素/蛋白水解酶系统（ubiquitin-proteasome system）进行降解更新，为非溶酶体依赖蛋白降解途径[1]。但是，细胞内超过99%的蛋白为非短效蛋白，他们通常存在10分钟甚至超过10天。通常，我们定义半衰期超过5天的蛋白为长效蛋白，其代谢更新方式一直困扰着我们，直至发现了溶酶体依赖的降解系统——自噬[2]。溶酶体是一种富含水解酶的细胞器，几乎可以代谢任何的细胞内组分，包括细胞器，通过与自噬小体融合形成自噬溶酶体进行代谢，维持细胞稳定[3]。日本科学家大隅良典（YoshinoriOhsumi）获2016年诺贝尔生理学或医学奖，以奖励其在"细胞自噬机制方面的发现"。

一、概述

早在1962年，Ashford等在胰高血糖素处理的小鼠肝细胞中观察到大量泡样结构[4]。并于1963年，由De Duv首次提出细胞自噬的生物学概念[5]，即细胞在缺乏营养或能量供应时，部分细胞质与细胞器被包裹进一种特异性的双层膜或者多层膜结构的自噬小体（autophagosome）中，再与溶酶体（lysosome）融合形成自噬溶酶体（autolysosome），胞质或细胞器成分在这里被降解为核苷酸、氨基酸、游离脂肪酸等小分子物质，可以被重新利用合成生物大分子或ATP（图6-12-1）。

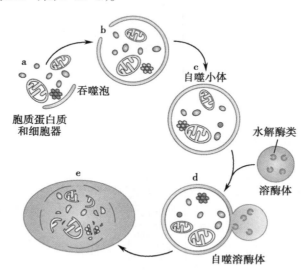

图6-12-1　自噬模式图

（a，b）膜片结构延伸包绕受损蛋白和细胞器，形成吞噬泡；（c）形成复层膜状的自噬小体；（d）自噬小体与溶酶体融合；（e）自噬小体内的结构被降解

自噬是一种在进化上高度保守的细胞行为，几乎存在于所有的物种。通常，在绝大部分的组织中，自噬维持在一个相对低水平，维持细胞内平衡，在受到饥饿或应激时活化。饥饿诱导自噬活化以维持其生存需要，而对多细胞生物，自噬参与许多生理活动，甚至包括细胞程序性死亡（programmed cell death，PCD），清除受损细胞。另外，越来越多的研究发现，自噬还参与许多病理过程，如：癌症，肌肉损伤、代谢性疾病、衰老和神经退行性疾病[6]。

（一）自噬分类

自噬分为：①巨自噬（macroautophagy），即通常称谓的自噬（autophagy）；②小自噬（microautophagy）；③分子蛋白介导的选择性自噬[7]。很长时间以来，一直以为自噬是一种非选择性的代谢过程，但是近来的实验证明，尚存在各种类型的靶向选择性自噬：线粒体自噬（mitophagy）[8]、内质网自噬（reticulophagy）[9]、过氧化物酶小体自噬（pexophagy）[10]、异物吞噬（xenophagy）[11]和细胞核自噬（nucleophagy）[12]等。

Mizushima等将自噬分为"基础水平"和"被诱导水平"自噬[13]。生理情况下，绝大多数组织细胞自噬均维持在低"基础水平"，发挥保护作用，抑制异常的蛋白和细胞器累积。在营养和能量缺乏、氧化应激、感染、异常蛋白质大量聚集的情况下，自噬表达显著升高，快速从"基础水平"转化为"被诱导水平"。而过度激活的自噬引起细胞发生程序性死亡——Ⅱ型程序性死亡（凋亡——Ⅰ型程序性死亡）。

（二）自噬通路

Ohsumi认为自噬小体的复层膜状结构与传统认知的膜转运机制完全不同，且溶酶体成分及其作用机制复杂，因此，对自噬研究一直停滞不前，直至采用酵母菌作为自噬研究的细胞模型，才逐渐揭开自噬的神秘面纱[2]。在酵母菌中鉴定出至少25个自噬相关基因（autophagy associated gene，ATG），然而有超过40个其他的酵母菌基因也参与自噬的发生[14]。

对酵母菌 *S. cerevisiae* 的研究发现：Atg6-Vps34复合物对自噬小体代谢起非常重要的作用[15]，Atg6-Vps34复合物包括Atg6（与哺乳动物细胞beclin-1同源），Atg14，Vps34（磷脂酰肌醇3激酶，在将高尔基来源蛋白运输至溶酶体或液泡中所必须[39]），Vps15（Vps34活化剂）。Atg12、Atg8是两个泛素样结合系统，辅助Atg6-Vps34复合物参与自噬小体膜延伸。Atg7活化Atg12，活化后的Atg12与Atg5共价结合形成Atg12-Atg5复合体，结合在自噬小体前体（autophagosome precursors）膜上，自噬泡（autophagic vacuole）一旦形成，Atg12-Atg5自动解离。另外，自噬小体（autophagosome）的形成也需要泛素修饰系统，例如Atg8（与哺乳动物细胞LC3B同源），大部分Atg8前体被Atg4的半胱氨酸蛋白酶切除其C端，然后被Atg7活化，转移至Atg3与磷脂结合[16]，然后运送至结合有Atg12-Atg5的自噬小体前体上，直至形成的自噬小体与溶酶体结合。

3-MA（雷帕霉素）是靶向调节自噬的关键物质，mTOR抑制剂，作用与mTOR信号通路，通过与上调信号分子结合来抑制自噬发生。胰岛素样生长因子或其他生长因子，通过PI3K（酵母菌同源类似物为vps34）通路调节自噬，也通过调节TOR活性发挥作用[17]。AMP活化的蛋白激酶（AMP activated protein kinase，AMPK）是一个细胞内能量感受器，当能量受损时，AMPK活化，调节自噬。Bcl-2蛋白家族在自噬调节方面也发挥着重要作用，例如，Bcl-2与Beclin-1相结合，影响PI3K复合物，抑制自噬。

二、自噬在青光眼模型中的表现

自噬对维持神经系统正常生理功能非常重要，敲除自噬基因的小鼠可见其中枢神经系统发生神经退行性变[18, 19]，而过度激活的自噬引起神经细胞发生程序性死亡——Ⅱ型程序性死亡，可见细胞内大量的自噬小体或者自噬性溶酶体[15]。

在视网膜中，早在1981年即发现视网膜存在自噬现象[20]。研究发现，在光损伤小鼠模型中，光感受器细胞内可见大量的自噬小体，通过抑制其自噬通路，光损伤造成的细胞死亡显著减少；而抑制Ⅰ型细胞凋亡途径，则发现大量的自噬小体，因此最初研究者认为，自噬可通过激活凋亡通路诱导细胞发生死亡[21]。

对中枢神经系统自噬作用机制研究相对较少。有研究认为营养因子缺乏、神经系统遭受应激，或者病理性神经病变发生的时候，在哺乳动物大脑中并不会诱发自噬[23, 24]，但是在其他的研究中发现，自噬对维持神经系统自身稳定性方面发挥重要作用[25]。而我们关注的自噬在视网膜、视神经方面的研究发现：在视神经横断性损伤（optic nerve transaction，ONT）及视神经挫伤，及急性眼压（IOP）升高，及缺血/再灌注（Ischemia/reperfusion，RIR）模型中发现，通常情况下自噬被激活[26~29]。自噬激活对组织细胞损伤的意义尚存在争议，一些研究认为，自噬具有保护作用，也有一些研究认为自噬具有破坏作用[27, 29~31]。

视网膜神经节细胞（RGC）变性是视神经退行性变的特征，而神经纤维轴浆流运输障碍是RGC损害的早期特征。各种青光眼模型或外伤造成的视神经损伤模型中，均会造成轴浆流运输障碍，影响神经营养因子的运输，导致自噬。

（一）视神经横断性伤及视神经挫伤模型

ONT及视神经挫伤模型是典型的神经退行性变模型，模拟青光眼和其他类型的神经退行性变。

Rodriguez-Muela等发现在ONT早期自噬即被激活。在术后第5天，自噬相关基因*Atg5*表达升高，RGC凋亡达到50%；敲除或下调*Atg4B*基因，或者在Atg5选择性基因敲除小鼠*Atg5flox/flox*中观察发现，RGC死亡比例显著增高，因此，作者认为在ONT及视神经挫伤模型中，自噬对RGC具有保护作用[27]。Kim等在ONH模型研究发现：在1天时，Atg12mRNA上调了1.6倍，在第3天Atg5、Atg7、Atg12的mRNA上调了1.5~1.8倍，而到第7天，mRNA与对照组无差异。对蛋白表达水平研究发现：在第1天、3天、7天LC3B-Ⅱ（自噬小体双层膜的重要组分，被认为是目前已知与自噬小体最密切相关的标志物[35]）表达分别增加了1.6、2.7、1.7倍，Beclin-1在第1天表达增加了1.7倍，第3天、第7天与对照组相比无显著差异[26]，进一步验证了在ONH模型早期即出现自噬相关基因表达升高。

Knoferle等也在视神经挫伤模型研究中也发现了自噬活化，通过抑制自噬能显著减少受损轴突损伤，抑制Ca^{2+}通道也能抑制轴突损伤，因此，认为视神经挫伤模型诱发的自噬呈Ca^{2+}依赖性[30]。

（二）高眼压模型

与高眼压导致的缺血-再灌注模型不同，高眼压模型通常是指轻中度的眼压升高模型（30~40mmHg）。常见的3种模型包括：①前房灌注模型；②激光烧灼前房角；③巩膜上静脉烧灼/结扎。在这几个模型中，巩膜上静脉烧灼/结扎模型损伤相对较小。

Park 等采用上腔巩膜静脉结扎的办法构建慢性中度的大鼠 IOP 升高模型，IOP 从（17.8±2.34）mmHg 在 1 周后上升为（31.0 ±2.17）mmHg，其眼压可持续 8 周（32.4±2.12）mmHg[32]。典型的自噬小体呈双层或多层膜，电子密度高的泡状结构[33]，对照组 RGC 胞体中偶尔可见自噬小体 0.7 个 /50μm²，随着 IOP 升高，1 周后达 2.2 个 /50μm²，且 4 周内，自噬小体在胞体内持续升高。与 RGC 胞体相比，更多自噬小体分布在内丛状层，对照组为 2.1 个 /50μm²，随着 IOP 升高，在眼压升高 2 周后达到高峰 6.0 个 /50μm²，而在 4 周后，自噬小体密度回归到正常水平；而在球后段视神经中，自噬小体密度为 0.3 个 /50μm²[32]。

另外，除自噬小体外，LC3B-Ⅱ也表现为显著升高，且维持在 IOP 升高的第 8 周；而 LC3B-Ⅰ表达变化较少，因此，LC3B-Ⅱ/LC3B-Ⅰ比例在 IOP 升高，在第 1、2、4、8 周时间内均显著升高。LC3B 在节细胞层、内丛状层，内核层均表达显著升高，在早期第 1 周、2 周内，其主要发生在内丛状层和内核层；在 4 周，LC3B 在内核层和内丛状层表达下降；在第 2 周后，LC3B 在节细胞胞质中表达升高，在 4 周后，LC3B 在节细胞胞质中持续升高。Beclin-1（在 AP 形成阶段发挥关键作用）在对照组正常表达，而在 IOP 升高模型中，其表达显著升高，且其升高与 LC3B-Ⅱ/LC3B-Ⅰ方式相类似，在第 2 周达到高峰。所有的这些数据表明，在 IOP 升高模型中，自噬活化，自噬主要集中在 RGC 胞体中，与 RGC 凋亡时机相匹配。应用自噬抑制剂 3-MA（3-甲基腺嘌呤），LC3B-Ⅱ/LC3B-Ⅰ比例下降，凋亡细胞也显著减少[32]。

Deng 等对慢性恒河猴 IOP 升高模型进行研究，其 IOP 从（24.9 ±6.8）mmHg 上升至（52.9±8.2）mmHg，LC3B-Ⅱ、LC3B-Ⅱ/LC3B-Ⅰ及 Beclin-1 在实验组动物表达均显著上升，且自噬小体散在分布在节细胞和内丛状层；另外，通过对溶酶体膜蛋白酶组分溶酶体膜相关蛋白 1（Lysosomal-associated membrane proteins，LAMP1）及 LC3B 的形态学检测，在 RGC 中，溶酶体活性增加及自噬体-溶酶体融合功能增加；同时，凋亡相关细胞分子表达显著升高[34]。

（三）缺血/再灌注模型（Ischemia/reperfusion, RIR）

急性 IOP 升高，导致视网膜、脉络膜、视盘缺血，如：急性 IOP 升高（110mmHg 水平）常作为视网膜的 RIR 模型。在大鼠 RIR 模型（110mmHg，持续作用 1 小时），12 小时和 24 小时 RGC 中均可见 LAMP1 表达阳性；lc3b 在 24 小时出现阳性表达，较 LAMP1 稍晚，LC3B-Ⅱ/LC3B-Ⅰ显著升高，自噬潮（Cautophagic）flux 激活，同时出现视神经退行性变；而在 RIR 后 48 小时所有自噬相关标志物消失，认为可能是由于活化的自噬已被及时清除，注射 3-MA 后 24 小时凋亡细胞显著减少，考虑是由于 3-MA 抑制自噬小体成熟发挥了作用[29]，自噬小体与溶酶体结合后，清除自噬小体[36]，自噬活化可以表现为保护机制，延缓甚至减少细胞死亡，但是也表现为细胞的自我消化甚至自我清除[15]。对大鼠视网膜 RIR 模型的研究中发现自噬相关蛋白 Apg3 表达上调，提示自噬对缺血损伤具有重要的保护功能[22]。

Russo R 等采用 120mmHg，持续 50 分钟的 RIR 模型。研究发现：LC3Ⅱ和 Beclin-1 表达下降。Beclin-1 分布在视网膜各层，内层表达更高，主要位于 RGC 胞体和树突中，且可见于 Müller 细胞中。在 RIR 后 0~1 小时，LC3Ⅱ显著减少，且在 24 小时后恢复至对照组相当水平；LC3Ⅰ在各时间点无显著改变，且 LC3Ⅱ减少与 Beclin-1 减少两者相关。在

RIR后24小时，Beclin-1表达下降，尤其是在RIR后1小时下降达36%；而在RIR7d后，Beclin-1与LC3 Ⅱ与对照组相比无显著差异（120mmHg，50分钟）[28]。另外，研究发现，Beclin-1被蛋白酶水解，降解切割成50kDa片段在24小时内蓄积，尤其再灌注后的1小时蓄积明显。RIR同时也诱发了钙蛋白酶的活性，众所周知，RIR模型诱发神经兴奋毒性作用[35]，过度表达的谷氨酸受体，尤其是其代谢性NMDA受体表达显著增高，导致了Ca^{2+}超载，随后激活Ca^{2+}依赖的酶类。在兴奋毒性早期，即伴随凋亡激活，以及半胱氨酸蛋白水解酶活性、钙蛋白酶激活，表现为早期神经损伤的表现。

三、自噬与凋亡

自噬与凋亡的关系复杂，两者甚至共用相同的细胞信号分子蛋白。许多细胞信号分子及多条通路参与自噬：TOR信号转导通路，ATG1复合物通路，Vps34/Ⅲ P13K复合物通路等，这些通路与凋亡也关系密切。

在许多神经退行性变的疾病、蛋白表达错构等，可快速通过泛素-蛋白酶系统清除，或者通过分子伴侣介导的自噬（chapenter mediated autophagy）清除，一旦这些清除系统出现故障，则导致异常蛋白蓄积。然而比较有趣的是，随着年龄增长，通过自噬进行的异常蛋白或细胞器清除功能在逐渐退化[37, 38]。在自噬的通路上，许多通路上相关的蛋白也参与凋亡的发生。在脑缺血导致的脑损伤模型中自噬标志蛋白Beclin-1和LC3也表达升高，意味自噬参与受损部位的修复或者参与了损伤，甚至导致细胞死亡。采用3-MA干扰自噬后发现，自噬和凋亡相关标志物都表达下降，验证自噬和凋亡关系复杂[29]。

另外，与凋亡关系密切的Bcl-2，也是一个抗自噬的细胞因子，其通过抑制Beclin-1实现。Beclin-1与活化的caspase3锚定位置一致，提示凋亡与自噬通路密切相关，甚至两者可以相互转化，特别是如果当凋亡通路被抑制以后[40]。另外，在不同的研究中发现，凋亡与自噬共用相同的分子蛋白[42]，甚至可能存在于同一个细胞中[41]。但是，我们也发现在神经细胞中，仅发现一种类型的标志物，提示自噬和凋亡可能无相互交叉重叠，两者相互独立[29]，需要进行更加详细的研究。

四、线粒体自噬

（一）线粒体简介

在真核细胞中，线粒体与其他细胞器不同，呈双层膜状结构，且携带有独立的遗传信息，目前普遍认为线粒体来源于古微生物，"内共生学说"共存于真系细胞中[43]。线粒体的古微生物来源理论主要是基于：线粒体双层膜结构，在线粒体内膜缺乏膜结构的胆固醇，且具有与细菌相似的核糖体及闭环DNA（mtDNA），另外，线粒体的增殖方式也同细菌一样，通过分裂的方式进行增殖等。随着进化，mtDNA基因的大小和数量逐渐减少，在高等脊椎动物mtDNA编码13个氧化磷酸化的必需蛋白质，细胞核DNA编码剩余必需的1000种蛋白质。线粒体通常在10～25天内完成更新，即使在不需要增殖的组织中线粒体也持续自我更新，衰老和受损线粒体可通过自噬的方式进行代谢更新。

（二）线粒体自噬

在以酵母菌作为自噬研究模型中，发现了线粒体的靶向选择性自噬，其专属名称为

mitophagy。早期研究发现位于线粒体外膜的特殊蛋白Uth1p，为选择性线粒体自噬所必需。如果该蛋白发生突变，即使在营养缺乏等刺激下，线粒体自噬依然被抑制，而细胞质内的其他蛋白自噬则仍处于正常水平，因此，进一步验证线粒体自噬靶向选择性。另外，该特殊蛋白Uth1p发生突变并不能完全抑制线粒体自噬，说明除此以外，尚有其他线粒体自噬通路存在[44]。

各种原因引起的线粒体mtDNA受损，膜通透性增加，线粒体动力学改变等均可能导致线粒体自噬活化[45~47]。线粒体是活性氧（reactive oxygen species，ROS）的来源，ROS导致mtDNA的损伤，而mtDNA的自我修复能力差。线粒体DNA损伤将导致线粒体氧化磷酸化障碍，能量合成不足，直至细胞死亡。线粒体自噬清除能力随着年龄增加而下降，因此，研究认为线粒体自噬能力下降与衰老关系密切。

氧化应激损伤线粒体膜蛋白，或者由于mtDNA突变导致蛋白合成形成错误折叠，聚集，最终形成非特异性水通道，线粒体渗透性增加[45]，程度严重时，出现线粒体水肿，进而细胞色素C（cytochrome C，CytC）释放介导凋亡。然而，在一般应激强度下，非特异的水通道的形成促进自噬的发生，受损线粒体及时被清除，避免严重的细胞凋亡[46]。因此，线粒体自噬活化及时清除了受损线粒体，避免大量自由基、CytC释放介导凋亡通路激活。

线粒体动力学调节线粒体形态学改变，且与线粒体自噬激活关系密切。线粒体动力学包括：线粒体分裂与线粒体融合。线粒体分裂即线粒体分裂为2个子线粒体，线粒体融合即两个线粒体融合为一个线粒体。线粒体分裂，受GTP酶相关蛋白1（Drp1）介导；线粒体融合与3个GTP酶相关，包括Mfn1、Mfn2，两者调节线粒体外膜融合，视神经萎缩蛋白1（optic atrophy1，OPA1）调节线粒体内膜相互融合[47]。通过抑制线粒体分裂或者促进线粒体融合均可以抑制线粒体自噬，而促进线粒体分裂，则也促进线粒体自噬。

（三）线粒体自噬受体

选择性蛋白或细胞器自噬，都是通过自噬受体介导的。目前已知的在哺乳动物细胞内线粒体自噬受体包括：SQSTM1/62、NBR1（*BRCA1*基因相邻）、OPTN、CALCOCO2/NDP52、TAX1BP1/T6BP和TOLLIP6个受体。其中*OPTN*基因的突变与青光眼和阿尔茨海默病密切相关。Wong等发现OPTN（optineurin）富集在受损线粒体上，作为线粒体受体参与形成线粒体自噬小体[48, 49]。目前OPTN参与的PINK1/Parkin线粒体自噬通路研究得最为清楚。当线粒体发生自噬时，帕金森病相关蛋白PINK1（PTEN诱导蛋白激酶1）和PARK2（parkin RBR E3泛素连接酶）富集在受损线粒体外膜，进而PARK2介导线粒体蛋白发生泛素化，且通过LC3的结合域（LC3 interacting region，LIR）富集自噬小体，运送至溶酶体，最终降解发生泛素化的线粒体。

（四）线粒体自噬在青光眼模型中的作用

RGC的长轴突，其无髓鞘部分，富含大量线粒体。这样的结构特点决定了其对能量缺乏更敏感，也更脆弱。在营养物质缺乏、缺氧、RIR损伤及其他应激条件下均可以诱导线粒体自噬活化。在与青光眼相关的模型中，IOP升高，ONT等模型中均出现了自噬活化的现象，各种氧化应激都可能会因为线粒体呼吸链功能障碍或者mtDNA受损，导致线粒体渗透性增加而导致凋亡[50]。

对不同月龄DBA/2J小鼠青光眼模型研究发现，其视神经中线粒体自噬活化，表现为：线粒体嵴结构不清，线粒体数量增加，表面积显著减小，功能下降，更靠近轴突膜。与对照组相比，不同月龄DBA/2J小鼠视神经，自球后段直至视交叉处均可见线粒体自噬小体增加，LC3-Ⅱ/LC3-Ⅰ比例显著升高；而PINK1和Parkin水平与对照组无显著相关；而LAMP1在青光眼模型鼠中显著下降，提示受损线粒体不能及时被清除[51~52]。

（五）特殊类型线粒体自噬——跨细胞线粒体自噬

线粒体质量控制系统包括线粒体合成、线粒体动力学以及受损线粒体代谢系统。线粒体质量控制系统通常被认为是线粒体的保护系统。然而，最近的研究表明，在视盘部位一部分视网膜神经节细胞的功能障碍线粒体被视盘区的星形胶质吞噬代谢，也被称为跨细胞线粒体自噬[53]。此种现象，在正常的视网膜和大脑中均得以验证，然而其参与病理性疾病的研究较少。

（李晓霞　王宁利）

参考文献

1. Pontremoli S, Melloni E. Extralysosomal protein degradation. Annu Rev Biochem, 1986, 55: 455-481.

2. Takeshige K, Baba M, Tsuboi S, et al. Autophagy in yeast demonstrated with proteinase-deficient mutants and conditions for its induction. J Cell Biol, 1992, 119 (2): 301-311.

3. De Duve C, Wattiaux R. Functions of lysosomes. Annu Rev Physiol, 1966, 28: 435-492.

4. Ashford TP, Porter KR. Cytoplasmic components in hepatic cell lysosomes. J Cell Biol, 1962, 12: 198-202.

5. De Duve C. The lysosome. Sci Am, 1963, 208: 64-72.

6. Marino G, Lopez-Otin C. Autophagy: molecular mechanisms, physiological functions and relevance in human pathology. Cell Mol Life Sci, 2004, 61 (12): 1439-1454.

7. Jiang P, Mizushima N. Autophagy and human diseases. Cell Res, 2014, 24 (1): 69-79.

8. Lemasters JJ. Selective mitochondrial autophagy, or mitophagy, as a targeted defense against oxidative stress, mitochondrial dysfunction, and aging. Rejuvenation Res, 2005, 8 (1): 3-5.

9. Tanida I. Autophagosome formation and molecular mechanism of autophagy. Antioxid Redox Signal, 2011, 14 (11): 2201-2214.

10. Oku M, Sakai Y. Peroxisomes as dynamic organelles: autophagic degradation. FEBS J, 2010, 277 (16): 3289-3294.

11. Knodler LA, Celli J. Eating the strangers within: host control of intracellular bacteria via xenophagy. Cell Microbiol, 2011, 13 (9): 1319-1327.

12. Mijaljica D, Prescott M, Devenish RJ. The intricacy of nuclear membrane dynamics during nucleophagy. Nucleus, 2010, 1 (3): 213-223.

13. Mizushima N. The pleiotropic role of autophagy: from protein metabolism to bactericide. Cell Death Differ, 2005, 12 Suppl 2: 1535-1541.

14. Klionsky DJ, Cregg JM, Dunn WA, et al. A unified nomenclature for yeast autophagy-related genes. Dev Cell, 2003, 5 (4): 539-545.

15. Levine B, Yuan J. Autophagy in cell death: an innocent convict? J Clin Invest, 2005, 115 (10): 2679-2688.

16. Cuervo AM. Autophagy: in sickness and in health. Trends Cell Biol, 2004, 14 (2): 70-77.

17. Levine B, Kroemer G. Autophagy in the pathogenesis of disease. Cell, 2008, 132 (1): 27-42.

18. Hara T, Nakamura K, Matsui M, et al. Suppression of basal autophagy in neural cells causes neurodegenerative

disease in mice. Nature, 2006, 441 (7095): 885–889.

19. Komatsu M, Waguri S, Chiba T et al. Loss of autophagy in the central nervous system causes neurodegeneration in mice. Nature, 2006, 441 (7095): 880–884.

20. Reme C. Autophagy in rods and cones of the vertebrate retina. Dev Ophthalmol, 1981, 4: 101–148.

21. Kunchithapautham K, Rohrer B. Apoptosis and autophagy in photoreceptors exposed to oxidative stress. Autophagy, 2007, 3 (5): 433–441.

22. Wu BX, Darden AG, Laser M, et al. The rat Apg3p/Aut1p homolog is upregulated by ischemic preconditioning in the retina. Mol Vis, 2006, 12: 1292–1302.

23. Wang QJ, Ding Y, Kohtz DS, et al. Induction of autophagy in axonal dystrophy and degeneration. J Neurosci, 2006, 26 (31): 8057–8068.

24. Mizushima N, Yamamoto A, Matsui M, et al. In vivo analysis of autophagy in response to nutrient starvation using transgenic mice expressing a fluorescent autophagosome marker. Mol Biol Cell, 2004, 15 (3): 1101–1111.

25. Komatsu M, Wang QJ, Holstein GR, et al. Essential role for autophagy protein Atg7 in the maintenance of axonal homeostasis and the prevention of axonal degeneration. Proc Natl Acad Sci U S A, 2007, 104 (36): 14489–14494.

26. Kim SH, Munemasa Y, Kwong JM, et al. Activation of autophagy in retinal ganglion cells. J Neurosci Res, 2008, 86 (13): 2943–2951.

27. Rodriguez-Muela N, Germain F, et al. Autophagy promotes survival of retinal ganglion cells after optic nerve axotomy in mice. Cell Death Differ, 2012, 19 (1): 162–169.

28. Russo R, Berliocchi L, Adornetto A, et al. Calpain-mediated cleavage of Beclin-1 and autophagy deregulation following retinal ischemic injury in vivo. Cell Death Dis, 2011, 2: e144.

29. Piras A, Gianetto D, Conte D, et al. Activation of autophagy in a rat model of retinal ischemia following high intraocular pressure. PLoS One, 2011, 6 (7): e22514.

30. Knoferle J, Koch JC, Ostendorf T, et al.Mechanisms of acute axonal degeneration in the optic nerve in vivo. Proc Natl Acad Sci U S A, 2010, 107 (13): 6064–6069.

31. Park KK, Liu K, Hu Y, et al. Promoting axon regeneration in the adult CNS by modulation of the PTEN/mTOR pathway. Science, 2008, 322 (5903): 963–966.

32. Park HY, Kim JH, Park CK. Activation of autophagy induces retinal ganglion cell death in a chronic hypertensive glaucoma model. Cell Death Dis, 2012, 3: e290.

33. Eskelinen EL. Maturation of autophagic vacuoles in Mammalian cells. Autophagy, 2005. 1 (1): 1–10.

34. Deng S, Wang M, Yan Z, et al. Autophagy in retinal ganglion cells in a rhesus monkey chronic hypertensive glaucoma model. PLoS One, 2013, 8 (10): e77100.

35. Kabeya Y, Mizushima N, Ueno T, et al. LC3, a mammalian homologue of yeast Apg8p, is localized in autophagosome membranes after processing. EMBO J, 2000, 19 (21): 5720–5728.

36. Xie Z, Klionsky DJ. Autophagosome formation: core machinery and adaptations. Nat Cell Biol, 2007, 9 (10): 1102–1109.

37. Cuervo AM, Bergamini E, Brunk UT, et al. Autophagy and aging: the importance of maintaining "clean" cells. Autophagy, 2005, 1 (3): 131–140.

38. Buschini E, Piras A, Nuzzi RVercelli A. Age related macular degeneration and drusen: neuroinflammation in the retina. Prog Neurobiol, 2011, 95 (1): 14–25.

39. Schu PV, Takegawa K, Fry MJ, et al. Phosphatidylinositol 3-kinase encoded by yeast VPS34 gene essential for protein sorting. Science, 1993, 260 (5104): 88–91.

40. Guimaraes CA, Benchimol M, Amarante-Mendes GPLinden R. Alternative programs of cell death in developing retinal tissue. J Biol Chem, 2003, 278 (43): 41938–41946.

41. Eisenberg-Lerner A, Bialik S, Simon HUKimchi A. Life and death partners: apoptosis, autophagy and the cross-talk between them. Cell Death Differ, 2009, 16 (7): 966–975.

42. Maiuri MC, Zalckvar E, Kimchi AKroemer G. Self-eating and self-killing: crosstalk between autophagy and apoptosis. Nat Rev Mol Cell Biol, 2007, 8 (9): 741–752.

43. Luque E, Ruz-Caracuel I, Medina FJ, et al. Skeletal muscle findings in experimental autoimmune encephalomyelitis. Pathol Res Pract, 2015, 211 (7): 493–504.

44. Kissova I, Deffieu M, Manon S, et al. Uth1p is involved in the autophagic degradation of mitochondria. J Biol Chem, 2004, 279 (37): 39068–39074.

45. Tam BT, Pei XM, Yu AP, et al. Autophagic adaptation is associated with exercise-induced fibre-type shifting in skeletal muscle. Acta Physiol (Oxf), 2015, 214 (2): 221–236.

46. Abdelaziz DH, Khalil H, Cormet-Boyaka EAmer AO. The cooperation between the autophagy machinery and the inflammasome to implement an appropriate innate immune response: do they regulate each other? Immunol Rev, 2015, 265 (1): 194–204.

47. Mishra P, Chan DC. Mitochondrial dynamics and inheritance during cell division, development and disease. Nat Rev Mol Cell Biol, 2014, 15 (10): 634–646.

48. Wong YC, Holzbaur EL. Temporal dynamics of PARK2/parkin and OPTN/optineurin recruitment during the mitophagy of damaged mitochondria. Autophagy, 2015, 11 (2): 422–424.

49. Ashrafi G, Schlehe JS, LaVoie MJSchwarz TL. Mitophagy of damaged mitochondria occurs locally in distal neuronal axons and requires PINK1 and Parkin. J Cell Biol, 2014, 206 (5): 655–670.

50. Chen H, Chan DC. Critical dependence of neurons on mitochondrial dynamics. Curr Opin Cell Biol. 2006, 18 (4): 453–459.

51. Coughlin L, Morrison RS, Horner PJInman DM. Mitochondrial morphology differences and mitophagy deficit in murine glaucomatous optic nerve. Invest Ophthalmol Vis Sci, 2015, 56 (3): 1437–1446.

52. Kleesattel D, Crish SD, Inman DM. Decreased Energy Capacity and Increased Autophagic Activity in Optic Nerve Axons With Defective Anterograde Transport. Invest Ophthalmol Vis Sci, 2015, 56 (13): 8215–8227.

53. Davis CH, Marsh-Armstrong N. Discovery and implications of transcellular mitophagy. Autophagy, 2014, 10 (12): 2383–2384.

第十三节　青光眼的生物标志物

生物标志物（biomarker）是细胞、组织或体液等生物介质中各种可被检测的生物化学、分子生物或细胞性指标。生物标志物的改变可能提示各种生理或病理过程，也可用来监测机体对治疗干预的反应。起病之前，生物标志物可被用作筛查或风险评估工具；在诊断过程中，生物标志物可以帮助确定疾病阶段、病变程度并确立早期治疗方案；而在疾病发展过程中，生物标志物可用来提示疾病进展、监测对治疗的反应并帮助选择新的治疗方案。因此在临床诊断及治疗过程中，生物标志物有着十分重要的作用。

青光眼是一类进行性视神经损伤伴视野缺损的疾病，主要表现为视网膜神经节细胞（RGC）的减少，主要病因目前仍不清楚。在青光眼患者血清中已经找到可能的生物标志物，而在泪液及房水中发现的生物标志物则更敏感且更特异。目前在青光眼患者中已经发现了包括应激反应、坏死、DNA损伤修复、细胞黏附、组织重建、翻译调控、多重耐药及能量代谢等多种分子通路相关标志物。青光眼的生物标志物可以帮助认识青光眼的疾病特点，并在流行病学及预防、早期诊断、视神经病变进展的风险评估、监测治疗反应等临床应用过程中发挥重要作用。

一、遗传标志物

开角型青光眼（OAG）的遗传标志物直到近年来才逐渐引起关注，基因连锁研究发现在OAG中存在 *MYOC*（myocilin）、*WDR36*（WD repeat domain 36）及 *OPTN*（optineurin）变异，且有一定的家族遗传倾向，但是这些基因的稀有或常见变异仅仅在小部分原发性开角型青光眼（POAG）患者中出现[1, 2]。目前人类基因组学的发展让大量更新且更可靠的遗传标志物被发现，使得揭示OAG的发病机制成为可能。

最早对OAG进行的全基因组关联研究（GWAS）主要针对剥脱综合征（exfoliation syndrome，EFS）[3]。冰岛的研究人员发现 *LOXL1*（lysyl oxidase-like 1）基因的常见变异与EFS有关，在其他人种也有相似改变[4]。应用能够确定与青光眼表型有关的遗传标志物数量性状的方法使得青光眼基因组学有了极大的进展。一项大规模欧洲白种人间进行的研究，通过数量性状连锁分析将高通量基因分型数据与视神经改变联系起来，发现 *ATOH7*（atonal homolog 7）区域的常见变异与视盘面积有关，而 *CDKN2B-AS1*（*CDKN2B* antisense RNA1）和 *SIX1/6*（SIX1 and SIX6 homeobox）区域的常见变异则与杯/盘比有关[5, 6]。另外 *TMCO1*（transmembrane and coiled-coil domains 1）和 *GAS7*（growth arrest specific 7）的变异与IOP的改变相关，*ZN469*（zinc finger protein 469）的基因多态性则与中央角膜厚度关联[7, 8]。

青光眼相关定量表型性状的遗传标志物与POAG也有关系，如CDKN2B-AS1区域的基因多态性就与POAG及正常眼压性青光眼（NTG）相关。*TMCO1*、*SIX1* 和 *ATOH7* 变异也出现在POAG患者中。在CAV1（caveolin 1）和CAV2（caveolin 2）间隔区域出现的基因多态性同样被证实与POAG有关[9]。

对循环白细胞进行分离并检测，发现相对于正常人群，青光眼患者细胞DNA损伤水平的显著上升，而比较彗星试验分析则提示了青光眼患者特征性的彗星模式。这些结果显示，对白细胞进行彗星分析检测DNA损伤程度可能成为青光眼分子诊断的新方法。除了DNA损伤，DNA修复同样参与了青光眼的发病过程，因此也有可能成为青光眼的分子生物标志物。在青光眼患者白细胞中可以同时检测到压力调节基因 *p53* 的上调以及参与DNA修复的重要成员 XPGC 的下调[10]。有理由相信更多的青光眼基因标志物在未来的相关研究中将不断被发现。

二、蛋白类标志物

蛋白或代谢性生物标志物可以从眼部及全身各处组织或体液中获得，和肿瘤标志物一样，越局限于发病部位，标志物的临床意义也就越大。近期已有学者在长期用药的慢性青光眼患者泪液中发现了可能的炎症性生物标志物。

目前已证实多种蛋白标志物与正常眼压性青光眼（NTG）有关，而基于现已发现的蛋白组学结果可以确定更多的生物标志物。对发病早期的眼球组织进行定量蛋白质组学分析能有效地确定青光眼的蛋白标志物，在大规模青光眼对照研究中，利用选择反应监测/多重反应监测技术（select reaction monitoring/multiple reaction monitoring，SRM/MRM）能够让更有优势的候选标志物优先获得验证。针对房水、小梁网、视网膜、视网膜神经节细胞、青光眼患者或对照人群血清进行的蛋白组学研究已经确定了一系列表达水平显著改变的蛋白。目前已知的可能的青光眼蛋白标志物有以下几类：

（一）自身免疫标志物

天然存在的自身抗体是正常个体固有免疫系统的效应细胞，具有调控功能并参与多种生理过程。目前在青光眼患者发现的分子生物标志物大部分为自身抗体及其靶抗原，但这些自身抗体的具体作用仍不清楚。

青光眼患者常常表现出异常的免疫T细胞亚型，同时血清内与视网膜和视神经抗原反应的抗体滴度也有提高，提示免疫系统在青光眼性视神经病变的发病及进展过程中发挥着重要的作用。因此，抗视网膜及视神经蛋白的自身抗体可以成为POAG的早期标志物[11]。

最先发现热休克蛋白60（HSP60）的水平升高，接着在血清中又发现了多种自身抗体表达的增加，如在NTG患者中小热休克蛋白包括αA-晶状体蛋白、αB-晶状体蛋白及HSP27等表达水平升高[12, 13]。另一些自身抗体，包括抗HSP70、抗磷酸酰丝氨酸（anti-phosphatidylserine）、γ-烯醇酶（γ-enolase）、氨基葡聚糖（lycosaminoglycans）、神经元特异性烯醇化酶（neuron specific enolase）、谷胱甘肽巯基转移酶（glutathione-S-transferase）、α-胞衬蛋白（α-fodrin）、波形蛋白（vimentin）、髓磷脂碱性蛋白（myelin basic protein，MBP）、胶质原纤维酸蛋白（glial fibrillary acidic protein，GFAP）、视黄醛结合蛋白（retinaldehyde binding protein）等也同样被发现在青光眼的自身免疫中发挥着作用[14~23]。但这些自身抗体是作为结局还是诱因出现在青光眼的病程中目前仍不清楚。

（二）炎症标志物

在青光眼发生及发展过程中炎症通道的激活也许发挥着关键作用。在实验性大鼠青光眼模型中，眼压升高可以导致视网膜、玻璃体以及血清等组织蛋白水平的改变和炎症标志物的产生。

在视网膜内表达上调的炎症标志物血清淀粉样蛋白A1（amyloid-A1，SAA1）及A2（amyloid-A1，SAA2）在高眼压患者的血清内表达减少，因为炎症反应在POAG的病理过程中发挥着一定的作用，因而这些改变非常重要[24]。有假说认为SAA阳性小胶质细胞转移至视网膜内引起血清SAA1和SAA2水平的降低，从而导致系统性SAA的下调并抑制调控青光眼相关炎症过程的免疫反应。这些结果表明SSA炎性反应物可能成为高眼压性青光眼的可靠分子标志物。三磷酸腺苷结合盒转运体（Adenosine triphosphate-binding cassette transporters，ABC）是一类与跨细胞膜转运有关的蛋白。ABC1被认为是调控炎症细胞聚集的一种白细胞因子。研究通过蛋白定量实验分析循环白细胞中ABC1的表达，发现青光眼患者的ABC1含量比正常人群明显升高。因而白细胞中ABC1的表达量也可能成为帮助诊断青光眼的分子标志物之一[25]。

在青光眼患者的血清及房水标本中白介素6（IL-6）的表达水平明显高于正常人群对照，使得IL-6也有可能成为可靠的青光眼分子标志物[26]。

（三）神经退行性/凋亡标志物

有研究在原发性开角型青光眼患者体内发现神经退行性或凋亡机制，因而神经退行性/凋亡标志物开始被重视[27]。

脑源性神经营养因子（BDNF）由于其抗凋亡特性而成为使RGC存活的重要因子[28]。在早期青光眼患者血清中BDNF表达水平显著下降，因而血清BDNF被认为是早期诊断、筛查及评价POAG进展可靠且经济的分子生物标志物。其他促凋亡因子包括多聚腺苷酸核糖聚合酶1（poly-adenyl-ribose polymerase 1，PARP-1）及caspase 3蛋白酶等在POAG患者房水及血浆中也有明显升高[28]。

柠檬酸是线粒体代谢的主要产物并参与神经保护机制，在青光眼患者柠檬酸水平明显降低，有研究证实测定血浆中柠檬酸的水平对于发现青光眼有着较高的敏感性及特异性[29]。

视盘内细胞外基质的变异可以促进RGC的退行性变，青光眼患者白细胞内MMP-9及MT1-MMP表达水平的升高提示酶活性的增加，导致视盘组织的广泛重塑及神经退行病变的发生[30]。

（四）氧化应激标志物

氧化代谢在青光眼患者小梁网和视神经损伤过程作为一种代偿机制，已被广泛研究。氧化应激可以直接造成组织损伤，也可以间接通过影响补体调控因子或诱导神经胶质功能异常从而诱发神经毒性及免疫活性[31]。

青光眼患者血清中蛋白质羰基浓度显著提高，提示氧化修饰蛋白的表达。氧化修饰过程通过改变蛋白质的抗原特征从而刺激自身抗体的产生，因而有可能成为青光眼的生物标志物。有许多证据显示一氧化氮（NO）途径及内皮功能不良与青光眼发病密切相关[32]。NO是非常重要的代谢产物，发挥着抗氧化及抗凋亡的作用，在眼压的调控过程中也有着重要的生理功能。不对称二甲基精氨酸（asymmetricdimethylarginine，ADMA）是NO合酶（NOS）的内源性抑制剂，而对称二甲基精氨酸（symmetric dimethylarginine，SDMA）则是细胞摄取NOS底物左旋精氨酸的竞争性抑制剂。青光眼患者病情越严重，血清ADMA和SDMA水平也越高，从而提示疾病预后与NO通路的联系。

目前有一个特殊的研究领域，主要关注基因与饮食的相互关系，根据食物中所含的不同种类维生素或其他抗氧化物质，饮食可以是危险因素也可以是保护因素。营养物质维生素C和谷胱甘肽参与了小梁网的重塑，维生素E则通过改变氧化状态参与青光眼视神经病变发展过程。在青光眼患者血浆中维生素E和C的浓度明显低于正常人群，而谷胱甘肽过氧化物酶活性则提高[33]。

（五）异常小梁网的生物标志物

因为小梁网可以直接导致眼压的升高，其解剖结构的改变是青光眼最重要的发病原因之一。有很多物质可能与小梁网相关，并负向调控小梁网的解剖及生理。

淀粉样蛋白（SAA）在炎症及组织修复过程中发挥着重要的作用，SAA水平的增加可能提示小梁网的改变并引发IOP升高[34]。3α-羟类固醇脱氢酶（3α-hydroxysteroid dehydrogenase，3α-HSD）是小梁网代谢类固醇的一种酶，在调控眼压过程中发挥重要作用。在青光眼动物模型中，随着眼压的升高视盘星状细胞中3α-HSD的水平也会提高[35]。在POAG患者外周血淋巴细胞（POAG-derived peripheral blood lymphocytes，PBL）中，平均3α-HSD的活性显著降低，这也提示其在眼压调控方面的作用。因为3α-HSD在PBL中活性下降的程度与眼内组织内酶水平下降程度相当，因而更易检测的PBL内的3α-HSD活性可能成为POAG诊断或风险预测的较好生物标志物。

综上所述，目前并没有一种完美的生物标志物能够涵盖青光眼的早期诊断、疾病发展预测及治疗反应评估等各个方面的需求，需要合理选择并综合应用各种标志物，为青光眼的临床诊治提供有力的支持与帮助。

（刘　可　段宣初）

参考文献

1. Allingham R R, Wiggs JL, Hauser E R, et al. Early adult-onset POAG linked to 15q11-13 using ordered subset analysis. Invest Ophthalmol Vis Sci, 2005, 46(6): 2002-2005.

2. Ramdas WD, van Koolwijk LM, Cree A J, et al. Clinical implications of old and new genes for open-angle glaucoma. Ophthalmology, 2011, 118(12): 2389-2397.

3. Thorleifsson G, Magnusson KP, Sulem P, et al. Common sequence variants in the LOXL1 gene confer susceptibility to exfoliation glaucoma. Science, 2007, 317(5843): 1397-1400.

4. Challa P. Genetics of adult glaucoma. International Ophthalmology Clinics, 2011, 51(3): 37-51.

5. Macgregor S, Hewitt AW, Hysi PG, et al. Genome-wide association identifies ATOH7 as a major gene determining human optic disc size. Human Molecular Genetics, 2010, 19(13): 2716-2724.

6. Ramdas WD, van Koolwijk LM, Ikram MK, et al. A genome-wide association study of optic disc parameters. Plos Genetics, 2010, 6(6): e1000978.

7. van Koolwijk LM, Ramdas WD, Ikram MK, et al. Common genetic determinants of intraocular pressure and primary open-angle glaucoma.. Plos Genetics, 2012, 8(5): e1002611.

8. Lu Y, Dimasi DP, Hysi PG, et al. Common Genetic Variants near the Brittle Cornea Syndrome Locus ZNF469 Influence the Blinding Disease Risk Factor Central Corneal Thickness. Plos Genetics, 2010, 6(5): e1000947.

9. Thorleifsson G, Walters GB, Hewitt AW, et al. Common variants near CAV1 and CAV2 are associated with primary open-angle glaucoma.. Human Molecular Genetics, 2010, 20(23): 4707-4713.

10. Golubnitschaja O, Flammer J. What are the biomarkers for glaucoma?. Survey of Ophthalmology, 2007, 52 Suppl 2(6): S155-161.

11. Yang J, Patil RV, Yu H, et al. T cell subsets and sIL-2R/IL-2 levels in patients with glaucoma.. American Journal of Ophthalmology, 2001, 131(4): 421-426.

12. Wax MB, Tezel G, Saito I, et al. Anti-Ro/SS-A positivity and heat shock protein antibodies in patients with normal-pressure glaucoma. American Journal of Ophthalmology, 1998, 125(2): 145-157.

13. Tezel G, Seigel GM, Wax MB. Autoantibodies to small heat shock proteins in glaucoma. Invest Ophthalmol Vis Sci, 1998, 39(12): 2277-2287.

14. Grus FH, Joachim SC, Hoffmann E M, et al. Complex autoantibody repertoires in patients with glaucoma. Molecular Vision, 2004, 10: 132-137.

15. Joachim SC, Grus FH, Pfeiffer N. Analysis of autoantibody repertoires in sera of patients with glaucoma.. European Journal of Ophthalmology, 2003, 13(9-10): 752-758.

16. Grus FH, Joachim SC, Bruns K, et al. Serum autoantibodies to alpha-fodrin are present in glaucoma patients from Germany and the United States.. Investigative Ophthalmology & Visual Science, 2006, 47(3): 968-976.

17. Joachim SC, Bruns K, Lackner KJ, et al. Antibodies to alpha B-crystallin, vimentin, and heat shock protein 70 in aqueous humor of patients with normal tension glaucoma and IgG antibody patterns against retinal antigen in

aqueous humor. Current Eye Research, 2007, 32(6): 501–509.

18. Kremmer S, Kreuzfelder E, Klein R, et al. Antiphosphatidylserine antibodies are elevated in normal tension glaucoma.. Clinical & Experimental Immunology, 2001, 125(2): 211–215.

19. Maruyama I, Ohguro H, Ikeda Y. Retinal ganglion cells recognized by serum autoantibody against gamma-enolase found in glaucoma patients. Invest Ophthalmol Vis Sci, 2000, 41(7): 1657–1665.

20. Tezel G, Edward DP, Wax MB. Serum autoantibodies to optic nerve head glycosaminoglycans in patients with glaucoma.. Arch Ophthalmol, 1999, 117(7): 917–924.

21. Ikeda Y, Maruyama I, Nakazawa M, et al. Clinical significance of serum antibody against neuron-specific enolase in glaucoma patients. Japanese Journal of Ophthalmology, 2002, 46(1): 13–17.

22. Yang J, Tezel G, Patil RV, et al. Serum autoantibody against glutathione S-transferase in patients with glaucoma. Invest Ophthalmol Vis Sci, 2001, 42(6): 1273–1276.

23. Reichelt J, Joachim SC, Pfeiffer N, et al. Analysis of autoantibodies against human retinal antigens in sera of patients with glaucoma and ocular hypertension. Current Eye Research, 2008, 33(3): 253–261.

24. Tezel G, Yang X, Luo C, et al. Mechanisms of immune system activation in glaucoma: oxidative stress-stimulated antigen presentation by the retina and optic nerve head glia.. Investigative Ophthalmology & Visual Science, 2007, 48(2): 705–714.

25. Yeghiazaryan K, Flammer J, Wunderlich K, et al. An enhanced expression of ABC 1 transporter in circulating leukocytes as a potential molecular marker for the diagnostics of glaucoma.. Amino Acids, 2005, 28(2): 207–211.

26. Sorkhabi R, Ghorbanihaghjo A, Javadzadeh A, et al. Aqueous humor hepcidin prohormone levels in patients with primary open angle glaucoma. Molecular Vision, 2010, 16(16): 1832–1836.

27. Galvao J, Davis BM, Cordeiro MF. In vivo, imaging of retinal ganglion cell apoptosis. Current Opinion in Pharmacology, 2013, 13(1): 123–127.

28. Quigley HA, Mckinnon SJ, Zack DJ, et al. Retrograde axonal transport of BDNF in retinal ganglion cells is blocked by acute IOP elevation in rats. Investigative Ophthalmology & Visual Science, 2000, 41(11): 3460–3466.

29. Fraenkl SA, Muser J, Groell R, et al. Plasma citrate levels as a potential biomarker for glaucoma. Journal of Ocular Pharmacology & Therapeutics the Official Journal of the Association for Ocular Pharmacology & Therapeutics, 2011, 27(6): 577–580.

30. Golubnitschaja O, Yeghiazaryan KR, Monkemann H, et al. Increased expression of matrix metalloproteinases in mononuclear blood cells of normal-tension glaucoma patients. Journal of Glaucoma, 2004, 13(1): 66–72.

31. Tezel G. Oxidative stress in glaucomatous neurodegeneration: Mechanisms and consequences. Progress in Retinal & Eye Research, 2006, 25(5): 490–513.

32. Bagnis A, Izzotti A, Centofanti M, et al. Aqueous humor oxidative stress proteomic levels in primary open angle glaucoma.. Experimental Eye Research, 2012, 103(4): 55–62.

33. Vicente ZM, Asensio-Marquez EM, Lucia CO, et al. Effects of polymorphisms in vitamin E-, vitamin C-, and glutathione peroxidase-related genes on serum biomarkers and associations with glaucoma. Molecular Vision, 2013, 19(19): 231–242.

34. Nickells RW. The Cell and Molecular Biology of Glaucoma: Mechanisms of Retinal Ganglion Cell Death. Investigative Ophthalmology & Visual Science, 2012, 53(5): 2476–2481.

35. Agapova OA, Yang P, Wang WH, et al. Altered expression of 3 alpha-hydroxysteroid dehydrogenases in human glaucomatous optic nerve head astrocytes.. Neurobiology of Disease, 2003, 14(1): 63–73.

第十四节　眼压感受器作用机制的探索

一、概述

青光眼是指眼压异常升高导致特征性视神经损害、视野缺损的一组致盲眼病。眼压的高低取决于房水生成和流出的比率，房水循环是动态过程，而正常的生理性眼压却能保持相对稳定性和双眼对称性，提示机体存在眼压自稳调节机制。早自1873年Mackenzie指出眼压升高和青光眼之间的关系之后，眼压的自稳调节机制就极大地激发了眼科医生和生理学家的研究兴趣[1]。眼压感受器一直是眼压自稳调节机制中的研究焦点，但多年的研究结果仅能提示眼压感受器的存在，其确切的存在部位及作用机制一直未被揭示。

在过去的30年中，随着机械敏感性离子通道的发现，血压感受器等机械性感受器的作用机制陆续被阐明，给眼压感受器的研究带来新的启示和契机。近年来，国内外学者对机械敏感性离子通道在眼压感受中的作用也开展了一些探索和研究。

二、机械敏感性离子通道和机械性感受器

离子通道是细胞膜上的一类特殊亲水性蛋白质微孔道，是神经、肌肉细胞电活动的物质基础。根据离子通道开放和关闭的机制不同，将离子通道分为三大类：①电压门控性；②配体门控性；③机械门控性，又称机械敏感性离子通道。机械敏感性离子通道具有机械转换功能，即感受细胞外机械信号，并将之转换成电信号或化学信号的功能[2,3]。机械转换功能是机体赖以完成某些重要生理功能的基础，例如：触觉、平衡觉、本体感觉、听觉以及参与动态平衡的维持[2,4]。这些功能通常由不同的神经元来执行，这些神经元的末梢具有机械转换功能，能够感受机械刺激，被称为机械感受器[4]。而机械感受器之所以能感受机械刺激有赖于其神经末梢上机械敏感性离子通道的存在[4]。

动脉压力感受器感受血压变化就是一个典型的机械转换过程[5]。在主动脉弓和颈动脉窦血管壁上分布有窦神经和主动脉神经末梢，这些神经末梢的细胞膜上存在机械敏感性离子通道，另外细胞膜和细胞外基质中的弹力纤维联系紧密。当血压升高时，动脉壁扩张，引起血管壁上的神经末梢变形，当细胞膜受到牵拉、剪切或者移位等机械刺激时，会激发机械敏感性离子通道开放，产生的跨膜离子电流会引发跨膜电位的发生，从而完成机械性信号向电信号的转换，机械信号转换成电信号后沿窦神经和主动脉神经传入血压中枢[5]。血压感受器的发现是心血管领域重大的理论革新，血压感受器功能障碍和高血压的关系已在不同层面得到证实[6,7]，近年来血压感受器激活装置应用于治疗药物抗性高血压取得了令人鼓舞的结果[8~10]。

三、机械敏感性离子通道和眼压感受器

国外有研究者率先想到机械敏感性离子通道可能也参与眼压的感受过程。他们应用膜

片钳技术发现视网膜神经节细胞、无长突细胞、水平和双极细胞、Müller胶质细胞以及小梁细胞的细胞膜上均存在机械敏感性离子通道，还进一步发现这些机械敏感性离子通道似乎具有感受眼压变化，调节细胞在不同压力环境下生物学行为的作用[11, 12]。基于这些发现，Kalapesi和Tan在综述中指出机械敏感性离子通道可能充当眼压感受器的作用[11, 12]。最近，Luo等研究者发现人小梁网细胞的初级纤毛上存在TRPV4通道蛋白，具有眼压感受功能[13]。然而，小梁网细胞和Müller细胞不是神经元，视网膜节细胞专司视觉信号的传递，这些细胞上的机械敏感性离子通道更可能是单个细胞意义上的眼压感受器，而非眼球整体意义上的眼压感受器。

大多数内脏器官的功能活动通过神经反馈机制进行调控，感受器感受各种刺激并将刺激信号转换成传入神经上的神经冲动，通过特定的神经传导通路传向特定的中枢神经系统加以整合与分析，并通过传出神经调控内脏器官的功能活动。既往的研究表明神经性调节是眼压自稳调节机制中很重要的部分。眼压调节中枢可能位于间脑[14, 15]；自主神经系统可能通过交感神经发挥眼压调节的传出通路作用[1, 14~16]；三叉神经是支配眼球唯一的感觉神经，刺激或切断三叉神经可分别使眼压下降或上升，在其分支睫状神经可以记录到眼压改变时的放电现象，因此三叉神经被认为是眼压神经性调节的初级传入神经[1, 16, 17]；然而眼压如何由机械信号转换成生物电信号的机制，即眼压感受器的作用机制尚不清楚。

按压眼球和按压颈动脉窦都能诱发机体出现血压下降、心率变缓甚至晕厥休克现象。这一临床现象提示眼球和颈动脉窦内可能存在类似的机械压力感受器，眼压感受器可能和血压感受器分享相同的机制。既往研究发现，在人类及猴的小梁网和巩膜突分布有大量三叉神经末梢，这些三叉神经末梢富含线粒体，和细胞外基质中的弹力样纤维紧密联系，在形态上具有典型的机械感受性神经末梢的特点[18, 19]。近来，我们的研究发现大鼠眼前房内壁结构中存在具有机电转换功能的机械敏感性三叉神经末梢，在其胞膜上存在机械敏感性离子通道，在功能上具有将眼压变动信号转变成生物电信号的能力[20]。基于以上研究结果，我们推测：机械敏感性三叉神经末梢构成眼压感受器[20]。

四、机械敏感性离子通道和眼压调控新靶点

近年来对机电转换过程的研究取得了很大进展，揭示了机电转换的分子学基础，有4种通道蛋白家族被发现在动物体内发挥机电转换功能：退行性蛋白/上皮钠通道/酸敏感通道（DEG/ENaC/ASIC）通道、瞬时感受器电位（TRP）通道、双孔钾通道（K2P通道）及Piezo蛋白[3, 4, 21, 22]。家族成员中被视为机械敏感性离子通道的有TRPA1、TRPV4、Piezo1、Piezo2、ASIC2、ASIC3、TREK-1和TREK-2[3, 4, 21, 22]。当前的研究表明某些和眼压感受相关的机械敏感性离子通道有望成为眼压调控的新靶点。

2014年，Luo等针对Lowe综合征展开研究[13]。Lowe综合征是一种罕见的X连锁的先天性综合征，包括：白内障、青光眼、肾脏和大脑异常[13]。Luo等研究发现小梁网细胞的初级纤毛具有感受眼压变化继而调节眼压的功能，在纤毛上存在瞬时感受器电位离子通道V4（TRPV4）[13]。继而发现TRPV4激动剂GSK 1016790A能够降低小鼠的眼压，而*TRPV4*基因敲除动物表现出眼压升高和小梁网细胞初级纤毛的缩短[13]。他们还发现OCRL蛋白

具有调控小梁网细胞初级纤毛上的TRPV4通道的功能，而编码OCRL蛋白的基因突变是导致Lowe综合征的病因[13]。Luo等在文章中指出OCRL和TRPV4都有望成为抗青光眼药物的新靶点[13]。

我们的研究发现瞬时感受器电位离子通道A1（TRPA1）是支配眼前房内壁机械敏感性三叉神经元末梢上重要的机电转换分子，具有将机械信号转换成生物电信号的功能[20]。TRPA1已被发现在多种组织中发挥机械感受功能，包括背根神经节、皮肤感觉神经元、内耳毛细胞、膀胱的压力感觉神经元等[23~26]，近年来更被发现TRPA1的激活能够增强膀胱压力感觉神经元的机械敏感性[24, 27, 28]。令人兴奋的是大麻素、PGA2和异丙酚等TRPA1激动剂已被证实具有降眼压作用[29~32]，提示TRPA1和眼压之间可能存在某种尚未被揭示的关联。大麻素局部或全身应用均能降低眼压。大麻素既能增加小梁网途径的房水流出，又能增加葡萄膜巩膜途径的房水流出，是一种作用靶点未明的降眼压药物[33, 34]。基于眼部房水生成和流出结构中均有大麻素受体CB1的表达，大麻素曾被认为通过CB1受体发挥降眼压作用[33]。随后却发现大麻素的一些结构类似物，不能激活CB1、CB2受体，却并未丧失降眼压效用，表明大麻素是通过CB受体之外的靶点发挥降眼压作用[34]。大麻素能够对房水生成及流出过程的多环节产生影响，包括葡萄膜血流、Schlemm管的直径、眼内COX-2和MMP的表达等[33]，提示大麻素可能通过作用于眼压的调节机制降低眼压。

贝美前列素是另一种作用靶点不明的药物。目前认为拉坦和曲伏前列素的降压机制是通过激活前列腺素FP受体，增强睫状肌基质金属蛋白酶表达，促进细胞外基质降解，加速房水经葡萄膜巩膜途径外流[35]。然而贝美前列素却既不能激活FP，也不能激活EP受体；不仅增加葡萄膜巩膜途径房水外流，还能促进小梁网途径外流[35, 36]。有研究者提出贝美前列素可能通过其代谢产物17-phenyl PGF2α（FP受体激动剂）发挥降眼压作用，然而临床及实验室证据否定了该观点[37~39]。研究者对100多种受体及通道进行了探索，其中包括所有已知的抗青光眼药物靶点，都未能发现贝美前列素的作用靶点[36]。

贝美前列素的药理学特性类似前列酰胺，而内源性大麻素是前列酰胺的前体[35, 36]。我们的研究首次发现贝美前列素和大麻素一样也是TRPA1的激动剂，还进一步证实贝美前列素和大麻素都能够通过激活TRPA1增强机械敏感性三叉神经末梢的机械敏感性[40, 41]。我们推测：机械敏感性三叉神经末梢上机电转换分子TRPA1是青光眼药物治疗的新靶点，大麻素和贝美前列素激活TRPA1，增敏机械敏感性三叉神经末梢（眼压感受器），使其对眼压变动信息更加敏感，促发更强的神经反馈调节，从而降低眼压。然而，我们前期的研究均是离体下进行的细胞学研究，研究结果尚有待在体研究的验证。

五、结语与展望

原发开角型青光眼除眼压升高外，还表现出眼压稳定性丧失，眼压异常波动。临床观察到：部分患者即使眼压降至正常，视野损害也仍在进展[42, 43]。研究显示眼压波动较之眼压升高是更为危险的视神经损害因素，是导致视野损害进展的主要原因[42, 43]。目前不仅在理论上无法对青光眼患者眼压稳定性丧失做出合理的解释，在临床上更缺乏有效的控制眼压波动的措施，其关键原因在于眼压自稳调节机制尚未完全得以揭示。

近年来机械敏感性离子通道在眼压感受方面的研究进展为眼压感受器的发现提供了重要线索，而眼压感受器的发现必将为青光眼发病机制的认识开拓新的视野。另外，TRPA1、TRPV4等机械敏感性离子通道有望成为青光眼治疗的新靶点，为新的抗青光眼药物开发指出方向。

（刘海霞）

参考文献

1. Perkins ES. Influence of the fifth cranial nerve on the intra-ocular pressure of the rabbit eye, The British journal of ophthalmology, 1957, 41: 257–300.

2. Kung C. A possible unifying principle for mechanosensation, Nature, 2005, 436: 647–654.

3. Martinac B. Mechanosensitive ion channels: molecules of mechanotransduction, Journal of Cell Science, 2004, 117: 2449–2460.

4. Delmas P, Hao JZ, Rodat-Despoix L. Molecular mechanisms of mechanotransduction in mammalian sensory neurons, Nat Rev Neurosci, 2011, 12: 139–153.

5. Chapleau MW, Li Z, Meyrelles SS, et al. Mechanisms determining sensitivity of baroreceptor afferents in health and disease, Annals of the New York Academy of Sciences, 2001, 940: 1–19.

6. Lu YJ, Ma XY, Sabharwal R, et al. The Ion Channel ASIC2 Is Required for Baroreceptor and Autonomic Control of the Circulation, Neuron, 2009, 64: 885–897.

7. Inoue R, Jian Z, Kawarabayashi Y. Mechanosensitive TRP channels in cardiovascular pathophysiology, Pharmacol Ther, 2009, 123: 371–385.

8. Wustmann K, Kucera JP, Scheffers I, et al. Effects of Chronic Baroreceptor Stimulation on the Autonomic Cardiovascular Regulation in Patients With Drug-Resistant Arterial Hypertension, Hypertension, 2009, 54: 530–536.

9. Uppuluri S, Storozynsky E, Bisognano J. Baroreflex device therapy in the treatment of hypertension, Curr Hypertens Rep, 2009, 11: 69–75.

10. Young KC, Teeters JC, Benesch CG, et al. Cost-Effectiveness of Treating Resistant Hypertension With an Implantable Carotid Body Stimulator, J Clin Hypertens, 2009, 11: 555–563.

11. Tan JCH, Kalapesi FB, Coroneo MT. Mechanosensitivity and the eye: cells coping with the pressure, Br J Ophthalmol, 2006, 90: 383–368.

12. Kalapesi FB, Tan JC, Coroneo MT. Stretch-activated channels: a mini-review. Are stretch-activated channels an ocular barometer? Clinical & experimental ophthalmology, 2005, 33: 210–217.

13. Luo N, Conwell MD, Chen XJ, et al. Primary cilia signaling mediates intraocular pressure sensation, Proceedings of the National Academy of Sciences of the United States of America, 2014, 111: 12871–12876.

14. Grimes PA, Macri FJ, Von Sallmann L, et al. Some mechanisms of centrally induced eye pressure responses, American journal of ophthalmology, 1956, 42: 130–147.

15. Gloster J, Greaves DP. Some ocular effects of diencephalic stimulation in the experimental animal, Proceedings of the Royal Society of Medicine, 1956, 49: 675–680.

16. Zuazo A, Ibanez J, Belmonte C. Sensory nerve responses elicited by experimental ocular hypertension, Experimental eye research, 1986, 43: 759–769.

17. Stjernschantz J, Geijer C, Bill A. Electrical stimulation of the fifth cranial nerve in rabbits: effects on ocular blood flow, extravascular albumin content and intraocular pressure, Exp Eye Res, 1979, 28: 229–238.

18. Selbach JM, Gottanka J, Wittmann M, et al. Efferent and. afferent innervation of primate trabecular meshwork

and scleral spur, Investigative Ophthalmology & Visual Science, 2000, 41: 2184–2191.

19. Tamm ER, Flugel C, Stefani FH, et al. Nerve endings with structural characteristics of mechanoreceptors in the human scleral spur, Investigative Ophthalmology and Visual Science, 1994, 35: 1157–1166.

20. Meng QL, Fang P, Hu ZL, et al. Mechanotransduction of trigeminal ganglion neurons innervating inner walls of rat anterior eye chambers, Am J Physiol–Cell Physiol, 2015, 309: C1–C10.

21. Coste B, Xiao BL, Santos JS, et al. Piezo proteins are pore–forming subunits of mechanically activated channels, Nature, 2012, 483: 176–U72.

22. Coste B, Mathur J, Schmidt M, et al. Piezo1 and Piezo2 Are Essential Components of Distinct Mechanically Activated Cation Channels, Science, 2010, 330: 55–60.

23. Nilius B, Appendino G, Owsianik G. The transient receptor potential channel TRPA1: from gene to pathophysiology, Pflugers Arch, 2012, 464: 425–458.

24. Minagawa T, Aizawa N, Igawa Y, et al. The role of transient receptor potential ankyrin 1 (TRPA1) channel in activation of single unit mechanosensitive bladder afferent activities in the rat, Neurourol Urodyn, 2014, 33: 544–549.

25. Corey DP, Garcia–Anoveros J, Holt JR, et al. TRPA1 is a candidate for the mechanosensitive transduction channel of vertebrate hair cells, Nature, 2004, 432: 723–730.

26. Brierley SM, Castro J, Harrington AM, et al. TRPA1 contributes to specific mechanically activated currents and sensory neuron mechanical hypersensitivity, J Physiol–London, 2011, 589: 3575–3593.

27. Brierley SM, Hughes PA, Page AJ, et al. The Ion Channel TRPA1 Is Required for Normal Mechanosensation and Is Modulated by Algesic Stimuli, Gastroenterology, 2009, 137: 2084–2095.

28. Belvisi MG, Dubuis E, Birrell MA. Transient Receptor Potential A1 Channels Insights Into Cough and Airway Inflammatory Disease, Chest, 2011, 140: 1040–1047.

29. Taylor–Clark TE, Undem BJ, MacGlashan DW, et al. Prostaglandin–induced activation of nociceptive neurons via direct interaction with transient receptor potential A1 (TRPA1), Mol Pharmacol, 2008, 73: 274–281.

30. Pinar–Sueiro S, Rodriguez–Puertas R, Vecino E. Cannabinoid applications in glaucoma, Archivos de la Sociedad Espanola de Oftalmologia, 2011, 86: 16–23.

31. Akopian AN, Ruparel NB, Patwardhan A, et al. Cannabinoids desensitize capsaicin and mustard oil responses in sensory neurons via TRPA1 activation, Journal of Neuroscience, 2008, 28: 1064–1075.

32. Schafer R, Klett J, Auffarth G, et al. Intraocular pressure more reduced during anesthesia with propofol than with sevoflurane: both combined with remifentanil, Acta Anaesthesiol Scand, 2002, 46: 703–706.

33. Rocha–Sousa A, Rodrigues–Araujo J, Gouveia P, et al. New therapeutic targets for intraocular pressure lowering, ISRN ophthalmology, 2013, 2013: 261386.

34. Szczesniak AM, Maor Y, Robertson H, et al. Nonpsychotropic Cannabinoids, Abnormal Cannabidiol and Canabigerol–Dimethyl Heptyl, Act at Novel Cannabinoid Receptors to Reduce Intraocular Pressure, J Ocular Pharmacol Ther, 2011, 27: 427–435.

35. Toris CB, Gabelt BT, Kaufman PL. Update on the Mechanism of Action of Topical Prostaglandins for Intraocular Pressure Reduction, Survey of Ophthalmology, 2008, 53: S107–S20.

36. Woodward DF, Krauss AHP, Chen J, et al. The pharmacology of bimatoprost (Lumigan (TM), Survey of Ophthalmology, 2001, 45: S337–S45.

37. Camras CB, Toris CB, Sjoquist B, et al. Detection of the free acid of bimatoprost in aqueous humor samples from human eyes treated with bimatoprost before cataract surgery, Ophthalmology, 2004, 111: 2193–2198.

38. Williams RD. Efficacy of bimatoprost in glaucoma and ocular hypertension unresponsive to latanoprost, Adv Ther, 2002, 19: 275–281.

39. Li XH, Liu G, Wang Y, et al. A Case Hypersensitive to Bimatoprost and Dexamethasone, J Ocular Pharmacol Ther, 2011, 27: 519–523.

40. Ling Y, Hu ZL, Meng QL, et al. Bimatoprost Increases Mechanosensitivity of Trigeminal Ganglion Neurons

Innervating the Inner Walls of Rat Anterior Chambers via Activation of TRPA1, Investigative Ophthalmology & Visual Science, 2016, 57: 567–576.

41. Ling Y, Hu ZL, Meng QL, et al. Cannabinoids increase mechanosensitivity of trigeminal ganglion neurons innervating the inner walls of rat anterior chambers via activation of TRPA1, J Huazhong Univ Sci Tech–Med, 2016, 36: 727–731.

42. Caprioli J, Coleman AL. Intraocular pressure fluctuation – A risk factor for visual field progression at low intraocular pressures in the advanced glaucoma intervention study, Ophthalmology, 2008, 115: 1123–1129.

43. Nouri–Mahdavi K, Medeiros FA, Weinreb RN. Fluctuation of intraocular pressure as a predictor of visual field progression, Archives of Ophthalmology, 2008, 126: 1168–1169.

第七章 神经眼科学

第一节 Leber 遗传性视神经病

一、概述

（一）Leber 遗传性视神经病

Leber 遗传性视神经病（Leber's hereditary optic neuropathy，LHON），简称 Leber 病，又称 Leber 视神经炎、Leber 视神经萎缩、遗传性视神经炎、遗传性视神经萎缩、家族性球后视神经炎、遗传性球后视神经炎、家族性遗传性视神经萎缩等等。该病有明显的家族史，患者多为男性，性别比因种族不同而有差异。自 20 世纪 80 年代以来，作为一种以母系遗传为特征与线粒体 DNA（mtDNA）相关的疾病而备受关注。

（二）发病情况

全世界范围内的 LHON 的实际发病率和患病率未经研究，但流行病学的研究提示该病并非罕见，与常染色体遗传的神经疾病的人群发病率类似。在英格兰东北部的人群中，此病引起的视力丧失发病率约为 3.22/100 000，最小 mtDNA 突变患病率为 11.82/100 000[1]。在澳大利亚，65 岁以下的法定盲约 2% 由该病引起，不明病因的双侧视神经病变约 11% 由该病引起[2]。

患者的性别也有人种差异。在白人患者中男性占 80%～90%，日本人中 mtDNA 11778 位点突变的 LHON 的患者中男性占 84.1%，男：女＝5.27：1；14484 位点突变的男性占 88.9%，男：女＝8：1。而在王燕等的研究中发现中国人 11778 突变的 LHON 中男性占 84.1%，男：女＝5.9：1；14484 突变者男性占 57.1%，男：女＝1.3：1，这可能与中国人中 14484 位点突变较少引起的统计偏差有关[3]。

（三）主要临床表现

自 1871 年德国医生 Theodor Leber 明确其为一种独立的遗传疾病以来，至今对该病的临床认识已达 150 年之久。主要表现为双眼急性或亚急性无痛性中心视力下降，逐渐恶化，3～4 个月后逐渐稳定，也有少数突然视力完全丧失或进行性恶化。数周到数月后，另眼受累。双眼同时发病的报道也很常见，可能包括了真正的双眼同时发病和起初单眼视力丧失不明显的病例。97% 的单眼患者一年内另一眼也受累。最大视力丧失时视力常介于光感至 1.0 之间，多数病人视力常低于 0.1。病程早期即有严重的色觉损害，但多发生在严重的视力损害之后。与因其他原因引起的视神经病变的患者相比，该类患者瞳孔对光反射受损较少，但这一结论并未被其他人证实[4]。典型的视力丧失首发年龄多介于 15～35 岁之间，但也有其他典型的 LHON 发病年龄介于 2～80 岁之间的报道。视野的损害为典型的中心或旁中心盲点，VEP检查出现与视力损害大致相应的改变[5,6]。对任何年龄的患者，如存在难以解释的中心或旁中心盲点，应排除此病。

LHON急性期及临床前期典型眼底表现（彩图7-1-1）主要为：①视盘周围毛细血管扩展性微血管病变，包括视网膜后极部血管扭曲和毛细血管扩张；②视盘周围神经纤维层水肿；③荧光血管造影中无视盘或视盘周围渗漏。随着病程的进展而出现视神经萎缩并伴有视盘黄斑束纤维缺失为主的神经纤维层损害。多数患者出现严重而持久的视力丧失，然而部分患者在视力恶化后数年可出现很好的中心视力恢复，这主要出现于最初视力丧失时平均年龄较小的患者。多数患者仅有视功能障碍，但某些家族成员出现相关的心脏传导功能异常，多为预激综合征，有时还可累及听神经，亦可伴有全身神经系统疾病，如痉挛性截瘫、外周神经麻痹和肌张力改变等[6]。

二、病理改变

（一）组织特异性

每个视网膜神经节细胞的轴突都通过视网膜神经纤维层到达视盘，在这里轴突急转，穿过筛板并形成视神经。筛板前视神经段的瓶颈是线粒体功能障碍最易受损部位[7]。

线粒体起源于视网膜节细胞的体部，它们沿视神经通过轴突传递到视神经能量依赖部位，特别是神经纤维层静脉曲张状态，视盘筛板前和筛板部分，视神经筛板后部分的郎飞节和突触末端[7,8]。线粒体轴浆运输是一种能量依赖过程，LHON突变引起的线粒体功能障碍将导致能量衰竭而影响线粒体轴浆运输。该病的神经组织病理学研究发现，在视神经筛板后的部分轴突可见线粒体丛聚，多泡体和碎片的聚集以及细胞骨架的变化，这都提示轴浆运输的破坏[9]。

组织学和组织酶学的研究证据表明，视神经的筛板前部分线粒体密度高而筛板后部分显著减低，并在视盘处急剧下降[10]。这种线粒体的分布反映视神经不同部分能量需求不同。在无髓鞘的筛板前轴突传递动作电位比在有髓鞘的筛板后轴突跳跃传递需要更多的能量。视神经乳头处线粒体梯度的急剧破坏造成危害神经呼吸和能量衰竭的恶性循环，从而导致自由基的增加及视网膜神经节细胞的死亡[11,12]。

（二）组织病理学发现

自1988年在患者首次证实mtDNA突变以来，病理学的研究让我们全面地理解其视野缺损的发病机制。与正常视网膜比较，有的mtDNA突变患者的视网膜神经节细胞和神经纤维层丢失显著，黄斑纤维束对这一退行性改变更为敏感，且无炎症迹象[13]。Sadun等[14]发现，与正常对照组比较，该病患者首先丢失的是与P细胞相应的小轴突，与LHON视觉障碍和中心暗点保存瞳孔反应的临床特征色相吻合，亦与眼底检查发现视盘黄斑束早期丢失一致。这一选择性丢失小纤维及相关的小视网膜神经节细胞的病理学特征，除可解释LHON的临床特征外，还可能通过线粒体损害导致易损神经细胞的凋亡提供准确的病理生理机制。

在14484/4160突变患者残余的RGC可发现水肿的线粒体和包含钙的双膜体，对其视盘及筛板后视神经进行矢状和横切片光镜检查，发现中央纤维完全丢失而周围轴突不同程度受累，无炎症表现，大轴突累及较少，视盘矢状切片上可见凹陷。比较11778/ND4与3460/ND1突变筛板后残余轴突的有髓鞘部分超微结构发现，线粒体、细胞质残骸和细胞体聚集及细胞骨架的改变等轴浆异常。髓鞘厚度变异亦很明显，有些轴突几乎裸露。常常可见到少突胶质细胞的细胞质小突嵌入髓鞘薄板中，有时退行性特征表现，类似铜螯合剂导致的脱髓鞘。大部分脱髓鞘纤维显示线粒体聚集，有时完全充满轴突。在某些情况下也可见到轴突再生，提示生理病理学的过程比我们原来想象的更具动态性。一些活化的胞质中有丰富的线粒体和纤丝的星形胶质细胞靠近残余轴突相对方向。大量神经胶质细胞和偶见的充满脂褐素的巨噬细胞亦可出现在残留轴突的周围。总之，这些在轴突及髓鞘的发现提示，在 LHON 临床表现之后仍然有持续低度的变性过程[15]。呼吸功能障碍所致的轴突改变和水肿伴随脱髓鞘的改变可能是一可逆过程。视力恢复的可能性可证实这一点，但是一旦线粒体凋亡途径激活便意味着 RGC 永久性丧失。

（三）电镜改变

用相干光断层扫描（OCT）检查 LHON 患者显示，在该病早期 360° 视网膜神经纤维层（RNFL）平均厚度显著增加，这与眼底检查时常可看到视盘周围假性水肿相吻合。上方 RNFL 明显增厚，随之累及鼻侧和下方，与之相比较颞侧无显著变化，这与该病早期丢失视盘黄斑束纤维一致。在病程长于 6 个月的 LHON 萎缩期，RNFL 各象限均明显变薄，颞侧纤维（视盘黄斑束）首先并严重受累，而鼻侧纤维累及相对较少，这与病理检查发现一致[16]。

与没有视力恢复的病例相比较，有视力恢复的病例 RNFL 明显较厚，因此轴突保存对较好的视力恢复有重要意义。通过 OCT 检查亦发现，与正常对照比较，未发病的携带者颞侧象限 RNFL 显著变厚，提示在亚临床阶段即选择性累及视盘黄斑束[17]。

三、分子遗传学机制

（一）遗传类型

本病遗传方式颇为特殊，与孟德尔定律不符。多数患者为男性，但仅通过女性传递。历史上，有人认为本病系性连锁遗传病，在 X 染色体上含有隐性基因，有人认为是常染色体显性遗传，也有人认为是细胞质遗传。遗传环节可能在女性携带者的卵母细胞上。自 20 世纪 80 年代在不断深入研究的基础上提出线粒体遗传学说。

线粒体是真核生物细胞质内一种具有双膜结构的重要细胞器，线粒体内膜上的电子传递链的氧化磷酸化（oxidative phosphorylation，OXPHOS）反应为机体提供 ATP，维持正常细胞功能。神经组织等比其他低耗氧组织更依赖线粒体供应能量。基质内含有线粒体自己的基因组，即 mtDNA，每个细胞都可能含有不同比例的野生型和突变体 mtDNA，通过多次细胞分裂一个细胞内的 mtDNA 可漂移为纯突变型或野生型（同性异源性）或保持混合状态（heteroplasmy，异质性）。OXPHOS 缺陷的强度与突变 mtDNA 所占的比率相关。

临床上认为 LHON 的家族遵循母系遗传方式[18~20]。在母系遗传中，携带该特征的妇女将其传递给她的全部后代，但她的后代中只有女性可将该特征传给下一代。父母亲都是受精卵的细胞核成分供者，但母亲是受精卵胞质成分的唯一供者，胞质内线粒体是核外 DNA 的唯一来源。母系遗传是指异常基因通过 mtDNA 传递。绝大部分维持正常 OXPHOS 所必需的蛋白质由核基因编码，在细胞质中加工合成并转运到线粒体中，所以线粒体疾病的基因缺陷既可来自线粒体基因组也可来自核基因组，其来源将影响疾病的遗传方式。如果基因缺陷是由 mtDNA 点突变引起，线粒体病的遗传将遵循母系遗传法则；如果基因缺陷发生在影响线粒体功能的核基因上，该遗传将遵循孟德尔遗传法则。

（二）线粒体遗传学说

人体细胞有两套遗传系统（位于染色体的核基因遗传系统和位于细胞线粒体的胞质遗传系统）共同发生作用来控制与调节细胞的生长、分化、代谢以及衰老与死亡。线粒体是一种细胞器，它通过氧化磷酸化产生 ATP 为细胞提供能量，同时也控制细胞的凋亡。核基因和线粒体基因总共 1000 多个基因互相作用以调控线粒体的结构与功能。线粒体基因组只有 16 569bp，约占人体细胞 DNA 总量的 1%～2%。线粒体基因组编码 13 种重要多肽参与组成位于线粒体内膜氧化磷酸化复合物（Ⅰ，Ⅲ，Ⅳ，Ⅴ）（表 7-1-1）。如表 7-1-1 所示，复合物Ⅰ的 7 种多肽由线粒体基因（ND1、ND2、ND3、ND4、ND4L、ND5、ND6）编码，复合物Ⅲ的一种（CytoB），复合物Ⅳ的三种（COI、COII、COIII）以及复合物Ⅴ的两种多肽（ATPase6 和 ATPase8）也由线粒体基因编码。线粒体基因组同时也编码线粒体蛋白质合成所需要的两种 rRNA（12S rRNA 和 16S rRNA）和 22 种 tRNA（图 7-1-2）。线粒体基因突变可能引起细胞的能量代谢障碍，ATP 生成减少，引起高耗能的组织出现代谢障碍，出现多系统、多器官疾病：包括线粒体肌病、心肌病、脑肌病、视神经萎缩、肝功能障碍与乳酸中毒、2 型糖尿病等内分泌疾病。

表 7-1-1　细胞氧化磷酸化复合物的组成

氧化磷酸化复合物	亚单位总数	核基因编码数	线粒体基因编码数
Ⅰ：NADH CoQ 还原酶	41	34	7
Ⅱ：琥珀酸脱氢酶	4	4	0
Ⅲ：细胞色素 c 氧化还原酶	11	10	1
Ⅳ：细胞色素 c 氧化酶	13	10	3
Ⅴ：ATP 合成酶	14	12	2

线粒体基因的点突变、缺失、插入与重组都可能导致疾病，但是点突变引起的线粒体疾病较多。目前已发现 100 多种线粒体点突变导致人体疾病。这些突变可能位于两种 rRNA（12S rRNA 和 16S rRNA）基因上，22 种线粒体 tRNA 基因以及其他线粒体基因上（见图 7-1-2）。例如位于 ND4 基因上的 G11778A 与 Leber 遗传性视神经病相关[18]。

1. 原发性突变　1988 年 Wallace 等[18]在 9 个临床诊断 LHON 的家系中确认了在 mtDNA 的 11778 核苷酸位点 G 到 A 的突变，该突变导致呼吸链上 ND4 亚基第 340 位高度保守的精氨酸变成组氨酸。该改变导致限制性内切酶 SfaNI 切点消失，同时产生一个不同的限制性内切酶 Mae Ⅲ 切点，从而使线粒体基因受到不正常切割。随后在 1991 年 Huoponen 等[21]在三个独立家系中发现了 mtDNA 的 3460 核苷酸位点 G 到 A 的突变，该突变使 ND1 亚基第 52 位中度保守的甘氨酸变为苏氨酸。1992 年 Johns

等[22]报道在ND6基因14484位点T到C的突变，导致第64位非保守氨基酸蛋氨酸变为缬氨酸。

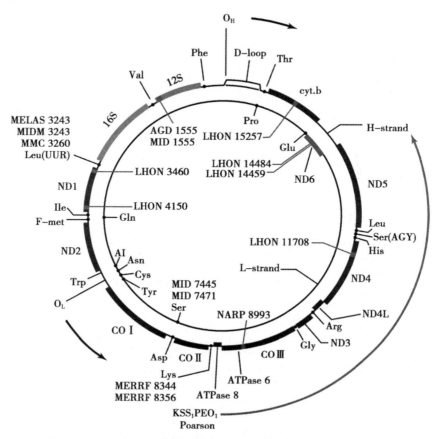

图7-1-2　人体线粒体基因结构以及常见线粒体疾病的基因位置

AGD：氨基糖苷类诱导耳聋；MID：母系遗传性聋；MELAS：线粒体脑肌病伴高乳酸血症和卒中样发作；MIDM：母系遗传性糖尿病；MMC：母系遗传性肌病和心肌病；LHON：Leber遗传性视神经病；MERRF：肌阵挛性癫痫伴破碎红纤维；NARP：神经性肌无力，共济失调，视网膜色素变性；KSS：卡恩斯-塞尔（kearns-Sayre）综合征；PEO：进行性外眼肌麻痹；M：母，D：女；Pearson：骨髓-胰腺综合征又称为Pearson综合征。(www.mitomap.org)

该三个位点突变亦称为LHON的原发性突变，具有以下特点：①确定LHON个体表达的遗传危险性；②改变必需蛋白质中进化保守性氨基酸的编码；③可在多个、不同及种族混杂的家系中发现；④对照家系中罕见或缺如[23]。全世界90%以上的LHON患者突变发生在这三个位点。但三种原发性突变的相对发生频率在世界范围内有很大差异，如在北欧和澳大利亚家系中11778位点（占全部病例的69%），3460位点（占全部病例的13%），14484位点（占全部病例的14%）[19]；而在亚洲LHON家系的11778位点突变几乎达90%，王燕等[3]研究报道在中国的LHON患者中90.9%为11778A位点突变，7.3%为14484C为原发突变，仅1.8%为3460A位点突变，与日本及韩国等学者的报道大致相同。

一位患者同时存在两种原发性LHON突变的情况非常少见。仅有四个家系报道同时存在11778和14484原发性突变。Brown等人和Howell等人曾报道同时存在异质性11778突变和同质性14484原发性突变。相反，Riordan-Eva等人报道的LHON家系则存在同质性11778突变和异质性14484突变。Howell等人报道的巴尔的摩LHON病家系中除了发生视神经疾病外，婴幼儿脑病的发病率也较高。通过评价淋巴母细胞和转线粒体胞质杂合子评估两种共存的原发性突变的功能结果，结果显示11778和14484突变相互作用将导致恶性协同作用[24]。

2. 继发性突变 mtDNA的突变相继在LHON中证实。这些突变点可单独导致LHON发病，也可与原发性突变点合并存在于同一患者中共同致病，有人称之为继发性突变，尽管在LHON患者中的发生率比对照组高，但在对照家系中也存在，其致病意义尚不明确[12]。继发性突变是无有害作用的多态现象。然而，发现它在某些致病LHON突变病例对增加疾病表达的风险或导致更严重临床结果具有协同作用[25]。在Howell和Mackey报道的TSA1家系中高外显率与低外显率的家系分支比较与附加的mtDNA突变无关[26]。此外在两或三个非相关的LHON的家系中发现一些少见的突变，它们通常导致不那么高度保守氨基酸的突变。它们确定为LHON个体表达的遗传因素，改变了氨基酸的编码，在多个、不同遗传背景的家系中发现，对照家系中罕见或缺如，见表7-1-2。

表7-1-2 Leber遗传性视神经病的继发性突变

突变点	基因	氨基酸改变
C4171A	ND1	L289M
G3733A	ND1	E143K
T10663C	ND3	V65A
G14459A	ND6	A72V
C14482G	ND6	M64I
C14482A	ND6	M64I
C14568T	ND6	G36
A14495G	ND6	L60

3. 稀有突变 这些突变仅现于单个LHON家系，改变了氨基酸的编码，对照家系中罕见或缺如，见表7-1-3。

表7-1-3 Leber遗传性视神经病的稀有突变

突变点	基因	氨基酸改变
G3316A	ND1	A4T
T3394C	ND1	Y30H

续表

突变点	基因	氨基酸改变
G3496T	*ND1*	A64S
C3497T	*ND1*	A64V
G3635A	*ND1*	S110N
G3700A	*ND1*	A112T
G3733T	*ND1*	E143K
C4025T	*ND1*	T240M
A4136G	*ND1*	Y277C
T4160C	*ND1*	L285P
T4216C	*ND1*	Y304H
C4640A	*ND2*	I57M
A4917G	*ND2*	D150N
G5244A	*ND2*	G259S
T10237C	*ND3*	I60T
T11253C	*ND4*	I165T
A11696G	*ND4*	V312I
G13708A	*ND5*	A458T
G13730A	*ND5*	G465E
T12811C	*ND5*	Y159H
C12848T	*ND5*	A171V
G13051A	*ND5*	G239S
A13637G	*ND5*	Q434R
T14325C	*ND6*	N117D
C14498T	*ND6*	Y59C
G14596A	*ND6*	I26M
G14729A	*ND6*	S132L

4.调控基因 尽管大多数LHON由G3460A/*ND1*，G11778A/*ND4*或T14484C/*ND6*引起，但是这些点突变有时并不足以导致LHON。这种不完全外显（imcomplete penetrance）现象说明其他遗传因素（包括核基因或线粒体基因）以及环境因素也可能在发病中起着重要作用。Qu和Li发现在G11778A引起的LHON家系中同时存在线粒体A4435G突变[27]。此突变位于线粒体tRNA^Met的第37位（A37）（图7-1-3）。线粒体tRNA^Met的A37高度保守，它必须被修饰以稳定其结构，并保持tRNA^Met的反密码子与mRNA上的密码子结合的忠实性。用探针与线粒体tRNA^Met作Northern杂交分析显示A4435G突变使得tRNA^Met的水平降低了大约50%，引起线粒体蛋白质合成障碍，加剧G11778A引起的LHON的发展，使得该家系的发病年龄提前（平均13.9岁）以及外显比例较高。因此，线粒体tRNA^Met基因的A4435G突变是LHON的调控基因。

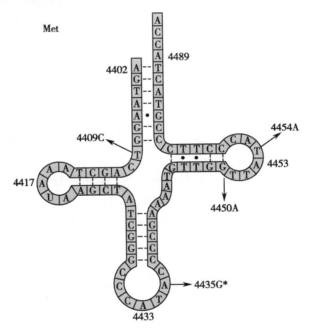

图7-1-3 人体线粒体tRNA^Met的结构图以及疾病相关的重要的突变

另外，新近发现多个额外线粒体点突变与LHON点突变同时存在可增加LHON发生率。例如G10680A与T14484C[28]，12S基因上的A1555G与T11778A[29]，A1555G与T14484C[30]，T14502C与T14484C[31]，线粒体tRNA^Glu基因上的A14693G与G3460A[32]，tRNA^Thr基因的A15951G与G11778A同时存在[33]，以及相应稀有突变G11696A/ND4与原发突变G11778/ND4两种LHON点突变并存均可增加LHON的发病率[34]。

尽管线粒体含自身的基因组，可转录线粒体蛋白之合成的工具（12S和16S rRNA），22种tRNA和13种多肽的mRNA，合成部分氧化磷酸化必需的蛋白质（见表7-1-1）。但是，大部分的线粒体结构蛋白以及氧化磷酸化复合物（图7-1-4）由核基因编码。核基因的改变必然影响LHON的表型。这可解释具有LHON点突变的同一母系成员，有的发病，有的不发病以及发病的年龄以及程度的不同。核基因对LHON的调控仍在进一步研究中。

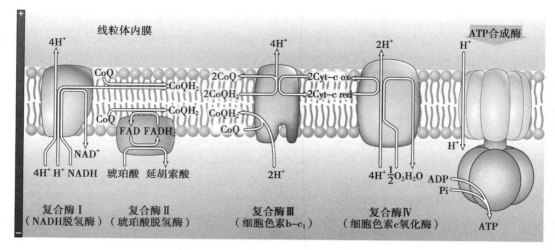

图7-1-4 线粒体内膜上的电子传递链

（三）mtDNA突变发病的生化机制

线粒体内的生物氧化依赖于线粒体内膜上一系列酶或辅酶的作用。它们作为递氢体或递电子体，按一定的顺序排列在内膜上，组成递氢或递电子体系，称为电子传递链（见图7-1-4）。该传递链进行的一系列连锁反应与细胞摄取氧的呼吸过程相关，故又称为呼吸链。代谢物脱下的氢经呼吸链传递给氧生成水，同时逐步释放能量，使ADP磷酸化生成三磷腺苷（ATP），这种氧化与磷酸化相偶联的过程称为氧化磷酸化OXPHOS（见图7-1-4）。复合物Ⅰ、Ⅲ、Ⅳ组成主要的电子传递链，即NADH（还原型辅酶Ⅰ）呼吸链，催化NADH的氧化；四种复合物在电子传递过程中协调作用。复合物Ⅰ由约26条多肽链组成，总分子量850kD，它是电子传递链中最复杂的酶系，其作用是催化NADH脱氢，并将电子传递给辅酶Q，又被称为NADH脱氢酶复合物（或NADH-辅酶Q还原酶）。而视网膜、视神经和眼外肌均属于人体最依赖ATP的组织。mtDNA异常导致较广的眼部临床表现，包括视神经病变、视网膜色素变性、眼肌麻痹和上睑下垂等。LHON似乎是最常见的线粒体遗传病，其发生机制如下。

1. 复合物Ⅰ活性降低 呼吸链中的复合物Ⅰ由39个核基因和7个线粒体编码的亚单位组成。复合物Ⅰ是一个L形分子，具有一个长的亲水臂伸入线粒体内，还有一个疏水的短臂埋藏在线粒体膜内。复合物Ⅰ的7个线粒体编码亚单位均位于疏水短臂上。

一般致病的LHON突变位于3460、11778和14484核苷酸位点上，分别影响呼吸链复合物Ⅰ的ND1、ND4、ND6三个亚基因，这些突变可导致复合物Ⅰ的功能障碍。

研究复合物Ⅰ的功能障碍以及mtDNA突变的生物化学效应可用胞质杂种（cybrid）[35]来进行研究。构建胞质杂种的过程是预先祛除原始mtDNA的细胞系（ρo细胞）与突变的细胞株或无此突变的对照细胞株融合可形成转线粒体杂种（Cytoplasmic Hybrid，Cybrid）（图7-1-5）。在这一细胞系中存在相同的核背景，不同基因型的外源性mtDNA被重新注入被祛除原始mtDNA的亲代细胞系。

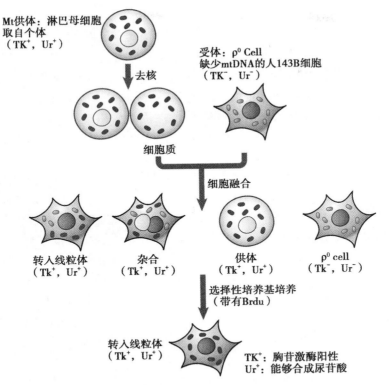

图7-1-5 形成转线粒体杂种融合细胞的构建过程

鱼藤酮作为一种强效的复合物I抑制剂，也是辅酶Q中间产物拮抗剂。LHON突变的不同生化效应导致线粒体呼吸作用对鱼藤酮敏感性发生变化。携带3460和11778突变的线粒体对鱼藤酮敏感性降低，而14484突变影响较小。在三种突变中均可发现复合物I敏感性的增加产生，如myxothiazol（黏液噻唑）等抑制剂[36,37]。

2. 呼吸功能障碍 复合物I功能的损害可导致呼吸作用功能的缺陷。在体外研究中，具有三种致病性突变的mtDNA，其依赖复合物I的呼吸作用损害是多样的。一关于呼吸作用的深入研究发现，3460突变可减少最大呼吸率为20%～28%，11778突变减少30%～36%，14484突变减少10%～15%[38]。

通过[31]磷磁场共振光谱法（^{31}P-MRS）在体内检测到呼吸功能缺陷。活体内的研究发现11778突变导致的线粒体损伤远比14484突变严重，而且3460突变仅导致肌细胞线粒体的轻度损伤[39]。

已发现LHON三个原发性突变均可引起编码复合物I蛋白亚基结构的改变，削弱其与辅酶Q间的相互作用，从而影响电子从复合物I向辅酶Q传递，线粒体功能和活性因此降低。研究显示，11778突变并不降低复合物I的活性，而是使NADH为底物的细胞呼吸减少30%～50%，因而推测该突变使复合物I与NADH相连的脱氢酶之间的作用被削弱[40]。3460突变使复合物I的活性降低达60%～80%，而且使以NADH为底物的细胞呼吸减少约30%，却不影响线粒体ATP的合成。而14484位点突变的生化改变最为轻微，复合物I的特异活性基本正常，仅影响复合物I与辅酶Q的结合，以NADH为底物的细胞呼吸减少

$15\% \sim 20\%$[38]。

3. ATP生成减少 在具有11778突变患者的淋巴母细胞中，尽管复合物Ⅰ的活性和呼吸率有所降低，但是能量负荷，即细胞有效能量指数并没有减少[41]。3460突变的成纤维细胞内复合物Ⅰ相关的ATP生成量是正常的。^{31}P-MRS研究中大脑的指数是异常的，而肌肉细胞内的指数则是正常的，这说明3460突变的生化缺陷具有组织特异性表达。Carelli等估计ATP合成中可能存在补偿性机制。Yen等同样发现补偿性的现象，如具有11778突变的LHON患者的白细胞中复合物Ⅱ活性的提高和包含mtDNA补偿性的增加[12,42]。

在一个体外研究中发现，具有三种致病性突变的LHON胞质杂合子中复合物Ⅰ驱使的ATP合成受到严重损害，11778突变所导致的损伤较小[43]。复合物Ⅱ驱使的ATP合成未受到明显的影响，LHON胞质杂合子中所包含总的细胞ATP含量没有明显减少。在人体细胞中，ATP合成通过两种渠道实现，线粒体氧化磷酸化和糖酵解。培养于葡萄糖培养基的胞质杂合子主要依赖糖酵解产生的能量。而培养于无葡萄糖或半乳糖培养基上的胞质则被迫依赖线粒体磷酸氧化过程合成的能量。LHON胞质杂合子中总的细胞ATP含量与葡萄糖培养基上对照组相比没有显著的变化，但是半乳糖培养基胞质杂合子ATP含量则大大减少[44]。在糖酵解培养基上，野生型或突变型胞质均能获得充分的ATP供给，而在OXPHOS底物（非葡萄糖或半乳糖培养基）培养基突变细胞中ATP水平却大大减少[45]。

Carelli等[46]阐述在LHON三种致病性突变中，胞质内复合物Ⅰ驱使的ATP合成均受到严重影响。然而在人体的大部分组织中细胞会通过糖酵解和复合物Ⅱ或甘油-3-磷酸脱氢酶进行补偿，此病总的细胞ATP含量并不显著的减少。

因此，尽管三种致病性mtDNA突变导致一定水平的生化缺陷，但是这种变化仍不能解释LHON的发病机制。细胞凋亡也可能是其发病机制之一。

4. 线粒体代偿失调 Korsten用地高辛通透的外周血单核细胞（PBMCs）对正常个体、LHON病人及带有LHON突变的视力正常者的复合物Ⅰ和复合物Ⅱ依赖的ATP合成率进行研究，结果发现复合物Ⅰ和复合物Ⅱ依赖的ATP合成率在LHON病人及带有LHON突变的视力正常者均降低。复合物Ⅱ依赖的ATP合成降低是继发于复合物Ⅰ依赖的ATP合成率降低。但是，线粒体密度在LHON病人及带有LHON突变的视力正常者均比正常者高。提示线粒体密度增高是一种代偿现象。一旦代偿失调，不能弥补其生化功能障碍即出现视力降低或丧失[47]。

5. 细胞凋亡 LHON突变的患者视网膜神经节细胞和神经纤维层显著丢失，提示细胞凋亡或死亡是其发病机制。

（1）激活凋亡途径：几方面的研究提示LHON的病理可能与凋亡相关。首先似乎是通过凋亡途径使得视神经变性而导致视力丧失，其次与无LHON突变的细胞比较，含有G11778A和G3460A突变的胞质杂合子对于Fas-导致的细胞凋亡更敏感。

与对照胞质杂合子比较，放在半乳糖基质中培养的LHON病胞质杂合子细胞发育迟缓。在半乳糖基质的LHON胞质杂合子显示有大量的细胞凋亡。相反，对照组细胞尽管生长速度变慢，但仍然继续生长。相对于11778突变，具有3460和14484mtDNA突变的细胞更容易出现凋亡。与对照组比较，2-脱氧-D-核糖导致的凋亡反应在LHON患者的淋巴细胞显示出更高的凋亡率[48]。

LHON胞质杂合子中细胞色素c释放到胞质增多，提示线粒体与激活凋亡级联反应相关[49]。培养于半乳糖基质的胞质杂合子的细胞凋亡体现出半胱天冬酶非依赖性，由于在培养的早期阶段ATP极度减少，并通过凋亡诱导因子（AIF）和核酸内切酶G（EndoG）介导[50]。

（2）活性氧（reactive oxygen species，ROS）：线粒体呼吸链亦是ROS的主要来源。目前认为，在呼吸链电子载体（尤其是辅酶Q）还原水平高时，或在高质子电化学势梯度ΔμH+时，线粒体ROS产生增多，对呼吸酶的铁-硫中心造成局部损害，ATP合成减少，细胞内外钙失衡，诱导线粒体通透性转位，这些都可导致细胞坏死或凋亡。

线粒体呼吸链功能障碍导致细胞损伤的重要机制之一是常规氧化机制的副产品ROS的过度产生。线粒体呼吸链由四个电子传递复合物（复合物Ⅰ～Ⅳ）和一个质子转移ATP合成复合物（复合物Ⅴ）组成。复合物Ⅰ和复合物Ⅲ主要与线粒体产生的多数超氧阴离子有关。致病性mtDNA突变引起复合物Ⅰ功能缺陷，导致活性氧的过度产生[51]。

目前有越来越多的证据表明，在LHON发病机制中，氧化应激、自由基的产生及灭活的不平衡状态占有非常重要的位置。体外研究中具有LHON致病11778突变的胞质杂合子较其母代细胞对于氧化应激更加敏感，从而导致Ca^{2+}-依赖机制的细胞死亡[12]。LHON的生化研究表明，缺乏复合物Ⅰ活性导致的细胞毒性并非氧化磷酸化的减少，而是由于ROS的增加造成。与LHON相关的三种原发性突变胞质杂合子中ROS产生增加并且mtDNA突变导致抗氧化剂防御机制改变[52]。对LHON相关的三种原发性突变胞质杂合子中抗氧化剂防御研究提示，谷胱甘肽还原酶（GR）、谷胱甘肽过氧化物酶（GPx）和Mn-过氧化物歧化酶（MnSOD）减少。在具有LHON突变的细胞中，3460和11778突变细胞胞质中抗氧化防御系统降低更加明显，而这两种突变的临床表型也最严重。

在动物研究中，Qi等[53]使用核酶抑制过氧化物歧化酶2（SOD2）的mRNA，从而减少MnSOD的表达而增加线粒体ROS的水平。这种做法可以导致动物与LHON组织病理学极其相似的视神经病变发展。

在LHON患者和无症状的携带者的血浆中发现α维生素E/脂肪比率减小，这极可能是与自由基产生和α维生素E的消耗相关[54]。具有mtDNA11778突变的LHON患者和无症状携带者白细胞DNA中8-羟基-2'-脱氧鸟苷（一种DNA氧化损伤的标志）有所增加。这说明ROS的过度产生导致了氧化应激的增加。

这些结果有力地证明了ROS是LHON发病机制的关键因素。

（3）ATP生成减少：细胞ATP生成减少可导致细胞内外离子失衡以及渗透压改变，或激活细胞凋亡途径导致细胞死亡或凋亡。详见上。

四、影响因素

多种因素对LHON的发展与预后有明显的影响，包括突变点、外显率、异质性、单倍体型、核基因以及环境因素等。

（一）突变点

大多数LHON都有典型的临床表现，这些病例多属于原发突变中一种，在9种编码线粒体蛋白的基因（*ND1*，*ND2*，*CO* I，*ATP6*，*CO* III，*ND4*，*ND5*，*ND6*，*Cytb*）中至少有18种错义突变直接或间接导致Leber病的表型，这些突变通常为纯合性突变，占85%；杂合性突变亦可引起发病，但临床表现及生化指征不同于前者且不同的原发性突变患者视力损害程度和预后不同。三种原发性突变的临床表现无明显差异，真正的不同在于自发性视力的恢复。T14484C突变与LHON最好的长期预后有关系，最终71%的患者视力达0.25，约50%的该突变患者有不同程度视力恢复，视力丧失发病较年轻的病人常有较好的视力预后，尤其是当发病年龄小于20岁时[55]。视力恢复可发生在一年之后，而且一旦视力提高就不会再恶化。11778位点突变一般表现为严重的视力丧失和预后不良，3460位点突变的临床表现介于两者之间。亦有研究报道在11778点突变阳性患者视盘周围毛细血管扩张性微血管病变多见[3,56,57]（表7-1-4）。

表7-1-4　LHON原发性mtDNA突变比较

核酸位点	G11778A	G3460A	T14484C
基因	*ND4*	*ND1*	*ND6*
氨基酸	R340H 高度保守	A52T 中度保守	M64V 低度保守
发病率（%）	50～90	8～25	10～15
男：女	4：1～6：1	3：1	8：1
异质性（%）	5.6	40	36.4
先证者有相同受累亲戚（%）	50	71	100
生物化学缺陷	中度	严重	轻度
与单倍体J的关联（%）	32	无	75
自发性恢复率（%）	4	22	37～50

（二）外显率

LHON患者所有母系家庭成员均有mtDNA突变，但多为无症状携带者，故mtDNA突变是疾病表达的必要条件而非充分条件。只有50%的11778突变先证者有相同受累的亲戚，而这一比率在3460突变的患者中达71%，在14484突变的患者中达100%[58]。甚至在同一家庭中LHON外显率是变异的，在11778变异的LHON家系存在低外显率和高外显率分支，在低外显率分支24个男性中无一受染，而在高外显率分支中18个男性中有12个发病。Sadun等[29]研究了11778突变的巴西大家系，共有七代273位成员纳入研究。外显率在连续世代中自71%、60%、34%、15%、9%呈线性减少，同时男性的比率增长，分别为60%、50%、64%、100%和100%。

总之，LHON具有明显的不完全外显性和性别偏向，说明其发病除了原发性突变外还有其他因素的协同作用。

（三）异质性

在多数LHON患者及其家庭成员中，致病的mtDNA突变是同质性的，仅约14%的LHON患者包含混合突变和野生型mtDNA，也称异质性[5]。在167个无血缘关系的家系中异质性在11778、3460及14484LHON突变的发生率分别为5.6%、40%和36.4%[59]。有学者建议血细胞异质性水平和视神经萎缩风险相关。先前的研究估计原发性 mtDNA 突变异质性在 LHON 表达为 75%～80%。突变负荷超过这一水平有较高的视力丧失风险。Chinnery 等[60] 分析了 17 个包含 11778 突变的独立家系，发现除临床表达外，异质性也影响 11778mtDNA 突变的遗传性。男性致盲的发生与个体血细胞中突变负荷相关。血细胞 mtDNA 突变低于 80% 的母亲比达 100% 突变的母亲对其儿子临床影响小。然而在一 3460 突变患者的横断面研究中，Jacobi[59] 发现在每个家系中异质性程度有显著的差异，一个受累男性患者在其血细胞仅包含约 26% mtDNA 突变负荷。

LHON 患者视神经 mtDNA 突变负荷仍不清楚，Howell 等[61] 对一个 11778 突变的妇女进行尸体解剖，组织检查发现她的白细胞 mtDNA 突变率为 33% 而视神经和视网膜 mtDNA 突变分别达 95% 和 100%。在两个异质体 11778 突变家系做代表胚胎各层组织的 mtDNA 定量分析发现，血细胞中高 11778 突变 mtDNA 比率预示在视网膜和视神经有着相同高的突变负荷[62]。

在 LHON 家系三代 27 个成员中，通过检查 3460 突变的生物化学效应来检测 mtDNA 的异质性水平，血小板呼吸链复合物 I 的特异活性平均减少达 56%，但在变异负荷与生物化学缺陷间未发现直接关联[63]。

携带原发性突变的线粒体基因组是否发生等位基因的分离和传递取决于选择，这是一件很有趣的事情。Jocobi[59] 等对一个具有 3460 突变的 LHON 家系进行的一项持续 5.5 年的纵向研究。这个家系携带突变的成员中有两个患病者，其余三个为携带者，他们发现这个家系中异质性水平无显著降低。但是，在其中一位患者和携带者上发现其 mtDNA 突变体减少分别为 11% 和 12%，家系中其他的成员异质性最多减少 3%。Lagerstorm-Fermer 等[64] 提出 mtDNA 等位基因的分离取决于随机遗传漂移，LHON 突变更像等位基因作用多形性停留于稳定的异质性水平，而不是 LHON mtDNA 或野生型 mtDNA 的选择机制。Howell 等[65] 报告在 5～6 年样本研究中，具有 3460 点突变的 5 位异质体家系成员外周血白细胞/血小板突变平均每年减少 1%。而对于同质型野生型 mtDNA 和同质型突变 mtDNA 点突变则无变化。为同以上比较，对于母系系谱子代成员核苷酸 14560 稳定的 mtDNA 多态性也进行了纵向分析，并得出相反的结果，外周血白细胞/血小板静止的多态性在 7 年间并没有变化。Howell 得出结论，在这些细胞群中致病性 3460 点突变是在负选择下进行分离的。Kaplanova 等[63] 在纵向研究中同样发现外周血突变负荷显著减少。对于突变负荷长期减少有三种可能机制。一种是在异质体的个体中不管是野生型 mtDNA 或突变型 mtDNA 其造血干细胞均为同质的。由于同质性突变干细胞呼吸链发生缺陷，从而导致其分离速度比野生型干细胞慢，进而导致干细胞不断向野生型转化[65]。另一种解释是干细胞可能为异质型且本身选择更倾向于低致病突变线粒体的增殖[66]。第三种可能机制为优先选择的 mtDNA 降解大于合成，导致突变负荷不断减少[59]。

体外实验表明，经过大约 15 代克隆后 mtDNA 的 *MELAS* 3242 点突变细胞间异质性没有改变。然而 LHON 异质性的分离方式并非不变。大部分研究发现在连续的传代中突变负荷增长。然而在 Ghosh 的病例报告中，父母传给子系中点突变负荷显著减少。在 Chinnery 的报道中却发现，大约 64% 的子系外周血中 mtDNA 突变水平高于母系，母系与子系突变的平均水平却没有统计学显著性差异[67,63]。随机漂移是遗传方式的主要原因，但是应该还有其他的因素在起作用。

在大多数的病例中，基因型转换在子代有较高突变负荷，而且突变负荷与视力丧失率相关。这与后代外显率减少的观点相冲突。

（四）单倍体型

以特征性多态性为基础，欧洲人血统人群的mtDNA被分为9种主要的单倍体（haplogroup）[68]。欧洲人特有mtDNA J单倍体以位于4216和13708两种继发性突变为特征。在普通人群中，有10%的人表现为J单倍体的mtDNA。超过70%～75%14484阳性和32%11778阳性的高加索LHON患者具有J单倍体的mtDNA。对于3460突变，对照组和实验组J单倍体的发生率没有显著性差异[69, 70]。J单倍体的出现可以增加11778和14484突变的外显性，并增加疾病发生率[69]。另一方面，具有单倍体H mtDNA背景的14484LHON突变外显性减低[71]。Carelli等[72]学者在意大利对87个先证者进行了深入研究，这个研究包括了有意大利母系血统的一个极大的巴西家系，再次研究中仅发现了7对和3组同一的单倍体。他们的结论是大部分LHON突变是独立的突变事件，在11778/ND4突变和J1及J2单倍体间，14484/ND6和J1单倍体间显著相关，与子单倍体J1c和J2b相关性更大。这两者的特征是氨基酸细胞色素b的变化。这种相关性揭示了细胞色素b的氨基酸特殊改变将导致mtDNA背景影响，这种变化可能发生在由呼吸链复合物Ⅰ和Ⅲ组成的超级复合物水平。

如果mtDNA背景具有恶性的影响，那么具有J单倍体的个体将会显示更加明确的呼吸链缺陷，并影响LHON的临床表型。在体外研究中，与不具有单倍体J的11778突变相比，具有单倍体J胞质杂种体突变需要更低的氧耗量，及双倍的有丝分裂时间[73]。但是在不同人群的研究却发现，两者之间的临床表现并没有显著性差异。活体P-MRS研究并无证据表明mtDNA的4217和13708继发性突变与11778原发性突变协同作用决定LHON能量代谢的缺陷。有更深入的研究表明，在欧洲血统人群中X、H、T和J单倍体mtDNA杂合子呼吸功能没有显著差异。尽管J单倍体与14484突变紧密相关，但是J单倍体对于14484突变的生化影响仍然未得到证实。

（五）核基因因素

比较基因组杂交（CGH）技术可发现染色体复制数量变化，这种技术可以检测整个染色体组中某特定位点染色体的获得和丢失，并可指出可能在疾病发病机制中起作用的特殊染色体区域[74]。通过CGH技术，在LHON患者或没有受累的亲属中并没有发现任何染色体异常。但是，并不能排除核基因在LHON发病机制中的作用。相反，核编码因子对mtDNA的表达及产物和线粒体代谢起修饰作用，这可能是LHON疾病表达的必要条件之一。

1. X染色体连锁基因[12] LHON一个典型的特点就是男性患者多于女性患者，这种特点提示了X连锁基因修饰基因与致病性的mtDNA突变同时起作用。根据线粒体和X连锁核基因两位点模式，女性只有是X纯合子或者X染色体不对称失活易感时才受累。然而，先前的研究不支持以连锁分析、X染色体失活分析或减数分裂基因断点基因定位为基础的X连锁易感部位。通过对两位LHON受累女性患者外、中、内胚叶包括视神经和视网膜大范围解剖组织的代表细胞分子遗传学研究并没有发现X染色体不对称失活存在于受累组织中。

近来，含有高危险型单倍体的X染色体位点已得到证实。X染色体单倍体和mtDNA突变的相互作用与mtDNA遗传背景无明显相关，并解释大部分LHON家系中减少的外显率和性别偏差的特点。同时，在一个大的巴西LHON家系中已发现存在Xq21位点联结。

2. **其他核基因的发现**　越来越多的研究报道核编码基因与LHON发病机制相关。

NDUFA-1 位于X染色体上的Xq24位点，它是核基因编码的呼吸链中复合物Ⅰ的亚单位。缺乏这种子基因的表达将对培养细胞导致致命性的复合物Ⅰ严重缺乏。在LHON小鼠模型中，设计核糖酶抑制 *NDUFA-1* 基因造成mRNA的退化最终导致视神经疾病[75]。然而，在Man等[19]以家系为基础的研究中，发现 *NDUFA1* 基因在LHON患者中并不是核修饰基因。

与氧化应激和凋亡相关的核基因多态性可能影响LHON发病的年龄。在具有11778mtDNA突变的LHON患者中研究了与氧化应激和凋亡相关的基因多态性。具有与氧化应激相关的多态性基因 *EPHX1* 的His114纯合子的LHON患者比不具有这一基因型的患者发病年龄要早。在 *TP53* 基因，即与细胞凋亡相关的多态性基因上为Arg72纯合子的LHON患者比不具有这一遗传性状的患者发病要早[12]。

通过寡核苷酸基因芯片（oligonucleotide microarrays）技术分析，骨肉瘤胞质杂种和淋巴母细胞支持的LHON突变共享9种LHON特性的转录子变化[76]。LHON胞质杂种和淋巴母细胞中醛糖还原酶转录过度表达。醛糖还原酶的一种产物是山梨醇，这种物质与渗透压、氧化应激和视神经病相关。与野生型胞质比较，山梨醇在LHON胞质杂种中有所增加。对于存在LHON突变的细胞中ROS产物增长，可以解释LHON细胞中线粒体醛糖还原酶表达增加和山梨醇水平升高。

（六）环境因素

外环境亦与LHON相关，过度吸烟和酗酒长期以来被认为是LHON继发的致病因素。有研究表明吸烟与LHON的外显性显著相关，LHON患者出现症状的危险性与吸烟的数量和时间成正相关[77]。然而，其他研究并没有发现烟酒与视力丧失存在显著的相关性，亦未发现LHON和乙醛还原酶和乙醛脱氢酶基因型间有明显相关性[12]。Kirkman对125个LHON突变家系中的196个病人和206个G4360A、G11778A和T14484C无症状突变携带者研究烟、酒及其他环境因素对LHON发病的影响，结果发现93%的视力丧失者均吸烟，而与性别及饮酒无关。但是，重度饮酒者有视力下降趋势[78]。

1. **毒性物质**　除烟、酒精外，一些物质可经摄入、吸入或经皮肤吸收影响神经以及视觉功能，加重LHON的病情。这些物质包括：一些抗生素、抗癌药物、抗病毒药物、抗疟疾药物、一些抗心律失常药物、一些降压药以及某些抗癫痫药物。紧张相关激素或药物如肾上腺素、儿茶酚胺、睾酮以及苯胺类化学物质。食品和烟草中的氰化物均可加重该病[79,80]。

2. **保护因子**　一些抗氧化剂如维生素E、维生素A、C以及辅酶Q对LHON有一定的保护作用[81,82]。神经保护剂Brimonidine在LHON的早期疗效未得到肯定结果[83]。

五、研究进展

（一）动物模型

利用动物模型复制视神经病变被广泛用于扩充我们关于青光眼及缺血性视神经病变的知识。人类线粒体异常研究领域的快速发展使得人们试图研制一种"线粒体鼠"（mito-

Mouse），来研究这类疾病的复杂发病机制。从技术上说并不容易，尤其是如果想要复制一个与人的致病同源的真正mtDNA突变的鼠基因模型。相比之下处理编码线粒体蛋白质的核基因要容易得多，通过全身给药干扰呼吸链的生物化学方法也被应用于导致线粒体功能障碍。

1. 生物化学方法的线粒体鼠 Sadun等在给鼠几个月叶酸缺乏的饮食后给予低剂量甲醇，造成与流行性视神经病变患者相匹配的低血清叶酸和高血清甲醇动物模型。病理检查发现与LHON患者一致的组织病理学改变，如筛板前视神经纤维广泛的空泡样改变，并证实线粒体变化与LHON患者超微结构检查类似[84]。

Zhang等通过向CBA/J鼠玻璃体腔内注入复合物Ⅰ的抑制剂毒鱼藤素（rotenone），造成线粒体复合物Ⅰ功能障碍所致的视神经病变的鼠模型。研究采用组织化学的方法，通过切片染色检测复合Ⅰ酶活性，并同时测量视网膜厚度，与对照眼比较试验发现模型鼠眼的视网膜明显变薄，这与LHON的RGC变性一致，可以用于快速和方便检验线粒体性神经变性疾病。尽管这是一个快速而简单的可获得的动物模型，但是并不特异性复制LHON的组织改变。

2. 核酶设计的线粒体鼠[53,75] 视神经变性与编码呼吸链复合物Ⅰ的基因突变的疾病具有共同特征。Qi等用核酶降级mRNA编码一个决定性的核编码复合物Ⅰ的基因亚单位NDUFA1，检验氧化磷酸化不足是否可概述线粒体疾病的视神经病变。其研究表明，在小鼠注入表达这一核酶的腺相关病毒导致标志LHON的轴突破坏和脱髓鞘。

ROS也有可能在由复合物Ⅰ亚单位基因突变导致的LHON发病机制中扮演重要角色。为寻求研究视神经氧化损伤的动物模型，有研究巧妙地用复制鼠类似LHON的AAV载体介导锤头状核酶（hammerhead ribozymes）注入鼠玻璃体腔，这两种模型均产生了类似LHON组织病理学特征的改变。用设计抑制线粒体超氧化物歧化酶（MnSOD）基因或核编码复合物Ⅰ的亚单位基因NDUFA1锤头状核酶克隆AAV载体，将其注入DBA/1J小鼠眼，用组织病理学的方法来检测其对视神经的影响。结果显示，AAV表达核酶降低SOD2 mRNA和蛋白质水平达85%，增加细胞超氧化物，降低线粒体膜电位，最终导致受染细胞通过凋亡的方式死亡，而不显著改变复合物Ⅰ和复合物Ⅲ的活性。AAV表达核酶在试验鼠眼导致视神经轴突和髓鞘及RGC丢失，证明ROS是LHON发病机制的关键因素。

3. 其他鼠模型[85] 最近报道的"Harlequin"（Hq）突变鼠，在这一模型中原病毒插入凋亡诱导因子（apoptosis-inducing factor，AIF）基因导致AIF表达减少80%。有趣的是，Hq突变鼠产生最后分化为小脑和视网膜的神经元进行性变性，特别是RGC的丢失是最早的现象，随之产生视网膜变性，首先累及内核层再累及外核层，最后整个细胞层。染色年老的Hq突变鼠神经元可见氧化应激的证据，他们在凋亡前重新进入细胞循环。这些特点提示，AIF除作为凋亡前因子外也扮演自由基清除剂的角色。AIF似乎在证实不依赖半胱天冬酶（caspase）激活凋亡的LHON胞质杂合子模型中是作为关键性的凋亡介导之一。此外，这一动物模型再次强调氧化应激反应在RGC变性的重要性和凋亡作为神经变性首选的死亡途径。

（二）基因治疗

在LHON的治疗中，一个被称为"异型表达"的基因疗法可能比较有前景。这种方法是人工合成一种核编码序列，正常情况下该基因是由 mtDNA（该情况下，*ND4* 基因包含了 11778 核苷位点）编码的，通过腺相关病毒载体导入并编码细胞质中一种蛋白质的表达，后者然后被运输入线粒体。该蛋白质可使含有 11778 突变位点的杂合子的存活率提高三倍，ATP 的合成提高到一定水平。该水平与含正常 mtDNA 杂合子的水平相当，通过错位表达正常的 *ND4*，保存 ATP 的合成，开启了基因治疗 LHON 的大门[86]。这一方法的理念是线粒体内表达的蛋白可以在细胞质内产生并且通过特异的线粒体靶向序列导入线粒体；进入线粒体后，假设它能够正确的整合到线粒体酶的超级复合物中并且取代有缺陷的亚基，从而重建正常的电子流并且产生能量。目前已有在体内和体外的 LHON 模型中成功进行基因治疗的报道[86, 87]。也有几项临床研究试图通过使用 AAV 载体介导的 *ND4* 基因野生型来治疗 LHON 的患者，其研究结果令人期待。

Qi[88] 用 AAV 病毒载体携带人类线粒体 *SOD2* 基因转染 G11778A 同质突变细胞株和对照细胞株，研究发现 LHON 相关的 G11778A 突变细胞在 2 天后表现 SOD2 明显增加，细胞在半乳糖培养液中（迫使细胞进行氧化磷酸化增加 ROS）的存活率明显增加。证明抗氧化基因治疗对于 LHON 有一定疗效。

六、结语与展望

近年来的研究加深了我们对 LHON 在分子遗传学水平上的了解，它是一以 mtDNA 突变为特征的、多为男性发病、迟发表达、外显率可变的母系遗传疾病，表达主要限于视网膜神经节细胞和视神经。MtDNA 突变是导致 LHON 临床表达的必需条件而非充分条件。可能的基因修饰包括异质性、继发性 mtDNA 突变、单倍体（haplogroup）、X 连锁易感性基因座、核编码基因、烟草和酒精消耗以及接触毒性化合物。然而多数家族仍有 mtDNA 同质性突变，外显率依不同家系分支而不同，临床表现的严重程度与不同致病性的 mtDNA 突变相关。基因修饰肯定是多重的，不同 mtDNA 突变的家系间不同，暴露于不同环境的患者间也不同。识别具有发病危险个体的修饰基因具有基础和临床的重要性。此外，要探索遗传修饰基因必须研究 LHON 细胞损伤的病理生理机制。有证据充分表明 LHON 的细胞死亡易感于凋亡性细胞死亡。可能值得考虑的是，最后导致 LHON 视网膜神经节细胞死亡的途径是否在其他损伤如视神经缺血和横断性损伤，及在其他原因导致的钝性损伤中也有显示，有效的不同的神经保护因子或细胞死亡抑制剂应该尝试于 LHON 模型。

近年来，新动物模型的建立极大鼓舞了潜在治疗因子的活体研究。这些因子在活体 LHON 模型中显示了一定疗效，如半胱天冬酶抑制剂 zVAD-fmk 和 AAV 介导的基因治疗载体，有希望应用于活体研究并可能在将来对 LHON 的治疗中扮演重要角色。

在我们开始设计一种新的治疗方法前对它的病理生理机制需要进行深入了解。新的研究从形态学、生理学以及生物化学都表明了线粒体功能障碍在发病机制中的重要性。以线粒体为靶点的药物研究是一个令人鼓舞的方向，可能促进将来新治疗方法的诞生。

此外，新基因诊断技术的不断出现改变了过去依赖典型家族史和临床特点对疾病进行诊断的传统模式，也提高了对散发病例的诊断率。基因治疗可望为 LHON 的治疗开辟一条新的途径。

（石晶明　李荣华　睢瑞芳）

参考文献

1. Man PY, Griffiths PG, Brown DT, et al. The epidemiology of Leber hereditary optic neuropathy in the North East of England. Am J Hum Genet, 2003, 72: 333-339.

2. Mackey DA. Epidemiology of Leber's hereditary optic neuropathy in Australia. Clin Neurosci, 1994, 2: 162-164.

3. 王燕，郭向明，贾小云，等. 中国人Leber遗传性视神经病变的原发突变及临床特征. 中华医学遗传学杂志, 2005, 22: 334-336.

4. Bremner FD, Shallo-Hoffmann J, Riordan-Eva P, et al. Comparing pupil function with visual function in patients with Leber's hereditary optic neuropathy.Invest Ophthalmol Vis Sci, 1999, 40: 2528-2534.

5. Newman NJ, Lott MT, Wallace DC. The clinical characteristics of pedigrees of Leber's hereditary optic neuropathy with the 11778 mutation. Am J Ophthalmol, 1991, 111: 750-762.

6. Newman NJ. Hereditary optic neuropathies: from the mitochondria to the optic nerve. Am J Ophthalmol, 2005, 140: 517-523.

7. Carelli V, Ross-Cisneros FN, Sadun AA. Mitochondrial dysfunction as a cause of optic neuropathies. Prog Retin Eye Res, 2004, 23: 53-89.

8. Wang L, Dong J, Cull G, et al. Varicosities of intraretinal ganglion cell axons in human and nonhuman primates, Invest Ophthalmol Vis Sci, 2003, 44: 2-9.

9. Sadun AA, Kashima Y, Wurdeman AE, et al. Morphological findings in the visual system in a case of Leber's hereditary optic neuropathy. Clin. Neurosci, 1994, 2: 165-172.

10. Bristow EA, Griffiths PG, Andrews RM, et al. The distribution of mitochondrial activity in relation to optic nerve structure. Arch Ophthalmol, 2002, 120: 791-796.

11. Yu Wai Man CY, Chinnery PF, Griffiths PG. Optic neuropathies-importance of spatial distribution of mitochondria as well as function. Med Hypotheses, 2005, 65: 1038-1042.

12. Yen MY, Wang AG, Wei YH. Leber's hereditary optic neuropathy: a multifactorial disease. Prog Retin Eye Res, 2006, 25 : 381-396.

13. Carelli V, Ross-Cisneros FN, Sadun AA. Mitochondrial dysfunction as a cause of optic neuropathies, Prog. Retin. Eye Res, 2004, 23: 53-89.

14. Sadun AA, Win PH, Ross-Cisneros FN, et al. Leber's hereditary optic neuropathy differentially affects smaller axons in the optic nerve. Trans Am Ophthalmol Soc, 2000, 98: 223-235.

15. Carelli V, Ross-Cisneros FN, Sadun AA. Mitochondrial dysfunction as a cause of optic neuropathies. Prog Retin Eye Res, 2004, 23: 53-89.

16. Barboni P, Savini G, Valentino ML, et al. Retinal nerve fiber layer evaluation by optical coherence tomography in Leber's hereditary optic neuropathy. Ophthalmology, 2005, 112 (1): 120-126.

17. Savini G, Barboni P, Valentino ML, et al. Retinal nerve fiber layer evaluation by optical coherence tomography in unaffected carriers with Leber's hereditary optic neuropathy mutations. Ophthalmology, 2005, 112: 127-131.

18. Wallace DC, Singh G, Lott MT, et al. Mitochondrial DNA mutation associated with Leber's hereditary optic neuropathy. Science, 1988, 242: 1427-1430.

19. Man PY, Turnbull DM, Chinnery PF. Leber hereditary optic neuropathy. J Med Genet, 2002, 39: 162-169.

20. Newman NJ. From genotype to phenotype in Leber hereditary optic neuropathy: still more questions than answers. J Neuro-ophthalmol, 2002, 22(4): 257-261.

21. Huoponen K, Vilkki J, Aula P, Nikoskelainen EK, et al. A new mtDNA mutation associated with Leber hereditary optic neuroretinopathy. Am J Hum Genet, 1991, 48: 1147-1153.

22. Johns DR, Neufeld MJ, Park RD. An ND-6 mitochondrial DNA mutation associated with Leber hereditary optic neuropathy. Biochem Biophys Res Commun, 1992, 187: 1551-1557.

23. 张新愉. Leber视神经病变. 国外医学眼科学分册, 2007, 27：356-361.

24. Brown MD, Allen JC, Van Stavern GP, et al.Clinical, genetic, and biochemical characterization of a Leber hereditary optic neuropathy family containing both the 11778 and 14484 primary mutations. Am J Med Genet, 2001, 104: 331–338.

25. Chinnery PF, Howell N, Andrews RM, Turnbull DM.Mitochondrial DNA analysis: polymorphisms and pathogenicity. J Med Genet, 1999, 36: 505–510.

26. Howell N, Mackey DA. Low–penetrance branches in matrilineal pedigrees with Leber hereditary optic neuropathy.Am J Hum Genet, 1998, 63: 1220–1224.

27. Qu J, Li R, Zhou X, et al. The novel A4435G mutation in the mitochondrial tRNAMet may modulate the phenotypic expression of the LHON–associated ND4 G11778A mutation. Invest Ophthalmol Vis Sci, 2006, 47 (2): 475–483.

28. Yang J, Zhu Y, Tong Y, et al. The novel G10680A mutation is associated with complete penetrance of the LHON/T14484C family.Mitochondrion, 2009, 9 (4): 273–278.

29. Zhang AM, Jia X, Yao YG, Zhang Q. Co–occurrence of A1555G and G11778A in a Chinese family with high penetrance of Leber's hereditary optic neuropathy. Biochem Biophys Res Commun, 2008, 376 (1): 221–224.

30. Wei QP, Zhou X, Yang L, et al. The coexistence of mitochondrial ND6 T14484C and 12S rRNA A1555G mutations in a Chinese family with Leber's hereditary optic neuropathy and hearing loss. Biochem Biophys Res Commun, 2007, 357 (4): 910–916.

31. Zhang S, Wang L, Hao Y, et al. T14484C and T14502C in the mitochondrial ND6 gene are associated with Leber's hereditary optic neuropathy in a Chinese family. Mitochondrion, 2008, 8 (3): 205–210.

32. Tong Y, Mao Y, Zhou X, et al. The mitochondrial tRNA (Glu) A14693G mutation may influence the phenotypic manifestation of ND1 G3460A mutation in a Chinese family with Leber's hereditary optic neuropathy. Mitochondrion, 2007, 7 (1–2): 140–146.

33. Li R, Qu J, Zhou X, et al. The mitochondrial tRNA (Thr) A15951G mutation may influence the phenotypic expression of the LHON–associated ND4 G11778A mutation in a Chinese family. Gene, 2006, 376 (1): 79–86.

34. Qu J, Li R, Zhou X, et al. Cosegregation of the ND4 G11696A mutation with the LHON–associated ND4 G11778A mutation in a four generation Chinese family.Mitochondrion, 2007, 7 (1–2): 140–146.

35. King MP, Attardi G. Human cells lacking mtDNA: repopulation with exogenous mitochondria by complementation. Science, 1989, 246: 500–503.

36. Carelli V, Ghelli A, Bucchi L, et al. Biochemical features of mtDNA 14484 (ND6/M64V) point mutation associated with Leber's hereditary optic neuropathy.Ann Neurol, 1999, 45: 320–328.

37. Carelli V, Rugolo M, Sgarbi G, et al. Bioenergetics shapes cellular death pathways in Leber's hereditary optic neuropathy: a model of mitochondrial neurodegeneration, Biochim. Biophys. Acta, 2004, 1658: 172–179.

38. Brown MD, Trounce IA, Jun AS, et al. Functional analysis of lymphoblast and cybrid mitochondria containing the 3460, 11778, or 14484 Leber's hereditary optic neuropathy mitochondrial DNA mutation. J Biol Chem, 2000, 275: 39831–39836.

39. Lodi R, Taylor DJ, Tabrizi SJ, et al.In vivo skeletal muscle mitochondrial function in Leber's hereditary optic neuropathy assessed by 31P magnetic resonance spectroscopy, Ann. Neurol, 1997, 42: 573–579.

40. 王燕. Leber视神经病的研究进展. 国外医学眼科学分册, 2003, 27: 354–358.

41. Yen MY, Lee JF, Liu JH, et al. Energy charge is not decreased in lymphocytes of patients with Leber's hereditary optic neuropathy with the 11,778 mutation. J Neuroophthalmol, 1998, 18: 84–85.

42. Yen MY, Lee HC, Liu JH, et al. Compensatory elevation of complex Ⅱ activity in Leber's hereditary optic neuropathy, Br J Ophthalmol, 1996, 80: 78–81.

43. Baracca A, Solaini G, Sgarbi G, et al. Severe impairment of complex I–driven adenosine triphosphate synthesis in Leber hereditary optic neuropathy cybrids. Arch. Neurol, 2005, 62: 730–736.

44. Zanna C, Ghelli A, Forcelli AM, et al. Apoptotic cell death of cybrid cells bearing Leber's hereditary optic neuropathy mutations is caspase independent. Ann N Y Acad Sci, 2003, 1010: 213–217.

45. Gajewski CD, Yang L, Schon EA et al. New insights into the bioenergetics of mitochondrial disorders using intracellular ATP reporters, Mol. Biol. Cell, 2003, 14: 3628–3635.

46. Carelli V, Rugolo M, Sgarbi G, et al. Bioenergetics shapes cellular death pathways in Leber's hereditary optic neuropathy: a model of mitochondrial neurodegeneration. Biochim Biophys Acta, 2004, 1658: 172–179.

47. Korsten A, de Coo IF, Spruijt L, de Wit LE, Smeets HJ, Sluiter W. Patients with Leber hereditary optic neuropathy fail to compensate impaired oxidative phosphorylation. Biochim Biophys Acta, 2010 Feb; 1797 (2): 197–203.

48. Battisti C, Formichi P, Cardaioli E, et al. Cell response to oxidative stress induced apoptosis in patients with Leber's hereditary optic neuropathy, J. Neurol. Neurosurg. Psychiatry, 2004, 75: 1731–1736.

49. Ghelli A, Zanna C, Porcelli AM, et ale. Leber's hereditary optic neuropathy (LHON) pathogenic mutations induce mitochondrial–dependent apoptotic death in transmitochondrial cells incubated with galactose medium. J Biol Chem, 2003, 278: 4145–4150.

50. Zanna C, Ghelli A, Porcelli AM, et al. Caspase–independent death of Leber's hereditary optic neuropathy cybrids is driven by energetic failure and mediated by AIF and endonuclease G. Apoptosis, 2005, 10: 997–1007.

51. Robinson BH. Human complex I deficiency: clinical spectrum and involvement of oxygen free radicals in the pathogenicity of the defect. Biochim Biophys Acta, 1998, 1364: 271–286.

52. Carelli V, Vergani L, Bernazzi B, et al. Respiratory function in cybrid cell lines carrying European mtDNA haplogroups : implications for Leber's hereditary optic neuropathy. Biochim Biophys Acta, 2002, 1588: 7–14.

53. Qi X, Lewin AS, Hauswirth WW, Guy J. Optic neuropathy induced by reductions in mitochondrial superoxide dismutase. Invest Ophthalmol Vis Sci, 2003, 44: 1088–1096.

54. Klivenyi P, Karg E, Rozsa C, et al. α–Tocopherol/lipid ratio in blood is decreased in patients with Leber's hereditary optic neuropathy and asymptomatic carriers of the 11778 mtDNA mutation, J. Neurol. Neyrosurg. Psychiatry, 2001, 70: 359–362.

55. Riordan–Eva P, Sanders MD, Govan GG, et al. The clinical features of Leber's hereditary optic neuropathy defined by the presence of a pathogenic mitochondrial DNA mutation. Brain, 1995, 118: 319–337.

56. Mackey D, Howell N. A variant of Leber hereditary optic neuropathy characterized by recovery of vision and by an unusual mitochondrial genetic etiology. Am J Hum Gene., 1992, 51: 1218–1228.

57. Oostra RJ, Bolhuis PA, Wijburg FA, et al. Leber's hereditary optic neuropathy: correlations between mitochondrial genotype and visual outcome. J Med Genet, 1994, 31 (4): 280–286.

58. Riordan–Eva P, Sanders MD, Govan GG, et al. The clinical features of Leber's hereditary optic neuropathy defined by the presence of a pathogenic mitochondrial DNA mutation. Brain, 1995, 118: 319–337.

59. Jacobi FK, Leo–Kottler B, Mittelviefbaus K, et al. Segregation patterns and heteroplasmy prevalence in Leber's hereditary optic neuropathy. Invest Ophthalmol Vis Sci, 2001, 42: 1208–1214.

60. Chinnery PF, Andrews RM, Turnbull DM, et al. Leber hereditary optic neuropathy: Does heteroplasmy influence the inheritance and expression of the G11778A mitochondrial DNA mutation? Am J Med Genet, 2001, 98: 235–243.

61. Howell N, Xu M, Halvorson S, et al. A heteroplasmic LHON family: tissue distribution and transmission of the 11778 mutation. Am J Hum Genet, 1994, 55: 203–206.

62. Juvonen V, Nikoskelainen E, Lamminen T, et al.Tissue distribution of the ND4/11778 mutation in heteroplasmic lineages with Leber hereditary optic neuropathy. Hum Mutat, 1997, 9: 412–417.

63. Kaplanova V, Zeman J, Hansikova H, et al. Segregation pattern and biochemical effect of the G3460A mtDNA mutation in 27 members of LHON family. J Neurol Sci, 2004, 223: 149–155.

64. Lagerstrom–Fermer M, Olsson C, Forsgren L, et al. Heteroplasmy of the human mtDNA control region remains constant during life. Am J Hum Genet, 2001, 68: 1299–1301.

65. Howell N, Ghosh SS, Fahy E, et al. Longitudinal analysis of the segregation of mtDNA mutations in heteroplasmic individuals. J Neurol Sci, 2000, 172: 1–6.

66. Siregar NC, Jean–Francois MJ, Blok RB, et al. Genotypic and phenotypic changes in exhaustively grown cell

lines from mitochondrial cytopathy patients. Muscle Nerve, 1998, 21: 599–609.

67. Sadun AA, Carelli V, Salomao SR, et al. A very large Brazilian pedigree with 11778 Leber's hereditary optic neuropathy. Trans Am Ophthalmol Soc, 2002, 100: 169–178.

68. Herrnstadt C, Elson JL, Fahy E, et al. Reduced median network analysis of complete mtDNA coding region sequences for the major African, Asian, and European haplogroups. Am J Hum Genet, 2002, 70: 1152–1170.

69. Brown MD, Wallace DC. Clustering of Caucasian Leber hereditary optic neuropathy patients containing the 11778 or 14484 mutations on an mtDNA lineage, Am. J. Hum. Genet, 1997, 60: 381–387.

70. Man PYW, Howell N, Mackey DA, et al. Mitochondrial DNA haplogroup distribution within Leber hereditary optic neuropathy pedigrees. J Med Genet, 2004, 41: 41.

71. Howell N, Herrnstadt C, Shults C, et al. Low penetrance of the 14484 LHON mutation when it arises in a non-haplogroup J mtDNA background. Am J Med Genet A, 2003, 119: 147–151.

72. Carelli V, Achilli A, Valentino ML. Haplogroup effects and recombination of mitochondrial DNA: novel clues from the analysis of Leber hereditary optic neuropathy pedigrees. Am J Hum Genet, 2006, 78: 564–574.

73. Vergani L, Martinuzzi A, Carelli V, et al. mtDNA mutations associated with Leber's hereditary optic neuropathy: studies on cytoplasmic hybrid (cybrid) cells. Biochem Biophys Res Commun, 1995, 210: 880–888.

74. Weiss MM, Hermsen MA, Meijer GA, et al. Comparative genomic hybridization, Mol Pathol, 1999, 52: 243–251.

75. Qi X, Lewin AS, Hauswirth WW, Guy J. Suppression of complex I gene expression induces optic neuropathy. Ann Neurol, 2003, 53: 198–205.

76. Danielson SR, Carelli V, Tan G, et al. Isolation of transcriptomal changes attributable to LHON mutations and the cybridization process. Brain, 2005, 128: 1026–1037.

77. Sadun AA, Carelli V, Salomao SR, et al. Extensive investigation of a large Brazilian pedigree of 11778/haplogroup J Leber hereditary optic neuropathy. Am J Ophthalmol, 2003, 136: 231–238.

78. Kirkman MA, Yu-Wai-Man P, Korsten A, et al. Gene-environment interactions in Leber hereditary optic neuropathy. Brain, 2009, 132 (Pt 9): 2317–2326.

79. Sadun AA, Carelli V, Salomao SR, et al. Extensive investigation of a large Brazilian pedigree of 11778/haplogroup J Leber hereditary optic neuropathy. Am J Ophthalmol, 2003, 136 (2): 231–238.

80. Sadun A. Acquired mitochondrial impairment as a cause of optic nerve disease. Trans Am Ophthalmol Soc, 1998, 96: 881–923.

81. Ritch R. Natural compounds: evidence for a protective role in eye disease. Can J Ophthalmol, 2007, 42 (3): 425–438.

82. Mashima Y, Kigasawa K, Wakakura M, et al. Do idebenone and vitamin therapy shorten the time to achieve visual recovery in Leber hereditary optic neuropathy? J Neuroophthalmol, 2000, 20 (3): 166–170.

83. Newman NJ, Biousse V, David R, et al. Prophylaxis for second eye involvement in leber hereditary optic neuropathy: an open-labeled, nonrandomized multicenter trial of topical brimonidine purite. Am J Ophthalmol, 2005, 140 (3): 407–415.

84. Sadun A. Acquired mitochondrial impairment as a cause of optic nerve disease. Trans Am Ophthalmol Soc, 1998, 96: 881–923.

85. Klein JA, Longo-Guess CM, Rossmann MP, et al. The harlequin mouse mutation downregulates apoptosis-inducing factor. Nature, 2002, 419: 367–374.

86. Guy J, Qi X, Pallotti F, et al. Rescue of a mitochondrial deficiency causing Leber Hereditary Optic Neuropathy. Ann Neurol, 2002, 52: 534–542.

87. Ellouze S, Augustin S, Bouaita A, et al. Optimized allotopic expression of the human mitochondrial ND4 prevents blindness in a rat model of mitochondrial dysfunction. Am J Hum Genet, 2008, 83: 373–387.

88. Qi X, Sun L, Hauswirth WW et al. Use of mitochondrial antioxidant defenses for rescue of cells with a Leber hereditary optic neuropathy-causing mutation. Arch Ophthalmol, 2007, 125 (2): 268–272.

第二节 特发性视神经炎

一、视神经炎分类

视神经炎（optic nerutitis，ON）泛指发生于视神经的任何炎性病变。当炎症伴有视盘水肿时，称之为视神经乳头炎，若炎症不累及视盘，则称为球后视神经炎；当炎症同时累及视神经球内段和视盘周围视网膜时称为视神经网膜炎，仅累及视神经鞘而不侵及视神经者则称视神经周围炎。

视神经炎分类方法多样，2014年中华医学会发表了视神经炎的诊断与治疗专家共识，文中对视神经炎分类主要包括以下四型[1]：①特发性视神经炎：包括特发性脱髓鞘性视神经炎（idiopathic demyelinating optic neuritis，IDON），亦称经典多发性硬化相关性视神经炎（multiple sclerosis related optic neuritis，MS-ON）、视神经脊髓炎相关性视神经炎（neuromyelitisoptica related optic neuritis，NMO-ON）以及其他中枢神经系统脱髓鞘疾病相关性视神经炎；②感染性和感染相关性视神经炎；③自身免疫性视神经病；④其他无法归类的视神经炎。而当患者缺乏全身系统性疾病而仅有视神经炎表现时，称为孤立性或单症状性视神经炎。

2014年Toosy等基于临床症状提出了典型ON与非典型ON的概念[2]。其中，典型ON特指MS或中枢神经系统脱髓鞘疾病相关ON；非典型ON指发病年龄＞50岁或＜20岁；双眼同时或相继受累；视力丧失及眶周痛症状持续两周以上；严重视力丧失，发病3～5周视力仍无恢复或进行性下降；高度视盘水肿、出血；黄斑星芒样渗出，视网膜水肿；前节炎症反应。该分类的意义在于早期MS预防性治疗及非典型ON病因筛查（表7-2-1）。

表7-2-1 视神经炎相关病因[3]

脱髓鞘病变	多发性硬化（MS）；视神经脊髓炎（NMO）；弥漫性硬化（Schilder病）；同心圆性硬化（MS是其主要病因）
自身免疫性疾病	结节病；系统性红斑狼疮；干燥综合征；白塞病
感染/类感染	带状疱疹；莱姆病；梅毒；结核；登革热；腮腺炎；varicella zoster；弓形虫病；麻疹；钩端螺旋体病；chickungunya, west nile；腺病毒感染；布氏杆菌病；柯萨奇病毒感染；猫抓病；溶血性链球菌感染；脑膜炎双球菌感染；伤寒；Whipple病
炎症/疫苗接种相关	鼻窦炎；结核、乙肝、狂犬病、破伤风、脑膜炎、麻疹、风疹、流感、炭疽热疫苗接种

二、特发性视神经炎流行病学特征

特发性视神经炎患者以健康年轻个体为主，女性多见，男女患病比例约为1∶3。伴发MS的特发性视神经患者倾向于居住在纬度较高的区域（如美国北部，北欧及西欧、新西兰及澳大利亚南部），在赤道附近区域罕见。视神经炎年发病率约为5/100 000。视神经炎在高加索人种中常见，在黑色人种中罕见。北欧视神经炎发病率为黑色人种及亚洲人种的8倍之多。双眼同时罹患视神经炎者亚洲人种高于高加索人，日本流行病学数据中高达28.2%[4]。在双眼同时发病患者中，发展为多发性硬化的概率较低[2]。

特发性视神经炎的发病机制目前尚不明确，目前基于多发性硬化的研究认为，其发病过程为具有一定遗传易感性的个体由感染引起自身免疫反应而导致中枢系统脱髓鞘改变。现有研究认为，视神经炎的发生与细胞因子及其他被激活的外周T细胞穿越血脑屏障，Ⅳ型迟发超敏反应有关，从而破坏髓鞘、神经节细胞并引发轴突退行性变。

（一）组织病理改变

特发性视神经炎的病理改变主要以大脑、视神经及脊髓散在的脱髓鞘改变为主，部分病例大脑半球仅有轻度病变或几乎不受累，但视神经和脊髓却一定会受累。

特发性视神经炎的组织病理改变主要分为两期：①脱髓鞘期：（a）早期视神经髓鞘崩解发生，巨噬细胞聚集并吞噬崩解的髓鞘；（b）"载脂"巨噬细胞聚集于血管旁，而在急性反应远隔区域则会出现组织液渗出，以及淋巴细胞、浆细胞血管旁袖套样聚集。②修复期：（a）脱髓鞘区域出现星形胶质细胞反应；（b）病程终末期病变区域出现胶质细胞增生[5]。

MS病理改变为发生于视神经、视交叉及中枢神经系统（脊髓、延髓、脑桥、视神经、内囊和脑白质）的静脉周围灶性脱髓鞘区，病灶区髓鞘完全或部分脱失而轴索保留。

NMO病理改变为发生于视神经和视交叉及延髓（主要发生于颈段和胸段）的脱髓鞘病变，伴血管旁炎性细胞浸润，可伴脊髓和视神经血管增厚和透明样变[6]。

尽管一些研究者认为视神经脊髓炎是多发性硬化的一种少见而严重的亚型，但病理学研究认为二者间存在一些重要的差异：首先，二者病灶累及部位不同，MS中病灶常累及小脑，而NMO患者中几乎从不受累；大脑皮质下白质的弓形纤维在NMO中基本不受累，但在MS其病损程度则相当严重。其次，二者基本病理改变亦存在差异，病变部位组织发生液化而形成空洞在MS中非常罕见，而在NMO中则相当普遍；神经胶质增生是MS的特征性改变，但在NMO中却几乎不存在或非常轻微。

弥漫性硬化的组织病理特点与MS类似，可累及整个脑叶或者大脑半球，病变可通过胼胝体蔓延至对侧大脑半球致双侧半球对称受累。其病理特点包括纤维原型神经胶质增生形成巨大的星形胶质细胞，血管周围浆细胞袖套样聚集及轴索轻度损害。

同心圆硬化与MS虽然临床表现类似，但病理改变却存在很大差异。其病理特点为大脑白质病灶内髓鞘脱失带与髓鞘保存带呈同心圆带交互排列，髓鞘保存带为髓鞘再生所形成。目前研究认为，病灶最初来源于炎性细胞袖套样聚集灶周边的急性脱髓鞘反应区，同心圆带的形成是由于随后交替发生的髓鞘脱失与再生所致。即使如此，同心圆硬化某些患者病理改变中亦具备MS急性病理改变的某些特征，故同心圆硬化亦被认为MS的一种变异亚型。

视神经炎患者永久性视力丧失及视功能损害多来自于视神经脱髓鞘所导致的神经传导阻滞以及视神经轴索丢失，因为轴索损伤往往不可逆，断裂的轴索不能完全修复。如前所述，MS患者白质病灶中的轴索丢失多开始于发病初期，并持续贯穿病程始终，终末期MS患者轴索丢失可达70%之多[7]。急性神经轴索丢失与炎性细胞密度相关，但不局限于脱髓鞘病灶中。在形态正常的脑白质中亦可发现进行性轴索损伤，这可能与Wallerian变性相关，即轴索在远隔或相邻病灶被横断时，远端的轴索会发生变性。

（二）发病机制

1. MS-ON的发病机制 MS的发病机制多种多样。首先，MS的发生与临近正常白质中的辅助T细胞相关，细胞毒性T细胞在附着于神经轴索后可以加重轴索损伤。其次，轴索损伤亦与自身抗体调节有关，例如在某些MS患者中，抗神经束蛋白（neurofascin）抗体可在郎飞结处结合于神经束蛋白，从而影响神经传导[8]。除此之外，脱髓鞘的发生亦与巨噬细胞相关，吞噬细胞释放的毒性物质，如一氧化氮可加重轴索损伤[9]。轴索内线粒体功能障碍亦可造成MS患者神经轴索能量供应衰竭[10]。

目前证据显示MS的发生与细胞免疫相关。MS早期轴索损伤，裸露的轴索被细胞因子、趋化因子、蛋白酶及补体持续攻击，导致轴索持续性损伤及减少。轴索损伤可通过轴索运输障碍检测。轴索损伤标志物为淀粉样前体蛋白（B-APP），B-APP在神经细胞胞体内合成，经轴浆快流运送至轴突远端。因此，在正常轴突中B-APP无法被检测到。一旦轴索损伤发生，B-APP即在损伤部位发生沉积，由此反映轴索损伤情况。

早期MS病灶中，低丰度髓鞘蛋白，如髓鞘少突胶质糖蛋白（MOG）、环核苷酸磷酸二酯酶（CNPase）和髓鞘相关糖蛋白（MAG）覆盖大部分病变区[11]。其周边的"病变前区"存在广泛的少突胶质细胞凋亡及小胶质细胞活化，但无明显的T细胞及巨噬细胞浸润。目前仍不清楚决定病变区域的要素，但血管因素被认为起到一定作用。

随着病程进展，在造成轴索损伤的细胞免疫反应中，病灶临近正常白质中的辅助T细胞起到了重要作用，损伤起始时，Th0细胞分化为具有促进炎症反应作用的Th1细胞，导致Th1与具有抗炎性的Th2细胞平衡失调。关于T细胞在轴索丢失中作用的证据多来自于MS的动物模型——实验性急性脑脊髓炎模型（experimental acute encephalomyelitis，EAE）。目前研究显示T细胞可以直接通过细胞死亡介质TRAIL诱导神经细胞凋亡[12]。另一项研究显示CD8阳性T细胞可通过转基因表达卵清蛋白攻击少突胶质细胞，引起海马和新皮层灰质中的少突胶质细胞及神经元细胞同时凋亡，神经元凋亡与少突胶质细胞凋亡比例约为3∶1[13]。

2. NMO-ON的发病机制 NMO的经典表现为重度横贯性脊髓炎伴单侧或双侧视神经炎。脊髓损伤往往累及三个以上脊髓节段。NMO曾经被认为是MS的一个亚型，然而近期MRI研究显示NMO常伴脑部病变，其特异性抗体NMO-IgG在全部NMO患者中阳性率为60%~90%[14]。基于此种发现，NMO成为一个与MS不同的疾病实体，靶点为水通道蛋白4（aquaporin-4，AQP-4）的特异性抗体NMO-IgG为其致病因素。

在中枢神经系统中，除血管旁及软脑膜旁星形胶质细胞表达高载量AQP-4外，侧脑室旁线状排列的室管膜细胞中亦可检测到高浓度AQP-4。在NMO中，典型的脑部病变位于下丘脑和脑室区域，与AQP-4高浓度区对应。

与典型的MS病灶不同，NMO的病灶常因出现广泛的轴突损伤和空洞而显得更具破坏性。前文已经提到，NMO的组织病理学特点为炎症、脱髓鞘和轴突损伤，以及特异性的AQP-4丧失。与MS类似的是，NMO的炎症反应亦随病程变化而减弱。然而，早期NMO病灶表现出明显的体液免疫炎症反应及血管旁免疫球蛋白沉积及补体活化[15]。早期炎性浸润主要包括巨噬细胞、中性粒细胞及少数T细胞。非活跃期NMO则显示出较少的炎性浸润及严重的血管扩张、血管壁纤维化。

最近神经病理学研究表明，MNO最早期病理改变中，中性粒细胞及嗜酸细胞浸润星形胶质细胞，且胶质细胞表面可观察到补体沉积，形成在血管旁类星形胶质细胞丢失灶，然而通过观察发现，在病灶处星形胶质细胞并未凋亡，而AQP-4却大量丢失。在少突胶质细胞已显示出凋亡之时，髓鞘和轴突仍然完好无损[16]。

三、特发性视神经炎的临床表现与辅助检查

（一）临床表现及诊断标准

1. **临床表现**　急性视神经炎的经典三联征为视力下降、眶周痛及色觉障碍。超过90%的患者主诉中心视力损害。典型表现为突发视力下降，几小时至几天达高峰；视力损害的程度可达无光感。有时患者可能诉周边视野部分缺损，少部分患者双眼同时受累。

90%以上急性视神经炎患者存在眼痛或眶周痛。疼痛一般轻微，但少数情况下非常严重。眼痛可先于或与视力下降同时发生，常于眼球运动时加剧，一般持续几天。疼痛是视神经炎区别于其他视神经疾患的重要鉴别诊断特征。约30%患者在发病初期会出现阳性视觉现象（positive visual phenomenon），称为闪光视觉，可表现为闪光感或火花迸发样闪光；可自发产生，也可伴发于眼球运动或特定声音。

几乎所有视神经炎病例均存在对比敏感度下降及色觉损害。对比敏感度下降与视力下降程度平行或重于视力下降；色觉损害程度往往重于视力下降。

基于ONTT的报道，视神经炎的视野缺损形态多样，约48%患者表现为弥漫性视野缺损，52%为局灶性缺损。在局灶性缺损病例中，20%表现为局灶性神经纤维束状视野缺损（水平形、弓形、鼻侧阶梯），8%表现为单纯中心暗点或中心盲点暗点，5%表现为偏盲性视野缺损。但是中心暗点和盲中心暗点是诊断急性视神经炎的重要辅助指标。

所有急性视神经炎患者均可检测到相对性传入性瞳孔功能障碍（relative afferent papillary defect，RAPD）。若明确患眼表现为RAPD阴性，则应考虑对侧眼亦存在视神经病变。RAPD亦可作为评价病程稳定、好转及恶化的重要标准。

约三分之一急性视神经炎患者存在不同程度视盘水肿，轻至边界不清，重达高度隆起。视盘水肿程度与视野缺损程度无关。视盘或盘周出血及节段性视盘水肿较少见。随病程发展视盘颜色变淡，一般开始于视力好转时。视盘色淡可为局灶性或弥漫性，局灶性色淡多累及视盘颞侧。

脱髓鞘性视神经炎患者前节裂隙灯检查往往正常，MS患者可伴前部或后部葡萄膜炎。

双眼视神经炎在成人特发性视神经炎中少见，在感染相关儿童视神经炎中较为多见。

2. **特发性视神经炎诊断标准**　MS的临床特征具有空间多发性和时间多发性，且缺乏明确的MRI及脑脊液检查异常指标，因此缺乏有效的诊断标准。国际多发性硬化诊断专家组的诊断意见认为，即使患者无任何临床症状，MRI上表现出病灶在时间和空间上的传播即可诊断多发性硬化[17]。

NMO的诊断标准包含两项绝对标准和三项支持标准，符合两项绝对标准或至少两项支持标准者可诊断NMO。绝对标准：①视神经炎；②急性脊髓炎。支持标准：①头颅MRI不符合MS诊断标准；②脊髓MRI显示三个或以上脊髓节段T2信号异常；③NMO-IgG阳性。[18]

MS及NMO视神经炎鉴别诊断见表7-2-2。

表7-2-2　NMO及MS的鉴别诊断

临床表现		NMO	MS
双侧发病		常见	罕见
视力损害		较重，预后较差	较轻，预后较好
头颅MRI中白质病灶		罕见	常见
横断性脊髓炎		MRI中常见，常累及三个以上脊髓节段	罕见
除视神经及脊髓外的全身系统症状		罕见	常见
病理检查中组织破坏及空洞		较常见	较罕见
脑脊液分析	寡克隆区带	罕见	常见
	蛋白含量	较MS高	较NMO低
治疗	DMAs	无效或加重	有效
	激素治疗	一线药物	一线药物

（二）特发性视神经炎的辅助检查

1. 磁共振　眶部及头颅MRI是视神经炎最重要的神经系统辅助检查。目前，由于核磁振的广泛应用，CT已很少应用于视神经炎的诊断中。典型脱髓鞘性病灶在MRI的T2序列中呈长T2信号；增强MRI可显示急性炎症期视神经的增粗及强化。需要注意的是，这些表现缺乏特异性，无法鉴别感染性和其他原因所致视神经炎。

MRI在视神经炎诊断中最重要的用途是用来预测患者发展为MS的可能性。根据病灶大小（3mm或大于3mm）、位置（脑室旁或非脑室旁）及形状（卵圆形或非卵圆形）的不同，可将MRI表现评定为4级。无异常信号为0级；一或多个异常病灶，所有病灶均小于3mm、位置非脑室旁、非卵圆形为Ⅰ级；一个＞3mm的卵圆形或脑室旁病灶为Ⅱ级；两个上述病灶为Ⅲ级；三个或以上上述病灶为Ⅳ级[19]。

目前有证据显示，功能MRI（fMRI）可显示视神经炎患者视觉及非视觉皮层区域激活模式的改变。

2. 眼部相干光断层扫描（OCT）　OCT在最近十年中发展迅速，可重复测量并精确显示视网膜细胞层次，观察无髓鞘视网膜轴索，定量测量视盘周围神经纤维层、黄斑中心凹及后极部视网膜厚度。

目前研究表明，对于MS患者，伴发视神经炎者与不伴发视神经炎者视盘旁RNFL厚度均变薄，但伴发视神经炎患者丢失量更多，且颞侧象限更为明显。RNFL的丢失量与患者中心视力下降的严重程度及视野缺损严重程度有一定相关关系[20]。

目前研究表明，NMO患者RNFL层较正常对照亦显著变薄，且一次ON事件后NMO患者RNFL厚度丢失大于MS患者[21]。NMO患者复发性ON会引起RNFL的进一步丢失，表示NMO视网膜轴索损害主要与ON发作有关。

3. 其他辅助检查　视觉诱发电位（VEP）联合色觉检查可有效诊断亚临床视神经炎及急性脱髓鞘视神经炎。VEP的异常结果，如潜伏期延长或振幅降低，可出现于超过65%

视神经炎患者。多焦VEP对于特发性视神经炎来说更为敏感。图形VEP联合对比敏感度及视野检查可用于患者对侧眼视神经炎筛查。

根据视神经炎治疗实验（optic neuritis treatment trial，ONTT），典型的特发性视神经炎患者无须进行腰穿刺及血液化验。虽然脑脊液寡克隆区带阳性对视神经炎转化为MS具有一定提示意义，但因颅MRI已具有良好的预测价值，为此进行侵入性腰椎穿刺检查缺乏必要性。腰椎穿刺和血液化验多用来对非典型视神经炎及感染相关视神经炎的病因进行探究。

对于需要激素冲击治疗的患者，在治疗前需要进行胸部X线检查及结核菌素实验。

四、特发性视神经炎治疗进展

（一）研究概况

目前，视神经炎治疗的金标准是基于视神经炎治疗实验（optic neuritis treatment trial，ONTT）制定的[22]。ONTT纳入了全美15家诊所于1988年7月1日至1991年6月30日间根据下述标准诊断为视神经炎患者457人：①存在急性单侧视神经炎表现，视觉损伤出现在8日内；②年龄在18~45岁之间；③患眼无视神经炎病史；④除多发性硬化外无其他系统性疾病表现，既往未针对多发性硬化或视神经炎进行激素治疗。

ONTT中将视神经炎分为三个治疗组：第一组为口服泼尼松1mg/（kg·d），共14天；第二组为静滴甲泼尼龙250mg，每日4次，共3天，后续口服泼尼松1mg/（kg·d），共11天；第三组为安慰剂治疗14天。三组患者视力预后均良好，每组仅有10%患者发病6个月后视力低于20/50，但在视力恢复到20/20以上的患者中，部分患者长期残留轻度视物模糊及视物变形（wash out vision）。三组患者发病1年后平均最佳矫正视力、对比敏感度、色觉及视野均无显著差异。但静滴甲泼尼龙组患者视力恢复较另两组快，口服泼尼松组与安慰剂组视力恢复速度无显著差异。值得注意的是，静脉滴注甲泼尼龙组患者在发病最初两年内转化为MS的概率最低，在随访三年后三组之间MS转化率无区别。

ONTT报告的糖皮质激素副作用包括抑郁、急性胰腺炎、体重增加、睡眠障碍、轻度情绪改变、胃部不适、面红等。严重的不良反应仅出现在激素冲击组，且较为罕见。股骨头坏死及血栓形成在短期糖皮质激素治疗过程中非常罕见。

目前研究表明，静注免疫球蛋白及血浆置换在视功能改变及降低MS转化率方面效果不一。

在MS高危患者中，多发性硬化疾病修正药物（disease modifying agents，DMA）可作为一类预防神经永久性损伤的药物使用。常用DMA包括干扰素β-1a、干扰素β-1b、醋酸格拉默等。DMA的作用机制包括减少抗体表达，抑制细胞因子及自身反应性T细胞，诱导免疫抑制细胞因子及减少中枢系统中的细胞迁移等。

高危对象中用干扰素β-1a预防多发性硬化的研究（Controlled High Risk Subjects Avonex® Multiple Sclerosis Prevention Study）是一项纳入了383例早期急性单症状性脱髓鞘性视神经炎患者的随机双盲对照实验。所有患者头颅MRI均表现为两个以上安静的T2病灶。所有患者首先接受ONTT中甲泼尼龙冲击组方法治疗，随后被随机分为干扰素β-1a治疗组及安慰剂组。研究发现，干扰素治疗组患者3年内MS转化率较安慰剂组降低44%。

（二）治疗方案

目前我国2014年专家共识推荐特发性视神经炎治疗方案为：甲泼尼龙静脉滴注1g/d，共三天。然后口服泼尼松1mg/（kg·d）共11天，减量为20mg一天、10mg两天后停用。

不推荐对特发性视神经炎患者进行单纯口服中小剂量糖皮质激素治疗。

对于NMO患者，专家共识建议采用以下治疗方案：首选甲泼尼龙静脉点滴治疗，甲泼尼龙静脉点滴1g每天，共3天，然后口服泼尼松1mg/（kg·d），并逐渐减量，口服序贯治疗应维持不少于4个月到6个月；如视功能损害严重合并AQP-4阳性，或者反复发作、呈糖皮质激素依赖现象，可予甲泼尼龙静滴1g每天，共3~5天，后酌情将剂量阶梯依次减半，每剂量2~3天，至120mg以下，改为口服泼尼龙1mg/（kg·d），并逐渐缓慢减量，维持总疗程不少于6~12个月。

血浆置换与静脉注射丙种球蛋白主要针对重症ON及大剂量激素使用无效或禁忌患者。血浆置换量按40ml/kg，按病情轻重每周置换2~4次，连用1~2周。丙种球蛋白注射0.2~0.4g/（kg·d），静脉滴注，连续3~5天。

（三）特发性视神经炎预后

急性特发性视神经炎自然病程为数天至两周，其后开始恢复。初期恢复快，后进入平台期，但进一步恢复可持续至发病后1年。在ONTT试验中，安慰剂组79%及93%患者在发病3周和5周后开始视力恢复。大部分患者视力可在5周内恢复正常。

视神经炎可为单发或复发性疾病，发病眼或对侧眼均有可能复发。发展为MS的患者中复发概率更高。ONTT报道视神经炎患者5年及10年的复发率分别为28%及35%。在5年的随访中，患眼复发率为19%，对侧眼复发率为17%，总复发率为30%。小剂量口服泼尼松会增加视神经炎复发率。因此在典型视神经炎治疗中不推荐单纯口服小剂量糖皮质激素。但大剂量口服糖皮质激素视神经炎复发率与安慰剂组相似[22]。

目前，回顾性研究提示视神经炎向MS转化率为11.5%~85%。MRI扫描中出现的直径大于3mm，卵圆形，位于脑室旁的病灶是预测MS发展的最强预测因素。除MRI表现外，男性、视盘炎、视力下降至无光感、无痛、视网膜渗出及视盘旁出血为低MS转化率相关因素。儿童较成人发展为MS风险低。

ONTT显示激素冲击疗法早期可降低MS转化率，长期转化率与安慰剂组相似。值得注意的是，ONTT的研究结果是基于高加索人视神经炎中的一部分特定条件的病例，有助于诊断、选择治疗方案和和评估视神经炎的预后，但在中国目前尚未有视神经炎的多中心、长期的流行病学研究资料时，需要结合中国的视神经炎的诊断与治疗专家共识，来指导对国人（亚洲人）视神经炎的诊断和治疗。

（钟　勇　张　夏）

参考文献

1. 中华医学会眼科学分会神经眼科学组. 视神经炎诊断和治疗专家共识（2014年）. 中华眼科杂志，2014（6）：459-463.

2. Toosy A T, Mason D F, Miller D H. Optic neuritisJ. Lancet Neurology, 2014, 13 (1): 83-99.

3. Hoorbakht H, Bagherkashi F. Optic neuritis, its differential diagnosis and management.J. Open Ophthalmology Journal, 2012, 6.

4. Wakakura M, Ishikawa S, Oono S, et al. Incidence of Acute Idiopathic Optic Neuritis and its Therapy in JapanJ. 日本眼科學會雜誌, 1995, 99：93-97.

5. Yanoff M. Ocular Pathology of Diabetes MellitusJ. American Journal of Ophthalmology, 1969, 67 (1): 21-38.

6. Miller N R. Walsh & Hoyt08s Clinical Neuro-OphthalmologyM.// Walsh & Hoyt08s Clinical Neuro-

Ophthalmology. Lippincott Williams&Wilki, 2007.

7. Bjartmar C, Kidd G, M02rk S, et al. Neurological disability correlates with spinal cord axonal loss and reduced N−acetyl aspartate in chronic multiple sclerosis patients.Annals of Neurology, 2000, 48 (6): 893−901.

8. Mathey E K. Neurofascin as a novel target for autoantibody−mediated axonal injury. Journal of Experimental Medicine, 2007, 204 (10): 2363−2372.

9. Smith KJ, Lassmann H. The role of nitric oxide in multiple sclerosis. Lancet Neurol, 2002, 1: 232−241.

10. Trapp BD, Stys PK. Virtual hypoxia and chronic necrosis of demyelinated axonsin multiple sclerosis. Lancet Neurol, 2009, 8: 280−291.

11. Lucchinetti, C. Brück, W. Parisi, J, et al. Heterogeneity of multiple sclerosis lesions: implications for the pathogenesis of demyelination, Ann Neurol, 2000, 47 (6): 707−717.

12. Ge Y, Zohrabian VM, Grossman RJ. Seven−Tesla magnetic resonance imaging: new vision of microvascular abnormalities in multiple sclerosis, Arch Neurol, 2008, 65 (6): 812−816.

13. Stadelmann C, Wegner C, Brück W. Inflammation, demyelination, and degeneration−recent insights from MS pathology.Biochim Biophys Acta, 2011, 1812 (2): 275−282.

14. Mahad, DJ, Ziabreva I, Campbell, G, et al. Mitochondrial changes within axons in multiple sclerosis, Brain, 2009, 132 (Pt 5): 1161−1174.

15. Wegner C1.Recent insights into the pathology of multiple sclerosis and neuromyelitis optica. Clin Neurol Neurosurg. 2013 Dec; 115 Suppl 1: S38−41.

16. Misu T, Hoftberger R, Fujihara K, et al. Presence of six different lesion typessuggests diverse mechanisms of tissue injury in neuromyelitis optica. Acta Neuropathol, 2013, 125 (6): 815−827.

17. Hickman SJ, Dalton CM, Miller DH, et al. Management ofacute optic neuritis. Lancet, 2002, 360 (9349): 1953−1962.

18. LopateguiCabezas I, Cervantes Llano M, Penton Rol G. Optic neuromyelitis. Main differences with multiple sclerosis. An Med Interna, 2008, 25 (6): 294−296.

19. Beck RW, Cleary PA, Trobe JD, et al. The effect of corticosteroid for acute optic neuritis on the subsequent development of multiple sclerosis. The Optic Neuritis Study Group. N Engl J Med, 1993, 329 (24): 1764−1769.

20. Siepman TA, Bettink−Remeijer MW, Hintzen RQ. Retinal nerve fiber layer thickness in subgroups of multiple sclerosis, measured by optical coherence tomography and scanning laser polarimetry. Journal of Neurology, 2010, 257 (10): 1−7.

21. Nakamura M, Nakazawa T, Doi H, et al. Early high−dose intravenous methylprednisolone is effective in preserving retinal nerve fiber layer thickness in patients with neuromyelitis optica. Graefes Arch Clin Exp Ophthalmol, 2010, 248 (12): 1777−1785.

22. Katz B. The dyschromatopsia of optic neuritis: a descriptive analysis of data from the optic neuritis treatment trial. Trans Am Ophthalmol Soc, 1995, 93: 685−708.

第三节　缺血性视神经病变

一、概述

（一）缺血性视神经病变分类

缺血性视神经病变（ischemic optic neuropathy，ION）根据缺血发生部位可将其分为前部缺血性视神经病变（anterior ischemic optic neuropathy，AION）和后部缺血性视神经病变

（posterior ischemic optic neuropathy，PION）。AION累及视盘区，临床上可见局部或弥漫性视盘水肿；PION累及视盘后的视神经，包括视神经眶内段、管内段及颅内段，无视盘水肿。除此种分类方法外，根据病因可将缺血性视神经病变分为动脉炎性和非动脉炎性两种。其中动脉炎性缺血性视神经病变（arthritic AION，AAION）是指与巨细胞动脉炎（giant-cell arthritis，GCA）相关的缺血性视神经病变；而除动脉炎外其他病因所引起的非炎性缺血性视神经病变均被纳入非动脉炎性前部缺血性视神经病变（non-arthritic，NAION），此类型视神经病变病因多变，一些特异因素（如高血压及放射性损伤等）被认为与其发病相关。而PION除包括动脉炎性及非动脉炎性外，亦包括手术源性PION。

（二）缺血性视神经病变流行病学特征

大多数前部缺血性视神经病变为NAION。NAION美国年均发病率为2.3/10万～10.2/10万，是50岁以上人群最常见的急性视神经病变[1]。NAION白种人发病率明显高于其他族裔，研究表明，约95%NAION患者为白种人[2]。这可能与白种人具有较小的视盘和视杯有关。NAION在中国的年均发病率为1/16 000。本病无明显性别倾向性，好发于中老年人群，平均发病年龄为55～65岁。

而动脉炎性AION的视神经损伤较重，视力预后不佳，其发病率仅占全部前部缺血性视神经病变的5.7%。在美国50岁以上人群中，AAION年均发病率仅为0.36/10万[1]。AAION的平均发病年龄高于NAION，约70岁，女性多见。高加索人较其他族裔多见。AAION在中国、印度、泰国、以色列、西班牙等国也有散发病例。本病发生的种族差异提示其发病可能存在遗传易感性。

在发病率方面，AION发病率远远高于PION，在一项针对1978～2008年全美约1400位患者的研究显示，AION与PION的相对发病率约为96%和4%。而在AION患者中，约90%为NAION，10%为AAION[3]。

二、前部缺血性视神经病变

（一）动脉炎性缺血性视神经病变

1. 动脉炎性缺血性视神经病变发病机制的分子生物学进展　了解前部缺血性视神经病变的发病机制，首先需要了解视神经的血液供应。视盘血供与管内段以后的视神经由两套动脉系统分别供应。视盘的血供主要来源于后睫状动脉循环，但表面视神经纤维层由视网膜动脉供应血液。供应视盘的血管以扇形分割成几个部分，因此视盘缺血亦表现为扇形缺血灶。尤其值得注意的是，视盘血供系统在不同个体间差别很大，故而缺血性视神经病变的视野缺损模式亦多种多样。

后部视神经血供主要来源于软脑膜血管丛，如视盘旁脉络膜发出的多个软脑膜动脉分支，Zinn-Haller动脉环，视网膜中央动脉，眼动脉及其他球旁动脉。75%的视神经前段包含轴向血管系统，由视网膜中央动脉的神经内分支供应。

研究发现，无论是AAION或NAION，其原发血管梗死灶多位于视盘筛板后区域。由于脉络膜血管主要供应筛板前视神经层次，因此梗死灶位于筛板后意味着视盘多由后短睫状动脉分支直接供应，而非由视盘旁脉络膜供应[4]。

通常AAION是指巨细胞动脉炎导致的前部缺血性视神经病变，但其他动脉炎亦可引起AION，包括带状疱疹、复发性多软骨炎、类风湿关节炎、多发性大动脉炎、系统性红斑狼疮及变态反应性肉芽肿病。

巨细胞动脉炎是一种非坏死性肉芽肿性血管炎，通常累及大中动脉。其病理特点包括：①动脉壁全层弥漫性单核淋巴细胞浸润，常可见到血管内膜增生，严重者致使动脉管腔闭塞；②局部肉芽肿形成，不伴纤维素样坏死，但肉芽肿内常可见激活的T细胞、巨噬细胞和多核巨细胞。多核巨细胞常位于血管内弹力层附近，沿破坏的弹力层分布。

目前较为公认的理论认为巨细胞动脉炎可能是一种自身抗原引起的免疫反应性疾病，其发病机制较为复杂，其确切发病机制仍然需要进一步研究。其发病过程主要为：HLA—DRB1等位基因变异构成了巨细胞动脉炎和风湿性多肌痛的基因危险因素[5]，使某些族群的患者具有基因易感性。各种微生物或病毒长期感染血管壁，所产生的异种抗原驱动的免疫反应诱导和增强了患者的免疫状态，为GCA的发病提供了启动因素。同时，基因突变引起的免疫异常影响了黏附分子及促炎症细胞因子，进一步促进了树突状细胞、T淋巴细胞和巨噬细胞的免疫反应。血管内皮细胞和平滑肌细胞作为主要的靶器官，受细胞因子及黏附分子的调节。TGF-β、IFN-α、NF-κB依赖因子（IL-2、IL-1β、IL-6、一氧化氮诱导酶、金属蛋白酶）和黏附分子均参与GCA的免疫损伤[6]。

巨细胞动脉炎所引起的动脉组织内抗原特异性T细胞反应过程如下：血管内皮细胞活化产生的各种黏附分子，使T细胞离开组织进入血液，在活化的树突状细胞（dendric cell，DC）所产生的CCL19和CCL21吸引下，T细胞和巨噬细胞从动脉外膜的滋养血管进入血管壁。巨细胞动脉炎的血管外膜有大量活化成熟的DC，产生的炎性细胞因子白细胞介素IL-6、IL-18，同时表达与T细胞相互作用的共受体CD86[7]。动脉壁细胞特异性地应答由组织浸润细胞介导的免疫损伤。表现为内膜快速增生导致闭塞性血管病，或者动脉壁破坏导致主动脉瘤形成。血管组织内的T细胞通过释放干扰素诱导和维持炎性浸润[8]。炎性动脉血管损伤造成内膜增生，内膜快速、向心性增生造成管腔狭窄，引发缺血。内膜增生需要动员和迁移成纤维细胞，引发肌成纤维细胞的增生和细胞外基质沉积。在巨细胞动脉炎所累及的颞动脉，血小板源性生长因子（PDGF）非常丰富。PDGF可能由动脉壁和中-内膜交界区的巨噬细胞产生，且PDGF水平与管腔闭塞程度及视功能丧失相关，表明PDGF可能是内膜成纤维细胞的一个关键性生长因子[6]。

因此，在AAION的辅助检查中，外周血血小板升高可能是颞动脉活检阳性的重要指征。

由于GCA的炎症常累及弹力层厚的中血管和大血管，因此在眼部主要累及后短睫状动脉。后短睫状动脉分支形成Zinn-Haller环，为视盘提供血液供应。因此当其出现闭塞或狭窄时，引发视盘缺血性病变。由于睫状后动脉同时供应视盘、视网膜睫状动脉及脉络膜，当患者睫状动脉存在时，GCA导致的后短睫状动脉阻塞可同时引起AAION及视网膜睫状动脉阻塞，此时眼底表现可误诊为视网膜分支动脉阻塞。睫状后短动脉亦存在脉络膜分支，阻塞引发的脉络膜缺血常在视网膜中周部呈现尖端朝向后极部的三角形缺血灶，此为AAION特异性表现，可据此鉴别AAION与视网膜分支动脉阻塞。除此之外，巨细胞动脉炎亦可累及眼动脉，引发眼缺血综合征。一般来说，视网膜中央动脉及分支动脉为小动脉，因此不常受累，但有报道显示[9]，约14% AAION患者伴有视网膜中央动脉阻塞，并伴有视网膜后极部棉绒斑，这与部分人群视网膜中央动脉和睫状后动脉均由来自眼动脉总干供血有关。

2. 动脉炎性缺血性视神经病变的临床表现 几乎所有AION均表现为数小时或数天内单眼无痛性迅速视力下降。对于AAION，视力下降往往严重而急剧。其中30%的病例具有单眼一过性视力丧失或双眼短暂性复视等前驱症状。若未及时发现并治疗，25%~50%的病例在数天到数周内双眼视力严重受损，有约54%的病例视力降至眼前指数或无光感[2]。即使经过有效治疗，60%~75%的AAION患者最终视力低于20/200。

相对于多为单眼发病的NAION，AAION更常累及双眼，因此双眼发病时要考虑有动脉炎可能。全身伴发症状为AAION的特异性表现，其中最常见的症状为头痛，颞浅动脉部位压痛或头皮压痛。在既往报道中，AAION常伴多肌风湿痛综合征（polymyalgia rheumatica，PMR），包括乏力、恶心、体重下降、发热、远端关节痛和肌痛。所谓的隐匿性巨细胞动脉炎缺乏显性全身症状，甚至没有异常的血象指标，约占伴有视功能损害的巨细胞动脉炎患者的20%。

患眼瞳孔常出现相对性瞳孔传入阻滞，若明确诊断而无此体征，需考虑双眼发病或对侧眼有既往病史。急性期眼底表现为视盘水肿，呈粉白色。水肿多呈弥漫性，亦可在某一象限表现得更加严重。火焰状出血常位于视盘旁，可伴视盘旁视网膜小动脉狭窄。出现棉绒斑则提示合并视网膜缺血。AAION可同时伴发视网膜动脉阻塞，特别是睫状视网膜动脉阻塞，亦可伴乳头旁脉络膜缺血，造成视力进一步下降。当累及眼动脉时，可有眼前节缺血综合征表现，包括低眼压及前房闪辉、浮游体等前节炎症反应症状，需注意鉴别。

某些眼部以外的临床体征亦可协助诊断AAION，如颞部硬结、颞动脉搏动减弱或消失或颞动脉弦样紧张等。此外，颞动脉区皮肤坏死或带状疱疹性皮炎及颜面痛亦可协助诊断。

AAION自然病程预后不佳，即使及时进行治疗，亦难以恢复较好视功能。54%~95%的首次单眼发病AAION患者，未经治疗的对侧眼亦会发生AAION，而对侧眼受累时间可由数小时至数日不等。AAION视盘水肿多于8周时消退，消退后遗留视神经萎缩及广泛视网膜动脉变细，其中类似于青光眼改变的视盘凹陷和盘沿消失为AAION所特有，但青光眼患者遗留的盘沿无明显苍白表现，可以此与AAION鉴别[10]。而这种视盘凹陷在NAION中罕见，NAION患者发作眼与未发作眼视杯大小无明显区别，且对侧眼多为"高危视盘"，即小视盘、小视杯或视杯缺如[11]。

3. 动脉炎性缺血性视神经病变的诊断及辅助检查 AAION发病年龄较大，具有典型的眼部及全身表现，若联合患者血沉（ESR）升高即可做出初步诊断。血沉是判断患者是否处于巨细胞动脉炎活动期的重要指标，活动期患者大多显著升高（平均为70mm/h，常高于100mm/h）。但值得注意的是，血沉正常范围与年龄相关，目前常用判断血沉升高方法可通过年龄判断其是否正常（男性高限为年龄除以2，女性高限为年龄加10再除以2）。若以此标准为高限，则约存在22%巨细胞动脉炎患者血沉正常。而因血沉为非特异性检查，患者存在其他活动性炎症过程或影响红细胞凝集因素时血沉亦可升高。除此之外，C反应蛋白水平不随年龄及贫血程度而变化，作为血沉联合检查可以协助诊断。有报道表明，AION患者中，若以血沉高于47mm/h且C反应蛋白水平高于24.5mg/L作为诊断标准，则特异性可达97%。

其他实验室检查也可协助诊断巨细胞动脉炎，常见异常包括：轻到中度正细胞正色素性贫血，白细胞多为正常，血小板计数增多约见于50%患者，近年报告，血小板大于400×10^3/L时对诊断GCA有临床价值；白蛋白减少，多克隆高球蛋白血症和α2球蛋白增高，约1/3的巨细胞动脉炎患者碱性磷酸酶轻度升高。纤维蛋白原升高可作为血沉补充，提高诊断的准确性。IL-6亦对其活动期判断具有参考意义。

AAION视野表现可为生理盲点相连弓形暗点或上、下半侧视野缺损。与NAION相比，AAION患者视野损失严重，范围更大。

除此之外，彩色多普勒超声可协助确定颞动脉活检的最佳位置，但其敏感度不高，无法替代活检，也不能用于筛查巨细胞动脉炎。

1990年美国风湿病学会制定了巨细胞动脉炎诊断标准：①50岁以后发病；②新近出现头痛；③颞动脉有压痛，搏动减弱（非因动脉硬化因素）；④ESR ≥ 50mm/h；⑤颞动脉活检示血管炎，表现为以单核细胞为主的浸润或肉芽性炎症，常有多核巨细胞。三项阳性即可诊断巨细胞动脉炎。文献报道该标准诊断敏感性是93.5%，特异性是91.2%[11]。活检阴性并不能除外巨细胞动脉炎，文献报告其假阴性发生率为28.3%[8]，这是因为颞动脉有时会出现跳跃型病灶，当活检取用标本长度不达标准（国外指南推荐3 ~ 6mm）时可能会出现假阴性；此外，颞动脉炎病理表现差异较大，病理医师的经验和水平对活检结果有较大影响。颞动脉活检阳性对指导全身长期应用激素治疗具有关键指导意义，因此有文献推荐对怀疑巨细胞动脉炎患者行双侧颞动脉活检，活检最好在激素应用之前，或应用14日内进行[1]。

荧光造影检查对鉴别NAION及AAION有一定意义。AAION动脉炎可累及颞浅动脉、眼动脉、视网膜中央动脉及脉络膜，亦可累及为视盘提供血液供应的睫状后短动脉。若FFA显示患者睫状后短动脉受累合并视盘及脉络膜充盈延迟，可高度怀疑AAION。

4. 动脉炎性缺血性视神经病变的治疗　AAION属于眼科急症，需要尽早诊断，尽早治疗，来挽救患者视力。

AAION的早期诊断不应依赖颞动脉活检。对于一位明确诊断为AION的高龄患者，首先需要鉴别其病因是否为巨细胞动脉炎。要立即对患者进行血沉及C反应蛋白检测，并且仔细进行全身查体，明确是否存在巨细胞动脉炎相关全身症状。但需要注意的是，血沉正常并不能排除巨细胞动脉炎诊断，且存在无全身症状的隐匿性巨细胞动脉炎患者，因此C反应蛋白的诊断作用不可忽视。关于AAION及NAION的鉴别可详见表7-3-1。

动脉炎性缺血性视神经病变造成视功能损伤严重，且往往伴有数日后对侧眼发病及全身症状，因此，对于高度怀疑AAION的患者，治疗时机不应等待颞动脉活检确诊结果，而应立即开始。皮质类固醇是迄今唯一证实能不同程度阻止ION视力丧失的药物。目前，对于是否应立即开始大量激素静脉冲击尚存争议。对于急性期患者，一种被广泛推荐的治疗方案为静脉1mg/d大剂量甲泼尼龙冲击治疗3 ~ 5日，之后给予口服激素治疗，剂量不低于1mg/（kg·d）。治疗持续4 ~ 6个月，或达1年。Hayreh等[12]主张对于一般患者，给药剂量从每日口服至少80mg泼尼松开始；而在这三种情况下：①具有一过性黑矇病史；②单眼全盲、极低视力（以视野为标准）；③早期出现对侧眼受累症状的患者，应立即给予大剂量全身激素冲击治疗。全身激素给药期间，应严密监测患者全身情况及炎症反应指标，对于高年且全身疾病较多的患者，建议在住院冲击治疗。巨细胞动脉炎患者往往需要终身糖皮质激素治疗来防止视力丧失，而精确有效的糖皮质激素治疗已被确证可以有效防止患者的失明。Hayreh等认为，终身糖皮质激素治疗的用药调整，应依据ESR和CRP的血清学指标，而非临床症状和体征。ESR和CRP是调整激素用量的唯一安全和可靠的指征。

大多数患者的全身症状可在治疗开始一周后缓解，但患眼常常仅能获得一定程度的视力恢复，极少能恢复到较好的视力，终身治疗可有效防止视力完全丧失。此外，治疗对于预防对侧眼发病及预防全身血管并发症具有重要作用。

（二）非动脉炎性前部缺血性视神经病变

1. 非动脉炎性缺血性视神经病变发病机制的分子生物学进展　NAION的发生与视盘内微循环紊乱有关，但其血管病变位置及病理机制目前尚不明了。视神经的血流量取决于灌注压、血流阻力、自主调节和血液流变学性质。视盘血流量=灌注压/血流阻力；灌注压=平均动脉压−眼压。而血流阻力受多种因素影响，包括自主调节，视盘血管变化，血液流变学性质等。低血压、微循环自主调节功能紊乱、视网膜中央静脉分支闭塞导致视神经血流量减少，引起视神经轴突水肿，使"拥挤的"视盘出现筋膜室综合征，导致轴突变性，视网膜神经节细胞凋亡[13]。关于NAION的组织病理学研究发现，很多NAION病例均表现为视神经空泡样变性，伴有邻近神经元的错位和扭曲及黏多糖沉积[4]。目前，没有关于血管病变引发NAION的确切病理学依据。但近期研究结果提示，睫状后短动脉的视神经旁分支血管病变可能是导致视盘缺血主要位于筛板后的重要原因。值得一提的是，颈动脉狭窄或阻塞性疾病虽然经常引发视神经缺血，但其缺血部分更加广泛，而NAION的发生大多数与颈动脉缺血无关。

缺血性视神经病变是一种由多种因素参与发病的疾病，这意味着数个危险因素均在疾病发展中起到重要作用，而无法确定哪一个为主要致病因素。目前，NA-AION的高危因素分为易感因素和致病因素两类。

易感因素可分为系统性因素和局部因素。系统性因素包括糖尿病、高血压（部分研究认为高血压是年轻人发生NA-AION的危险因素[14]，但亦有研究认为高血压是保护因素[15]）、高血脂、失血、动脉粥样硬化、睡眠呼吸暂停、冠心病、A型人格等。近来大量文献报道NAION具有遗传易感性。有研究显示NAION与血管紧张素转化酶Ⅱ基因型是年轻人发生NAION的危险因素，I等位基因可能是年轻男性发生NAION的一个预测因素[16]。蛋白S、*MTHFRC677T*纯合基因及男性中*GPIIIaA2*等位基因与NAION有关。

局部危险因素首先包括小视盘或小杯盘比。97%的NAION患者视盘小于1.2mm，伴小视杯或视杯缺如（C/D < 0.3）。在小视杯或小视盘的空间限制下，筛板视神经纤维拥挤，易发生轴浆流动淤滞，引发微血管缺血及水肿，进一步加重视盘拥挤，压迫周边毛细血管缺血，形成恶性循环，此即筋膜室综合征现象。除此之外，视盘血供减少、后睫状动脉洗脱区域与视盘相对位置、眼部血管痉挛、眼压升高、任何原因造成的慢性视盘水肿、视盘玻璃膜疣等均为NA-AION发病的局部易感因素。

夜间低血压是NA-AION的一个重要的致病因素。对于此因素的揭示首先来源于对NA-AION发病时间的观察。有研究表明，NA-AION的首次视力下降多发生于晨起时或小睡清醒时[17]，而对700名患者的24小时血压监测发现，这些患者在日间觉醒时血压正常，而睡眠时血压显著下降。而日间觉醒时血压正常与否无法预测其夜间睡眠时血压情况[18]。夜间血压轻度下降是正常的生理现象，但可由一些药物加重，如β受体阻滞剂、钙通道阻滞剂、血管紧张素转换酶抑制剂及其他降血压药物。少数时候在无任何药物作用下个体血压亦会在睡眠期显著下降，这多半归因于心血管自身调节功能衰退。目前理论认为，NA-AION是一种低血压功能障碍性疾病，由短暂的睡眠期视盘低灌注或无灌注引发，而非由于人们通常认为的后睫状动脉阻塞。因此，NA-AION的荧光血管造影通常表现为早期乳头旁脉络膜无灌注或低灌注，但中、后睫状动脉正常显影，晚期脉络膜正常显影。目前，对于此种理论的争论意见来自于NA-AION多中心减压实验研究（NA-AION Multicenter Decompression Trial Study，IONDT）[19]，该研究显示，NA-AION患者中仅有42%为明确晨起发病。

除上述因素外，围术期及手术相关因素也是NA-AION发病的重要危险因素。围术期大量液体进入循环，头低位时静脉回流减少，导致眼部静脉充血，长时间麻醉增加了视神经管静脉充血，导致视盘血流量减少，导致NA-AION发生。有研究表明，颈动脉剥除术及白内障摘除手术与NAION发生相关[18]。某些勃起功能障碍药物（erectile dysfunction drugs，EDD）、胺碘酮、干扰素α等也与NAION发生有关。

2. 非动脉炎性缺血性视神经病变的临床表现　上文已经提到，NAION多发生于50岁以上人群，但年轻人或儿童NAION亦有所报道。首发症状为突然出现的无痛性视力下降，大规模临床观察表明NAION的首次视力下降常出现于清晨醒来或小睡醒来时。NAION视力下降较AAION稍轻，初发视力为1.0者占33%，视力大于0.5者占51%，视力小于或等于0.01者仅占21%，其中视力为1.0者多见于视盘鼻侧扇形局灶缺血。有研究表明，首诊NAION时约50%患者视力仅有轻度下降或大致正常[20]，因此视力正常者不可排除NAION。尽管常表现为突发视力下降，在几日或几周内视力渐进性下降为首发症状的NAION患者亦非罕见。

在包括特发性脱髓鞘性视神经炎（IDON）中，10%的患者出现轻微眼部不适，而在其他研究中8%～12%患者有球周不适主诉。NAION无眼球转动痛，可以此与IDON鉴别，且头痛、面部压痛等巨细胞动脉炎相关全身症状也非常罕见。其他伴随症状包括阵发性视物模糊、黑影或暗点遮挡。NAION患者色觉丧失程度往往与视力丧失程度平行，而IDON患者色觉丧失则重于视力丧失。NAION单眼发病较为常见，而对侧眼在数月或数年之后亦可能发病。

NAION的最常见临床体征为相对性传入性瞳孔阻滞，常出现在单眼受累及双眼受损程度不等的患者。视盘局限性或弥漫性水肿可出现于发病初期，常伴视盘充血及乳头旁线样出血，可作为与视神经炎鉴别的重要体征。局限性视盘水肿常仅累及上方半侧或下方半侧，这与Zinn-Haller环的解剖结构分为上方和下方两部分有关。在IONDT中有25%患者表现为节段性视盘水肿。患者症状出现数日至数周后，视盘可出现实视盘血管局限型扩张、充血。目前认为这种现象为代偿性过度灌注所致，是一种血管自身调节反应，其特征为缺血组织邻近区域血管扩张，且血流增加。对侧眼小视盘、小视杯或视杯缺如是诊断NAION的重要眼底标志，因此，在行眼底检查时，医师有必要检查双眼眼底。发病2～3周后视盘颜色开始变淡，发病6～12周后视盘水肿消退，遗留视盘苍白。除典型视盘改变外，视网膜静脉扩张、后极部特别是中心凹鼻侧出现浆液性视网膜脱离也是本病急性期的表现。而在视盘水肿消退后，黄斑区及乳头旁有时可见散在硬性渗出。第二眼发病后其眼底可呈现Froster Kennedy综合征外观，需与此病进行鉴别。

NAION自然病程较为稳定，若不进行治疗，一定时间后患者即不再出现视功能的明显改善或恶化。IONDT显示初始视力小于20/64的患者中有42.7%患者视力提高Snellen视力3行以上。发病2个月后患眼视力急剧下降或病程反复者罕见，需考虑其他视神经疾病所致视力下降。

IONDT对患者平均随访5年，最终14.7%患者对侧眼受累。对侧眼的发病与患眼初始视力差及糖尿病病史有关，与其他因素，如阿司匹林、吸烟等均无关。

3. 非动脉炎性缺血性视神经病变的诊断和辅助检查　视野检查是NAION最重要的辅助检查。视野在NAION病程中的变化与视盘形态变化相符合。急性期视盘出现累及上半侧或下半侧的节段性视盘水肿，与之相对应视野改变多为上半侧或下半侧视野缺损，或与生理盲点相连的、绕过中心注视点的上方或下方弓形暗点。其中以下方视野缺损最为常见，占全部患者50%~80%。随着病程变化，视盘水肿逐渐消退，在残留水肿区域对应的视野区可出现相对暗点，水肿消退区域则呈现正常视野表现。

发病4周内进行眼底荧光素血管造影检查，可见视盘早期充盈迟缓，这是NAION发生时视盘循环障碍的直接活体证据。Heyreh[20]等认为，NAION患者视盘旁脉络膜区域及脉络膜分水岭区充盈迟缓，后睫状动脉充盈正常，这种"分水岭现象"意味着在视神经缺血时，后睫状动脉供血区低灌注压是造成视盘缺血的高危因素。但Arnold和Hepler的实验却认为，与正常人相比，NAION患者并不存在明显的脉络膜分水岭区充盈迟缓，视盘与分水岭区脉络膜充盈无明显相关，意味着NAION发生时视盘旁动脉分支血流受阻，而分水岭现象并不明显[21]。

有时伴有一定程度的臂–视网膜动脉循环时间延长。在造影晚期脉络膜充盈正常。

视觉诱发电生理检查可表现为振幅下降及潜伏期延长。

根据不同NAION高危因素，可选择颈动脉血管彩超、动态血压监测及睡眠监测等全身检查以筛查其他全身疾病。

我国2015年非动脉炎性前部缺血性视神经病变诊断和治疗专家共识制定了如下诊断标准：①突然出现视野缺损和（或）无痛性视力下降；②视野检查示与生理盲点相连的绕过中心注视点的象限性视野缺损，多位于鼻侧和下方；③局限性或弥漫性视盘水肿，常伴有周围线状出血；④存在相对性传入性瞳孔功能障碍和（或）视觉诱发电位异常；⑤有全身或眼局部的危险因素；⑥除外其他视神经病变。

NAION必须与下列疾病进行鉴别：特发性视神经炎、梅毒性或肉瘤样病相关是神经炎症、浸润性视神经病变、眼眶前部病变引起的视神经受压、特发视盘水肿及糖尿病视网膜病变。

4. 非动脉炎性缺血性视神经病变的治疗进展　由于NAION的发病机制目前尚不清楚，NAION已报道的治疗方式种类繁多且存在较多争议。但尚无任何一种药物被确证为对视力丧失明确有效。

前文已经提到，NAION的发病机制中，视盘水肿所造成的视盘拥挤，加重周边毛细血管闭锁会导致缺血加剧并影响最终视力预后，因此在NAION病程早期视盘严重水肿时予以激进的全身糖皮质激素治疗方式被广泛采纳。但目前对于糖皮质激素的治疗效果尚存在较大争议。Hayreh等进行了一项纳入613例患者的前瞻性临床试验[20]，将患者分为糖皮质激素组和对照组。糖皮质激素组在发病2周内，每天口服泼尼松80mg，共14天，之后减量至70mg，用5天，60mg用5天，以后每5天减5mg，至40mg时持续用药到视盘水肿消退，然后迅速减量至停药，对照组不予任何治疗措施。结果发现糖皮质激素组视盘水肿6.8周内消退，明显快于对照组的8.2周。视力受损方面：初诊视力≤20/70的患眼，糖皮质激素组视力改善率为69.8%，对照组为40.5%；中度至重度视野受损的患眼，糖皮质激素组视野改善率为40.1%，明显高于对照组的24.5%。基于这些研究结果，有学者认为在NAION视盘水肿消退前的急性期给予口服糖皮质激素治疗可以改善患者的视力。但该研究非随机对照研究，而目前尚没有大规模随机临床试验证实上述结论。在使用方法方面，我国指南推荐口服用药。不推荐全身静脉给药，因为药效无明显增加且显著增加不良反应发生概率；不推荐曲安奈德球内局部给药，因为玻璃体腔内注射曲安奈德可引起眼压持续升高，使本已十分脆弱的视盘血液灌注恶化。而研究表明，NAION患者视力在治疗6个月后即无明显改善。

由于已知的抗血小板及抗血栓作用，阿司匹林常被推荐用作治疗NAION，以减少潜在的血流淤滞及炎症反应，从而预防对侧眼发病。但目前研究显示，在长期随访中阿司匹林并无保护作用[22]。

最近有研究显示，抗VEGF药物贝伐单抗在少量病例治疗中可收到良好效果，但在针对贝伐单抗的随机临床试验中并无针对NAION的治疗效果讨论。

目前针对大鼠视神经横断模型的研究显示，在神经损伤14日内视网膜节细胞即全部消失，而在此之前，半胱天冬氨酸蛋白酶2（caspase-2）在节细胞中表达并被激活。caspase-2的表达可被人工合成、经化学修饰的短链干扰性RNA（siRNA）阻滞。玻璃体腔内进行siRNA给药可有效增加视网膜节细胞存活时长至30日。这种外源性siRNA可存在于视网膜节细胞和其他视网膜细胞中长达1个月，介导序列特异性RNA干扰，且不产生干扰素效应[23]。最近一项研究也表明在体内和体外模型中，siRNA可有效延长视神经夹伤后视网膜神经节细胞存活时间并促进其轴突定向延长再生[24]。尽管AION与视神经夹伤模型的视神经损伤原理有所不同，但上述研究表明，合成siRNA对视神经损伤的共同通路——视网膜节细胞凋亡可能起到一定保护作用，因而推测合成siRNA玻璃体腔给药可能对AION等视神经损伤性疾病有一定疗效，有待今后进一步研究证实。

除此之外，某些改善微循环药物如樟柳碱等可改善眼部血供，但对于低血压及颈动脉低灌注患者不适用。

手术治疗方面，IONDT结果显示视神经减压术与密切观察相比并无任何优势[23]。

视神经炎、非动脉炎性缺血性视神经病变及动脉炎性缺血性视神经病变临床表现见表7-3-1。

表7-3-1 视神经炎、非动脉炎性缺血性视神经病变及动脉炎性缺血性视神经病变临床表现对比

	IDON	NAION	AAION
好发年龄	年轻人	＞50岁老年人	＞65岁老年人
好发种族	无差别	无差别	白种人居多
性别	女性多见	无差别	女性多见
发病眼别	单眼	单眼	单眼或双眼

续表

	IDON	NAION	AAION
视功能损伤	急剧下降 中心视力受累	快速下降 中心视力变化大	快速下降 严重的视力下降
球周痛	眼球转动痛	不常见	头痛
色觉	异常	通常正常	与视力相关
视野	中心暗点	半侧束状缺损	均有可能（严重）
视盘　急性期	正常（2/3）或水肿（1/3）	视盘分节段水肿，小杯盘比	视盘水肿，视网膜脉络膜梗死
中晚期	颞侧苍白	节段性苍白	视盘苍白
视力预后	好 25%复发率	变化大 5年复发率15%	差 两周内75%对侧眼发病
系统性疾病	发展为视神经脊髓炎风险	高血压、糖尿病	巨细胞动脉炎

（钟　勇　张　夏）

参考文献

1. Duker JS, Yanoff M. Ophthalmology, 3rd Ed. Expert Consult: Online and Print［J］. Mosby, 2009.

2. Hayreh SS, Podhajsky PA, Zimmennan B. Oecihant cell arteritis: ocular manifestations. Am JOphthalmol, 1998, 125 (4): 521–526.

3. Hayreh SS. Ischemic optic neuropathy. International Ophthalmology, 2009, 28 (1): 34–62.

4. Arnold AC. Pathogenesis of nonarteritic anterior ischemic optic neuropathy. Archives of Ophthalmology, 2003, 23 (2): 157–163.

5. Weyand CM, Hunder NN, Hieok KC, el al. HLA—DRBl alleles in polymyalgia rheumatiea. Giant–cell arteritis, and rheumahrid arthritis. Arthritis Rhenm, 1994, 37 (4): 514–520.

6. Kaiser M, Weyand CM, Bjornsson J, et al, Platelet–derived growth fctor, intimal hyperplasia, and ischemic complications in giant cell arteritis。Arthritis Rheum, 1998, (4): 623–633.

7. Krupa WM, Dewan M, Jeon MS, et al. Trapping of misdirected dendritic cells in the granulomatous lesions of giant cell arteritis. American Journal of Pathology, 2002, 161 (5): 1815–1823.

8. Fain. Giant cell arteritis and polymyalgia rheumatica. Rev Prat, 2012, 62 (3): 417–424.

9. Spaltan DJ, Hitehings RA, Hunter PA. Adas of clinical ophthalmolagy［M］. Philadelphia: Elsevier Mothy, 2005.

10. Hayreh SS, Pedhajsky Pa, Zimmerman B. Ocular manifestions of Slant cell arteritis. An J Ophthalmol, 1998, 125 (4): 509–520.

11. Denesh–Meyer HV, Savino PJ, Spaeth GL, et al. Comparison of arteritic and nonarteritic anterior ischemic optic neuropathies with the Heidelberg Retina Tomagraph. Ophthalmology, 2005, l 12 (6): 1104–1112.

12. Evans JM, Hunder GG. Polymyalgla rheumatiea and giant cell arteritis. Rheum Dis Clin N Am, 2000, 26 (3): 493–515.

13. Hayreh S S. Ischemic optic neuropathies–where are we now?. Graefes Archive for Clinical & Experimental Ophthalmology, 2013, 251 (8): 1873–1884.

14. 陈婷, 马瑾, 钟勇. 非动脉炎性前部缺血性视神经病变危险因素的研究进展. 中华眼科杂志, 2013, 49 （11）: 1049–1051.

15. Listed N. Characteristics of patients with nonarteritic anterior ischemic optic neuropathy eligible for the Ischemic Optic Neuropathy Decompression Trial. Archives of Ophthalmology, 1996, 114 (11): 1366–1374.

16. Jacobson D M, Vierkant RA, Belongia EA. Nonarteritic anterior ischemic optic neuropathy. A case–control study of potential risk factors. Archives of Ophthalmology, 1997, 115 (11): 1403–1407.

17. Markoula S, Giannopoulos S, Asproudis I, et al. Renin–angiotensin–aldosterone system genes and nonarteritic anterior ischemic optic neuropathy. Molecular Vision, 2011, 17 (141): 1254–1260.

18. Hayreh SS, Zimmerman MB. Nonarteritic anterior ischemic optic neuropathy: clinical characteristics in diabetic patients versus nondiabetic patients. Ophthalmology, 2008, 115: 1818–1825.

19. Hayreh SS, Zimmerman MB, Podhajsky P, Alward WLM. Nocturnal arterial hypotension and its role in optic nerve head and ocular ischemic disorders. Am J Ophthalmol, 1994, 117: 603–624.

20. Ischemic Optic Neuropathy Decompression Trial Research Group. Optic nerve decompression surgery for nonarteritic anterior ischemic optic neuropathy (NAION) is not effective and may be harmful. JAMA, 1995, 273: 625–632.

21. Hayreh SS, Zimmerman M B. Nonarteritic anterior ischemic optic neuropathy: natural history of visual outcome. Ophthalmology, 2008, 115 (2): 298–305.e2.

22. Knox DL, Kerrison JB, Green WR. Histopathologic studies of ischemic optic neuropathy. Tr Am Ophth Soc, 2000, 98: 203–222.

23. Botelho PJ, Johnson LN, Arnold AC. The effect of aspirin on the visual outcome of nonarteritic anterior ischemic optic neuropathy. Am J Ophthalmol, 1996, 121: 450–451.

24. Ahmed Z, Kalinski H, Berry M, et al. Ocular neuroprotection by siRNA targeting caspase–2. Cell Death & Disease, 2011, 2 (13): e173.

25. Morgan–Warren PJ, O'Neill J, de Cogan F, et al. siRNA–Mediated Knockdown of the mTOR Inhibitor RTP801 Promotes Retinal Ganglion Cell Survival and Axon Elongation by Direct and Indirect Mechanisms. Invest Ophthalmol Vis Sci. 2016 Feb, 57 (2): 429–443.

第四节 中毒性视神经病变

一、概述

中毒性视神经病变（toxic optic neuropathy，TON）是指有毒物质或对细胞可产生潜在损害的药物在体内积累，对视神经产生损害所引起的视力丧失，这类疾病通常具有相似的临床特征：双眼视力下降、乳头黄斑束受损、中心或旁中心暗点及色觉下降。当诊断中毒性视神经病变时，首先需要明确患者是否暴露于可损害视神经环境中。判断某一物质是否具有视神经毒性需要五点佐证[1]：①应有强力的科学证据阐释该物质损伤视神经的机制；②需有临床剂量–反应曲线；③暴露时长是发病的危险因素之一；④在停止暴露后至少部分好转；⑤不对称性是排除因素或需要合理的解释。中毒性视神经病变可由营养缺乏引起或加重，一些人体基本营养物质，如维生素 B_1、B_2、B_3、B_6、B_{12} 及叶酸等缺乏均会对药物毒性产生影响。

二、病理生理学及致病机制

中毒性视神经病变的病理学改变主要发生于视神经、视网膜、视交叉及视神经管。目前，对于视神经成为某种药物或物质的损害作用靶点的原因尚存争论。视网膜节细胞（retinal ganglion cells，RGCs）是全身能量需求最大的细胞，也是全身相对耗氧量最大的细胞种类之一。视神经筛板前部分存在更多线粒体，筛板后部分因为有神经鞘的覆盖而对能量需求较少。因此，视神经筛板前部分在线粒体生化损伤后显得更加脆弱[2]。

视盘黄斑束（papillomacular bundle，PMB）受累的原因大部分尚不明确，目前认为可能与其同其他来源于视网膜节细胞的轴突相比直径较小且无髓鞘有关。因此，视盘黄斑束神经轴突需氧量大、产能量低、表面积/体积比值较大、无髓鞘结构造成缺乏跳跃型传导，这几个原因共同造成其面对损伤时较一般神经轴突脆弱。

在最近几年，"线粒体视神经病变"在描述中毒性视神经病变时经常被提及，它包含遗传性线粒体视神经病变（如Leber先天黑矇）以及获得性中毒性视神经病变（如中毒性或营养性视神经病变）。这类线粒体视神经病变存在共通的发病机制，即线粒体不完全氧化及磷酸化，以及反应性氧化物质（ROS）积累所造成的能量消耗、氧化应激及细胞色素渗漏或其他代谢途径所造成的细胞凋亡激活[3]。在一些之前便存在线粒体代谢异常的患者中，一些并不具有毒性的药物也可造成视神经损伤。

三、病史、症状及体征

中毒性视神经病变通常表现为双眼无痛性视物模糊、注视区视物遮挡及渐进性视力下降。中毒性视神经病变一定为双眼改变，但在早期双眼受累程度可能不一致。患者的视力下降程度通常有所差异，但因中毒性视神经病变通常仅累及视盘黄斑束神经纤维，因此手动以下视力罕见。患者易出现色觉异常，以红色色觉下降为主。

中毒性视神经病变患者瞳孔光反射及近反射均正常，相对性传入性瞳孔阻滞（RAPD）常为阴性（由于病变常为双眼对称所致）。眼底改变：早期视盘可正常、水肿或充血，晚期则出现视神经萎缩，一般表现为颞侧苍白（因视盘黄斑束受累所致）。视野检查可出现中心或旁中心暗点，一般为相对暗点，周边视野正常，视野缺损通常对称，边缘不清，亚临床中毒性视神经病变可表现为对比敏感度下降。视觉诱发电位中P100波振幅显著下降，潜伏期正常或接近正常。需要完善视交叉及视神经增强核磁以除外其他疾病。视神经纤维相干光断层扫描（OCT）检查亦很重要，早期可观察到颞下方视盘黄斑束对应区域变薄，晚期全部象限视神经纤维层变薄。

全身检查亦不可或缺，外周血细胞计数、血生化分析及尿液分析对检测特定毒素必不可少。亦可对患者血清维生素 B_{12} 及红细胞形态进行分析来除外营养性视神经病变。肝酶及梅毒检测亦有助于鉴别诊断。头颅平扫磁共振（MRI）可用来除外占位压迫性病变。

病史方面，需要仔细询问患者有无药物及毒素暴露史，有无长期使用全身性治疗药物，近期有无接受手术，有无慢性疾病如贫血、糖尿病、肾功能不全及甲状腺疾病等。个人史方面主要需要询问患者饮食史（用以排除营养不良及维生素缺乏症），吸烟饮酒史及职业信息。仔细询问家族史可以排除一些遗传性视神经疾病。

四、药物相关中毒性视神经病变

（一）胺碘酮

胺碘酮（amiodarone）是一类常用的抗心律失常药物，最常见的眼部副作用为角膜上皮环状色素沉着，约2%胺碘酮使用者会出现视力下降[4]。胺碘酮的眼毒性主要发生于药物使用的一年之内，视力异常的中位发病时间为6个月[4]。患者通常表现为视力下降及视盘水肿，类似非动脉炎性前部缺血性视神经病变表现。两者间鉴别诊断如下：胺碘酮中毒较NAION相比早期视力下降更加隐匿，胺碘酮中毒不存在拥挤视盘现象，视盘水肿需要数月而非数周才可消退；约2/3胺碘酮中毒病例双眼同时出现程度相近的视神经病变（但近期亦有文献表明可出现单眼或急性视神经病变）[4]。目前，关于胺碘酮相关视神经病变尚存在争议，在一项名为心力衰竭患者心脏性猝死试验（SCD-HeFT）的随机双盲研究中，在中位时长为45.5个月的随访中，未发现一例双眼视力下降病例[5]。目前胺碘酮仍然广泛应用于心血管疾病的治疗中，因此随之而来的争议仍将继续。停用胺碘酮后，视盘水肿及视力下降大部分病例均有所恢复。

（二）5型磷酸二酯酶抑制剂

5型磷酸二酯酶抑制剂包括西地那非（商品名万艾可）、伐地那非及他达拉非，是一类治疗男性勃起功能障碍的口服类药物。近年有病例报道怀疑其与前部或后部缺血性视神经病变的发生相关。其发病假说为服药期间生理性夜间低血压发生频率增加，直接造成视盘缺血，或干扰视盘血流的自主调节从而减少视盘血液灌注[6]。但是，在服用西地那非人群中NAION发病率（2.8/100 000患者每年）与全美50岁以上普通男性人群中发病率（2.52/100 000患者每年）相近[7]。

（三）抗结核类药物（异烟肼和乙胺丁醇）

乙胺丁醇是一类常用的抗结核药，其毒性机制主要与乙胺丁醇及其代谢产物的锌、铜螯合作用相关，造成其毒性损伤的生化通路主要包括下游caspase-3及caspase-6，8，以及主要影响视网膜节细胞的兴奋性通路[8]。动物其脑神经表现主要为第Ⅱ对及第Ⅷ对脑神经损害。亦有动物实验表明，乙胺丁醇最易侵犯视交叉部位，导致轴索性视神经病变。

乙胺丁醇的治疗剂量为12~25mg/（kg·d），一般认为超过25mg/（kg·d）为毒性致病剂量，但亦有文献报道服用12.3mg/（kg·d）剂量乙胺丁醇亦可发病[9]。症状发生的平均治疗时间为7个月。乙胺丁醇主要由肾脏排出，因此肾功能不全、糖尿病可增加乙胺丁醇毒性，高龄及高血压亦可成为乙胺丁醇中毒的危险因素。其临床表现主要为双眼渐进性视力下降，用药3~6个月后可出现双眼球后视神经病变。虽然通常在减量或停药后视力下降可恢复，但也存在视力损害无法恢复或继续进展的病例。因此在用药前推荐对患者进行视力及红绿色觉检查。

在抗结核治疗时，通常将异烟肼与乙胺丁醇合用，以避免耐药现象。同乙胺丁醇相比，异烟肼的视神经毒性较少发生，且视神经损害程度较轻，通常可逆。临床可表现为双侧视盘水肿及双颞侧偏盲性暗点。每日口服25~100mg维生素B_6可稳定或改善异烟肼相关视神经病变。

（四）利奈唑胺

利奈唑胺是一种新型恶烷酮抗生素，用以治疗革兰阳性球菌所引起的感染，如链球菌、万古霉素耐药肠球菌（VRE）、甲氧西林耐药金色葡萄球菌（MRSA）等，亦用于治疗耐药性结核。利奈唑胺的视神经毒性发生在药物使用数月后，当成人每日摄入多于600mg利奈唑胺时，副作用发生率显著升高[10]。其致病机制主要与线粒体复合体Ⅰ及线粒体复合体Ⅳ有关。临床症状主要包括无痛性双侧视力下降，双侧中心暗点，眼底可见视神经水肿或苍白，伴有多种周围神经病变。在药物减量后通常视力可以不同程度恢复。

（五）抗疟药

卤代羟喹类药物常用来作为疟疾的预防和治疗类药物，也是一种独特的抗风湿药物。在1951年其用来治疗系统性红斑狼疮获得成功后，其作为基础用药被广泛应用于系统性红斑狼疮的治疗。羟氯喹的眼部损害主要包括视网膜病变、角膜沉积、眼调节反射障碍及黄斑病变等。其中视网膜病变可表现为黄斑区点状、或斑块状色素沉积，呈牛眼外观，患者视力下降、视野缺损。其作用机制主要为羟氯喹对黑色素有亲和性，聚集于视网膜色素上皮并结合黑色素颗粒，影响视网膜代谢。羟氯喹视网膜病变的发生率约为7.4%[11]，发生时平均用药时间为7年[12]。

五、其他视神经中毒性病变

（一）甲醇相关中毒性视神经病变

甲醇是一种无色、有毒的挥发性液体，是一种常用的工业原料，甲醇中毒主要由于引用掺有甲醇的假酒所致。甲醇中毒后果非常严重，包括视力丧失、代谢性酸中毒及不同程度的神经系统损伤，严重者可以致命。其毒性主要来源于其代谢分解产物，即甲醛和甲酸、甲酸盐，抑制视网膜中的细胞色素氧化酶，同时影响线粒体功能，其对眼神经组织具有选择性的亲和作用。在眼部，主要表现为后极部视盘和筛板后的视神经纤维受损，临床表现主要为急剧的视力下降、复视、畏光及色觉改变、视野缩小乃至全盲。检查可见瞳孔改变、视盘充血及视网膜水肿，晚期可出现视神经萎缩。

甲醇中毒的治疗主要包括纠正代谢性酸中毒、抑制甲醇代谢物以及清除已有有毒代谢产物。静脉碳酸氢钠给药可纠正酸中毒，甲吡唑及乙醇可阻止有毒次级代谢产物生成，叶酸静脉给药可加快甲酸代谢。目前亦有报道称皮质类固醇冲击可能具有一定疗效[13]。其作用机制可能与甲泼尼龙通过抗氧化作用减少自由基损伤，减轻炎性反应及保护血流、改善神经轴浆流相关。甲醇中毒性视神经病变预后与最初损害的程度相关，最初视力越好，治疗预后越好。

（二）烟酒中毒

烟酒中毒常被称为"烟酒性弱视"（tobacco-alcohol amblyopia），目前仍未有任何证据显示此类视神经病变与某种特定的烟草或酒精相关，但其常发生于重度吸烟者或酒精依赖人群中，表现为双眼视力下降或丧失。诊断烟酒中毒性视神经病变需要格外谨慎，排除遗传性视神经病变、梅毒、缺血性视神经病变等多种致病因素方可诊断。

烟酒中毒性视神经病变通常来源于烟草相关视神经病变及酒精引发的营养性视神经病

变，通常这两者难以区分。烟草相关视神经病变通常发生于好吸烟斗或雪茄的人群中，表现为双侧相对中心暗点及色觉下降，在停止吸烟3~12个月后常可恢复。其毒性机制可能为烟草影响体内硫代谢，从而造成慢性氰化物中毒及维生素B_{12}缺乏。戒烟、口服或肌注维生素B_1及B_{12}可作为烟酒中毒的治疗方案。

（三）重金属

钴中毒通常发生于职业暴露的工人，亦发生于行钴金属关节置换术后的患者，后者亦被称为"关节假体相关钴中毒"（arthroprosthetic cobaltism）。其主要临床表现为耳聋、周围神经病变等。钴的毒性机制主要由于其可引发ROS依赖效应，引发线粒体水肿及细胞膜电位丧失，视网膜节细胞可能是钴攻击的最初靶点。

（钟　勇　张　夏）

参 考 文 献

1. Wang MY, Sadun AA. Drug-related mitochondrial optic neuropathies. J Neuroophthalmol, 2013, 33: 172-178.

2. You Y, Gupta VK, Li JC, et al. Optic neuropathies: characteristic features and mechanisms of retinal ganglion cell loss. Rev Neurosci, 2013, 24: 301-321.

3. Altiparmak UE. Toxic optic neuropathies. Current Opinion in Ophthalmology, 2013, 24 (24): 534-539.

4. Passman RS, Bennett CL, Purpura JM, et al. Amiodarone-associated optic neuropathy: a critical review. Am J Med, 2012, 125: 447-453.

5. Mindel JS, Anderson J, Helikamp A, et al. Absence of bilateral visual loss from amiodarone: a randomized trial. Am Heart J, 2007, 153: 837-842.

6. Danesh-Meyer HV, Levin LA. Erectile dysfunction drugs and risk of anterior ischaemic optic neuropathy: casual or causal association? Br J Ophthalmol, 2007, 91: 1551-1555.

7. Gorkin L, Hvidsten K, Sobel RE, et al. Sildenafil citrate use and the incidence of nonarteritic anterior ischemic optic neuropathy. Int J Clin Pract, 2006, 60: 500-503.

8. Heng JE, Vorwerk CK, Lessell E, et al. Ethambutol is toxic to retinal ganglion cells via an excitotoxic pathway. Invest Ophthalmol Vis Sci, 1999, 40: 190-196.

9. Choi SY, Hwang JM. Optic neuropathy associated with ethambutol in Koreans. Korean J Ophthalmol, 1997, 11: 106-110.

10. Sotgiu G, Centis R, D'Ambrosio L, et al. Efficacy, safety and tolerability of linezolid containing regimens in treating MDR-TB and XDR-TB: systematic review and meta-analysis. Eur Respir J, 2012, 40: 1430-1442.

11. Easterbrook M. 10ng-term course of antimalarial mactllopathy after cessation of treatment. Can J Ophthalmoi, 1992, 27 (5): 237-239.

12. Yam JC, Kwok AK. Ocular toxicity of hydroxychloroquine. Hong Kong Med J, 2006, 12 (4): 294-304.

13. 张紫萍，陈晓丹，陈瑛. 甲基强的松龙冲击治疗甲醇中毒性视神经病变45例临床观察. 中国医院药学杂志，2005, 25（9）: 864.

第八章　屈　光　不　正

第一节　近视与青光眼

一、概述

近视（myopia）是一种常见的屈光不正。2000年全球人口有14亿近视，占总人口的22.9%，其中1.63亿患者病情严重。高度近视因近视性黄斑部病变、白内障、青光眼和视网膜脱落等状况可能导致永久性失明的风险大大增加。目前，全球约73亿的人口中，近视者占到了20亿。30年后的2050年，近视人口将达到47.58亿，占全球总人口的49.8%，其中9.38亿患者病情严重，近视将成为主要的致盲因素，平均每5个人当中就有1人有失明的风险[1]。从20世纪70年代到21世纪初，美国和亚洲一些地区的近视率增加了一倍，这几年更是急剧恶化，东亚国家更为严重，新加坡和日本青少年近视率达80%～90%，而韩国高达96%[1~4]。

高度近视（hypermyopia，HM）一般指近视中屈光度超过-5.0～-6.0D的一类特殊疾病，占所有近视患者的27%～33%[5]，部分高度近视患者还同时伴有眼底不同程度退行性变化，如眼轴的拉长，视神经乳头变形倾斜，视网膜和脉络膜的萎缩等。高度近视已被确认为低视力和失明的主要原因之一[1]。

高度近视具有很强的家族遗传倾向，其发病率因不同种族而异，亚洲人发病率明显多于高加索人[1~4,6]。多年以来，诸多的关于环境因素、发育生物学和分子遗传学的研究，都致力于从不同角度阐明高度近视的发生和发展机制。目前，高度近视已被公认为是一类单基因遗传病，可能为常染色体隐性遗传、常染色体显性遗传或X连锁遗传。

青光眼是一类具有特征性的视神经损害和视野缺损的退行性视神经病变，占全球致盲性眼病的12%，致盲性仅次于白内障，但这种致盲是不可逆的。青光眼的发病率呈逐年上升趋势，2013年，全世界40～80岁的人口中有6430万青光眼患者，预计到2020年将达到7600万，到2040年则增加到11 180万患者[7]。这些患者中，原发性开角型青光眼（primary open angle glaucoma，POAG）以非洲患者居多，原发性闭角型青光眼（primary angle-closure glaucoma，PACG）以亚洲患者居多。另一项对POAG的研究也显示2015年全球大约有5750万POAG患者，到2020年预计会升至6550万[8]。既往认为，亚洲人群以闭角型青光眼居多，但是最近的流行病学调查显示，中国人群中POAG远远多于PACG，我国40岁以上人群中，POAG患病率为2.6%，PACG患病率为1.0%[9]，而我国农村人口中的 POAG 和 PACG 的患病率分别为 1.0% 和 0.5%[10, 11]，而不论是新加坡国内的不同亚洲裔人种的研究，还是欧美的亚洲裔人种的研究，都证实 POAG 患病者也远远多于 PACG 患病者[12~14]。

在上述各种大型流行病学调查中，POAG 患病率的增加与近视发病率的逐年升高有关系[9~14]。已有的大量临床和基础研究发现，除了年龄、性别、种族、遗传及全身系统疾病外，近视尤其是高度近视，和青光眼密切相关，尤其是 POAG 的发生发展与高度近视的进展联系紧密。大部分学者认为，发生中高度近视的患者患开角型青光眼的概率大增，眼轴的变长是可能的原因之一，中高度近视乃青光眼尤其是 POAG 的独立危险因素[15, 16]。虽然定义近视程度的屈光度标准不同，但屈光度不正常的人会经常去眼科检查，这样也会增加青光眼的检出率。

在不同类型青光眼中，POAG 患者和正常眼压型青光眼（normal tension glaucoma，NTG）的患者最容易被漏诊或误诊，当然有学者认为 NTG 可能是 POAG 的一种类型甚至非青光眼改变。不论如何，这类病变发病隐匿，发展缓慢，早期眼压并不太高，病程发展中眼压慢性升高产生耐受，甚至一直在正常范围，而且对视功能的影响又是从周边开始，日常生活没有明显症状，常常容易被忽视，等到患者自觉或因其他疾病就医而偶被发现时，常常已到晚期，所以危险性非常大。而高度近视的患者，自身视力较差且会进行性减退，即使合并开角型青光眼，也往往把视野的缺损和视力的减退归因于高度近视，不易发现青光眼的改变，反之亦然。对于青光眼尤其是眼压不高患者的诊断并不容易，加之高度近视患者的视盘和中央凹陷本来偏大，其视神经萎缩和视力损害将更为严重而复杂，使得高度近视合并 POAG 的患者，漏诊率和误诊率大为增加，更不用说早期诊断和治疗[17, 18]。因此，对合并这两类疾病的患者，研究流行病学、临床特点以及发病机制等，对其诊断治疗和随访就显得十分重要[19~28]。

二、高度近视合并 POAG 的流行病学

数十年来，关于近视和青光眼关系的研究，学者们曾展开了大量的流行病学调查和回顾性分析，明确机制仍无定论。通常，屈光不正在 -3.0D 以下为低度近视，-3.0~-6.0D 之间为中度近视，-6.0D 以上为高度近视。不论是单个群体的观察性研究还是多中心的 meta 分析，对于屈光度数高低，也就是低中高度近视，与 POAG 的关系不尽相同，虽然发生青光眼概率的结论不统一，但可以肯定两者一定是相关的。弄清楚屈光不正的度数与青光眼的关系，对于个体化控制危险因素十分重要。

有些学者认为，POAG 和任何一种近视都相关[29~32]。与正常人相比，近视患者更容易发生 POAG、NTG 和高眼压症（ocular hypertension，OHT）[12]。在 49~97 岁的 3654 个澳大利亚人的横断面研究中，近视眼的平均眼压比非近视眼高约 0.5mmHg，合并 POAG 的患者，非近视占 1.5%，低度近视占 4.2%（OR 2.3），中高度近视占 4.4.%（OR 3.3），而近视与 OHT 的关系却不明显（低度近视 OR 1.8，中高度近视 OR 0.9），近视相较于非近视发生青光眼的危险度增加了 2~3 倍，是除眼压外的独立危险因素[19]。对 1994~2010 年间 PubMed、Embase 和相关参考文献中 11 个人口群体进行的系统回顾和 meta 分析发现，低度近视和青光眼相关性 OR 1.77，高度近视则为 OR 2.46。说明近视眼增加了发展为 POAG 的危险性，高度近视发生 POAG 的危险性是非高度近视者的近 2 倍。而低度近视与高度近

视之间的差别却很小[22]。Ramakrishnan等人对南印度50个族群里40岁及以上的5150个人的房角、视盘和视野进行检查,发现青光眼发病率与其他地方的白种人一样,大约为2.6%,其中POAG 1.7%,PACG 0.5%,这些患者93.0%都还未曾被诊断POAG,其中有1/5已经致盲,并发现老龄、男性、近视屈光度大于-1.0D,以及假性剥脱都是POAG的显著相关因素,而其他包括印度人和日本人在内的亚洲人群研究,也显示出青光眼和近视尤其是高度近视的紧密关系[24]。在多因素逻辑回归中,除高眼压和老龄以外,中高度近视(OR 2.60)和低度近视(OR 1.85)同样增加了POAG的发病风险[23],同时在对年龄和中央角膜厚度(central cornea thickness,CCT)进行校正后,眼压会随着近视度数的增高而增高[33]。

与此同时,另一部分学者则认为,POAG只和高度近视有关[34~37]。大量回顾性分析显示高度近视比正常人更容易发生POAG(1.20% vs 0.21%),在调整了家族史等危险因素后,中高度近视比低度近视和青光眼关系更为密切[38]。在中国人群屈光不正的度数与青光眼相关的两个因素(视盘形态参数和视野缺损)的关系研究中,高度近视和超高度近视(marked myopia)者,视盘有青光眼性视神经萎缩的发生率,显著高于低度近视、正视及远视,与中度近视则没有统计学差异。而眼压在各组间无差异,认为屈光不正超过-6.0D可能是青光眼性视神经病变的危险因素[20]。Rotterdam研究也发现,6630名55岁以上受检者随访10年,青光眼性视野缺损的发病率为0.29%,这一发病率与高眼压、高龄、高度近视(高于-4.0D)、男性和阳性家族史,以及基线垂直杯盘比(vertical cup-disc ratio,VCDR)大,都有明确相关性[25]。

实际上,这些结果与检测的人种、检测的标准有很大关系。总体来说,近视是高危的因素,但并没有一个明确的界限,很多呈线性趋势。Qiu等人对年龄大于40岁的5277位美国人进行筛查,其中自报曾诊断青光眼者在各类近视中与正视眼相比差别并不显著,VCDR大于0.7的比率也没增加,但视野缺损则随着近视度数的增高而明显增加,OR分别为低度近视2.02,中度近视3.09,高度近视14.43[28]。Shen等人的北加州研究则发现,超过35岁的人群中,青光眼和OHT占8.44%,近视屈光度每增高-1.0D发生POAG的OR增加1.23,OHT增加1.05,不仅高度近视是青光眼各亚型的高危因素,轻中度近视也会增加青光眼的发病危险[12]。Marcus等的研究显示近视患者人群青光眼患病率为正视人群的2倍,低度近视和高度近视可能与青光眼的患病率均有关[22]。

由此看来,关于两者相关性的各类横断面研究和病例对照研究是具有很大异质性的,对于性别、年龄、家族史、中央角膜厚度等经典危险因素如未进行校正,或是纳入研究的数目过少,抑或屈光不正以及其程度的屈光度分级标准不统一,都会导致分析的困难,同时高度近视患者因为视力不佳,所以接受眼科检查的次数多于非高度近视患者,故其中青光眼患者更易被发现,也会阻碍两个疾病的进一步精确鉴别诊断和定义两者的关系,这就有待更多大规模的系统性多中心研究进一步来证实[39,40]。

三、高度近视和POAG的临床表现相关性

超过-6.0D的高度近视,除了常见的眼轴拉长和深前房外,可出现特殊的病理性眼底改变:如常常有大而苍白的视盘,中央凹陷增大,但相对较浅;视盘倾斜,视杯的杯壁也常向颞侧倾斜、变形和移位;视盘周围或颞侧可见弧形斑及周围萎缩扩大;后巩膜葡萄

肿；视网膜色素增生，灶性视网膜脉络膜萎缩，出现漆裂样纹和Fuchs斑；视网膜神经纤维层可在纤维路径上出现不正常的弓形缺损；玻璃体变性或后脱离，甚至脉络膜新生血管生成，严重者可出现视网膜脱离等。同时，高度近视的视野改变虽不具备特征性，但和早期青光眼的视野会相互混淆。上述这些与青光眼表现的相似性，都大大增加了两者鉴别诊断的困难，也都有增加高度近视合并青光眼的发生可能。

四、近视合并POAG的病理结构基础

目前为止，还没有明确的近视大大增加青光眼发病风险机制的理论依据，虽然高度近视与青光眼各有其特征性的临床表现和病理结构改变，但两者不乏相似之处，使得目前学术界的两种主要的理论假设成为可能，一个是高压基因理论，另一个是胶原相关基因理论。

（一）眼轴改变

许多研究在对青光眼和近视的相关性研究中，对眼球进行了大量的生物学测量。大量证据证明，青光眼的发生是和眼轴紧密相关的[21]。而高度近视眼轴的增长早已成了不争的事实，由于眼轴的变长，视网膜和脉络膜等眼球壁结构变得薄而脆弱，产生了巩膜、脉络膜和视网膜色素上皮等的一系列退行性改变[41~45]。

（二）眼球壁各层结构的改变

由于胶原蛋白的改变，以胶原蛋白为主体的巩膜和筛板也会发生改变。这在高度近视和青光眼两者之间都有相似之处[40]。

其中，筛板的变薄首当其冲。后巩膜处内三分之一形成筛板，RGC轴突或神经纤维穿行其中向后形成视神经。青光眼患者的筛板明显变薄，弹性和韧性均下降，容易对神经纤维造成机械压迫，阻碍其逆向轴浆流运输。眼压增高的患者，其耐受力大大下降，更容易造成神经纤维的丢失[46]。

高度近视的患者由于眼轴的拉长，玻璃体腔深度增加，视盘及其周围的巩膜拉长、变薄，与之伴随的是高度近视者容易产生后巩膜葡萄肿，导致筛板部位的薄弱，筛板明显比非高度近视患者要薄，筛孔形态也出现异常，严重影响了筛板的稳定性，这样的筛板对眼压耐受程度大大降低，而易罹患青光眼。从组织形态学上看，高度近视患者巩膜纤维会发生结构的重塑，可见板层结构变薄，纤维交织变少，电镜下纤维明显变细，纤维横断面中异常的锯齿样、星状纤维明显增多，使得胶原纤维可伸展性增大，大大减弱了胶原纤维之间的稳定性。而这种巩膜结构重塑同样会累及小梁网、Schlemm管等房角结构，有可能导致房水流出受阻、眼压升高，从而增加青光眼的患病风险[47]。上述表现在合并高度近视的青光眼患者的视乳头筛板病理组织学研究中更为明显，也部分解释了高度近视并发青光眼的易感性[48~50]。巩膜变薄对眼压耐受力的下降，导致了眼轴的进一步延长，形成恶性循环，最终进一步损害视功能。一些高度近视最终可能发展成为POAG，两者的叠加，使病变更加不易控制[51]。

另外，伴随着眼轴的延长，除了筛板的变薄，也会出现一些视盘和视盘周围的病理改变[50,52]。比如，高度近视的后极部巩膜和视盘周围的巩膜，也会相应拉长、变薄、变宽，而这并不存在于非高度近视患眼。视盘周围巩膜的变化使球后相通的脑脊髓腔，向视盘区域延伸，使视神经和Bruch膜之间出现间隙，视神经纤维层与Bruch膜、脉络膜距离变

大，视盘周围视网膜从而缺乏了Bruch膜、色素上皮层和脉络膜的支撑，仅残留脆弱的神经纤维层。而脉络膜又是筛板重要的营养供给，视神经纤维层与脉络膜距离增大就可能影响视盘血液供应。对眼底动脉血流量进行多普勒超声分析，发现近视眼和POAG都有眼底动脉灌注减少的表现，这也加重了此处发生的各种因素尤其是高眼压所致的高度近视眼的损伤[20,53~55]。

又比如，随着巩膜及筛板的变化，青光眼视盘周围的脉络膜和视网膜结构也会出现相应变薄萎缩，即视盘旁萎缩（peripapillary atrophy，PPA），在视盘周围的脉络膜和色素上皮萎缩，从而形成环形或局部的萎缩晕轮，有时甚至让外侧的巩膜清晰可辨。在青光眼研究中，PPA的alpha（α）区和beta（β）区萎缩一直被认为与青光眼高度相关，α区为异常色素增多或减少的区域，β区则仅有Bruch膜而缺乏视网膜色素上皮层（retinal pigment epithelia，RPE）。而有学者进一步将PPA分为四个区，除传统的α区和β区外，还有gamma（γ）区和delta（δ）区，γ区的Bruch膜、RPE和脉络膜均消失，而δ区在γ区的基础上还有该区域内无大于0.5μm的血管[56]。高度近视患者的视乳头颞侧也经常可见PPA，称为弧形斑，其两端有时可延长至视盘的上下方，甚至围绕全视盘而成环形萎缩，称为"近视弧"，其β区和γ区随眼轴的延长而变大，视神经距脉络膜和其滋养的血管间距增大，更增加了视神经易受损害的风险，这也是高度近视并发青光眼的危险原因之一[56]。应用SD-OCT对视盘扇形PPA-β区进行扫描，可发现近视患者Bruch膜向下弯曲形成斜坡，β区缺失Bruch膜，而POAG患者β区也可见弯曲的Bruch膜，两者在病理结构上十分相似[57]。

高度近视患者，尤其是病理性近视的患者，由于上述的病理变化，有时会出现一些较为少见的其他改变，比如视盘旁视网膜脱离（peripapillary detachment in pathologic myopia，PDPM），抑或RPE层与脉络膜的分离。有报道称，存在这样PDPM的高度近视患者中，出现青光眼样视野缺损的人数显著增多[21]。有时高度近视也会出现开口多呈三角形的后天获得性视盘小凹，多位于近视弧形斑区域内，而青光眼在发展过程中也有类似的改变，两者的共同点是，一旦出现这样的获得性小凹，眼轴都有明显延长，这也为两类病变的重叠提供了证据[58]。

（三）中央角膜厚度的改变

许多研究在眼球的生物学测量中也发现，除了眼轴的增长，中央角膜厚度（CCT）的变薄和青光眼的发病明确相关，CCT的变薄是青光眼发病的危险因素之一[59]。虽然有研究认为CCT的改变在高度近视合并青光眼的病理机制中并没有显著意义。但Marcus等人的研究发现，40岁以上居住在洛杉矶的拉丁美裔5927人中，近视屈光度越高，角膜越平，眼轴越长，POAG的发病率也越高[21]。当然有部分研究表明近视患者的度数与角膜厚度并无显著相关性，高度近视患者的角膜厚度变化对青光眼的影响尚存在争议。

（四）与眼压的关系

眼压的病理性升高是青光眼的独立危险因素，也是青光眼的主要临床表现。正常眼压的正态分布范围在10~21mmHg之间，眼压就像血压一样每时每秒都在波动，因为人体自身具有眼压的调节机制，一个正常人24小时眼压波动的范围不会超过5mmHg，而有些青光眼患者可出现超过此范围的大幅度波动。

那么近视患者的眼压如何呢？合并近视的POAG患者眼压又如何呢？

Manny等在对6～16岁的青少年的研究中发现，从高度近视、中低度近视到正视，再到低度远视和高度远视，平均眼压是在逐渐递减的，从高度近视到高度远视，眼压的最大差异为有统计学意义的0.8mmHg，虽然大大低于具有临床意义的2mmHg眼压增高值，但高度近视患者眼压的确偏高[60]。有研究表明，合并高度近视的POAG患者眼压高于并未合并高度近视的患者，但近视对眼压的昼夜波动并无影响[61]。近视的形成是否确定与眼压增高相关呢？Jensen等统计发现，在近视进展过程中眼压升高，而且眼压升高进一步加速了近视的进展[62]。Edwards等对106名7～9岁的儿童，每年进行眼压测量和屈光状态的检查，随访3年有13名儿童发生了近视，虽然近视与非近视儿童基线眼压无统计学差异，但发生近视的患儿其眼压较不近视时升高了[63]。Tokoro等观察了眼睑缝合猴的后极部巩膜变化，离体兔眼在高眼压下后极部巩膜的变化，以及人在不同体位下的眼压变化，发现眼压升高是眼球后极部轴长延长的一个主要影响因素[64]。而这种伴随着近视发展而产生的眼压升高，对于已经眼轴变长，巩膜硬度下降厚度变薄，筛板薄弱变性的高度近视，将更加的不耐受，尤其是在视盘的筛板部位，筛孔塌陷更为严重，导致高眼压对神经纤维的轴浆流运输阻碍更重，从而可能会导致青光眼的发生发展。

还有研究显示，在较低的眼压水平，高度近视和POAG相关性更高，随着眼压的升高两者的相关性却降低了，因此，近视尤其是高度近视是正常眼压性青光眼的危险因素[30]。当然，虽然近视与眼压的因果关系仍未确定，但眼压增高会促进近视的发展的观点已被业界认同，高度近视与眼压的关系更密切。因此，有学者试图通过降眼压的手术或药物来抑制近视的形成或延缓发展的尝试，但是尚无明确的结果。

我们还需要关注一个事实，高度近视患者的巩膜硬度降低，角膜厚度变薄，这势必会影响眼压的测量，不论是采用充气式或压陷式眼压计，还是压平式眼压计，测量的眼压值若不经校正，均会偏低，可能会导致合并高度近视的青光眼的检出率大大降低，严重影响这类患者的早期发现和诊治[65～67]。

另一方面，基于正常眼压性青光眼患者眼压峰值与波动都在正常范围，但却不能阻止视神经损害的步伐，近年来关注较多的跨筛板压力差的理论提出，青光眼视神经损害可能与眼压和颅内压之间的差值或筛板压力的梯度有关，眼压相对于颅内压差值升高或梯度增加的情况下，会导致视神经一系列的病变，可能是青光眼视神经损害的危险因素。而这一理论也是围绕眼内腔与视神经周围脑脊液间隙之间的结构，包括巩膜边缘及筛板结构来研究的。除了两侧压力的自身改变外，当这些结构变得薄弱时，眼压与颅内压的跨筛板压力梯度会增加。而高度近视眼筛板结构变薄、视神经周围蛛网膜下间隙与眼内腔的距离变小，正好导致了跨筛板压力梯度的增加，同时巩膜边缘的变薄以及PPA的γ区和δ区神经纤维的暴露，导致其结构更易受到损害，有可能为青光眼视神经损害的危险因素之一[68～71]。

（五）高度近视合并青光眼与人种的关系

上面提到的诸多研究中，人种不同可能影响视觉异常，近视在不同的人种发病是不同的，青光眼在不同的人种发病类型也是不同的，那会影响近视合并青光眼的发病吗？

Shen等的研究表明，近视与POAG在非西班牙裔的白人中高度相关（OR 1.12），而近视与NTG不仅在非西班牙裔的白人（OR 1.19），还在亚洲人中高度相关（OR 1.17），可见

POAG 和 NTG 与近视的相关性在种族间有一定的区别度[12]。同时越来越多的研究也显示，虽然近视和青光眼在不同人种发病不同，但没有充足而合理的证据能够解释近视合并青光眼的相关性与人种和肤色的关系，也许是独立于人种和肤色的[18, 27, 31, 34, 52, 72~75]，需要进一步研究。

五、分子生物学水平的发病机制探讨

发育神经生物学和分子生物学的快速发展，使关于POAG或高度近视相关基因的研究取得了长足的发展。而两者明确的关系和发病机制相关性，尽管从前面的临床表现和病理结构上发现高度近视和POAG具有很多相似性，国内外也对此进行了很多研究，但仍旧没有明确的定论。目前主要是胶原学说和升压基因学说占主流。大量研究证实，遗传因素对于青光眼或是近视尤其是高度近视的发生发展有很重要的作用。目前尚未发现这2种疾病之间有明确的共同的相关基因，但对个体表型的研究时有报道。

（一）胶原学说

1. 胶原改变与自身免疫 从病理结构上看，有研究发现，高眼压动物模型的筛板细胞外基质，Ⅰ、Ⅲ、Ⅳ型胶原都异常增多，由于胶原的特性使筛板的牢固性遭到破坏，在压力下容易变形扭曲[76]。同时，Gentle等发现高度近视后巩膜葡萄肿的巩膜以板层结构为主，且较薄，巩膜纤维变细，彼此交织的纤维减少，反而出现异常的锯齿样、星状纤维，纤维的延展性增加，减弱了胶原纤维之间的稳定性。实验性近视眼动物模型的巩膜软骨层增厚，双核细胞增多，提示巩膜软骨增殖和分泌增加[77]。

学者们还发现，不论何种类型的近视眼，50%~70%的血清中会出现自身胶原的抗体，而同时出现的脯氨酸减少会改变胶原的正常代谢[78, 79]。有研究显示，Ⅰ型前胶原羧基端蛋白酶体（carboxyterminalpropepetyde of procollagen type Ⅰ，cPICP）和Ⅲ型前胶原氨基端蛋白酶体（aminoterminalpropepetyde of procollagen type Ⅲ，aPⅢCP），这两个胶原合成指标在不同度数的近视人群中浓度均升高，而Ⅰ型胶原羧基端肽（carboxyterminaltelopeptide of collagen type Ⅰ，cⅠCTP）这一胶原分解指标只在高度近视患者血清中明显升高[80]。而机械性压力成了基因表达的一个潜在刺激物，在研究中给予巩膜30分钟或24小时的机械性压力刺激，可以检测出多种压力感受基因的高表达，这些基因表达产物可能对巩膜成纤维细胞在近视的眼轴拉长和巩膜重塑中起到了重要作用[81]。

进一步在自身免疫疾病相关的人类白细胞抗原（human leukocyte antigen，HLA）Ⅱ型基因（HLA Ⅱ）的研究中发现，HLA-DQB1的0301和0303等位基因可能是病理性近视的易感基因，自身免疫损伤机制可使高度近视患者巩膜的胶原发生改变，自身免疫反应和循环免疫复合物的聚集切断了巩膜分子间与分子内的联系，引起胶原免疫遗传基因改变，促使了近视的进一步发展[82]。还有实验发现POAG和NTG患者CD3+/CD8+ T细胞及sIL-2R的表达比正常对照组都有统计学意义的增高，而后者和肿瘤细胞的原位脱落有关系，也和自身免疫性疾病系统性硬化或淋巴系统肿瘤中的胶原改变有关[83]。因此，不论是高度近视还是青光眼，都可能存在免疫性的胶原改变机制，需要进一步的研究。

2. 光蛋白聚糖 Lumican（*LUM*）基因编码蛋白聚糖家族中的光蛋白聚糖，又称基膜聚糖，Lumican基因位于12q21.3-q22（MYP3内），由3个外显子和2个内含子构成，在细胞外基质形成，巩膜组织中有较高的表达，尤其是对于胶原的形成和调节、成熟胶原纤维结构的形成，以及组织修复过程，维持巩膜的正常结构和功能至关重要[84, 85]。

缺乏Lumican的表达，会出现胶原纤维增粗、纤维之间侧向融合增多、空隙变大和不均匀等，导致胶原组织的不稳定[86]。研究可见，凹透镜诱导的高度近视动物模型中，Lumican基因在巩膜的表达降低，而敲除动物模型的Lumican基因，或者联合敲除编码纤维调节蛋白（fibromodulin，FOMD）的基因，可见巩膜胶原蛋白纤维形状及排列异常，出现眼轴变长、巩膜变薄或视网膜脱离等类似高度近视的改变[86~88]。在对高度近视患者血清Lumican基因分析时发现，位于Lumican基因启动子区的rs3759223出现有意义的突变（C→T），与高度近视有相关性[86]。

另一方面，Diskin通过对人眼小梁组织的研究发现，小梁网组织的糖代谢基因（Glycogene）表达与POAG高度相关，例如Lumican的表达即高于正常对照者，而POAG合并高度近视的患者Lumican的mRNA表达也明显增高，与POAG组的表达没有统计学差异[86, 89]。而关于Lumican基因多态性与高度近视发病风险的关系研究，出现了不同的结果，LUM的rs3759223基因多态性与高度近视发病风险高度相关，而rs3759222则不具相关性[90]。因此，Lumican基因与POAG和高度近视的发病危险性有关，具体关系还需要进一步研究。

3. E-选择素和多巴胺 E-选择素（E-selectins，E-Sel）是细胞黏附分子选择素家族中的一员，如内皮细胞黏附分子-1（endothelial cell adhesion molecule-1，ECAM-1），与细胞代谢相关，可通过控制肌动蛋白微丝骨架，降低细胞黏附性，增加细胞丢失量，破坏内皮细胞层的完整性，从而影响小梁网的结构和功能，加重POAG。通过IL-1/NF-κβ/ECAM-1自分泌反馈环，E-Sel的持续高表达可促进POAG的发生发展[91]。另一方面，E-Sel参与多种自身免疫性疾病的发生，可溶性E-Sel的血清浓度与自身免疫性疾病的病变程度相关，自身免疫反应在高度近视发病中或许也起一定作用，导致生长期巩膜胶原代谢紊乱，表现为病理性近视眼的巩膜异常[92]。E-Sel除了经自分泌反馈环影响小梁网功能，加重POAG外，还可能通过胶原自身免疫反应，影响高度近视的发生发展[91]。因此，E-Sel是高度近视合并POAG值得进一步研究的因子。

多巴胺（dopamine）是体内合成肾上腺素和去甲肾上腺素的前物，是脊椎动物视网膜的主要神经活性物质之一。有研究对中学生血清中多巴胺含量进行了测定，近视组血清中多巴胺含量均明显低于正常对照组，与近视是何种程度无关；又有对POAG和高度近视相关的异常单核苷酸多态性（single nucleotide polymorphism，SNP）位点和等位基因进行研究，POAG组内同时出现多巴胺受体2（dopamine receptor D 2，DRD2）错义表达的占44.4%，而POAG伴高度近视组仅11.1%。POAG组DRD2的G等位基因频率（66.7%）显著高于POAG伴高度近视组（22.2%）。DRD2的A等位基因仅见于POAG伴高度近视组。可见即使是相同的基因，其不同的等位基因都可出现不同的临床表型，而DRD2的SNP，特别是DRD2的A等位基因也可能与POAG伴HM有关[91]。研究显示，多巴胺活化剂阿扑吗啡（apomorphine）能明显呈剂量依赖性地抑制形觉剥夺眼的眼轴过度延长，而多巴胺受体拮抗剂氟哌啶醇（haloperidol）能促进形觉剥夺眼的眼轴延长。同时，受α和β受体影响，无论是局部或全身用药，多巴胺均可使正常人眼压下降，说明通过多巴胺受体可以起到降低眼压的作用[93]。因此多巴胺参与了复杂的眼轴生长调节过程和眼压调控过程。

4. **前房可溶性CD44** 细胞跨膜糖蛋白CD44是细胞表面的透明质酸（hyaluronic acid，HA）的受体，它广泛分布在眼内组织和房水中。细胞外的CD44会被一种基质金属蛋白酶水解而释放出前房可溶性CD44（sCD44），sCD44可对体外培养的视网膜神经节及小梁网细胞产生毒性作用，发生细胞凋亡。而sCD44的生物利用度依赖与透明质酸的结合情况，在正常眼房水中HA与静止状态的sCD44结合，这种结合力的改变又受压力影响[94]。POAG患者的房水和小梁网中，随着眼压上升，HA聚合物发生改变，与sCD44的结合力明显降低，HA浓度下降，sCD44却大量滞留在细胞外，一旦浓度超过临界值，就会对小梁网细胞、视网膜神经节细胞等靶细胞产生毒性作用[94]。而对于高度近视，有研究发现，其玻璃体中HA浓度比正视眼要低得多，其房水中sCD44浓度也会增加，但量低于POAG患者房水中的浓度[95]。这说明sCD44不仅在压力依赖的POAG发病机制中有重要作用，还对高度近视的发生发展产生作用，那么对于高度近视合并POAG的可能，势必需要进一步研究。

5. **转化生长因子–β** 转化生长因子–β（transforming growth factor–β，TGF–β）是属于一组新近发现的调节细胞生长和分化的TGF–β超家族成员，一般在细胞分化活跃的组织常含有较高水平的TGF–β，促进细胞外基质（extracellular matrix，ECM）如胶原蛋白、纤粘蛋白的表达，并可抑制ECM的降解，对细胞形态发生的增殖和分化过程起着重要作用，有利于胚胎发育和细胞修复。*TGFB1*是青光眼致病机制研究中比较多的基因之一，在POAG患者的血浆中TGFB1表达水平明显增高[97]。*TGFB1*也是高度近视相关研究中研究最多的基因之一，在巩膜重塑中起了重要作用。相关meta分析显示，*TGFB1*的rs1982073和rs4803455与高度近视密切相关[98]。

（二）升压基因学说

1. **糖皮质激素敏感性** 关于糖皮质激素的敏感性，在多年关于肌纤蛋白（myocilin，*MYOC*）基因的研究中早已证实青光眼与之的相关性，Armaly发现青光眼患者眼局部应用糖皮质激素后眼压升高数值明显高于正常对照者[99]。而Amba等也早就发现，对眼局部应用倍他米松滴眼液的高度近视患者进行随访，高度近视眼对糖皮质激素有较高的敏感性。正常人群对其仅有4%~5%的反应性，与之相对，90%以上的POAG患者对糖皮质激素诱发高眼压呈高敏反应，而高度近视患者糖皮质激素可诱发实验性高眼压的高达88%，其中29%眼压高于31mmHg，说明高度近视与POAG可能存在类似的受*MYOC*基因调控的糖皮质激素敏感受体，两者患者小梁网上存在的受基因调控的糖皮质激素受体的分布较正常人群广[40,100]。

2. ***MYOC*基因** 青光眼的基因研究最早就是从糖皮质激素诱导高眼压的*MYOC*基因突变开始的。小梁网诱导糖皮质激素反应（trabecular meshwork induced glucocorticoid response，TIGR）基因，在细胞外基质高水平表达一种新的蛋白即TIGR蛋白，该蛋白与小梁细胞外基质合成相关。*TIGR*基因又称*MYOC*基因，是首个被确定的与POAG相关的突变基因，定位于1q21–31，基因座GL-CIA，包含3个外显子和2个内含子，至今已发现青光眼可有多达80个的错义或无义突变，突变大部分集中在第3外显子的嗅素同源区[101]。研究表明，*MYOC*的第423位密码子发生错义突变的杂合体可发生POAG，而纯合体则无POAG[102]。*MYOC*基因在眼内小梁网和睫状体广泛表达，它的基因突变、加之激素诱导和环境因素，使错误折叠的MYOC蛋白表达增多，聚集在内质网不能正常分泌，从而引发小梁细胞功能障碍，使小梁组织对房水流出阻力增加，最终眼压升高[103]。

而高度近视患者为什么对糖皮质激素反应增高，机制目前还不明确。对*MYOC*多态性相关研究表明，*MYOC*基因突变对POAG发生的危险度完全不同于对HM发生的危险度[104]，部分研究认为，*MYOC*的基因多态性与高度近视有相关性，华裔人群中*MYOC*的SNP的rs235858在3'端显示出最明显的关联[105, 106]，但高加索人群中却没有显著相关性[104]。因此，*MYOC*基因在两种疾病发病间的关联性仍待进一步研究。高度近视和POAG同时与*MYOC*基因及突变相关是否存在偶然性还需进一步研究证明。

3. 其他基因 除了前面明确和胶原、眼压有关的基因外，还有一些基因的变异或表达异常在高度近视或是POAG等发生发展中起到了一定的作用。

（1）*SIX6*基因：在对有欧洲血统的人群27个研究的人类全基因组的荟萃分析中，研究者确定了多个和屈光不正相关的基因位点，其中有8个基因在亚洲人种中也出现。候选基因新位点包括与功能神经传递（GRIA4），离子转运（KCNQ5），视黄酸代谢（RDH5），细胞外基质重塑（LAMA2和BMP2）和眼睛的发育（SIX6和PRSS56）等相关的位点[107]。另外，对POAG这一遗传性疾病进行全基因组分析，已经确定了包括CAV1/CAV2，TMCO1，CDKN2B-AS1，CDC7-TGFBR3，SIX1/SIX6，GAS7和ATOH7等在内的几个与青光眼相关的SNPs[108]。

*SIX6*基因是*SIX*基因家族的一员，*SIX*基因家族最早是利用果蝇的Sine oculis（So）基因作同源节选，找出的老鼠相关同源基因。已知*SIX*基因在视觉系统的发育中扮演重要角色。虽然老鼠所有的*SIX*基因家族成员都与So基因同源，却只有*SIX3*和*SIX6*基因在神经外胚层视觉原基中表达。*SIX6*被证明在眼球发育过程中起到重要作用，并与视神经的形态关系密切[107, 108]。在基因测序分析中确定，*SIX6*的六个非统一编码变异体，包括五个稀有的和一个常见的变异体Asn141His（rs33912345），有纯合SIX6的风险等位基因（His141）的患者比有纯合SIX6的非风险等位基因（Asn141）者，具有更薄的视网膜神经纤维层。由此假设，SIX6风险变异体可能扰乱了视网膜神经层的发育，导致RGCs细胞的数量减少，因此，增加了青光眼或高度近视患者视力丧失的风险[109]。

（2）*BMP2*基因：骨形态发生蛋白（bone morphogenetic protein，BMP）是在不同细胞和组织中广泛分布的多功能细胞因子，其中BMP2是钙化诱导因子，在哺乳动物的巩膜组织中广泛分布，使巩膜组织有软骨分化的潜力[110]。*BMP2*转基因大鼠可发生小梁网非结构改变性的钙化，进而眼压升高[111, 112]。基质γ-亚麻酸（matrix gamma-linolenic acid，Matrix GLA）蛋白（MGP）可以抑制BMP2诱导的随年龄增长而加重的小梁网钙化，从而抵抗眼压的升高[113]。但是，NMDA玻璃体腔注射也可导致视网膜的BMP2/4/7的上调，导致下游作用物Smad1/5/8在视网膜内RGCs细胞中的磷酸化，是抵抗NMDA毒性作用的神经保护的潜在通路[114]。

发育时，视觉原基和视神经球大小的调控，是正常屈光度发育的至关重要的因素，眼球生长调控失控，可能会导致近视，有证据显示*BMP2*基因表达的变化，介导了眼的发育和视网膜组织重塑。BMP2是一个涉及近视发育的潜在调节因子，在BMP2诱导成骨细胞分化过程中，*BMP2*基因诱导激酶（BMP2K，BIKe）出现了上调，可能导致高度近视的发生。其中，*BMP2K*基因1379G/A的变异体与高度近视的发生发展密切相关[115]。

（3）*LRP2*基因：在对斑马鱼进行基因和蛋白分子水平的研究中证实，和青光眼有关的隐性突变基因与成年发生的高度近视有关。其中，低密度脂蛋白受体相关蛋白2（low density lipoprotein receptor-related protein，LRP2），过去称为巨蛋白（Megalin），是多种生物活性分子的内吞受体，包括音猬蛋白（Sonic Hedgehog，SHH），骨形态发生蛋白4（bone morphogenic protein 4），视黄醇结合蛋白（retinol-binding protein），维生素D结合蛋白（vitamin D-binding protein）和载脂蛋白E（apolipoprotein E）。对LRP2进行定位克隆和非互补等位基因分析发现，*LRP2*的无义突变，可能会导致部分个体产生高眼压和严重的高度近视，眼轴拉长，眼球变大，这些都会对RGCs细胞造成视网膜内的牵拉应力，都是青光眼的相关危险因素。因此，LRP2蛋白在个体内的稳态发生改变，有可能会对近视和青光眼的其他相关危险因素产生影响[116]。但LRP2蛋白在人类是否会产生类似作用以及基因调控的方式还有待进一步研究。

本章节重点在于阐述近视和青光眼两种疾病相关联的最常见状态，即高度近视合并POAG的流行病学、临床表现和致病的分子机制等，对于近视合并其他少见类型的青光眼诸如闭角型青光眼等，以及目前大量研发的关于上述疾病结构和功能损害的新型高效检测手段等，就不再做介绍。

总之，大量的研究表明，近视尤其是高度近视，在流行病学特征、临床表现和致病机制等方面与青光眼密切相关，它们既相互独立而又广泛关联，甚至有可能是一种疾病的不同表型或不同阶段。不论两者的关系如何，它们都严重影响了患者的视觉功能，加之两者在诊断和治疗上都十分困难，所以需要进一步明确两者的关系，尤其是致病机制，这样才能确保对近视合并青光眼进行早期诊断和治疗，尽力保证患者的视觉质量和生活质量。相信随着生命科学的快速发展，这一天将早日到来。

（马　嘉）

参考文献

1. Holden BA, Fricke TR, Wilson DA, et al. Global Prevalence of Myopia and High Myopia and Temporal Trends from 2000 through 2050. Ophthalmology, 2016, 123 (5): 1036-1042.

2. Resnikoff S, Pascolini D, Mariotti SP, et al. Global magnitude of visual impairment caused by uncorrected refractive errors in 2004. Bull World Health Organ, 2008, 86 (1): 63-70.

3. Lu Q, Zheng Y, Sun B, et al, Shi J. A population-based study of visual impairment among pre-school children in Beijing: the Beijing study of visual impairment in children. Am J Ophthalmol, 2009, 147 (6): 1075-1081.

4. Vitale S, Sperduto RD, Ferris FL 3rd. Increased prevalence of myopia in the United States between 1971-1972 and 1999-2004. Arch Ophthalmol, 2009, 127 (12): 1632-1639.

5. Ma F, Dai J, Sun X. Progress in understanding the association between high myopia and primary open-angle glaucoma. Clin Experiment Ophthalmol, 2014, 42 (2): 190-197.

6. Young TL, Ronan SM, Drahozal LA, et al. Evidence that a locus for familial high myopia maps to chromosome 18p. Am J Hum Genet, 1998, 63 (1): 109-119.

7. Tham YC, Li X, Wong TY, et al. Global prevalence of glaucoma and projections of glaucoma burden through 2040: a

systematic review and meta–analysis. Ophthalmology, 2014, 121 (11): 2081–2090.

8. Kapetanakis VV, Chan MP, Foster PJ, et al. Global variations and time trends in the prevalence of primary open angle glaucoma (POAG): a systematic review and meta–analysis. Br J Ophthalmol, 2016, 100 (1): 86–93.

9. Wang YX, Xu L, Yang H, et al. Prevalence of glaucoma in North China: the Beijing Eye Study. Am J Ophthalmol, 2010, 150 (6): 917–924.

10. Liang YB, Friedman DS, Zhou Q, et al. Handan Eye Study Group. Prevalence of primary open angle glaucoma in a rural adult Chinese population: the Handan eye study. Invest Ophthalmol Vis Sci, 2011, 52 (11): 8250–8257.

11. Liang Y, Friedman DS, Zhou Q, et al. Handan Eye Study Group. Prevalence and characteristics of primary angle– closure diseases in a rural adult Chinese population: the Handan eye study. Invest Ophthalmol Vis Sci, 2011, 52 (12): 8672–8679.

12. Shen L, Melles RB, Metlapally R, et al. The Association of Refractive Error with Glaucoma in a Multiethnic Population. Ophthalmology, 2016, 123 (1): 92–101.

13. Narayanaswamy A, Baskaran M, Zheng Y, et al. The prevalence and types of glaucoma in an urban Indian population: the Singapore Indian Eye Study. Invest Ophthalmol Vis Sci, 2013, 54 (7): 4621–4627.

14. Pan CW, Cheung CY, Aung T, et al. Differential associations of myopia with major age–related eye diseases: the Singapore Indian Eye Study. Ophthalmology, 2013, 120 (2): 284–291.

15. Perkins ES, Phelps CD. Open angle glaucoma, ocular hypertension, low–tension glaucoma, and refraction. Arch Ophthalmol, 1982, 100 (9): 1464–1467.

16. Mastropasqua L, Lobefalo L, Mancini A, et al. Prevalence of myopia in open angle glaucoma. Eur J Ophthalmol, 1992, 2 (1): 33–35.

17. Wilson MR, Hertzmark E, Walker AM, et al. A case–control study of risk factors in open angle glaucoma. Arch Ophthalmol, 1987, 105 (8): 1066–1071.

18. Leske MC, Connell AM, Wu SY, et al. Risk factors for open angle glaucoma. The Barbados Eye Study. Arch Ophthalmol, 1995, 113 (7): 918–924.

19. Mitchell P, Hourihan F, Sandbach J, et al. The Relationship between Glaucoma and Myopia. The Blue Mountains Eye Study. Ophthalmology, 1999, 106 (10): 2010–2015.

20. Xu L, Wang Y, Wang S, et al. High myopia and glaucoma susceptibility the Beijing Eye Study. Ophthalmology, 2007, 114 (2): 216–220.

21. Kuzin AA, Varma R, Reddy HS, et al. Los Angeles Latino Eye Study Group. Ocular biometry and open–angle glaucoma: the Los Angeles Latino Eye Study. Ophthalmology, 2010, 117 (9): 1713–1719.

22. Marcus MW, de Vries MM, JunoyMontolio FG, et al. Myopia as a risk factor for open–angle glaucoma: a systematic review and meta–analysis. Ophthalmology, 2011, 118 (10): 1989–94.e2.

23. Suzuki Y, Iwase A, Araie M, et al. Risk factors for open–angle glaucoma in a Japanese population: the Tajimi Study. Ophthalmology, 2006, 113 (9): 1613–1617.

24. Ramakrishnan R, Nirmalan PK, Krishnadas R, et al. Glaucoma in a rural population of southern India: the Aravind comprehensive eye survey. Ophthalmology, 2003, 110 (8): 1484–1490.

25. Czudowska MA, Ramdas WD, Wolfs RC, et al. Incidence of Glaucomatous Visual Field Loss: A Ten–Year Follow–up from the Rotterdam Study. Ophthalmology, 2010, 117 (9): 1705–1712.

26. Shen SY, Wong TY, Foster PJ, et al. The prevalence and types of glaucoma in malay people: the Singapore Malay eye study. Invest Ophthalmol Vis Sci, 2008, 49 (9): 3846–3851.

27. Wong TY, Klein BE, Klein R, et al. Refractive Errors, Intraocular Pressure, and Glaucoma in a White Population. Ophthalmology, 2003, 110 (1): 211–217.

28. Qiu M, Wang SY, Singh K, et al. Association between Myopia and Glaucoma in the United States Population. Invest Ophthalmol Vis Sci, 2013, 54 (1): 830–835.

29. Drance SM, Sweeney VP, Morgan RW, et al. Studies of factors involved in the production of low tension

glaucoma. Arch Ophthalmol, 1973, 89 (6): 457–465.

30. Grødum K, Heijl A, Bengtsson B. Refractive error and glaucoma. ActaOphthalmol Scand, 2001, 79: 560–566.

31. Leighton DA, Tomlinson A. Ocular tension and axial length of the eyeball in open–angle glaucoma and low tension glaucoma. Br J Ophthalmol, 1973, 57: 499–502.

32. Orzalesi N, Rossetti L, Omboni S. Vascular risk factors in glaucoma: the results of a national survey. Graefes Archive for Clinical & Experimental Ophthalmology, 2007, 245 (6): 795–802.

33. Nomura H, Ando F, Niino N, et al. The relationship between intraocular pressure and refractive error adjusting for age and central corneal thickness. Ophthalmic Physiol Opt, 2004; 24 (1): 41–45.

34. Podos SM, Becker B, Morton WR. High myopia and primary open–angle glaucoma. Am J Ophthalmol, 1966, 62 (6): 1038–1043.

35. Chihara E, Liu X, Dong J, et al. Severe myopia as risk factor for progressive visual field loss in primary open–angle glaucoma. Ophthalmologica, 1997, 211 (2): 66–71.

36. Mayama C, Suzuki Y, Araie M, et al. Myopia and advanced–stage open–angle glaucoma. Ophthalmology, 2002, 109 (11): 2072–2077.

37. Lee YA, Shih YF, Lin LL, et al. Association between high myopia and progression of visual field loss in primary open–angle glaucoma. J Formos Med Assoc, 2008, 107 (12): 952–957.

38. Wang RF, Guo BK, Chu RY. High myopia and primary open–angle glaucoma. Zhonghua Yan KeZaZhi, 1986, 22 (6): 349–352.

39. 项勇刚，夏凌云，张勇，等. 中国人近视与原发性开角型青光眼相关性的Meta分析. 临床眼科杂志，2014, 22（3）: 259–262.

40. 曹奕雯，杨迪亚，王宁利. 高度近视与青光眼相互影响机制的探讨. 中华实验眼科杂志，2015, 33（3）: 275–278.

41. Ng DS, Cheung CY, Luk FO, et al. Advances of optical coherence tomography in myopia and pathologic myopia. Eye (Lond). 2016 Apr 8. doi: 10.1038/eye.2016.47. Epub ahead of print. Review.

42. Morgan IG, Ohno–Matsui K, Saw SM. Myopia. Lancet, 2012, 379 (9827): 1739–1748.

43. Shimada N, Ohno–Matsui K, Nishimuta A, et al. Peripapillary changes detected by optical coherence tomography in eyes with high myopia. Ophthalmology, 2007, 114 (11): 2070–2076.

44. Xu L, Li Y, Wang S, Wang Y, et al. Characteristics of highly myopic eyes: the Beijing Eye Study. Ophthalmology, 2007, 114 (1): 121–126.

45. Samarawickrama C, Mitchell P, Tong L, et al. Myopia–related optic disc and retinal changes in adolescent children from singapore. Ophthalmology, 2011, 118 (10): 2050–2057.

46. Lee EJ, Kjm TW, Weinreb RN. Reversal of lamina cribrosa displacement and thickness after trabeculectomy in glaucoma. Ophthalmology, 2012, 119 (7): 1359–1366.

47. McBrien NA. Regulation of scleral metabolism in myopia and the role of transforming growth factor–beta. Exp Eye Res, 2013, 114: 128–140.

48. Jonas JB, Berenshtein E, Holbach L. Lamina cribrosa thickness and spatial relationships between intraocular space and cerebrospinal fluid space in highly myopic eyes. Invest Ophthalmol Vis Sci, 2004, 45 (8): 2660–2665.

49. Scott R, Grosvenor T. Structural model for emmetropic and myopic eyes. Ophthalmic Physiol Opt, 1993, 13 (1): 41–47.

50. Saw SM, Gazzard G, Shih–Yen EC, et al. Myopia and associated pathological complications. Ophthalmic Physiol Opt, 2005, 25 (5): 381–391.

51. 凌云，刘海霞. 高度近视与原发性开角型青光眼的关联机制. 华中科技大学学报（医学版），2013, 42（6）: 737–740.

52. Fong DS, Epstein DL, Allingham RR. Glaucoma and myopia: are they related? IntOphthalmolClin, 1990, 30 (3): 215–218.

53. Jonas JB, Fernández MC, Naumann GO. Glaucomatous parapapillary atrophy. Occurrence and correlations. Arch Ophthalmol, 1992, 110 (2): 214–222.

54. Jonas JB, Jonas SB, Jonas RA, et al. S. Histology of the parapapillary region in high myopia. Am J Ophthalmol, 2011, 152 (6): 1021–1029.

55. Karczewicz D, Modrzejewska M. Assessment of blood flow in eye arteries in patients with myopia and glaucoma. Kin Oczna, 2004, 106 (1–2 Suppl): 214–216.

56. Jonas JB, Jonas SB, Jonas RA, et al. Parapapillary atrophy: histological gamma zone and delta zone. PLoS One, 2012, 7 (10): e47237.

57. Hayashi K, Tomidokoro A, Lee KY, et al. Spectral–domain optical coherence tomography of β–zone peripapillary atrophy: influence of myopia and glaucoma.Invest Ophthalmol Vis Sci, 2012, 53 (3): 1499–1505.

58. Ohno–Matsui K, Akiba M, Moriyama M, Shimada N, et al. Acquired optic nerve and perjpapillary pits in pathologic myopia. OphthaImology, 2012, 119 (8): 1685–1692.

59. Perera SA, Wong TY, Tay WT, et al. Refractive error, axial dimensions, and primary open–angle glaucoma: the Singapore Malay Eye Study. Arch Ophthalmol, 2010, 128 (7): 900–905.

60. Manny RE, Mitchell GL, Cotter SA, et al. CLEERE Study Group. Intraocular pressure, ethnicity, and refractive error. Optom Vis Sci, 2011, 88 (12): 1445–1453.

61. Yang YX, Wang NL, Wu L, et al. Effect of high myopia on 24–hour intraocular pressure in patients with primary open–angle glaucoma. Chin Med J (Engl), 2012, 125 (7): 1282–1286.

62. Sandfeld Nielsen L, Skov L, Jensen H. Visual dysfunctions and ocular disorders in children with developmental delay. II. Aspects of refractive errors, strabismus and contrast sensitivity. ActaOphthalmol Scand, 2007, 85 (4): 419–426.

63. Edwards MH, Brown B. IOP in myopic children: the relationship between increases in IOP and the development of myopia. Ophthalmic Physiol Opt, 1996, 16 (3): 243–246.

64. Tokoro T, Funata M, Akazawa Y. Influence of intraocular pressure on axial elongation. J OculPharmacol, 1990, 6 (4): 285–291.

65. Mark HH. The role of eye size in its pressure and motility. ClinOphthalmol, 2007, 1 (2): 105–109.

66. Hsu SY, Sheu MM, Hsu AH, et al. Comparisons of intraocular pressure measurements: Goldmannapplanation tonometry, noncontact tonometry, Tono–Pen tonometry, and dynamic contour tonometry. Eye (Lond), 2009, 23 (7): 1582–1588.

67. Martinez–de–la–Casa JM, Jimenez–Santos M, Saenz–Frances F, et al. J. Performance of the rebound, noncontact and Goldmannapplanationtonometers in routine clinial practice. Acta Ophthalmol, 2011, 89 (7): 676–680.

68. Morgan WH, Chauhan BC, Yu DY, et al. Optic disc movement with variations in intraocular and cerebrospinal fluid pressure. Invest Ophthalmol Vis Sci, 2002, 43 (10): 3236–3242.

69. Balaratnasingam C, Morgan WH, Johnstone V, et al. Histomorphometric measurements in human and dog optic nerve and an estimation of optic nerve pressure gradients in human. Exp Eye Res, 2009, 89 (5): 618–628.

70. Sigal IA, Flanagan JG, Tertinegg I, et al. 3D morphometry of the human optic nerve head. Exp Eye Res, 2010, 90 (1): 70–80.

71. Ohno–Matsui K, Akiba M, Moriyama M, et al. Imaging retrobuIbar subarachnoid space around optic nerve by swept–source optical coherence tomography in eyes with pathologic myopia. Invest OphthalmoI Vis Sci, 2011, 52 (13): 9644–9650.

72. Leske MC, Nemesure B, He Q, et al. Patterns of open–angle glaucoma in the Barbados Family Study. Ophthalmology, 2001, 108 (6): 1015–1022.

73. Quigley HA, Enger C, Katz J, et al. D. Risk factors for the development of glaucomatous visual field loss in ocular

hypertension. Arch Ophthalmol,1994, 112 (5): 644–649.

74. Gordon MO, Beiser JA, Brandt JD, et al. The Ocular Hypertension Treatment Study: baseline factors that predict the onset of primary open–angle glaucoma. Arch Ophthalmol, 2002, 120 (6): 714–720; discussion 829–830.

75. Wu SY, Nemesure B, Leske MC. Glaucoma and myopia. Ophthalmology, 2000, 107 (6): 1026–1027.

76. Morrison JC, L'Hernault NL, Jerdan JA, et al. Ultrastructural location of extracellular matrix components in the optic nerve head. Arch Ophthalmol, 1989, 107 (1): 123–129.

77. Gentle A, Liu Y, Martin JE, et al. Collagen gene expression and the altered accumulation of scleral collagen during the development of high myopia. J Biol Chem, 2003, 278 (19): 16587–16594.

78. Lazuk AV, Slepova OS. Study of immune reactions to collagen in patients with myopia. VestnOftalmol, 1995, 111 (2): 14–16.

79. Kiratli H, Satilmiş M. Prolidase deficiency associated with pathologic myopia. Ophthalmic Genet, 1998, 19 (1): 49–53.

80. Nowak M, Swietochowska E, Jochan K, et al. Evaluation of selected parameters of collagen metabolism in patients with myopia. KlinOczna, 2000, 102 (3): 201–205.

81. Cui W, Bryant MR, Sweet PM, et al. Changes in gene expression in response to mechanical strain in human scleral fibroblasts. Exp Eye Res, 2004, 78 (2): 275–284.

82. 李寿玲, 季碧霞, 褚仁远, 等. 病理性近视与人类白细胞抗原–DQB1基因的关联性研究. 中华眼科杂志, 2001, 37（4）: 263–265.

83. Yang J, Patil RV, Yu H, et al. T cell subsets and sIL–2R/IL–2 levels in patients with glaucoma. Am J Ophthalmol, 2001, 131 (4): 421–426.

84. Young TL, Scavello GS, Paluru PC, et al. Microarray analysis of gene expression in human donor sclera. Mol Vis, 2004, 10: 163–176.

85. Young TL, Guo XD, King RA, et al. Identification of genes expressed in a human scleral cDNA library. Mol Vis, 2003, 9: 508–514.

86. Zhao YY, Zhang FJ, Zhu SQ, et al. Detection of differentially expressed lumican gene mRNA level in scleral tissue in human eye. Zhonghua Yi XueZaZhi, 2012, 92 (9): 608–611.

87. Austin BA, Coulon C, Liu CY, et al. Altered collagen fibril formation in the sclera of lumican–deficient mice. Invest Ophthalmol Vis Sci, 2002, 43 (6): 1695–1701.

88. Chakravarti S, Paul J, Roberts L, et al. Ocular and scleral alterations in gene–targeted lumican–fibromodulin double–null mice. Invest Ophthalmol Vis Sci, 2003, 44 (6): 2422–2432.

89. Diskin S, Kumar J, Cao Z, et al. Detection of differentially expressed glycogenes in trabecular meshwork of eyes with primary open–angle glaucoma. Invest Ophthalmol Vis Sci, 2006, 47 (4): 1491–1499.

90. He M, Wang W, Ragoonundun D, et al. Meta–analysis of the association between lumican gene polymorphisms and susceptibility to high Myopia. PLoS One, 2014, 9 (6): e98748.

91. Zhou G, Liu B. Single nucleotide polymorphisms of metabolic syndrome–related genes in primary open angle glaucoma.Int J Ophthalmol, 2010, 3 (1): 36–42.

92. Liang Y, Song Y, Zhang F, et al. Effect of a Single Nucleotide Polymorphism in the LAMA1 Promoter Region on Transcriptional Activity: Implication for Pathological Myopia. Curr Eye Res, 2016, 10: 1–8.

93. 卢艳, 李美玉. 多巴胺受体对牛眼小梁细胞环磷酸腺苷的调节作用. 中华眼科杂志, 1998, 34（5）: 379–381.

94. Knepper PA, Miller AM, Choi J, Wertz RD, et al. Hypophosphorylation of aqueous humor sCD44 and primary open–angle glaucoma. Invest Ophthalmol Vis Sci, 2005, 46 (8): 2829–2837.

95. Navajas EV, Martins JR, Melo LA Jr, et al. Concentration of hyaluronic acid in primary open–angle glaucoma aqueous humor. Exp Eye Res, 2005, 80 (6): 853–857.

96. Budak YU, Akdogan M, Huysal K. Aqueous humor level of sCD44 in patients with degenerative myopia and primary open-angle glaucoma. BMC Res Notes, 2009, 2: 224.

97. Kuchtey J, Kunkel J, Burgess LG, et al. Elevated transforming growth factor β1 in plasma of primary open-angle glaucoma patients. Invest Ophthalmol Vis Sci, 2014, 55 (8): 5291-5297.

98. Meng B, Li SM, Yang Y, et al. The association of TGFB1 genetic polymorphisms with high myopia: a systematic review and meta-analysis. Int J ClinExp Med, 2015, 8 (11): 20355-20367.

99. Armaly MF. Effect of corticostemids on intraocular pressure and fluid dynamics. I. The effect of dexamethasone in the normal eye. Arch Ophthalmol, 1963, 70 (4): 482-491.

100. Amba SK, Jain lS, Gupta SD. Topical conicosteroid and intraocular pressure in high myopia. I. Study of pressure response. Indian J Ophthalmol, 1973, 21 (3): 102-107.

101. Hewitt AW, Mackey DA, Craig JE. Myocilin allele-specific glaucoma phenotype database. Hum Mutat, 2008, 29 (2): 207-211.

102. Morissette J, Clépet C, Moisan S, et al. Homozygotes carrying an autosomal dominant TIGR mutation do not manifest glaucoma. Nat Genet, 1998, 19 (4): 319-321.

103. Wei YT, Li YQ, Bai YJ, et al. Pro370Leu myocilin mutation in a Chinese pedigree with juvenile-onset open angle glaucoma. Mol Vis, 2011, 17: 1449-1456.

104. Zayats T, Yanovitch T, Creer RC, et al. Myocilin polymorphisms and high myopia in subjects of European origin. Mol Vis, 2009, 15: 213-222.

105. Tang WC, Yip SP, Lo KK, et al. Linkage and association of myocilin (MYOC) polymorphisms with high myopia in a chinese population. Mol Vis, 2007, 13: 534-544.

106. Vatavuk Z, Skunca Herman J, Bencić G, et al. Common variant in myocilin gene is associated with high myopia in isolated population of Korcula Island, Croatia. Croat Med J, 2009, 50 (1): 17-22.

107. Verhoeven VJ, Hysi PG, Wojciechowski R, et al. Genome-wide meta-analyses of multiancestry cohorts identify multiple new susceptibility loci for refractive error and myopia. Nat Genet, 2013, 45 (3): 314-318.

108. Abu-Amero K, Kondkar AA, Chalam KV. An Updated Review on the Genetics of Primary Open Angle Glaucoma. Int J Mol Sci, 2015, 16 (12): 28886-28911.

109. Carnes MU, Liu YP, Allingham RR, et al. Discovery and functional annotation of SIX6 variants in primary open-angle glaucoma. PLoS Genet, 2014, 10 (5): e1004372.

110. Seko Y, Azuma N, Takahashi Y, et al. Human sclera maintains common characteristics with cartilage throughout evolution. PLoS One, 2008, 3 (11): e3709.

111. Buie LK, Karim MZ, Smith MH, Borrás T. Development of a model of elevated intraocular pressure in rats by gene transfer of bone morphogenetic protein 2. Invest Ophthalmol Vis Sci, 2013, 54 (8): 5441-5455.

112. Wordinger RJ, Agarwal R, Talati M, et al. Expression of bone morphogenetic proteins (BMP), BMP receptors, and BMP associated proteins in human trabecular meshwork and optic nerve head cells and tissues. Mol Vis, 2002, 8: 241-250.

113. Xue W, Wallin R, Olmsted-Davis EA, Borrás T. Matrix GLA protein function in human trabecular meshwork cells: inhibition of BMP2-induced calcification process. Invest Ophthalmol Vis Sci, 2006, 47 (3): 997-1007.

114. Ueki Y, Reh TA. Activation of BMP-Smad1/5/8 signaling promotes survival of retinal ganglion cells after damage in vivo. PLoS One, 2012, 7 (6): e38690.

115. Liu HP, Lin YJ, Lin WY, et al. A novel genetic variant of BMP2K contributes to high myopia. J Clin Lab Anal, 2009, 23 (6): 362-367.

116. Veth KN, Willer JR, Collery RF, et al. Mutations in zebrafish lrp2 result in adult-onset ocular pathogenesis that models myopia and other risk factors for glaucoma. PLoS Genet, 2011, 7 (2): e1001310.

第二节 近视发病机制的蛋白质组学研究

一、概述

近视是指当调节作用完全放松时，平行光线进入眼内，通过屈光间质的折光后聚焦在视网膜的前面[1]。近视是现在全世界范围内最常见的眼部异常之一，美国眼科学会认为全球至少有25%的人患有近视[2]。在中国近视的发病率更高，达到了50%以上。在广州对近视的流行病学调查结果显示，5岁的儿童近视的发病率为3.3%，而到15岁人群，近视的发病率达到了70%以上。近视不但发病率高，而且高度近视有引起视网膜脱落、黄斑病变等一系列的并发症从而严重影响视力的可能。因此，近视的研究一直是眼部疾病研究的热点之一。

通过对近视的研究，近视的光学机制已经被阐明。但是，近视发病的确切机制仍不清楚[3]。迄今为止的研究认为近视的发生原因主要分为遗传因素和环境因素两大类。随着生物化学和分子生物学的飞速发展，越来越多的实验技术被引入到近视的发病机制的研究中来，为更好地揭示近视的发病机制提供了更新的思路和更多的手段。

二、近视研究动物模型的建立

（一）实验动物的选择

目前对近视发病机制的研究，主要是通过对近视动物模型的研究来进行的。早在1961年Young就通过限制猴的视觉空间成功地建立了近视模型，以后各国科学家又陆续用鸡、猫、豚鼠[4]、家兔、树鼩、恒河猴等建立了近视的动物模型，这些动物模型的建立为近视发病机制的研究提供了良好的研究对象。

通过对这些动物模型的研究发现[5,6]，不同种类的动物形成近视的程度及眼轴延长的速度是不同的，例如鸡就能在短时间形成高度近视，并且其眼球生长速率在形觉剥夺的第一天就有变化。但是鸡的眼球在结构和功能上与人类的眼球大不相同。主要表现在：①鸡的巩膜由软骨层和纤维层构成，而哺乳类动物的巩膜是没有软骨层的；②鸡的调节肌是横纹肌，而哺乳动物的调节肌为平滑肌；③哺乳动物通常是双眼视觉而鸡是单眼视觉；④与鸡近视发生、发展的过程密切相关的基因和蛋白质表达与哺乳动物并不相同，因此源于实验性近视鸡眼的实验结果并不能很好地解释人类近视的发生与发展过程。

虽然哺乳动物所诱导的度数不高而且时间也较长，但由于哺乳动物近视模型与人类近视的发病机制相似，所以最近几年利用哺乳动物特别是灵长类动物进行近视发病机制的研究越来越受到重视[7-15]。

（二）近视动物模型的建立方法

近视动物模型的建立方法有很多种，如眼罩遮盖、眼睑缝合、准分子激光屈光性角膜切削术等等。但是根据引起视觉变化的不同，主要分为形觉剥夺和光学离焦两大类。

形觉剥夺和光学离焦所形成的近视虽然存在不少共同之处[16-19]，如二者在巩膜生长受影响之前均先表现为脉络膜增厚，均调节巩膜及脉络膜厚度的日周期，并且均可引起视网膜上多巴胺（DA）代谢的变化，利血平的应用可以阻止形觉剥夺和光学离焦性近视的发生、发展。但形觉剥夺和光学离焦也存在根本差别，光学离焦时，如果离焦量不是很大，眼能继续接受视觉反馈（即视网膜像质作为屈光状态的误差信号），当眼球向合适的聚焦位置生长时，像的质量得到了改善，但是在形觉剥夺的情况下，视觉反馈意义不大，因为无论眼球如何生长，视网膜像质无法有任何改进。光学离焦导致近视时，将大脑作为中介机制被牵涉进去，剥夺性近视却似乎没有这种要求，因为将视神经切断后，并不能阻止形觉剥夺性近视的发生和发展，却可以阻止负镜所诱导的近视的发生，也明显影响了形觉剥夺性近视在剥夺因素去除后的正视化过程。

值得注意的是形觉剥夺性近视在人类中极少，形觉剥夺性近视发生的视觉条件，如缝合眼睑、佩戴不透光镜片等等，与人类近视形成关系不是很大，至少绝大部分人近视的发生、发展均没有以上视觉条件的诱导。因此，用形觉剥夺性近视的实验结果来解释人类近视的发生发展过程就不可避免地受到某些限制。光学离焦性近视的视觉条件则与人类近视的发生、发展有很密切的关系，如验光配镜的不准确即可产生光学离焦的效果。

（三）形觉剥夺性近视动物模型的建立

早年形觉剥夺性近视动物模型的建立多采用眼睑缝合、眼罩遮盖、角膜混浊、佩戴黑色不透光角膜接触镜等方法。1976年，Hubel等在研究中枢神经系统发育时发现，出生后即被缝合眼睑的幼猴，被缝合眼发生高度近视。1977年，Wiesel等将猴眼睑缝合，结果9只幼猴产生明显的近视，而1只成年猴的屈光状态没有改变。这个很有意义的实验为近视的研究提供了很有用的动物模型，也正是这一成功的实验才真正开始了形觉剥夺性近视的系列研究。虽然，采用眼睑缝合、眼罩遮盖、角膜混浊、佩戴黑色不透光角膜接触镜等方法均能成功诱导多种实验动物形成近视，但是这几种方法均不同程度地影响实验动物的正常生理状态，而且必须注意形觉剥夺的完全性，否则将明显影响实验结果。如不少研究发现，有些种类的动物在形觉剥夺的初期会出现短暂的远视，接下来才出现形觉剥夺性近视。McBrien认为这种短暂的远视的发生与被缝合的眼睑压迫角膜变平有关。现在，形觉剥夺性近视动物模型的建立多采用佩戴散射镜片的方法。具体是实验眼佩戴散射镜片，而对照眼则佩戴相同透光率的平光镜片。这种方法克服了早年一些方法的影响因素，使实验眼和对照眼更具有可比性。

另外，研究者也发现，形觉剥夺解除以后，有些动物如娟猴，被剥夺眼的屈光状态可以继续发展[20]。但在某些动物，如鸡和某些种类的猴（macaque），形觉剥夺解除以后，如果动物仍处于生长发育期[21]，则被剥夺眼可以从所形成的近视状态完全或部分恢复而达到或接近正视状态。Troilo[22]和Wallman发现，鸡眼去除剥夺因素以后，可以通过增加角膜曲率半径和停止玻璃体腔的增长，而从近视状态向正视状态发展。达到正视状态以后，玻璃体腔恢复正常的增长速度。鸡眼去除剥夺因素时的年龄越大，恢复正视状态的速度越慢，也越难完全恢复。

（四）光学离焦性近视动物模型的建立

1. 佩戴凹透镜建立光学离焦性近视动物模型 1988年，Schaeffel等首次采用光学离焦的方法，给小鸡双眼佩戴不同屈光度的镜片，人为造成屈光参差，观察发现小鸡眼朝消除人为的屈光参差的方向发展。以后，研究者用鸡、树鼠、娟猴、豚鼠、恒河猴建立

了视网膜离焦所致近视的动物模型。并且发现小鸡眼的代偿生长范围很大，可以从-10D
到+15D。而对幼猴的研究与较低等动物比较则有不同的发现。首先，幼猴对屈光参差的
代偿生长范围较小；另外，Smith Ⅲ等发现，只有人为造成的低度数的屈光参差（如给幼
猴一眼佩戴-3D或+3D镜片，另一眼佩戴平光镜片），才能改变猴眼的生长速率，使幼猴
眼朝消除人为屈光参差的方向发展。如果人为造成高度数的屈光参差（如给幼猴一眼佩
戴-6D或+6D镜片，另一眼佩戴平光镜片），幼猴眼不能朝完全消除人为的屈光参差的方
向发展。作者认为，高度数的屈光参差可能引起了视觉系统的其他改变，如弱视，这些改
变可能影响光学离焦所致的眼球生长速率的改变。为了证实这一点，作者采用交替遮盖的
方法使幼猴能用双眼视物，结果发现，幼猴同样能朝消除人为造成高度数的屈光参差的方
向发展。

　　给动物双眼佩戴相同屈光度数的镜片，也同样出现代偿生长。给幼猴佩戴中等屈光度
数（3D或6D）的负镜，幼猴朝近视的方向发展，而且这种代偿生长可以达到几近完全的
程度。如Hung等[23]和Smith Ⅲ等[24]给幼猴佩戴-3D或-6D镜片，观察期间，幼猴形成
3D或6D的近视。Smith Ⅲ等[24]还发现，幼猴双眼佩戴相同屈光度数的镜片后，其代偿生
长的幅度为-2D和+8D。在此范围内，幼猴能完全代偿生长，最终达到相对轻度远视的状
态（猴的正视化状态）。

　　2. 屈光手术建立光学离焦性近视动物模型　　佩戴凹透镜已在多种动物成功建立了光
学离焦性近视动物模型，但用此方法要特别注意保持镜片的清晰和防止动物偷看，否则将
影响实验结果；而且，对于年龄较大的动物，特别是灵长类动物，很容易损坏镜片。因
此，中山眼科中心首次采用准分子激光屈光性角膜切削术改变恒河猴角膜屈光力，人为造
成视网膜光学离焦，可以明显影响幼猴的正视化过程；术后远视性离焦，玻璃体腔增长速
率加快，幼猴朝相对近视方向发展，屈光状态达到平衡点以后，玻璃体腔恢复正常的增长
速度。观察恒河猴屈光状态随时间而变化过程，可见恒河猴手术眼屈光度在术后2个月内
变化最大，均朝正视化的方向发展，这种屈光状态的变化并不是由角膜屈光力的改变而引
起，因为不管是否手术眼，术后为近视，还是术后为远视眼，角膜屈光力（D）均下降，
而且三组角膜屈光力的变化在统计学上没有差别。术后2个月左右，恒河猴达到或接近新
的正视状态，对照恒河猴玻璃体腔长度随时间而变化的情况，恒河猴玻璃体腔长度也是
在术后2个月内变化最大。术后2个月左右，恒河猴达到或接近新的正视状态，此时，玻
璃体腔增长速率也随之发生变化。此结果表明，准分子激光屈光性角膜切削术改变角膜
屈光力造成的光学离焦是通过改变玻璃体腔增长速度，而使眼球朝消除这种离焦的方向
生长。

　　既然准分子激光屈光性角膜切削术改变角膜屈光力可以调控恒河猴的正视化过程，我
们就可以用此方法建立近视的动物模型，研究光学离焦性近视的发生、发展过程。而且，
此方法除了具有不影响视野、物像的失真小、不会由于眼球的转动而产生棱镜效应等视觉
效果方面的优点以外，还可避免由于镜片被弄脏没有及时清洗或幼猴偷看而造成的对实验
结果的影响。但是，应用此方法也有一个很大的缺点，即手术本身可能会影响角膜的结构
和功能。虽然我们的实验切削角膜的厚度仅为35～58μm，术后观察期间没有发现角膜上
皮下混浊形成，术前、术后眼压也没有显著性差别，但是现在不少学者认为，视网膜像的
对比度下降是形觉剥夺性近视发生的主要原因，而且引起形觉剥夺性近视发生的对比度下

降的阈值相当低，实验中使视网膜像的对比度轻度下降，也能明显导致近视的发生。为了消除这些影响，我们的实验设计了两组，即术后远视性离焦组和近视性离焦组，观察对幼猴正视化过程的影响，结果术后近视性离焦组的玻璃体腔增长速率减慢，而术后为远视性离焦组的玻璃体腔增长速率加快，表明是"视觉依赖，对焦生长"的因素在起作用，而不是形觉剥夺的因素在起作用。因为，如果是后者在起作用，则术后近视性离焦组的玻璃体腔增长速度不是减慢，而是加快。因此，准分子激光屈光性角膜切削术致光学离焦在视觉研究实验中具有广阔的应用前景。

除了准分子激光屈光性角膜切削术以外，其他类型的屈光手术，包括晶状体屈光手术也可以考虑应用于建立光学离焦性近视动物模型。

三、近视发病机制的传统研究方法

传统方法对近视的研究主要从遗传因素和环境因素两个方面进行研究。

（一）遗传因素

不少证据表明，遗传因素在近视的发生发展过程中扮演了重要角色。首先，Crawford等的资料显示，生活在美国夏威夷的亚裔比其他族裔近视的发生率高，其中华裔最高。其次，Zadnik的研究表明父母均为近视的子代发生近视的概率是父母无近视子代的8倍。多年来，研究者均认为，病理性近视与遗传因素有密切关系，多数属常染色体隐性遗传，也有报道为常染色体显性遗传或性连锁隐性遗传。最近的研究已发现家族性近视的 *MYP1*（Xq28）、*MYP2*（18p11.31）、*MYP3*（12q21-q23）、7q36 和 17q21-q23 等突变基因位点。而单纯性近视的以上基因位点均未发现异常。Young 等的进一步研究发现，*MYP2* 定位于 D18S63 与 D18S52 之间。这些有意义的发现为了解近视与遗传的关系奠定了坚实的基础。但是，近视的遗传因素还有待进一步的深入研究。

（二）环境因素

1. **近距离工作** 早在100多年以前，科学家们就发现近距离工作与近视的发生、发展有很重要的关系。1882年，Tscheming 的研究发现，大学生等近距离工作较多者近视发生率高于农民和渔民等近距离工作较少者。以后，很多的研究均证实了这一点。持续的近距离工作引起的近视有暂时性近视和永久性近视两种类型。暂时性近视是由于调节痉挛，远点暂时移近导致屈光状态类似近视，而睫状肌麻痹检查则发现真实屈光状态是远视或正视。近距离工作引起的暂时性近视被认为是近视性屈光不正的第一阶段。与真实的近视不同，假性近视是一种暂时性的近视，此时，远点持续地变近，在未经睫状肌麻痹下检查时假性近视是一种近视性的屈光不正。但是，假性近视是可逆的，因为在睫状肌麻痹后检查时假性近视的屈光是正视状态，这表明暂时性近视是由调节痉挛或睫状肌痉挛所致。永久性近视即真性近视，对永久性近视的许多研究证实其与近距离工作也同样密切相关。

近距离工作较多者近视发生率也较高，这已是不争的事实[25, 26]。但是，为什么会出现这一现象却一直不清楚。由于近距离工作包括调节和集合量的增强，因此，研究调节和集合及整个眼动系统在近视发展中的作用就尤为重要。调节和集合是眼动系统近距工作机制中的基本要素，它们两者结合产生了双眼状态下单视清晰像。现在，不少研究工作者用反馈控制理论制作模型，详细描述了调节和集合系统的静态和动态反应。这些为了解近距离工作与近视的发生、发展的关系打下了坚实的基础。

　　2. 环境光照强度 由 Rose 等[27]进行的悉尼近视研究中显示户外活动多的儿童呈现较轻的近视状态，一些儿童甚至处于相对远视状态，然而那些户外运动少并同时进行大量近距离工作儿童的屈光状态已经开始了向近视方向的偏移，于是提出了户外运动可能与近视的抑制有关。随后进行的很多研究也都纷纷支持这个假设，Guggenheim 等[28]将户外活动过程分解为处于户外环境中的时间和户外的活动方式，分别观察他们与青少年近视发生的关联性，研究结果认为，对于近视发生具有预防意义的是处于户外环境中的时间而不是所进行的活动本身。还有一些调查认为[29,30]，户外运动的这个保护性作用同样也不是由减少的近距离工作量所决定的。Fulk[31]和 Deng[32]分别进行的研究中一致认为季节性因素对减慢近视的进展有积极作用，可能的原因在于夏季儿童的户外运动时间要长于冬季。在众多原因的分析中，鉴于户外环境的光照强度是室内照明的100倍之高，户外环境的高光照强度可能就是保护性作用的假设得到了认同[33]。随后进行的动物实验中，饲养环境中的强光能够抑制小鸡形觉剥夺和远视离焦性近视的发展[34,35]。Smith[36]在所进行的恒河猴实验中观察到，强光能够显著影响灵长类动物的视觉依赖性眼球生长，尤其是强光能够抑制恒河猴形觉剥夺性近视的发生。这些为影响近视发展的环境因素分析开拓了新的视野。

　　3. 形觉剥夺 自从1976年 Hubel 等在研究中枢神经系统发育时发现，出生后即被缝合眼睑的幼猴，被缝合眼发生高度近视以来，研究者用猫、树鼩、鸡、鸽子、猫头鹰、灰松鼠、娟猴、恒河猴采用缝合眼睑、佩戴散射镜片或佩戴黑色不透光角膜接触镜片等方法建立了形觉剥夺性近视的动物模型。

　　用多种动物、采用不同的方法建立形觉剥夺性近视的动物模型，就是为了探寻近视发生、发展的确切原因。

　　（1）非视觉因素的影响：McBrien 和 Norton 认为缝合眼睑可能通过机械压力的作用影响眼球的发育。Hodos 等提出某些实验采用的方法可以提高局部组织的温度，这也是影响眼球生长的可能因素。并且，早在1957年，Hirsch 就曾指出，局部温度的提高是人类近视发生、发展的原因之一。还有不少学者的动物实验也证实，提高结膜囊的温度和升高眼压可以导致近视的发生。虽然，机械作用、局部温度和眼压力等均可以影响眼球的发育而可能参与近视的发生、发展过程。但是，缝合眼睑建立的形觉剥夺性近视的动物模型并不能简单地用以上的非视觉机制来解释。因为 Raviola 和 Wiesel 等同样是将猴眼睑缝合，然后将其饲养于完全黑暗的环境，猴眼并没有出现近视。另外，不少学者采用佩戴散射镜等方法，避免缝合眼睑的机械压力作用，均诱导出轴性近视的发生。这些均表明非视觉因素并不是形觉剥夺性近视形成的主要原因，视觉相关因素才是关键的因素。

　　（2）视觉相关因素的影响：缝合眼睑、戴散射镜片或角膜混浊的方法均不会很明显地改变光线的光谱组成，但这些方法均成功地建立了近视的动物模型。表明形觉剥夺性近视的发生并不一定要有视网膜所接受图像刺激的光谱组成的特殊变化。形觉剥夺性近视的发生与减少视网膜照明的关系也不大，因为将猴饲养于完全黑暗的环境，明显减少视网膜照明强度，可以影响猴眼的正视化过程，使猴眼形成远视而不是形成近视；给小鸡佩戴透明的散射镜片比戴上不透光的镜片形成的近视程度更大；给小鸡戴用特制的散射镜片，使一半视野看不见图像，另一半视野不受影响，而且不影响整个视野的照明，经处理以后发现，视网膜得不到图像刺激的部分形成局部轴性近视，而另一部分没有受到影响。

现在，很多学者认为，形觉剥夺性近视的发生主要是由于视网膜像的对比度下降所引起。Smith Ⅲ 和 Hung[37] 给幼猴戴用不同对比度的散射镜片，结果发现幼猴出现近视，形成近视的程度和散射镜片产生的视网膜像的对比度下降的程度直接相关。研究者还发现，引起形觉剥夺性近视发生的对比度下降的阈值相当低，实验中采用很弱的散射镜片，使视网膜像的对比度轻度下降，也能明显导致近视的发生。

形觉剥夺可以导致多种动物近视的发生和发展，这已是不争的事实。为了阐明其发生机制，多年以来人们对形觉剥夺性近视的视网膜机制研究较多，并且发现形觉剥夺性近视的发生、发展与视网膜受体蛋白质、多巴胺、血管活性肠肽和生长因子等有关[38-42]。最有意义的研究是 Fischer 和 Stell 等发现，鸡眼视网膜通过早反应基因可以识别形觉剥夺的视觉信号，而且形觉剥夺 30 分钟，视网膜即可出现早反应基因的变化。可能正是这些基因或转录因子的上调或下调表达，导致了生长因子、神经递质等的相应变化，实现调控信号的传递，从而引起巩膜细胞外基质金属蛋白酶（MMP）、羟脯氨酸和硫化糖胺多糖等改变，巩膜主动塑形，眼轴延长，促使近视发生、发展。Norton 等用形觉剥夺的方法，发现树鼩遮盖眼与对照眼巩膜的 DNA 水平一致，表明形觉剥夺性近视的巩膜并没有细胞的过度增生。而遮盖眼巩膜的羟脯氨酸和硫化糖胺多糖水平均明显低于对照眼，羟脯氨酸是反映胶原含量的指标，而硫化糖胺多糖是反映细胞外基质糖蛋白的指标，表明哺乳类动物形觉剥夺性近视巩膜的胶原含量和细胞外基质糖蛋白均减少，这些都使得遮盖眼的巩膜变得薄弱，更易于延展而发生轴性近视。在鸡的近视模型中，剥夺性近视巩膜的软骨层增厚，纤维层变薄，其纤维层类似于哺乳类动物的巩膜。Marzani 等对其纤维层进行研究，发现同样有硫化糖胺多糖合成的减少。生化和组织学的研究结果均表明，近视形成过程中巩膜的变化是主动塑形的结果，而非单纯受到被动牵拉所致。

形觉剥夺性近视的研究时间较长，研究也相对较深入，特别是用鸡作为研究对象更是如此。但是，导致形觉剥夺性近视发生的视觉环境，如缝合眼睑、佩戴散射镜片或佩戴黑色不透光角膜接触镜片等等，似乎与人类近视的发生、发展关系不是很大，至少绝大部分人类近视的发生、发展均没有以上的视觉条件的诱导。为此，我们应将研究重点放在光学离焦所致近视的研究方面。

4. 光学离焦 虽然形觉剥夺性近视的研究表明，视觉依赖的机制明显影响了屈光状态的发育过程，但是并不能证明视觉反馈参与调节眼球的生长发育和正视化过程。因此，人们开始尝试采用不同屈光度的镜片人为改变实验眼的屈光状态或打破两眼间的屈光平衡，以影响眼的正视化过程，从而改变眼轴的增长速率。

从光学离焦所致近视的研究结果，普遍认为远视性离焦的视网膜图像加速眼球的生长，导致眼轴延长，形成近视；而聚焦的视网膜图像则减慢眼球的生长。这个观点可以很大程度上解释正视化过程和镜片诱导的代偿生长过程。例如，远视状态的幼猴，不管是自然状态下的屈光不正，还是佩戴负镜所产生的远视状态，即使幼猴动用调节，也不能时刻获得清晰的视网膜图像刺激，此时，其眼球增长速度加快，视网膜朝聚焦的位置发展。视网膜达到焦点的位置后，可以获得清晰的图像，到了此时，眼球生长速度减慢，以维持视网膜清晰的图像刺激。

但是，以上的观点并不能解释所有的现象。Wilson等用手术的方法摘除幼猴的晶状体，外界物体成像于视网膜后面，按照以上所述的观点，经离焦的视网膜图像刺激，幼猴眼球生长速度应该加快，眼轴延长。但实际上Wilson等观察发现幼猴的眼轴并没有延长。Smith Ⅲ[24]等也发现，给+4.75D的幼猴佩戴-6D的镜片，幼猴处于10.75D的远视状态。按照以上的观点，幼猴眼轴应该延长，代偿生长而形成近视，但是，猴眼并没有朝近视方向发展。特别有研究发现，不管佩戴正、负还是平光的软性角膜接触镜，猴眼均发生不同程度的远视。这些结果很难单纯用"视觉依赖，对焦生长"的机制来解释，表明除了视网膜的像质或清晰度可以影响眼球生长以外，还有其他一些因素也参与了这一过程。但是，直至今日，其他的因素还不是很清楚。

Fischer和Stell等[43]发现，鸡眼视网膜通过早反应基因不但可以识别形觉剥夺的视觉信号，而且可以识别不同性质的光学离焦信号，光学离焦30分钟即可出现早反应基因的变化。我们采用恒河猴建立光学离焦性近视动物模型的进一步研究发现，在灵长类动物，早反应基因Egr-1会通过视网膜γ-氨基丁酸（GABA）在无长突细胞中的表达，来实现对光学离焦信号的识别。可能正是Egr-1的启动，引起了后续基因和蛋白质的变化，如Pax-6表达量的改变，从而导致巩膜主动塑形和眼轴延长，近视发生、发展。

光学离焦等视觉条件的改变，不但引起视网膜的变化，而且大脑视皮质也有相应的改变。我们研究表明[44]，在光学离焦组，大脑视皮质Egr-1、PKCα的表达与对照组比较无显著差异（$P > 0.05$），而Slit2的表达较对照组明显增高（$P < 0.01$）。这些研究结果表明，也可能正是这些基因或转录因子的上调或下调表达，导致了生长因子、神经递质等的相应变化，实现调控信号的传递，从而引起近视发生、发展。

5. 眼球生长的局部调控 视网膜图像的离焦状态影响眼球的生长，Wallman等[45]在实验中给小鸡仅仅施加局部的形觉剥夺，却引起了玻璃体腔的延长和近视的发生，但眼球形状的改变仍只局限于形觉剥夺所对应的视网膜区域。然而Smith等[46]研究发现，局限于视网膜局部的离焦仍可以引起眼球的发育变化以及屈光度数的改变，并且变化的程度与全视野离焦诱导所引起的变化没有区别，由此看来，眼球的生长及局部视网膜屈光状态的调控过程不一定完全是由局部与中央调节机制混合作用所导致的适应性反应，而有可能是相互独立的调节机制作用的结果。

6. 周边离焦对眼球生长的影响 Stone[47]和Wallman[45]的研究认为，周边视网膜的屈光状态与眼球的形状有关，近视的眼球因为前后径延长，当视网膜图像落在黄斑部时，周边部视网膜则呈相对远视，而远视性离焦却是促进眼轴延长的生长信号。与此相反，远视的眼球趋向短眼轴，平坦的后极部使得周边部视网膜处于相对近视状态，而近视性离焦被认为是眼球生长的"终止信号"，能够延缓眼轴的延长。因此，视网膜周边部的离焦状态可能成为眼球代偿性生长的刺激因素，这也许就是中心视力矫正后仍不能阻止眼轴延长的原因。Mutti等[48]对近视儿童的调查发现，视网膜周边部呈远视的儿童发展为轴性近视的速度要快于周边部近视的儿童。这些调查研究的结果都说明，视网膜周边部的屈光状态能够影响眼球整体的屈光状态发展，这也许可以作为一个预测近视发病的指标来进行监测。

既然周边部的视网膜对于眼球的生长具有调控作用，那么设想给正常眼球施加周边离焦会如何变化呢？Smith 等[49]的研究发现无论中心视力存在与否，施加在幼年恒河猴的周边离焦都导致了眼轴延长的加速。这说明周边离焦可以调控眼球的生长，并且可以作为一个独立存在的近视影响因素通过改变眼球的生长过程从而影响中心视力。然而对于周边离焦在影响中央部屈光状态过程中到底是"因"还是"果"依然是一个有待探讨的问题。

四、近视发病机制的蛋白质组学研究方法

（一）蛋白质组学的概念

随着人类基因组计划已经完成，生命科学已经进入了一个新的领域，目前已有多个物种的基因组被测序，但是这些基因组中大部分基因的功能是未知的。基因序列仅仅能够进行生物功能的静态分析，而从 mRNA 的表达水平来研究生物学功能还存在许多不足：①mRNA 序列并不能准确预测蛋白质的表达；②蛋白质的功能受许多翻译后修饰的调控；③蛋白质的生成，活化，降解是一个动态的过程，从而使最终活化的蛋白量不完全依赖于 mRNA 水平。正是由于这种基因表达水平与蛋白质结构之间相关性并不完全（通常低于 0.5），并且蛋白质的翻译后修饰以及蛋白质相互间的作用都无法通过 mRNA 水平来判断。所以单从基因组学来进行生命科学的研究仍然不能得到生物功能的完整信息。仅仅研究基因的序列已经远远不能满足生命科学的研究需要。因此，作为基因表达的产物，体现细胞直接功能的活性物质——蛋白质，对它的研究日益引起关注。而蛋白质组学作为后基因时代计划中最重要的组成部分也得到了广泛的研究。2001 年 *Science* 已把蛋白质组学列为六大研究热点之一，其"热度"仅次于干细胞研究，对其研究越来越受关注。随着蛋白质组技术的不断更新发展，蛋白质组学已经全面应用于生命科学的各个研究领域。

蛋白质组（proteome）是 protein 和 genome 两词的杂合，是一种基因组所表达的全部蛋白质。蛋白质组具有时空性和可调节性，即在特定的时间和空间上，细胞或者组织所表达的全部蛋白质，它是随着时间和外界因素的影响而动态变化的。蛋白质组学（proteomics）是以蛋白质组为研究对象，应用相关研究技术，大规模地对蛋白质进行综合分析，从整体水平上来认识蛋白质的存在及活动方式（表达、修饰、功能、相互作用等）的学科[1]，其在医学研究领域的优势在于可以观察特定条件下完整蛋白质组在某种病理状态中发生的变化，找到差异表达蛋白质分子及其信号通路，进而提供揭示疾病本质和诊断治疗的分子标志物。

（二）蛋白质组学的研究内容与主要研究方法

1. **研究内容** 蛋白质组学的研究内容主要有两方面：结构蛋白质组学和功能蛋白质组学。结构蛋白质组学是采用高通量的蛋白质研究技术分析生物体内尽可能多的蛋白质甚至是全部的蛋白质的表达模式，包括氨基酸序列分析和空间结构解析，该策略通常采用"质谱鸟枪法"实验技术进行研究，即将一个生物体里所有的蛋白质进行酶切，酶切得到的肽段全部进行质谱分析。但是由于蛋白质随着时间和外界因素的影响而动态变化，因此很难分析出生物体全部的蛋白质。功能蛋白质组学是通过研究不同时期生物

体内的蛋白质组成变化，发现不同时期差异表达的蛋白质种类，达到研究蛋白质功能的目的，即将蛋白质组学的实验技术作为研究生命活动的方法和手段，从蛋白质组学在临床研究的应用价值方面来看，功能蛋白质组学对疾病的发病机制探究更具有指导意义。

2. **研究方法**

（1）双向电泳技术：双向电泳（two-dimensional electrophoresis，2-DE）是蛋白质组学研究中分离分析蛋白质的主要手段。经典的双向电泳由O'farrell和Klose在1975年建立，该技术的基本原理仍是第一向为等电聚焦（isoelectrofocusing，IEF），根据蛋白质等电点的不同进行分离；第二向为十二烷基磺酸钠-聚丙烯酰胺凝胶电泳（SDS-PAGE），按蛋白质亚基的分子量大小进行分离。经过电荷和分子量两次分离后，可以得到蛋白质分子的等电点和分子量信息。目前双向电泳有ISO-DALT、IPG-DALT两个体系。1975年O'farrell等提出的ISO-DALT（ISO即等电，DALT即道尔顿）使用了管状载体两性电解质（CA）凝胶进行等电聚焦电泳为第一向。聚焦后在含SDS的缓冲液中平衡，再用琼脂糖包埋在垂直板SDS凝胶的浓缩胶上，用不连续SDS梯度凝胶电泳作为第二向，用放射自显影方法，得到了近5000个蛋白点的图谱。ISO-DALT体系中，载体两性电解质pH梯度是在电泳过程中形成，pH梯度不稳定，受电场和时间影响大，重复性不好；且阴极飘移会造成碱性蛋白质的丢失。因此随着1982年固相pH梯度（immobilized pH gradient，IPG）等电聚焦技术的完善，IPG逐步替代了CA，发展成IPG-DALT。IPG与CA相比有以下优点：①分辨率高，可达0.0001pH；pH范围灵活，可检测碱性蛋白，并且能得到pH 1~12范围的双向图谱；②IPG的pH梯度是由Immobiline共价结合到凝胶中，在凝胶聚合时形成，不受脱水、泡涨、电场因素影响，pH梯度十分稳定，电泳重复性好；③IPG的上样量大，平衡时蛋白质不易被洗脱，易于转移到第二向胶。

因此IPG-DALT已成为双向电泳的核心技术。但是IPG使用的Immobiline，其导电性是载体两性电解质的1/100，需使用高电压，对电泳仪要求严格。

电泳后的凝胶要进行染色，常用的双向电泳凝胶染色方法有银染、考马斯亮蓝染色（简称考染）和荧光染色三种。银染灵敏度高（是考染的20~50倍），可以达到0.1ng水平，但操作复杂，动态线性关系不明显，重复性差，某些蛋白质点染色不明显甚至不染色；考染简单易行，但灵敏度低，因此上样量较大，若要进一步进行质谱分析，考染的点的结果通常比银染的好；采用荧光染色简单易行，便于自动化和定量分析，也有利于后续研究；线性动态范围比银染高几个数量级；另外荧光物质与蛋白周围的SDS结合，不会由于蛋白不同而发生染色的差异。综合以上的因素，目前最好的染色方法就是荧光染色。

随着蛋白质组学的研究逐渐从蛋白质的鉴定向量化转移，荧光差异双向凝胶电泳技术成为蛋白质组学研究的趋势。荧光差异凝胶电泳（fluorescence difference gel electrophoresis，DIGE）技术[50]利用三种不同的荧光染料（Cy2，Cy3，Cy5）分别标记不同的样品，可在同一块胶上同时分离多个样品。由于不同的荧光标记样品有不同的激发波长，可通过不同的滤光片记录互不干扰的胶图结果，使得在同一块胶中分离并分析多个样本成为可能。这样有效避免了不同胶间的系统误差，特别适合比较不同样本间差异。将不同的样品进行标记后混合在同一块凝胶中进行双向电泳，极大地提高了实验结果的重复性和定量的准确性。

Li和Wu[51]等运用双向电泳技术对频闪灯对小鼠形觉剥夺性近视抑制性作用的研究中发现αA晶状体蛋白、βA2晶状体蛋白和βA1晶状体蛋白发生了改变，结合Western Blot定量分析验证表明形觉剥夺近视小鼠视网膜中αA晶状体蛋白明显高于接受频闪光照射的形觉剥夺眼和正常眼，表明形觉剥夺可以引起视网膜中晶状体蛋白的表达升高同时频闪光可以有效地抑制这一作用。

Duan和Lu[52]的双向电泳技术验证了高度近视患者房水中总蛋白浓度要远高于非近视患者，其中维生素D结合蛋白（vitamin D-binding protein，DBP），甲状腺素转运蛋白（transthyretin，TTR）以及白蛋白（albumin）的表达明显升高。研究认为这些蛋白表达的改变可能成为高度近视发展的潜在标志物，并且可能在近视的眼轴延长调控机制中发挥作用。

Frost和Norton[53,54]利用荧光双向电泳研究发现，透镜诱导树鼩近视的过程中，巩膜中与细胞基质黏附、细胞骨架和转录调节相关的一些蛋白发生了丰度的改变，这些蛋白有可能在巩膜延展性的调节过程中发挥作用，从而使得眼轴延长的变化速率随近视诱导的开始和停止而发生改变。

（2）免疫共沉淀技术：免疫共沉淀（co-immunoprecipitation）是蛋白质组学研究中研究蛋白质之间相互作用的方法，以抗原抗体间的特异性结合为基础，确定两种目标蛋白质间是否存在相互作用。其基本原理是在非变性条件下裂解细胞，保留细胞内存在的相互作用的蛋白质，将目标蛋白的抗体加入细胞裂解液中，使与目标蛋白相互作用的蛋白沉淀析出。收集沉淀并进行分离，进而对所获蛋白进行鉴定。该方法所研究的蛋白质均是经过翻译后修饰的相互作用的蛋白质复合物，能够反映蛋白质的相互作用。将免疫共沉淀技术引入传统的蛋白质组学研究，在蛋白质与蛋白质间相互作用的研究中能够获得更加广泛和准确的信息。

Rada和Huang[55]运用免疫共沉淀技术验证鸡脉络膜在形觉剥夺性近视恢复期合成并释放卵转铁蛋白，该蛋白可以明显地抑制巩膜蛋白多糖的合成，这一结果表明卵转铁蛋白可能在延缓玻璃体腔延长和辅助形觉剥夺性近视恢复的过程中发挥作用。

（3）酵母双杂交系统：酵母双杂交系统（yeast two-hybrid system）是在酵母体内分析蛋白质-蛋白质相互作用的基因系统，具有简便、灵敏和高效的特性。该系统利用真核细胞调控转录起始过程中DNA结合结构域（binding domain，BD）识别DNA上的特异序列并是转录激活结构域（activation domain，AD）启动所调节的基因转录原理将已知蛋白和待研究蛋白的基因分别与编码两种结构域的序列结合，通过在体质粒转入同一酵母细胞中表达，生成两个融合蛋白。若已知蛋白与待研究蛋白可以相互作用，则两结构域可以形成完整的活性转录因子，并启动转录表达相应的报告基因。通过观察报告基因的表达与否可以揭示是否发生了蛋白质间的相互作用。该技术在蛋白质的相互作用研究中应用广泛，不仅可以检测已知蛋白质之间的微弱短暂作用，还可以从cDNA文库中筛选靶蛋白的相互作用蛋白，建立蛋白质的相互作用图谱。

（4）蛋白质芯片技术：蛋白质芯片是新型的生物芯片，能够进行高通量的蛋白质功能分析。其原理是蛋白质探针在载体表面大规模集成，利用样品中的靶蛋白分子与探针进行杂交反应，然后通过荧光、放射性同位素检测等方法进行检测，获得蛋白表达信息。该技术特异性强、灵敏度高，同时具有高通量、重复性好的优点，但检测的特异性一定程度上受相似蛋白的交叉配对影响。

（5）同位素标记相对和绝对定量技术：相对和绝对定量技术（isoharic tags for relative and absolute quantitation，iTRAQ）是一项体外多肽同位素标记技术，通过特异性标记多肽的氨基基团，可以同时标记多达8种不同的同位素试剂用以比较8种不同的蛋白质样品。试剂由包含8种不同质量的报告基团（reporter group）、平衡基团（balance group）和1个相同的肽反应基团（peptide reactive group）组成。不同的报告基团分别与相应的平衡基团相配后，相对分子质量均为145，即等量异位标签（isobaric tag）。样品在处理后通过肽反应基团连接被iTRAQ试剂进行多重差异标记，将已标记样品混合，用液相色谱-串联质谱联用技术（LC-MS/MS）进行分析。该技术实现了对多种不同样本同时进行定量分析的目的并且具有良好的重复性。

Barathi和Chaurasia等[56]运用iTRAQ技术研究阿托品治疗实验性近视的研究中发现离焦性近视小鼠离焦眼GABA转运体-1（GAT-1）表达升高，然而接受阿托品治疗后则出现明显的表达降低，因此认为神经视网膜中GABA转运体在哺乳动物眼轴长度的维持中起重要作用。

以上蛋白质的分离技术各具优缺点，根据分析目的不同选择或同时运用两种以上分析方法对研究结果进行验证具有重要意义。

（6）质谱分析：质谱分析（mass spectrometry，MS）是一种谱学方法，是将被测物质的分子离子化，利用离子在电场或磁场中的运动性质，将离子按照其质荷比（mass-to-charge ratio，M/Z）的不同进行分离，并按照质荷比的大小排列成谱，此谱即为质谱。再对各种离子谱峰的强度进行测量，来决定分子质量，从而实现分析目的的一种现代分析手段。

质量是物质的特性，不同的物质其质量谱不同，利用这一性质，可以分析物质的分子质量和结构信息，实现定性分析；并且各个谱峰的强度与它所代表的化合物的含量有关，所以可以用于定量分析。有机质谱诞生以来，一直是分析有机小分子结构的重要工具，但是由于质量检测范围和电离技术的限制，有机质谱并不能应用于生物大分子的测定。当基质辅助激光解吸和电喷雾等软电离方式应用于质谱技术后，使得分析蛋白质、核酸、多肽等生物大分子成为可能，这一类质谱就被称为生物质谱。

生物质谱仪通常包含三部分：离子源、质量分析器和离子检测器。常用的生物质谱根据电离方式的不同可分为电喷雾质谱（electrospray ionizsation mass Spectrometry，ESI-MS）和基质辅助激光解吸离子化质谱（Matrix Assisted Laser desorption ionization MS，MALDI-MS），ESI-MS常与液相分离工具相连，同时具有分离和鉴定功能，常用于鉴定复杂肽混合物，而MALDI-MS可用于分析较简单的肽段混合物，也是蛋白质组学研究中最常用的胶上蛋白质鉴定技术。

质量分析器是质谱的核心元件，目前应用于蛋白质组研究的质谱质量分析器有4类：离子阱（IT）、飞行时间（TOF）、四级杆（Q）和傅里叶变换离子回旋共振（FITCR）。这些分析器可以独立使用，也可以串联起来使用以发挥各自的优点。例如，ESI通常与离子阱、四级杆联用，而飞行时间分析器通常与MALDI联用。

（1）电喷雾离子阱质谱（ESI- Ion Trap-MS）：电喷雾质谱的优势在于可以方便地与

多种分离技术联合使用，例如在用ESI-MS离子化前使用高效液相色谱（high performance liquid chromatography，HPLC）、毛细管电泳（capillary electrophoresis，CE）等现代化分离手段去除待测物杂质。ESI-Ion Trap-MS的特点是检测范围宽，可测相对分子量高达十几万甚至更高的生物样品、分辨率和灵敏度高、不需要特定基质、检测的绝对灵敏度高，样品需要量少。在电喷雾质谱仪基础上，飞行时间质量分析器代替四极杆质量分析器后，可形成电喷雾-四极杆-飞行时间串联质谱仪，大大提高了仪器的分辨率、灵敏度和质量范围。

（2）基质辅助激光解吸电离飞行时间质谱（MALDI-TOF-MS）：MALDI通常与飞行时间分析器联用，并且从理论上讲，只要飞行管的长度足够，TOF检测器可检测分子的质量数是没有上限的，因此MALDI-TOF质谱很适合对蛋白质、多肽、核酸和多糖等生物大分子的研究。当MALDI与两级飞行时间相连，从而构成MALDI-TOF-TOF质谱仪时，则具有更快的扫描速度、更高的灵敏度和质量准确度，适用于高通量蛋白质组学研究。MALDI-TOF-MS对盐和添加物的耐受能力高、测样速度快、操作简便、灵敏度高，所需样品量少、精确度高，能测定精确分子量，测定的准确度高达15×10^{-6}，远远高于目前常规应用的SDS电泳与高效凝胶色谱等传统的分子量测定方法。

近年来MALDI-TOF-MS不断进行技术改进，以提高其检测灵敏度和准确性，增强其蛋白质鉴定的功能。如带有串联质谱功能的MALDI-Q-TOF质谱仪在质谱中加入源后降解模式或碰撞诱导解离模式，使对生物大分子测序成为可能。其特点是结构确证分子量测定及元素组成序列测定（蛋白质、核酸、糖）检测氨基酸序列，目前可以达到20个氨基酸。分析研究蛋白质翻译后修饰：糖蛋白的糖含量，糖基化位点，糖链结构分析磷酸化位点突变点（蛋白质，核酸等），蛋白质二硫键生物质谱的出现与发展使得蛋白质一级结构的描述从凝胶电泳测定的分子量、N-端（或C-端）氨基酸序列等不完全信息上升到了用质谱测定的精确分子量、肽序列标签以及包括Internet网上资源在内的数据库检索结果。

由于每种蛋白质的氨基酸序列都不同，蛋白质被酶水解后，产生的肽片段序列也各不相同，其肽混合物质量数就具有特征性，所以称为肽指纹图谱。同时，肽质量指纹图谱是指蛋白质被酶切位点专一的蛋白酶水解后得到的肽片段质量图谱，可用于蛋白质的鉴定，即用实验测的蛋白质酶解肽谱质量数在蛋白质数据库中检索，寻找具有相似肽质量指纹谱的蛋白质。所以通过对肽混合物进行质谱分析得到的质谱数据就称为肽质量指纹谱（peptide mass fingerprinting，PMF）。

串联质谱（tandem mass spectrometry，MS-MS）技术：随着多肽蛋白质质谱分析技术的发展，各种质量分析技术被引进这个领域，使串联质谱技术在阐明蛋白质结构中起到重要的作用。

通常认为，质谱仪是分析仪器而不是分离器，但这二者有着紧密的联系。若两台质谱仪以串联的方式连接，即可将第1台质谱仪作为分离器，第2台质谱仪作为分析仪来对混合物直接进行分析。串联质谱技术将离子化过程与裂解过程分开，通过离子在运动过程中发生的自然或人为的质量或电荷的变化，研究母离子和子离子的关系，进而推测多肽或蛋白质的结构。串联质谱技术的具体过程是从一级质谱产生的肽段中选择母离子，进入二级质谱，经惰性气体碰撞后肽段沿肽链断裂，由所得到的各肽段质量数差值推定肽段序列从而获得碎裂过程的信息，用于数据库查寻，称之为肽序列标签（peptide sequence tag，PST）技术，目前该技术广泛应用于蛋白质组研究中的大规模筛选。较之传统的Edman降解末端测序技术，质谱具有不受末端封闭的限制、灵敏度高、速度快的特点。

串联质谱的优点是数据库搜索的专一性更强，肽段的分子量加上序列信息比单纯用肽段的分子量去搜索数据库得到的结果更可信。通常检索一个肽的序列标签就可以鉴定一个蛋白质，但是和MALDI-TOF-MS相比，串联质谱耗时且费力，质谱分析前样品必须脱盐。利用ESI-MS结合HPLC（高效液相色谱）的方法可以解决这个问题。为克服2-DE+MS系统在分离pI值过大或过小、疏水性强的、低丰度蛋白质的局限性，采用色质联用（LC-MS-MS）技术是近几年发展迅速的新方法。Link等人在研究主要组织相容性复合体时发展了二维色谱与串联质谱联用技术，提出蛋白质复合物直接分析方案。将蛋白质变性，酶解后，直接加到强阳离子交换柱上，梯度洗脱进入反相液相色谱，再洗脱进入MS-MS系统进行肽段分析。Washburn等人在二维LC-MS-MS的基础上提出多维蛋白质分离鉴定技术，成功的分离和鉴定了酵母中1485种蛋白质，其中包括一些低丰度的调控性蛋白激酶。酵母中一些双向电泳技术不能检测的低丰度的蛋白质用强阳离子交换高效液相色谱和高效液相色谱-电喷雾-四极杆飞行时间串联质谱仪（LC-ESI-MS-MS）联用技术得到分析。LC-ESI-MS-MS在传统ESI-MS基础上采用飞行时间质量分析器代替四极杆质量分析器，分辨率灵敏度高、质量范围大大提高，适和用于蛋白质分析研究。

通过质谱得到的PMF和PST需要通过数据库的检索，才能确认分离出来的蛋白质的信息。随着基因组学与蛋白质组学的快速发展，生物学数据得到了快速的增长，存储和管理各种生物学数据的数据库也蓬勃发展起来了，其总数已达200余个，比较重要的至少在100个以上。当前对蛋白质数据进行检索的主要有3大数据库。Matrixscience公司的NCBInr数据库（http://www.matrixscience.com），欧洲分子生物学实验室（EMBL）的SWISS-PROT/TrEMBL数据库（http://www.expasy.ch），以及NIH和NSF的NCBInr数据库（http://prowl.rockefeller.edu/），通过检索的信息就能鉴定确认蛋白质。

3. 蛋白质组学方法实施 本部分将对蛋白质组学研究近视发病机制的具体方法做简要介绍。

（1）材料：蛋白质组学方法研究近视发病机制的实验材料主要是近视动物模型的组织，包括：视网膜、巩膜和大脑视皮质等与近视发病密切相关的一类组织。将提取到的组织块用预冷的磷酸盐缓冲液（PBS）漂洗2~3次，把组织块表面的血液和其他杂质漂洗干净后放入-80℃冰箱中保存。

（2）蛋白质的分离提取：将组织块放入研钵中进行研磨，在研磨的过程中加入液氮，待组织块完全被研磨成粉末状后，用药匙将粉末装入EP管中按照体积比1：3的比例加入裂解液，室温下静置30分钟，4℃15 000g离心1小时后取上清，即蛋白质样品。

（3）蛋白质浓度测定：蛋白质的浓度主要是采用考马斯亮蓝法（Bradford法）来测定，Bradford法是根据蛋白质与染料相结合的原理设计的。考马斯亮蓝G-250染料，在酸性溶液中与蛋白质结合，使染料的最大吸收峰的位置（lmax），由465nm变为595nm，溶液的颜色也由棕黑色变为蓝色。经研究认为，染料主要是与蛋白质中的碱性氨基酸（特别是精氨酸）和芳香族氨基酸残基相结合。在595nm下测定的吸光度值A_{595}，与蛋白质浓度成正比。这一方法具有灵敏度高、对试剂耐受力强等特点，是目前蛋白质组学研究中最常用的蛋白质测定方法。

（4）双向电泳：IPG干胶条在使用前必须先重水化（泡涨），重水化分为主动水化和被动水化两种。通常我们会把蛋白质和重水化液混合进行泡涨，这样在干胶条水化的过程中蛋白质也进入凝胶内，主动水化和被动水化的区别在于主动水化是加上了30～50V的低电压，这种方法的好处是能够促进胶条对蛋白质的吸收，缺点是会导致低分子量的蛋白质丢失。泡涨好的胶条放在电极上进行等电聚焦，聚焦结束后将胶条用平衡液平衡后再转入垂直电泳槽上进行SDS-聚丙烯酰胺电泳，染色后就可以得到双向电泳凝胶。

（5）图像扫描与分析：用扫描仪对凝胶进行扫描就得到双向凝胶电泳图谱，双向电泳凝胶图谱需要用双向图谱分析软件进行分析。目前，最常用的是Bio-Rad公司的PDQuest和Amersham的ImageMaster 2D两种软件，通过软件分析可以得到图谱的蛋白质点的信息，找出两块胶上的匹配点和差异点，并可以通过灰度值计算出差异蛋白质点的表达量差异。

（6）质谱分析：将分析出来的差异蛋白质点信息输入凝胶工作站，利用自动切胶系统将差异点从双向电泳凝胶上切下来，漂洗后加入胰蛋白酶进行胶内酶切，将特异性酶切后得到的肽段进行质谱分析，质谱结果输入蛋白质数据库检索即可得到蛋白质信息。

（7）蛋白质验证：由于在实验过程中，可能会出现假阳性的实验结果，这样就需要对结果做进一步的验证。一般通过RT-PCR和Western-blot分别从基因和蛋白质水平分别进行验证，验证得到的阳性结果才是真正的差异表达蛋白质。

用蛋白质组学实验实验技术对近视进行的研究结果，可以从蛋白质表达水平上找到调控视网膜与视皮质的视觉信号的识别和传递途径，更好地揭示近视的发病机制。

五、问题和未来展望

通过实验我们发现近视发病机制的蛋白质组学研究主要在实验动物模型和实验技术方面还存在着一些问题。

（一）动物模型方面

目前，进行近视发病机制实验的动物模型都是通过形觉剥夺或光学离焦的方法得到的近视动物模型，但是这种动物模型产生的蛋白质变化到底是近视发病的原因还是由于近视造成的结果现在还没有定论，因此，目前有学者提出利用模拟大部分人近视发病过程，人工给动物一个眼睛近距离工作的环境，从而形成行为性近视的动物模型，可以更明确地找出可能对近视发病起到重要作用的一些蛋白质。

（二）实验技术方面

蛋白质组学研究技术主要分为两大类。第一类是蛋白质分离技术，其核心是双向电泳技术，还包括高效液相色谱分离、亲和层析和免疫共沉淀等技术。目前，蛋白质组学研究中最突出的问题是蛋白质分离技术已经不适应研究的需要。通常一个组织或一个细胞在一个时期表达的蛋白质有3万～4万种，由于大部分蛋白质的拷贝数都不高（某些低拷贝蛋白只有一到两个拷贝），但是往往这样一类的低拷贝的蛋白质在细胞调控中起到很重要的作用。以现在我们所掌握的蛋白质分离技术最多只能从一个组织或细胞中分离出 5000 多种蛋白质，我们得到的结果相对于组织内表达的总蛋白质来说只是冰山一角。因此，如何提高蛋白质分离技术使得一些拷贝数低的蛋白质能够被检出是当前最急待解决的问题。第二类是蛋白质的鉴定技术。其核心是质谱技术，还包括蛋白芯片和大规模双杂交等技术。目前，质谱检测技术的最大问题是得到的结果都必须依赖已知的蛋白质或基因的序列来检测，而对于没有记录在数据库里的未知的蛋白质则需要蛋白质测序法进行"从头测定"。由此可见，蛋白质组学研究对技术的依赖性要远远高于基因组学。因此，蛋白质组学的发展是依靠技术的推动，也是受技术限制的。

总之，利用蛋白质组学技术进行研究，给近视发病机制的研究提供了一个全新的实验思路和技术平台，能够更好地促进近视发病机制研究的发展。但是目前由于实验条件的限制，蛋白质组学技术还不完善，很多新技术还在摸索阶段，随着实验技术的不断更新，蛋白质组学研究一定能够得到更好的发展，其结果必将更好地帮助我们揭示近视发病的蛋白质调控机制。

（钟兴武）

参考文献

1. Jonas J B, Xu L. Histological changes of high axial myopia. Eye, 2013, 28(2): 113–117.

2. Holden B A, Fricke T R, Wilson D A, et al. Global Prevalence of Myopia and High Myopia and Temporal Trends from 2000 through 2050. Ophthalmology, 2016, 123(5): 1036–1042.

3. Ohno-Matsui K, Lai T Y Y, Lai C C, et al. Updates of pathologic myopia. Prog Retin Eye Res, 2016, 52: 156–187.

4. Cheng Z Y, Wang X P, Schmid K L, et al. GABAB receptor antagonist CGP46381 inhibits form-deprivation myopia development in guinea pigs. Biomed Res Int, 2015, 2015(3): 207312.

5. Schippert R, Burkhardt E, Feldkaemper M, et al. Relative axial myopia in Egr-1 (ZENK) knockout mice. Invest Ophthalmol Vis Sci, 2007, 48(1): 11–17.

6. Bitzer M, Kovacs B, Feldkaemper M, et al. Effects of muscarinic antagonists on ZENK expression in the chicken retina. Exp Eye Res, 2006, 82(3): 379–388.

7. Zhong X, Ge J, Stell W K. Image defocus modulates activity of bipolar and amacrine cells in macaque retina. Invest Ophthalmol Vis Sci, 2004, 45(7): 2065–2074.

8. Zhong X, Ge J, Nie H, et al. Effects of photorefractive keratectomy-induced defocus on emmetropization of infant rhesus monkeys. Invest Ophthalmol Vis Sci, 2004, 45(10): 3806–3811.

9. Zhong X, Ge J, Nie H, et al. Compensation for experimentally induced hyperopic anisometropia in adolescent monkeys. Invest Ophthalmol Vis Sci, 2004, 45(10): 3373–3379.

10. Zhong X, Ge J, Deng W, et al. Expression of pax-6 in rhesus monkey of optical defocus induced myopia and form deprivation myopia. Chinese J of Medicine, 2004, 117(5): 722–726.

11. 钟兴武，葛坚，陈晓莲，等．远视性光学离焦对青少年期猴眼屈光状态的影响．中华眼科杂志，2006，42(3): 256–260.

12. 钟兴武，葛坚，陈晓莲，等．光学离焦与形觉剥夺性近视猴眼视网膜形态与超微结构比较．中华眼科杂志，2005，41(7): 625–630.

13. 钟兴武，葛坚，聂昊辉，等．准分子激光角膜切削术性光学离焦对幼猴正视化影响的研究．中华眼科杂志, 2004, 40(4): 258–261.

14. 钟兴武，葛坚，邓文国，等. 光学离焦性近视幼猴视网膜Pax-6基因表达的研究. 中华眼底病杂志，2003, 19(4): 244–246.

15. 吴君舒，钟兴武，葛坚. 光学离焦和形觉剥夺对幼恒河猴正视化过程的影响. 眼科学报, 2004, 20(2): 118–122.

16. Nickla DL, Wilken E, Lytle G, et al. Inhibiting the transient choroidal thickening response using the nitric oxide synthase inhibitor l–NAME prevents the ameliorative effects of visual experience on ocular growth in two different visual paradigms. Exp Eye Res, 2006, 83(2): 456–464.

17. Hopf S, Pfeiffer N. Epidemiology of myopia. Ophthalmologe, 2016, 114(1): 1–4.

18. Sakaguchi H, Ikuno Y, Gomi F, et al. Intravitreal injection of bevacizumab for choroidal neovascularisation associated with pathological myopia. Br J Ophthalmol, 2007, 91(2): 161–165.

19. Vessey KA, Rushforth DA, Stell WK. Glucagon– and secretin–related peptides differentially alter ocular growth and the development of form–deprivation myopia in chicks. Invest Ophthalmol Vis Sci, 2005, 46(11): 3932–3942.

20. Kee CS, Hung LF, Smith Ⅲ EL, et al. Astigmatism in infant monkeys reared with cylindrical lenses. Vision Research, 2003;43(26): 2721–2739.

21. Nickla DL, Wildsoet CF, Troilo D. Endogenous rhythms in axial length and choroidal thickness in chicks: implications for ocular growth regulation. Invest Ophthalmol Vis Sci, 2001, 42(3): 584–588.

22. Troilo D, Wildsoet CF. Form deprivation myopia in mature common marmosets (callitbrix jaccbus). Invest Ophthalmol Vis Sci, 2000, 41(8): 2043–2049.

23. Hung LF, Wallman J, Smith III EL. Vision–dependent changes in the choroidal thickness of macaque monkeys. Invest Ophthalmol Vis Sci, 2000, 41(6): 1259–1269.

24. Smith Ⅲ EL, Hung LF, Kee CS, et al. Continuous ambient lighting and lens compensation in infant monkeys. Optom Vis Sci. 2003, 80(5): 374–382.

25. Lu B, Congdon N, Liu X, et al. Associations between near work, outdoor activity, and myopia among adolescent students in rural China: the Xichang Pediatric Refractive Error Study report no. 2. Arch Ophthalmol, 2009, 127(6): 769–775.

26. Mehdizadeh MH. Outdoor activity and myopia. Ophthalmology, 2009. 116(6): 1229–1230.

27. Rose K A, Morgan I G, Ip J, et al. Outdoor activity reduces the prevalence of myopia in children. Ophthalmology, 2008, 115(8): 1279–1285.

28. Guggenheim J A, Northstone K, Mcmahon G, et al. Time outdoors and physical activity as predictors of incident myopia in childhood: a prospective cohort study. Invest Ophthalmol Vis Sci, 2012, 53(6): 2856–2865.

29. Jones L A, Sinnott L T, Mutti D O, et al. Parental history of myopia, sports and outdoor activities, and future myopia. Invest Ophthalmol Vis Sci, 2007, 48(8): 3524–3532.

30. Guo Y, Liu L J, Xu L, et al. Outdoor activity and myopia among primary students in rural and urban regions of Beijing. Ophthalmology, 2013, 120(2): 277–283.

31. Fulk G W, Cyert L A, Parker D A. Seasonal variation in myopia progression and ocular elongation. Optom Vis Sci, 2002, 79(1): 46–51.

32. Deng L, Gwiazda J, Thorn F. Children's refractions and visual activities in the school year and summer. Optom Vis Sci, 2010. 87(6): 406–413.

33. Mutti DO, Marks AR. Blood levels of vitamin D in teens and young adults with myopia. Optom Vis Sci, 2011. 88(3): 377–382.

34. Ashby R, Ohlendorf A, Schaeffel F. The effect of ambient illuminance on the development of deprivation myopia in chicks. Invest Ophthalmol Vis Sci, 2009, 50(11): 5348–5354.

35. Ashby R S, Schaeffel F. The effect of bright light on lens compensation in chicks. Invest Ophthalmol Vis Sci,

2010, 51(10): 5247–5253.

36. Iii E L S, Hung L F, Huang J. Protective Effects of High Ambient Lighting on the Development of Form-Deprivation Myopia in Rhesus Monkeys. Invest Ophthalmol Vis Sci, 2012, 53(1): 421–428.

37. 3Rd S E, Hung L F, Kee C S, et al. Effects of brief periods of unrestricted vision on the development of form-deprivation myopia in monkeys. Invest Ophthalmol Vis Sci, 2002, 43(2): 291–299.

38. Vessey KA, Cottriall CL, McBrien NA. Muscarinic receptor protein expression in the ocular tissues of the chick during normal and myopic eye development. Brain Res Dev Brain Res, 2002, 135(1–2): 79–86.

39. Bitzer M, Schaeffel F. Defocus-induced changes in ZENK expression in the chick retina. Invest Ophthalmol Vis Sci, 2002, 43(1): 246–252.

40. Bhat SJ, Rayner SA, Huang CM, et al. Quantitative estimation of RNA transcripts suggests persistence of Pax-6 expression in the postembryonic chick retina. Dev Neurosci, 1999, 21(2): 140–146.

41. Siegwart JT Jr, Norton TT. The time course of changes in mRNA levels in tree shrew sclera during induced myopia and recovery. Invest Ophthalmol Vis Sci, 2002, 43(7): 2067–2075.

42. 杨培增. 眼科学基础与临床. 北京：人民卫生出版社，2006.

43. Fischer AJ, McGuire JJ, Schaeffel F, et al. Light- and focus-dependent expression of the transcription factor ZENK in the chick retina. Nature neuroscience, 1999, 2(8): 706–712.

44. Zhong X, Ge J, Smith EL 3rd, et al. Mechanisms of emmetropization and defocus compensation in primates: modulation of amacrine cell activity by blur and defocus in macaque retina. Invest Ophthalmol Vis Sci, 2003, 44: S360.

45. Wallman J, Winawer A J. Homeostasis of eye growth and the question of myopia. Neuron, 2004, 43(4): 447–468.

46. 3Rd S E, Huang J L. Hemiretinal form deprivation: evidence for local control of eye growth and refractive development in infant monkeys. Invest Ophthalmol Vis Sci, 2009, 50(11): 5057–5069.

47. Stone R A, Flitcroft D I. Ocular shape and myopia. Ann Acad Med Singapore, 2004, 33(1): 7–15.

48. Mutti D O, Sholtz R I, Friedman N E, et al. Peripheral refraction and ocular shape in children.[J]. Invest Ophthalmol Vis Sci, 2000, 41(5): 1022–1030.

49. Rd S E, Kee C S, Ramamirtham R, et al. Peripheral vision can influence eye growth and refractive development in infant monkeys. Invest Ophthalmol Vis Sci, 2005, 46(11): 3965–3972.

50. Marouga R, David S, Hawkins E. The development of the DIGE system: 2D fluorescence difference gel analysis technology. Anal Bioanal Chem, 2005, 382(3): 669–678.

51. Li S, Wu J, Ding H, et al. Flicker downregulates the content of crystallin proteins in form-deprived C57BL/6 mouse retina. Exp Eye Res, 2012, 101(4): 1–8.

52. Duan X, Lu Q, Xue P, et al. Proteomic analysis of aqueous humor from patients with myopia. Mol Vis, 2008, 14(45): 370–377.

53. Frost MR, Norton TT. Alterations in protein expression in tree shrew sclera during development of lens-induced myopia and recovery. Invest Ophthalmol Vis Sci. 2012, 53(1): 322–336.

54. Frost MR, Norton TT. Differential protein expression in tree shrew sclera during development of lens-induced myopia and recovery. Mol Vis, 2007, 13: 1580–1588.

55. Rada JA, Huang Y, Rada KG. Identification of choroidal ovotransferrin as a potential ocular growth regulator. Curr Eye Res, 2001, 22(2): 121–132.

56. Barathi V A, Chaurasia S S, Poidinger M, et al. Involvement of GABA transporters in Atropine-treated Myopic Retina as revealed by iTRAQ Quantitative Proteomics. J Proteome Res, 2014, 13(11): 4647–4658.

第三节 准分子激光角膜屈光手术后的 （角膜的）病理生理改变

一、概述

准分子激光角膜屈光矫正术是一类使用193μm波长准分子激光切削瞳孔区部分角膜基质，通过特定的切削模式改变前部角膜曲率，达到矫正屈光状态目的的手术的统称。它是20世纪最重要的屈光矫正手术进步之一，全球已有至少超过2000万的患者接受了这类手术。根据在角膜上作用的层次和辅助手术方法的不同，准分子激光角膜屈光手术分为以下不同术式：①准分子激光角膜切削术（photorefractive keratectomy，PRK）；②准分子激光原位角膜磨镶术（laser in situ keratomileusis，LASIK）；③准分子激光上皮瓣下角膜磨镶术（laser-assisted subepithelial keratomileusis，LASEK）；④机械法准分子激光上皮下角膜磨镶术（epipolis laser in situ keratomileusis，Epi-LASIK）；⑤Bowman膜下角膜磨镶术（Sub Bowman's Keratomileusis，SBK）；⑥飞秒激光角膜原位磨镶术（Laser in situ keratomileusis，LASIK）。

由于准分子激光手术在眼科的开展，将多种激光技术、像差理论、数控模型、组织光化学反应、结构力学、材料力学、量子光学等多边缘学引入眼科学，进一步丰富了眼科组织生理病理学内容。越来越多的实验研究解释了相关的手术后病理生理学改变。

二、角膜的生理特性

（一）角膜的组织结构

角膜由纤维结缔组织构成，透明且无血管，约占眼球纤维膜的前1/6，表面面积为1.3cm^2，为眼球总面积的1/14。角膜位于眼球的最前方表面呈圆形，前面稍凸，周边切面为楔状，镶嵌在表壳状的角巩膜缘内。外观无色透明，质地坚韧而略有弹性，当表面覆盖一层泪膜时，显现高度平滑而有光泽。泪膜如一层极薄的被膜覆盖于角膜前表面，与上皮紧密依附。在正常情况下，泪膜主要起润滑与保护角膜上皮的作用，使角膜表面更为平滑与光泽，并能增强角膜的透光性能。

角膜基质由排列非常整齐的胶原纤维组成，纤维组织的直径为25μm，每层之间的纤维平行排列，层与层之间垂直排列，纤维的长度可以达到角膜直径。角膜基质层占角膜全厚的90%，其中75%~80%为水分，20%~25%为胶原、蛋白质及黏多糖等。角膜基质纤维构成基质支架，其物理化学特性与筋膜胶原或皮肤胶原并无差别，氮、甘氨酸、脯氨酸及羟脯氨酸成分的含量较高。

组织学上，角膜组织结构分为五层，由前向后依次为：上皮细胞层（epithelium）、前弹力层（lamina elastica anterior）、基质层（stroma）、后弹力层（lamina elastica posterior）和内皮细胞层（endothelium）。

1. 上皮细胞层 角膜上皮来源于被覆在晶状体泡表面的外胚层，是眼表（ocular surface）的主要组成成分之一，由非角化的5~7层鳞状上皮组成，厚度约50μm，周边部上皮增厚至8~10层，占角膜厚度的10%。角膜上皮层细胞分为3部分，最内层为基底细胞，呈柱状密集排列，直径约15μm。中间由2~3层多角形翼状或杯状细胞构成，由内向外细胞逐渐变扁平。最外层由2~3层扁平鳞状细胞构成。各层上皮细胞呈犬牙交错状，并以10~20nm细胞间隙隔开。细胞间通过黏着小带（zonulae adherens）、桥粒和半桥粒连接、缝隙连接（gap junction）等多种连接方式，使细胞紧密相连，形成角膜上皮细胞的屏障。角膜上皮细胞质中以角蛋白丝（keratin filaments，KF）为主要成分的张力纤维和肌动蛋白在细胞间连接起主要作用，此外钙黏蛋白、整合素等分子也参与了角膜上皮细胞的连接。

角膜上皮细胞质中细胞器很少，越往表层细胞器越少，表面细胞内的细胞器几乎消失。基底细胞内高尔基体较丰富而线粒体较小。角膜上皮中仅基底细胞存在有丝分裂，负责角膜上皮的自我更新。通常一个上皮细胞向表层移动时，其子细胞保存在基底层。人类上皮细胞从基底移动到表面直至脱落需要大约一周或更长时间。

表层的细胞膜上有微绒毛样突起，可能与维持泪膜的结构相关，表层细胞还被由寡糖链形成的细胞被（cell surface coat，又称糖萼，glycocalyx）所覆盖，对角膜细胞有保护作用。

基底细胞为一单层细胞，每个细胞的大小及形状基本一致。其底部透过基底膜与前弹力层相接，其顶部与翼状细胞连接。基底细胞的底部细胞膜与基底膜之间有大约11nm宽的间隙，沿底部细胞膜有许多半桥粒（half-desmosomes），发射出微细的纤维，穿过间隙与基底膜相连接，甚者继续向深部延伸进入前弹力层和基质层。半桥粒分为胞内部和胞外部，胞内部分与基底细胞内的角蛋白结合，胞外部分进入基底膜内与Ⅶ型胶原构成的固定纤维（锚纤维 anchoring fibril）结合，穿过Bowman层并深入基质层约2μm，与粘连蛋白构成固定斑（anchoring plaques）。相邻的基底细胞其侧壁细胞膜以桥粒（desmosomes）及粘连斑（maculae occludentes）相连接，但粘连斑连接较为少见。在基底细胞之间可以看到单树突或多树突的无髓鞘神经。

基底膜厚30~50μm。基底细胞与翼状细胞层间偶可见淋巴细胞和吞噬细胞。

2. 前弹力层 前弹力层又名Bowman膜，厚8~14μm，为胚胎期由基质中角膜细胞分泌而成，损伤后不能修复。前弹力层中的胶原纤维比实质中的胶原纤维细，粗细均匀一致，其直径14~16nm。致密而且平滑的前弹力膜除了起到防御外部感染作用外，更是角膜前表光滑镜面的基础，角膜上皮基底膜及上皮细胞层借助于前弹力层致密光滑的表面形成近乎理想的光学界面。

3. 基质层 角膜基质层由胶原纤维构成，厚约500μm，占整个角膜厚度的9/10。基质层共包含200~250个板层，板层相互重叠在一起。其长度横跨整个角膜。各板层与角膜表面平行，同平层板层相互平行，相邻平层的板层交错排列。深层板层粗大而排列稀疏，表层板层纤维细小而紧密，构成顶力学结构体。深层抗压能力强，表层抗张力能力大。

4. 后弹力层 后弹力层又名Descsmet膜，是角膜内皮细胞的基底膜。该膜很容易与相邻的基质层及内皮细胞分离。电镜观察，后弹力层为极其微细的胶原微丝所构成。

5. **内皮细胞层**　角膜内皮为一单层细胞，大约由 1 000 000 个六边形细胞所组成。在婴幼儿，内皮细胞进行有丝分裂，但在成年后不再进行有丝分裂，当内皮细胞损伤后，其缺损区由邻近的内皮细胞增大、扩展和移行滑动来覆盖。

（二）角膜的代谢

为了维持角膜的正常功能，它需要有其固定的化学成分和物理特性；需要充分的营养和正常的代谢以及一系列的生理功能。

1. **角膜的化学成分**[1]

（1）水：角膜的含水量为 72% ~ 82%，其含水量相对稳定，这对角膜的透明性及厚度的维持，具有重要意义。

（2）蛋白质：除水之外，另一含量较多的成分是蛋白质，占 18% ~ 20%（其中胶原蛋白约 15%，其他蛋白质约 5%）。人角膜内含有 I、III、IV、V、VI、VII 型胶原，前弹力层和基质层以 I 型胶原为主，上皮细胞基底膜和后弹力层以 IV 型胶原为主。I 型胶原占胶原的 64%，III 型胶原占 1% ~ 2%，V 型胶原占 10%。角膜细胞能分泌 I 型胶原。

（3）酶：角膜内含有各种酶，例如磷酸酯酶、淀粉酶、钠-钾 ATP 酶、胆碱酯酶、胶原酶、α-烯醇酶、细胞色素氧化酶，碳酸酐酶，这些酶在上皮和内皮细胞内含量较基质内多，这也说明前者的代谢较后者旺盛。

（4）氨基多糖（glycosaminoglycan，GAG）：又称蛋白多糖、氨基葡聚糖、黏多糖等，存在于细胞外基质和胶原纤维间隙，它由 2/3 的硫酸角质素、1/3 硫酸软骨素组成，另外还含有透明质酸、肝素和硫酸肤质素等。它具有水合作用、吸收水分进入角膜，同时水分又可通过内皮细胞"泵"的作用，将水排出角膜外，使角膜的含水量恒定，处于一种相对脱水状态。若氨基多糖代谢发生障碍，可引起角膜混浊。

（5）无机盐：已经证实角膜含有各种无机盐类，如钠、钾、钙、镁和锌，同时也含有氯化物、乳酸盐、磷酸盐和硫酸盐等。

（6）其他：除了上述物质之外，角膜还含有一些其他物质，如：糖原、氨基酸（甘氨酸和羟脯氨酸含量较高）、抗坏血酸和脂质，在某些眼病和角膜营养不良时，脂质的含量明显增加。

2. **泪液的化学成分**[1]　泪液有润滑、抗菌、供氧和保持角膜光学平面等生理作用。因此，泪液对维持角膜健康、防御外部感染，起着十分重要的作用。

泪液中水分占 98.2%，固体占 1.8%，其中主要成分有：蛋白质（泪液白蛋白、溶菌酶、乳铁蛋白、β-溶解素、免疫球蛋白、血浆铜蓝蛋白、补体、糖蛋白及抗蛋白酶），酶（能量代谢酶、乳酸脱氢酶、溶酶体酶、淀粉酶、过氧化酶、纤溶酶原活化剂、胶原酶），脂质，代谢产物（葡萄糖、乳酸盐、尿素、儿茶酚胺、组织胺、前列腺素）及电解质。

泪液的渗透压、pH 和温度：

（1）渗透压：主要由电解质所决定。约为 305mOsm/kg，相当于 0.95% 氯化钠。

（2）pH：非刺激性泪为 7.1 ~ 7.8。

（3）温度：约 32℃，13% 失热于蒸发，46% 对流，41% 辐射。

3. **角膜的渗透性与运输功能**　角膜的渗透性对角膜的病理生理具有重要意义。由于角膜没有血管，其营养物质的供给均有赖于从周围液体中扩散渗透而来。

上皮和内皮细胞富含脂类，脂溶性和非极性物质易于通过，而基质层则较易被水溶性及极性物质通过。因此角膜中扩散渗透转运的物质应该具有双相溶解性，即既有水溶性，又有脂溶性。角膜像其他生物膜一样，小分子量的水溶性物质和离子易透过角膜上皮渗透扩散入眼内，大的分子对角膜的渗透性受化学结构、物理性质、药液浓度以及pH的影响。目前认为最适宜角膜上皮溶液的渗透压是1.35%氯化钠溶液（接近于泪液的张力）。

上皮构成角膜的屏障，一旦除去上皮或上皮发生炎症时，将增加许多药物的渗透能力，同时也增加了泪液中的多种生化因子及酶系物质与角膜基质中细胞间质成分的接触，使角膜基质的代谢与修复机制发生改变。

减少表面张力的物质能增加角膜通透性，这种物质称为表面活性剂，是通过扰乱上皮屏障使药物从上皮细胞间透过，增加药物的黏稠度或制成油膏，能使药物接触时间长些，亦有利于药物的透入。

4. **角膜的营养代谢**[1]　角膜细胞代谢活跃，氧和葡萄糖为基本代谢。糖酵解是葡萄糖利用的重要途径，在无氧的条件下通过酵解，生成乳酸和丙酮酸。由于线粒体相对较少，上皮中有氧状态下主要以磷酸戊糖途径进行，只有约1/3进入三羧酸循环。角膜基质细胞在有氧状态下全部通过三羧酸循环利用。

角膜代谢所需要的氧，80%通过直接扩散从空气中获得。睁眼时，泪液中的氧分压约为20.62kPa（155mmHg）。当闭眼时，角膜缘毛细血管和睑结膜毛细血管是其主要供给来源。

角膜的营养物质一般有三个来源：前房水、泪液和角膜周围毛细血管，其中前房水是其主要来源。

角膜代谢产物包括二氧化碳、乳酸等。角膜上皮表面，内皮后表面以及角膜缘均可进行代谢及清除代谢产物。二氧化碳的排泄主要通过角膜前表面向大气中直接扩散。房水中含有较高浓度的二氧化碳，在非离子状态下，它是脂溶性的，故很容易由内向外扩散。

5. **角膜的血管**[1]　角膜之所以透明，其重要因素之一是角膜组织内没有血管，血管终止于角膜缘，形成血管网，营养成分由此扩散入角膜。角膜缘周围的血管网由睫状前血管构成。睫状前动脉自四条直肌肌腱穿出后，在巩膜表层组织中向前，行至距角膜约4mm处发出分支穿入巩膜达睫状体，参与虹膜大环的组成。其本支不进入巩膜，继续前行至角膜缘，构成角膜缘周围的血管网。本支在形成血管网之前发出小支至前部球结膜，是为结膜前动脉，与来自眼睑动脉弓的结膜后动脉相吻合。

6. **角膜的神经与角膜感觉**　角膜上皮层是身体中神经最密集的部位之一，据估计人类角膜每平方毫米约有7000个神经受体（密度为皮肤的300~400倍）。角膜的感觉神经来源于三叉神经的睫状神经支。大部分神经束自角膜3点和9点方位进入角膜的前1/3基质，再以接近90°转折穿过Bowman膜进入角膜上皮层，穿越后再次转折90°平行分布与角膜表面，最后，神经纤维第三次转折直接止于上皮细胞间，上皮细胞膜与神经末端紧密接触。神经纤维进入角膜周边部即脱髓鞘，故一般在裂隙灯下不易看见。

如果角膜因外伤或手术的原因，造成水平角膜缘部双侧的损伤，都有可能导致角膜神经营养的严重损害。如垂直作瓣的准分子激光角膜切削术，进刀路径刚好经过左右角膜前1/3基质切断两侧睫状神经支角膜缘主干分支。改进其进刀路径和瓣膜厚度将有利于保护角膜的神经营养。

（三）角膜的透明性

透明是角膜组织的最大特征，也是角膜承担其生理功能的基本要素。角膜的透明性主要是依靠其组织的光学一致性。因此至少具备下列基本条件才能维持角膜的透明性。①角膜基质层维持稳定的含水量（72%～82%）；②可见光最短波长为400nm，胶原纤维直径30nm，微纤维间距60nm，远小于可见光波长的一半，所以胶原纤维呈透明状态；③板片的排列整齐，互相交叉是结构上的保证；④上皮和内皮完整；⑤没有血管。倘若角膜基质层胶原纤维凝聚变粗，角膜基质就变得浑浊不透明。角膜的上皮及内皮是前后两层界膜，上皮或内皮缺损均可导致角膜基质含水量增多。对于角膜的透明性的维持，需要多方面因素的参与。

1. 角膜组织的特殊结构　角膜的构造特殊，没有血管，没有色素，没有角化，并受泪膜的保护。基质内板层排列相互平行，紧密接触；胶原纤维大小一致。Maurice[2]提出了格子理论（lattice theory）来阐明角膜的透明性，由直径相等的胶原纤维排列成格子状，纤维与纤维的间隔距离小于一个波长。这种纤维格子网对所有散射光线起衍射栅栏作用，产生破坏性干扰，使其互相抵消，而对那些与投射光同方向的光线则不进行干扰，反而互相加强，使组织显得透明。如果用人为的方法破坏胶原纤维的正常排列，就会不同程度地影响透明度。

2. 内皮和上皮解剖学的完整性　角膜上皮细胞层由复层鳞状上皮细胞及其基底膜所构成。上皮细胞层厚50～80μm，与球结膜上皮相移行。角膜上皮比身体其他部位的鳞状上皮排列更为规则而整齐，厚薄均匀一致而无折光现象。在角膜基底细胞及其他各上皮细胞层内还存在一种张力原纤维，对上皮细胞也有一定的支撑固定作用，使其能耐受眼睑运动的经常摩擦而不致变位与脱落。而浅层扁平细胞逐渐退化，最终从表层脱落。

角膜上皮细胞的胞间连接，上皮细胞与基底膜的连接，主要是借助于桥粒与半桥粒结构而实现。相邻的上皮细胞间不是直接接触，其间有10～20μm的间隙。间隙中存留有由酸性黏多糖、蛋白质等形成的低电子密度物质，具有黏合作用，这类物质统称为桥粒结构。桥粒以闭锁小带的方式使两个上皮细胞相互粘连。角膜上皮的这种结构形成了一个光滑的屈光界面，加上泪液在眼表的附着，整个屈光界面趋于更加完美。

角膜上皮细胞再生能力很强，在上皮大部分刮除之后，1～5天内可以再生覆盖其创面。完整的角膜上皮，对水、药物及细菌均具有屏障作用，即生物膜性作用。这些都是角膜上皮提供光滑光学界面的基础。

内皮细胞层位于角膜的最内面，为一单层六角形细胞，形状扁平，高5～6μm，宽18～20μm，平均细胞表面面积约400μm²。细胞相互排列紧密而均匀，呈现一种镶嵌图式，犹如一层六角形的瓷砖铺贴在弧形的墙壁上。角膜内皮具有角膜-房水屏障功能，在维持角膜生理代谢平衡中起重要作用，以保持角膜透明。

人类角膜内皮细胞不能进行有丝分裂，细胞的数目、大小与形态均随年龄的增长而变化。内皮细胞除了随年龄增长自然丧失之外，角膜的创伤、内眼手术也可造成内皮细胞的损失。由于角膜内皮细胞无再生能力，当内皮细胞损伤或自然丧失之后，其缺损区的修复主要是由邻近细胞的移行作用。角膜内皮具有强大的代偿能力，一般情况下，角膜内皮的自行修复可以使得角膜–房水屏障继续发挥作用，从而维持角膜的透明性。

当角膜上皮或内皮受到化学性或物理性损害后，角膜基质随之发生水肿。由于角膜上皮再生较迅速，一般来说，这种角膜水肿是轻微和短暂的。内皮的损伤带来的严重性更大。广泛内皮细胞的毁坏将导致基质层永久性水肿和失去透明性。

3. 电解质与渗透压的平衡　在人体内，为了维持水和渗透压的平衡，细胞内液与细胞外液的化学组成存在着差异。当细胞内外液体的渗透压发生差异时，维持平衡主要是靠水分的移动。角膜上皮和内皮的"钠泵"功能，对于维持角膜的脱水状态有一定的作用。在维持角膜透明方面，Ca^{2+}的作用也不容忽视，若角膜内皮细胞缺乏钙离子，会使细胞间连接复合体解离，通透性加强，角膜基质水肿。但是这种改变是可逆的。因此对于保持角膜透明和正常厚度，钙离子是不可缺少的。

4. 正常物质代谢是维持角膜透明的诸多因素之一　如果上皮和内皮的代谢受到了抑制，使离子泵缺少维持其正常功能的ATP，角膜的水合作用将增加，引起的角膜的过分吸水。角膜的代谢也受温度的影响，当角膜处于低温时，由于代谢机能下降，角膜吸水，如果角膜储存有足够的葡萄糖，当角膜回到接近正常体温时，它能够重新脱水。

由于角膜接触镜的透氧性和对角膜缘的压迫，长期戴角膜接触镜时，容易出现角膜上皮营养不良、水肿或角膜厚度变薄现象。

5. 泪膜与眼球表面水分的蒸发　泪膜位于人眼的角膜前，是入射光线进入人眼所遇到的第一个折射介质。它具有润洁眼表面维持角膜的透明性、润滑眼睑及球结膜界面以利于眼球运动、在角膜前形成光滑界面以及免疫作用。实验已证明，泪膜的破裂对人眼的像差有很大的影响。泪膜是由泪液在眼表面形成的一层薄膜，由内向外依次分为黏液层、泪液层及脂质层，厚$7 \sim 10\mu m$。角膜前表面和空气直接接触，通过蒸发，角膜前表面泪液浓缩，与角膜相比，其渗透压增高。泪液膜的高渗能从角膜吸出水分，从而维持角膜处在相对脱水状态，从而更好地维持了角膜的透明性。

6. 眼压　随着眼压的增高，角膜出现水肿，这是临床医生所熟悉的。这是因为眼压升高可引起前房水循环障碍，房水中含氧量及营养物质减少，细胞内酶的活性受到影响，从而使细胞的正常代谢发生紊乱。功能障碍程度与眼压值及持续时间密切相关。眼压升高所引起的角膜水肿是可逆的，通过手术或药物降低眼压，水肿可以消失。

（四）角膜的几何光学

1. 角膜屈光力[1]　正常成人角膜前表面曲率半径为$7.7 \sim 8.4mm$（平均为$7.84mm$），后表面为$6.22 \sim 6.8mm$；中央4mm区域的曲率半径，前表面为$7.7 \sim 7.8mm$，后表面为$6.6 \sim 7.0mm$。角膜类似于光学镜片中的凹凸透镜，故其有较强的屈光力，角膜前表面的屈光力为48.8D，后表面的屈光力为–5.8D，其绝对屈光力约为43D，约占眼球屈光系统的70%。角膜实质层的折射率为1.376，与角膜后表面接触的房水的折射率为1.336。在功能上它有屈折光线的聚光镜作用。从几何图形上看，它好似一块凹镜，但将角膜前后屈光介质考虑在内，以光学计算，它的作用是一块凸透镜。角膜的屈光力并非均匀一致，水平径线的屈光力平均约为43.12D；垂直径线的屈光力平均约为43.51D。即垂直方向的屈光力要强于水平方向的屈光力，二者之差称之为散光。

用公式可以计算单球面的屈光力（D）。

单球面屈光力公式：$F=(n'-n)/r$

式中，r为球面曲率半径，单位为米（m）。

故角膜的前后两面的屈光力F_1和F_2分别为：

$$F_1 = 1000 \times (1.376-1)/7.7 = +48.83 \text{（D）}$$
$$F_2 = 1000 \times (1.336-1.376)/+6.8 = -5.88 \text{（D）}$$

角膜前表面的曲率半径与中央光学区基本相等，由此向外的角膜各部的曲率半径差异较大。角膜凸度为晶状体的1.5倍，故其屈光力最强。需要指出的是，角膜前泪液膜虽然不参与眼屈光力的构成，但它仍是非常重要的组织，当角膜缺乏泪液膜的保护时，其前表面的屈光力就会减弱，视网膜的像就变得相当模糊。

2. **角膜双折射现象**[3]　早在1856年，就有科学家发现在角膜基质内存在双折射现象。双折射现象的产生，和角膜组织内不同成分折射率的不同有一定的关系，角膜基质纤维的折射率为1.47，纤维外间质为1.35。当组织干燥或水肿时，胶原的水合作用不会发生改变，当角膜基质内纤维外间质浓缩到一定程度时，基质纤维和外间质的折射率相等，双折射现象就会消失。双折射现象为角膜获得更高的折射率提供了一定的帮助，并且在角膜含水量发生变化的时候，在一定程度上持续维持角膜折射率的恒定，即使在角膜发生轻度水肿时也可以保持其良好的光学性状。研究表明，在一定条件下，将双折射透镜并入多元透镜中，可以把离轴像差效应减少到可以忽略的程度。可以想象，双折射现象为角膜完美成像提供了一定的帮助。

3. **角膜的非球面性**　正常人眼眼球是一个近乎完美的屈光系统，其角膜趋于扁圆形（中间突，边缘平），而晶状体则趋于扁平形（中间平，边缘突），二者相互补偿，则使人眼成像完美，能够在视网膜上成一个清晰的像。实际上，正常的角膜前表面是一个非常复杂的光学界面。在中央瞳孔区附近大约4mm直径的圆形区近似球形，其各点的曲率半径基本相等；而中央区以外的旁中央区和周边区角膜较为扁平，由顶点向周边逐渐变平坦略呈椭圆的非球面形态，屈光度逐渐减小（角膜曲率半径逐渐增大，曲率逐渐减小）。同一经线的变化也不完全相同，通常，角膜鼻侧比颞侧更平。这种非球面特性和其他屈光成分相互协调，保证视网膜成像的质量。角膜Q值就是描述角膜前表面非球面的一个参数，它与角膜形态因子P、偏心度e密切相关，正常角膜从中央到周边逐渐变平坦，为扁长椭圆形，非球面参数Q值<0。形态因子$P=b_2/a_2$，其中a代表角膜的水平半径，b代表角膜的垂直半径，$Q= b_2/a_2-1$。当$Q<0$时，角膜的形态为扁长椭圆形；$Q=0$时，角膜为球形；$Q>0$时，角膜为扁圆椭圆形[4]。

（五）角膜生物力学

生物力学（biomechanics）是研究生物体的力学问题，主要是生物体对力或运动的响应的学科。生物力学在医学领域有着广泛的应用，并形成了新的分支学科——临床生物力学。生物力学在眼科也有多方面的研究应用[52]。通过眼的生物力学的基础研究，能够增强眼科手术的预测性以提高临床效果。软组织力学是近年来生物医学工程研究的热点问题。角膜和其他的生物材料一样，具有软组织生物力学特征。手术、疾病和外伤均能引起角膜的生物力学特性的改变，而导致这种改变的主要因素有两点：①角膜材料的特性；②角膜薄壳形状的结构特性。如果要获得角膜对手术、疾病和外伤等宏观力学反应的预测，在角膜生物力学特性试验研究中，这两个因素是必须描述的重要指标。

角膜的组织结构主要由基质层的胶原纤维构成，而角膜的生理功能主要是屈光作用，其占眼球总屈光能力的70%，角膜的生物力学性状的稳定性决定了角膜屈光性状的稳定性。因此，深入了解角膜材料本身生物力学的特性，对正确评估现代屈光手术后的效果有重要意义。

1. 角膜生物力学有关的几个概念

（1）弹性模量（elastic modulus）：是描述物质弹性的一个物理量的一个总称，包括杨氏模量、剪切模量、体积模量等。一般来讲，对弹性体施加一个外界作用（称为"应力"）后，弹性体会发生形状的改变（称为"应变"）。材料在弹性变形阶段，其应力和应变成正比例关系（即符合胡克定律），其比例系数称为弹性模量（单位：达因每平方厘米）。线应变——对一根细杆施加一个拉力 F，这个拉力除以杆的截面积 S，称为"线应力"，杆的伸长量 dL 除以原长 L，称为"线应变"。线应力除以线应变就等于杨氏模量 E：$F/S/（dL/L）$。剪切应变——对一块弹性体施加一个侧向的力 f（通常是摩擦力），弹性体会由方形变成菱形，这个形变的角度 a 称为"剪切应变"，相应的力 f 除以受力面积 S 称为"剪切应力"。剪切应力除以剪切应变就等于剪切模量 G：$f/S=G*a$。体积应变——对弹性体施加一个整体的压强 p，这个压强称为"体积应力"，弹性体的体积减小量（$-dV$）除以原来的体积 V 称为"体积应变"，体积应力除以体积应变就等于体积模量：$p=K（-dV/V）$。弹性模量 E 是指材料在外力作用下产生单位弹性变形所需要的应力。它是反映材料抵抗弹性变形能力的指标，相当于普通弹簧中的刚度。

角膜和其他的生物材料一样，其弹性模量在不同的生理条件、不同的实验规范下的测量值差异很大。在不同的压力条件下，角膜表现出不同的弹性模量。一般说来，应力增大时，弹性模量也随着增大。弹性模量的大小直接影响到手术的效果[5~8]。

从角膜结构得知，基质层占角膜厚度的90%，而前弹力层占角膜厚度的2%~6%，因此认为前弹力层对角膜弹性模量的贡献不大。由于角膜的上皮层和内皮层都不承受载荷，而后弹力层的弹性模量比基质层小，故一般认为基质层是承受载荷的主要部分。前后弹力层和基质层的主要构成成分均为胶原纤维，胶原纤维的性能极大地影响着角膜的整体性能。从基质层的微观结构上看，其胶原纤维平行排列，而临近的各层纤维又互相成一定的角度，有的成直角交错。胶原纤维在纤维方向上的杨氏模量为1.0GPa，在与纤维方向垂直的方向的杨氏模量是10Pa，虽然每一层有很多胶原纤维，但其直径很小，故其转动惯量和弯曲刚度很小，因此角膜的剪切弹性模量和抗弯刚度很小。杨氏模量（Young'S modulus E）是对材料进行弹性分析的特征性指标，对金属物质来说，其杨氏模量为常数，其应力-应变关系是线性的，而对生物材料而言，其应力-应变关系是相当复杂的，其杨氏模量不是一个常数，主要取决于检查时的应力水平[9]。在确定角膜的弹性模量时，认为角膜虽为各向异性材料，但在整体性能上，实验测得的其在两个正交方向上的力学性能差异不大，在一定的精度要求下，在整体实验或计算时可作为各向同性材料处理[10~11]。总之，角膜的弹性模量与其他生物软组织的弹性模量一样，明显具有个体差异。

（2）屈服极限（yield limit）：是材料屈服的临界应力值。角膜为黏弹性物质，屈服现象明显，其屈服强度（σ_s 或 $\sigma 0.2$）就是屈服点的应力（屈服值）。当应力超过弹性极限后，进入屈服阶段后，变形增加较快，此时除了产生弹性变形外，还产生部分塑性变形。拉伸试验中得到的屈服极限 δ_s 和强度极限 δ_b，反映了材料对力的作用的承受能力；而延伸率 δ 或截面收缩率 ψ，反映了材料塑性变形的能力，表示材料在弹性范围内抵抗变形的难易程度。

（3）松弛、蠕变和滞后：角膜组织具有生物软组织的黏弹性特性，表现为松弛、蠕变和滞后的性质。松弛是一个物体发生应变，若此应变保持常数，即固定在一定的变形下，该物体内部的应力将随着时间的延长而减少。蠕变是一个物体受应力作用，若此应力保持常数，该物体将继续发生变形的现象。滞后是一个物体承受循环载荷时，加载的应力应变曲线与卸载的应力应变曲线不重合。

2. 角膜生物力学特性 角膜和其他的生物材料一样，其弹性模量在不同的生理条件、不同的实验规范下的测量值差异很大。在不同的压力条件下，角膜表现出不同的弹性模量。一般说来，角膜组织符合软组织生物力学特征，应力增大时，弹性模量也随着增大。弹性模量的大小直接影响到手术的效果。角膜的应力松弛纵向和横向显现出差异，在确定角膜的弹性模量时，认为角膜虽为各向异性材料，但在整体性能上，实验测得的其在两个正交方向上的力学性能差异不大，在一定的精度要求下，在整体实验或计算时可作为各向同性材料处理[12~14]。总之，角膜的弹性模量与其他生物软组织的弹性模量一样，明显具有个体差异。薄壳力学模型在角膜生物力学研究上也具重要意义。

3. 角膜生物力学特性的研究 冯元桢[15]在《生物力学——活组织的力学特性》一书中指出生物软组织具有黏弹性特性，表现为松弛、蠕变和滞后的性质。松弛是一个物体发生应变，若此应变保持常数，即固定在一定的变形下，该物体内部的应力将随着时间的延长而减少。蠕变是一个物体受应力作用，若此应力保持常数，该物体将继续发生变形的现象。滞后是一个物体承受循环载荷时，加载的应力应变曲线与卸载的应力应变曲线不重合。虹膜、脉络膜、晶状体及角膜等眼部软组织同样具有上述特性。杨坚等[16]研究人与猪角膜的生物力学特性认为，人角膜和猪角膜的强度、应力应变性质相差不大，但在同一伸长比下，猪角膜的应力松弛比人角膜大。曾衍钧等[11]研究猪眼角膜的本构方程时发现：若合适地考虑到试件的松弛应变，就可发现测出的应力–应变数据非常适合于用来描述典型胶原组织的幂指数函数。在不同伸长比下测出了应力松弛程度。进而确定连续松弛谱中的三个参数。根据角膜纵向和横向的本构方程以及应力松弛的结果来看（表8-3-1，表8-3-2），角膜属各向异性材料。然而建立各向异性的模型存在困难，若把角膜视为各向同性材料只是一个初步近似的假定。角膜属生物软组织，属黏弹性材料。蠕变和应力松弛是同一材料性质在两个方面的反应，角膜与多数生物软组织一样，其滞后曲线对应变率的反应不敏感。这种不敏感性是少数弹簧和阻尼组成的黏弹性模型不能相容，即用离散的松弛时间谱来描述角膜材料是不宜的，因此必须采用连续松弛谱来描述，因此必须考虑各向异性的特点来测定角膜极限强度和断裂应变能。方学军等[17]在对猪眼LASIK术后角膜的应力–应变关系和本构方程研究表明，在LASIK手术后，随基质切削深度的增加，角膜的弹性模量减少，30%基质切削深度与单纯做瓣组及正常对照组无明显差别，基质切削50%及70%组明显小于正常组。尤其是发生屈服的载荷及应力比30%切削组下降了10倍以上，说明其极容易发生不可逆变形。猪眼LASIK手术中，角膜的屈服临界点对应的应变在30%左右。屈服阶段过后即进入塑性变形阶段，此阶段角膜材料的变形是不能恢复的，

猪眼LASIK手术中，角膜的弹性模量随切削深度的增加而减小。手术小于30%角膜厚度的基质消融是安全的，仍可保持接近正常角膜的弹性模量。猪眼角膜垂直径线比水平径线容易发生不可逆变形。

表8-3-1 猪眼LASIK术后横向角膜试样的应力-应变关系

基质切削深度	弹性模量（MPa）	载荷峰值（N）	应力峰值（MPa）	屈服载荷（N）	断裂时载荷（N）	断裂时应力（MPa）
30%	8.77 ± 0.77	8.59 ± 3.31	2.88 ± 1.09	4.58 ± 1.20	6.57 ± 0.11	1.19 ± 0.85
50%	6.70 ± 0.59	7.99 ± 0.56	2.66 ± 0.19	7.92 ± 0.62	3.66 ± 0.11	0.89 ± 0.23
70%	2.69 ± 0.47	4.42 ± 0.09	1.47 ± 0.03	2.84 ± 0.53	0.73 ± 0.04	0.31 ± 0.04

表8-3-2 猪眼LASIK术后纵向角膜试样的应力-应变关系

基质切削深度	弹性模量（MPa）	载荷峰值（N）	应力峰值（MPa）	屈服载荷（N）	断裂时载荷（N）	断裂时应力（MPa）
30%	8.26 ± 0.45	7.08 ± 0.50	3.12 ± 0.09	6.85 ± 0.13	8.09 ± 0.05	2.97 ± 0.06
50%	6.50 ± 0.05	4.30 ± 0.68	3.12 ± 0.09	1.30 ± 0.84	0.55 ± 0.15	0.58 ± 0.32
70%	1.07 ± 0.30	3.25 ± 0.18	2.09 ± 0.76	0.19 ± 0.07	0.67 ± 0.25	0.21 ± 0.03

4. 角膜的生物力学在屈光矫正手术的应用 Kwok（1999年）[18]在《眼科生物力学》一文中指出：21世纪的屈光矫正手术将是生物工程应用的先驱。利用局部组织的力学特性来矫正局部组织条件，眼科手术是最早认识到有这种可能性的外科手术之一。早在1869年Snellen率先提出用手术矫正角膜散光，一百多年前放射状角膜切开术最先得以尝试。1990年Avetisov等[19]对RK术后的兔眼进行力学分析，指出角膜切开术后瘢痕区是"条件性薄弱区"，在挫伤时增加了破裂的可能性。Simon等[59]研究RK术后的角膜生物力学发现RK术后在生理范围内眼压的变化对角膜曲率计的影响极小，Simon[12]认为生理范围内的眼压对角膜变平程度无明显影响。角膜经过手术后，其力学性能，如整体刚度等会发生变化，从而其外在形状也因眼压的作用而发生变化。但是，迄今为止，由于对角膜的形状和变形机制及生物力学特性缺乏足够的了解，给判断术后的折射状态的分析带来困难。PRK术近来已成为矫正屈光不正的可令人接受的角膜手术，术中Bowman层及约25%以上的角膜基质被部分切除，但是厚12μm的Bowman层的重要性并不为人所知。而且在圆锥角膜患者常可见到Bowman层的破裂，有人认为Bowman层破裂导致了圆锥角膜病变，所以担心PRK术后是否会出现类似圆锥角膜病变。为此，Hjortdal等（1995年）[14]对人角膜部分切除术后的力学特性进行了研究。作者研究了三组人眼（每组6眼）。第一组角膜中央7mm直径范围内浅层切除（深15～20μm）；第二组为对照组，第三组角膜中央7mm直径范围内深达70%切除。结果发现第一组在压力作用下中央角膜的应变比第二组大5%～10%。第三组比第二组在切线方向角膜上皮的应变大2倍，但内皮的应变是相似的。上皮和内皮的不同应变行为表明在手术改变人角膜压力负荷下，角膜剪应力的阻力影响局部切线的应变，提示角膜剪应力阻力在术后角膜力学特性中有重要作用。当压力大于25mmHg后随着压力水平增加，各组角膜弹性杨氏模量（Young's modulus）均明显增加。

（六）屏障功能

角膜上皮通过细胞间的紧密连接，形成半透膜功能和较高的抵抗力，并阻止泪液向基质的渗透，并通过每5～7天更新一次来修复损伤，维持功能；损伤后，由角膜缘干细胞、翼状细胞的分化移行来修复创面，修复过程中，肌动蛋白汇入沿移行方向排列的张力纤维中。角膜神经对上皮细胞的营养起重要作用，从神经性角膜结构和去神经后角膜反复发生的上皮剥脱可以证实。角膜上皮中含有高水平的乙酰胆碱，提示胆碱能神经在细胞分裂、创伤修复过程中具有一定的调节作用；上皮细胞还在神经和递质的作用下，保持着离子转运、大分子通透、水分由基质向泪膜的转运等十分重要的生理功能。

（七）角膜的创口愈合过程

1. 浅层组织上皮及前弹力层的愈合 上皮的再生能力强，小的缺损24小时即可修复，即使较大的缺损也在两三天内修复，角膜上皮缺损区可由邻近细胞变形以阿米巴运动方式向创面移动，在裸区形成单层上皮覆盖，经过一段时间可恢复到正常的上皮细胞5～6层状态。前弹力层无再生能力，故一旦受损只能由成纤维细胞充填，故创口愈合后多少要留下一些永久性角膜混浊，临床称为薄翳。

2. 基质层愈合 依据创口大小、形状、深浅不同以及有无感染、眼内组织嵌夹等，创口处组织很快吸水肿胀、粘连，随后由来自角膜基质细胞和组织细胞的成纤维细胞增殖，相继出现前胶原及胶原组织形成，由于新的胶原纤维排列不规则，形成不同程度的瘢痕组织而影响角膜的透明度。初期由于表面的上皮细胞分裂较快，使创口较快修复，然而上皮细胞不能产生胶原组织，故不能形成真正的愈合，稍加压力创口即可重新裂开，基质层的愈合常需数月之久才能完成较坚固的愈合，如有感染或其他组织嵌入则愈合较慢，并可有新生血管长入，局部留有明显瘢痕组织。

3. 后弹力膜及内皮的创口愈合 后弹力层损伤创口，由于组织结构特点其创缘常卷曲、裂开而内皮细胞则扩大，并移行可将创区覆盖，新的内皮细胞可重新分泌形成一层新的后弹力膜，经过数月的时间才能完成，已卷起的边缘可永久存在。角膜内皮的修复较上皮修复慢。

三、准分子激光角膜屈光手术后临床病理表现

（一）屏障功能与代谢变化

动物实验证明，PRK术后可在角膜组织内检测到大量前列腺素（PGE_2），手术后滴用布洛芬可使其水平下降。Hayashi发现兔眼PRK术后角膜组织自由基水平升高，同样在其他准分子激光屈光手术后角膜组织及前房均检测到上述炎性介质，这些炎性介质可引起血-房水屏障的破坏[20]。准分子术后由于角膜上皮的损伤，代谢减弱，同时术后角膜接触镜的使用将影响角膜的有氧呼吸，糖代谢不足，角膜发生水肿。

（二）酶系变化

正常角膜处于自由基的产生、利用、清除三者之间的一种动态平衡状态。有研究显示PRK术后这种平衡状态被打破，角膜中被激活的中性粒细胞（polymorphonuclear cell, PMN）发生呼吸爆发，产生大量超氧自由基（O_2^-）及其衍生物（OH、H_2O_2），角膜中所含SOD催化歧化反应，清除O_2^-，而被大量消耗，因而角膜SOD活力降低。MDA是脂质过氧化最终产物，它的含量升高反映氧自由基导致生物膜损伤的一个标志，在PRK术后早期1～3天

MDA测得的含量明显升高，角膜内自由基增高，导致脂质过氧化水平增加。这种脂质过氧化可能来源于3种情况：①波长193nm准分子激光对角膜切削的同时通过发生一种光化学反应，产生自由基损伤。②准分子激光切削术可提高角膜温度，诱导角膜基质的脂质过氧化。③角膜组织受损部位浸润的PMN产生的氧自由基。这些氧自由基可以损伤角膜组织，降解角膜胶原，促进了影响手术效果的角膜上皮下雾状混浊（haze）和术后屈光回退，延长了激光术后的炎性反应。故降低术后角膜的过氧化损伤，可以最大程度减轻haze形成和屈光回退的发生。过度的角膜基质切削，将引起房水中自由基产物增加导致PRK术后角膜内皮损伤和（或）晶状体的损伤[21]。

（三）泪液的变化

1. 泪液分泌量改变　准分子激光角膜屈光手术术后早期泪液分泌量增加，术后1~2天增加最为明显，1周后逐渐恢复正常。Vesaluoma等应用刻度毛细血管法检查，发现准分子激光角膜屈光手术术前泪液流量为4.50~22.50μl/min，术后1~2天为33.91~80.70μl/min，术后第7天为10.2~15.5μl/min，可能是由于术后早期伤口刺激所致。由于角膜的神经主要来自三叉神经的睫状神经分支，大部分神经束自角膜3点和9点方位进入角膜的前1/3基质，呈水平分布，反折后止于上皮细胞。如果角膜因外伤或手术的原因，造成水平角膜缘部双侧的损伤，都有可能导致角膜神经营养的严重损害。准分子激光角膜屈光手术术后患者由于角膜感觉神经受损，导致角膜感觉敏感性下降，刺激性泪液分泌减少，同时瞬目动作减少，常常会出现眼球干涩、视物模糊和视疲劳等症状。如果在准分子激光角膜切削过程中把常用的垂直瓣改为水平瓣，有利于保护其中一侧的角膜神经；同时，如果降低角膜瓣的厚度，亦有利于减少深层角膜的神经损伤，降低术后不适症状的发生率。

2. 泪液细胞因子的变化　正常泪液中存在转移生长因子β1（TGF-β1）、血管内皮生长因子（vascular endothelial growth factor，VEGF）、肿瘤坏死因子（tumor necrosis factor-alpha，TNF-α）、黏蛋白（tenascin，TN）和血小板源性生长因子BB（platelet-derived growth factor-BB，PDGF-BB）等细胞因子。准分子激光角膜屈光手术术后1~2天，泪液中TGF-β1、TNF-α和PDGF-BB浓度增加，并且每分钟绝对释放量（release value）亦明显增加；由于准分子激光角膜屈光手术术后泪液分泌过多，VEGF和TN的浓度有所下降，但其释放量却明显增加。所有细胞因子浓度于术后7天逐渐恢复正常[22,23]。

（四）上皮愈合及界面反应

不管何种屈光手术，角膜上皮均有不同程度的损伤，角膜上皮受伤之后，附近细胞变形，开始以阿米巴运动形式向创面移动，爬过暴露的基底膜，形成新的单层上皮覆盖区，伤后创缘附近的上皮细胞的分裂机能暂时受到抑制，上皮缺损区及创缘附近由于上皮的移动而变薄，数周至数月后可因细胞分裂而增厚，填平，最后达到5~6层上皮细胞的正常状态。

不同的手术方式角膜上皮的愈合方式不同，临床裂隙灯观察发现PRK术后角膜上皮自周边向中央生长，新生角膜上皮边界明显；LASEK术后这一边界模糊，可见中央区散在于角膜接触镜下的灰白色点状"上皮岛"，新生的上皮围绕其生长。这两种上皮的爬行修复过程都要经历上皮细胞排列的不规则及上皮细胞体积的增大，在此过程中有部分患者会出现不同程度的眩光，可能与上皮排列不规则及上皮细胞体积肿胀有关，以后细胞层数增加，但角膜上皮的稳定性需要上皮细胞与其下面的基底膜紧密黏附。基底膜、半桥粒和锚状纤维是角膜上皮黏附的重要结构，基底膜是角膜上皮基底细胞的产物。新合成的基底膜不连续，半桥粒密度稀少。虽然半桥粒的密度3个月后开始接近正常，但基底膜的不连续时间长达12个月。完整的基底膜对角膜上皮损伤后的修复发挥重要作用，半桥粒的作用是将上皮细胞固定在基底膜上，防止机械力造成细胞与基底膜的脱离。而糖皮质激素通过抑制MMP的产生而降低角膜基质细胞胶原降解，为上皮的爬行生长提供依附结构。只有完整的上皮形成对水、药物及细菌才具有屏障功能，才能为角膜成为光滑的光学界面提供基础[24~27]。

（五）角膜生物力学变化

迄今为止，对准分子激光角膜屈光手术术后的角膜形状变化和变形机制的生物力学特性缺乏足够的了解，给评价术后的折射状态和角膜几何力学稳定性的分析带来困难。由于角膜在屈光中的重要作用，角膜的生物力学特性近年来一直是眼科医生和研究人员感兴趣的研究课题，其中最值得注意的是Woo[28]、Jue[29]、Pinsky[30]、Hjortda的研究。

角膜在准分子激光角膜屈光手术后力学性能（如整体刚度等）会发生变化，其外在形状的稳定性也因大气压——角膜屈服强度——眼压平衡关系的变化可能发生改变。角膜变形后的最终形状，从而决定了角膜屈光矫正的程度[31]。准分子激光角膜屈光手术后角膜应力–应变发生改变，随基质切削深度的增加，角膜的弹性模量下降，其载荷峰值、应力峰值、屈服载荷、断裂时的载荷、断裂时的应力均随切削深度的增加而降低。手术小于30%角膜厚度的基质消融是安全的，仍可保持接近正常角膜的弹性模量[17]。过度的角膜厚度丢失，将可能导致角膜弹性变形，出现屈光回退，严重的可导致医源性圆锥角膜或后圆锥产生。

（六）术后对眼压测量的影响

目前没有研究证明准分子激光角膜屈光手术对眼房水生成和房水循环系统造成影响，但由于准分子激光角膜屈光手术造成角膜厚度的丢失，将造成术后眼压的测量误差。术后检查到的眼压比患者的实际眼压要低，丢失的角膜厚度越多，这种测量的眼压结果与实际的眼压相差越大。平均每丢失15μm的角膜厚度，可能会导致1mmHg的眼压误差出现。如果忽视这种误差的存在，把术后检查到的眼压当成真实的眼压进行评价，可能会增加准分子术后激素性青光眼的假阴性率。Ehlers[32]等对因角膜厚度差别所致眼压测量误差提供了一个矫正公式：矫正眼压P = 矫正前眼压P_0+（520–术后角膜中央厚度）÷70×5（公式中520为人类平均角膜厚度）。如果手术前能对术眼眼压进行矫正，将能更准确地评价术眼术后的眼压变化曲线。

四、准分子激光手术后的角膜修复

准分子术后角膜创伤修复（corneal wound healing）通常包括：角膜上皮细胞、基质细胞的增殖、移行、细胞外基质的合成等。上皮和基质之间的相互作用在角膜伤口愈合中发挥了重要的作用，多种细胞因子（cytokines）在时间和空间上的高度协调完成修复过程[33]。个体在创伤修复过程中的启动环境和反应差异，直接影响创伤修复的质量，同时也是影响准分子激光角膜屈光手术后的稳定性和预测性的重要因素。人们期望调控角膜创伤的修复过程来改善屈光性角膜手术的最终效果，但是由于许多修复过程的具体机制尚不完全明了而无法真正应用临床。由于Bowman膜无再生能力，手术损害的Bowman膜术后不能修复。

（一）PRK术后的角膜修复

PRK术后的角膜创伤修复主要是角膜上皮和深层角膜基质的修复，修复反应过度表达，就会导致术后haze形成和屈光回退。如何抑制角膜屈光手术后基质细胞的活跃增殖抑制愈合性瘢痕形成，是角膜屈光手术研究中的重要方向。完整的修复过程可以分为早期（急性）修复和晚期（慢性）重塑两个阶段，在不同的修复阶段，修复反应有所差异，但是临床表现上并无明显的界限，组织反应是相互联系、相互作用的。

1. 不同修复阶段的角膜修复反应

（1）修复早期：手术后1周内组织对手术创伤的反应。手术所致损伤的早期角膜表现为上皮的缺失、基底膜和前弹力层的缺损。修复过程包括角膜上皮细胞和基质细胞的增生、移行，巨噬细胞激活并吞噬清理损伤的组织，细胞外基质开始合成，纤维蛋白原沉积，基质胶原不连续排列等。伤口早期愈合过程中，上皮细胞通过邻近上皮的增殖和移行完成；前基质角膜细胞经历一个细胞数目减少期——细胞数目增加期——细胞数目正常化的过程；角膜基质细胞合成增加的同时，角膜细胞外基质的Ⅰ型、Ⅲ型、Ⅳ型和Ⅶ型胶原mRNA表达明显增加，其中Ⅶ型胶原是固定原纤维（anchoring fibrils）的主要成分，它与基底膜和半桥粒（hemidesmosome）构成上皮与基质粘连的重要结构，保证了早期修复的角膜上皮牢靠黏附于角膜基质上。

（2）慢性重塑期：慢性重塑期是指急性期后的角膜组织对手术损伤的反应。此期主要组织反应为角膜上皮由过度增生逐渐趋于稳定，角膜上皮的形状、密度、渗透压和屏障功能逐渐接近正常上皮细胞，但仍然存在上皮细胞向角膜中央移动的倾向；角膜基质细胞密度逐渐增高，术后3周时达到最高水平，角膜细胞密度增加的同时，角膜细胞粗面内质网亦增加，预示着角膜细胞被完全激活；角膜前基质内出现激活的成纤维细胞，上皮下出现以Ⅶ型胶原为主的新胶原，角膜上皮和基质交界面下雾状混浊出现，角膜修复趋于稳定，角膜瘢痕形成；细胞外基质各型胶原增生，重新排列，纤维连接蛋白（fibronectin，FN）为移行细胞提供支撑面的作用，层粘连蛋白（laminin，LN）、β4整联蛋白（β4 integrin）、硫酸角质素和基质金属蛋白酶（matrix metallproteinases，MMP）不同程度恢复到术前水平，保证了角膜细胞修复的顺利进行，维持角膜的正常生理特性。

2. 不同角膜成分在角膜修复过程中的修复反应

（1）角膜上皮细胞的修复：正常角膜上皮细胞处于不断的自我更新状态，表层细胞的脱离和基底细胞的增殖、分化构成动态平衡。PRK术后患者角膜上皮在72～96小时内可以通过邻近的角膜上皮细胞增殖、移行进行修复。Demers[34]等报道，准分子激光角膜屈光手术术后加压包扎能加速上皮细胞的修复，且上皮细胞愈合率与患者性别和屈光度无关，但与患者年龄和伤口大小有关。Verma[35]等发现，准分子激光角膜屈光手术术后用1%Tetracaine点眼，可明显减轻患者疼痛，而不影响角膜上皮的修复。

角膜上皮细胞损伤后，由邻近上皮细胞增殖和移行来修复。Sandvig[30]等在鼠眼上行准分子激光角膜屈光手术后，第2天周边角膜上皮细胞分裂率（mitotic rate）明显增加；第6天，所有角膜细胞的分裂率均增加。同时发现，术后上皮细胞移行和增殖相（phase）比单纯角膜上皮伤口增殖相推迟，但上皮细胞开始增加DNA合成的时间没有推迟，表明准分子激光角膜屈光手术能导致上皮细胞增殖周期中G_2相延长。正常角膜上皮细胞存在着凋亡，细胞凋亡与细胞增殖相互平衡，以维持细胞正常的生理功能和数量稳定，在发育分化、细胞修复等稳态中发挥重要作用。这一过程涉及多种细胞和众多细胞因子的时空上的协调。实验证明，PRK后上皮细胞凋亡及损伤的数目直接影响以后的愈合过程。Gao[31]等发现兔眼角膜存在一定程度的细胞凋亡，且主要是浅表上皮细胞，而基底上皮细胞很少凋亡。准分子激光角膜屈光手术术后4天和4周，角膜上皮细胞全层均可见细胞凋亡，可能是由于手术致凋亡基因表达之故。应用免疫组化法进一步发现，准分子激光角膜屈光手术后bcl-2蛋白在基底上皮细胞层表达，而正常bcl-2蛋白表达仅见于浅表细胞层，表明bcl-2蛋白部分调节着角膜上皮细胞的凋亡。此外，上皮的损伤也可通过上皮-基质细胞间相互作用，而影响角膜基质细胞的修复。

准分子激光角膜屈光手术后早期修复的上皮细胞渗透性发生了改变。Kim等[32]发现，兔眼准分子激光角膜屈光手术术后3天和1周，角膜吸收5，6-羧基荧光素（5，6-carboxyfluorescein，CF）的能力增加；术后2周，施行5.00D矫治的角膜吸收CF的能力仍然增加，而行3.30D矫治的角膜却明显下降；术后4周，角膜吸收CF的能力恢复正常，因此，即使角膜上皮细胞已覆盖切除区域，屏障功能低下，其抵御病毒、细菌感染的能力下降，且切削越深，屏障功能恢复越慢。

（2）角膜基质细胞的修复：正常情况下，角膜基质细胞处于静止状态。PRK术后角膜基质细胞在角膜损伤后迅速应答，分别转化为具有较强增殖能力的成纤维细胞和具有分泌细胞外基质能力的肌成纤维细胞。角膜基质细胞被激活，合成、分泌胶原蛋白的能力增加，新生的胶原纤维排列紊乱使光的散射增加，这是导致角膜haze发生的主要原因。角膜基质细胞的修复受到多种细胞生长因子的影响和信号通道的调控。大量实验研究及临床观察证明，角膜上皮创伤后，立即出现了前基质细胞的消失。角膜前基质细胞的凋亡存在着动态变化的过程：4小时后达到高峰，其后逐渐下降，可延续至10天以后。同时，邻近的基质成纤维细胞被激活、增殖，并在损伤后3天内重新分布于前基质，这些新生的基质细胞具有粗大的内质网，以及激活的成纤维细胞形态。由此可见，早期上皮损伤后的基质细胞凋亡可能是PPK等屈光性角膜手术后修复反应的启动因素。随后的角膜伤口愈合来源于健存基质激活的成纤维细胞，具有成肌纤维细胞（myofibroblast）的特征，合成细胞骨架成分，黏附分子、细胞纤维连接素和各种胶原等细胞外基质，在创伤修复及瘢痕收缩中起重要作用。

许多研究表明，准分子激光角膜屈光手术后前基质角膜细胞经历一个细胞数目减少期—细胞数目增加期—细胞数目正常化的过程，但各期的发生和持续时间报道不一。Chew[33]等应用共轭显微镜检查，发现兔眼准分子激光角膜屈光手术后5小时，角膜前基质角膜细胞密度急剧下降，施行5.00D和6.00D的矫治后24小时和48小时下降最明显，而施行7.00D和8.00D矫治后72小时和96小时下降最明显；1周后，角膜细胞密度开始增加，且切削越深，角膜细胞密度下降时间持续越长。Fantes[36]等发现猴眼准分子激光角膜屈光手术术后角膜细胞密度立即下降，1周后角膜细胞密度开始增加，3周时角膜细胞密度最大，达正常角膜细胞密度的3倍，之后开始下降，9个月时恢复到正常水平。Szerenyi[37]等和Campos[38]等报道，刮除上皮细胞能导致前基质角膜细胞密度降低，因而认为准分子激光角膜屈光手术术后，前基质角膜细胞数目减少并非准分子激光角膜屈光手术所致。

准分子激光角膜屈光手术术后，椭圆形细胞核的前基质角膜细胞变成纺锤形核的成纤维细胞。角膜细胞密度增加时，角膜细胞粗面内质网亦增加，预示着角膜细胞被激活。Wilson[39]等认为激活的角膜细胞分泌干细胞生长因子（HGF），角质细胞生长因子（KGF）增加，进而调节角膜上皮细胞的增殖和分化。脯氨基4-羟化酶（Proly1 4-hydroxy-lase）和Ⅰ型原胶原是反映角膜细胞合成胶原的指标，应用单克隆抗体不能显示出正常角膜脯氨基4-羟化酶和Ⅰ型原胶原染色，而准分子激光角膜屈光手术术后，可见其在切除区前基质内角膜细胞中着染，表明准分子激光角膜屈光手术伤口愈合过程中，角膜细胞合成和分泌细胞外基质增加。

Gao[31]等报道，正常兔眼角膜细胞未见细胞凋亡，而准分子激光角膜屈光手术术后可见角膜细胞发生凋亡。他们还发现准分子激光角膜屈光手术术后4天，角膜细胞bcl-2蛋白表达阳性，术后4周其表达水平增加，推测准分子激光角膜屈光手术能诱导角膜细胞发生凋亡。Wilson等发现角膜上皮损伤促进前基质角膜细胞凋亡，推测准分子激光角膜屈光手术后立即发生的角膜细胞凋亡参与角膜伤口愈合过程。

（3）角膜细胞与胞外基质间的相互作用：细胞与其环境胞外基质（ECM）的相互作用，在细胞行为和组织构建的调节中起着重要的作用。在高度调控的角膜创伤修复过程中，细胞凋亡与细胞增殖分化，是角膜上皮–基质细胞–胞外基质相互作用的结果，涉及多种信号的参与。而作为细胞间信号传递的细胞因子，则提供了上皮与基质间相互作用的基础。在多种情况下，细胞与特定基质的特异性作用，有助于稳定或保持表现型或特殊的组织结构。在组织的重建中，这种作用是不稳定的，并不断发生变化。角膜细胞与细胞外基质相互作用的多样性是一系列细胞因子表达、ECM组成、ECM分子合成和降解的平衡及受体转录调节的共同作用的结果。上皮和基质成纤维细胞间存在多种细胞因子表达，同时介导着细胞与基质间的相互作用，参与角膜上皮的生长与分化，在创伤修复中，由于基底膜的破坏，激活的上皮细胞与基质细胞所分泌的细胞因子相互协调，决定相互的增殖与凋亡。而屈光性角膜手术本身对上皮–基质细胞–胞外基质间促凋亡信号传递有不同的影响，存在着不同的创伤修复反应。角膜上皮分泌的多种细胞因子可通过胞外基质作用通路，刺激基质细胞表达；基质细胞表达又可使一些细胞因子通过胞外基质的特殊因子的作用，刺激上皮的过度增生。细胞凋亡对以后的修复起着重要影响。细胞凋亡越多，以后的增殖反应越明显，这对屈光回退的研究有着重要意义。

（4）角膜胶原纤维的变化

1）Ⅰ型胶原：角膜基质成分中80%为胶原纤维，其中Ⅰ型胶原是其主要成分，它的排列有序保证了角膜的透明性。Power[40]等报道，鼠眼准分子激光角膜屈光手术术后，Ⅰ型胶原mRNA表达持续增加。

2）Ⅲ型胶原：正常角膜基质中存在Ⅲ型胶原，但用抗Ⅲ型胶原单克隆抗体不能显示出正常Ⅲ型胶原染色。然而，许多研究表明，准分子激光角膜屈光手术术后，基质愈合过程表现为Ⅲ型胶原染色阳性[41]，这可能是由于准分子激光角膜屈光手术术后Ⅲ型胶原抗原决定簇表达与正常角膜不同之故，因此，准分子激光角膜屈光手术术后染色阳性的Ⅲ型胶原是新生的胶原纤维。Anderson[42]等和Malley[41]等报道准分子激光角膜屈光手术术后6天，Ⅲ型胶原呈层状分布于切除区增生上皮下，术后1个月广泛分布于切除区前基质内，这种分布持续到术后18个月，之后逐渐减少。Power[40]等发现鼠眼准分子激光角膜屈光手术术后Ⅲ型胶原mRNA表达明显增加。

3）Ⅳ型胶原：正常角膜的Ⅳ型胶原纤维分布于上皮基底膜处，免疫组化法显示其呈断续线状染色。准分子激光角膜屈光手术术后伤口愈合过程中，Ⅳ型胶原含量明显增加，其mRNA表达几乎是正常角膜的3倍。Anderson[42]等报道准分子激光角膜屈光手术术后3周Ⅳ型胶原呈轻微的非连续线状分布于切除区和非切除区的基底膜处，5.5个月时，呈弥散的片状分布于基底膜区，切除区前基质内亦可见Ⅳ型胶原呈轻微的板状分布，这种状态持续到术后8个月。而后染色有所减弱，但直到术后16个月，仍可见基底膜区和切除区前基质呈轻微染色，Ⅳ型胶原在基质中的表达，表明角膜细胞分泌和合成胶原的能力发生了改变。兔眼准分子激光角膜屈光手术术后Ⅳ型胶原分布亦有类似改变。Hanna等和Malley等发现兔和猴眼准分子激光角膜屈光手术术后Ⅳ型胶原染色仅见于Descemet区，这可能是由于所使用的抗体和物种不同。

4）Ⅴ型胶原：对Ⅴ型胶原研究较少。Power[40]等发现鼠眼准分子激光角膜屈光手术术后4天和1周，Ⅴ型胶原mRNA表达明显增加，其表达量是正常鼠眼的3倍，并且认为准分子激光角膜屈光手术正向调节Ⅴ型胶原mRNA的表达。

5）Ⅵ型胶原：Ⅵ型胶原是角膜的主要成分之一，分布于角膜基质中。Malley[41]等应用免疫组化法发现猴眼准分子激光角膜屈光手术术后角膜基质中Ⅵ型胶原染色阳性，其着染程度与正常眼无明显差异。

6）Ⅶ型胶原：Ⅶ型胶原是固定原纤维（anchoring fibrils）的主要成分。它与基底膜和半桥粒（hemidesmosome）构成上皮与基质粘连的重要结构，正常呈线状均匀分布于角膜上皮细胞基底膜区域。Anderson[42]等发现准分子激光角膜屈光手术术后3周，上皮下区域Ⅶ型胶原呈弥散、片状分布，且这种状态持续到术后半年。术后8~16个月，其分布呈连续线状，但较正常宽，且不规则。Ⅶ型胶原存在的最大深度是与最大切削深度相平行的。

（5）角膜基质间质蛋白及酶的变化

1）纤维连接蛋白（fibronectin，FN）：正常人眼中，FN呈线状分布于基底膜区和间断分布于基质板层。在伤口愈合过程中，FN具有为移行细胞提供支撑面的作用。许多研究表明，PRK术后角膜FN含量增多。Anderson[42]等发现，准分子激光角膜屈光手术术后3周，FN广泛浓密分布于角膜切除区前基质内，且这种分布状况持续到术后8个月。术后16个月，仍见FN较浓密地分布于基底膜和切除区前基质内。准分子激光角膜屈光手术术后，FN持续增加，表明角膜结构正在重建。

2）层粘连蛋白（laminin，LN）：正常LN呈线状分布于基底膜区域。准分子激光角膜屈光手术术后初期，切除区LN染色消失，而非切除区染色正常；术后1个月，切除区基底膜和前基质处呈浓密片状染色。准分子激光角膜屈光手术术后，LN增加与伤口愈合过程中角膜细胞激活密切相关。

3）β4整联蛋白（β4 integrin）：正常β4整联蛋白呈线状分布于上皮基底膜区域。它与α6整联蛋白一起形成半桥粒。Anderson[42]等发现，准分子激光角膜屈光手术术后3周，切除区β4整联蛋白弥散分布于基底膜区，且持续到术后10个月；16个月后，β4整联蛋白在基底膜区呈连续不规则分布。

4）硫酸角质素：硫酸角质素广泛分布于正常角膜细胞外基质中，准分子激光角膜屈光手术术后早期，切除区硫酸角质素消失。角膜的透明性依赖于胶原纤维有序的空间排列，硫酸角质素均匀分布于胶原纤维之间，保证了胶原纤维的有序排列，因此，硫酸角质素含量改变可能导致胶原纤维结构紊乱，影响角膜透明性，准分子激光角膜屈光手术后角膜haze形成与硫酸角质素缺乏有关。有研究表明，硫酸角质素以异种形式存在于角膜瘢痕中，用常规单克隆抗体不能检测出其存在。

5）基质金属蛋白酶（matrix metallproteinases，MMP）：准分子激光角膜屈光手术术后，MMP含量发生了改变。Azar[43]等应用免疫斑点法检测，发现鼠眼准分子激光角膜屈光手术术后6~24小时，角膜上皮细胞表达MMP-2和MMP-9活性，而切除区基质仅表达MMP-9活性。

3. 过度修复及回退

（1）角膜上皮下雾状混浊（haze）：指屈光性角膜手术后切削区出现的上皮和基质交界面下的混浊。角膜基质细胞的过度增殖是角膜屈光手术后愈合反应的主角，发生机制目前尚无定论，主要有激活的角膜基质成纤维细胞迁移以及过度表达，形成分泌过多的紊乱排列的以Ⅶ型胶原为主的胶原，是上皮下雾状混浊的重要原因。关于影响haze形成的因素有多种，矫正度数越高，haze越明显，同时，切削边缘的形态和基质切削的深度也是重要的决定因素。

（2）屈光回退（regression）：是准分子激光术后过度修复的结果，与激活的成纤维细胞过度增生及合成的细胞骨架、黏附分子及细胞纤维连接等所致的瘢痕收缩有一定关系。

4. 共聚焦显微镜活体观察PRK后创伤修复 正常角膜表层上皮细胞有反光细胞核，基底层细胞排列整齐，细胞核反光弱，前基质较后基质细胞数略多，形态略不规则，内皮细胞为均匀的高反光六角形细胞。而PRK后角膜细胞结构变化有其特殊性。

（1）角膜细胞数目、形态的变化：PRK后不同时间角膜细胞数目、形态变化主要显示在前基质层，未见后基质及内皮细胞变化，个体间差异较大。术后早期前基质细胞数目明显减少，上皮-基质的光切削面存在强反光网状结构；10天、1个月细胞激活，数目增加，切削基质面反光最强；3个月数目减少，基质细胞呈星形；6个月后激活的细胞群逐渐消失，细胞数目逐渐恢复正常。PRK后可有瘢痕形成，主要表现细胞外基质光反射增强及大量激活的角膜细胞结构（如成纤维细胞），具有不规则的排列、较多的隆起及伸长的细胞核等特点。

（2）表层屈光手术后角膜的CMTF特点

1）PRK早期（4小时至1周）：表面上皮细胞形态学尚未成熟，柔弱的神经、基质细胞明显减少，上皮—基质交界的光切削面存在强反光网状结构，其下为低反光的空洞无细胞区。提示手术引起前基质细胞死亡。

2）随后（10天）：基质细胞激活、数目增加和细胞外反光瘢痕组织的沉淀物出现。PRK后激活的基质成纤维细胞群及其分泌的过多排列紊乱的以Ⅶ型胶原为主的胶原。

3）后期（3个月）：被激活的前基质细胞逐渐的凋亡，使前基质细胞数目减少，并逐渐（6个月后）基本恢复正常。激活的角膜基质细胞所致的高反光（6、7个月）不再出现。同时可见到再生的上皮下神经索数量增加。如果激活的前基质细胞持续增生，则形成以多细胞成分位特征的增生性瘢痕，临床上则表现为明显的 haze（图 8-3-1）。

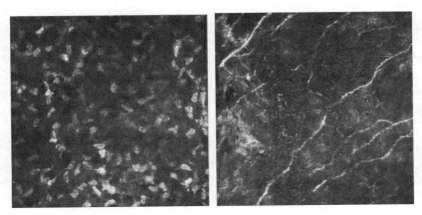

图 8-3-1 PRK术后CMTF

LASEK、TRANS-PRK术后CMTF：北京协和医院李莹等人观察到早期（10天）上皮增生，上皮基底层细胞内可见点状高反光，消融区边界可见上皮下神经丛中断消失，前基质细胞激活，但数量较少。LASEK术后1个月上皮基底层细胞少量点状高反光，上皮下神经丛少量神经纤维修复，上皮下大量高反光信号，前基质激活，细胞间相互交联明显。术后3个月上皮下及前基底层可见纤细但较长的神经纤维，高反光团块减少，基质细胞呈交联状态。TRANS-PRK术后1个月上皮增生基本恢复正常，可见上皮下神经丛修复，前基质细胞部分高反光，其余基质细胞形态仍可辨别。术后2个月同一视野见连续多条神经纤维修复，基质高反光减轻减少，细胞间交联程度较LASEK术后轻（图8-3-2，图8-3-3）。

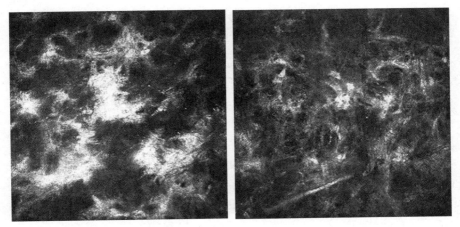

图 8-3-2 LASEK术后1个月、3个月角膜上皮下前基质细胞反光

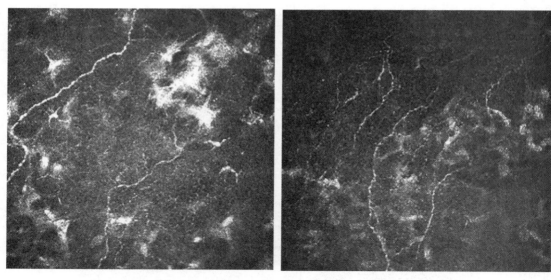

图8-3-3 TRANS-PRK后1个月、2个月角膜上皮下前基质细胞反光

（3）角膜厚度：PRK后角膜各层厚度在不同的时间点是有变化的。手术前、后角膜各层厚度见表8-3-3。

表8-3-3 PRK前后角膜厚度比较（μm）

各层	PRK前	术后1个月	6个月
全角膜	543±67 （508～681）	534±65 （468～683）	559±73 （508～640）
上皮	71±6 （63～81）	129±22 （91～154）	89±21 （56～119）
基质	317±114 （200～432）	160±26 （130～187）	215±78 （148～365）

PRK后1个月角膜全层、基质厚度均薄于术前，而上皮明显厚于术前。以后逐渐恢复，角膜基质恢复较慢，提示角膜（特别是基质细胞）形态学上的变化依然存在，PRK时实际基质切削深度可以直接测量，由于组织坏死和损伤修复，术后基质可有增厚。

5. 局部药物对角膜修复的影响

（1）手术中抗代谢药物的使用：术中预防性酌情使用丝裂霉素（MMC）抑制术后haze和屈光回退的效果，不会增加角膜基质的毒性反应和延长角膜上皮的愈合。有实验研究[44]表明术后1周及1、2、3个月PRK+MMC组与PRK组TUNEL染色、α-SMA阳性细胞数相比，差异均有统计学意义，术中眼局部应用0.02%MMC溶液可促进活化的角膜基质细胞凋亡，减轻PRK术后haze。

（2）手术后糖皮质激素和非甾体激素的使用：术后早期高频次使用糖皮质激素和非

甾体激素有利于降低角膜的修复反应，抑制胶原纤维的增生，减少角膜混浊和haze的发生，通常PRK术后其使用的时间比LASIK术后要求更长。实验研究表明糖皮质激素和非甾体激素能延缓角膜上皮细胞的修复过程，但可以明显抑制haze的发生和加速其消失过程。

（3）手术后角膜生长因子的使用：角膜生长因子有利于角膜上皮的快速修复，角膜上皮修复的速度与haze有着密切的关联，角膜基质裸露的时间越长，发生haze的概率越高。所以，角膜生长因子参与PRK后伤口愈合过程，且调节着haze的形成和发展。

（二）LASIK后角膜修复

准分子屈光性角膜手术的方式、手术创伤的面积、程度及个体差异直接影响着创伤修复的质量与术后的稳定。通过以上PRK后角膜修复反应过程，显示屈光性角膜手术后角膜创伤的愈合反应是一个复杂的细胞和生化过程，最终达到组织完整性的重现。而LASIK后角膜上皮细胞层和前弹力层保持完整，只切除了部分基质层，在角膜愈合的过程中，由于角膜暴露的时间短，泪液中的炎性因子不能接触角膜需要愈合的基质层，故基质的愈合反应明显较PRK后轻微。角膜基质的愈合反应主要发生于板层切口附近基质层，由于手术中和手术后角膜基质细胞凋亡极少，在组织的修复过程中细胞的激活、增殖、移行及细胞外基质的合成均较弱。

1. **角膜上皮的修复**　角膜上皮细胞的损伤主要来源于手术过程中表面麻醉剂和消毒剂对上皮细胞的化学损伤和角膜刀在角膜瓣制作过程中对角膜上皮的机械损伤。但这两种损伤的上皮细胞一般能在24～48小时内通过邻近的细胞增殖移行进行修复。如果术后角膜瓣对合不整齐，角膜上皮细胞可能沿角膜切口植入。

2. **角膜前弹力层的修复**　角膜前弹力层修复反应较低，一般在裂隙灯下很难看到，但仍然有部分患者在修复晚期可以看到"C"形前弹力层修复反应。无论"C"形前弹力层修复反应是否存在，都不能修复前弹力层的生物力学功能。

3. **角膜基质层的修复**　角膜基质细胞的修复是LASIK术后修复的重要组成部分，主要集中于板层角膜瓣形成的基质附近，术后角膜板层是否冲洗干净和是否并发感染均可能影响角膜基质的修复方式。任何异物和炎性介质均可能诱发基质细胞的凋亡和加重基质细胞的修复反应。正常情况下，准分子激光的物理特性决定了角膜基质细胞的修复反应会很小，而这种反应的大小可以决定LASIK术后的屈光稳定程度。少量的基质细胞增殖和移行同时还可以有利于建立更加平整的修复区光学面，提高术后的视觉质量，减少术后眩光的发生。

4. **角膜细胞外基质的修复**　LASIK术后的细胞外基质修复主要表现纤维连接蛋白和层粘连蛋白的分泌，纤维连接蛋白为角膜基质细胞提高的一个更加良好的修复平面，层粘连蛋白则有利于修复晚期角膜瓣与角膜基质的紧密贴合。

5. **共聚焦显微镜活体观察LASIK术后创伤修复**　角膜创伤修复过程直接影响着屈光角膜手术的稳定性和可靠性，该过程涉及复杂的细胞和分子生物学相互作用，需经过一系列的特征性的阶段，即组织学、组织化学和生物化学的改变阶段，通常包括细胞的激活、增殖、分化，细胞因子的释放，细胞外基质的合成与重塑等[45]。CMTF这种新的、精确的、可重复技术，可直接获得活体角膜上皮、基质及角膜厚度的信息。从上皮到内皮进行扫描测量，显示屈光性角膜手术后角膜神经、角膜伤口修复及前基质细胞形态和数量的变化。真实地观察细胞水平上的结构。更重要的是，这种方法提供了第一手客观、定量的测量和深度分析数据，是独特的、有价值的、实时评估角膜功能的重要信息，同时也为计划手术程序提供了依据[46, 47]。

LASIK后角膜的CMTF特点：CMTF显示LASIK后各时间点角膜细胞及角膜厚度变化很小。

早期前基质细胞相对正常小，数目稍多；晚期各层细胞及胞质正常。同时未见到PRK后角膜未成熟的表面上皮细胞，纤细的神经、前基质细胞激活和细胞外高反光，以及瘢痕组织中沉淀物的出现。这一变化与手术方法有关。手术后角膜基质细胞凋亡极少，在组织的修复过程中细胞的激活、增殖、移行及细胞外基质的合成固然较弱，使细胞的凋亡与增殖相互平衡，以重现组织的完整性[48]。

孙慧敏等[49]报道LASIK术后上皮厚度发生变化。从术后第1天开始，至第7～10天最为明显，大约至术后30天时，上皮厚度才有所下降，但高于术前。高度近视术眼上皮厚度平均增长幅度（14.00%）较大。上皮波动与角膜屈光状态波动也基本一致，即在第10天上皮的厚度与术前差异较大时，屈光状态与术后第一天的差别也较大，且等效球镜度数变化与上皮厚度的变化呈正相关[49]。术后早期，角膜上皮厚度增加，上皮参与了LASIK术后早期角膜组织修复的过程，LASIK术后屈光状态变化与上皮厚度的增减有关。乔丽萍[50]等报道LASIK术后位于角膜瓣与基质床之间的手术"界面"（interface）在共聚焦显微镜下清晰可见。高反射颗粒是界面的标志。LASIK术后早期，在"界面"下基质中出现多数高反射的细胞核，这些细胞被认为是被"激活"。激活的角膜细胞形态变为长棱形，并分泌出少量的细胞外基质，呈束状。随着时间的延长，这些束状的细胞外基质反光强度逐渐减弱，恢复正常。在光镜和电镜下，LASIK术后基质细胞的形态变化表明了"激活细胞"的存在[51]，与共聚焦显微镜观察的形态学改变大致相同。对于"激活细胞"的来源，观点不同。Wilson[39]等认为"激活细胞"来源于后基质和周边的角膜基质中有丝分裂的细胞，是细胞的迁移所致。Pisella[52]等研究表明"激活细胞"在一定程度上与激光对角膜组织的损伤有关，且与角膜瓣厚度有明显相关性。角膜瓣越薄，含有"激活细胞"基质厚度越厚。Loh[53]等认为激光原位角膜磨镶术可致暂时性的角膜内皮细胞功能下降，而高度近视眼与角膜厚度不均匀的患者较中低度近视眼容易出现薄瓣，易引起暂时的角膜瓣水肿和不易察觉的角膜厚度增加，虽然这种水肿多局限于角膜瓣，没有破坏上皮的完整性和"界面"间无液体滞留，但对角膜基质细胞影响较大，可能出现较多的"激活细胞"。应用共聚焦显微镜可观察到高度近视眼的"激活细胞"明显增多。

乔丽萍[48]等通过共聚焦显微镜对LASIK术后早期角膜基质细胞形态变化进行动态观察，发现手术"界面"两侧无交叉排列的纤维束，证实了角膜对创伤的愈合反应轻微（图8-3-4）。这种修复状态与外伤性角膜愈合时所形成的纵横交错纤维束在形态上完全不一样，意味着角膜瓣与基质床之间在解剖与生理上难以达到完全黏合，破坏了角膜组织的完整性。LASIK术后"界面"没有纤维束的形成，保证了术后良好的视力效果。

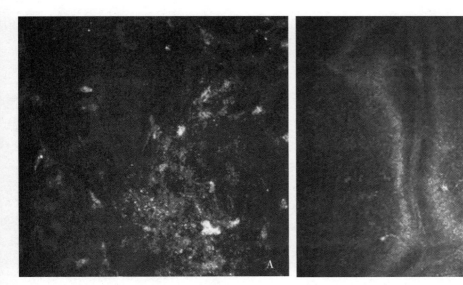

图8-3-4　A. LASIK术后瓣膜下高反光点和神经纤维缺失；B. LASIK术后前基质神经纤维缺失

　　余晨颖[54]等人使用英国曼彻斯特大学ENA（Early Neuropathy Assessment）小组提供的ACCMetrics软件评价共焦显微镜用于LASIK术后角膜检查的作用。对LASIK手术的27例患者（54只眼）进行研究，根据随访时间分为术后半年组和术后一年组。使用共焦显微镜主要观察其角膜神经的形态，并大致了解其角膜瓣的愈合情况以及各层细胞的结构变化。软件对神经纤维的长度、密度、神经分支密度、神经纤维的弯曲度及反光度进行量化分析，并做组间对比。发现LASIK术后一年患者的角膜中央神经长度、密度、神经分支密度、神经弯曲度和反光度评分值均显著大于术后半年者（$P < 0.01$）（表8-3-4），飞秒激光制作的角膜瓣边缘更为齐整；术后半年及一年的所有基质手术者角膜瓣均愈合良好，但行飞秒手术者较行LASIK手术者的角膜瓣边缘更为齐整（图8-3-5）；而且飞秒激光切口术后5个月时角膜中央侧即见基底层下神经长入，但微型角膜刀切口术后7个月时角膜中央侧仍未见明显基底层下神经。对于2例术后视力未达1.0的患者，共焦显微镜提示其角膜微结构存在异常（图8-3-6）。共焦显微镜用于LASIK术后的角膜检查，不但可以及时发现各种角膜瓣的相关并发症，还能够监测角膜神经的恢复情况，同时在细胞水平对术后角膜微结构的改变作出评估，从而协助诊治。

表8-3-4　LASIK术后半年与一年患者角膜神经参数情况

术后时间	眼数（只）	项目（$\bar{x} \pm s$）				
		神经长度（mm/mm²）	神经密度（/mm²）	神经分支密度（/mm²）	弯曲度	反光度
半年	30	7.61 ± 2.99	4.58 ± 4.03	10.48 ± 12.12	2.89 ± 0.47	1.51 ± 0.82
一年	24	13.43 ± 2.85	11.59 ± 5.61	24.78 ± 15.63	3.38 ± 0.47	2.05 ± 0.50
P值		0.000	0.000	0.000	0.000	0.007

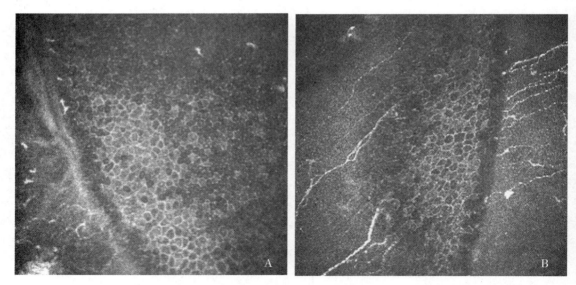

图8-3-5 A. LASIK术后7个月角膜瓣切口神经纤维少；B. 飞秒LASIK术后5个月角膜瓣切口神经纤维明显

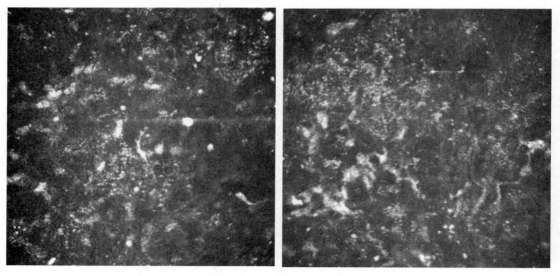

图8-3-6 LASIK界面间高反光颗粒

同时余晨颖[55]等人对传统和飞秒LASIK术后角膜神经再生及干眼情况比较。所选取的图像进行神经数量及形态参数统计，具体如下：①角膜神经纤维主干密度（corneal nerve fiber density，CNFD）：即每平方毫米图像中神经纤维主干的数量，单位/mm²；②角膜神经主干分支密度（corneal nerve branch density，CNBD）：即每平方毫米图像中神经纤维主干的分支数量，单位/mm²；③角膜神经纤维长度（corneal nerve fiber length，CNFL）：即每平方毫米图像中神经纤维的长度，单位mm/mm²；④角膜神经总分支节点密度（corneal total branch node，CTBN）：即每平方毫米图像中所有神经分支交点的数量，单位/mm²；⑤角膜神经纤维宽度（corneal nerve fiber width，CNFW）：即某幅图像中神经纤维的平均宽度，单位 μm；⑥神经纤维弯曲度（corneal nerve fiber tortuosity，CNFT）：即某幅图像中神经纤维的弯曲程度，分为 0～4 级，分级越高则纤维走行越弯曲。

行飞秒 LASIK 手术的患者在术后一年随访时，其 Schirmer 试验值、TBUT 值及 OSDI 评分〔（12.65±8.73）mm/5min、（7.85±2.81）s、（7.25±6.35）分〕与行传统 LASIK 手术的患者〔（16.73±10.55）mm/5min、（8.77±3.04）s、（4.46±5.37）分〕相比不存在显著性差异（P 值均＞0.05）；就神经数量及形态参数而言，其主要包括神经主干密度（CNFD）、主干分支密度（CNBD）、神经长度（CNFL）、总分支节点密度（CTBN）、神经宽度（CNFW）以及弯曲度（CNFT）等，而飞秒 LASIK 组患者上述指标的统计结果〔（16.46±6.65）/mm²、（19.27±9.56）/mm²、（10.88±4.70）mm/mm²、（65.10±38.43）/mm²、（4.76±0.34）μm、（2.30±0.34）级〕与传统 LASIK 组〔（15.99±7.14）/mm²、（19.39±7.07）/mm²、（11.30±3.17）mm/mm²、（68.43±34.94）/mm²、（4.73±0.24）μm、（2.14±0.34）级〕相比不存在显著性差异（P 值均＞0.05）。结论是传统 LASIK 与飞秒 LASIK 相比，两者对术后一年患者的干眼指标和神经再生所产生的影响无显著差异（表 8-3-5）。

表 8-3-5　LASIK 术后一年组中行传统 LASIK 与飞秒 LASIK 患者的神经参数比较（$\bar{x}\pm s$）

	CNFD (/mm²)	CNBD (/mm²)	CNFL (mm/mm²)	CTBN (/mm²)	CNFW (μm)	CNFT (级)
C-LASIK组 (n=30)	15.99±7.14	19.39±7.07	11.30±3.17	68.43±34.94	4.73±0.24	2.14±0.34
F-LASIK组 (n=30)	16.46±6.65	19.27±9.56	10.88±4.70	65.10±38.43	4.76±0.34	2.30±0.34
t值	-0.229	0.049	0.365	0.306	-0.394	-1.629
P值	0.820	0.961	0.717	0.761	0.695	0.110

五、结语和展望

准分子激光角膜屈光手术在眼科的开展，将多学科边缘科学引入眼科临床医学和基础医学的研究与实践，如角膜细胞生物学、分子生物化学、生物材料学、生物材料力学、生物结构力学、激光医学的研究使眼屈光手术进入了光学数学建模、结构力学建模、组织材料成塑阶段。随着研究的进展，眼球结构重建与理想光学重塑将成为现实。

（李伟力　李莹　方学军　刘旭阳）

参考文献

1. 李凤鸣. 中华眼科学（上册）. 北京：人民卫生出版社，2005：89-93，210-204，231-236.

2. Maurice, D.M., The structure and transparency of the cornea. J Physiol, 1957, 136 (2): 263-286.

3. Knighton RW, Huang XR. Linear birefringence of the central human cornea. Invest Ophthalmol Vis Sci, 2002, 43: 82–86.

4. 李海武，郭海科．角膜Q值与球差．国际眼科杂志，2009, 9（8）: 1558–1560.

5. Hjortdal JO. Regional elastic performance of the human cornea. J Biomech, 1996, 29: 931–942.

6. Maguire LJ, Singer DE, Klyce SD. Graphic presentation of computer–analyzed keratoscope photographs. Arch Ophthalmol, 1987, 105: 223–230.

7. Lynn MJ, Waring GO, 3rd, Sperduto RD. Factors affecting outcome and predictability of radial keratotomy in the PERK Study. Arch Ophthalmol, 1987, 105: 42–51.

8. Bercovien M, Hanna K, Jouve F. An analysis of refactive surgery by the finite element method. Computing Mechanics, 1986, 6: 43–46.

9. Ira S, Nash Peter R, Greene, et a1. Comparison of mechanical properties of keratoconus and normal corneas. Exp Eye Res, 1982, 35: 413–424.

10. 曾衍钧，李秀云．猪眼角膜的生物力学特性．生物物理学报，1993, 9: 323–327.

11. 曾衍钧，李秀云．猪眼角膜的本构方程和应力松弛．中国生物医学工程学报，1995, 14: 360–364.

12. 杨坚，曾衍钧，黄昆．人与猪角膜的生物力学特性之比较．中国生物医学工程学报，2004, 20（2）: 167–168.

13. 庞辰久，宋晓虹，等．准分子激光原位角膜磨镶术对血—房水屏障功能的影响．眼视光学杂志，2004, 96（3）: 153–156.

14. 唐城伯，陈逖，杨永坚，等．准分子激光术后角膜、房水中SOD、MDA 的变化．眼科研究，2003, 21（4）: 341–343.

15. 钟一声，李翠萍．激光角膜光学切削术后伤口愈合的研究．中国激光医学杂志，1998, 7（3）: 170–172.

16. 钟一声，李翠萍．激光角膜光学切削术后伤口愈合的研究（续完）．中国激光医学杂志，1998, 7（4）: 211–212.

17. 余伟群，乔丽萍，吴海洋，等．共焦显微镜对LASIK 术后远期角膜组织改变的临床观察．解放军医学杂志，2006, 31（8）: 831–832.

18. 李勤，吴雅臻，祁勇军，等．地塞米松抑制多核白细胞诱导的角膜基质细胞胶原降解．中国实验诊断学，2006, 10（3）: 275–278.

19. 王铮，李绍珍，陈家祺，等．准分子激光角膜切削术后角膜创面的愈合及皮质类固醇对愈合的影响．中华眼科杂志，1996, 732（4）: 245–247.

20. 齐虹，陈跃国，朱秀安，等．准分子激光原位角膜磨削术后角膜组织的修复．眼科研究，2000, 18（5）: 405–407.

21. Woo SY, Kobayashi AS, Lawrence C, et al. Nonlinear Material Properties of Intact Cornea and Sclera. Experimental Eye Re–search, 1972, 14: 29–39.

22. Jue B, Maurice DM. The Mechanical Properties of the Rabbit and Human Cornea. J Biomechanics, 1986,19: 847–853.

23. Pinsky PM, Datye DV. A microstructurally–based finite element model of the incised human cornea. J Biomech, 1991, 24: 907–922.

24. 王家权，李秀云．放射状角膜切开术有限元法计算机数值模拟的研究．北京生物医学工程，1999, 18: 65–72.

25. 方学军，徐艳春．猪眼LASIK 术后角膜的应力——应变关系和本构方程，国际眼科杂志，2006, 6（6），1316–1317.

26. Grande JP. Role of transforming growth factor–βin tissue injury and repair. Proc Soc Exp Biol Med, 1997, 214: 27–40.

27. Demers P, Thompson P, Bernier RG, et al.Effect of occlusive pressure patching on the rate of epithelial wound

healing after photorefractive keratectomy.J Cataract Refract Surg. 1996 Jan–Feb; 22 (1): 59–62.

28. Verma S, Corbett MC, Patmore A, et al. A comparative study of the duration and efficacy of tetracaine 1% and bupivacaine 0.75% in controlling pain following photorefractive keratectomy (PRK).Eur J Ophthalmol, 1997, 7 (4): 327–333.

29. Sandvig KU, Kravik K, Haaskjold E, Blika S.Epithelial wound healing of the rat cornea after excimer laser ablation. Acta Ophthalmol Scand, 1997, Apr; 75 (2): 115–119.

30. Gao J, Gelber–Schwalb TA, et al.Apoptosis in the rabbit cornea after photorefractive keratectomy. Cornea, 1997 Mar, 16 (2): 200–208.

31. Kim KS, Lee JH, Edelhauser HF. Corneal epithelial permeability after excimer laser photorefractive keratectomy. J Cataract Refract Surg, 1996 Jan–Feb, 22 (1): 44–50.

32. Chew SJ, Beuerman RW, Kaufman HE, McDonald MB.In vivo confocal microscopy of corneal wound healing after excimer laser photorefractive keratectomy. CLAO, 1995 Oct, 21 (4): 273–280.

33. Fantes FE, Hanna KD, Waring GO 3rd, et al.Wound healing after excimer laser keratomileusis (photorefractive keratectomy) in monkeys. Arch Ophthalmol, 1990 May, 108 (5): 665–675.

34. Szerenyi K, Wang X, Gabrielian K, McDonnell P. Keratocyte loss and repopulation of anterior corneal stroma after de–epithelialization. Archives of Ophthalmology, 1994, 112: 973.

35. Polack F. Keratocyte loss after corneal deepithelialization in primates and rabbits. Archives of Ophthalmology , 1994, 112: 1509.

36. Wilson SE, Chen L, Mohan RR, et al.Expression of HGF, KGF, EGF and receptor messenger RNAs following corneal epithelial wounding.Exp Eye Res. 1999, 68: 377–397.

37. Power W, Kaufman A, Merayo–lloves J, et al. Expression of collagens I, III, IV and V mRNA in excimer wounded rat cornea: analysis by semi–quantitative PCR. Current Eye Research, 1995, 14: 879–886.

38. Malley DS, Steinert RF, Puliafito CA, et al. Immunofluorescence study of corneal wound healing after excimerlaser anterior keratectomy in the monkey eye. Arch Ophthalmol, 1990, 108: 1316–1322.

39. Anderson J, Binder P, Rock M, Vrabec M. Human excimer laser keratectomy: Immunohistochemical analysis of healing. Archives of Ophthalmology, 1996, 114: 54–60.

40. Azar DT, Hahn TW, Jain S, et al. loproteinases are expressed during wound healing after excimer laser keratectomy. Cornea, 1996 Jan, 15 (1): 18–24.

41. Bergman RH, Spigelman AV. The role of fibroblast inhibitors on corneal healing following photorefractivekeratectomy with 193 nanometer excimer laser in rabbits. Ophthalmic Surg, 1994, 25: 170–174.

42. Grossniklaus H, Wojno T, Wilson M, Someren A. Myoepithelioma of the lacrimal gland. Archives of Ophthalmology, 1997, 115: 1588–1590.

43. William D Marc A John E, et al. Coexistent acanthamoeba keratitis and herpetic keratitis. Arch Ophthalmol, 1997, 115: 714–718.

44. Pedersen TM, Vogel M, Hongfeng L, et al. Quantification of stromal thinning, epithelial thickness, and corneal haze after photorefractive keratectomy using in vivo confocal microscopy. Ophthalmology, 1997, 104 (3): 360–368.

45. 李莹、庞国祥、金玉梅，等，共聚焦显微镜在屈光性角膜手术中的应用。眼科，2001，10（2）：91–94.

46. 孙慧敏，乔丽萍，赵少贞，等. LASIK术后早期角膜上皮改变的共焦显微镜观察. 中国实用眼科杂志，2004, 22: 417–421.

47. 乔丽萍，孙慧敏，赵少贞. 准分子激光原位角膜磨镶术后早期角膜基质细胞变化的共聚焦显微镜临床观察. 眼视光学杂志，2006, 8: 137–140.

48. Miyamoto T, Saika S, Yamanaka A, et al. Wound healing in rabbit corneas after photorefractive keratectomy and

laser in situ keratomileusis. Journal of Cataract & Refractive Surgery, 2003, 29: 153–158.

49. Pisella P, Auzerie O, Bokobza Y, et al. Evaluation of corneal stromal changes in vivo after laser in situ keratomileusis with confocal microscopy. Ophthalmology, 2001, 108: 1744–1750.

50. Muallem M, Yoo SY, Romano A, et al. Corneal flap thickness in laser in situ keratomileusis using the Moria M2 microkeratome. Journal of cataract and refractive surgery, 2004, 30 (9) : 1902–1908.

51. Ehlers N Bramsen T, Sperling S. Applanation tonometry and central corneal thickness. Acta. Ophthalmol, 1975, 53: 34–43.

52. Simonsz HJ, Harting F, de Waal BJ, Verbeeten BW.Sideways displacement and curved path of recti eye muscles. Arch Ophthalmol, 1985 Jan, 103 (1): 124–128.

53. Howland HC, Rand RH, Lubkin SR.A thin-shell model of the cornea and its application to corneal surgery. Refract Corneal Surg, 1992 Mar–Apr, 8 (2): 183–186.

54. Hjiordal J,Enlers N.Acta Ophthalmol Scand, 1995, 73 (1): 18.

55. 冯元桢. 生物力学——活组织的力学特性. 长沙：湖南科学技术出版社, 1986.

56. Kwok LS. Ocular biomechanics.J Refract Surg, 1999 Nov–Dec, 15 (6): 691.

57. Avetisov SE, Rybakova EG.Clinical aspects of the use of contact lenses in ophthalmology.Vestn Oftalmol, 1994, 110 (4): 37–40.

58. Simon G, Ren Q.Biomechanical behavior of the cornea and its response to radial keratotomy.J Refract Corneal Surg, 1994, 10 (3): 343–351; discussion 351–356.

59. FungYC. Biomechanics. Mechanical Propertier of Living Tiddues. 2nded. New Yark, NY: Springe Verlag, 1993F.

60. 余晨颖，李莹. 共焦显微镜对LASIK术后角膜的观察. 中华眼视光学与视觉科学杂志, 2013, 15（5）：11–15.

61. 余晨颖，李莹，王忠海，姜洋，金玉梅. 中华眼科杂志, 2015, 51（3）：188–192.

第四节　病理性近视

　　近视是世界上发病率最高的眼病，近视按程度分为三类：–300度以下为轻度近视；–300度至–600度为中度近视；–600度以上为高度近视。近视根据病程进展和病理变化分为单纯性近视、病理性近视。病理性近视容易引起低视力并致盲，是仅次于糖尿病的导致人群失明的主要原因。近年来，病理性近视的患病率越来越高，全球患病率为0.2%～8.4%[1]，我国患病率为0.95%[2]，病理性近视在亚洲和中东地区极为常见。病理性近视是指屈光度高于–6.0D的屈光不正，常伴有眼轴延长和眼底改变，如颞侧弧形斑、色素上皮变薄、豹纹状眼底、Fuchs斑、视网膜脉络膜萎缩等，同时伴有视力进行性下降，可并发青光眼、白内障、玻璃体混浊、视网膜脱离等多种眼科疾病，是致盲的主要眼病之一。

一、病因

　　人眼的屈光状态是由多种因素决定的。病理性近视确切的致病原因尚未达成共识，公认的观点包括遗传因素、环境因素、巩膜胶原自体免疫学说、视网膜生物活性物质失调学说。其中普遍认为遗传因素和环境因素共同作用为主要原因，当然其具体发病机制尚不明确，需要进一步探讨。

（一）遗传因素

国内外大量研究通过人群研究、系谱分析和双生子法（单卵和双卵双生子）肯定了病理性近视在遗传中的作用。其发病模式有常染色体显性遗传、常染色体隐性遗传以及X连锁显性遗传[3]、X连锁隐性遗传[4]和Y连锁遗传等方式，有遗传异质性。自1990年第一个病理性近视相关基因 *MYP1* 被确定以来，经过几十年来基因水平的研究，目前已发现十几个相关致病基因。其中获得人类基因命名委员会批准的近视致病基因或易感基因如下。

1. *MYP1* 基因　Schwartz 等[5]发现X染色体连锁隐性遗传近视，通过基因定位和连锁分析，将致病基因定位于 Xq28，后被命名为 *MYP1* 基因。Young 等[6]进一步将基因精确定位于 GATA31E08 和 DXS8106 之间的 34.4cM，及 DXS8103 和 DXS8061 之间的 6.8cM 区域内。

2. *MYP2* 基因　Young 等[7]对8个病理性近视家系进行基因组扫描和连锁分析，将致病基因定位于 18p11.31 长度为 7.6cM 的片段上，并通过遗传不均衡试验进一步将 *MYP2* 基因精确定位于 D18S63 和 D18S52 之间约 0.8cM 区域内。

3. *MYP3* 基因　Hawthorne 等[8]报道了一个常染色体显性遗传病理性近视家系，并且明确该家系表型与染色体 12q21–23 的 *MYP3* 连锁。近些年来，国内外研究人员针对 *MYP3* 及相邻区域内的多个基因进行了分析。张清炯等[9]及李疆等[10]先后排除了位于此区域内的核心蛋白多糖 Decorin（*DCN*）基因以及 MYP3 下游的 Peripherin（*PRPH*）基因在中国人群中的致病性；2004年，Prasuna[11]等对 lumican（*LUM*）和 fibromodulin（*FMOD*）基因是否为病理性近视的致病基因的研究中得出了阴性结论[12]；Metlapally 等[9]近来研究提示胰岛素样生长因子 1（IGF-1）可能与病理性近视发病相关。

4. *MYP4* 基因与 7q36　*MYP4* 基因与 7p15 存在显著连锁，定位于 D7S2458 和 D7S2515 之间 7.81cM 区域内。Narglin 等[13]在21个法国病理性近视家系和2个阿尔及利亚病理性近视家系中通过连锁分析发现 7q36 多位点 LODmax 为 2.81，提示存在连锁。2008年，Paget 等[14]对26个家系进行了研究，9个新入选家系的基因组扫描未发现 7q36 连锁，但是在 7p15 存在显著连锁（Z-NPL=4.07，*P*=0.000 02），位于标记物 D7S2458 和 D7S2515 之间 7.81cM 区域内，命名为 *MYP4*。

5. *MYP5* 基因　2003年，Paluru 等[15]利用单倍型分析将一个新的常染色体显性遗传病理性近视基因定位于 17q2l–22 上 D17S787 和 D17S1811 之间大约 7.71cM 区域内。已排除该区域内细胞外基质蛋白 COL1A1 和 chondroadherin（CHAD）编码区的致病突变，其他候选基因尚待研究。

6. *MYP11*、*MYP12*、*MYP13* 基因　Zhang 等[16]报道了一个包含12例常染色体显性遗传病理性近视患者的中国家系，将其中一个中国人病理性近视相关基因座 *MYP11* 定位于 4q22–27 上 D4S1578 与 D4S1612 之间约 20.4cM 区域内。常染色体显性遗传病理性近视相关基因座 *MYP12* 基因定位于 2q37。Zhang 等之后报道了一个X连锁隐性遗传病理性近视的中国家系，通过两点连锁分析和单倍型分析将新的基因座 *MYP13* 定位于 Xq23–25 上 DXSl210 和 DXS8057 之间 25cM（14.9Mb）区域。

7. MYP15基因 Meng等[17]通过基因组扫描、单倍型分析将一个新的常染色体显性遗传病理性近视相关基因座MYP15定位于10q21.1上约2.67cM区域内。单倍型分析证明有2种不同的单倍型与病理性近视共分离，提示在同一基因内可能存在2种不同的突变。

8. MYP16基因 Lam等[18]在2008年对3个常染色体显性遗传病理性近视家系进行了基因筛选和连锁分析，发现了一个新的病理性近视相关基因座MYP16。单倍型分析将其定位于5p15.33-15.2大约17.45cM区域内，同时未能明确此区域内IRX2、IRX1、POLS、CCT5和CTNND2基因与病理性近视发病相关。

另外除了这些基因之外还有其他相关的近视候选基因，如HGF基因、MYOC基因、TGFB1基因、NYX基因、MMP3基因、TIMP1基因等。

（二）环境因素

病理性近视的发生发展也受到环境因素的影响。有研究表明，包括近距离工作、受教育程度、收入程度、城乡生活环境及办公性质在内的环境因素均能对近视的发生发展造成影响[19]。目前已经建立了两类近视动物模型：形觉剥夺型近视（FDM）和镜片诱导型近视（LIM），这两种近视是本质上完全不同的两类近视。它们在与中枢调控的关系、对光照、发生时间、昼夜节律改变和视物离焦的反应等方面都有明显差异。而镜片诱导型近视与人类近视更加接近。这些动物实验都证明了环境因素在近视发生中起到了重要的作用。

二、发病机制

国内外对病理性近视发病机制的研究已有200多年历史，至今尚未完全明确。病理性近视在后巩膜不断扩张、眼周进行性延长过程中，信号通路的调解起了重要作用。视网膜产生一级信号，其作用于视网膜色素上皮细胞（retinal pigment epithelialium，RPE）和葡萄膜细胞，使之产生二级信使，再作用于巩膜，导致细胞外基质减少、巩膜胶原纤维直径变小、巩膜变薄等病理性改变，从而引起眼轴延长和近视性屈光改变。研究发现一些信号通路在病理性近视发病机制中起重要作用。

（一）TGF-β-Smad信号通路

TGF-β-Smad信号通路广泛参与机体的各种生理病理过程，可调节细胞分化增生、细胞外基质的表达，并能诱导细胞凋亡，在机体组织平衡及免疫监督等过程中起重要作用。转化生长因子-β（transformation growth factor-β，TGF-β）超家族在人类主要以3种亚型存在，TGF-β1、TGF-β2、TGF-β3。Smads信号蛋白是TGF-β活化最重要的信号转导因子。TGF-β家族成员与细胞膜上受体结合后，通过Smad蛋白调节细胞核内特异的基因表达。

巩膜组织主要由细胞外基质（extracellular matrix，ECM）和极少的细胞成分组成，ECM的重要组成成分是胶原，占巩膜净重的90%。TGF-β激活Smad3信号通路可促进成纤维细胞分泌该信号通路的下游效应介质结缔组织生长因子（connective tissue growth factor，CTGF），刺激结缔组织细胞增生和巩膜组织ECM合成[20]，而改变巩膜重塑，起到抑制近视发生发展的作用。另有研究表明TGF-β能够经Smad7信号通路抑制基质金属蛋白酶（matrix metalloproteinase，MMP）的表达[21]，而MMP/金属蛋白酶组织抑制剂（tissue inhibitor of metalloproteinase，TIMP）之间的平衡被打破。MMP对ECM降解增加，巩膜变薄，眼轴加长，促进近视的发展[22]。因此，TGF-β-Smad信号通路可通过其下游效应因子作用于巩膜组织，引起巩膜重塑，进而调控近视的形成。

（二）HGF-c-Met信号通路

HGF-c-Met信号通路主要在器官组织再生中发挥重要作用，可促进上皮细胞发生分散，增强细胞的运动性，促进细胞的增生、分化。肝细胞生长因子（hepatocyte growth factor，HGF）是一种多功能的生长因子，具有糖蛋白二聚体结构，由间充质细胞、上皮和内皮细胞合成并通过自分泌和旁分泌方式释放。c-Met位于上皮细胞表面，是HGF受体蛋白。HGF与c-Met蛋白结合后发生自身磷酸化，激活细胞内各种重要信号通路，最后调控细胞的一系列生命活动。基质金属蛋白酶MMP2是HGF-c-Met信号通路下游的靶基因，该酶可以抑制巩膜组织ECM的降解，在调控眼球后极部巩膜重塑及病理性近视发生和发展中起重要作用[23]。Li等[24]在镜片诱导豚鼠实验模型中发现，HGF与其受体c-Met结合可下调MP2水平，抑制近视的形成。

（三）Stat3信号通路

信号转导与转录激活因子（signal transducer and activator of transcription，Stats）是近年来新发现的一类转录因子家族，共有7个成员。其中Stat3是Stat家族的重要成员之一，参与细胞的增生、分化、炎症、凋亡等一系列生理功能的调控[25]，其活化形式为磷酸化的Stat3（p-stat）。Stat3信号转导通路的下游靶基因之一为MMP2[26]，而MMP2在调控眼球后极部巩膜重塑及病理性近视发生和发展中起重要作用[27]。朱子诚等[28]在体外细胞实验中利用AG490阻断Star3信号通路激活可下调豚鼠巩膜成纤维细胞MMP2的表达，这表明Stat3信号通路可通过调节MMP2的表达，影响眼球后极部巩膜重塑，进而影响病理性近视发生发展。

（四）IGF及其相关信号通路

胰岛素样生长因子（insulin-like growth factor，IGF）是一类在结构上与胰岛素相似的多肽，参与细胞生长、增生、分化、成熟及再生等重要生理过程。赵静静等[29]研究发现，IGF-1基因的rs12423791位点的基因多态性与超高度近视显著相关，提示中国人群中IGF-1基因可能是超高度近视的候选基因，因此，IGF及其相关受体等组成的信号通路可能与病理性近视有着密切的关系。

（五）Shh信号通路

Shh（Sonic hedgehog）是一种由多种器官的分泌细胞产生，在哺乳动物中广泛表达并在发育中起重要作用的胞外配体。Shh及其下游信号分子主要表达于视网膜神经节细胞层和内核层[30]，在脊椎动物眼球发育中发挥重要的调控作用，眼球发育过程与病理性近视具有相关性。近几年来，有学者研究发现，激活或抑制Shh通路，可促进或抑制形觉剥夺性近视的形成；而在小鼠非形觉剥夺眼内激活Shh通路可促使眼轴延长及眼球向近视方向发展，抑制Shh通路促使眼球向远视方向发展并抑制眼轴延长[31]。从这些研究报道中，可看出Shh信号通路参与了病理性近视的发病过程。

（六）NO-cGMP信号通路

一氧化氮-环磷酸鸟苷（nitricoxide-cyclic guanine monophosphate，NO-cGMP）信号通路参与细胞间和细胞内信息转导和功能调节，是一条广泛存在于体内组织中的经典通路[32]。NO-cGMP信号通路在视网膜上有表达[33]，NO刺激激活可溶性鸟苷酸环化酶产生cGMP，通过调节视锥细胞的递质释放、水平细胞的网络调控、双极细胞谷氨酸受体介导，来调控双极细胞和视杆无长突细胞间的信号交互，控制视网膜神经节细胞和Müller细胞的离子通道活性，从而转导相关视觉信号[30]。2013年，Fang等[34]在研究豚鼠形觉剥夺性近视过程中发现，cGMP信号通路可促进豚鼠的近视形成。这些研究显示，在视觉发育及正视化阶段，机体产生的异常视觉信号，可通过NO-cGMP信号通路转导，并作用于靶细胞，调控近视的形成。

此外，还有一些其他信号通路影响近视形成过程，如激活蛋白1（activating protein-1，AP-1）、Rho/Rock、丝裂原活化蛋白激酶（mitogen-activated protein kinases，MAPKs）信号通路等[35]。近些年，关于病理性近视的相关分子机制不断有新的研究出现，但是各个信号通路作用的靶基因各不相同，关于其相互作用的报道甚少，因此对各信号通路相互作用的研究有利于进一步揭示病理性近视的发病机制。

三、病理性近视相关并发症

病理性近视可发生多种并发症，这些并发症常常引起低视力或致盲，导致病人失明。现将这些常见并发症举例如下：

（一）白内障

白内障是人类最常见的致盲眼病，一直以手术治疗为主，缺乏有效的预防和药物治疗方法。病理性近视并发白内障是临床上较为常见的一种白内障，发生较早，发展也较快，但其具体机制仍在探讨中，有人认为是因眼部组织变性及血液循环障碍而形成的晶状体混浊，从而引发白内障，近些年，也有研究发现病理性近视并发白内障的形成可能主要与分子伴侣α晶状体蛋白含量降低，βB2晶状体蛋白成分异常增多有关[36]。

（二）青光眼

临床和实验研究均发现，青光眼患者近视发生率高于非青光眼人群；反之，近视尤其是病理性近视人群较其他人群更常伴有青光眼，是正常人群的5~7倍。现在很多学者都认为病理性近视是青光眼发病的危险因素，但二者相互影响的机制尚不完全清楚，近来，文献报道某些青光眼病理改变与病理性近视患者的病理改变存在一些相同之处，如筛板变薄、巩膜边缘变薄、视盘旁萎缩、病理性近视视盘旁视网膜脱离、获得性视神经小坑等，病理性近视患者眼压显著高于正视者，但不具临床意义[37]。有学者提出筛板两侧压力梯度增大为青光眼视神经损害的重要危险因素。据此假说，病理近视患者由于视盘周围结构的改变导致跨筛板压力梯度增加，可能为青光眼的危险因素之一。但是在临床上，病理性近视合并青光眼的患者往往被漏诊，这是因为这些病人特殊的眼底视盘改变缺乏正常人的层次感和色觉对比，使得平常通过色泽和深度变化可以判别的视杯不再具有层次对比，故而不容易被看清楚，因此在很大程度上限制了青光眼的早期诊断。因此在临床上，对这类病人需要更加细心观察并定期随访，争取做到早发现、早治疗，挽救患者视力。

（三）玻璃体病变

随着近视度数增加，玻璃体腔也逐渐变大，加之随着年龄的增长，玻璃体开始液化，部分玻璃体浓缩成灰白色膜样或条索状混浊，患者眼前常常出现蝇蚊飞舞，即"飞蚊症"。严重的会造成玻璃体后脱离，导致患者眼前有闪光感。

（四）视网膜脱离

视网膜脱离是病理性近视患者的常见并发症，发病率是正常人群的8~10倍。患者发病初期眼前多有漂浮物、闪光感或幕样遮挡感等症状，随着脱离范围的扩大波及黄斑部，则视力不同程度地下降，甚至只有光感。对于病理性近视合并视网膜脱离患者的治疗，现在主要是通过玻璃体切除联合硅油或气体填充术使视网膜复位，从而恢复患者部分视力。

（五）黄斑裂孔

病理性近视黄斑裂孔的发病率仅次于特发性黄斑裂孔。在病理性近视患者中，当黄斑发生变性后，黄斑区存在长期营养障碍，易发生视网膜-玻璃体的粘连牵引，形成裂隙孔。特发性黄斑裂孔极少引起视网膜脱离，而病理性近视黄斑裂孔易导致视网膜脱离的发生。故需要及时治疗，具体的治疗方式仍以玻璃体切除为主。

（六）黄斑出血

病理性近视患者易发生黄斑出血，往往起病突然。眼前暗点、视力下降与视物变形是其主要症状。在检查时，可见黄斑区有视网膜脉络膜萎缩和一暗红色扁平出血区，范围通常不大，且边界略欠整齐。在治疗上对仅有出血的病例可以观察，血液一般在几周或数月内吸收，但是之后容易在同一或者临近部位又有发生，易反复出血从而影响视力。

（七）黄斑变性

60岁以上的病理性近视患者，当供应黄斑的脉络膜血管闭塞或消失时，黄斑区神经上皮细胞萎缩而发生囊样及盘状变性，中心视力会明显下降。

（八）脉络膜新生血管

病理性近视是脉络膜新生血管（choroidal neovascularization，CNV）发生的常见病因之一。病理性近视引起CNV的发病机制尚不完全明确。常见的理论有如下几种：①组织牵拉机制：眼轴过度增长引起的眼球后节膨胀扩张，使后极部组织受到机械牵拉，导致后巩膜葡萄肿形成及脉络膜视网膜进行性变薄是病理性近视的重要改变。Ikuno等[38]应用光学相干断层扫描（opticalcoherence tomography，OCT）研究发现，高度近视眼脉络膜厚度比正常眼薄，而mCNV中脉络膜变薄程度更加明显。一些研究也表明组织牵拉可能导致脉络膜局部缺血缺氧、RPE和视网膜萎缩以及生长因子释放，促进Bruch膜破裂（漆裂纹）和CNV形成。②血流动力学机制：目前，脉络膜循环血流动力学改变也已被认为是一个潜在的mCNV形成机制。脉络膜血流动力学改变最终可能导致光感受器、Müller细胞和RPE细胞等缺氧，这些细胞均为VEGF产生的主要来源，使VEGF表达上调，最终导致mCNV的形成。③遗传学机制：基因和环境易感性因素被认为在近视特别是病理性近视中扮演重要角色，推测mCNV可能也受遗传和环境因素的影响。遗传因素导致的mCNV脉络膜视网膜变性改变不是由机械牵拉引起，而是固有的生物学进程，其既相关于又不依赖于眼球后极部解剖结构的改变[39]。一些学者的家族聚集性研究显示，近视双亲的子女近视发生率明显增加，双胞胎研究表明，同卵双生子之间发生近视的可能性比异卵双生更高，说明近视具有遗传倾向，通常表现为常染色体隐性遗传，其中高度近视遗传倾向更加明显。然而，到目前为止，尚未见文献报道与 mCNV 相关的基因位点。CNV 表现为极少量的视网膜下液或渗出，位于黄斑部中心凹下或非中心凹下。眼底可见呈圆形或椭圆形暗的黄斑损害区。由 CNV 引起的黄斑出血较单纯性黄斑出血更难吸收，同时由于反复出血及机化形成 Fuchs 斑，从而引起视力不可逆下降。病理性近视引起的 CNV 有一定的自限性，多数瘢痕化后趋于稳定，但其视力预后差。现在研究发现可以采取激光光凝、光动力学治疗（photodynamic therapy，PDT）、抗 VEGF 药物、手术治疗等。

（九）斜视

近视眼因调节与集合功能的异常，可伴有外隐斜，若近视没有纠正，逐渐发展可导致外显斜。眼外肌平衡功能失调近视及早产儿高度近视，可伴有眼内斜。

四、治疗

目前对于病理性近视尚无有效的治疗方法，多数学者认为后巩膜加固术是治疗病理性近视的唯一有效方法。在病理性近视的整个病程中都能检出眼轴的增长，由于眼球壁的扩张首先使两个区域即锯齿缘至赤道部区域和后极部组织受损害，进而造成视网膜脉络膜退行性变，导致相关视网膜、黄斑的并发症，从而影响视力。后巩膜加固术是用手术方法加固眼球的后壁阻止眼轴继续延伸，使屈光度和眼底进行性损害得到终止。从而达到防治近视眼的目的。1930 年 Sheveler 第 1 次使用阔筋膜在尸体上实施后巩膜加固术，提出应用加固眼球后极部巩膜的方法控制眼轴进行性延长，预防高度近视眼的眼底恶化和视力减退。之后各国学者开始不断实践创新，逐渐运用于临床。经过几十年的临床实践证明，后巩膜加固术可有效控制病理性近视的眼轴延长，改善患者视力，有效控制近视的发展。当然术后的并发症包括术中加固片压迫视神经引起一过性黑蒙；结膜充血水肿、异物感、流泪、眼球转动痛；加固片移位、脱出；复视；玻璃体积血；眼底黄斑区水肿；高压眼；视网膜脱离等，且手术效果有随时间延长而下降的趋势，这也是部分眼科学者对该手术存有争议的原因之一。

（张　凤　段宣初）

参考文献

1. Curtin BJ. Pathologic myopias. Acta OphalmolSuppl, 1988, 185: 105–106.
2. 仁远，倪鹏生，倪敏健，等. 病理性近视眼的遗传流行病学研究. 中华医学遗传学杂志, 2000, 17 (3): 178–180.
3. Douglas R Fredrick. Myopia.BMJ, 2002, 324: 1195–1199.
4. 马凯，王宁利，刘宁朴，等. X 连锁遗传高度近视家系分析. 中国实用眼科杂志, 2004, 22 (6): 482.
5. Schwartz M, Haim M, ect. X-linkedmyopia: Bornholm eye disease. Linkage to DNA markers on the distal part of Xq. Clin Genet, 1990, 38: 281–286.
6. Young TL, Deeb SS, Ronan SM, et al. X-linked high myopia associated with cone dysfunction. Arch Ophthalmol, 2004,122 (6): 897–908.
7. Young TL, Atwood LD, Ronan SM, et al.Further refinement of the MYP2 locus for autosomal dominant high myopia by linkage disequilibrium analysis. Ophthalmic Genet, 2001, 22 (2): 69–75.
8. Hawthorne F, Feng S, Metlapally R, et al. Association mapping of the high-grade myopia MYP3 locus reveals

novel candidates UHRF1BP1L, PTPRR, and PPFIA2. Invest Ophthalmol Vis Sci, 2013, 54 (3): 2076–2086.

9. 张清炯，黎仕强，肖学珊，等. 90例高度近视先证者中核心蛋白聚糖基因突变筛查. 中华医学遗传学杂志, 2001, 18: 327–328.

10. 李疆，张清炯，傅容，等. Ⅲ型神经中丝蛋白基因与中国高度近视人群相关性的研究. 遗传, 2002, 24: 523–526.

11. Metlapally R, Ki CS, et al. Genetic association of insulin–like growth factor–1 polymorphisms with high–grade myopia in a international family cohort. Invest Ophthalmol Vis Sci, 2010, 51: 4476–4479.

12. Prasuna C, Genaro S, William R, et, al. Exclusion of lumican and fibromodulin as candidate genes in MYP3 linked high–grade myopia.Mol Vis, 2004, 10: 917–922.

13. Naiglin L, Gazagne C, et al.A genome wide scan for familial high myopia suggests a novel locus on chromosme 7q36.Med Genet, 2002, 39: 118–124.

14. Paget S, Julia S, et al. Linkage analysis of high myopia susceptibility locs in 26 families.Mol Vis, 2008, 14: 2566–2574.

15. Paluru P, Ronan SM, Henon E.et al. New locus for autosomal dominant high myopia maps to long arm of chromosome 17.Invest Ophthalmol Vis Sci, 2003, 44: 1830–1836.

16. Zhang Q, Guo X, Xiao X, et al. A new locus for autosomal dominant high myopia maps to 4q22–q27 between D4S1578 and D4S1612. Molecular Vision, 2005, 11 (64–65): 554–560.

17. Meng W, Butterworth J, Bradley D T, et al. A genome–wide association study provides evidence for association of chromosome 8p23 (MYP10) and 10q21.1 (MYP15) with high myopia in the French Population. Investigative Ophthalmology & Visual Science, 2012, 53 (13): 7983–7988.

18. Lam C Y, Tam P O, Fan D S, et al. A genome–wide scan maps a novel high myopia locus to 5p15. Investigative Ophthalmology & Visual Science, 2008, 49 (9): 3768–3778.

19. Myrowitz E H. Juvenile myopia progression, risk factors and interventions. Saudi Journal of Ophthalmology, 2012, 26 (3): 293–297.

20. Nagaraja T, Chen L, Balasubramanian A, et al. Activation of the Connective Tissue Growth Factor (CTGF)–Transforming Growth Factor β 1 (TGF–β 1) Axis in Hepatitis C Virus–Expressing Hepatocytes. Plos One, 2012, 7 (10): e46526–e46526.

21. Li X, Zhang L, Yin X, et al. Retinoic acid remodels extracellular matrix (ECM) of cultured human fetal palate mesenchymal cells (hFPMCs) through down–regulation of TGF–β/Smad signaling. Toxicology Letters, 2014, 225 (2): 208–215.

22. Hall N F, Gale C R, Ye S, et al. Myopia and polymorphisms in genes for matrix metalloproteinases. Investigative Ophthalmology & Visual Science, 2009, 50 (50): 2632–2636.

23. Leung KH, Yiu WC, Yap MK, et a1. Systematic investigation of the relationship between high myopia and polymorphism of the MMP2, TIMP2, and TIMP3 genes by a DNA pooling approach. Invest Ophthalmol Vis Sci, 2011, 52 (6): 3893–3900.

24. Li XJ, Yang XP, Wan GM, et al. Expression of hepatocyte growth factor and its receptor c–Met in lens—induced myopia in guinea pigs. Chin Med J (Engl), 2013, 126 (23): 4524–4527.

25. Wang J, Lao L, Zhao H, et al. Serine threonine kinase Pim–3 regulates STAT3 pathway to inhibit proliferation of human liver cancers, Int J Clin Exp Med, 2014, 7 (2): 348–355.

26. Kesanakurti D, Chetty C, Dinh D H, et al. Role of MMP–2 in the Regulation of IL–6/Stat3 Survival Signaling via Interaction With α5β1 Integrin in glioma. Oncogene, 2013, 32 (3): 327–340.

27. 籍雪颖，张金嵩，王艳婷，等. Smad3信号通路及结缔组织生长因子在哌仑西平抑制形觉剥夺性近视中的作用机制. 中南大学学报医学版, 2009, 34（4）: 349–355.

28. 朱子诚，张金嵩，柯根杰，等，AG490阻断Star3信号蛋白活性对巩膜成纤维细胞MMP-2和Integrinβ1表达的影响. 中华眼科杂志, 2011, 47（4）: 332–335.

29. 赵静静，杨学秋，李珊珊，等. 胰岛素样生长因子1基因与超高度近视眼的相关性研究. 中华眼科杂志, 2013, 49（4）：334–339.

30. Akamatsu S, Fujii S, Escano MF, et a1. Ahered expression of genes in experimentally induced myopic chick eyes. Jpn J Ophthalmol, 2001, 45 (2): 137–143.

31. Qian YS, Chu RY, Hu M, et a1. Sonic hedgehog expression and its role in form-deprivation myopia in mice. Curr Eye Res, 2009, 34 (8): 623–635.

32. Costa A, Galdino G, Romero T, et al. Ang- (1–7) activates the NO/cGMP and ATP-sensitive K^+, channels pathway to induce peripheral antinociception in rats. Nitric Oxide, 2014, 37 (1): 11–16.

33. 孙宏亮，张金嵩，李秀娟，等. iNOS和MMP-2在形觉剥夺性近视中的表达变化. 中国实用医刊, 2009, 36（8）：55–57.

34. Fulle S, Mecocci P, Fanó G, et al. The role of cGMP in ocular growth and the development of form-deprivation myopia in guinea pigs. Investigative Ophthalmology & Visual Science, 2013, 54 (13): 7887–7902.

35. Raman M, Chen W, Cobb MH. Differential regulation and properties of MAPKs. Oncogene, 2007, 26 (22): 3100–3112.

36. 施健，管怀进. 病理性近视并发白内障与正常晶状体蛋白质组差异的初步研究，中华眼科杂志, 2010, 8（46）：739–742.

37. 曹奕雯，杨迪亚，王宁利. 高度近视与青光眼相互影响机制的探讨. 中华实验眼科杂志, 2015, 3（33）：275–278.

38. Ikuno Y, Jo Y, Hamasaki T, et al. Ocular risk factors for choroidal neovascularization in pathologic myopia. Investigative Ophthalmology & Visual Science, 2010, 51 (7): 3721–3725.

39. Nomiyama K, Yonehara T, Yonemura S, et al. Choroidal neovascularization in pathological myopia. Progress in Retinal & Eye Research, 2012, 31 (5): 495–525.

第九章　眼外肌和眼眶

第一节　眼外肌纤维化

一、概述

先天性眼外肌纤维化综合征（congenital fibrosis of extraocular muscle，CFEOM）为一种临床少见的遗传性疾病，其病变特征为先天性非进展性眼外肌麻痹，同时伴有部分或全部支配眼外肌的脑神经（动眼神经、滑车神经及展神经）异常，是一种脑神经异常支配性疾病（congenital cranial dysinnervation disorders，CCDDs）[1]，呈常染色体显性或隐性遗传。

二、临床表现与分型

（一）临床分型

根据遗传位点、突变方式及临床表现的特点，可分为3种类型：CFEOM1，CFEOM2，CFEOM3[2, 3]。

1. **先天性眼外肌纤维化1型（CFEOM1）**　此型最常见，呈常染色体显性遗传。其临床特征为：先天性非进展性双侧上睑下垂及眼外肌运动异常。双眼球限制性上转困难，居明显下转位（20°~30°），上转不过水平线。原水平眼位可为正位、内斜视或外斜视，水平运动正常或严重受限，被动牵拉试验阳性，常有高度的散光和弱视，伴有下颌上举的代偿头位。为完全外显的常染色体显性遗传[4]。

2. **先天性眼外肌纤维化2型（CFEOM2）**　临床表现与CFEOM1类似，表现为先天性非进展性双侧上睑下垂及眼外肌运动异常，水平和垂直运动均受限。有些病例仅表现为单纯性内、外斜视，部分患者瞳孔小，对光反射迟钝，是一种常染色体隐性遗传性疾病[5]。

3. **先天性眼外肌纤维化3型（CFEOM3）**　此型呈不完全外显的常染色体显性遗传，临床表现多样，重症者体征与CFEOM1相同，中轻度体征不典型且变异大，可表现为接近正常，仅垂直运动受限，有或无上睑下垂等[6]。

（二）合并症

CFEOM患者一般身体健康，但也有少数患者合并局部及全身疾病（表9-1-1）。

1. **局部合并症**　Flaherty等[7]报道了一例CFEOM1的 *KIF21A* 突变的6月龄患儿。

该患儿除具有CFEOM1的典型表现如双眼球运动受限、上睑下垂及代偿性下颌上抬以外，还同时伴有双眼结膜异常、结膜囊变浅和视神经发育不良（眼底杯盘比为0.9）。裂隙灯检查示双眼前房深度正常，眼压检查示双眼眼压正常（OD：10mmHg，OS：7mmHg），角膜横径11mm，可排除青光眼的诊断。视神经发育不良的发病机制尚不明确，推测其可能与眼球发育过程中异常的轴浆运输和神经纤维丢失有关。Bagheri等[8]发现一例3岁CFEOM3患者，临床表现为右眼上睑下垂、眼球运动受限及下斜视，其主要病变为右眼下直肌纤维化，CT检查示右眼下直肌明显变细及其他眼外肌不同程度变细。该患者同时并发右眼高度近视（OD：-14.00DS，OS：-2.00DS），眼底检查示杯盘比分别为右眼0.6和左眼0.4，双眼眼压正常。Demer等[9]则报道CFEOM1患者在暗室检查时瞳孔直径均明显小于正常人，推测其原因可能与眼交感神经或者动眼神经传出异常有关。Yazdani等[10]发现4个CFEOM2家系患者和2个散发CFEOM2患者均存在小瞳孔及瞳孔对光反射消失表现，推测CFEOM2 *PHOX2A/ARIX*基因突变导致肾上腺素能系统发育异常，从而影响该系统所支配的瞳孔开大肌功能异常。Gottlob等[11]报道了一例9月龄CFEOM患者，该患者双眼处于下转位且不能自主上转，但触碰其牙齿（如刷牙）和牙龈时右眼可上转超过中线。Yamada等[12]则报道了一例CFEOM3伴有Macus Gunn下颌瞬目综合征的患者。患者双眼上睑下垂，当其咀嚼或者吸吮时，即出现右眼睑上提，睑裂开大的表现。

2. **全身合并症** 除眼部合并症以外，先天性眼外肌纤维化患者还可伴有全身异常表现（表9-1-1）。Karadeniz等[13]报道了一个三代CFEOM1家系，除具有上睑下垂和眼球运动受限的典型表现以外，家系中有4名患者伴有遗传性灰指甲（hereditary total leuconychia，HTL）。该病最可能的解释是HTL和CFEOM1由两个位于等位基因同侧的、十分接近的基因突变引起。当这两个基因分离后，导致了不相关的两种常染色体遗传性疾病。赵军等[14]报道了一个14人CFEOM1家系，其中10例患者合并有少年白发，推测其可能的原因在于两方面：①引起该家系发病的突变基因不但影响了第Ⅲ、Ⅳ对脑神经发育，同时也导致黑色素减少从而引起少年白发；②微缺失使CFEOM1基因及其邻近基因去除（邻近基因综合征），因而产生该合并症。Brodsky[15]报道了3例CFEOM患者合并眼部及皮肤白化病，主要表现为虹膜苍白透光，皮肤色泽浅淡。Tischfield等[16]发现CFEOM3患者合并一系列神经系统并发症，包括面神经无力、周围神经病变、腕关节和手指畸形、发育迟缓和学习障碍，一些患者还伴有胼胝体、前联合、基底节和内囊发育不良。

表9-1-1 先天性眼外肌纤维化综合征的合并症

疾病	局部合并症	全身合并症
先天性眼外肌纤维化综合征（CFEOM）	Macus Gunn下颌瞬目综合征、水平眼球震颤、眼球内陷、小眼球、眼皮肤白化病、屈光不正、结膜异常、角膜白斑、小瞳孔、瞳孔对光反射异常、视神经发育不良、脉络膜视网膜萎缩等	遗传性灰指甲、少年白发、小脑共济失调、听力障碍、面神经无力、周围神经病变、腕关节和手指畸形、发育迟缓、学习障碍、面部畸形、筛窦肿瘤等

三、影像学特点

传统观念认为CFEOM是由眼外肌原发性纤维化所致，近年来研究表明该病是一种与动眼神经核或滑车神经核发育缺陷相关的脑神经异常支配性疾病（CCDDs），继而导致眼外肌的病变[17]。多名研究者[9, 18~22]发现CFEOM患者除具有典型的临床特点之外，还具有神经影像学的表现。

Lim等[18]对CFEOM患者进行MRI检查发现大脑动眼神经发育不良。Demer等[9]对KIF21A突变的CFEOM1患者进行研究，MRI检查发现其上睑提肌和上直肌发育不良以及动眼神经上支先天缺如，造成自脑干发出的动眼神经干较小及第Ⅵ、Ⅳ对脑神经不同程度的异常以及其所支配眼外肌的形态功能异常，提示CFEOM1脑神经病变为原发性，而肌肉纤维化为继发病变。Kim等[19]研究CFEOM伴异常散开运动的患者时发现其双眼动眼神经发育不良及展神经缺如。Nakano等[20]同时指出CFEOM是由于脑干运动神经核的异常发育引起。吴丽等[21]对2个CFEOM家系（CFEOM1，CFEOM3）进行高分辨率MRI检查，发现眼运动神经（动眼神经、展神经）的颅内段截面积较正常变小，视神经变细且向鼻上方移位，上睑提肌发育不良，提示眼外肌组织被致密纤维组织代替继发于眼运动神经异常支配，可能与动眼神经核和滑车神经核发育缺陷有关，该研究结果对于该病为神经源性提供了有力的依据。Engle等[22]对CFEOM1家系中一名患者进行头颅及眼眶尸检，发现动眼神经上支及其α运动神经元缺失，动眼神经支配的上睑提肌和上直肌异常，推测CFEOM1是原发性下运动神经元发育异常，从而引起它所支配的眼外肌发育不全或萎缩，而相应拮抗肌则继发性挛缩。

四、分子遗传学

先天性眼外肌纤维化（CFEOM）是一种遗传性疾病，3种类型除临床表现不同外，其遗传位点、突变方式等均各不相同，此亦为分型的主要依据（表9-1-2）。

表9-1-2　先天性眼外肌纤维化综合征的致病基因及其突变位点

表型	遗传方式	基因	OMIM号	染色体定位	单核苷酸改变	氨基酸改变	参考文献
CFEOM1	常染色体显性	*KIF21A*	608283	12p11.2-q12	C84G	C28W	27, 36
					T1067C	M356T	24, 25, 27
					G2830C	E944Q	24, 27
					A2839G	M947V	24, 25
					T2840G	M947R	24, 25, 27
					T2840C	M947T	12, 24, 27
					C2860T	R954W	24~27
					G2861T	R954L	24, 27, 37
					G2861A	R954Q	24, 27
					G3022C	A1008P	27
					T3029C	I1010T	27

表型	遗传方式	基因	OMIM号	染色体定位	单核苷酸改变	氨基酸改变	参考文献
CFEOM2	常染色体隐性	*PHOX2A/ARIX*	602753	11q13	C386T	A72V	20
					C439T	Q90X	10
CFEOM3	常染色体显性	*TUBB3*	602661	16q24.3	G185A	R62Q	16
					C784T	R262C	16
					G785A	R262H	16
					G904A	A302T	16
					G1228A	E410K	16
					C1138T	R380C	16
					G1249C	D417H	16
					G1249A	D417N	16
		KIF21A	608283	12p11.2-q12	G2861A	R954Q	36
					G2841A	M947I	6
					C2860T	R954W	6

（一）先天性眼外肌纤维化1型（CFEOM1）

CFEOM1是由12号染色体p11.2-q12区域上的*KIF21A*基因突变引起[23, 24]，呈常染色体显性遗传。Yamada等[25]对31个无血缘关系CFEOM1家系的先证者和13个散发病例进行研究，在*KIF21A*基因上发现6种不同突变。其中，32名患者的21号外显子上C2860T的碱基突变导致氨基酸R954W的改变，6名患者的21号外显子上G2861A碱基替换导致氨基酸R954Q的改变。Tiab等[26]对瑞士、土耳其和法国CFEOM1家系和伊朗的CFEOM1散发病例进行鉴定，定位了R954W突变。Yamada等[12]报道一个伴有Marcus Gunn下颌瞬目综合征的CFEOM患者存在*KIF21A*基因20号外显子上的T2840C的突变，导致氨基酸M947T的改变。Yang等[27]总结了CFEOM1患者*KIF21A*基因上发现的11种不同的错义突变，包括T1067C（M356T），G2830C（E944Q），A2839G（M947V），T2840C（M947T），T2840G（M947R），C2860T（R954W），G2861A（R954Q），G2861T（R954L），G3022C（A1008P），T3029C（I1010T）和C84G（C28W）。在印度一个CFEOM1四代家系中，Ali等[28]确定了*KIF21A*最常见的突变即21号外显子的C2860T突变位于CpG双核苷酸上。血液和精液DNA测序结果表明该基因21号外显子的CpG双核苷酸均发生了甲基化修饰，从而得出甲基化修饰导致了CpG双核苷酸的突变率增加的结论。

*KIF21A*基因主要在成人大脑、心、骨骼肌和肾组织中表达，它包含38个外显子，编码由1674个氨基酸组成的驱动蛋白。驱动蛋白的主要功能是参与细胞内的物质运送，推测其突变与第Ⅲ对脑神经运动轴突、神经肌肉接头和眼外肌发育所需的物质供给不足有关，这一发现提示了*KIF21A*在动眼神经轴突中的重要性。Engle等[29]分析了11个CFEOM1家系，发现9个家系的遗传位点位于12号染色体上，两个家系具有

CFEOM1 的表型但遗传位点位于 16 号染色体上，这些发现也表明了 CFEOM1 具有遗传异质性。

（二）先天性眼外肌纤维化 2 型（CFEOM2)

CFEOM2 呈常染色体隐性遗传，其致病基因 *PHOX2A/ARIX* 位于 11 号染色体 11q13.2 区域[30]。Nakano 等[20]在 4 个 CFEOM2 家系中发现 *PHOX2A/ARIX* 基因突变，其中两种突变为单个碱基突变（一种为错义突变，另一种为无义密码子），其余两种为剪接位点的突变。其中两个沙特阿拉伯 CFEOM2 家系中 *PHOX2A/ARIX* 基因 1 号外显子上 C386T 突变引起相应氨基酸 A72V 的改变。CFEOM2 四个家系均由 *PHOX2A/ARIX* 纯合突变引起，这也与 CFEOM2 的表型相符。Yazdani 等[10]报道了 CFEOM2 家系 *PHOX2A/ARIX* 基因上 C439T 突变导致第 90 位谷氨酰胺变成了终止密码子。Guo 等[31]在小鼠和斑马鱼动物模型上进行了 *PHOX2A* 敲除实验，证明此基因在动眼神经和滑车神经 α 运动神经元的发育过程中起到了重要作用。

PHOX2A 基因定位于 11q13，只在神经递质的合成基因多巴胺 β-羟化酶为阳性的组织中表达，编码的蛋白质包含一种成对的同源域蛋白，调节儿茶酚胺生物合成基因表达的特异性。目前的功能研究表明其对神经系统自律性的发育具有重要的调节作用。

（三）先天性眼外肌纤维化 3 型（CFEOM3)

CFEOM3 是一种常染色体显性遗传性疾病，大多数 CFEOM3 家系突变基因是定位于 16 号染色体 16q24.3 上[16, 32~34]的 *TUBB3* 基因。2010 年，Tischfield 等[16]报道了 17 个无血缘关系家系和 12 个散发病例，患者均由 *TUBB3* 基因突变引起的 CFEOM3。经过进一步遗传学研究，其在 *TUBB3* 基因上定义了 8 种不同的杂合错义突变。研究者认为 *TUBB3* 与驱动蛋白的相互作用及轴浆运输有关，发育过程中异常的轴浆传导可引起一系列神经异常改变。

CFEOM3 的表现型和遗传型具有多样性。Aubourg 等[35]报道了一个常染色体显性遗传 CFEOM3 三代家系，伴有 2 号和 13 号染色体上的平衡易位 t（2；13）(q37.3；q12.11)，研究者同时认为 13 号染色体上杂合性的丧失是导致上睑下垂的原因。Yamada[6]对 17 个 CFEOM3 的先证者进行筛查，在 2 个 CFEOM3 家系中发现了 *KIF21A* 基因突变。Lu 等[36]研究了一个中国 CFEOM3 家系，发现 *KIF21A* 基因 21 号外显子 G2861A 的突变导致了氨基酸 R954Q 的改变。Yamada 等[6]在两个 CFEOM3 家系中发现了 *KIF21A* 突变，一个家系 20 号外显子上 G2841A 的突变导致氨基酸 M947I 的改变，而另一个家系则是 21 号外显子 C2860T 发生了突变从而导致氨基酸 R954W 改变。

（吕红彬 王 云 刘旭阳）

参考文献

1. Gutowski NJ, Bosley TM, Engle EC. 110th ENMC International Workshop: The congenital cranial dysinnervation disorders (CCDDs): Naarden, The Netherlands, 25–27 October, 2002. Neuromuscular disorders : NMD, 2003, 13 (7): 573–578.

2. Engle EC. Applications of Molecular Genetics to the Understanding of Congenital Ocular Motility Disorders. Annals of the New York Academy of Sciences, 2002, 956 (1): 55–63.

3. Al–Mujaini A. Congenital fibrosis of the extraocular muscles. Oman J Ophthalmol, 2010, 3 (3): 160–161.

4. Chan WM, Andrews C, Dragan L, et al. Three novel mutations in KIF21A highlight the importance of the third coiled-coil stalk domain in the etiology of CFEOM1. BMC Genet, 2007, 8: 26.

5. Bosley TM, Oystreck DT, Robertson RL, et al. Neurological features of congenital fibrosis of the extraocular muscles type 2 with mutations in PHOX2A. Brain, 2006, 129 (Pt 9): 2363-2374.

6. Yamada K, Chan WM, Andrews C, et al. Identification of KIF21A Mutations as a Rare Cause of Congenital Fibrosis of the Extraocular Muscles Type 3 (CFEOM3). Investigative Ophthalmology & Visual Science, 2004, 45 (7): 2218-2223.

7. Flaherty MP, Balachandran C, Jamieson R, et al. Congenital Fibrosis of the Extraocular Muscles Type 1, Distinctive Conjunctival Changes and Intrapapillary Disc Colobomata. Ophthalmic Genetics, 2009, 30 (2): 91-95.

8. Bagheri A, Naghibozakerin J, Yazdani S. Management of Congenital Fibrosis of the Inferior Rectus Muscle Associated with High Myopia: A Case Report. Strabismus, 2007, 15 (3): 157-163.

9. Demer JL, Clark RA, Engle EC. Magnetic Resonance Imaging Evidence For Widespread Orbital Dysinnervation in Congenital Fibrosis of Extraocular Muscles Due to Mutations in KIF21A. Investigative Ophthalmology & Visual Science, 2005, 46 (2): 530-539.

10. Yazdani A, Chung DC, Abbaszadegan MR, et al. A novel PHOX2A/ARIX mutation in an iranian family with congenital fibrosis of extraocular muscles type 2 (CFEOM2). American Journal of Ophthalmology, 2003, 136 (5): 861-865.

11. Gottlob I, Jain S, Engle EC. Elevation of one eye during tooth brushing. American Journal of Ophthalmology, 2002, 134 (3): 459-460.

12. Yamada K, Hunter DG, Andrews C, et al. A Novel KIF21A Mutation in a Patient With Congenital Fibrosis of the Extraocular Muscles and Marcus Gunn Jaw-Winking Phenomenon. Arch Ophthalmol, 2005, 123 (9): 1254-1259.

13. Karadeniz N, Erkek E, Taner P. Unexpected clinical involvement of hereditary total leuconychia with congenital fibrosis of the extraocular muscles in three generations. Clinical and Experimental Dermatology, 2009, 34 (8): e570-e572.

14. 赵军, 赵堪兴, 李宁东, 等. 先天性眼外肌纤维化伴少年白发一家系. 中华眼科杂志, 2007, 43（4）: 5.

15. Michael C B. Hereditary external ophthalmoplegia, synergistic divergence, jaw winking, and oculocutaneous hypopigmentation: A congenital fibrosis syndrome caused by deficient innervation to extraocular muscles. Ophthalmology, 1998, 105 (4): 717-725.

16. Tischfield MA, Baris HN, Wu C, et al. Human TUBB3 Mutations Perturb Microtubule Dynamics, Kinesin Interactions, and Axon Guidance. Cell, 2010, 140 (1): 74-87.

17. Yazdani A, Traboulsi EI. Classification and surgical management of patients with familial and sporadic forms of congenital fibrosis of the extraocular muscles. Ophthalmology, 2004, 111 (5): 1035-1042.

18. Lim KH, Engle EC, Demer JL. Abnormalities of the Oculomotor Nerve in Congenital Fibrosis of the Extraocular Muscles and Congenital Oculomotor Palsy. Investigative Ophthalmology & Visual Science, 2007, 48 (4): 1601-1606.

19. Kim JH, Hwang J-M. Hypoplastic Oculomotor Nerve and Absent Abducens Nerve in Congenital Fibrosis Syndrome and Synergistic Divergence with Magnetic Resonance Imaging. Ophthalmology, 2005, 112 (4): 728-732.

20. Nakano M, Yamada K, Fain J, et al. Homozygous mutations in ARIX (PHOX2A) result in congenital fibrosis of the extraocular muscles type 2. Nat Genet, 2001, 29 (3): 315-320.

21. 吴丽, 周炼红, 刘昌盛, 等. 先天性眼外肌纤维化综合征患者的眼外肌及眼运动神经影像学特征. 中华眼科杂志, 2009, 45（11）: 6.

22. Engle EC, Goumnerov BC, McKeown CA, et al. Oculomotor nerve and muscle abnormalities in congenital fibrosis

of the extraocular muscles. Annals of Neurology, 1997, 41 (3): 314–325.

23. Sener EC, Lee BA, Turgut B, et al. A clinically variant fibrosis syndrome in a Turkish family maps to the CFEOM1 locus on chromosome 12. Arch Ophthalmol, 2000; 118 (8): 1090–1097.

24. Khan AO, Shinwari J, Omar A, et al. Lack of KIF21A mutations in congenital fibrosis of the extraocular muscles type I patients from consanguineous Saudi Arabian families. Mol Vis, 2011, 17: 218–224.

25. Yamada K, Andrews C, Chan W–M, et al. Heterozygous mutations of the kinesin KIF21A in congenital fibrosis of the extraocular muscles type 1 (CFEOM1). Nat Genet, 2003, 35 (4): 318–321.

26. Tiab L, Manzi VdA, Borruat F–X, et al. Mutation analysis of KIF21A in congenital fibrosis of the extraocular muscles (CFEOM) patients. Ophthalmic Genetics, 2004, 25 (4): 241–246.

27. Yang X, Yamada K, Katz B, et al. KIF21A mutations in two Chinese families with congenital fibrosis of the extraocular muscles (CFEOM). Molecular vision, 2010, 16: 2062–2070.

28. Ali M, Venkatesh C, Ragunath A, Kumar A. Mutation analysis of the KIF21A gene in an Indian family with CFEOM1: implication of CpG methylation for most frequent mutations. Ophthalmic Genetics, 2004, 25 (4): 247–255.

29. Engle EC, McIntosh N, Yamada K, et al. CFEOM1, the classic familial form of congenital fibrosis of the extraocular muscles, is genetically heterogeneous but does not result from mutations in ARIX. BMC Genetics, 2002, 3: 3.

30. Wang SM, Zwaan J, Mullaney PB, et al. Congenital Fibrosis of the Extraocular Muscles Type 2, an Inherited Exotropic Strabismus Fixus, Maps to Distal 11q13. The American Journal of Human Genetics, 1998, 63 (2): 517–525.

31. Guo S, Brush J, Teraoka H, et al. Development of Noradrenergic Neurons in the Zebrafish Hindbrain Requires BMP, FGF8, and the Homeodomain Protein Soulless/Phox2a. Neuron, 1999, 24 (3): 555–566.

32. Pattyn A, Morin X, Cremer H, et al. Expression and interactions of the two closely related homeobox genes Phox2a and Phox2b during neurogenesis. Development, 1997, 124 (20): 4065–4075.

33. Mackey D, Chan W–M, Chan C, et al. Congenital fibrosis of the vertically acting extraocular muscles maps to the < SMALL> FEOM3< /SMALL> locus. Human Genetics, 2002, 110 (5): 510–512.

34. Doherty EJ, Macy ME, Wang SM, et al. CFEOM3: A New Extraocular Congenital Fibrosis Syndrome that Maps to 16q24. 2–q24. 3. Investigative Ophthalmology & Visual Science, 1999, 40 (8): 1687–1694.

35. Aubourg P, Krahn M, Bernard R, et al. Assignment of a new congenital fibrosis of extraocular muscles type 3 (CFEOM3) locus, FEOM4, based on a balanced translocation t (2; 13) (q37. 3; q12. 11) and identification of candidate genes. Journal of Medical Genetics, 2005, 42 (3): 253–259.

36. Lu S, Zhao C, Zhao K, et al. Novel and recurrent KIF21A mutations in congenital fibrosis of the extraocular muscles type 1 and 3. Arch Ophthalmol, 2008, 126 (3): 388–394.

第二节　甲状腺相关眼病

甲状腺相关眼病（thyroid associated ophthalmopathy，TAO），又称Graves眼病（Graves ophthalmopathy，GO），是成人最常见的眼眶疾病之一。Graves病（Graves disease，GD）是一种以高代谢症及弥漫性甲状腺肿大为主要表现的自身免疫性甲状腺病变。20%～50% Graves病患者有眼部受累表现，其中3%～5%的患者会发展至严重阶段[1~2]。甲状腺功能亢进可以发生TAO，甲状腺功能正常甚至甲状腺功能减退者也可发生TAO[3]。TAO可分2型：Ⅰ型主要表现为球后脂肪组织和结缔组织浸润，Ⅱ型主要为眼外肌炎。这两种类型可并存或单独出现。TAO的病理组织学特征是早期炎性细胞浸润水肿，晚期组织变性和纤维化。

一、病因及病理机制

目前有关TAO的具体发病机制尚未明确，研究显示TAO是一种器官特异性自身免疫疾病，遗传、氧化应激、吸烟等因素可能参与了TAO的发病过程。

（一）免疫机制

1. T细胞及细胞因子　TAO患者球后组织中有T细胞浸润，并且存在IL-1、IL-6、IL-8、干扰素γ（interferon γ，IFNγ）、肿瘤坏死因子α（tumor necrosis factor α，TNFα）、单核细胞趋化蛋白1（monocyte chemoattractant protein-1，MCP-1）等细胞因子[4~5]，患者血清中炎症细胞因子如TNFα、可溶性白细胞介素-2受体（soluble interleukin-2 receptor，sIL-2R）、IL-6及可溶性白细胞分化抗原30（soluble Cluster of differentiation 30，sCD30）等含量也升高[6]。

研究表明T细胞及其细胞因子可能通过以下途径导致TAO发生：①促进趋化因子配体分泌[7~8]。IFNγ、TNFα可刺激眼外肌细胞、成纤维细胞及脂肪前体细胞分泌趋化因子配体参与TAO发病。这种刺激作用呈剂量相关性，并具有协同效应。趋化因子可募集Th1细胞到达炎性反应部位，释放细胞因子IFNγ等，形成放大的反馈环路，使得炎性反应持续存在[9~10]。②促进前列腺素E_2（prostaglandin E_2，PGE_2）释放。在促炎因子，如IL-1β的刺激下，核因子κB（nuclear factor-kappa B，NF-κB）信号通路被激活，TAO患者眼眶成纤维细胞合成大量环氧化酶2（cyclooxygenase-2，COX-2），催化PGE_2生成，介导炎性反应过程[11~12]。研究发现，IFNγ可激活Jak2通路，促进TAO患者眼眶成纤维细胞表面白细胞分化抗原40（Cluster of differentiation，CD40）高表达，CD40-CD40配体（CD40-CD40L）共刺激途径启动细胞免疫反应，诱导合成前列腺素H合成酶（prostaglandin H synthase，PGHS）、PGE_2[13]；同时，CD40-CD40L可刺激成纤维细胞分泌更多的IL-6、IL-8及MCP-1等细胞因子[14]，放大并维持炎性反应。③促进黏附分子分泌。体外研究表明，IL-1a、TNFα及IFNγ等细胞因子可刺激TAO患者眼眶成纤维细胞分泌大量黏附分子，如细胞间黏附因子（intercellular adhesion molecule，ICAM）-1、血管细胞黏附分子（vascular cell adhesion molecule，VCAM）-1等[15~16]。CD40-CD40L可引起TAO患者眼眶成纤维细胞高表达VCAM-1、E选择素、IL-6等细胞因子[17~19]。黏附分子与趋化因子共同参与淋巴细胞的移动，介导淋巴细胞与基质间的相互作用。④促进TAO自身免疫反应。由于淋巴细胞、巨噬细胞和肥大细胞浸润，TAO患者眼眶成纤维细胞中血小板源性生长因子（platelet-derived growth factor，PDGF）-AB、-BB表达增多，其可刺激眼眶成纤维细胞表达促甲状腺素（thyroid-stimulating hormone，TSH）受体，从而扩大TSH受体刺激性自身免疫抗体的致TAO病理作用，以PDGF-BB效果最为明显[20]。PDGF还可增强TSH、Ig刺激眼眶成纤维细胞产生细胞因子如IL-6和透明质酸产物的能力[21~22]。⑤促进脂肪干细胞增殖分化和脂质堆积。TAO患者眼眶脂肪组织的胰岛素样生长因子1（insulin-like growth factor-1，IGF-1）含量增多[23]，而IGF-1

可上调脂肪形成标志蛋白如脂肪连接蛋白、瘦素、脂肪酸结合蛋白等的含量，促进脂肪干细胞增殖分化和脂质堆积[24]，引起眼球突出等症状。此外，PDGF-BB也可参与此过程[25]。⑥刺激成纤维细胞分泌大量氨基葡聚糖[26]、透明质酸[14, 20, 26]等物质，促进TAO形成。

2. 与TAO相关的抗原及抗体

（1）TSH受体：早在1967年Kriss等[27]就提出甲状腺与眼眶受累组织间存在共同抗原，其中TSH受体可能是引起眼部自身免疫反应的重要抗原。TAO患者眼眶脂肪或结缔组织的成纤维细胞及眼外肌细胞均可表达TSH受体，后者作为抗原使机体产生相应自身抗体，引起自身免疫反应。局部的抗原呈递细胞对TSH受体进行识别吞噬并加工后，将此自身抗原呈递给T细胞，使T细胞活化，启动细胞免疫反应[28]。TSH受体抗体还与TAO的活动性、严重性以及治疗效果有关，通过检测TSH受体浓度可以预测TAO患者的预后[29]，这可能与结缔组织生长因子（connective tissue growth factor，CTGF）导致的组织纤维化有关[30~32]。最近的研究表明，因TSH受体与IGF-1R存在交叉抗原，TSH受体抗体可激活IGF-1R，促进IGF-1的产生[33]。目前备受关注的抗TSH受体抗体主要是甲状腺刺激性免疫球蛋白（thyroid stimulating immunoglobulin，TSI）[34~37]和M22[38, 39]。M22可能通过PI₃K信号通路的激活而刺激TAO患者眼眶脂肪细胞分化成熟，引起脂质堆积，促进透明质酸分泌[40~43]；M22、TSH还可促进TAO患者眼眶成纤维细胞表达促炎因子IL-6[4, 43]，而IL-6可促进眼眶成纤维细胞表达TSH受体，从而加重自身免疫反应[44]。

（2）眼肌膜抗原：与TAO发病有关的眼肌膜抗原主要包括3种，即G2s、隐钙素、黄素蛋白Fp。TAO患者血清抗G2s抗体的检出率明显高于对照组，并且病程<3年者，抗G2s抗体的阳性率更高，提示G2s可能是TAO的早期标志[45]。隐钙素可使TAO患者的T淋巴细胞大量增殖，引起眼外肌淋巴细胞浸润，而G2s此作用并不明显[46]。Fp是线粒体琥珀酸脱氢酶亚单位，炎性反应和免疫反应可导致眼肌纤维损伤及线粒体破裂，其相应抗体是反映眼肌损伤的标志。

3. **免疫球蛋白G4（IgG4）与TAO发病的关系** IgG4相关性疾病是一种全身性疾病的统称，可累及全身各个器官、系统，包括眼眶，国内外关于IgG4相关性眼眶疾病的研究正如火如荼地展开，然而有关IgG4与TAO发病的关系的研究尚少[47]。血清学检查IgG4升高（≥1.35g/L）或IgG4/IgG≥8.0%或免疫组织化学染色显示受累组织中大量IgG4阳性的浆细胞浸润是诊断IgG4相关性疾病的重要依据[48]。国内有研究发现，相比静止期TAO患者及健康人群，TAO活动期患者血清IgG4以及IgG4/IgG水平显著升高[49]。国外研究也显示，TAO患者血清IgG4水平显著增高[50]。说明IgG4升高与TAO的发病有关，有学者认为伴有血清IgG4升高的TAO可能是TAO的一种亚型[51]，但仍然需要深入研究。

（二）遗传因素

大量研究表明，遗传因素在TAO发病中起到关键作用。研究发现不同种族人群TAO的发病率[52]及临床表现[53]不同。与白种人相比，黄种人TAO的发病率更低，眼球突出、眼外肌受累等眼部表现较轻。此外，TAO发病的性别和年龄差异也与基因有关。与TAO相发病相关的经典的基因主要是以下两种。

1. 人类白细胞抗原基因 人类白细胞抗原（Human leukocyte antigen，HLA）基因主要参与抗原的加工和提呈，并调控免疫应答中免疫细胞间相互作用。大量研究发现白种人的高度易感基因是*DRB1*03*[54]，而在黄种人的*HLA-A11*、*B5*、*DR14*及*Dw12*基因是TAO的易感基因，*HLA-DPw2*被认为是保护基因[55~57]。此外，不同性别人群对TAO的易感性不同，可能与*PRR3*、*ABCF-1*基因有关。这两种基因均位于6号染色体，PRR3编码一种DNA结合蛋白，*ABCF-1*基因对结合核糖体、促进转录启动有重要作用。中国台湾地区的GD患者中，女性患者的*PRR3*基因rs2074503位点上的A等位基因、*ABCF-1*基因rs1264439位点上的T等位基因是TAO的保护基因，而对于男性这些基因则是易感基因[57]。

2. 细胞毒T淋巴细胞相关抗原4（Cytotoxic T lymphocyte associated antigen-4，CTLA-4）基因 CTLA-4是由*CTLA-4*基因表达的一种白细胞分化抗原，是Treg细胞上的特异性受体，对T细胞功能起到负性调节作用，通过与CD28竞争性结合CD80/CD86，干扰T细胞活化和正常免疫反应的启动。*CTLA-4*基因外显子1的A（49）G序列与TAO发病有关，此基因使TAO发病风险增大了2倍[58]。在重度TAO患者的眼眶组织中，CTLA-4表达明显降低，提示Treg细胞功能障碍与重度TAO有关[59]。

（三）氧化应激

活性氧族（reactive oxygen species，ROS）可损伤蛋白、核酸及脂质，生成硫代巴比妥酸反应物、8羟化脱氧鸟苷（8-hydroxy deoxyguanosine，8-OHdG）、丙二醛（malondialdehyde，MDA）等物质。组织、血清中的抗氧化酶，如超氧化物歧化酶（superoxide dismutase，SOD）、谷胱甘肽过氧化物酶（glutathione peroxidase，GPx）以及非酶类抗氧化物，如谷胱甘肽（glutathione，GSH），可清除活性氧，保护组织免受损伤。TAO患者眼眶局部的自身免疫性炎性反应可影响ROS代谢及抗氧化酶活性，使ROS生成增多，进而加重组织损伤[60]。研究发现，TAO患者尿、血清以及眼眶组织中的8-OHdG含量、MDA水平、SOD及GPx的活性等均与TAO病情发展成正相关性明显增高，而GSH水平显著降低[61~65]，说明在TAO患者的眼眶组织中，抗氧化活性可能增强，但强烈的氧化应激反应使抗氧化物耗尽，造成氧化损伤。氧自由基可能通过激活Jak2-STAT3通路，诱导Th17淋巴细胞分泌IL-17[66]。IL-17可进一步诱导TNFα、IL-1β、INFγ等细胞因子释放，刺激眼眶成纤维细胞增殖、分泌氨基葡聚糖[67, 68]。因此，通过改善氧化应激可以减少IL-17释放，从而减轻细胞因子的损伤作用。综上所述，氧化应激反应与免疫炎性反应互为因果、相互作用引起TAO，而眼眶成纤维细胞可能是氧化应激反应的主要靶细胞。

（四）吸烟

1987年Hägg和Asplund[69]统计发现，12例TAO患者中有10例吸烟者，比例远高于非TAO的GD患者（46%）和健康对照者（31%），首次提出吸烟可使TAO患病率增加，并且吸烟量与TAO患者眼病的严重程度相关。调查发现，吸烟可使TAO的发病风险增大6~7倍[70]。此外，大量研究表明吸烟可使TAO患者对治疗的反应性降低[71]、复发率增高[72~73]。对于儿童TAO患者，吸入二手烟可能与TAO发病有关[74]。然而，关于吸烟影响TAO发病的机制尚未明确，目前有以下几种观点：①促进氧化应激[75]；②干扰免疫调节作用[76~77]；③导致低氧血症[78]；④促进黏附分子的表达，加重眼部炎性反应[79]；

⑤促进结缔组织增生、眼外肌肥大[80, 81]。研究提示TAO是多因素参与致病的自身免疫性疾病，其发病机制仍需继续探索。

二、临床表现

根据TAO病变累及的范围和病程不同，临床表现也不尽相同。眼部表现包括：①眼睑征：是TAO的重要体征，主要包括眼睑肿胀、眼睑退缩（Dalrymple征）、上睑迟落（von Graefe征）和瞬目反射减少，其中以眼睑回缩和上睑迟落为特征性表现。②眼球突出：多为轴性眼球突出。③复视及眼球运动障碍：TAO可以使多条眼外肌受累，眼球运动障碍，出现复视。受累肌肉以下直肌、上直肌和内直肌多见，外直肌受累较少，受累眼外肌肌腱附着处结膜可水肿，血管迂曲扩张。病变晚期由于眼外肌纤维化，可使眼球固定在某一眼位，出现斜视。④结膜和角膜病变：结膜充血水肿，角膜可发生暴露性角膜炎、角膜溃疡，另外，一些患者有眼部干燥不适的症状。⑤视网膜和视神经病变：眶内组织水肿压迫，可导致压迫性视网膜和视神经病变发生。患者表现为视力降低，视野缺损；眼底可见视盘水肿或苍白，视网膜静脉迂曲扩张，视网膜水肿、渗出，严重者可以导致视神经萎缩的发生。⑥MRI扫描可见眼睑肿胀，眶脂肪水肿，眼球前突，眼外肌增粗肥大，视神经受压等改变。全身方面可伴有甲状腺功能异常的症状群。

三、TAO病情评估标准

TAO病情评估，有利于治疗方案的制订及预后的判断，目前常用的评价标准有以下几种：

（一）临床活动性评分（clinical activity score，CAS）（表9-2-1）

表9-2-1　临床活动性评分

症状和体征	序号	评分	表现
疼痛	1	1	最近4周眼球或球后疼痛或压迫感
	2	1	最近4周眼球运动时疼痛
红肿	3	1	眼睑充血
	4	1	结膜弥漫性充血（至少1个象限）
	5	1	眼睑肿胀
	6	1	球结膜水肿
	7	1	泪阜水肿
功能障碍	8	1	1~3个月内眼球突出度增加2mm以上
	9	1	1~3个月内眼球各方向运动度减少5度以上
	10	1	1~3个月内矫正视力下降1行以上

评分标准共10项，每项计1分，共10分。CAS评分≥4分预测疾病处于活动期，但由于很多患者为初次就诊，眼球突出度的变化和功能障碍的检查往往没有前期指标对照，所以活动性评分往往只取前7个指标，≥3分预测疾病处于活动期。

（二）VISA炎症评分（inflammatory score，VISA-IS）

表9-2-2　VISA炎症评分

临床表现	评分
眼眶疼（orbital pain）	0～2
球结膜水肿	0～2
眼睑水肿	0～2
结膜充血	0～1
眼睑充血	0～1
总分	8

总分8分，活动期＞4分。说明：疼痛：眼球运动痛1分，休息痛2分；结膜水肿：灰线内1分，灰线外2分；眼睑水肿：上睑水肿组织下垂或下睑肿胀外翻2分。

（三）欧洲Graves眼病协作组的分级标准

1. **轻度TAO**　指轻度眼睑退缩（＜2mm）、轻度软组织损害、眼球突出程度不超过正常上限的3mm、一过性或不存在复视以及使用润滑型眼药水有效的角膜暴露症状。

2. **中、重度TAO**　该类患者需具备以下至少一项表现：①眼睑退缩≥2mm；②中度或重度软组织损害；③眼球突出超出正常上限至少3mm；④非持续性或持续性复视。

3. **极重度（威胁视力TAO）**　指甲状腺功能异常伴视神经病变和（或）伴角膜病变的TAO患者。

（四）美国甲状腺协会反应严重性的NOSPECS分级（表9-2-3）

表9-2-3　NOSPECS分级

分级	定义	缩写第一英文字母
0	无体征或症状	（N——no signs or symptoms）
1	仅有体征	（O——only signs）
2	软组织受累	（S——soft-tissue involvement）
3	眼球前突	（P——proptosis）
4	眼外肌受累	（E——extraocular muscle involvement）
5	角膜受累	（C——corneal involvement）
6	视力丧失	（S——sight loss）

四、治疗

包括眼部治疗和全身治疗。眼部治疗主要针对眼球运动障碍、暴露性角膜炎、压迫性视神经病变和严重充血性眼眶病变。主要治疗措施包括眼部保护性治疗、药物抗炎治疗、放射治疗和手术治疗。

1. 眼部保护性治疗　对于出现眼部干涩不适者，可以应用人工泪液和促进眼表上皮恢复的眼药；为防治暴露性角膜炎发生，可夜间遮盖睑裂，滴用润滑性滴眼液，必要时可试行睑缘缝合术。

2. 药物治疗　在TAO急性期，可以采用糖皮质激素或免疫抑制剂治疗，以前者为首选，来减轻眼部组织的水肿、改善眼球运动障碍及防治压迫性视神经病变的发生。

3. 手术和放射治疗　对于突眼导致角膜损害或压迫性视神经病变严重者，药物治疗无效时，可以采用放射治疗或眼眶减压术，以便尽可能保护和恢复视功能。待病情稳定后，对于斜视患者，可以采用眼外肌局部注射肉毒杆菌毒素A或眼外肌手术来矫正斜视；对于上睑退缩者，可以采用上睑退缩矫正术来改善外观。全身治疗主要针对矫正甲状腺功能异常[82]。

（马建民　王　蕾）

参考文献

1. Bahn RS, Heufelder AE. Pathogenesis of Graves' ophthalmopathy. N Engl J Med, 1993, 329 (20): 1468–1475.

2. Lahooti H, Parmar KR, Wall JR. Pathogenesis of thyroid–associated ophthalmopathy: does autoimmunity against calsequestrin and collagen XIII play a role?. Clin Ophthalmol, 2010, 4: 417–425.

3. Bartalena L, Tanda ML. Clinical practice. Graves' ophthalmopathy. N Engl J Med, 2009, 360 (10): 994–1001.

4. Raychaudhuri N, Fernando R, Smith TJ. Thyrotropin regulates IL–6 expression in CD34+ fibrocytes: clear delineation of its cAMP–independent actions [J/OL]. PLoS One, 2013, 8 (9): e75100.

5. Paik JS, Cho WK, Oh EH, et al. Palmitate induced secretion of IL–6 and MCP–1 in orbital fibroblasts derived from patients with thyroid–associated ophthalmopathy. Mol Vis, 2012, 18: 1467–1477.

6. Wakelkamp IM, Gerding MN, Van Der Meer JW, et al. Both Th1– and Th2–derived cytokines in serum are elevated in Graves' ophthalmopathy. Clin Exp Immunol, 2000, 121 (3): 453–457.

7. Antonelli A, Ferrari SM, Frascerra S, et al. Peroxisome proliferator–activated receptor–α agonists modulate CXCL9 and CXCL11 chemokines in Graves' ophthalmopathy fibroblasts and preadipocytes. Mol Cell Endocrinol, 2012, 349 (2): 255–261.

8. Antonelli A, Ferrari SM, Corrado A, et al. Extra–ocular muscle cells from patients with Graves' ophthalmopathy secrete α (CXCL10) and β (CCL2) chemokines under the influence of cytokines that are modulated by PPARγ. Autoimmun Rev, 2014, 13 (11): 1160–1166.

9. Antonelli A, Ferri C, Ferrari SM, et al. Immunopathogenesis of HCV–related endocrine manifestations in chronic hepatitis and mixed cryoglobulinemia. Autoimmun Rev, 2008, 8 (1): 18–23.

10. Antonelli A, Ferrari SM, Frascerra S, et al. Circulating chemokine (CXC motif) ligand (CXCL)9 is increased in aggressive chronic autoimmune thyroiditis, in association with CXCL10. Cytokine, 2011, 55 (2): 288–293.

11. Choi YH, Back KO, Kim HJ, et al. Pirfenidone attenuates IL-1β-induced COX-2 and PGE2 production in orbital fibroblasts through suppression of NF-κB activity. Exp Eye Res, 2013, 113: 1-8.

12. Lim HS, Back KO, Kim HJ, et al. Hyaluronic acid induces COX-2 expression via CD44 in orbital fibroblasts from patients with thyroid-associated ophthalmopathy. Invest Ophthalmol Vis Sci, 2014, 55 (11): 7441-7450.

13. Smith TJ. The putative role of prostaglandin endoperoxide H synthase-2 in the pathogenesis of thyroid-associated orbitopathy. Exp Clin Endocrinol Diabetes, 1999, 107 Suppl 5: S160-163.

14. Hwang CJ, Afifiyan N, Sand D, et al. Orbital fibroblasts from patients with thyroid-associated ophthalmopathy overexpress CD40: CD154 hyperinduces IL-6, IL-8, and MCP-1. Invest Ophthalmol Vis Sci, 2009, 50 (5): 2262-2268.

15. Zhao LQ, Wei RL, Cheng JW, et al. The expression of intercellular adhesion molecule-1 induced by CD40-CD40L ligand signaling in orbital fibroblasts in patients with Graves' ophthalmopathy. Invest Ophthalmol Vis Sci, 2010, 51 (9): 4652-4660.

16. Yoon JS, Lee HJ, Choi SH, et al. Quercetin inhibits IL-1β-induced inflammation, hyaluronan production and adipogenesis in orbital fibroblasts from Graves' orbitopathy [J/OL]. PLoS One, 2011, 6 (10): e26261.

17. Eckstein AK, Johnson KT, Thanos M, et al. Current insights into the pathogenesis of Graves' orbitopathy. Horm Metab Res, 2009, 41 (6): 456-464.

18. Gillespie EF, Raychaudhuri N, Papageorgiou KI, et al. Interleukin-6 production in CD40-engaged fibrocytes in thyroid-associated ophthalmopathy: involvement of Akt and NF-κB. Invest Ophthalmol Vis Sci, 2012, 53 (12): 7746-7753.

19. Wang H, Zhu LS, Cheng JW, et al. CD40 ligand induces expression of vascular cell adhesion molecule 1 and E-selectin in orbital fibroblasts from patients with Graves' orbitopathy. Graefes Arch Clin Exp Ophthalmol, 2015, 253 (4): 573-582.

20. van Steensel L, Hooijkaas H, Paridaens D, et al. PDGF enhances orbital fibroblast responses to TSHR stimulating autoantibodies in Graves' ophthalmopathy patients [J/OL]. J Clin Endocrinol Metab, 2012, 97 (6): e944-953.

21. Virakul S, van Steensel L, Dalm VA, et al. Platelet-derived growth factor: a key factor in the pathogenesis of graves' ophthalmopathy and potential target for treatment. Eur Thyroid J, 2014, 3 (4): 217-226.

22. van Steensel L, Paridaens D, van Meurs M, et al. Orbit-infiltrating mast cells, monocytes, and macrophages produce PDGF isoforms that orchestrate orbital fibroblast activation in Graves' ophthalmopathy [J/OL]. J Clin Endocrinol Metab, 2012, 97 (3): e400-408.

23. Matos K, Manso PG, Marback E, et al. Protein expression of VEGF, IGF-1 and FGF in retroocular connective tissues and clinical correlation in Graves' ophthalmopathy. Arq Bras Oftalmol, 2008, 71 (4): 486-492.

24. Zhao P, Deng Y, Gu P, et al. Insulin-like growth factor 1 promotes the proliferation and adipogenesis of orbital adipose-derived stromal cells in thyroid-associated ophthalmopathy. Exp Eye Res, 2013, 107: 65-73.

25. Virakul S, Dalm VA, Paridaens D, et al. Platelet-derived growth Factor-BB enhances adipogenesis in orbital fibroblasts. Invest Ophthalmol Vis Sci, 2015, 56 (9): 5457-5464.

26. van Zeijl CJ, Fliers E, van Koppen CJ, et al. Effects of thyrotropin and thyrotropin-receptor-stimulating Graves' disease immunoglobulin G on cyclic adenosine monophosphate and hyaluronan production in nondifferentiated orbital fibroblasts of Graves' ophthalmopathy patients. Thyroid, 2010, 20 (5): 535-544.

27. Kriss JP, Pleshakov V, Rosenblum AL, et al. Studies on the pathogenesis of the ophthalmopathy of Graves' disease. J Clin Endocrinol Metab, 1967, 27 (4): 582-593.

28. Sawai Y, DeGroot LJ. Binding of human thyrotropin receptor peptides to a Graves' disease-predisposing

human leukocyte antigen class II molecule. J Clin Endocrinol Metab, 2000, 85 (3): 1176–1179.

29. Gerding MN, van der Meer JW, Broenink M, et al. Association of thyrotrophin receptor antibodies with the clinical features of Graves' ophthalmopathy. Clin Endocrinol (Oxf), 2000, 52 (3): 267–271.

30. Jang SY, Shin DY, Lee EJ, et al. Correlation between TSH receptor antibody assays and clinical manifestations of Graves' orbitopathy. Yonsei Med J, 2013, 54 (4): 1033–1039.

31. Jang SY, Shin DY, Lee EJ, et al. Relevance of TSH–receptor antibody levels in predicting disease course in Graves' orbitopathy: comparison of the third–generation TBII assay and Mc4–TSI bioassay. Eye (Lond), 2013, 27 (8): 964–971.

32. Woo YJ, Jang SY, Lim TH, et al. Clinical association of thyroid stimulating hormone receptor antibody levels with disease severity in the chronic inactive stage of Graves' orbitopathy. Korean J Ophthalmol, 2015, 29 (4): 213–219.

33. Krieger CC, Place RF, Bevilacqua C, et al. TSH/IGF–1 receptor cross talk in Graves' ophthalmopathy pathogenesis. J Clin Endocrinol Metab, 2016, 101 (6): 2340–2347.

34. Jang SY, Shin DY, Lee EJ, et al. Correlation between TSH receptor antibody assays and clinical manifestations of Graves' orbitopathy. Yonsei Med J, 2013, 54 (4): 1033–1039.

35. Ponto KA, Kanitz M, Olivo PD, et al. Clinical relevance of thyroid–stimulating immunoglobulins in graves' ophthalmopathy. Ophthalmology, 2011, 118 (11): 2279–2285.

36. Lytton SD, Ponto KA, Kanitz M, et al. A novel thyroid stimulating immunoglobulin bioassay is a functional indicator of activity and severity of Graves' orbitopathy. J Clin Endocrinol Metab, 2010, 95 (5): 2123–2131.

37. Wiersinga WM. Autoimmunity in Graves' ophthalmopathy: the result of an unfortunate marriage between TSH receptors and IGF–1 receptors?. J Clin Endocrinol Metab, 2011, 96 (8): 2386–2394.

38. van Zeijl CJ, van Koppen CJ, Surovtseva OV, et al. Complete inhibition of rhTSH–, Graves' disease IgG–, and M22–induced cAMP production in differentiated orbital fibroblasts by a low–molecular–weight TSHR antagonist [J/OL]. J Clin Endocrinol Metab, 2012, 97 (5): e781–785.

39. van Zeijl CJ, Fliers E, van Koppen CJ, et al. Thyrotropin receptor–stimulating Graves' disease immunoglobulins induce hyaluronan synthesis by differentiated orbital fibroblasts from patients with Graves' ophthalmopathy not only via cyclic adenosine monophosphate signaling pathways. Thyroid, 2011, 21 (2): 169–176.

40. Turcu AF, Kumar S, Neumann S, et al. A small molecule antagonist inhibits thyrotropin receptor antibody–induced orbital fibroblast functions involved in the pathogenesis of Graves ophthalmopathy. J Clin Endocrinol Metab, 2013, 98 (5): 2153–2159.

41. Kumar S, Nadeem S, Stan MN, et al. A stimulatory TSH receptor antibody enhances adipogenesis via phosphoinositide 3–kinase activation in orbital preadipocytes from patients with Graves' ophthalmopathy. J Mol Endocrinol, 2011, 46 (3): 155–163.

42. Kumar S, Iyer S, Bauer H, et al. A stimulatory thyrotropin receptor antibody enhances hyaluronic acid synthesis in graves' orbital fibroblasts: inhibition by an IGF–I receptor blocking antibody. J Clin Endocrinol Metab, 2012, 97 (5): 1681–1687.

43. Kumar S, Schiefer R, Coenen MJ, et al. A stimulatory thyrotropin receptor antibody (M22) and thyrotropin increase interleukin–6 expression and secretion in Graves' orbital preadipocyte fibroblasts. Thyroid, 2010, 20 (1): 59–65.

44. Jyonouchi SC, Valyasevi RW, Harteneck DA, et al. Interleukin–6 stimulates thyrotropin receptor expression in human orbital preadipocyte fibroblasts from patients with Graves' ophthalmopathy. Thyroid, 2001, 11 (10): 929–934.

45. Gunji K, De Bellis A, Li AW, et al. Cloning and characterization of the novel thyroid and eye muscle shared protein G2s: autoantibodies against G2s are closely associated with ophthalmopathy in patients with Graves'

hyperthyroidism. J Clin Endocrinol Metab, 2000, 85 (4): 1641-1647.

46. Nguyen B, Gopinath B, Tani J, et al. Peripheral blood T lymphocyte sensitisation against calsequestrin and flavoprotein in patients with Graves' ophthalmopathy. Autoimmunity, 2008, 41 (5): 372-376.

47. 马建民，李静. 重视IgG4相关性眼眶疾病的研究. 中华实验眼科杂志，2015，33（12）：1060-1063.

48. Umehara H, Okazaki K, Masaki Y, et al. Comprehensive diagnostic criteria for IgG4-related disease (IgG4-RD), 2011. Modern Rheumatology, 2012, 22 (1): 21-30

49. 吴联群，魏锐利，蔡季平，等. 国人甲状腺相关眼病患者血清免疫球蛋白4水平的研究. 中国实用眼科杂志，2016，34（1）：36-40.

50. Bozkirli E, Bakiner O S, Ersozlu Bozkirli E D, et al. Serum Immunoglobulin G4 levels are elevated in patients with Graves' ophthalmopathy. Clinical Endocrinology, 2014, 83 (6): 962-967.

51. Sy A, Silkiss R Z. Serum total IgG and IgG4 levels in thyroid eye disease. International Medical Case Reports Journal, 2016, Volume 9: 325-328.

52. Tellez M, Cooper J, Edmonds C. Graves' ophthalmopathy in relation to cigarette smoking and ethnic origin. Clin Endocrinol (Oxf), 1992, 36 (3): 291-294.

53. Chng CL, Seah LL, Khoo DHC. Ethnic differences in the clinical presentation of Graves' ophthalmopathy. Best Practice & Research Clinical Endocrinology & Metabolism, 2012, 26 (3): 249-258.

54. Bednarczuk T, Gopinath B, Ploski R, et al. Susceptibility genes in Graves' ophthalmopathy: searching for a needle in a haystack?. Clin Endocrinol (Oxf), 2007, 67 (1): 3-19.

55. Inoue D, Sato K, Enomoto T, et al. Correlation of HLA types and clinical findings in Japanese patients with hyperthyroid Graves' disease: evidence indicating the existence of four subpopulations. Clin Endocrinol (Oxf), 1992, 36 (1): 75-82.

56. Inoue D, Sato K, Maeda M, et al. Genetic differences shown by HLA typing among Japanese patients with euthyroid Graves' ophthalmopathy, Graves' disease and Hashimoto's thyroiditis: genetic characteristics of euthyroid Graves' ophthalmopathy. Clin Endocrinol (Oxf), 1991, 34 (1): 57-62.

57. Liu YH, Chen YJ, Wu HH, et al. Single nucleotide polymorphisms at the PRR3, ABCF1, and GNL1 genes in the HLA class I region are associated with Graves' ophthalmopathy in a gender-dependent manner. Ophthalmology, 2014, 121 (10): 2033-2039.

58. Vaidya B, Oakes EJ, Imrie H, et al. CTLA4 gene and Graves' disease: association of Graves' disease with the CTLA4 exon 1 and intron 1 polymorphisms, but not with the promoter polymorphism. Clin Endocrinol (Oxf), 2003, 58 (6): 732-735.

59. Pawlowski P, Wawrusiewicz-Kurylonek N, Eckstein A, et al. Disturbances of modulating molecules (FOXP3, CTLA-4/CD28/B7, and CD40/CD40L) mRNA expressions in the orbital tissue from patients with severe graves' ophthalmopathy. Mediators Inflamm, 2015, 2015: 340934.

60. Kaur A, Pandey S, Kumar S, et al. Oxidative stress profile in graves' ophthalmopathy in Indian patients. Orbit, 2010, 29 (2): 97-101.

61. Tsai CC, Cheng CY, Liu CY, et al. Oxidative stress in patients with Graves' ophthalmopathy: relationship between oxidative DNA damage and clinical evolution. Eye (Lond), 2009, 23 (8): 1725-1730.

62. 叶小珍，王坚，仇春健，等. 氧化应激DNA损伤与Graves眼病关系的临床研究. 中华内科杂志，2013，52（7）：594-595.

63. Akarsu E, Buyukhatipoglu H, Aktaran S, et al. Effects of pulse methylprednisolone and oral methylprednisolone treatments on serum levels of oxidative stress markers in Graves' ophthalmopathy. Clin Endocrinol (Oxf), 2011, 74 (1): 118-124.

64. Hondur A, Konuk O, Dincel AS, et al. Oxidative stress and antioxidant activity in orbital fibroadipose tissue in Graves' ophthalmopathy. Curr Eye Res, 2008, 33 (5): 421-427.

65. Tsai CC, Wu SB, Cheng CY, et al. Increased oxidative DNA damage, lipid peroxidation, and reactive oxygen species in cultured orbital fibroblasts from patients with Graves' ophthalmopathy: evidence that oxidative stress has a role in this disorder. Eye (Lond), 2010, 24 (9): 1520-1525.

66. 李强，田杰，陈紫君，等．氧化应激上调IL-17水平在Graves眼病中的意义．第三军医大学学报，2011，33（10）：1068-1070.

67. Gianoukakis AG, Khadavi N, Smith TJ. Cytokines, Graves' disease, and thyroid-associated ophthalmopathy. Thyroid, 2008, 18 (9): 953-958.

68. Zhu J, Paul WE. Peripheral CD4$^+$ T-cell differentiation regulated by networks of cytokines and transcription factors. Immunol Rev, 2010, 238 (1): 247-262.

69. Hägg E, Asplund K. Is endocrine ophthalmopathy related to smoking?. Br Med J (Clin Res Ed), 1987, 295 (6599): 634-635.

70. Perros P, Neoh C, Dickinson J. Thyroid eye disease. BMJ, 2009, 338: b560.

71. Xing L, Ye L, Zhu W, et al. Smoking was associated with poor response to intravenous steroids therapy in Graves' ophthalmopathy. Br J Ophthalmol, 2015, 99 (12): 1686-1691.

72. Abboud M, Arabi A, Salti I, et al. Outcome of thyroid associated ophthalmopathy treated by radiation therapy. Radiat Oncol, 2011, 6: 46.

73. Wiersinga WM. Smoking and thyroid. Clin Endocrinol (Oxf), 2013, 79 (2): 145-151. DOI: 10. 1111/cen. 12222.

74. Krassas GE, Segni M, Wiersinga WM. Childhood Graves' ophthalmopathy: results of a European questionnaire study. Eur J Endocrinol, 2005, 153 (4): 515-521.

75. Tsai CC, Wu SB, Cheng CY, et al. Increased oxidative DNA damage, lipid peroxidation, and reactive oxygen species in cultured orbital fibroblasts from patients with Graves' ophthalmopathy: evidence that oxidative stress has a role in this disorder. Eye (Lond), 2010, 24 (9): 1520-1525.

76. Cawood TJ, Moriarty P, O'Farrelly C, et al. Smoking and thyroid-associated ophthalmopathy: A novel explanation of the biological link. J Clin Endocrinol Metab, 2007, 92 (1): 59-64.

77. Hofbauer LC, Mühlberg T, König A, et al. Soluble interleukin-1 receptor antagonist serum levels in smokers and nonsmokers with Graves' ophthalmopathy undergoing orbital radiotherapy. J Clin Endocrinol Metab, 1997, 82 (7): 2244-2247.

78. Chng CL, Lai OF, Chew CS, et al. Hypoxia increases adipogenesis and affects adipocytokine production in orbital fibroblasts-a possible explanation of the link between smoking and Graves' ophthalmopathy. Int J Ophthalmol, 2014, 7 (3): 403-407.

79. Wakelkamp IM, Gerding MN, van der Meer JW, et al. Smoking and disease severity are independent determinants of serum adhesion molecule levels in Graves' ophthalmopathy. Clin Exp Immunol, 2002, 127 (2): 316-320.

80. Szucs-Farkas Z, Toth J, Kollar J, et al. Volume changes in intra- and extraorbital compartments in patients with Graves' ophthalmopathy: effect of smoking. Thyroid, 2005, 15 (2): 146-151.

81. Regensburg NI, Wiersinga WM, Berendschot TT, et al. Effect of smoking on orbital fat and muscle volume in Graves' orbitopathy. Thyroid, 2011, 21 (2): 177-181.

82. 马建民，王宁宇，江泳主编．眼耳鼻喉口腔科学．北京大学医学出版社．北京．第2版．2016年2月．P109-110.

第三节 特发性眼眶炎性假瘤

特发性眼眶炎性假瘤（idiopathic orbital inflammatory pseudotumor，IOIP），也称特发性眼眶炎症，被认为是一种非特异性炎性病变，其发病率居眶内病变的第三位[1~2]，占眼眶病的 7.1%[3]。1903 年 Gleason[4] 首先对此病进行了描述，1905 年 Birch-Hirschfeld[5] 将此病描述为一种类似肿瘤但组织学上为炎症改变的眼眶团块。

一、特发性眼眶炎性假瘤的病因及发病机制

迄今 IOIP 发病的具体病因和发病机制仍不清楚，但就其病因和发病机制已有许多假说提出，这些假说的提出也从不同侧面和角度反映了我们对该病的认知程度。

（一）感染假说

Mombaerts[6] 等认为 IOIP 的本质是感染，是由一种目前未知的病原菌引起的眼眶局部淋巴细胞、单核细胞和嗜酸性粒细胞等炎性细胞的浸润。目前已经有些报道在 IOIP 标本中可能有感染性微生物的存在，包括细菌、病毒、真菌和立克次体等，但总体而言病例数量均较少，说服力较弱。

1. 细菌感染 Purcell 和 Taulbee[7] 报道了一例患者确诊链球菌性咽炎 2 周后发生了眼眶肌炎。Wirostko 等[8] 报道了 3 例 IOIP，包括 2 例血管炎型和 1 例血管炎性肉芽肿型眼眶炎性假瘤，在他们切除的病理标本中，用超微组织学方法在病变部位的白细胞内检测到了一种 mollicute 样的细胞壁缺陷型细菌（mollicute-like organisms，MLO）的寄生，然后将此种细菌接种到小鼠眼眶后可以导致慢性眼眶炎性假瘤，所以 Wirostko 等认为 MLO 可以通过破坏胞质进而引起眼眶炎性假瘤的发生。我们在临床工作中也观察到一组确诊为眼眶蜂窝组织炎的患者，在病情恢复过程中，患者眼部 MRI 影像学改变与 IOIP 的影像学改变近似，这也从一个侧面提示细菌感染可能是 IOIP 的诱因。但是，遗憾的是至今没有一份报告明确提出某种细菌致病的直接证据。

2. 病毒感染 目前有报道认为炎性假瘤的发生可能与某些病毒感染有关，包括 EB 病毒（Epstein-Barr virus，EBV）、卡波西肉瘤相关疱疹病毒（Kaposi's sarcoma-associated herpes virus，KSHV）、人类免疫缺陷病毒（human immunodeficiency virus，HIV）及丙型肝炎病毒（hepititis C virus，HCV），其中以 EBV 感染与炎性假瘤发生之间关系的研究最为引人关注。炎性假瘤可以发生于眼眶内组织，也可以发生在眼眶外组织，目前有关 EBV 感染的报道主要集中于眶外炎性假瘤的研究。

（1）EBV 感染

1）EBV 简介：EBV 又称人类疱疹病毒 4（human herpesvirus 4，HHV-4），是一种嗜人类 B 淋巴细胞的疱疹病毒。EBV 已被国际癌症研究机构（International Agency for Research on Cancer，IARC）定义为 I 类致癌物。已经明确由 EBV 感染引起或与 EBV 感染有关疾病主要有传染性单核细胞增多症、非洲儿童淋巴瘤（即 Burkitt 淋巴瘤）和鼻咽癌。研究显示 *LMP1* 是 EBV 的致瘤基因，它可以促进细胞增殖、抑制细胞分化及引起细胞恶性转化[9]。

2）EBV与眼眶外炎性假瘤：炎性假瘤可发生在肺脏[10]、肝脏[11]、脾脏[12]、肾脏[13]、中枢神经系统[14]、气管[15]、心脏[16]等任何部位。Arber等[17,18]报告淋巴结、脾脏和肝脏发生的少部分炎性假瘤与EBV有关，且病毒多存在于梭形细胞内，易引起病变复发，他们认为EBV感染在炎性假瘤的发生发展中起了重要作用。Neuhauser等[19]研究了12例肾脏炎性假瘤的标本，他们采用原位杂交方法检测后发现2例病理组织学改变为梭形细胞为主型者对LMP1有免疫反应性，10例少细胞纤维型中检测到6例EBER阳性。Mergan[20]等原位杂交的方法检测15例炎性假瘤中EBV的表达，结果有2例EBER阳性，一例为肾脏炎性假瘤，另一例为肺炎性假瘤。Oz Puyan F等[21]用免疫杂交的方法检测了1例EBV阳性的脾脏炎性假瘤。Lin等[22]报道了1例位于左小脑脑桥角的颅内炎性假瘤经血清学检查显示EBEA-Ab、EBNA-Ab及EB-VCA-IgG阳性，而分枝杆菌及真菌阴性。但是，Chan等[23]同样用原位杂交方法检测，发现附睾部位的炎性假瘤与EBV感染无关，认为附睾部位的炎性假瘤与网状内皮系统的炎性假瘤可能有不同的发病机制。

3）EBV与IOIP：关于IOIP是否与EBV感染有关的研究报道较少。颜建华等[24]共检测1994～1999年经病理证实为IOIP的活检和手术切除石蜡标本37例，石蜡标本经原位杂交方法检测EBER mRNA，结果均为阴性；但他们在检测1976年1月至1999年12月间确诊为IOIP，且病史资料完整的住院病例，4例患者术前检测EBV血清抗体阳性，其中2例抗体滴度为1∶40（1∶10以下为正常）。Jin等[25]用微阵列芯片技术对11例IOIP手术切除标本和4例对照组正常组织进行分析后发现，EBI2在IOIP组相对于正常对照组有显著的高表达，而EBI2经常由EBV感染诱导产生；90%（9/10）的IOIP患者病理样本中有EBV-DNA的表达，而在正常对照组均阴性（0/4）；同时免疫球蛋白κ轻链（immunoglobulin kappa light chain，IGKC）和免疫球蛋白重链基因1（immunoglobulin heavy chain gene 1，IGHA1）在IOIP组中可检测到其表达，而正常对照组检测不到。所以Jin等[25]认为IOIP可能与EBV感染及IGKC和IGHA1的激活有关。此外，Jin等[25]推测*EBI2*基因的表达可能是IOIP的分子标志。因此，IOIP的发生发展与EBV相关基因（*EBER*、*EBNA*和*LMP1*等）的表达之间的相互关系及其具体机制需要进行更加深入的研究。

（2）其他病毒感染：Zerilli等[26]报道了1例初发IOIP和复发IOIP前均有病毒性上呼吸道感染史的患者，虽然没有找到确切的病因，但这提示病毒性上呼吸道感染可能导致了IOIP的发生。

对于眶外炎性假瘤，除EBV可能是它的诱因外，其他病毒也可能参与了它的发生。Gómez-Román等[27]将含有阳性和阴性对照的嵌套式聚合酶链反应（nested PCR）和免疫印迹法（Southern blot）方法结合起来检测7例炎性假瘤标本，其中5例为肺炎性假瘤，1例位于四肢软组织，1例位于腹膜后淋巴结，发现所有病例的大多数梭形细胞的细胞核中都高表达KSHV，即人类疱疹病毒8型（human herpesvirus-8，HHV-8）。Simmons等[28]报道了1例HIV感染者并发食管炎性假瘤。Chan-Tack等[29]报道了1例HIV感染引起的免疫重建炎性综合征的患者表现为鼻窦炎和IOIP。Schneider等[30]报道了1例肝炎性假瘤患者并发先天性粒细胞减少和HCV感染。但这些病例均为个案报道，缺乏对照组资料，作为炎性假瘤病因的证据欠佳。

（3）真菌或立克次体感染：除了细菌和病毒方面的报道外，还有一些报道显示少数炎性假瘤可能与真菌或立克次体感染有关。den Bakker 等[13]报道了1例组织胞浆菌相关的类似肾癌的肾炎性假瘤。Sing 等[31]报道了5例HIV阳性的患者均出现隐球菌性炎性假瘤。Kushner 等[32]利用针吸细胞学检查发现1例隐球菌感染的肺炎性假瘤。Janigan 等[33]报道了1例患有Q热的患者同时出现肺炎性假瘤。但是，真菌或立克次体感染是直接原因还是并存因素，尚需有力的证据支持。

（二）自身免疫假说

Easton 和 Smith[34]提出自身免疫性因素可能是IOIP发生的机制。这与观察到的一些IOIP患者同时患有某种自身免疫性疾病相吻合，如类风湿性关节炎、克罗恩病和系统性红斑狼疮[35~37]。Atabay 等[38]发现大多数IOIP患者存在全身免疫机制紊乱，如血沉升高、补体异常、抗核抗体滴度升高及血清中存在抗自身眼外肌蛋白，故认为IOIP可能与自身免疫紊乱有关。Belanger 等[39]对诊断为IOIP的12例患儿进行回顾性分析，结果发现半数有系统性疾病，且双侧眼眶发病者有系统性疾病的可能性相对单侧发病者更高。Hpfner 等[40]报道了1例IOIP患者，同时罹患冷球蛋白血症，并由此支持IOIP是一种自身免疫性疾病。Johnston 等[41]报道了1例IOIP与桥本氏甲状腺炎并存导致单侧眼球突出的患者。Mehta 等[42]报道了在1例发生于面部、眼睑和眶周膜的炎性假瘤患者标本中检测到IgG4表达阳性的浆细胞。以上病例报道均在一定程度上提示自身免疫机制可能参与了IOIP的发生；同时，临床上应用糖皮质激素及免疫抑制剂治疗本病，多数患者出现一定的疗效，也从一个侧面提示这种机制的存在。

Noguchi 等[43]收集了19例标本，其中包括9例IOIP标本、4例Graves眼病手术标本及6例排除眼眶疾病的尸检标本。他们采用免疫荧光染色的方法检测标本中细胞毒性嗜酸性颗粒主要碱性蛋白的表达，以评估嗜酸性粒细胞浸润及脱颗粒的情况。结果显示9例IOIP标本均检测到嗜酸性粒细胞的浸润及细胞外主要碱性蛋白的沉积，而10例对照标本中均未检测到阳性信号；被检测的主要碱性蛋白主要存在于有纤维化和淋巴细胞浸润的炎症部位，而完整的嗜酸性粒细胞则主要存在于有中性粒细胞和浆细胞浸润的炎症部位。因此，Noguchi 等[43]认为IOIP是对局部趋化性刺激的选择性应答所导致的，这种刺激诱导嗜酸性粒细胞的浸润并引起细胞毒性颗粒的脱颗粒，进而刺激纤维化的发生及随后的眼眶组织的变性。

黄倩等[44]认为部分IOIP很可能是由免疫复合物介导的慢性免疫复合物病变。眼眶组织结构在各种内外环境因素作用下抗原结构发生改变，由此而产生的自身抗体在眼眶局部导致循环免疫复合物沉积，引起眼眶组织损伤，在不断释放出抗原物质的同时吸收炎性细胞浸润并造成局部抗体形成，加重组织损伤，表现为持续性慢性非特异性炎症。刘琳等[45]用CD45RO等11种单克隆抗体通过免疫组织化学SP法对39例IOIP术后石蜡组织标本进行检测后认为IOIP的形成有免疫机制的参与。由于某些因素导致体内产生一系列未知的外源性和（或）内源性抗原，从而启动了多种不同的免疫反应途径，使疾病朝着不同的预后发展，这与IOIP可以表现出不同的临床特征相符。通过对临床、病理和免疫学综合分析，史季桐等[46]认为IOIP可能的免疫病理机制是眼眶局部不明原因的刺激使抗原提呈细胞将刺激信号传给T淋巴细胞，致T淋巴细胞活化产生IL-2等淋巴因子，这些因子再刺激巨噬细胞产生MDGF、PDGE、TGF-β等细胞因子，这些因子再促使Ⅰ型和Ⅲ型胶原变成纤维结缔组织。

Jin等[47]对11例手术切除标本及4例对照组正常组织提取总RNA后进行芯片检测，芯片结果用real time PCR进一步验证。按照表达差异变化大于$2^{1.5}$倍或小于$2^{-1.5}$和$P<0.005$的标准，筛选出表达差异基因744个，其中在IOIP组包括552个下调基因和192个上调基因。用主成分分析法和聚类法分析，IOIP组和正常对照组基因表达显著的分为两组。结果显示，IOIP组与正常对照组相比较，T细胞的标志分子（CD3和CD45）和B细胞的标志分子（CD20和CD79）及大量与T和B淋巴细胞扩增和激活相关的基因（*SYK*、*CD20*、*LAT*、*SPIB*、*LCK*、*HCST*和*CD72*）表达显著上调，证实IOIP是以T或B细胞增殖为主的多克隆性病变；同时发现PI_3K和NF-κB通路的激活及炎性相关因子的高表达。

（三）IgG4与IOIP的关系[48~52]

近年来，IgG4相关性疾病作为一种新的临床疾病实体，正逐渐得到医学界的广泛关注和认可。该病可累及全身多种器官，最常见的是胰腺，其次为腮腺、胆管、肝脏、肺脏和淋巴结等。

免疫球蛋白G（immunoglobulin G，IgG）根据发现顺序和血清学水平分为4个亚型：IgG1、IgG2、IgG3和IgG4。其中IgG1含量最高，IgG4含量最低。各亚型在生物学功能、体内分布以及与免疫系统中多种效应细胞的表面受体之间相互作用等方面各不相同。健康人血清中IgG4仅占总IgG的3%~6%。目前已公认IgG4在大疱性皮肤病、湿疹和支气管哮喘的发病中起到非常重要的作用。目前IgG4与眼眶病之间的研究主要集中于良性淋巴上皮病变和眼眶炎性假瘤等疾病上，但后者研究较为少见。马建民等对IgG4与IOIP发病关系进行了研究。为探究IgG及其亚型与IOIP发病之间的关系，回顾性分析首都医科大学附属北京同仁医院眼肿瘤专科2013年1月至2014年12月间经病理组织学确诊的44例IOIP患者的血清学检测结果，研究其IgG、IgG1、IgG2、IgG3和IgG4的血清学水平，结果显示超过三分之一的IOIP患者血清IgG4升高，且IgG4/IgG比值高于正常水平，提示部分IOIP属于IgG4相关性疾病。

IOIP病因及发病机制尚存在很多争论，这提示IOIP的病因和发病机制方面的研究仍需进行[53]。

二、临床表现

本病多见于成年患者，儿童也可以发病；通常单眼发病，也可双眼发病。按照临床病程可分为急性、亚急性、慢性和复发性等4种类型。IOIP可以累及眶部所有的软组织，因病变累及具体的组织结构不同，导致IOIP临床表现不同。根据IOIP累及眼眶部位不同，可以分为以下几种类型。

（一）眶前部炎症

主要表现为眼睑肿胀、上睑下垂，球结膜充血水肿，严重者结膜突出睑裂之外，有时可伴有眼部疼痛、前部葡萄膜炎、巩膜炎、眼球筋膜炎和青光眼等。

（二）弥漫性眼眶炎症

与眶前部炎症表现类似，但眼球突出明显，病情更严重。MRI扫描可发现眶内弥漫性炎症浸润，眶脂肪水肿。眶内炎性假瘤向颅内蔓延可导致脑垂体功能减退和多发性脑神经麻痹。

（三）眼眶肌炎

主要表现为复视、眼球运动障碍，眼球向受累肌肉支配方向运动时，疼痛增加；部分患者出现上睑下垂；肌肉止点充血水肿，可透过结膜发现暗红色肥大的眼外肌。病变晚期眼外肌可发生纤维化，导致不同程度的眼位固定。炎症可累及多条肌肉，以上方肌群和内直肌受累多见。MRI扫描显示眼外肌肌腱和肌腹弥漫性水肿肥厚。

（四）泪腺炎

一般表现为眼睑肿胀，上睑轻微下垂。眼球轻度突出，眼球向鼻下移位；如果泪腺肿大明显，且向前突出，可于眼眶颞上缘触及肿大泪腺。

（五）巩膜周围炎和视神经周围炎

炎症累及巩膜周围的筋膜和视神经鞘膜，症状以疼痛和视力减退为主。眼底可见视盘充血水肿、静脉迂曲扩张等。病变晚期视神经萎缩、视力丧失。MRI检查显示眼球壁增厚，边界模糊，视神经增粗。

（六）眶尖炎症

极少数IOIP患者，其炎性病变主要累及眶尖部，眼球突出一般不明显。患者视功能异常与眼部炎症表现不成比例。患者早期可出现视力下降，视野缺损，相对性传入性瞳孔障碍，上睑下垂，眼球运动障碍等。MRI扫描可见眶尖部占位呈炎性浸润样改变。

（七）硬化性炎症

一般起病缓慢。本型病理组织学改变主要以纤维组织增殖为特征。病程晚期眼位固定，眼球运动明显受限。视神经病变发生，导致视神经萎缩，视力严重减退，甚至丧失。

三、治疗

IOIP的临床治疗主要包括药物治疗、放射治疗和手术三种方法。药物治疗最为常用，糖皮质激素是公认的首选治疗药物。IOIP的病理组织学类型与疗效关系较为密切。根据病变情况，可以行手术活检，以明确诊断及病理分型。对于淋巴细胞浸润型IOIP，全身糖皮质激素治疗可使病情明显缓解，也可以采用病变局部注射疗法；纤维组织增殖型IOIP对糖皮质激素不敏感。部分患者可考虑免疫抑制剂和放射治疗。对于局限性IOIP，可采取手术治疗[54~56]。

（马建民　李　静）

参考文献

1. Weber AL, Romo LV, Sabates NR. Pseudotumor of the orbit: clinical, pathologic, and radiologic evaluation. Radiol ClinNorth Am, 1999, 37 (1): 151–168.

2. WeinsteinGS, Dresner SC, Slamovits TL, et al. Acute and subacute orbital myositis. Am J Ophthalmol, 1983, 96 (2): 209–217.

3. Henderson JW. Orbital tumors. 3rd ed. New York: Raven press, 1994. 317–322.

4. GleasonJE. Idiopathic myositis involving the extraocular muscles. Ophthalmic Rec, 1903, 12: 471–478.

5. EspinozaGM. Orbital Inflammatory Pseudotumors: Etiology, Differential Diagnosis, and Management. Curr Rheumatol Rep, 2010, 12 (6): 443–447.

6. MombaertsI, Goldschmeding R, Schlingemann RO, et al. What is orbital pseudotumor? SurvOphthalmol, 1996, 41 (1): 66–78.

7. Purcell JJ Jr, Taulbee WA. Orbital myositis after upper respiratory tract infection. ArchOphthal, 1981, 99 (3): 437–438.

8. WirostkoE, Johnson L, Wirostko B. Chronic orbital inflammatory disease: parasitisation of orbital leucocytes by mollicute–like organisms. Br Med J, 1989, 73 (11): 865–870.

9. IzumiKM, Kaye KM, Kieff ED. The Epstein–Barr virus LMP1 amino acid sequence that engages tumor necrosis factor receptor associated factors is critical for primary B lymphocyte growth transformation. ProcNatl AcadSciUS A, 1997, 94 (4): 1447–1452.

10. Fabre D, Fadel E, Singhal S, et al. Complete resection of pulmonary inflammatory pseudotumors has excellent long–term prognosis. JThorac Cardiovasc Surg, 2009, 137 (2): 435–440.

11. Tsou YK, Lin CJ, Lin NJ, et al. Inflammatory pseudotumor of the liver: report of eight cases, including three unusual cases, and a literature review. J Gastroenterol Hepatol, 2007, 22 (12): 2143–2147.

12. Sarker A, An C, Davis M, et al. Inflammatory pseudotumor of the spleen in a 6–year–old child: a clinicopathologic study. Arch Pathol Lab Med, 2003, 127 (3): e127–e130.

13. den BakkerMA, Goemaere NM, Severin JA, et al. Histoplasma–associated inflammatory pseudotumour of the kidney mimicking renal carcinoma. Virchows Arch, 2009, 454 (2): 229–232.

14. Lui PC, Fan YS, Wong SS, et al. Inflammatory pseudotumors of the central nervous system. Hum pathol, 2009, 40 (11): 1611–1617.

15. Andrade FM, Abou–Mourad OM, Judice LF, et al. Endotracheal Inflammatory Pseudotumor: The Role of Interventional Bronchoscopy. Ann Thorac Surg, 2010, 90 (3): e36–e37.

16. Nishioka H, Shibuya M, Nakajima S, et al. A case of an intraventricular inflammatory pseudotumor presumably caused by Epstein–Barr virus infection. Surg Neurol, 2009, 71 (6): 685–688.

17. Arber DA, Kamel OW, van de Rijn M, et al. Frequent presence of the epstein–barr virusin inflammatory pseudotumor. Hum Pathol, 1995, 26 (10): 1093–1098.

18. Arber DA, Weiss LM, Chang KL. Detection of Epstein–Barr Virus in inflammatory pseudotumor. Semin Diagn Pathol, 1998, 15 (2): 155–160.

19. Neuhauser TS, Derringer GA, Thompson LD, et al. Splenic inflammatory myofibroblastic tumor (inflammatory pseudotumor): a clinicopathologic and immunophenotypic study of 12 cases. Arch Pathol LabMed, 2001, 125 (3): 379–385.

20. Mergan F, Jaubert F, Sauvat F, et al. Inflammatory myofibroblastic tumor in children: clinical review with anaplastic lymphoma kinase, Epstein–Barr virus, and human herpesvirus 8 detection analysis. J Pediatr Surg, 2005, 40 (10): 1581–1586.

21. Oz Puyan F, Bilgi S, Unlu E, et al. Inflammatory pseudotumor of the spleen with EBV positivity: report of a case. Eur J Haematol, 2004, 72 (4): 285–291.

22. LinYJ, Yang TM, Lin JW, et al. Posterior fossa intracranial inflammatory pseudotumor: a case report and literature review. Surg Neurol, 2009, 72 (6): 712–716.

23. Chan HS, DeBoer G, Thiessen JJ, et al. Combining cyclosporin with chemotherapy controls intraocular retinoblastoma without requiring radiation. Clin Cancer Res, 1996, 2 (9): 1499–1508.

24. 颜建华，吴中耀，李永平. 眼眶淋巴细胞性炎性假瘤组织中 EB 病毒的原位杂交检测. 眼科研究，2003，21（1）：50–52.

25. Jin R, Ma X M, Zhao P X, et al. Detection of Epstein–Barr Virus in Idiopathic Orbital Inflammatory Pseudotumor[C]// International Conference on Biomedical Engineering and Computer Science. IEEE, 2010: 1–4.

26. Zerilli TC, Burke CL. Orbital psuedotumor after an upper respiratory infection: a comprehensive review. Optometry, 2010, 81 (12): 638–646.

27. Gómez-RománJJ, Ocejo-Vinyals G, Sánchez-Velasco P, et al. Presence of human herpesvirus-8 DNA sequences and overexpression of human IL-6 and cyclin D1 in inflammatory myofibroblastic tumor (inflammatory pseudotumor). Lab Invest, 2000, 80 (7): 1121-1126.

28. SimmonsMZ, Cho KC, Houghton JM, et al. Inflammatory fibroid polyp of the esophagus in an HIV-infected individual: case study. Dysphagia, 1995, 10 (1): 59-61.

29. Chan-Tack KM, Chengappa KS, Wolf JS, et al. Immune reconstitution inflammatory syndrome presenting as sinusitis with inflammatory pseudotumor in an HIV-infected patient: a case report and review of the literature. AIDS Patient Care STDS, 2006, 20 (12): 823-828.

30. SchneiderG, Fries P, Samaras P, et al. Inflammatory pseudotumor of the liver in a patient with congenital granulocytopenia and HCV infection. Euro JRadiol, 2003, 48 (3): 293-298.

31. Sing Y, Ramdial PK. Cryptococcal inflammatory pseudotumors. Am J surg Pathol, 2007, 31 (10): 1521-1527.

32. Kushner YB, Brimo F, Schwartzman K, et al. A rare case of pulmonary cryptococcal inflammatory myofibroblastic tumor diagnosed by fine needle aspiration cytology. Diagn Cytopathol, 2010, 38 (6): 447-451.

33. Janigan DT, Marrie TJ. An inflammatory pseudotumor of the lung in Q fever pneumonia. N Engl J Med, 1983, 308 (2): 86-88.

34. EastonJA, Smith WT. Non-specific granuloma of orbit（"orbital pseudotumour"）. J Pathol Bacteriol, 1961, 82 (2): 345-354.

35. Panfilio CB, Hernández-Cossio O, Hernández-Fustes OJ. Orbital myositis and rheumatoid arthritis: case report. Arq Neuropsiquiatr, 2000, 58 (1): 174-177.

36. Weinstein JM, Koch K, Lane S. Orbital pseudotumor in crohn's colitis. Ann Ophthalmol, 1984, 16 (3): 275-278.

37. Stavrou P, Murray PI, Batta K, et al. Acute ocular ischaemia and orbital inflammation associated with systemic lupus erythematosus. Br J Ophthalmol, 2002, 86 (4): 474-475.

38. AtabayC, Tyutyunikov A, Scalise D, et al. Serum antibodies reactive with eye muscle membrane antigens are detected in patients with nonspecific orbital inflammation. Ophthalmology, 1995, 102 (1): 145-153.

39. Belanger C, Zhang KS, Reddy AK, et al. Inflammatory Disorders of the Orbit in Childhood: A Case Series. Am J Ophthalmol, 2010, 150 (4): 460-463.

40. Höpfner J, Ganser G, Schmidt H, et al. Unilateral pseudotumor of the orbit--an autoimmune disease? MonatsschrKinderheilkd, 1986, 134 (1): 43-45.

41. JohnstonMV, Larsen PR. Unilateral proptosis due to orbital pseudotumor in a patient with Hashimoto's thyroiditis. Metabolism, 1972, 21 (12): 1155-1160.

42. Mehta M, Jakobiec F, Fay A. Idiopathic fibroinflammatory disease of the face, eyelids, and periorbital membrane with immunoglobulin G4-positive plasma cells. Arch Pathol Lab Med, 2009, 133 (8): 1251-1255.

43. Noguchi H, Kephart GM, Campbell RJ, et al. Tissue eosinophilia and eosinophil degranulation in orbital pseudotumor. Ophthalmology, 1991, 98 (6): 928-932.

44. 黄倩，陈玲莉. 眼眶炎性假瘤病因及发病机制初探. 眼科研究，1988，99（6）：162-165.

45. 刘琳，何彦津，张红梅. 眼眶炎性假瘤发病机制的免疫组织化学研究. 眼科研究，2007，25（11）：839-842.

46. 史季桐，孙宪丽. 原发眼眶炎性假瘤的病理组织学及发病机制的研究. 国外医学眼科学分册，2001，25（3）：168-173.

47. Jin R, Ma J, Ma X, et al. Gene expression profiling of idiopathic orbital inflammatory pseudotumors. The 4th international conference on bioinformatics and biomedical engineering (ICBBE2010).

48. 李静，马建民. 免疫球蛋白G4相关性眼眶病的研究进展. 中华实验眼科杂志，2012，30（10）：949-954.

49. 李静，马建民. 儿童免疫球蛋白G4相关性眼眶炎性假瘤1例. 转化医学杂志，2014，3（4）：252-254.

50. 马建民，李金茹，葛心，等. 特发性眼眶炎性假瘤患者血清中IgG及其亚型水平的研究. 临床眼科杂志，2015，23（2）：105-107.

51. 李静，葛心，马建民. IgG4相关性眼眶炎性假瘤一例. 中华眼科医学杂志：电子版，2014，4（4）：225-226.

52. 马建民，李静. 重视IgG4相关性眼眶疾病的研究. 中华实验眼科杂志，2015，33（12）：1060-1063.

53. 李静，马建民. 特发性眼眶炎性假瘤病因及发病机制的研究进展. 中华实验眼科杂志，2012，30（5）：471-475.

54. 李静，马建民. 糖皮质激素在眼眶病中的应用及研究进展. 临床眼科杂志，2014，22（4）：372-378.

55. 李静，马建民. 特发性眼眶炎性假瘤的治疗进展. 中华实验眼科杂志，2012，30（6）：571-576.

56. 马建民，王宁宇，江泳. 眼耳鼻喉口腔科学. 第2版. 北京：北京大学医学出版社，2016：109-110.

第四节　免疫球蛋白G4与眼肿瘤眼眶病

自21世纪初，随着"自身免疫性胰腺炎是一种IgG4相关性疾病"理论的提出，IgG4相关性疾病作为一种新的临床疾病实体越来越得到医学界的广泛接受和认可[1~3]。研究显示该病可累及全身任何器官，最常发生于胰腺，其次为腮腺、胆管、肝脏、肺脏、淋巴结等[2, 4~5]。眼肿瘤眼眶病作为眼科领域一类重要疾病，有关IgG4与眼肿瘤眼眶病的研究报道较少见，目前IgG4与眼肿瘤眼眶病之间的研究主要集中于良性淋巴上皮病变和眼眶炎性假瘤等疾病。

一、IgG4的生物学特性

免疫球蛋白G（immunoglobulin G，IgG）根据发现顺序和血清学水平分为四个亚型：IgG1、IgG2、IgG3和IgG4，其中IgG1含量最高，IgG4含量最低[6]。各亚型在生物学功能、体内分布以及与免疫系统中多种效应细胞的表面受体之间相互作用等方面各不相同[6~7]。健康人血清中IgG4仅占总IgG的3%~6%。IgG4的产生需要Th2的辅助，在体内IgG4非常活跃，处于动态的"Fab-臂交换"过程中，这种半抗体交换使之具有两个不同的抗原结合位点[8]。IgG4不能激活补体通路，因此相对于IgG的其他亚型效应功能减弱[9~10]。这些特点使IgG4曾被认为是一种非致病性抗体[8]。但是，目前已公认IgG4在大疱性皮肤病、湿疹和支气管哮喘的发病中起到非常重要的作用[11~13]。但是，IgG4在IgG4相关性疾病中的具体作用机制目前尚不清楚。

二、IgG4相关性疾病概述

（一）发病机制

目前有关IgG4相关性疾病（IgG4-related disease，IgG4-RD）的发病机制方面的研究较少，主要集中于自身免疫性胰腺炎的研究上。Okazaki等[14]共收集17例自身免疫性胰腺炎患者，研究指标包括血清自身抗体（包括抗乳铁蛋白抗体和抗碳酸酐酶Ⅱ抗体等）、淋巴细胞亚群、细胞免疫应答的Th1/Th2平衡性。结果显示，17例患者均检测到一种以上的自身抗体，13例抗核抗体阳性，13例抗乳铁蛋白抗体阳性，10例抗碳酸酐酶Ⅱ抗体阳性，5例类风湿因子阳性，3例抗平滑肌抗体阳性，仅抗线粒体抗体无阳性患者。外周血HLA-DR$^+$CD4$^+$和HLA-DR$^+$CD8$^+$T细胞数量增加（$P < 0.05$）。Th1分泌细胞因子水平升高（$P < 0.05$）。因此认为，抗乳铁蛋白抗体和抗碳酸酐酶Ⅱ抗体以及Th1为主的免疫反应参与了自身免疫性胰腺炎的发病过程。

但有学者认为IgG4相关性疾病多为中老年男性，不符合自身免疫性疾病的一般特点，并认为可能为一种过敏性疾病。Zen等[15]研究IgG4相关硬化性胰腺炎和胆管炎患者后发现，受累器官组织中Th2细胞因子（IL-4，IL-5，IL-13）和调节细胞因子（IL-10、TGF-β）表达上调。因此认为其中可能的机制为：调节性T细胞阻止Th2免疫反应，由它产生的IL-10可诱导B细胞产生的抗体从IgE向IgG4转换，导致组织内大量IgG4$^+$浆细胞浸润，而TGF-β促进组织纤维化。因Th2和调节性T细胞为主的免疫反应与过敏性疾病密切相关，提示该疾病的发病机制可能是过敏反应，IgG4作为抗体起抑制作用。

（二）临床表现

IgG4-RD患者常无特异性症状，可伴有发热、乏力等全身症状，通常形成局部肿物。其他症状因受累器官不同而异。胰腺受累主要表现为慢性轻中度腹痛、糖尿病；腹膜后纤维化患者可出现腰背痛和肾功能不全；还有间质性肾炎、间质性肺炎、乳腺炎、胆管炎等。实验室检查中多数患者可出现球蛋白、IgG、IgE升高；IgG4/IgG比值升高；部分患者可有低浓度的自身抗体（如抗核抗体、类风湿因子、抗平滑肌抗体和抗双链DNA抗体）[16]。

（三）诊断和鉴别诊断

目前，有关IgG4-RD的诊断标准尚未统一，主要原因是该病可以累及多个器官组织，且就受累的单个器官组织而言缺乏大样本的研究，故无法制定具有普适性且被广泛接受的诊断标准。目前多根据临床表现、影像学检查、实验室检查以及组织病理学检查后进行综合判断作出诊断。因胰腺最常受累，研究相对较多，故目前IgG4-RD的判断多参考自身免疫性胰腺炎的诊断标准[17~18]。Umehar等[18]在对IgG4-RD患者的研究中发现，IgG4-RD的实验室诊断标准需满足以下两点：①血液学检查显示血浆中IgG4浓度升高（≥ 1.35g/L）；② IgG4$^+$浆细胞浸润时，IgG4$^+$/ IgG$^+$ > 40%，且 > 10个IgG4$^+$浆细胞/高倍镜视野。但值得注意的是，并非所有IgG4升高的疾病均属于IgG4相关性疾病，如类风湿性关节炎、皮肤浆细胞增多症、穿孔性胶原病、恶性贫血以及一些恶性肿瘤如胰腺癌等也会出现IgG4增高的情况，需注意鉴别[3]。

（四）治疗

应用糖皮质激素是IgG4-RD的一线治疗措施。另外，包括硫唑嘌呤、吗替麦考酚酯、利妥昔单抗和硼替佐米等在内的多种免疫抑制剂和生物制剂也越来越多被应用于复发性IgG4-RD患者的治疗中[19, 20]。但有关糖皮质激素的具体适应证、合适的初始剂量以及治疗持续时间等问题仍存较大争议；停用糖皮质激素后病变的频繁复发以及药物对部分硬化性病变效果不甚理想等诸多问题均需要进一步研究探索[20]。因此，只有进行大样本前瞻性的随机对照研究才有望解决上述问题。

三、IgG4与眼肿瘤眼眶病的研究

（一）泪腺良性淋巴上皮病变[21~28]

良性淋巴上皮病变（benign lymphoepithelial lesion，BLEL）又称Mikulicz病，最早由波兰学者Mikulicz于1888年提出，是指淋巴细胞弥漫性浸润泪腺和涎腺，同时腺体内肌导管上皮细胞反应性增生的一种良性病变。在临床工作中，我们发现大多数发生于泪腺的良性淋巴上皮病变，仅有少数病变累及全身其他组织器官。为此，对于单独发生于泪腺的良性淋巴上皮病变建议采用泪腺良性淋巴上皮病变这一名称进行命名。

自Yamamoto等2004年首次报道BLEL患者血清IgG4水平升高开始，已有多项研究证实IgG4与BLEL的相关性。Matsuo等对9例BLEL患者的泪腺、涎腺和腮腺标本进行IgG4免疫组织化学染色后发现，大量的IgG4阳性浆细胞出现在腺泡细胞和导管细胞周围。Tabata等[24]研究了18例BLEL患者血清IgG4的表达情况，发现IgG4含量从1.37g/L至19.1g/L不等，中位含量为3.57g/L，若按照IgG4＞1.35g/L的诊断标准，全部病例均符合IgG4相关性疾病的诊断。马建民等研究了泪腺BLEL患者外周血IgG亚型与其发病的关系，将2010年8月至2015年12月间来北京同仁医院眼肿瘤专科就治，手术后病理组织学确诊的58例泪腺BLEL患者为实验组，26例眼眶海绵状血管瘤患者为对照组，采用酶联免疫吸附测定方法检测血液中IgG亚型的含量，结果显示实验组与对照组外周血中IgG亚型含量的差异主要集中在IgG1、IgG2、IgG4和IgG（$P<0.05$），尤以IgG4和IgG差异最为显著，该结果提示在诊断泪腺BLEL中IgG4和IgG具有一定的参考价值。李静等采用基因芯片技术研究了泪腺BLEL病变组织中差异基因的表达，试图从分子水平探讨泪腺BLEL的发病机制，她们收集2010年9月至2013年4月在北京同仁眼科中心经病理学检查证实的泪腺BLEL患者9例的病变标本，并收集同期眼眶海绵状血管瘤患者的组织标本作为对照。利用全基因组表达谱芯片技术和limma算法检测两个组患者组织标本中的差异表达基因，并采用实时荧光定量PCR法验证差异基因的表达，采用Fisher法和基因本体（GO）功能富集分析法对差异表达基因进行功能分析和信号通路分析，以找到主要差异表达基因的功能群和信号通路。结果显示泪腺BLEL患者与眼眶海绵状血管瘤患者之间共筛选出5260个差异基因，Fisher差异表达基因的功能显著性分析和信号通路分析显示，109个GO条目中的差异表达基因显著上调，101个GO条目中的差异表达基因显著下调，其中32个功能基因相关的信号通路显著上调，25个信号通路显著下调。GO分析显示差异表达基因中补体受体介导的信号通路表达丰度最高，其次为T细胞信号通路和B细胞信号通路上调以及MAPK信号通路和TGF-β信号通路下调。实时荧光定量PCR结果显示，泪腺BLEL组患者标本中 *TIPRL*、*TLR7* 和 *TLR10* 基因的相对表达量明显高于眼眶海绵状血管组，与基因芯片检测结果一致。该研究提示泪腺BLEL组与眼眶海绵状血管组之间的病变组织中基因表达谱明显不同，这些差异表达基因除参与T细胞和B细胞信号通路的上调以及MAPK信号通路和TGF-β信号通路的下调外，还涉及补体系统的变化，泪腺BLEL的发生和发展是多种基因和通路共同作用的结果。马建民等通过研究验证了TCR通路参与了泪腺BLEL的发病过程。

（二）特发性眼眶炎性假瘤[29~36]

特发性眼眶炎性假瘤（idiopathic orbital inflammatory pseudotumor，IOIP），又称眼眶炎

性假瘤，是一种严重危害人类健康的常见眼病，可发生于任何种族和年龄组，约占眼眶病的10%。在临床上，IOIP以反复发作、久治不愈，并可造成眼部诸多严重并发症为其特征，严重影响患者及其家属的生活质量。有关IOIP的发病原因及发病机制至今仍未阐明，这严重制约了该病的诊治效果。为此，长期以来，该病一直是眼科界面临的亟待解决的问题之一。

炎性假瘤可累及全身任何组织和器官，可以分为眶内炎性假瘤和眶外炎性假瘤。目前已有少量研究提示眶外炎性假瘤可能为IgG4相关性疾病。Zen等[31]报道了9例IgG4相关性肺脏炎性假瘤，病理组织学改变为弥漫性的淋巴细胞和浆细胞浸润，纤维化明显，部分病例可见淋巴滤泡。

然而，目前关于眶内炎性假瘤与IgG4相关性的研究较少。Wallace等报道了1例56岁男性患者，有30年的眼眶炎性假瘤病史，组织学活检显示IgG4相关性改变累及泪腺、眼外肌、脂肪组织和三叉神经。经过英夫利昔单抗的初始治疗后6个月，血清IgG4水平降至正常，突眼症状有所改善，但其余症状仍持续存在。马建民等为探究IgG及其亚型与IOIP发病之间的关系。回顾性分析首都医科大学附属北京同仁医院眼肿瘤专科2013年1月至2014年12月间经病理组织学确诊的44例IOIP患者的血清学检测结果，研究其IgG、IgG1、IgG2、IgG3和IgG4的血清学水平，结果显示超过三分之一的IOIP患者血清IgG4升高，且IgG4/IgG比值高于正常水平，目前越来越多研究提示部分IOIP属于IgG4相关性疾病。

（三）Castleman病

Castleman病（Castleman's disease，CD），又称巨大淋巴结病或血管淋巴性滤泡组织增生，是一种不明原因淋巴结肿大为特征的慢性淋巴组织增生性疾病。该病在临床上较为罕见，好发于纵隔、腹膜后、腋窝及盆腔等部位的淋巴结，眼部受累则更为罕见。最早一例累及眼部的Castleman病由Gittinger于1989年首次报道[37]。临床上，按肿瘤在淋巴结的分布分为局部型（local Castleman's disease，LCD）和多中心型（multicentric Castleman's disease，MCD）。病理学上，按组织学特征分为透明血管型（hyaline-vascular type，HV）和浆细胞型（plasma cell type，PC）[38]。

该病病因和发病机制仍不清，导致诊治困难。近年来，有关其病因和发病机制的研究多集中于人类疱疹病毒8型（human herpesvirus 8，HHV8）感染、抗原呈递细胞功能异常及细胞因子调节异常等方面[39]。但也有少量个案报道该病与IgG4存在相关性。Ogoshi等[40]报道1例日本女性，因进行性贫血和双侧肺门淋巴结病就诊，劳力性呼吸困难伴疲劳感数月，实验室检查显示多克隆性的γ-球蛋白血症，白细胞增多，C反应蛋白、白介素-6和IgG4均增高，其中IgG4高达5.67g/L。胸部CT示纵隔及双侧肺门淋巴结病变，中央小叶弥漫良性淋巴结，小叶间隔增厚。胸腔镜行肺和纵隔淋巴结活检，样本的组织病理学检查显示肺组织内和淋巴结内大量的IgG4阳性浆细胞浸润。根据组织病理学检查结果以及C反应蛋白和白介素-6的高表达诊断为MCD。此外，IgG4在肺组织和淋巴结的高表达以及外周血IgG4的高表达应诊断为IgG4相关性肺病的并发症。患者经口服糖皮质激素治疗后，影像学和血清学表现均明显改善。因此，作者认为，此病例说明MCD和IgG4相关性肺病之间有密切的联系。Jo等[38]从病理组织学的角度对比研究了PC型Castleman病与累及淋巴结的IgG4相关性疾病的异同，主要指标包括IgG阳性细胞的数量、IgG4阳性细胞的数量及两者的比值。结果显示，PC组各指标均显著高于HV组，PC组平均IgG4$^+$/IgG$^+$浆细胞为25.1%，其中10例比值均超过40%，即符合IgG4相关性疾病的诊断。因此，Jo等得出结论：PC型CD与IgG4相关性淋巴结病之间有一定的相似性，包括浆细胞的分布特征及IgG4阳性细胞的高表达。其中一部分可能应重新归入IgG4相关性淋巴结病的范畴。Oshitari等[41]报道1个早期诊断为CD的IgG4相关性泪腺炎的病例。患者男性，79岁，首次就诊主诉发现左下腭肿胀8年，下颌下腺活检病理组织学诊断为CD，之后腺体一直无变化，也无系统性炎症相关症状和体征。第二次就诊时主诉双眼复视1年，眼眶CT示双侧泪腺肿大，遂行局部泪腺切除术，病理检查示慢性硬化性泪腺炎，血清IgG4水平明显增高。术后口服糖皮质激素治疗，泪腺肿胀显著减轻。因此，Oshitari认为，CD和IgG4相关性泪腺炎这两种疾病在病理上可能存在一定的联系。

（四）黄色肉芽肿

黄色肉芽肿（xanthogranuloma）为一种少见类型的非朗格汉斯组织细胞增生症，临床表现为伴组织细胞浸润的慢性炎性改变，组织细胞内富含脂质，胞核小而圆，胞质中含有大量空泡。此病的特征性病理表现为多核的Touton巨细胞。本病多见于青少年和婴幼儿，成年人相对少见[42]。本病可累及眼的任何部位，但不多见，虹膜较易受累[43,44]。成人出现的眼眶黄色肉芽肿分为3种类型：渐进性坏死性黄色肉芽肿、成人型眶周黄色肉芽肿和Erdheim-Chester病[45]。

近年来，有少量文献报道该病与IgG4相关性疾病之间有关联。Singh等[46]对18例眼眶炎症性病变进行IgG和IgG4的免疫组织化学检测，其中包括慢性泪腺炎10例，坏死型黄色肉芽肿1例，黄色肉芽肿1例，特发性眼眶炎性假瘤4例，真菌感染1例。结果显示，1例坏死型黄色肉芽肿有IgG4相关性疾病的全身表现，眼眶肿物IgG4$^+$/IgG$^+$细胞显著升高，比值为55%；1例无全身累及的眼眶黄色肉芽肿也表现为IgG4的高表达，为80%；其余病例中仅1例慢性泪腺炎显示较多的IgG4阳性浆细胞，平均17个/HPF。Mudhar等[47]报道1例70岁男性患者，以左眼上睑下垂，睑皮松弛就诊。随访期间，双眼上睑黄色瘤逐渐发展，并伴有逐渐加重的眼球突出和上睑下垂。左侧眼眶活检显示眼眶黄色肉芽肿性炎症病变。遂予以多种免疫调节药物治疗，但由于药物的多种副作用，导致治疗被迫停止。左侧眼眶后又行两次手术治疗，病理显示黄色肉芽肿性炎症，伴有硬化性改变、淋巴增生和大量浆细胞浸润，其中约80%的浆细胞表达IgG4。因此，作者认为，该病可能是IgG4相关性疾病的一种，并且认为如果病理组织学检查表现为黄色肉芽肿伴有大量浆细胞浸润，应进行IgG4免疫组织化学染色。

（五）Rosai-Dorfman病

Rosai-Dorfman病（Rosai-Dorfman disease，RDD），又称窦组织细胞增生伴巨大淋巴结病（sinus histiocytosis with massive lymphadenopathy，SHML），是一种具有特殊临床和病理特点的组织细胞增生性疾病，由Azoury和Reed在1966年首先报道，Rosai和Dorfman于1969年对其进行了详细研究，当病变发生结外而不伴有明显的淋巴结肿大时常称为Rosai-Dorfman病[48]。该病临床上多无明显症状，仅表现为无痛性浅表淋巴结肿大，主要累及颈部等处淋巴结。约40%SHML可累及结外组织，甚至以结外症状为首发症状和唯一症状，而不伴有明显的淋巴结症状[49]。

本病病因不明，可能与人疱疹病毒6型（HHV-6）有关，与EB病毒关系不明确[50,51]。Kuo等[52]研究了12例发生于皮肤的RDD与IgG4的相关性，结果显示12例均含有大量的IgG阳性和IgG4阳性的浆细胞，IgG4阳性浆细胞的数量每高倍镜下从21到204不等，平均为117，IgG阳性浆细胞的数量每高倍镜下从114到759不等，平均349。12例中最近就诊的2例进行血中IgG和IgG4含量测定显示，IgG4/IgG比值从16%到51%不等，平均为34%。因此认为，皮肤RDD可能属于IgG4相关性疾病。此外也有报道累及肺脏、腮腺和心脏的RDD属于IgG4相关性疾病[53~55]，但累及眼眶的RDD未见文献报道其与IgG4的相关性。但由于其主要见于年轻人，该病存在特征性的S-100蛋白阳性组织细胞，缺乏闭塞性静脉炎[52]，因此该病是否属于IgG4相关性疾病谱系仍需进一步研究。

（六）淋巴瘤

淋巴瘤分为霍奇金病和非霍奇金淋巴瘤两大范畴。眼眶淋巴瘤属于非霍奇金淋巴瘤或结外边缘区淋巴瘤[56]。其中，黏膜相关淋巴样组织淋巴瘤（MALT淋巴瘤）是临床最常见的眼眶淋巴瘤，恶性程度低，病程进展慢，常局限于眶内，对放射治疗敏感。

Sato等[57]首次报道1例72岁男性IgG4相关性疾病患者发生眼眶组织边缘区B细胞淋巴瘤。患者罹患石棉相关性胸膜斑，随诊期间，CT检查显示双肾脏肿物以及腹膜后多发淋巴结肿大。腹膜后淋巴结活检显示淋巴滤泡内可见中到大量浆细胞浸润灶。浆细胞核呈多形性，可见Russell小体。免疫组织化学检测以及免疫荧光双重染色显示IgG4阳性和λ轻链表达占优势。部分细胞表达CD20阳性，CD3阴性。血清IgG4升高。对淋巴结组织进行Southern印记分析显示免疫球蛋白重链基因重排。因此认为，恶性淋巴瘤不仅可发生于IgG4相关性疾病过程中，而且产IgG4的细胞也可以是新生的肿瘤细胞。

Matsuo等[58]报道1例48岁女性患者，双侧泪腺先后受累的黏膜相关淋巴样组织淋巴瘤，经30Gy外放疗后出现左侧肿物复发，病理示IgG4相关性疾病。2000年出现左眼泪腺区肿物，2003年出现右眼泪腺区肿物，先后手术切除病理均示MALT淋巴瘤。术后双侧眼眶肿物接受30Gy的外放射治疗。值得注意的是，该患者双侧淋巴瘤通过免疫球蛋白重链基因的PCR检测发现具有不同的克隆性。运用免疫组织化学检测和mRNA原位杂交进行免疫球蛋白轻链分析发现左侧肿物仅表达λ链，而右侧肿物仅表达κ链。患者在随访中出现左侧肿物的复发，行氟脱氧葡萄糖正电子发射计算机断层扫描（FDG-PET）CT检查显示肿物对葡萄糖高摄取，手术切除肿物行病理组织学检查显示淋巴滤泡形成，滤泡内可见大量IgG4阳性的浆细胞的浸润。免疫球蛋白轻链分析显示λ链和κ链均表达。血清IgG4水平明显增高，为3.76g/L。此病例中淋巴瘤与IgG4相关性疾病之间是否有关联以及肿瘤外放射治疗是否在其中起作用等问题仍有待进一步论证。

（七）Kimura病

Kimura病又称嗜伊红细胞性增生性淋巴肉芽肿，主要发生在亚洲地区，青年男性多见。主要以无痛性肿块为其典型临床特征。可单发或多发，多位于头颈部，特别是耳后、腮腺区及颌下腺区，有时也可累及泪腺[59]。

目前该病的病因及发病机制尚不清楚。由于血中嗜酸性粒细胞增多，血清IgE水平升高，故推测可能与某些病毒感染或毒素改变了T淋巴细胞的免疫调节作用或诱导IgE介导的I型变态反应，导致淋巴因子释放，从而产生特征性的淋巴结改变及相关肾脏损害，因此认为Th2细胞免疫失调可能是Kimura病及相关肾脏损伤的共同机制[60]。

Tsubouchi等[61]报道1例46岁男性患者，胸部CT显示右下肺叶肿物影，行支气管镜活检显示包括浆细胞、淋巴细胞和嗜酸性粒细胞等在内的多种炎性细胞浸润肺泡膈，浆细胞高表达IgG4，IgG4+/IgG+浆细胞为35%。该患者有8年的Kimura病史，嗜酸性粒细胞明显增多，IgE明显增高，血清IgG和IgG4水平明显增高，IgG4高达34.8g/L。CT显示双肾脏多发低密度影。该作者认为这是全球首例与Kimura病相关的IgG4相关性疾病的病例报道。

（八）甲状腺相关眼病[62~64]

甲状腺相关眼病是一种器官特异性自身免疫性疾病，严重影响患者的生活质量。临床表现主要包括软组织改变、眼睑退缩、眼球突出、视神经病变和限制性眼外肌病5个方面。有关IgG4与TAO发病的关系的研究尚少。国内研究显示相比静止期TAO患者及健康人群，TAO活动期患者血清IgG4以及IgG4/IgG水平显著升高。国外研究也显示TAO患者血清IgG4水平显著增高。说明IgG4升高与TAO的发病有关，有学者认为伴有血清IgG4升高的TAO可能是TAO的一种亚型，但二者之间确切关系仍需深入研究。

综上所述，目前仅泪腺良性淋巴上皮病变与IgG4之间研究结果较多，认为其为IgG4相关性疾病的观点较为明确，而其他眼肿瘤眼眶病与IgG4的研究较少，且多为病例报道，为此，只有大样本多中心的随机对照研究才有望真正明确其他眼肿瘤眼眶病的发生发展与IgG4之间的确切关系[65]。

（马建民 李 静）

参考文献

1. Hamano H, Kawa S, Horiuchi A, et al. High serum IgG4 concentrations in patients with sclerosing pancreatitis. N Engl J Med, 2001, 344: 732–738.

2. Kamisawa T, Okamoto A. IgG4–related sclerosing disease. World J Gastroenterol, 2008, 14: 3948–3955.

3. 吕晶，刘红刚. IgG4相关硬化性疾病头颈部病变的研究进展. 临床与实验病理学杂志，2012, 28：432–435.

4. Umehara H, Okazaki K, Masaki Y, et al. A novel clinical entity, IgG4–relateddisease (IgG4RD): general concept and details. Mod Rheumatol, 2012, 22: 1–14.

5. Carruthers MN, Stone JH, Khosroshahi A. The latest on IgG4–RD: A rapidly emerging disease. Curr Opin Rheumatol, 2012, 24: 60–69.

6. Divatia M, Kim SA, Ro JY. IgG4–related sclerosing disease, an emerging entity: A review of a multi–system disease. Yonsei Med J, 2012, 53: 15–34.

7. Dylewski JS, Drummond R, Townsend T. Orbital myositis complicating sinusitis. Can JInfect Dis, 2001, 12: 51–53.

8. Aalberse RC, Stapel SO, Schuurman J, et al. Immunoglobulin G4: an odd antibody. Clin Exp Allergy, 2009, 39: 469–477.

9. Tao MH, Smith RI, Morrison SL. Structural features of human immunoglobulin G that determine isotype–specific differences in complement activation. J Exp Med, 1993, 178 661–667.

10. Brekke OH, Michaelsen TE, Aase A, et al. Human IgG isotype–specific amino acid residues affecting complement–mediated cell lysis and phagocytosis. Eur J Immunol, 1994, 24: 2542–2547.

11. Ito S, Ko SB, Morioka M, et al. Three cases of bronchial asthma preceding IgG4–related autoimmune pancreatitis. Allergol Int, 2012, 61: 171–174.

12. Futei Y, Amagai M, Ishii K, et al. Predominant IgG4 subclass in autoantibodies of pemphigus vulgaris and

foliaceus. J DermatolSci, 2001, 26: 55–61.

13. Johansson C, Tengvall Linder M, Aalberse RC, et al. Elevated levels of IgG and IgG4 to Malassezia allergens in atopic eczema patients with IgE reactivity to Malassezia. IntArch Allergy Immunol, 2004, 135: 93–100.

14. Okazaki K, Uchida K, Ohana M, et al. Autoimmune–related pancreatitis is associated with autoantibodies and a Th1/Th2–type cellular immune response. Gastroenterology, 2000, 118: 573–581.

15. Zen Y, Fujii T, Harada K, et al. Th2 and regulatory immune reactions are increased in immunoglobin G4–related sclerosing pancreatitis and cholangitis. Hepatology, 2007, 45: 1538–1546.

16. Shimosegawa T, Kanno A. Autoimmune pancreatitis in Japan: overview and perspective. J Gastroenterol, 2009, 44: 503–517.

17. Okazaki K, Kawa S, Kamisawa T, et al. Clinical diagnostic criteria of autoimmune pancreatitis: revised proposal. J Gastroenterol, 2006, 41: 626–631.

18. Umehara H, Okazaki K, Masaki Y, et al. Comprehensive diagnostic criteria for IgG4–related disease (IgG4–RD), 2011, Mod Rheumatol, 2012, 22: 21–30.

19. Khosroshahi A, Stone JH. Treatment approaches to IgG4–related systemic disease. Curr Opin Rheumatol, 2011, 23: 67–71.

20. Kim HM, Chung MJ, Chung JB. Remission and relapse of autoimmune pancreatitis: focusing on corticosteroid treatment. Pancreas, 2010, 39: 555–560.

21. 崔忆辛，葛心，马建民，等. 泪腺良性淋巴上皮病变治疗方式的探讨. 临床眼科杂志, 2013, 21 (6): 513–515.

22. 王霄娜，马建民. 泪腺良性淋巴上皮病变病因及发病机制的研究进展. 国际眼科纵览, 2014（6），38（3）: 178–182.

23. Yamamoto M, Ohara M, Suzuki C, et al. Elevated IgG4 concentrations in serum of patients with Mikulicz's disease. Scand J Rheumatol, 2004, 33: 432–433.

24. Tabata T, Kamisawa T, Takuma K, et al. Serum IgG4 concentrations and IgG4–related sclerosing disease. Clin Chim Acta, 2009, 408: 25–28.

25. 马建民，王霄娜，葛心，等. IgG 亚型与泪腺良性淋巴上皮病变发病关系的研究. 临床眼科杂志, 2016, 24（3）: 193–195.

26. Matsuo T, Ichinura K, Sato Y, et al. Immunoglobulin G4 (IgG4)–positive or–negative ocular adnexal benign lymphoid lesions in relation to systemic involvement. J Clin Exp Hematop, 2010, 50: 129–142.

27. 李静，葛心，马建民，等. 泪腺良性淋巴上皮病变与眼眶海绵状血管瘤患者病变标本中差异表达基因的检测. 中华实验眼科杂志, 2016, 34（10）: 878–882.

28. Ma J, Cui Y, Ge X, Li J, Li J, Wang X. Association of TCR signaling with the development of lacrimal gland benign lymphoepithelial lesions. IJO, 2015, 8 (4): 685–689.

29. 李静，马建民. 免疫球蛋白 G4 相关性眼眶病的研究进展. 中华实验眼科杂志, 2012, 30（10）: 949–954.

30. Zen Y, Kitagawa S, Minato H, et al. IgG4–positive plasma cells in inflammatory pseudotumor (plasma cell granuloma) of the lung. Hum Pathol, 2005, 36: 710–717.

31. 李静，马建民. 儿童免疫球蛋白 G4 相关性眼眶炎性假瘤 1 例. 转化医学杂志, 2014, 3（4）: 252–254.

32. 马建民，李金茹，葛心，等. 特发性眼眶炎性假瘤患者血清中 IgG 及其亚型水平的研究. 临床眼科杂志, 2015, 23（2）: 105–107.

33. 李静，葛心，马建民. IgG4 相关性眼眶炎性假瘤一例. 中华眼科医学杂志：电子版, 2014, 4（4）: 225–226.

34. Ahn KS, Kang KJ, Kim YH, et al. Inflammatory pseudotumors mimicking intrahepatic cholangiocarcinoma of the liver; IgG4–positivity and its clinical significance. J HepatobiliaryPancreat Sci, 2011, 6: 1–8.

35. 李静，马建民. 特发性眼眶炎性假瘤病因及发病机制的研究进展. 中华实验眼科杂志, 2012, 30（5）: 471–475.

36. Wallace ZS, Khosroshahi A, Jakobiec FA, et al. IgG4-related systemic disease as a cause of "idiopathic" orbital inflamation, including orbital myositis, and trigeminal nerve involvement. Surv Ophthalmol, 2012, 57: 26–33.

37. Gittinger JW Jr. Ocular involvement in Castleman's disease. Response to radiotherapy. Ophthalmology, 1989, 96: 1646–1649.

38. Jo JH, Park YS, Jeon YK, et al. Comparison of plasma cell type of castleman's disease and IgG4-related sclerosing disease: a histopathological and immunohistochemical study. Pathobiology, 2011, 78: 227–232.

39. Sato Y, Notohara K, Kojima M, et al. IgG4-related disease: historical overview and pathology of hematological disorders. Pathol Int, 2010, 60: 247–258.

40. Ogoshi T, Yatera K, Nagata S, et al. [A case of multicentric Castleman disease with massive infiltration of plasmacytes presenting IgG4]. Nihon Kokyuki Gakkai Zasshi, 2011, 49: 437–442.

41. Oshitari T, Yotsukura J, Asahagi K, et al. Relationship between chronic sclerosing dacryoadenitis with high level of IgG4 and Castleman disease. Clin Ophthalmol, 2010, 5: 23–25.

42. Janssen D, Harms D. Juvenile xanthogranuloma in childhood and adolescence: a clinicopathologic study of 129 patients from the kiel pediatric tumor registry. Am J Surg Pathol, 2005, 29: 21–28.

43. Danzig CJ, Shields CL, Mashayekhi A, et al. Fluorescein angiography of iris juvenile xanthogranuloma. J Pediatr Ophthalmol Strabismus, 2008, 45: 110–112.

44. Mocan MC, Bozkurt B, Orhan D, et al. Juvenile xanthogranuloma of the corneal limbus: report of two cases and review of the literature. Cornea, 2008, 27: 739–742.

45. Vick VL, Wilson MW, Fleming JC, et al. Orbital and eyelid manifestations of xanthogranulomatous diseases. Orbit, 2006, 25: 221–225.

46. Singh K, Rajan KD, Eberhart C. Orbital necrobiotic xanthogranuloma associated with systemic IgG4 disease. Ocul Immunol Inflamm, 2010, 18: 373–378.

47. Mudhar HS, Bhatt R, Sandramouli S. Xanthogranulomatous variant of immunoglobulin G4 sclerosing disease presenting as ptosis, proptosis and eyelid skin plaques. Int Ophthalmol, 2011, 31: 245–248.

48. Pulsoni A, Anghel G, Falcucci P, et al. Treatment of sinus histiocytosis with massive lymphadenopathy (Rosai-Dorfman disease): report of a case and literature review. Am J Hematol, 2002, 69: 67–71.

49. Middel P, Hemmerlein B, Fayyazi A, et al. Sinus histiocytosis with massive lymphadenopathy: evidence for its relationship to macrophages and for a cytokine-related disorder. Histopathology, 1999, 35: 525–533.

50. Luppi M, Barozzi P, Garber R, et al. Expression of human herpesvirus-6 antigens in benign and malignant lymphoproliferative diseases. Am J Pathol, 1998, 153: 815–823.

51. Tsang WY, Yip TT, Chan JK. The Rosai-Dorfman disease histiocytes are not infected by Epstein-Barr virus. Histopathology, 1994, 25: 88–90.

52. Kuo TT, Chen TC, Lee LY, et al. IgG4-positive plasma cells in cutaneous Rosai-Dorfman disease: an additional immunohistochemical feature and possible relationship to IgG4-related sclerosing disease. J Cutan Pathol, 2009, 36: 1069–1073.

53. Roberts SS, Attanoos RL. IgG4+ Rosai-Dorfman disease of the lung. Histopathology, 2010, 56: 662–664.

54. Chen TD, Lee LY. Rosai-Dorfman disease presenting in the parotid gland with features of IgG4-related sclerosing disease. Arch OtolaryngolHead Neck Surg, 2011, 137: 705–708.

55. Richter JT, Strange RG Jr, Fisher SI, et al. Extranodal Rosai-Dorfman disease presenting as a cardiac mass in an adult: report of a unique case and lack of relationship to IgG4-related sclerosing lesions. HumPathol, 2010, 41: 297–301.

56. McKelvie PA. Ocular adnexal lymphomas: a review. Adv Anat Pathol, 2010, 17: 251–261.

57. Sato Y, Takata K, Ichimura K, et al. IgG4-producing marginal zone B-cell lymphoma. Int J Hematol, 2008, 88: 428–433.

58. Matsuo T, Ichimura K, Yoshino T. Local recurrence as immunoglobulin G4 (IgG4)-related disease 10 years after radiotherapy to ocular adnexal extranodal marginal zone B-cell lymphoma of mucosa-associated lymphoid

tissue. J Clin Exp Hematop, 2011, 51: 125–133.

59. Buggage RR, Spraul CW, Wojno TH, et al. Kimura disease of the orbit and ocular adnexa. Surv Ophthalmol, 1999, 44: 79–91.

60. Rajpoot DK, Pahl M, Clark J. Nephrotic syndrome associated with Kimura disease. Pediatr Nephrol, 2000, 14: 486–488.

61. Tsubouchi K, Imanaga T, Yamamoto M, et al.［A case of IgG4–positive multi–organ lymphoproliferative syndrome associated with Kimura disease］. Nihon Kokyuki Gakkai Zasshi, 2010, 48: 524–528.

62. 吴联群，魏锐利，蔡季平，等. 国人甲状腺相关眼病患者血清免疫球蛋白4水平的研究. 中国实用眼科杂志，2016，34（1）：36–40.

63. Bozkirli E, Bakiner O S, Ersozlu Bozkirli E D, et al. Serum Immunoglobulin G4 levels are elevated in patients with Graves' ophthalmopathy. Clinical Endocrinology, 2014, 83 (6): 962–967.

64. Sy A, Silkiss R Z. Serum total IgG and IgG4 levels in thyroid eye disease. International Medical Case Reports Journal, 2016, Volume 9: 325–328.

65. 马建民，李静. 重视IgG4相关性眼眶疾病的研究. 中华实验眼科杂志2015；33（12）：1060–1063.

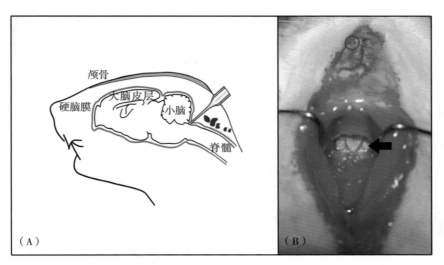

彩图6-2-2　大鼠小脑延髓池引流示意图

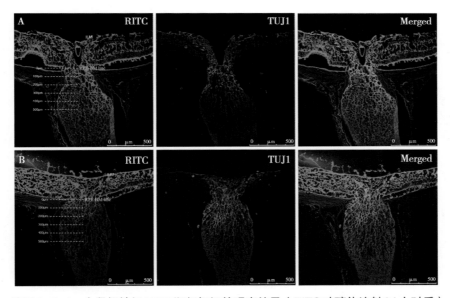

彩图6-2-4　大鼠视神经RITC顺行标记的观察结果（RITC玻璃体注射24小时后）

（A）假手术组；（B）低颅压组，持续6小时。可见假手术组视神经RITC的运行距离比低颅压组远，低颅压组的RITC主要集中于紧邻内界膜后的视盘区域，在RPE-Bruch膜复合体连线后仅有少量示踪剂可被观测到。标尺：500μm

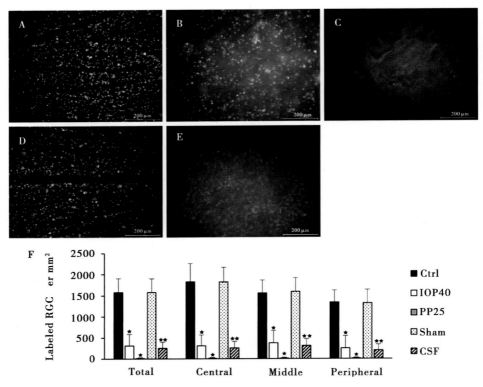

彩图6-2-6　FG上丘注射6小时后视网膜铺片荧光显微镜扫描照片

（A）正常对照组；（B）眼压升高40mmHg组；（C）眼压升高低于平均动脉压25mmHg组；
（D）假手术组；（E）低颅压组
F：不同组别大鼠FG上丘注射6小时后视网膜铺片RGCs计数比较的柱形图
误差线：标准差；* 眼压升高40mmHg组和正常对照组、眼压升高低于平均动脉压
25mmHg组和正常对照组有统计学差异（$P < 0.05$）；** 低颅压组和假手术组有统计学差异
（$P < 0.05$）；$n=6$个视网膜/组别。标尺：（A-E）200μm

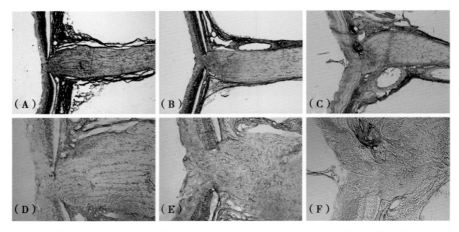

彩图6-2-7　大鼠眼球垂直切片上动力蛋白Dynein的免疫组化染色图

（A，D）正常对照组；（B，E）高眼压组；（C，F）低颅压组。模型建立6小时后，可观察到高眼压组和
低颅压组与正常对照组相比，动力蛋白Dynein在内层视网膜和视盘表达明显升高，在视神经表达明显降
低。（A～C）×5；（D～F）×20

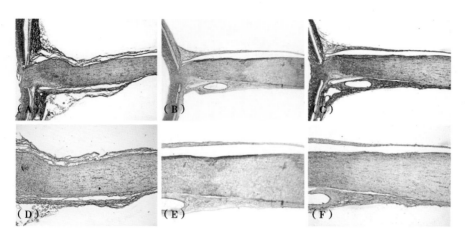

彩图6-2-8　大鼠眼球垂直切片上动力蛋白Kinesin的免疫组化染色图

（A，D）正常对照组；（B，E）高眼压组；（C，F）低颅压组。模型建立6小时后，可观察到高眼压组和低颅压组与正常对照组相比，动力蛋白Kinesin在视神经表达明显降低。（A～C）×5；（D～F）×20

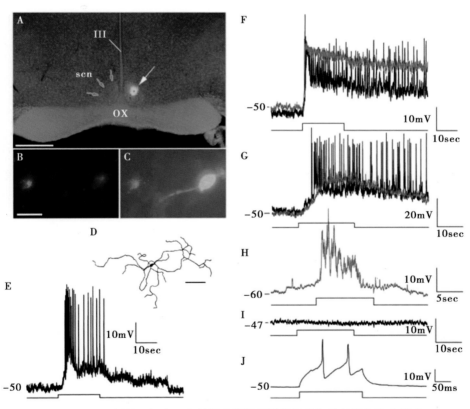

彩图6-11-2　投射到视交叉上核的大鼠视网膜神经节细胞的标记和光反应

（A）荧光显微镜照片显示视交叉上核注射荧光的部位。（B）被逆行标记的视网膜神经节细胞，右侧的细胞是做电生理检测的细胞。（C）蓝光激发下的同一个细胞。（D）LY免疫组化染色后的细胞轮廓。（E）该细胞具有短潜伏期的强烈去极化反应。（F～H）为该细胞具有内源性光感受性的证据。（F、G）在普通Ames液和阻断离子传导后，都有强烈的去极化反应。（H）游离包体，去除掉树突和轴突后仍然具有类似的反应。（I、J）传统神经节细胞的反应。单纯光刺激无反应（I），但对于突触传递的信号有反应[20]

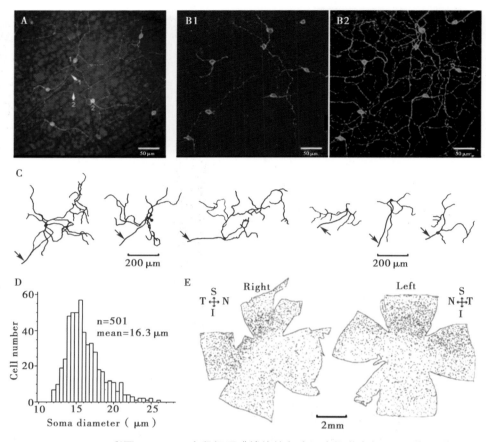

彩图6-11-3　大鼠视网膜铺片的免疫细胞化学染色

（A）共聚焦显微镜显示免疫染色的神经细胞。（B）非叠加的（B1）非叠加（B2）的共聚焦显微镜照片。
（C）显微描绘仪描绘的此类细胞形态。（D）此类细胞的胞体直径分布。（E）一只大鼠左右眼视网膜铺片
中此类细胞的总体分布[21]

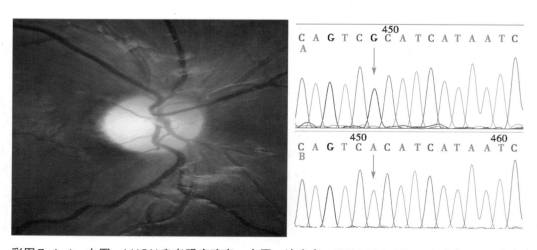

彩图7-1-1　左图：LHON患者眼底改变；右图：该患者mtDNA11778G＞A改变。A：患者；
B：正常人